The Orthopaedics Volume

**Interpretation**
of Clinical Pathway
and Therapeutic Drugs

2022年版



# 临床路径治疗药物释义

INTERPRETATION OF CLINICAL PATHWAY AND THERAPEUTIC DRUGS

## 骨科分册

《临床路径治疗药物释义》专家组 编

中国协和医科大学出版社
北 京

图书在版编目（CIP）数据

临床路径治疗药物释义·骨科分册/《临床路径治疗药物释义》专家组编．—北京：中国协和医科大学出版社，2022.7
ISBN 978-7-5679-2006-4

Ⅰ．①临…　Ⅱ．①临…　Ⅲ．①骨疾病-用药法　Ⅳ．①R452

中国版本图书馆 CIP 数据核字（2022）第 119493 号

临床路径治疗药物释义·骨科分册

编　　者：《临床路径治疗药物释义》专家组
责任编辑：许进力　王朝霞
丛书总策划：张晶晶　冯佳佳
本书策划：边林娜　张晶晶

出版发行：中国协和医科大学出版社
（北京市东城区东单三条 9 号　邮编 100730　电话 010-65260431）
网　　址：www.pumcp.com
经　　销：新华书店总店北京发行所
印　　刷：北京天恒嘉业印刷有限公司

开　　本：787mm×1092mm　1/16
印　　张：53
字　　数：1410 千字
版　　次：2022 年 7 月第 1 版
印　　次：2022 年 7 月第 1 次印刷
定　　价：308.00 元

ISBN 978-7-5679-2006-4

# 骨科临床路径及相关释义编审专家名单

（按姓氏笔画排序）

于峥嵘　北京大学第一医院
马　腾　西安交通大学医学院附属红会医院
马　赛　北京积水潭医院
马建兵　西安交通大学医学院附属红会医院
王　飞　河北医科大学第三医院
王　波　北京大学人民医院
王　谦　西安交通大学医学院附属红会医院
王　蕾　上海交通大学医学院附属瑞金医院
王鹏飞　西安交通大学医学院附属红会医院
王满宜　北京积水潭医院
王以朋　中国医学科学院北京协和医院
韦　祎　北京积水潭医院
牛晓辉　北京积水潭医院
尹星华　北京积水潭医院
邓　旺　北京积水潭医院
邓志平　北京积水潭医院
田　文　北京积水潭医院
田　伟　北京积水潭医院
冯　硕　北京积水潭医院
边　鹏　山东省立医院
朱仕文　北京积水潭医院
刘　宁　暨南大学附属第一医院
刘　波　北京积水潭医院
刘　颖　北京积水潭医院
刘忠军　北京大学第三医院
刘爱民　中国医学科学院北京协和医院
关振鹏　北京大学人民医院
纪　方　上海交通大学医学院附属第九人民医院
孙　宁　北京积水潭医院
孙　扬　北京积水潭医院
孙　旭　北京积水潭医院
杨勇昆　北京积水潭医院
杨德金　北京积水潭医院

李　宁　北京积水潭医院
李　旭　北京积水潭医院
李　远　北京积水潭医院
李　悦　北京积水潭医院
李文军　北京积水潭医院
李素云　北京积水潭医院
李晓峰　广西医科大学第二附属医院
肖　斌　北京积水潭医院
吴昕峰　北京积水潭医院
吴韫宏　广西医科大学第二附属医院
吴新宝　北京积水潭医院
邱　勇　南京市鼓楼医院
何　川　上海交通大学医学院附属瑞金医院
何　达　北京积水潭医院
余　斌　南方医科大学南方医院创伤骨科
余可谊　中国医学科学院北京协和医院
沈靖南　广州中山大学附属第一医院
宋　洋　北京积水潭医院
宋　举　北京积水潭医院
宋　哲　西安交通大学医学院附属红会医院
张　宁　北京积水潭医院
张　纪　北京积水潭医院
张　爽　北京积水潭医院
张　堃　西安交通大学医学院附属红会医院
张勍烨　北京积水潭医院
张鲁燕　山东大学齐鲁医院
陈　伟　中国医学科学院北京协和医院
陈山林　北京积水潭医院
陈仲强　北京大学国际医院
陈甜甜　山东大学齐鲁医院
邵宏翊　北京积水潭医院
邵新中　河北医科大学第三医院
林　彤　北京积水潭医院
易传军　北京积水潭医院
金大地　南方医科大学南方医院
周　力　北京积水潭医院
周　新　北京积水潭医院
周一新　北京积水潭医院
周非非　北京大学第三医院
鱼　锋　北京积水潭医院
郑　山　北京积水潭医院

郑国权　中国人民解放军总医院第一医学中心
郎　昭　北京积水潭医院
赵　霞　北京积水潭医院
郜永斌　北京积水潭医院第一医学中心
姜　旭　北京积水潭医院
姜春岩　北京积水潭医院
姜保国　北京大学人民医院
宫可同　天津市天津医院
姚建华　中国人民解放军总医院第七医学中心
秦安京　首都医科大学附属复兴医院
徐青镭　青岛大学附属医院
徐海荣　北京积水潭医院
翁习生　中国医学科学院北京协和医院
郭　阳　北京积水潭医院
唐　浩　北京积水潭医院
唐杞衡　北京积水潭医院
唐佩福　中国人民解放军总医院
黄　真　北京积水潭医院
崔冠宇　北京积水潭医院
梁炳生　山西医科大学第二医院
董　扬　上海市第六人民医院
蒋协远　北京积水潭医院
韩　骁　北京积水潭医院
曾炳芳　上海交通大学第六医院
温树正　内蒙古医科大学第二附属医院
蔡　林　武汉大学中南医院
裴福兴　四川大学华西医院
阚世廉　天津市天津医院
薛云皓　北京积水潭医院

# 《临床路径治疗药物释义》编审专家名单

**编写指导专家**

金有豫　首都医科大学
孙忠实　中国人民解放军总医院第六医学中心
李大魁　中国医学科学院北京协和医院
王汝龙　首都医科大学附属北京友谊医院
孙春华　北京医院
贡联兵　中国人民解放军第305医院
李玉珍　北京大学人民医院
王育琴　首都医科大学宣武医院
汤致强　中国医学科学院肿瘤医院
郭代红　中国人民解放军总医院第一医学中心
胡　欣　北京医院
史录文　北京大学医学部
翟所迪　北京大学第三医院
赵志刚　首都医科大学附属北京天坛医院
梅　丹　中国医学科学院北京协和医院
崔一民　北京大学第一医院

**编　委**（按姓氏笔画排序）

丁玉峰　华中科技大学同济医学院附属同济医院
卜书红　南方医科大学南方医院
马满玲　哈尔滨医科大学附属第一医院
王伟兰　中国人民解放军总医院第一医学中心
王咏梅　首都医科大学附属北京佑安医院
王晓玲　首都医科大学附属北京儿童医院
方建国　华中科技大学同济医学院附属同济医院
史亦丽　中国医学科学院北京协和医院
吕迁洲　复旦大学附属中山医院
朱　珠　中国医学科学院北京协和医院
朱　曼　中国人民解放军总医院第一医学中心
刘丽宏　中日友好医院
刘丽萍　中国人民解放军总医院第五医学中心
刘皋林　上海交通大学附属第一人民医院
孙路路　首都医科大学附属北京世纪坛医院

杜　光　华中科技大学同济医学院附属同济医院
杜广清　首都医科大学附属北京康复医院
李　静　煤炭总医院
李国辉　中国医学科学院肿瘤医院
李雪宁　复旦大学附属中山医院
杨会霞　清华大学第二附属医院
杨莉萍　北京医院
吴建龙　深圳市第二人民医院
沈　素　首都医科大学附属北京友谊医院
张　渊　上海交通大学附属第六人民医院
张相林　中日友好医院
张艳华　北京大学肿瘤医院
陆奇志　广西壮族自治区江滨医院
陆瑶华　上海交通大学附属第六人民医院
陈瑞玲　首都医科大学附属北京天坛医院
林　阳　首都医科大学附属北京安贞医院
周　颖　北京大学第一医院
屈　建　安徽省立医院
侯　宁　山东省立医院
侯连兵　南方医科大学南方医院
徐小薇　中国医学科学院北京协和医院
郭海飞　北京大学第六医院
陶　玲　中山大学附属第三医院
蔡　芸　中国人民解放军总医院第一医学中心

## 《临床路径治疗药物释义·骨科分册》参编专家名单

（按姓氏笔画排序）

丁玉峰　卜书红　于峥嵘　马　滕　马　赛　马建兵　马满玲　王　飞
王　波　王　谦　王　蕾　王鹏飞　王以朋　王伟兰　王汝龙　王咏梅
王育琴　王晓玲　王满宜　韦　祎　牛晓辉　方建国　尹星华　邓　旺
邓志平　田　文　田　伟　史亦丽　史录文　冯　硕　边　鹏　吕迁洲
朱　珠　朱　曼　朱仕文　刘　宁　刘　波　刘　颖　刘丽宏　刘丽萍
刘忠军　刘皋林　刘爱民　关振鹏　汤致强　纪　方　孙　宁　孙　扬
孙　旭　孙忠实　孙春华　孙路路　贡联兵　杜　光　杜广清　杨会霞
杨勇昆　杨莉萍　杨德金　李　宁　李　旭　李　远　李　悦　李　静
李大魁　李文军　李玉珍　李国辉　李素云　李晓峰　李雪宁　肖　斌
吴昕峰　吴建龙　吴韫宏　吴新宝　邱　勇　何　川　何　达　余　斌
余可谊　沈　素　沈靖南　宋　洋　宋　举　宋　哲　张　宁　张　纪
张　堃　张　渊　张相林　张艳华　张勍烨　张鲁燕　陆奇志　陆瑶华
陈　伟　陈山林　陈仲强　陈甜甜　陈瑞玲　邵宏翊　邵新中　林　阳
林　彤　易传军　金大地　金有豫　周　力　周　颖　周　新　周一新
周非非　鱼　锋　郑　山　郑国权　郎　昭　屈　建　赵　霞　赵志刚
胡　欣　郜永斌　侯　宁　侯连兵　姜　旭　姜春岩　姜保国　宫可同
姚建华　秦安京　徐小薇　徐青镭　徐海荣　翁习生　郭代红　郭　阳
郭海飞　唐　浩　唐杞衡　唐佩福　陶　玲　黄　真　梅　丹　崔一民
崔冠宇　梁炳生　董　扬　蒋协远　韩　骁　曾炳芳　温树正　蔡　芸
蔡　林　裴福兴　阚世廉　翟所迪　薛云皓

# 序 言

开展临床路径工作是实现医疗保健最优化、系统化、标准化和质量管理的重要工具之一。临床路径在医疗机构中的实施为医院管理提供标准和依据，是医院管理的抓手，是实实在在的医院内涵建设的基础，是一场重要的医院管理革命。

在医院管理实践中，规范医疗行为、提高医疗质量、降低医疗费用、防止过度医疗是世界各国都在努力寻求解决的问题。研究与实践证明，临床路径管理是解决上述问题的有效途径之一，尤其在整合优化资源、节省成本、避免不必要检查与药物应用、建立较好医疗组合、减少文书作业、降低人为疏失、提高医疗服务质量等诸多方面具有明显优势。因此，实施临床路径管理在医改中扮演着重要角色。到目前为止，临床路径试点工作已进行一段时间。对绝大多数医院而言，不可避免地会遇到若干问题，既有临床方面，也有管理方面的问题，尤其对临床路径的理解需要统一思想，并在实践中探索解决问题的最佳方案。

为更好地贯彻国务院办公厅医药卫生体制改革的有关精神，帮助各级医疗机构开展临床路径管理，保证临床路径试点工作顺利进行，受国家卫生和计划生育委员会（原卫生部）委托，中国医学科学院承担了组织编写《临床路径释义》的工作。中国协和医科大学出版社在组织专家编写《临床路径释义》过程中，根据《临床路径》及《临床路径释义》内容，又组织国内临床药学、药理专家共同编写了《临床路径治疗药物释义》，就临床路径及释义的“治疗方案选择”“选择用药方案”中所涉及药物相关信息做了补充说明。

这本《临床路径治疗药物释义·骨科分册》就是该丛书中的重要分册。随着科学技术的发展和进步，骨科学在诊断、治疗方面有了很大的进展，其中包括微创外科的开展、在关节、脊柱、创伤、肿瘤等各个领域内开展许多新的治疗理念和新技术、新术式。尤其值得一提的是，随着材料科学的发展，各种内固定器械以及人工关节、人工椎体等各种内植入物的性能更趋完善。在此过程中，进一步实现骨科用药的规范化、提高骨科治疗效果、改善患者转归尤为重要。这本“药物释义”的问世可以帮助骨科从业人员更加准确地理解、解读临床路径的每一个具体操作流程，把握和正确运用临床路径，使临床路径的实施真正起到规范医疗行为、提高医疗质量的作用。

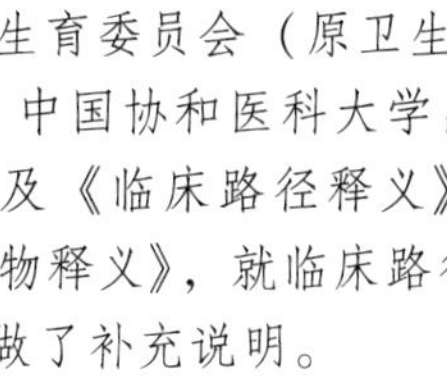

中国工程院　院士

# 目录

## 第一篇　骨科临床路径及相关释义



## 第二篇　骨科临床路径释义药物信息表

# 第一篇

# 骨科

## 临床路径及相关释义

Interpretation

of Clinical Pathway

# 第一章

# 尺桡骨干骨折临床路径释义

**【医疗质量控制指标】**

指标一、实施手术前的评估与术前准备。

指标二、预防性抗菌药物选择与应用时机。

指标三、术后消肿治疗，预防骨筋膜室综合征出现。

指标四、术后康复治疗，患肢旋前旋后总和至少超过90°。

指标五、内科原有疾病治疗。

指标六、手术后并发症治疗。

指标七、为患者提供术后的健康教育。

指标八、切口Ⅰ/甲愈合。

指标九、住院16天内出院。

指标十、患者住院天数与住院费用。

## 一、尺桡骨干骨折编码

疾病名称及编码：尺桡骨干闭合性骨折（ICD-10：S52.400）

手术操作名称及编码：尺桡骨干骨折内固定术（ICD-9-CM-3：78.53/79.12/79.32）

## 二、临床路径检索方法

S52.400伴（78.53/79.12/79.32）并且年龄>16岁

## 三、国家医疗保障疾病诊断相关分组（CHS-DRG）

MDCI　肌肉、骨骼疾病及功能障碍

IS1　前臂、腕、手或足损伤

## 四、尺桡骨干骨折临床路径标准住院流程

### （一）适用对象

第一诊断为闭合性尺桡骨干骨折（ICD-10：S52.400），行尺桡骨干骨折内固定术（ICD-9-CM-3：78.53/79.12/79.32）。

**释义**

■ 本临床路径适用对象是第一诊断为闭合性尺桡骨干骨折的患者，不包括盖氏骨折，孟氏骨折以及尺桡骨远端骨折。

■ 适用对象中不包括肿瘤等病因造成的病理性骨折、包括有尺桡骨干骨折的多发损伤患者、儿童患者、陈旧性骨折或骨折不愈合、开放性骨折。

### （二）诊断依据

根据《外科学（下册）》（8年制和7年制临床医学专用教材，赵玉沛、陈孝平主编，人民

卫生出版社，2015 年）。

1. 病史：外伤史。
2. 体格检查：患肢肿胀、疼痛、活动受限、畸形，反常活动。
3. 辅助检查：X 线检查发现尺桡骨干骨折。

**释义**

■ 尺桡骨干骨折的临床表现无特殊，正确的诊断与分类需依靠前臂正侧位 X 线片，注意 X 线片必须包括腕关节以及肘关节。

■ 注意血管神经损伤的可能，警惕骨筋膜室综合征，尤其是高能量损伤。

**（三）选择治疗方案的依据**

根据《外科学（下册）》（8 年制和 7 年制临床医学专用教材，赵玉沛、陈孝平主编，人民卫生出版社，2015 年）。

1. 年龄在 14 岁以上。
2. 伤前生活质量及活动水平。
3. 全身状况允许手术。
4. 首选钢板螺钉内固定，也可根据具体情况选择其他治疗方式。

**释义**

■ 尺桡骨干的手术指征建议为：①所有移位的成人尺桡骨骨折；②所有移位的单一桡骨骨折；③单一尺骨骨折成角＞10°；④所有的孟氏骨折；⑤所有的盖氏骨折；⑥骨折并发骨筋膜室综合征；⑦双侧骨折；⑧合并肱骨干骨折。

■ 非手术治疗比较少见，非手术治疗的指征为单一的远 2/3 处尺骨骨折，而且侧方移位＜50%并成角＜10°。

**（四）标准住院日≤16 天**

**释义**

■ 如果术中伤口张力高，可以考虑一期不闭合伤口，使用 VSD 或者减张，可能导致住院日延长。

**（五）进入路径标准**

1. 第一诊断必须符合 ICD-10：S52.401 尺桡骨干骨折疾病编码。
2. 外伤引起的单纯性、新鲜尺桡骨干骨折。
3. 除外病理性骨折。
4. 除外合并其他部位的骨折和损伤。
5. 当患者合并其他疾病，但住院期间不需要特殊处理也不影响第一诊断的临床路径流程实施时，可以进入路径。

**释义**

■ 本路径不适用于合并其他骨折的多发损伤患者，开放性骨折也需退出本路径。

■ 合并疾病的院内会诊以及常规处理不影响临床路径流程为标准，不符合标准者退出。

### （六）术前准备（术前评估）≤7 天

1. 必需的检查项目

（1）血常规、血型、尿常规+镜检。

（2）检查电解质、肝功能、肾功能、凝血功能、感染性疾病（乙型肝炎、丙型肝炎、梅毒、艾滋病）。

（3）胸部 X 线平片、心电图。

（4）骨科 X 线检查。

2. 根据患者病情可选择的检查项目：CT 检查、肌电图、血气分析、肺功能检查、超声心动图等。

**释义**

■ 以上项目属术前必需完成的检查项目。部分患者需要进行 CT 检查进一步了解骨折情况。老年、既往有心肺疾病等基础疾病患者需有针对性选择血气分析、肺功能检查、超声心动图、24 小时动态心电图、动态血压监测等。

■ 根据术前检查的结果安排进一步检查项目，如果住院期间需要特殊处理，可以出本路径。

■ 无法立即手术者应该使用石膏制动临时固定，注意观察患者肿胀情况。

### （七）预防性抗菌药物选择与使用时机

1. 按照《抗菌药物临床应用指导原则（2015 年版）》（国卫办医发〔2015〕43 号）执行，并根据患者的病情决定抗菌药物的选择与使用时间。建议使用第一、第二代头孢菌素类，头孢曲松。

2. 术前 30 分钟预防性用抗菌药物；手术超过 3 小时加用 1 次抗菌药物。

**释义**

■ 骨与关节手术感染多为革兰阳性球菌，故首选第一、第二代头孢菌素类作为预防用药，不需联合用药。

■ 抗菌药物应在术前 30 分钟、上止血带之前输注完毕，使手术切口暴露时局部组织中已达到足以杀灭手术过程中入侵切口细菌的药物浓度。

### （八）手术日为入院第 1~7 天

1. 麻醉方式：臂丛神经阻滞和/或全身麻醉。

2. 手术方式：尺桡骨干骨折内固定术。

3. 手术内固定物：钢板螺钉或髓内钉（开放骨折可考虑选择外固定架）。
4. 术中用药：麻醉用药、抗菌药物、止血药物。
5. 输血：视术中具体情况而定。

**释义**

■ 应根据患者具体情况选择麻醉方式，尽可能选择全身影响小的麻醉方式。

■ 手术方式及内植物选择应根据骨折情况进行选择，最常选择的是钢板螺钉等，髓内钉不作为常规选择，带锁髓内针主要适用于多节段骨折、严重骨质疏松、软组织条件差的情况下。个别情况下，如果软组织情况太差，可以考虑外架固定，但不作为常规选择。

■ 钢板螺钉固定，解剖复位，早期活动为首选方案。

■ 复位要求等同关节内骨折，需要解剖复位。

■ 注意桡骨掌侧切口勿要缝合深筋膜层，注意患者肿胀情况，必要时伤口不闭合。

■ 一般情况下无需输血，但特殊必要的情况下也有输血可能。

■ 应松止血带止血后缝合，必要时留置引流。尺桡骨干骨折内固定术剥离显露范围较广泛，必要时可使用止血药，如注射用尖吻蝮蛇血凝酶。

**（九）术后住院恢复 6~9 天**

1. 必需复查的项目：血常规、X 线检查。
2. 可选择的检查项目：电解质、肝功能、肾功能、CT。
3. 术后用药

（1）抗菌药物使用：抗菌药物使用按照《抗菌药物临床应用指导原则（2015 年版）》（国卫办医发〔2015〕43 号）执行，并根据患者的病情决定抗菌药物的选择与使用时间。建议使用第一、第二代头孢菌素类，头孢曲松。

（2）术后镇痛：参照《骨科常见疼痛的处理专家建议》（《中华骨科杂志》，2008 年 1 月 . 28 卷 . 1 期）。

（3）其他药物：消肿、促骨折愈合，必要时营养神经等。

4. 保护下功能锻炼。

**释义**

■ 术后可根据恢复情况适当缩短住院天数。

■ 至少在术后第 1 天或第 2 天复查一次血常规，以了解有无明显贫血、白细胞计数升高等异常情况。

■ 如患者既往有肝脏或肾脏疾病病史，或术后出现少尿、下肢或眼睑水肿等情况，应复查肝功能、肾功能。

■ 术后必需复查正侧位 X 线片判断骨折复位及内固定位置是否良好，必要时用 CT 检查骨折复位情况及内固定位置。

■ 选择抗菌药物时要根据手术部位的常见病原菌、患者病理生理状况、抗菌药物的抗菌谱、抗菌药物的药动学特点、抗菌药物的不良反应等综合考虑。原则上应选择相对广谱、效果肯定、安全及价格相对低廉的抗菌药物。

■ 术后注意观察患肢情况，如术后肿胀明显，首先给予抬高患肢，冰敷，可口服或者静脉使用消肿药物，必要时可以给予制动。如果肿胀严重，注意骨筋膜室综合征的可能，及时给予减张处理。为促进骨折愈合、缩短骨折愈合的时间，可使用云南白药胶囊等愈伤、消肿、抗炎镇痛类药物。

■ 如固定良好，应鼓励患者早期非负重活动，包括肌肉收缩、屈伸关节、前臂旋转，早期禁止持重。

**（十）出院标准**

1. 体温正常，常规实验室检查无明显异常。
2. 伤口愈合好（或可在门诊处理的伤口情况），伤口无感染征象。
3. 术后 X 线片证实复位固定满意。
4. 没有需要住院处理的并发症和/或合并症。

**释义**

■ 患者出院前应一般情况良好，骨折固定符合相关标准，切口无异常情况，临床允许出院继续观察休养。如果发生相关并发症，可能会延长住院时间。

■ 体温高首先应除外无感染可能，可结合血常规、局部伤口情况及患者主诉综合分析。应当注意明显贫血、伤口局部血肿吸收也是发热的原因，但体温一般不高于 39℃。

■ 出院前应仔细观察伤口情况，确定伤口无明显红肿、持续渗液方可出院。

**（十一）变异及原因分析**

1. 并发症：本病可伴有其他损伤，应当严格掌握入选标准。部分患者因骨折本身的合并症而延期治疗，如大量出血需术前输血，血栓形成、血肿引起体温增高，骨折本身对骨的血循环破坏较重，术后易出现骨折延迟愈合、不愈合等。
2. 合并症：老年患者易有合并症，如骨质疏松、糖尿病、心脑血管疾病等，骨折后合并症可能加重，需同时治疗，住院时间延长。
3. 内固定物选择：根据骨折类型选择适当的内固定物。
4. 开放性骨折不进入本路径。

**释义**

■ 按标准治疗方案如发生严重的并发症，需要转入相应路径。例如术后伤口无法闭合，需要 2 次手术闭合或者植皮等。

■ 医师认可的变异原因主要是指患者入选路径后，医师在检查及治疗过程中发现患者合并存在一些事前未预知的对本路径治疗可能产生影响的情况，需要中止执行路径或者是延长治疗时间、增加治疗费用。医师需在表单中明确说明。

■ 因患者方面的主观原因导致执行路径出现变异，也需要医师在表单中予以说明。

## 五、尺桡骨干骨折临床路径给药方案

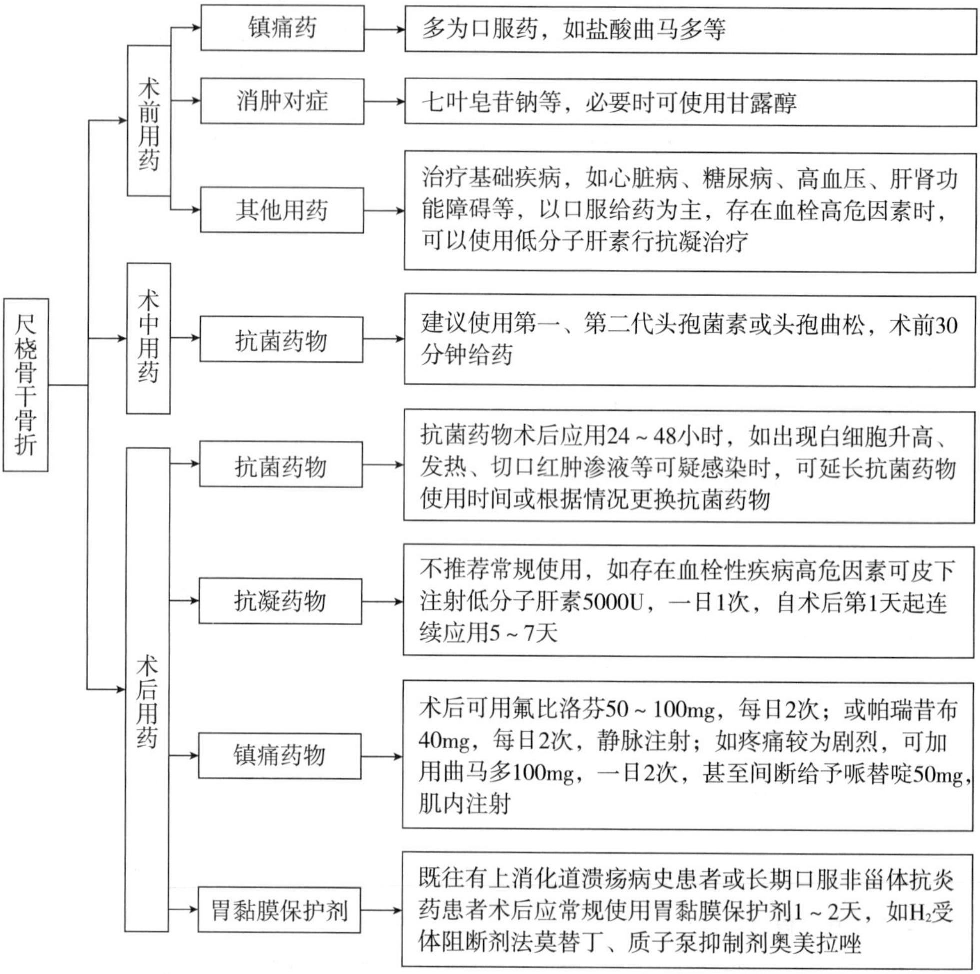


**【用药选择】**

1. 术前治疗基础疾病的药物应继续规律应用。
2. 术中抗菌药物应于术前 30 分钟滴注，骨关节感染以革兰阳性球菌为主，故首选第一、第二代头孢菌素类，若皮试阴性可选用头孢曲松。
3. 无血栓类疾病高危因素患者不建议术后药物抗凝。

**【药学提示】**

已知对磺胺类药物过敏患者禁用帕瑞昔布。

**【注意事项】**

术后应避免注射用非甾类镇痛药与口服非甾类镇痛药合用，以免增加胃肠道不良事件风险。

## 六、尺桡骨干骨折患者护理规范

1. 术前以及术后均需要密切注意观察患者手指血运，感觉以及活动变化，注意被动牵拉痛的出现。
2. 抬高患肢，注意患者消肿情况，以及石膏固定情况，是否存在石膏压迫，是否石膏过松固定不可靠，及时通知医师处理。

3. 术前、术后进行患者健康宣教，根据医嘱监督以及指导患者功能锻炼。

4. 如果有引流，注意观察引流是否通畅以及引流量。

## 七、尺桡骨干骨折患者营养治疗规范

1. 营养风险筛查，NRS 评分> 3 分者，给予营养评估。

2. 充足的热量、蛋白质，适量脂肪。NRS 评分≤3 分者，能量供给标准以 25~30kcal/kg 为佳；营养不良者热量供给标准不低于 35kcal/kg。碳水化合物热量比不低于 50%；充足的蛋白质，不低于 1. 2~1. 5g/kg（标准体重），应以优质蛋白为主，不低于蛋白质总量的 1/3~1/2；脂肪热量比以 25%~30%为宜，保证充足的维生素和矿物质。

3. 围手术期，根据不同治疗时期选择饮食形态，如流质饮食、半流质饮食、软食或普通饮食等。饮食宜清淡，以温、热、软为佳，忌食生冷、肥甘、厚腻食物，限制刺激性食物、饮品及调味品。

4. 如经口进食低于所需热量的 80%及高热患者，应给予相应的肠内营养补充剂口服补充，必要时管饲肠内营养补充或肠外营养补充。

5. 如有糖代谢异常，应减少糖类的摄入量。如有糖尿病，应选择糖尿病饮食。如有高血压病，应选择低盐饮食。如有高脂血症，应选择低脂饮食。如合并其他代谢性疾病，应遵循专科医师建议调整饮食。

## 八、尺桡骨干骨折患者健康宣教

1. 术前以及术后均需要抬高患肢，避免下垂，坐位以及行走时以颈腕吊带悬吊，卧位时应以垫高前臂，使之高于心脏部位，术后 2 周，若卧位时平放后不会出现手部肿胀，可以不垫高前臂。

2. 活动手指，出现手指感觉异常、活动时疼痛明显加重或者被动活动手指时剧烈疼痛，需要及时通知医护人员。

3. 术后每日至少两次取下颈腕吊带进行至少 5 分钟的肩部，肘部以及腕部的非负重全范围的活动，以免出现长时间活动受限后的肩关节肘关节以及腕关节的僵硬。

4. 根据术后伤口情况，主管医师会在出院时交代换药时间，嘱咐患者按时换药。

5. 一般术后 2 周以后拆线，必须面诊确认伤口愈合好才能拆线。

6. 根据手术情况，主管医师在出院时应明确患者何时开始康复训练，指导患者康复训练，或者指导患者前往康复医学科就诊。

7. 向患者交代术后并发症以及伤后后遗症。

8. 向患者交代根据其情况内固定物是否需要取出，何时可以取出。尺桡骨干骨折术后一般不需要取出内固定物，如果需要取出，建议术后 18 个月以上取出。

9. 药物使用的注意事项。

10. 支具以及石膏固定的注意事项。

## 九、推荐表单

### （一）医师表单

**尺桡骨干骨折临床路径医师表单**

适用对象：第一诊断为闭合性尺桡骨干骨折（ICD-10：S52.400）

行尺桡骨干骨折内固定术（ICD-9-CM-3：78.53/79.12/79.32）

| 患者姓名： | 性别：　　年龄：　　住院号： | 门诊号： |
|---|---|---|
| 住院日期：　　年　月　日 | 出院日期：　　年　月　日 | 标准住院日：≤16 天 |

| 时间 | 住院第 1 天 | 住院第 2 天 | 住院第 3~6 天（术前日） |
|---|---|---|---|
| 主要诊疗工作 | □ 询问病史及体格检查<br>□ 上级医师查房<br>□ 初步的诊断和治疗方案<br>□ 完成住院志、首次病程、上级医师查房等病历书写<br>□ 开检查单<br>□ 完成必要的相关科室会诊<br>□ 行患肢牵引或制动 | □ 上级医师查房与手术前评估<br>□ 确定诊断和手术方案<br>□ 完成上级医师查房记录<br>□ 完善术前检查项目<br>□ 收集检查结果并评估病情<br>□ 请相关科室会诊 | □ 上级医师查房，术前评估和决定手术方案<br>□ 完成上级医师查房记录等<br>□ 向患者和/或家属交代围手术期注意事项并签署手术知情同意书、输血同意书、委托书（患者本人不能签字时）、自费用品协议书<br>□ 麻醉医师查房并与患者和/或家属交代麻醉注意事项并签署麻醉知情同意书<br>□ 完成各项术前准备 |
| 重点医嘱 | **长期医嘱：**<br>□ 骨科常规护理<br>□ 二级护理<br>□ 饮食<br>□ 患肢牵引、制动<br>**临时医嘱：**<br>□ 血常规、血型、尿常规<br>□ 凝血功能<br>□ 电解质、肝功能、肾功能<br>□ 感染性疾病筛查<br>□ 胸部 X 线平片、心电图<br>□ 根据病情：肺功能、超声心动图、血气分析<br>□ 尺桡骨全长正侧位（包括邻近关节） | **长期医嘱：**<br>□ 骨科护理常规<br>□ 二级护理<br>□ 饮食<br>□ 患者既往内科基础疾病用药<br>**临时医嘱：**<br>□ 根据会诊科室要求安排检查<br>□ 镇痛等对症处理 | **长期医嘱：**<br>同前日<br>**临时医嘱：**<br>□ 术前医嘱<br>□ 明日在臂丛神经阻滞或全身麻醉下行尺桡骨干骨折内固定术<br>□ 术前禁食、禁水<br>□ 术前用抗菌药物皮试<br>□ 术前留置导尿管（全身麻醉）<br>□ 术区备皮<br>□ 其他特殊医嘱 |
| 病情变异记录 | □ 无　□ 有，原因：<br>1.<br>2. | □ 无　□ 有，原因：<br>1.<br>2. | □ 无　□ 有，原因：<br>1.<br>2. |
| 医师签名 | | | |

| 时间 | 住院第 7 天<br>（手术日） | 住院第 8 天<br>（术后第 1 天） | 住院第 9 天<br>（术后第 2 天） |
| --- | --- | --- | --- |
| 主要诊疗工作 | □ 手术<br>□ 向患者和/或家属交代手术过程概况及术后注意事项<br>□ 术者完成手术记录<br>□ 完成术后病程<br>□ 上级医师查房<br>□ 麻醉医师查房<br>□ 观察有无术后并发症并作出相应处理 | □ 上级医师查房<br>□ 完成常规病程记录<br>□ 观察伤口、引流量、体温、生命体征、患肢远端感觉运动情况等并作出相应处理 | □ 上级医师查房<br>□ 完成病程记录<br>□ 拔除引流管，伤口换药<br>□ 指导患者功能锻炼 |
| 重点医嘱 | **长期医嘱：**<br>□ 骨科术后护理常规<br>□ 一级护理<br>□ 饮食<br>□ 患肢抬高<br>□ 留置引流管并记引流量<br>□ 抗菌药物<br>□ 其他特殊医嘱<br>**临时医嘱：**<br>□ 今日在臂丛神经阻滞和/或全身麻醉下行尺桡骨干骨折内固定术<br>□ 心电监测、吸氧（根据病情需要）<br>□ 补液<br>□ 胃黏膜保护剂（酌情）<br>□ 止吐、镇痛、消肿等对症处理<br>□ 急查血常规<br>□ 输血（根据病情需要） | **长期医嘱：**<br>□ 骨科术后护理常规<br>□ 一级护理<br>□ 饮食<br>□ 患肢抬高<br>□ 留置引流管并记引流量<br>□ 抗菌药物<br>□ 其他特殊医嘱<br>**临时医嘱：**<br>□ 复查血常规（酌情）<br>□ 输血和/或补晶体、胶体液（根据病情需要）<br>□ 换药<br>□ 镇痛、消肿等对症处理（酌情） | **长期医嘱：**<br>□ 骨科术后护理常规<br>□ 一级护理<br>□ 饮食<br>□ 患肢抬高<br>□ 抗菌药物<br>□ 其他特殊医嘱<br>**临时医嘱：**<br>□ 复查血常规（必要时）<br>□ 输血和/或补晶体、胶体液（必要时）<br>□ 换药，拔引流管<br>□ 镇痛、消肿等对症处理 |
| 病情变异记录 | □ 无　□ 有，原因：<br>1.<br>2. | □ 无　□ 有，原因：<br>1.<br>2. | □ 无　□ 有，原因：<br>1.<br>2. |
| 医师签名 | | | |

### （二）护士表单

**尺桡骨干骨折临床路径护士表单**

适用对象：第一诊断为闭合性尺桡骨干骨折（ICD-10：S52.400）

行尺桡骨干骨折内固定术（ICD-9-CM-3：78.53/79.12/79.32）

| | | |
|---|---|---|
| **患者姓名：** | **性别：　　年龄：　　门诊号：** | **住院号：** |
| **住院日期：**　　年　月　日 | **出院日期：**　　年　月　日 | **标准住院日：**≤16 天 |

| 时间 | 住院第 1 天 | 住院第 1~6 天<br>（术前日） | 住院第 1~7 天<br>（手术日） |
|---|---|---|---|
| **健康宣教** | **入院宣教：**<br>□ 介绍主管医师、护士<br>□ 介绍病室环境、设施、设备<br>□ 介绍规章制度及注意事项<br>□ 介绍疾病相关注意事项 | **术前宣教：**<br>□ 宣教疾病知识、术前准备、手术过程<br>□ 告知准备物品<br>□ 告知术后饮食、活动及探视规定<br>□ 告知术后可能出现的情况及应对方式<br>□ 告知家属等候区位置 | **手术当日宣教：**<br>□ 告知监护设备、管路功能及注意事项<br>□ 饮食指导<br>□ 告知术后可能出现的情况及应对方式<br>□ 再次明确探视陪伴须知 |
| **护理处置** | □ 核对患者，佩戴腕带<br>□ 建立入院病历<br>□ 评估患者并书写护理评估单<br>□ 卫生处置：剪指（趾）甲、沐浴，更换病号服<br>□ 用软枕抬高患肢 | □ 协助医师完成术前检查、化验<br>**术前准备：**<br>□ 禁食、禁水<br>□ 备皮<br>□ 配血<br>□ 抗菌药物皮试<br>□ 肠道准备 | **送手术：**<br>□ 摘除患者各种活动物品<br>□ 核对患者信息<br>□ 核对带药<br>□ 填写手术交接单，签字确认<br>**接手术：**<br>□ 核对患者及资料，签字确认 |
| **基础护理** | **二级/一级护理：**<br>□ 晨晚间护理<br>□ 饮食指导<br>□ 排泄护理<br>□ 患者安全管理 | **二级/一级护理：**<br>□ 晨晚间护理<br>□ 饮食指导<br>□ 排泄护理<br>□ 患者安全管理 | **特级/一级护理：**<br>□ 晨晚间护理<br>□ 卧位护理：协助床上移动、保持功能体位<br>□ 饮食指导、排便情况<br>□ 患者安全管理 |
| **专科护理** | □ 护理查体<br>□ 评估患肢感觉活动、末梢血运<br>□ 评估患肢肿胀及皮肤情况并遵医嘱抬高患肢<br>□ 需要时，填写跌倒及皮肤压疮防范表，床头悬挂防跌倒提示牌<br>□ 保持石膏固定牢固、有效<br>□ 遵医嘱予以消肿、镇痛治疗<br>□ 给予患者及家属心理支持 | □ 遵医嘱完成相关检查<br>□ 评估患肢肿胀及皮肤情况并遵医嘱抬高患肢<br>□ 保持石膏固定牢固、有效<br>□ 遵医嘱予消肿、镇痛治疗<br>□ 遵医嘱予功能锻炼指导<br>□ 遵医嘱予预防深静脉血栓治疗<br>□ 给予患者及家属心理支持 | □ 病情观察，书写特护记录或一般护理记录<br>□ 日间每 2 小时、夜间每 4 小时评估生命体征、意识、患肢感觉活动及血运情况、皮肤及肿胀情况、伤口敷料、引流管、尿管情况、出入量，如有病情变化随时记录<br>□ 遵医嘱予患肢抬高<br>□ 遵医嘱予预防深静脉血栓治疗<br>□ 遵医嘱予抗菌药物、消肿、镇痛、止吐、补液药物治疗<br>□ 给予患者及家属心理支持 |

续　表

| 时间 | 住院第 1 天 | 住院第 1~6 天<br>（术前日） | 住院第 1~7 天<br>（手术日） |
| --- | --- | --- | --- |
| 重点医嘱 | □ 详见医嘱执行单 | □ 详见医嘱执行单 | □ 详见医嘱执行单 |
| 病情变异记录 | □ 无　□ 有，原因：<br>1.<br>2. | | □ 无　□ 有，原因：<br>1.<br>2. |
| 护士签名 | | | |

| 时间 | 住院第 2～11 天<br>（术后第 1～4 天） | 住院第 12～16 天<br>（术后第 5～9 天） |
|---|---|---|
| 健康宣教 | **术后宣教：**<br>□ 药物作用时间及频率<br>□ 饮食、活动指导<br>□ 复查患者对术前宣教内容的掌握程度<br>□ 功能锻炼指导<br>□ 佩戴支具注意事项<br>□ 安全宣教<br>□ 镇痛治疗及注意事项 | **出院宣教：**<br>□ 复查时间<br>□ 用药方法<br>□ 饮食指导<br>□ 活动休息<br>□ 支具佩戴<br>□ 办理出院手续程序及时间 |
| 护理处置 | □ 遵医嘱完成相关治疗 | □ 办理出院手续<br>□ 书写出院小结 |
| 基础护理 | **一级/二级护理：**<br>□ 晨晚间护理<br>□ 饮食指导<br>□ 排泄护理<br>□ 患者安全管理 | **二级护理：**<br>□ 晨晚间护理<br>□ 饮食指导<br>□ 排泄护理<br>□ 患者安全管理 |
| 专科护理 | □ 病情观察，写护理记录<br>□ 评估生命体征、意识、患肢感觉活动及血运、皮肤及肿胀情况、伤口敷料、引流管、尿管情况、出入量，如有病情变化随时记录<br>□ 遵医嘱予患肢抬高<br>□ 遵医嘱予康复锻炼指导<br>□ 遵医嘱予抗菌药物、消肿、镇痛、抗血栓药物治疗<br>□ 给予患者及家属心理支持 | □ 病情观察，书写护理记录<br>□ 评估生命体征、意识、患肢感觉活动及血运情况<br>□ 遵医嘱指导出院后康复锻炼<br>□ 给予患者及家属心理指导 |
| 重点医嘱 | □ 详见医嘱执行单 | □ 详见医嘱执行单 |
| 病情变异记录 | □ 无 □ 有，原因：<br>1.<br>2. | □ 无 □ 有，原因：<br>1.<br>2. |
| 护士签名 | | |

## （三）患者表单

### 尺桡骨干骨折临床路径患者表单

适用对象：第一诊断为闭合性尺桡骨干骨折（ICD-10：S52.400）
行尺桡骨干骨折内固定术（ICD-9-CM-3：78.53/79.12/79.32）

| 患者姓名： | 性别：　年龄：　门诊号： | 住院号： |
|---|---|---|
| 住院日期：　年　月　日 | 出院日期：　年　月　日 | 标准住院日：≤16天 |

| 时间 | 入院 | 手术前 | 手术日 |
|---|---|---|---|
| 医患配合 | □ 配合询问病史、收集资料，请务必详细告知既往史、用药史、过敏史<br>□ 如服用抗凝剂，请明确告知<br>□ 配合医师进行体格检查<br>□ 如有任何不适请告知医师<br>□ 请配合医师完成患肢石膏固定 | □ 配合完善术前相关检查、化验，如采血、留尿、心电图、X线胸片、患肢X线检查、CT、MRI、肺功能<br>□ 医师与患者及家属介绍病情及手术方案、时间；手术谈话、术前签字<br>□ 麻醉师与患者进行术前访视 | □ 配合评估手术效果<br>□ 配合检查肢体感觉活动情况<br>□ 有任何不适请告知医师 |
| 护患配合 | □ 配合测量体温、脉搏、呼吸、血压、体重<br>□ 配合佩戴腕带<br>□ 配合护士完成入院评估（简单询问病史、过敏史、用药史）<br>□ 接受入院宣教（环境介绍、病室规定、订餐制度、贵重物品保管、探视制度等）<br>□ 有任何不适请告知护士 | □ 配合测量体温、脉搏、呼吸、询问排便次数1次/天<br>□ 接受术前宣教<br>□ 配合手术范围备皮<br>□ 准备好必要用物，弯头吸管、尿壶、便盆等<br>□ 取下义齿、饰品等，贵重物品交家属保管 | □ 清晨配合测量体温、脉搏、呼吸1次<br>□ 送手术前，协助完成核对，脱去衣物，上手术车<br>□ 返病房后，协助完成核对，配合过病床<br>□ 配合检查意识、肢体感觉活动<br>□ 配合术后吸氧、心电监测、输液、床上排尿或留置尿管，患肢伤口处可能有引流管<br>□ 遵医嘱采取正确体位<br>□ 有任何不适请告知护士 |
| 饮食 | □ 普通饮食<br>□ 糖尿病饮食<br>□ 低盐低脂饮食 | □ 术前12小时禁食、禁水 | □ 返病室后禁食、禁水6小时<br>□ 6小时后无恶心、呕吐可适量饮水 |
| 排泄 | □ 正常排尿便 | □ 正常排尿便 | □ 床上排尿便<br>□ 保留尿管 |
| 活动 | □ 患肢抬高 | □ 患肢抬高 | □ 卧床休息，保护管路<br>□ 患肢抬高<br>□ 患肢活动 |

| 时间 | 手术后 | 出院日 |
|---|---|---|
| 医患配合 | □ 配合检查肢体感觉活动<br>□ 需要时，伤口换药<br>□ 配合佩戴支具<br>□ 配合拔除伤口引流管、尿管<br>□ 配合伤口拆线 | □ 接受出院前指导<br>□ 知道复查程序 |
| 护患配合 | □ 配合定时监测生命体征，每日询问排便次数<br>□ 配合检查肢体感觉活动<br>□ 配合夹闭尿管，锻炼膀胱功能<br>□ 接受进食、进水、排便等生活护理<br>□ 注意安全，避免坠床或跌倒<br>□ 配合采取正确体位<br>□ 如需要，配合正确佩戴支具<br>□ 配合执行探视及陪伴制度 | □ 接受出院宣教<br>□ 准备齐就诊卡、押金条<br>□ 知道用药方法、作用、注意事项<br>□ 知道护理伤口方法<br>□ 知道正确佩戴支具<br>□ 知道复印病历的方法和时间<br>□ 办理出院手续<br>□ 获取出院证明书<br>□ 获取出院带药 |
| 饮食 | □ 正常饮食<br>□ 糖尿病饮食<br>□ 低盐低脂饮食 | □ 根据医嘱饮食 |
| 排泄 | □ 正常排尿便<br>□ 防治便秘 | □ 正常排尿便<br>□ 防治便秘 |
| 活动 | □ 注意保护管路，勿牵拉、打折<br>□ 根据医嘱活动 | □ 根据医嘱，适度活动，避免疲劳 |

## 附：原表单（2019 年版）

### 尺桡骨干骨折临床路径表单

适用对象：第一诊断为闭合性尺桡骨干骨折（ICD-10：S52.400）

行尺桡骨干骨折内固定术（ICD-9-CM-3：78.53/79.12/79.32）

| | | |
|---|---|---|
| **患者姓名：** | **性别：　　年龄：　　门诊号：** | **住院号：** |
| **住院日期：**　　年　月　日 | **出院日期：**　　年　月　日 | **标准住院日：**≤16 天 |

| 时间 | 住院第 1 天 | 住院第 2 天 | 住院第 3~6 天<br>（术前日） |
|---|---|---|---|
| 主要诊疗工作 | □ 询问病史及体格检查<br>□ 上级医师查房<br>□ 初步的诊断和治疗方案<br>□ 完成住院志、首次病程、上级医师查房等病历书写<br>□ 开检查单<br>□ 完成必要的相关科室会诊<br>□ 行患肢牵引或制动 | □ 上级医师查房与手术前评估<br>□ 确定诊断和手术方案<br>□ 完成上级医师查房记录<br>□ 完善术前检查项目<br>□ 收集检查结果并评估病情<br>□ 请相关科室会诊 | □ 上级医师查房，术前评估和决定手术方案<br>□ 完成上级医师查房记录等<br>□ 向患者和/或家属交代围手术期注意事项并签署手术知情同意书、输血同意书、委托书（患者本人不能签字时）、自费用品协议书<br>□ 麻醉医师查房并与患者和/或家属交代麻醉注意事项并签署麻醉知情同意书<br>□ 完成各项术前准备 |
| 重点医嘱 | **长期医嘱：**<br>□ 骨科常规护理<br>□ 二级护理<br>□ 饮食<br>□ 患肢牵引、制动<br>**临时医嘱：**<br>□ 血常规、血型、尿常规<br>□ 凝血功能<br>□ 电解质、肝功能、肾功能<br>□ 感染性疾病筛查<br>□ 胸部 X 线平片、心电图<br>□ 根据病情：肺功能、超声心动图、血气分析<br>□ 尺桡骨全长正侧位（包括邻近关节） | **长期医嘱：**<br>□ 骨科护理常规<br>□ 二级护理<br>□ 饮食<br>□ 患者既往内科基础疾病用药<br>**临时医嘱：**<br>□ 根据会诊科室要求安排检查<br>□ 镇痛等对症处理 | **长期医嘱：**<br>同前日<br>**临时医嘱：**<br>□ 术前医嘱<br>□ 明日在臂丛神经阻滞或全身麻醉下行尺桡骨干骨折内固定术<br>□ 术前禁食、禁水<br>□ 术前用抗菌药物皮试<br>□ 术前留置导尿管（全身麻醉）<br>□ 术区备皮<br>□ 其他特殊医嘱 |
| 主要护理工作 | □ 入院介绍<br>□ 入院护理评估<br>□ 观察患肢牵引、制动情况及护理 | □ 观察患者病情变化<br>□ 防止皮肤压疮护理<br>□ 心理和生活护理 | □ 做好备皮等术前准备<br>□ 提醒患者术前禁食、禁水<br>□ 术前心理护理 |

续 表

| 时间 | 住院第 1 天 | 住院第 2 天 | 住院第 3~6 天<br>(术前日) |
| --- | --- | --- | --- |
| 病情变异记录 | □无 □有，原因：<br>1.<br>2. | □无 □有，原因：<br>1.<br>2. | □无 □有，原因：<br>1.<br>2. |
| 护士签名 | | | |
| 医师签名 | | | |

| 时间 | 住院第7天（手术日） | 住院第8天（术后第1天） | 住院第9天（术后第2天） |
|---|---|---|---|
| 主要诊疗工作 | □ 手术<br>□ 向患者和/或家属交代手术过程概况及术后注意事项<br>□ 术者完成手术记录<br>□ 完成术后病程<br>□ 上级医师查房<br>□ 麻醉医师查房<br>□ 观察有无术后并发症并作出相应处理 | □ 上级医师查房<br>□ 完成常规病程记录<br>□ 观察伤口、引流量、体温、生命体征、患肢远端感觉运动情况等并作出相应处理 | □ 上级医师查房<br>□ 完成病程记录<br>□ 拔除引流管，伤口换药<br>□ 指导患者功能锻炼 |
| 重点医嘱 | **长期医嘱：**<br>□ 骨科术后护理常规<br>□ 一级护理<br>□ 饮食<br>□ 患肢抬高<br>□ 留置引流管并记引流量<br>□ 抗菌药物<br>□ 其他特殊医嘱<br>**临时医嘱：**<br>□ 今日在臂丛神经阻滞和/或全身麻醉下行尺桡骨干骨折内固定术<br>□ 心电监测、吸氧（根据病情需要）<br>□ 补液<br>□ 胃黏膜保护剂（酌情）<br>□ 止吐、镇痛、消肿等对症处理<br>□ 急查血常规<br>□ 输血（根据病情需要） | **长期医嘱：**<br>□ 骨科术后护理常规<br>□ 一级护理<br>□ 饮食<br>□ 患肢抬高<br>□ 留置引流管并记引流量<br>□ 抗菌药物<br>□ 其他特殊医嘱<br>**临时医嘱：**<br>□ 复查血常规（酌情）<br>□ 输血和/或补晶体、胶体液（根据病情需要）<br>□ 换药<br>□ 镇痛、消肿等对症处理（酌情） | **长期医嘱：**<br>□ 骨科术后护理常规<br>□ 一级护理<br>□ 饮食<br>□ 患肢抬高<br>□ 抗菌药物<br>□ 其他特殊医嘱<br>**临时医嘱：**<br>□ 复查血常规（必要时）<br>□ 输血和/或补晶体、胶体液（必要时）<br>□ 换药，拔引流管<br>□ 镇痛、消肿等对症处理 |
| 主要护理工作 | □ 观察患者病情变化并及时报告医师<br>□ 术后心理与生活护理<br>□ 指导术后患者功能锻炼 | □ 观察患者病情并做好引流量等相关记录。<br>□ 术后心理与生活护理<br>□ 指导术后患者功能锻炼 | □ 观察患者病情变化<br>□ 术后心理与生活护理<br>□ 指导术后患者功能锻炼 |
| 病情变异记录 | □ 无 □ 有，原因：<br>1.<br>2. | □ 无 □ 有，原因：<br>1.<br>2. | □ 无 □ 有，原因：<br>1.<br>2. |
| 护士签名 | | | |
| 医师签名 | | | |

| 时间 | 住院第 10 天<br>（术后第 3 天） | 住院第 11 天<br>（术后第 4 天） | 住院第 12~16 天<br>（术后第 5~9 天） |
|---|---|---|---|
| 主要诊疗工作 | □ 上级医师查房<br>□ 住院医师完成病程记录<br>□ 伤口换药（必要时）<br>□ 指导患者功能锻炼 | □ 上级医师查房<br>□ 住院医师完成病程记录<br>□ 伤口换药（必要时）<br>□ 指导患者功能锻炼<br>□ 摄患侧尺桡骨全长正侧位片 | □ 上级医师查房，进行手术及伤口评估，确定有无手术并发症和切口愈合不良情况，明确是否出院<br>□ 完成出院志、病案首页、出院诊断证明书等病历<br>□ 向患者交代出院后的康复锻炼及注意事项，如复诊的时间、地点，发生紧急情况时的处理等 |
| 重要医嘱 | **长期医嘱：**<br>□ 骨科术后护理常规<br>□ 二级护理<br>□ 饮食<br>□ 抗菌药物：如体温正常，伤口情况良好，无明显红肿时可以停止抗菌药物治疗<br>□ 其他特殊医嘱<br>□ 术后功能锻炼<br>**临时医嘱：**<br>□ 复查血常规、尿常规、生化（必要时）<br>□ 补液（必要时）<br>□ 换药（必要时）<br>□ 镇痛、消肿等对症处理（必要时） | **长期医嘱：**<br>□ 骨科术后护理常规<br>□ 二级护理<br>□ 饮食<br>□ 抗菌药物：如体温正常，伤口情况良好，无明显红肿时可以停止抗菌药物治疗<br>□ 其他特殊医嘱<br>□ 术后功能锻炼<br>**临时医嘱：**<br>□ 复查血常规、尿常规、生化（必要时）<br>□ 补液（必要时）<br>□ 换药（必要时）<br>□ 镇痛等对症处理（必要时） | **出院医嘱：**<br>□ 出院带药<br>□ 嘱 ______ 日后拆线换药（根据伤口愈合情况，预约拆线时间）<br>□ 出院后骨科和/或康复科门诊复查<br>□ 不适随诊 |
| 主要护理工作 | □ 观察患者病情变化<br>□ 术后心理与生活护理<br>□ 指导患者功能锻炼 | □ 观察患者病情变化<br>□ 指导患者功能锻炼<br>□ 术后心理和生活护理 | □ 指导患者办理出院手续<br>□ 出院宣教 |
| 病情变异记录 | □ 无　□ 有，原因：<br>1.<br>2. | □ 无　□ 有，原因：<br>1.<br>2. | □ 无　□ 有，原因：<br>1.<br>2. |
| 护士签名 | | | |
| 医师签名 | | | |

# 第二章

# 桡骨远端骨折临床路径释义

**【医疗质量控制指标】**

指标一、实施手术前的评估与术前准备。

指标二、预防性抗菌药物选择与应用时机。

指标三、术后消肿治疗，预防骨筋膜室综合征出现。

指标四、术后康复治疗。

指标五、内科原有疾病治疗。

指标六、围手术期并发症治疗。

指标七、为患者提供术后的健康教育。

指标八、切口Ⅰ/甲愈合。

指标九、住院 16 天内出院。

指标十、患者住院天数与住院费用。

## 一、桡骨远端骨折编码

疾病名称及编码：桡骨远端骨折（ICD-10：S52.501，S63.004）

手术操作名称及编码：桡骨钢板内固定术（ICD-9-CM-3：78.53005）

## 二、临床路径检索方法

（S52.501，S63.004）伴（78.53005）

## 三、国家医疗保障疾病诊断相关分组（CHS-DRG）

MDCI　肌肉、骨骼疾病及功能障碍

IS1　前臂、腕、手或足损伤

## 四、桡骨远端骨折临床路径标准住院流程

### （一）适用对象

第一诊断为桡骨远端骨折（ICD-10：S52.501，S63.004），行桡骨钢板内固定术（ICD-9-CM-3：78.53005）。

**释义**

■ 本临床路径适用对象是第一诊断为闭合性桡骨远端骨折的患者。包括诊断为科雷骨折，巴顿骨折，史密斯骨折。

■ 适用对象中不包括肿瘤等病因造成的病理性骨折、累及桡骨远端骨折的多发损伤患者、儿童患者、陈旧性骨折或骨折不愈合、开放性骨折。

### （二）诊断依据

根据《外科学（下册）》（8 年制和 7 年制临床医学专用教材，赵玉沛、陈孝平主编，人民

卫生出版社，2015 年）。
1. 病史：外伤史。
2. 体格检查：患肢肿胀、疼痛、活动受限、畸形、反常活动。
3. 辅助检查：X 线检查发现桡骨远端骨折。

**释义**

■ 注意有无鼻烟窝压痛，必要时拍摄舟骨位 X 线片以除外舟骨骨折。
■ 注意是否存在开放伤口。
■ 常合并尺骨茎突骨折。
■ 正确的诊断与分类需依靠腕关节正侧位 X 线片，必要时 CT 检查。

**（三）选择治疗方案的依据**

根据《外科学（下册）》（8 年制和 7 年制临床医学专用教材，赵玉沛、陈孝平主编，人民卫生出版社，2015 年）。
1. 年龄在 16 岁以上。
2. X 线显示为不稳定骨折，复位后位置欠佳
3. 伤前生活质量及活动水平，全身状况允许手术。
4. 首选钢板螺钉内固定，也可根据具体情况选择其他治疗方式。

**释义**

■ 复位后位置欠佳常见于复位后长度短缩大、掌倾角差、腕关节力线差等。掌侧关节内骨折，远端骨折块掌侧移位，皮质粉碎，原始移位大等情况容易发生不稳定。

■ 治疗方案的选择与患者本人的功能需求、年龄以及一般状况有关。

**（四）标准住院日≤16 天**

**释义**

■ 骨折常造成明显肿胀，严重肿胀者需要等待肿胀消退后方可进行手术，术前可进行石膏制动。注意术前警惕骨筋膜室综合征可能性。

**（五）进入路径标准**

1. 第一诊断必须符合 ICD-10：S52.501，S63.004 桡骨远端骨折疾病编码。
2. 外伤引起的单纯性、新鲜桡骨远端骨折。
3. 除外病理性骨折。
4. 除外合并其他部位的骨折和损伤。
5. 当患者合并其他疾病，但住院期间不需要特殊处理也不影响第一诊断的临床路径流程实施时，可以进入路径。

**释义**

■ 本路径不适用于合并其他骨折的多发损伤患者，开放性骨折也需退出本路径。

■ 合并疾病的院内会诊以及常规处理不影响手术实施者，可以进入本路径流程。

**（六）术前准备（术前评估）≤7 天**

1. 必需的检查项目

（1）血常规、血型、尿常规+镜检。

（2）检查电解质、肝功能、肾功能、凝血功能、感染性疾病（乙型肝炎、丙型肝炎、梅毒、艾滋病）。

（3）胸部 X 线平片、心电图。

（4）骨科 X 线检查。

2. 根据患者病情可选择的检查项目：CT 检查、血气分析、肺功能检查、超声心动图等。

**释义**

■ 以上项目属术前必需完成的检查项目。部分患者需要进行 CT 检查进一步明确关节内骨折情况。老年、既往有心肺疾病等内科基础疾病患者需有针对性选择血气分析、肺功能检查、超声心动图等检查。

■ 根据术前检查的结果安排进一步检查项目，如果住院期间需要特殊处理，可以出本路径。

**（七）预防性抗菌药物选择与使用时机**

1. 按照《抗菌药物临床应用指导原则（2015 年版）》（国卫办医发〔2015〕43 号）执行，并根据患者的病情决定抗菌药物的选择与使用时间。建议使用第一、第二代头孢菌素类。

2. 术前 30 分钟预防性用抗菌药物；手术超过 3 小时加用 1 次抗菌药物。

**释义**

■ 骨与关节手术感染多为革兰阳性球菌，故首选第一、第二代头孢菌素类作为预防用药，不需联合用药。

■ 抗菌药物应在术前 30 分钟、上止血带之前输注完毕，使手术切口暴露时局部组织中已达到足以杀灭手术过程中入侵切口细菌的药物浓度。出血量过多时，也考虑加用抗菌药物。

**（八）手术日为入院第 1~7 天**

1. 麻醉方式：臂丛神经阻滞和/或全身麻醉。

2. 手术方式：桡骨远端切开复位内固定术。

3. 手术内固定物：钢板螺钉或外固定架（开放骨折或软组织情况欠佳可考虑）。

4. 术中用药：麻醉用药、抗菌药物。

5. 输血：常规不需要输血，如有特殊情况，视术中具体情况而定。

**释义**

■ 应根据患者具体情况选择麻醉方式，与麻醉师沟通，说明手术入路，尽可能选择全身影响小的麻醉方式。

■ 根据患者骨折情况，选择合适的手术入路，常见有掌侧入路以及背侧入路。

■ 松止血带充分止血，切勿缝合深筋膜，常规留置引流。

### （九）术后住院恢复6~9天

1. 必需复查的项目：血常规、X线检查。
2. 可选择的检查项目：电解质、肝功能、肾功能、CT。
3. 术后用药

（1）抗菌药物使用：抗菌药物使用按照《抗菌药物临床应用指导原则（2015年版）》（国卫办医发〔2015〕43号）执行，并根据患者的病情决定抗菌药物的选择与使用时间。建议使用第一、第二代头孢菌素类。

（2）术后镇痛：参照《骨科常见疼痛的处理专家建议》。

（3）其他药物：消肿、促骨折愈合，必要时给予营养神经等。

4. 保护下功能锻炼。

**释义**

■ 术后可根据恢复情况适当缩短住院天数。

■ 至少在术后第1天或第2天复查一次血常规，以了解有无明显贫血、白细胞计数升高等异常情况。

■ 如患者既往有肝脏或肾脏疾病病史，或术后出现少尿、下肢或眼睑水肿等情况，应复查肝功能、肾功能。

■ 术后必需复查腕关节正侧位X线片判断骨折复位及内固定位置是否良好，必要时用CT检查骨折复位情况及内固定位置。

■ 选择抗菌药物时要根据手术部位的常见病原菌、患者病理生理状况、抗菌药物的抗菌谱、抗菌药物的药动学特点、抗菌药物的不良反应等综合考虑。原则上应选择相对广谱、效果肯定、安全及价格相对低廉的抗菌药物。

■ 如术后肿胀明显，首先给予抬高患肢、冰敷，可口服或者静脉使用消肿药物，必要时可以给予制动。如果有骨筋膜室综合征的可能性，必须果断切开减张，宁枉勿纵。

■ 如固定良好，应鼓励患者早期非负重活动，包括肌肉收缩、屈伸关节，早期禁止持重。

### （十）出院标准

1. 体温正常，常规化验检查无明显异常。
2. 伤口愈合好（或可在门诊处理的伤口情况），伤口无感染征象。
3. 术后X线片证实复位固定满意。

4. 没有需要住院处理的并发症和/或合并症。

**释义**

■ 患者出院前应一般情况良好，骨折固定符合相关标准，切口无异常情况，临床允许出院继续观察休养。如果发生相关并发症，可能会延长住院时间。

■ 体温高首先应考虑除外感染可能，可结合血常规、局部切口情况及患者主诉综合分析。应当注意明显贫血、切口局部血肿吸收也是发热的原因，但一般不高于39℃。

■ 出院前应仔细观察切口情况，确定切口无明显红肿、持续渗液方可出院。

### （十一）变异及原因分析

1. 并发症：本病可伴有其他损伤，应当严格掌握入选标准。部分患者因骨折本身的合并症而延期治疗，如软组织情况欠佳无法手术，大量出血需术前输血，血栓形成、血肿引起体温增高，骨折本身对骨的血循环破坏较重，术后易出现骨折延迟愈合、不愈合等。
2. 合并症：老年患者易有合并症，如骨质疏松、糖尿病、心脑血管疾病等，骨折后合并症可能加重，需同时治疗，住院时间延长。
3. 内固定物选择：根据骨折类型选择适当的内固定物。
4. 开放性骨折不进入本路径。

**释义**

■ 按标准治疗方案如发生严重的并发症，需要转入相应路径。

■ 医师认可的变异原因主要是指患者入选路径后，医师在检查及治疗过程中发现患者合并存在一些事前未预知的对本路径治疗可能产生影响的情况，需要中止执行路径或者是延长治疗时间、增加治疗费用。医师需在表单中明确说明。

■ 因患者方面的主观原因导致执行路径出现变异，也需要医师在表单中予以说明。

### （十二）参考费用标准

40000~60000元（根据使用内固定耗材的不同，费用存在差异）。

## 五、桡骨远端骨折临床路径给药方案

**【用药选择】**

1. 术前治疗基础疾病的药物应继续规律应用。
2. 术中抗菌药物应于术前30分钟滴注，骨关节感染以革兰阳性球菌为主，故首选第一、第二代头孢菌素类，若皮试阴性可选用头孢曲松。
3. 无血栓类疾病高危因素患者不建议术后药物抗凝。
4. 中医中药治疗：可选用恒古骨伤愈合剂、接骨七厘片、仙灵骨葆胶囊等促进骨折愈合。

**【药学提示】**

已知对磺胺类药物过敏患者禁用帕瑞昔布。

**【注意事项】**

术后应避免注射用非甾类镇痛药与口服非甾类镇痛药合用，以免增加胃肠道不良事件风险。

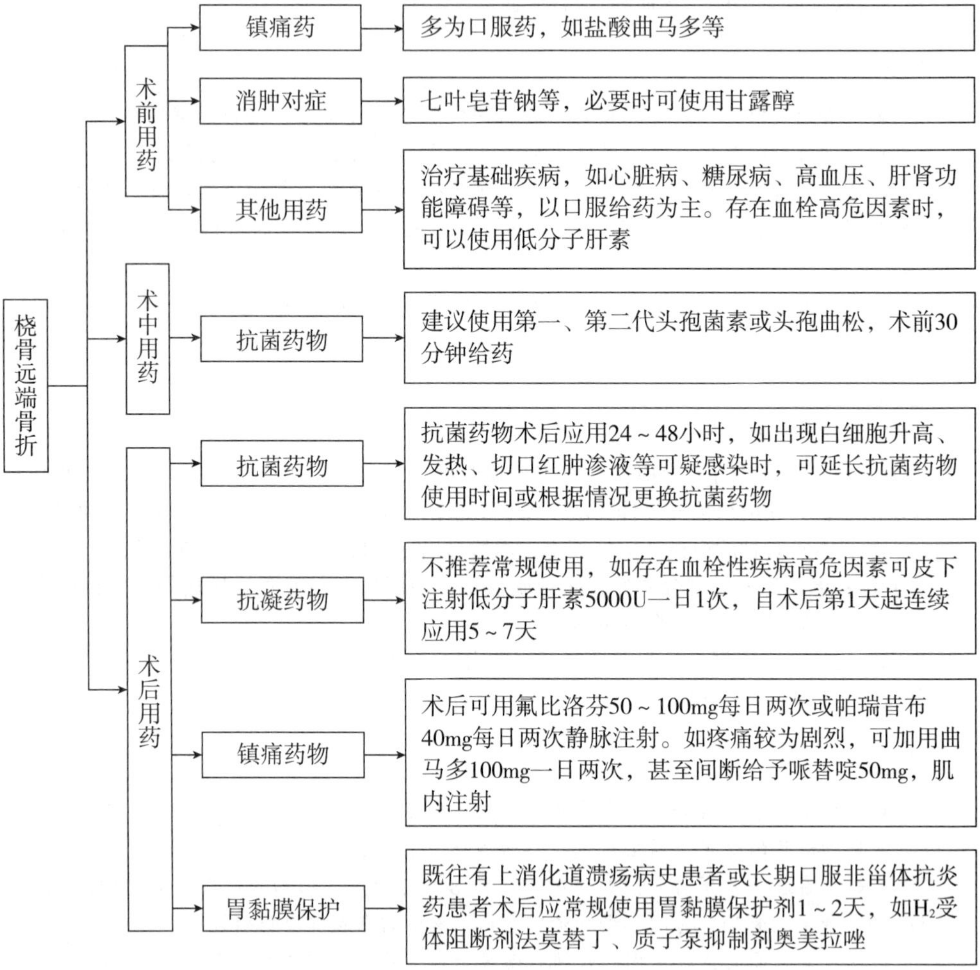


## 六、桡骨远端骨折患者护理规范

1. 术前以及术后均需要密切注意观察患者手指血运，感觉以及活动变化，注意被动牵拉痛的出现。

2. 抬高患肢，注意患者消肿情况，以及石膏固定情况，是否存在石膏压迫，是否石膏过松固定不可靠，及时通知医师处理。

3. 术前、术后进行患者健康宣教，根据医嘱监督以及指导患者功能锻炼。

## 七、桡骨远端骨折患者营养治疗规范

1. 营养风险筛查，NRS 评分> 3 分者，给予营养评估。

2. 充足的热量、蛋白质，适量脂肪。NRS 评分≤3 分者，能量供给标准以 25~30kcal/kg 为佳；营养不良者热量供给标准不低于 35kcal/kg。碳水化合物热量比不低于 50%；充足的蛋白质，不低于 1.2~1.5g/kg（标准体重），应以优质蛋白为主，不低于蛋白质总量的 1/3~1/2；脂肪热量比以 25%~30%为宜，保证充足的维生素和矿物质。

3. 围手术期，根据不同治疗时期选择饮食形态，如流质饮食、半流质饮食、软食或普通饮食等。饮食宜清淡，以温、热、软为佳，忌食生冷、肥甘、厚腻食物，限制刺激性食物、饮品及调味品。

4. 如经口进食低于所需热量的 80% 及高热患者，应给予相应的肠内营养补充剂口服补充，必要时管饲肠内营养补充或肠外营养补充。

5. 如有糖代谢异常，应减少糖类的摄入量。如有糖尿病，应选择糖尿病饮食。如有高血压病，应选择低盐饮食。如有高脂血症，应选择低脂饮食。如合并其他代谢性疾病，应遵循专科医师建议调整饮食。

## 八、桡骨远端骨折患者健康宣教

1. 术前以及术后均需要抬高患肢，禁止下垂，坐位以及行走时以颈腕吊带悬吊，卧位时应以垫高前臂，使之高于心脏部位，术后 3~4 周，若卧位时平放后不会出现手部肿胀，可以不垫高前臂。

2. 活动手指，出现手指感觉异常、活动时疼痛明显加重或者被动活动手指时剧烈疼痛，需要及时通知医护人员。

3. 术后每日至少两次取下颈腕吊带进行至少 5 分钟的肩部以及肘部的非负重全范围的活动，以免出现长时间活动受限后的肩关节以及肘关节的僵硬。

4. 根据术后伤口情况，主管医师会在出院时交代换药时间，嘱咐患者按时换药。

5. 一般术后 2 周拆线，必须面诊确认切口愈合好才能拆线。

6. 根据手术情况，主管医师在出院时应明确患者何时开始康复训练，指导患者康复训练，或者指导患者前往康复医学科就诊。

7. 向患者交代术后并发症以及伤后后遗症，例如腕关节活动受限、疼痛、关节炎、持重受限等。

8. 向患者交代根据其情况内固定物是否需要取出，何时可以取出。桡骨远端骨折术后一般不需要取出内固定物，如果需要取出，建议术后 1 年以上取出。

9. 药物使用的注意事项。

10. 支具以及石膏固定的注意事项。

## 九、推荐表单

### （一）医师表单

**桡骨远端骨折临床路径医师表单**

适用对象：第一诊断为桡骨远端骨折（ICD-10：S52.501，S63.004）

行桡骨钢板内固定术（ICD-9-CM-3：78.53005）

| | | | |
|---|---|---|---|
| **患者姓名：** | **性别：　　年龄：　　门诊号：** | **住院号：** |
| **住院日期：**　　年　月　日 | **出院日期：**　　年　月　日 | **标准住院日：**≤16天 |

| 时间 | 住院第1天 | 住院第2天 | 住院第3~6天<br>（术前日） |
|---|---|---|---|
| 主要诊疗工作 | □ 询问病史及体格检<br>□ 上级医师查房<br>□ 初步的诊断和治疗方案<br>□ 完成住院志、首次病程、上级医师查房等病历书写<br>□ 开检查检验单<br>□ 完成必要的相关科室会诊<br>□ 行患肢牵引或制动 | □ 上级医师查房与手术前评估<br>□ 明确诊断和手术方案<br>□ 完成上级医师查房记录<br>□ 完善术前检查项目<br>□ 收集检查检验结果并评估病情<br>□ 请相关科室会诊 | □ 上级医师查房，术前评估和决定手术方案<br>□ 完成上级医师查房记录等<br>□ 向患者和/或家属交代围手术期注意事项并签署手术知情同意书、输血同意书、委托书（患者本人不能签字时）、自费用品协议书<br>□ 麻醉医师查房并与患者和/或家属交代麻醉注意事项，签署麻醉知情同意书<br>□ 完成各项术前准备 |
| 重点医嘱 | **长期医嘱：**<br>□ 骨科护理常规<br>□ 二级护理<br>□ 饮食<br>□ 患肢制动<br>**临时医嘱：**<br>□ 血常规、血型、尿常规<br>□ 凝血功能<br>□ 电解质、肝功能、肾功能<br>□ 传染性疾病筛查<br>□ 胸部X线平片、心电图<br>□ 根据病情：肌电图、肺功能、超声心动图、血气分析、CT<br>□ 腕关节正侧位 | **长期医嘱：**<br>□ 骨科护理常规<br>□ 二级护理<br>□ 饮食<br>□ 患者既往内科基础疾病用药<br>**临时医嘱：**<br>□ 根据会诊科室要求安排检查检验<br>□ 镇痛等对症处理 | **长期医嘱：**<br>同前日<br>**临时医嘱：**<br>□ 术前医嘱：明日在臂丛神经阻滞或全身麻醉下行桡骨远端骨折内固定术<br>□ 术前禁食、禁水<br>□ 术前用抗菌药物皮试<br>□ 术前留置导尿管（全身麻醉）<br>□ 术区备皮<br>□ 配血（必要时）<br>□ 其他特殊医嘱 |
| 病情变异记录 | □ 无　□ 有，原因：<br>1.<br>2. | □ 无　□ 有，原因：<br>1.<br>2. | □ 无　□ 有，原因：<br>1.<br>2. |
| 医师签名 | | | |

| 时间 | 住院第 7 天<br>（手术日） | 住院第 8 天<br>（术后第 1 天） | 住院第 9 天<br>（术后第 2 天） |
| --- | --- | --- | --- |
| 主要诊疗工作 | □ 手术<br>□ 向患者和/或家属交代手术过程概况及术后注意事项<br>□ 术者完成手术记录<br>□ 完成术后病程记录<br>□ 上级医师查房<br>□ 麻醉医师查房<br>□ 观察有无术后并发症并作出相应处理 | □ 上级医师查房<br>□ 完成常规病程记录<br>□ 观察伤口、引流量、生命体征、患肢远端感觉及运动情况等并作出相应处理 | □ 上级医师查房<br>□ 完成病程记录<br>□ 拔除引流管，伤口换药<br>□ 指导患者功能锻炼 |
| 重点医嘱 | **长期医嘱：**<br>□ 骨科术后护理常规<br>□ 一级护理<br>□ 饮食<br>□ 患肢抬高<br>□ 留置引流管并记引流量<br>□ 抗菌药物<br>□ 其他特殊医嘱<br>**临时医嘱：**<br>□ 今日在臂丛神经阻滞和/或全身麻醉下行桡骨远端骨折内固定术<br>□ 心电监测、吸氧（根据病情需要）<br>□ 补液<br>□ 胃黏膜保护剂（酌情）<br>□ 止吐、镇痛等对症处理<br>□ 急查血常规<br>□ 输血（根据病情需要） | **长期医嘱：**<br>□ 骨科术后护理常规<br>□ 一级护理<br>□ 饮食<br>□ 患肢抬高<br>□ 留置引流管并记引流量<br>□ 抗菌药物<br>□ 其他特殊医嘱<br>**临时医嘱：**<br>□ 复查血常规<br>□ 输血和/或补晶体、胶体液（根据病情需要）<br>□ 换药<br>□ 镇痛等对症处理（根据病情需要） | **长期医嘱：**<br>□ 骨科术后护理常规<br>□ 一级护理<br>□ 饮食<br>□ 患肢抬高<br>□ 抗菌药物<br>□ 其他特殊医嘱<br>**临时医嘱：**<br>□ 输血和/或补晶体、胶体液（必要时）<br>□ 换药，拔引流管（根据引流情况）<br>□ 镇痛等对症处理（根据病情需要） |
| 病情变异记录 | □ 无　□ 有，原因：<br>1.<br>2. | □ 无　□ 有，原因：<br>1.<br>2. | □ 无　□ 有，原因：<br>1.<br>2. |
| 医师签名 | | | |

| 时间 | 住院第10天<br>（术后第3天） | 住院第11天<br>（术后第4天） | 住院第12~16天<br>（术后第5~9天） |
| --- | --- | --- | --- |
| 主要诊疗工作 | □ 上级医师查房<br>□ 住院医师完成病程记录<br>□ 伤口换药（必要时）<br>□ 指导患者功能锻炼 | □ 上级医师查房<br>□ 住院医师完成病程记录<br>□ 伤口换药（必要时）<br>□ 指导患者功能锻炼<br>□ 摄患侧腕关节正侧位片 | □ 上级医师查房，进行手术及伤口评估，确定有无手术并发症和切口愈合不良情况，明确能否出院<br>□ 完成出院志、病案首页、出院诊断证明书等病历书写<br>□ 向患者交代出院后的康复锻炼及注意事项，如复诊的时间、地点，发生紧急情况时的处理等 |
| 重要医嘱 | **长期医嘱：**<br>□ 骨科术后护理常规<br>□ 二级护理<br>□ 饮食<br>□ 抗菌药物：如体温正常、伤口情况良好、无明显红肿时可以停止抗菌药物治疗<br>□ 其他特殊医嘱<br>□ 术后功能锻炼<br>**临时医嘱：**<br>□ 复查血常规、尿常规、生化（必要时）<br>□ 补液（必要时）<br>□ 换药（必要时）<br>□ 镇痛等对症处理 | **长期医嘱：**<br>□ 骨科术后护理常规<br>□ 二级护理<br>□ 饮食<br>□ 抗菌药物：如体温正常、伤口情况良好、无明显红肿时可以停止抗菌药物治疗<br>□ 其他特殊医嘱<br>□ 术后功能锻炼<br>**临时医嘱：**<br>□ 复查血常规、尿常规、生化（必要时）<br>□ 补液（必要时）<br>□ 换药（必要时）<br>□ 镇痛等对症处理 | **出院医嘱：**<br>□ 出院带药<br>□ 嘱____日后拆线换药（根据伤口愈合情况预约拆线时间）<br>□ 出院后骨科和/或康复科门诊复查<br>□ 不适随诊 |
| 病情变异记录 | □ 无　□ 有，原因：<br>1.<br>2. | □ 无　□ 有，原因：<br>1.<br>2. | □ 无　□ 有，原因：<br>1.<br>2. |
| 医师签名 | | | |

## （二）护士表单

### 桡骨远端骨折临床路径护士表单

适用对象：第一诊断为桡骨远端骨折（ICD-10：S52.501，S63.004）
行桡骨钢板内固定术（ICD-9-CM-3：78.53005）

| 患者姓名： | 性别： 年龄： 门诊号： | 住院号： |
|---|---|---|
| 住院日期： 年 月 日 | 出院日期： 年 月 日 | 标准住院日：≤16 天 |

| 时间 | 住院第 1 天 | 住院第 1~6 天<br>（术前日） | 住院第 1~7 天<br>（手术日） |
|---|---|---|---|
| 健康宣教 | 入院宣教：<br>□ 介绍主管医师、护士<br>□ 介绍病室环境、设施、设备<br>□ 介绍规章制度及注意事项<br>□ 介绍疾病相关注意事项 | 术前宣教：<br>□ 宣教疾病知识、术前准备、手术过程<br>□ 告知准备物品<br>□ 告知术后饮食、活动及探视规定<br>□ 告知术后可能出现的情况及应对方式<br>□ 告知家属等候区位置 | 手术当日宣教：<br>□ 告知监护设备、管路功能及注意事项<br>□ 饮食指导<br>□ 告知术后可能出现的情况及应对方式<br>□ 再次明确探视陪伴须知 |
| 护理处置 | □ 核对患者，佩戴腕带<br>□ 建立入院病历<br>□ 评估患者并书写护理评估单<br>□ 卫生处置：剪指（趾）甲、沐浴，更换病号服<br>□ 用软枕抬高患肢 | □ 协助医师完成术前检查、化验<br>术前准备：<br>□ 禁食、禁水<br>□ 备皮<br>□ 配血<br>□ 抗菌药物皮试<br>□ 肠道准备 | 送手术：<br>□ 摘除患者各种活动物品<br>□ 核对患者信息<br>□ 核对带药<br>□ 填写手术交接单，签字确认<br>接手术：<br>□ 核对患者及资料，签字确认 |
| 基础护理 | 二级护理：<br>□ 晨晚间护理<br>□ 饮食指导<br>□ 排泄护理<br>□ 患者安全管理 | 二级护理：<br>□ 晨晚间护理<br>□ 饮食指导<br>□ 排泄护理<br>□ 患者安全管理 | 一级护理：<br>□ 晨晚间护理<br>□ 卧位护理：协助床上移动、保持功能体位<br>□ 饮食指导、排便情况<br>□ 患者安全管理 |
| 专科护理 | □ 护理查体<br>□ 评估患肢感觉活动、末梢血运<br>□ 评估患肢肿胀及皮肤情况，并遵医嘱抬高患肢<br>□ 需要时，填写跌倒及皮肤压疮防范表，床头悬挂防跌倒提示牌<br>□ 保持石膏固定牢固、有效<br>□ 遵医嘱予以消肿、镇痛治疗<br>□ 给予患者及家属心理支持 | □ 遵医嘱完成相关检查<br>□ 评估患肢肿胀及皮肤情况，并遵医嘱抬高患肢<br>□ 保持石膏固定牢固、有效<br>□ 遵医嘱予消肿、镇痛治疗<br>□ 遵医嘱予功能锻炼指导<br>□ 遵医嘱予预防深静脉血栓治疗<br>□ 给予患者及家属心理支持 | □ 病情观察，书写特护记录或一般护理记录<br>□ 日间每 2 小时、夜间每 4 小时评估生命体征、意识、患肢感觉活动及血运情况、皮肤及肿胀情况、伤口敷料、引流管、尿管情况、出入量，如有病情变化随时记录<br>□ 遵医嘱予患肢抬高<br>□ 遵医嘱予预防深静脉血栓治疗<br>□ 遵医嘱予抗菌药物、消肿、镇痛、止吐、补液药物治疗<br>□ 给予患者及家属心理支持 |

续 表

| 时间 | 住院第 1 天 | 住院第 1~6 天<br>（术前日） | 住院第 1~7 天<br>（手术日） |
| --- | --- | --- | --- |
| 重点医嘱 | □ 详见医嘱执行单 | □ 详见医嘱执行单 | □ 详见医嘱执行单 |
| 病情变异记录 | □ 无　□ 有，原因：<br>1.<br>2. | | □ 无　□ 有，原因：<br>1.<br>2. |
| 护士签名 | | | |

| 时间 | 住院第 2~11 天<br>（术后第 1~4 天） | 住院第 12~16 天<br>（术后第 5~9 天） |
|---|---|---|
| 健康宣教 | **术后宣教：**<br>□ 药物作用时间及频率<br>□ 饮食、活动指导<br>□ 复查患者对术前宣教内容的掌握程度<br>□ 功能锻炼指导<br>□ 佩戴支具注意事项<br>□ 安全宣教<br>□ 镇痛治疗及注意事项 | **出院宣教：**<br>□ 复查时间<br>□ 用药方法<br>□ 饮食指导<br>□ 活动休息<br>□ 支具佩戴<br>□ 办理出院手续程序及时间 |
| 护理处置 | □ 遵医嘱完成相关治疗 | □ 办理出院手续<br>□ 书写出院小结 |
| 基础护理 | **一级/二级护理：**<br>□ 晨晚间护理<br>□ 饮食指导<br>□ 排泄护理<br>□ 患者安全管理 | **二级护理：**<br>□ 晨晚间护理<br>□ 饮食指导<br>□ 排泄护理<br>□ 患者安全管理 |
| 专科护理 | □ 病情观察，写护理记录<br>□ 评估生命体征、意识、患肢感觉活动及血运、皮肤及肿胀情况、伤口敷料、引流管、尿管情况、出入量、如有病情变化随时记录<br>□ 遵医嘱予患肢抬高<br>□ 遵医嘱予康复锻炼指导<br>□ 遵医嘱予抗菌药物、消肿、镇痛、抗血栓药物治疗<br>□ 给予患者及家属心理支持 | □ 病情观察，书写护理记录<br>□ 评估生命体征、意识、患肢感觉活动及血运情况<br>□ 遵医嘱指导出院后康复锻炼<br>□ 给予患者及家属心理指导 |
| 重点医嘱 | □ 详见医嘱执行单 | □ 详见医嘱执行单 |
| 病情变异记录 | □ 无 □ 有，原因：<br>1.<br>2. | □ 无 □ 有，原因：<br>1.<br>2. |
| 护士签名 | | |

## （三）患者表单

### 桡骨远端骨折临床路径患者表单

适用对象：第一诊断为桡骨远端骨折（ICD-10：S52.501，S63.004）
行桡骨钢板内固定术（ICD-9-CM-3：78.53005）

| 患者姓名： | 性别：　年龄：　门诊号： | 住院号： |
|---|---|---|
| 住院日期：　年　月　日 | 出院日期：　年　月　日 | 标准住院日：≤16 天 |

| 时间 | 入院 | 术前 | 手术日 |
|---|---|---|---|
| 医患配合 | □ 配合询问病史、收集资料，请务必详细告知既往史、用药史、过敏史<br>□ 如服用抗凝剂，请明确告知<br>□ 配合医师进行体格检查<br>□ 如有任何不适请告知医师<br>□ 请配合医师完成患肢石膏固定 | □ 配合完善术前相关检查、化验，如采血、留尿、心电图、X 线胸片、患肢 X 线检查、CT、MRI、肺功能<br>□ 医师与患者及家属介绍病情及手术方案、时间；手术谈话、术前签字<br>□ 麻醉师与患者进行术前访视 | □ 配合评估手术效果<br>□ 配合检查肢体感觉活动情况<br>□ 有任何不适请告知医师 |
| 护患配合 | □ 配合测量体温、脉搏、呼吸、血压、体重<br>□ 配合佩戴腕带<br>□ 配合护士完成入院评估（简单询问病史、过敏史、用药史）<br>□ 接受入院宣教（环境介绍、病室规定、订餐制度、贵重物品保管、探视制度等）<br>□ 有任何不适请告知护士 | □ 配合测量体温、脉搏、呼吸，询问排便次数 1 次/天<br>□ 接受术前宣教<br>□ 配合手术范围备皮<br>□ 准备好必要用物，如弯头吸管、尿壶、便盆等<br>□ 取下义齿、饰品等，贵重物品交家属保管 | □ 清晨配合测量体温、脉搏、呼吸 1 次<br>□ 送手术前协助完成核对，脱去衣物，上手术车<br>□ 返病房后，协助完成核对，配合过病床<br>□ 配合检查意识、肢体感觉及活动<br>□ 配合术后吸氧、心电监测<br>□ 输液、床上排尿或留置尿管，患肢伤口处可能有引流管<br>□ 遵医嘱采取正确体位<br>□ 有任何不适请告知护士 |
| 饮食 | □ 普通饮食<br>□ 糖尿病饮食<br>□ 低盐低脂饮食 | □ 术前 12 小时禁食、禁水 | □ 返病室后禁食、禁水 6 小时<br>□ 6 小时后无恶心、呕吐可适量饮水 |
| 排泄 | □ 正常排尿便 | □ 正常排尿便 | □ 床上排尿便<br>□ 保留尿管 |
| 活动 | □ 患肢抬高 | □ 患肢抬高 | □ 卧床休息，保护管路<br>□ 患肢抬高<br>□ 患肢活动 |

| 时间 | 术后 | 出院日 |
|---|---|---|
| 医患配合 | □ 配合检查肢体感觉、活动<br>□ 需要时，伤口换药<br>□ 配合佩戴支具<br>□ 配合拔除伤口引流管、尿管<br>□ 配合伤口拆线 | □ 接受出院前指导<br>□ 知道复查程序 |
| 护患配合 | □ 配合定时监测生命体征、每日询问排便次数<br>□ 配合检查肢体感觉、活动<br>□ 配合夹闭尿管，锻炼膀胱功能<br>□ 接受进食、进水、排便等生活护理<br>□ 注意安全，避免坠床或跌倒<br>□ 配合采取正确体位<br>□ 如需要，配合正确佩戴支具<br>□ 配合执行探视及陪伴制度 | □ 接受出院宣教<br>□ 准备齐就诊卡、押金条<br>□ 知道用药方法、作用、注意事项<br>□ 知道护理伤口方法<br>□ 知道正确佩戴支具<br>□ 知道复印病历的方法和时间<br>□ 办理出院手续<br>□ 获取出院证明书<br>□ 获取出院带药 |
| 饮食 | □ 正常饮食<br>□ 糖尿病饮食<br>□ 低盐低脂饮食 | □ 根据医嘱饮食 |
| 排泄 | □ 正常排尿便<br>□ 防治便秘 | □ 正常排尿便<br>□ 防治便秘 |
| 活动 | □ 注意保护管路，勿牵拉、打折<br>□ 根据医嘱活动 | □ 根据医嘱，适度活动，避免疲劳 |

## 附：原表单（2016年版）

### 桡骨远端骨折临床路径表单

适用对象：第一诊断为桡骨远端骨折（ICD-10：S52.501，S63.004）

行桡骨钢板内固定术（ICD-9-CM-3：78.53005）

| | | |
|---|---|---|
| 患者姓名： | 性别：　　年龄：　　住院号： | 门诊号： |
| 住院日期：　　年　月　日 | 出院日期：　　年　月　日 | 标准住院日：≤16天 |

| 时间 | 住院第1天 | 住院第2天 | 住院第3~6天<br>（术前日） |
|---|---|---|---|
| 主要诊疗工作 | □ 询问病史及体格检查<br>□ 上级医师查房<br>□ 初步的诊断和治疗方案<br>□ 完成住院志、首次病程、上级医师查房等病历书写<br>□ 开检查检验单<br>□ 完成必要的相关科室会诊<br>□ 行患肢牵引或制动 | □ 上级医师查房与手术前评估<br>□ 确定诊断和手术方案<br>□ 完成上级医师查房记录<br>□ 完善术前检查项目<br>□ 收集检查检验结果并评估病情<br>□ 请相关科室会诊 | □ 上级医师查房，术前评估和决定手术方案<br>□ 完成上级医师查房记录等<br>□ 向患者和/或家属交代围手术期注意事项并签署手术知情同意书、必要时输血同意书、委托书（患者本人不能签字时）、自费用品协议书<br>□ 麻醉医师查房并与患者和/或家属交代麻醉注意事项并签署麻醉知情同意书<br>□ 完成各项术前准备 |
| 重点医嘱 | **长期医嘱：**<br>□ 骨科护理常规<br>□ 二级护理<br>□ 饮食<br>□ 患肢牵引、制动<br>**临时医嘱：**<br>□ 血常规、血型、尿常规<br>□ 凝血功能<br>□ 电解质、肝功能、肾功能<br>□ 感染性疾病筛查<br>□ 胸部X线平片、心电图<br>□ 根据病情：肺功能、超声心动图、血气分析<br>□ 腕关节正侧位（包括邻近关节） | **长期医嘱：**<br>□ 骨科护理常规<br>□ 二级护理<br>□ 饮食<br>□ 患者既往内科基础疾病用药<br>**临时医嘱：**<br>□ 根据会诊科室要求安排检查和化验单<br>□ 镇痛等对症处理 | **长期医嘱：**<br>同前日<br>**临时医嘱：**<br>□ 术前医嘱<br>□ 明日在臂丛神经阻滞或全身麻醉下行桡骨远端骨折内固定术<br>□ 术前禁食、禁水<br>□ 术前用抗菌药物皮试<br>□ 术前留置导尿管（全身麻醉）<br>□ 术区备皮<br>□ 其他特殊医嘱 |
| 主要护理工作 | □ 入院介绍<br>□ 入院护理评估<br>□ 观察患肢制动情况及护理 | □ 观察患者病情变化，注意石膏固定情况，观察手指血运，感觉和活动情况<br>□ 心理和生活护理 | □ 做好备皮等术前准备<br>□ 提醒患者术前禁食、禁水<br>□ 术前心理护理 |

**续　表**

| 时间 | 住院第 1 天 | 住院第 2 天 | 住院第 3~6 天<br>（术前日） |
|---|---|---|---|
| 病情变异记录 | □无　□有，原因：<br>1.<br>2. | □无　□有，原因：<br>1.<br>2. | □无　□有，原因：<br>1.<br>2. |
| 护士签名 | | | |
| 医师签名 | | | |

| 时间 | 住院第 7 天<br>（手术日） | 住院第 8 天<br>（术后第 1 天） | 住院第 9 天<br>（术后第 2 天） |
|---|---|---|---|
| 主要诊疗工作 | □ 手术<br>□ 向患者和/或家属交代手术过程概况及术后注意事项<br>□ 术者完成手术记录<br>□ 完成术后病程记录<br>□ 上级医师查房<br>□ 麻醉医师查房<br>□ 观察有无术后并发症并作出相应处理 | □ 上级医师查房<br>□ 完成常规病程记录<br>□ 观察伤口、引流量、生命体征、患肢远端感觉及运动情况等并作出相应处理 | □ 上级医师查房<br>□ 完成病程记录<br>□ 拔除引流管，伤口换药<br>□ 指导患者功能锻炼 |
| 重点医嘱 | **长期医嘱：**<br>□ 骨科术后护理常规<br>□ 一级护理<br>□ 饮食<br>□ 患肢抬高<br>□ 留置引流管并记引流量<br>□ 抗菌药物<br>□ 其他特殊医嘱<br>**临时医嘱：**<br>□ 今日在臂丛神经阻滞和/或全身麻醉下行桡骨远端骨折内固定术<br>□ 心电监测、吸氧（根据病情需要）<br>□ 补液<br>□ 胃黏膜保护剂（酌情）<br>□ 止吐、镇痛、消肿等对症处理<br>□ 急查血常规<br>□ 输血（根据病情需要） | **长期医嘱：**<br>□ 骨科术后护理常规<br>□ 一级护理<br>□ 饮食<br>□ 患肢抬高<br>□ 留置引流管并记引流量<br>□ 抗菌药物<br>□ 其他特殊医嘱<br>**临时医嘱：**<br>□ 复查血常规（酌情）<br>□ 输血和/或补晶体、胶体液（根据病情需要）<br>□ 换药<br>□ 镇痛、消肿等对症处理（酌情） | **长期医嘱：**<br>□ 骨科术后护理常规<br>□ 一级护理<br>□ 饮食<br>□ 患肢抬高<br>□ 抗菌药物<br>□ 其他特殊医嘱<br>**临时医嘱：**<br>□ 复查血常规（必要时）<br>□ 输血和/或补晶体、胶体液（必要时）<br>□ 换药，拔引流管<br>□ 镇痛、消肿等对症处理 |
| 主要护理工作 | □ 观察患者病情变化并及时报告医师<br>□ 术后心理与生活护理<br>□ 指导术后患者功能锻炼 | □ 观察患者病情并做好引流量等相关记录。<br>□ 术后心理与生活护理<br>□ 指导术后患者功能锻炼 | □ 观察患者病情变化<br>□ 术后心理与生活护理<br>□ 指导术后患者功能锻炼 |
| 病情变异记录 | □ 无 □ 有，原因：<br>1.<br>2. | □ 无 □ 有，原因：<br>1.<br>2. | □ 无 □ 有，原因：<br>1.<br>2. |
| 护士签名 | | | |
| 医师签名 | | | |

| 时间 | 住院第10天<br>（术后第3天） | 住院第11天<br>（术后第4天） | 住院第12~16天<br>（术后第5~9天） |
|---|---|---|---|
| 主要诊疗工作 | □ 上级医师查房<br>□ 住院医师完成病程记录<br>□ 伤口换药（必要时）<br>□ 指导患者功能锻炼 | □ 上级医师查房<br>□ 住院医师完成病程记录<br>□ 伤口换药（必要时）<br>□ 指导患者功能锻炼<br>□ 摄患侧桡骨远端正侧位片 | □ 上级医师查房，进行手术及伤口评估，确定有无手术并发症和切口愈合不良情况，明确能否出院<br>□ 完成出院志、病案首页、出院诊断证明书等病历<br>□ 向患者交代出院后的康复锻炼及注意事项，如复诊的时间、地点，发生紧急情况时的处理等 |
| 重要医嘱 | **长期医嘱：**<br>□ 骨科术后护理常规<br>□ 二级护理<br>□ 饮食<br>□ 抗菌药物：如体温正常、伤口情况良好、无明显红肿时可以停止抗菌药物治疗<br>□ 其他特殊医嘱<br>□ 术后功能锻炼<br>**临时医嘱：**<br>□ 复查血常规、尿常规、生化（必要时）<br>□ 补液（必要时）<br>□ 换药（必要时）<br>□ 镇痛、消肿等对症处理（必要时） | **长期医嘱：**<br>□ 骨科术后护理常规<br>□ 二级护理<br>□ 饮食<br>□ 抗菌药物：如体温正常，伤口情况良好、无明显红肿时可以停止抗菌药物治疗<br>□ 其他特殊医嘱<br>□ 术后功能锻炼<br>**临时医嘱：**<br>□ 复查血常规、尿常规、生化（必要时）<br>□ 补液（必要时）<br>□ 换药（必要时）<br>□ 镇痛等对症处理（必要时） | **出院医嘱：**<br>□ 出院带药<br>□ 嘱____日后拆线换药（根据伤口愈合情况预约拆线时间）<br>□ 出院后骨科和/或康复科门诊复查<br>□ 不适随诊 |
| 主要护理工作 | □ 观察患者病情变化<br>□ 术后心理与生活护理<br>□ 指导患者功能锻炼 | □ 观察患者病情变化<br>□ 指导患者功能锻炼<br>□ 术后心理和生活护理 | □ 指导患者办理出院手续<br>□ 出院宣教 |
| 病情变异记录 | □ 无　□ 有，原因：<br>1.<br>2. | □ 无　□ 有，原因：<br>1.<br>2. | □ 无　□ 有，原因：<br>1.<br>2. |
| 护士签名 | | | |
| 医师签名 | | | |

# 第三章

# 股骨颈骨折临床路径释义

**【医疗质量控制指标】**

指标一、实施手术前的评估与术前准备。

指标二、按照指南进行预防性抗菌药物以及抗凝药物的选择与应用时机。

指标三、术后消肿治疗。

指标四、术后康复治疗。

指标五、内科原有疾病治疗。

指标六、手术后并发症治疗。

指标七、为患者提供术后的健康教育。

指标八、切口Ⅰ/甲愈合。

指标九、住院 18 天内出院。

指标十、患者住院天数与住院费用。

## 一、股骨颈骨折编码

疾病名称及编码：闭合性股骨颈骨折（ICD-10：S72.00）

手术操作名称及编码：全髋关节置换术（ICD-9-CM-3：81.51）

部分关节置换术（ICD-9-CM-3：81.52）

## 二、临床路径检索方法

S72.00 伴（81.51 或 81.52）

## 三、国家医疗保障疾病诊断相关分组（CHS-DRG）

MDCI　肌肉、骨骼疾病及功能障碍

IR2　股骨颈骨折

IC2　髋、肩、膝、肘和踝关节置换术

## 四、股骨颈骨折临床路径标准住院流程

### （一）适用对象

第一诊断为闭合性股骨颈骨折（ICD-10：S72.00），行全髋关节置换术（ICD-9-CM-3：81.51）、部分关节置换术（ICD-9-CM-3：81.52）。

**释义**

■ 适用对象编码参见第一部分。

■ 本临床路径适用对象是第一诊断为股骨颈骨折、行髋关节置换术的患者。

■ 适用对象中不包括肿瘤等病因造成的病理性骨折、开放性骨折、包括有股骨颈骨折的多发损伤患者、儿童患者以及陈旧性骨折或骨折不愈合。

■ 本路径对象不包括选择内固定手术的股骨颈骨折。

### （二）诊断依据

根据《临床诊疗指南·骨科分册》（中华医学会编著，人民卫生出版社，2009 年），《外科学（下册）》（8 年制和 7 年制临床医学专用教材，赵玉沛、陈孝平主编，人民卫生出版社，2015 年）。

1. 病史：外伤史。
2. 体检有明确体征：患侧髋关节肿胀、疼痛、活动受限、下肢短缩外旋畸形。
3. 辅助检查：髋关节 X 线片显示股骨颈骨折。

**释义**

■ 股骨颈骨折多为关节囊内骨折，是老年常见损伤，尤以女性或骨质疏松者多见。根据临床表现和 X 线片可以确诊。对于 X 线片表现对骨折诊断证据力不够充足的可疑患者注意结合 CT 检查以明确或排除诊断。

### （三）治疗方案的选择及依据

根据《临床诊疗指南·骨科分册》（中华医学会编著，人民卫生出版社，2009 年），《外科学（下册）》（8 年制和 7 年制临床医学专用教材，赵玉沛、陈孝平主编，人民卫生出版社，2015 年）。

1. 年龄 65 岁以上，骨折为 Garden Ⅲ型或Ⅳ型，行关节置换手术；年轻患者或骨折无移位或移位较轻微，临床采取闭合或切开复位内固定。
2. 无严重的合并症。
3. 术前生活质量及活动水平较好。
4. 术前生活质量及活动水平差，或相对高龄患者建议行半髋关节置换术。

**释义**

■ 股骨颈骨折的治疗方案应根据患者年龄、体质、内科疾病、外伤持续时间、骨折移位程度、骨折具体类型以及手术医师经验与条件进行选择。选择内固定手术或是关节置换手术、半髋置换或是全髋置换并无绝对标准，应在符合原则的前提下进行个体化分析。年轻患者或骨折无移位或移位较轻微，临床采取闭合或切开复位内固定。

■ 65 岁以上的 Carden Ⅲ型、Ⅳ型的移位骨折或头下型骨折优先选择髋关节置换手术。

■ 预估寿命或活动量有限的患者可选择相对简单经济的半髋置换术。

### （四）标准住院日 10~18 天

**释义**

■ 术前准备 0~5 天，术后恢复 6~14 天。股骨颈骨折患者多为老龄，常有内科合并症，应在完成全身情况的评估、排除手术禁忌证后尽快实施手术治疗。术后需在医师指导下进行功能锻炼。

**（五）进入路径标准**

1. 第一诊断必须符合 ICD-10：S72.00 股骨颈骨折疾病编码。
2. 当患者同时具有其他疾病诊断，但在住院期间不需要特殊处理也不影响第一诊断的临床路径流程实施时，可以进入路径。
3. 单纯闭合性股骨颈骨折。
4. 除外病理性骨折。

**释义**

■ 部分股骨颈骨折患者合并其他疾病，需要特殊处理，影响本路径实施，需要退出本路径，例如深静脉血栓、肺栓塞等。

■ 开放性骨折、病理性骨折等不属于本路径。

**（六）术前准备 1~5 天**

1. 必需的检查项目
（1）血常规、尿常规、大便常规。
（2）肝功能、肾功能、电解质、血糖、糖化血红蛋白。
（3）凝血功能。
（4）感染性疾病筛查（乙型肝炎、丙型肝炎、梅毒、艾滋病等）。
（5）双髋关节正位、患侧股骨中上段正侧位 X 线片，必要时 CT 扫描。
（6）X 线胸片、心电图。
2. 根据患者病情可选择
（1）必要时行下肢深静脉超声检查。
（2）超声心动图、血气分析和肺功能（高龄或既往有心、肺病史者）。
（3）有相关疾病者必要时请相关科室会诊。

**释义**

■ 髋关节正位要求拍摄双髋骨盆正位片，拍摄范围需包括两侧髋关节，利于与健侧对比。

■ 根据中华医学会骨科学分会制订的《中国骨科大手术静脉血栓栓塞症预防指南》进行下肢深静脉血栓预防治疗。

■ 股骨颈骨折患者常为高龄，常合并多种内科疾病，术前可根据患者情况进行相关检查，并请相关科室会诊。

**（七）选择用药**

1. 抗菌药物：按照《抗菌药物临床应用指导原则（2015 年版）》（国卫办医发〔2015〕43 号）执行。
2. 预防静脉血栓栓塞症处理：参照《中国骨科大手术后静脉血栓栓塞症预防指南》［《中华骨科杂志》，2016，36（2）：65-71］。
3. 术后抗骨质疏松治疗：参照《骨质疏松骨折诊疗指南》［《中华骨科杂志》，2017，37，（1）：1-10］。

**释义**

■ 股骨颈骨折为常见的骨质疏松骨折，除了按照以上指南进行预防感染和血栓的治疗以外，必须根据指南进行相应的围手术期抗骨质疏松治疗。术前抗骨质疏松的药物包括钙剂、维生素 D 以及抑制骨吸收、促进骨形成的药物，还可服用骨康胶囊等中成药增强骨质。

■ 术前深静脉血栓的药物预防包括：低分子肝素、依诺肝素、维生素 K 拮抗剂等。

### （八）手术日为入院第 1~6 天

1. 麻醉方式：神经阻滞麻醉、椎管内麻醉或全身麻醉。
2. 手术方式：半髋或全髋髋关节置换术。
3. 手术内植物：人工髋关节假体、骨水泥。
4. 输血：视术中出血情况而定。

**释义**

■ 应在完成患者完整评估后尽早进行手术。

■ 是否输血需要考虑患者的术前血红蛋白情况，以及手术预测出血量。

### （九）术后住院恢复 5~13 天

1. 必需复查的检查项目：血常规、双髋关节正位及患侧股骨中上段正侧位 X 线片。
2. 必要时查凝血功能、肝功能、肾功能、电解质、双下肢深静脉彩超/CTPA。
3. 术后处理

（1）抗菌药物：按照《抗菌药物临床应用指导原则（2015 年版）》（国卫办医发〔2015〕43 号）执行。

（2）术后预防静脉血栓栓塞症处理：参照《中国骨科大手术后静脉血栓栓塞症预防指南》[《中华骨科杂志》，2016，36（2）：65-71]。

（3）术后抗骨质疏松治疗：参照《骨质疏松骨折诊疗指南》[《中华骨科杂志》，2017，37，（1）：1-10]。

（4）术后镇痛：参照《骨科常见疼痛的处理专家建议》（《中华骨科杂志》.2008 年 1 月 .28 卷 .1 期）。

（5）术后康复：以主动锻炼为主，被动锻炼为辅。

**释义**

■ 术后必需复查骨盆正位 X 线片检查关节假体位置。拍摄髋关节侧位过程中，由于体位问题容易出现髋关节脱位，建议仅拍摄骨盆正位，便于患侧与健侧对比假体高度。

■ 术后相关治疗请参照上述指南进行。

■ 术后深静脉血栓的药物预防包括：低分子肝素、依诺肝素、Xa 因子抑制剂、维生素 K 拮抗剂等。

### （十）出院标准

1. 体温正常，常规实验室检查指标无明显异常。
2. 伤口愈合良好：引流管拔除，伤口无感染征象（或可在门诊处理的伤口情况），无皮瓣坏死。
3. 术后X线片证实假体位置满意，置换侧髋关节稳定。
4. 没有需要住院处理的并发症和/或合并症。

**释义**

■ 患者出院前应一般情况良好，关节假体符合相关标准，切口无异常情况，临床允许出院继续观察休养。如果发生相关并发症，可能会延长住院时间。

### （十一）变异及原因分析

1. 围手术期并发症：深静脉血栓形成、伤口感染、骨折、脱位、神经血管损伤等造成住院日延长和费用增加。
2. 内科合并症：老年患者常合并其他内科疾病，如脑血管或心血管病、糖尿病、血栓等，骨折手术可能导致这些疾病加重而需要进一步治疗，从而延长治疗时间，并增加住院费用。
3. 人工髋关节假体的选择：由于患者病情不同，选择不同的关节假体类型，可能导致住院费用存在差异。

**释义**

■ 按标准治疗方案如围手术期发生并发症，需要转入相应路径。根据病情选择不同的关节假体类型也会造成住院时间和费用的不同。

■ 医师认可的变异原因主要是指患者入选路径后，医师在检查及治疗过程中发现患者合并存在一些事前未预知的对本路径治疗可能产生影响的情况，需要终止执行路径或者是延长治疗时间、增加治疗费用。医师需在表单中明确说明。

■ 因患者方面的主观原因导致执行路径出现变异，也需要医师在表单中予以说明。

## 五、股骨颈骨折临床路径给药方案

**【用药选择】**

1. 术前治疗基础疾病的药物应继续规律应用。
2. 术中抗菌药物应于术前30分钟滴注，骨关节感染以革兰阳性球菌为主，故首选第一、第二代头孢菌素类，若皮试阴性可选用头孢曲松。
3. 无血栓类疾病高危因素患者不建议术后药物抗凝。高龄+下肢骨折，评分都不低，均属高危人群。

**【药学提示】**

已知对磺胺类药物过敏患者禁用帕瑞昔布。

**【注意事项】**

术后应避免注射用非甾类镇痛药与口服非甾类镇痛药合用，以免增加胃肠道不良事件风险。

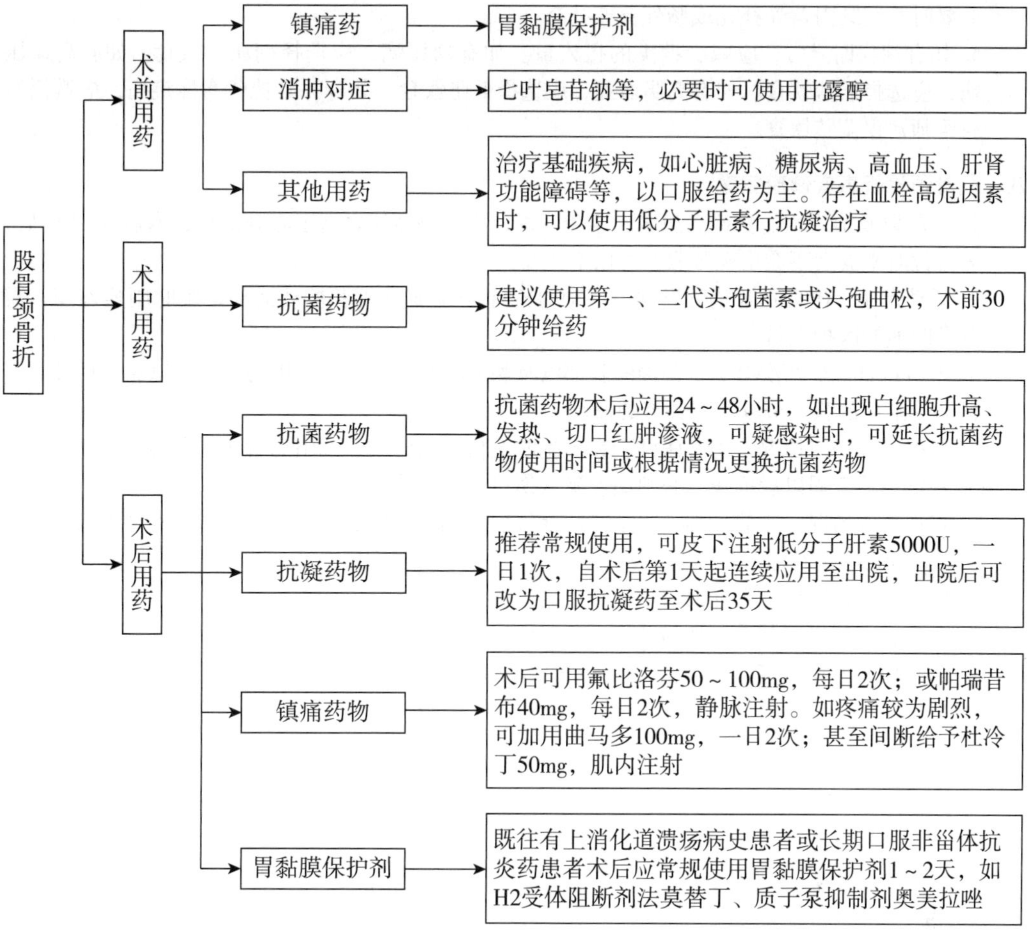


## 六、股骨颈骨折患者护理规范

1. 术前以及术后均需要密切注意观察患者足趾血运，感觉以及活动变化。

2. 抬高患肢，注意患者消肿情况，警惕下肢深静脉血栓的形成。

3. 使用骨牵引时，注意针道护理，注意牵引绳是否存在压迫肢体，注意牵引方向，牵引重量。

4. 术前术后进行患者健康宣教，根据医嘱监督以及指导患者功能锻炼，防止假体脱位。

## 七、股骨颈骨折患者营养治疗规范

1. 营养风险筛查，NRS 评分＞3 分者，给予营养评估。

2. 充足的热量、蛋白质，适量脂肪。NRS 评分≤3 分者，能量供给标准以 25～30kcal/kg 为佳；营养不良者热量供给标准不低于 35kcal/kg。碳水化合物热量比不低于 50%；充足的蛋白质，不低于 1.2～1.5g/kg（标准体重），应以优质蛋白为主，不低于蛋白质总量的 1/3～1/2；脂肪热量比以 25%～30% 为宜，饱和脂肪酸、单不饱和脂肪酸、多不饱和脂肪酸之间比例以 1∶1∶1左右为宜，适当提高膳食 ω-3 脂肪酸的摄入，保证充足的维生素和矿物质。

3. 围手术期，根据不同治疗时期选择饮食形态，如流质饮食、半流质饮食、软食或普通饮食等。饮食宜清淡，以温、热、软为佳，忌食生冷、肥甘、厚腻食物，限制刺激性食物、饮品及调味品。

4. 如经口进食低于所需热量的 80% 及高热患者，应给予相应的肠内营养补充剂口服补充，必要时管饲肠内营养补充或肠外营养补充。

5. 如有糖代谢异常，应减少糖类的摄入量。如有糖尿病，应选择糖尿病饮食。如有高血压病，应选择低盐饮食。如有高脂血症，应选择低脂饮食。如合并其他代谢性疾病，应遵循专科医师建议调整饮食。

## 八、股骨颈骨折患者健康宣教

1. 术前以及术后均需要抬高患肢，避免下垂，应以垫高使之高于心脏部位，术后 3~4 周后，若卧位时平放后不会出现肿胀，可以不垫高。
2. 活动足趾，出现足趾感觉异常、活动时疼痛明显加重或者被动活动足趾时剧烈疼痛，需要及时通知医护人员。
3. 术后每日至少两次至少 5 分钟的膝部以及踝部的非负重较大范围的活动，以免出现长时间活动受限后的膝关节以及踝关节的僵硬。
4. 根据术后伤口情况，主管医师会在出院时交代换药时间，嘱咐患者按时换药。
5. 一般术后 2 周以后拆线，必须面诊确认伤口愈合好才能拆线。
6. 根据手术情况，主管医师在出院时应明确患者何时开始康复训练，指导患者康复训练，或者指导患者前往康复医学科就诊。
7. 向患者交代术后并发症以及伤后后遗症。
8. 向患者交代根据其情况如何防止术后脱位，如何进行门诊复查。
9. 药物使用的注意事项。

## 九、推荐表单

### （一）医师表单

**股骨颈骨折临床路径医师表单**

适用对象：第一诊断为闭合性股骨颈骨折（ICD-10：S72.00）

行全髋关节置换术（ICD-9-CM-3：81.51），部分关节置换术（ICD-9-CM-3：81.52）

| 患者姓名： | 性别：　　年龄：　　门诊号： | 住院号： |
|---|---|---|
| 住院日期：　　年　月　日 | 出院日期：　　年　月　日 | 标准住院日：10~18 天 |

| 时间 | 住院第 1 天 | 住院第 2 天 | 住院第 3~5 天<br>（术前日） |
|---|---|---|---|
| 主要诊疗工作 | □ 询问病史及体格检<br>□ 上级医师查房<br>□ 初步诊断和治疗方案<br>□ 住院医师完成住院志、首次病程记录、上级医师查房等病历书写<br>□ 完善术前检查<br>□ 患肢皮牵引 | □ 上级医师查房<br>□ 继续完成术前化验检查<br>□ 完成必要的相关科室会诊 | □ 上级医师查房，术前评估<br>□ 决定手术方案<br>□ 完成上级医师查房记录等<br>□ 向患者和/或家属交代围手术期注意事项，并签署手术知情同意书、输血同意书、委托书（患者本人不能签字时）、自费用品协议书<br>□ 麻醉医师查房，并与患者和/或家属交代麻醉注意事项，签署麻醉知情同意书<br>□ 完成各项术前准备 |
| 重点医嘱 | **长期医嘱：**<br>□ 骨科护理常规<br>□ 饮食<br>□ 患肢皮牵引或穿“丁”字鞋<br>□ 术前抗凝<br>□ 术前抗骨质疏松治疗<br>□ 镇痛等对症处理<br>**临时医嘱：**<br>□ 血常规、尿常规；凝血功能；肝功能、肾功能、电解质、血糖、血脂；感染性疾病筛查；X 线胸片、心电图<br>□ 髋关节正侧位 X 线片<br>□ 根据病情：双下肢血管超声、肺功能、超声心动图、血气分析 | **长期医嘱：**<br>□ 骨科护理常规<br>□ 饮食<br>□ 患肢皮牵引或穿“丁”字鞋<br>□ 术前抗凝<br>□ 术前抗骨质疏松治疗<br>□ 患者既往内科基础疾病用药<br>□ 镇痛等对症处理<br>**临时医嘱：**<br>□ 根据会诊科室要求安排检查和化验单<br>□ 镇痛等对症处理 | **长期医嘱：**<br>同前日<br>**临时医嘱：**<br>□ 术前医嘱：准备明日在神经阻滞麻醉/椎管内麻醉/全身麻醉下行人工髋关节置换术<br>□ 术前禁食、禁水<br>□ 术前抗菌药物皮试<br>□ 术前留置导尿管<br>□ 术区备皮<br>□ 术前灌肠<br>□ 配血<br>□ 其他特殊医嘱 |
| 病情变异记录 | □ 无　□ 有，原因：<br>1.<br>2. | □ 无　□ 有，原因：<br>1.<br>2. | □ 无　□ 有，原因：<br>1.<br>2. |
| 医师签名 | | | |

| 时间 | 住院第 1~6 天<br>(手术日) | 住院第 2~7 天<br>(术后第 1 天) | 住院第 3~8 天<br>(术后第 2 天) |
|---|---|---|---|
| 主要诊疗工作 | □ 手术<br>□ 向患者和/或家属交代手术过程概况及术后注意事项<br>□ 术者完成手术记录<br>□ 完成术后病程记录<br>□ 上级医师查房<br>□ 麻醉医师查房<br>□ 观察有无术后并发症并作出相应处理 | □ 上级医师查房<br>□ 完成常规病程记录<br>□ 观察伤口、引流量、生命体征情况等并作出相应处理 | □ 上级医师查房<br>□ 完成病程记录<br>□ 拔除引流管，伤口换药<br>□ 指导患者功能锻炼 |
| 重点医嘱 | **长期医嘱：**<br>□ 骨科术后护理常规<br>□ 饮食<br>□ 患肢抬高<br>□ 留置引流管并记引流量<br>□ 抗菌药物<br>□ 术后抗凝<br>□ 抗骨质疏松治疗<br>□ 其他特殊医嘱<br>**临时医嘱：**<br>□ 今日在神经阻滞麻醉/椎管内麻醉/全身麻醉下行人工髋关节置换术<br>□ 心电监测、吸氧（根据病情需要）<br>□ 补液<br>□ 胃黏膜保护剂<br>□ 止吐、镇痛等对症处理<br>□ 急查血常规<br>□ 输血（根据病情需要） | **长期医嘱：**<br>□ 骨科术后护理常规<br>□ 饮食<br>□ 患肢抬高<br>□ 留置引流管并记引流量<br>□ 抗菌药物<br>□ 术后抗凝<br>□ 抗骨质疏松治疗<br>□ 其他特殊医嘱<br>**临时医嘱：**<br>□ 复查血常规<br>□ 输血和/或补晶体、胶体液（根据病情需要）<br>□ 换药<br>□ 镇痛等对症处理 | **长期医嘱：**<br>□ 骨科术后护理常规<br>□ 饮食<br>□ 患肢抬高<br>□ 留置引流管并记引流量<br>□ 抗菌药物<br>□ 术后抗凝<br>□ 抗骨质疏松治疗<br>□ 其他特殊医嘱<br>**临时医嘱：**<br>□ 复查血常规（必要时）<br>□ 输血和/或补晶体、胶体液（必要时）<br>□ 换药，拔引流管<br>□ 镇痛等对症处理 |
| 病情变异记录 | □ 无 □ 有，原因：<br>1.<br>2. | □ 无 □ 有，原因：<br>1.<br>2. | □ 无 □ 有，原因：<br>1.<br>2. |
| 医师签名 | | | |

| 时间 | 住院第 4~9 天<br>（术后第 3 天） | 住院第 5~10 天<br>（术后第 4 天） | 住院第 6~18 天<br>（术后第 5~13 天） |
|---|---|---|---|
| 主要诊疗工作 | □ 上级医师查房<br>□ 住院医师完成病程记录<br>□ 伤口换药（必要时）<br>□ 指导患者功能锻炼 | □ 上级医师查房<br>□ 住院医师完成病程记录<br>□ 伤口换药（必要时）<br>□ 指导患者功能锻炼<br>□ 摄双侧髋关节正位片 | □ 上级医师查房，进行手术及伤口评估，确定有无手术并发症和伤口愈合不良情况，明确能否出院<br>□ 完成出院志、病案首页、出院诊断证明书等所有病历资料<br>□ 向患者交代出院后的康复锻炼及注意事项，如复诊的时间、地点，发生紧急情况时的处理等 |
| 重点医嘱 | **长期医嘱：**<br>□ 骨科术后护理常规<br>□ 饮食<br>□ 抗菌药物<br>□ 术后抗凝<br>□ 其他特殊医嘱<br>□ 术后功能锻炼<br>**临时医嘱：**<br>□ 复查血常规、尿常规、肝功能、肾功能、电解质（必要时）<br>□ 补液（必要时）<br>□ 伤口换药（必要时）<br>□ 镇痛等对症处理 | **长期医嘱：**<br>□ 骨科术后护理常规<br>□ 饮食<br>□ 抗菌药物：如体温正常，伤口情况良好，无明显红肿时可以停止抗菌药物治疗<br>□ 术后抗凝<br>□ 其他特殊医嘱<br>□ 术后功能锻炼<br>**临时医嘱：**<br>□ 复查血常规、尿常规、肝功能、肾功能、电解质（必要时）<br>□ 补液（必要时）<br>□ 伤口换药（必要时）<br>□ 镇痛等对症处理 | **出院医嘱：**<br>□ 出院带药<br>□ 嘱____日后拆线换药（根据伤口愈合情况，预约拆线时间）<br>□ 1 个月后门诊复查<br>□ 如有不适，随时来诊 |
| 病情变异记录 | □ 无　□ 有，原因：<br>1.<br>2. | □ 无　□ 有，原因：<br>1.<br>2. | □ 无　□ 有，原因：<br>1.<br>2. |
| 医师签名 | | | |

## （二）护士表单

### 股骨颈骨折临床路径护士表单

适用对象：第一诊断为闭合性股骨颈骨折（ICD-10：S72.00）

行全髋关节置换术（ICD-9-CM-3：81.51），部分关节置换术（ICD-9-CM-3：81.52）

| | | |
|---|---|---|
| **患者姓名：** | **性别：　　年龄：** | **住院号：** |
| **住院日期：**　　年　月　日 | **出院日期：**　　年　月　日 | **标准住院日：**10~14天 |

| 时间 | 住院第1天 | 住院第2~3天 | 住院第1~6天<br>（手术日） |
|---|---|---|---|
| 健康宣教 | **入院宣教：**<br>□ 介绍主管医师、护士<br>□ 介绍病室环境、设施<br>□ 介绍规章制度及注意事项 | **术前宣教：**<br>□ 宣教疾病知识、术前准备及手术过程<br>□ 指导术前保持良好睡眠<br>□ 告知准备物品<br>□ 告知术后饮食、活动及探视注意事项<br>□ 告知术后可能出现的情况及应对方式<br>□ 告知家属等候区位置 | **术后当日宣教：**<br>□ 告知监护设备、管路功能及注意事项<br>□ 告知饮食、体位要求<br>□ 告知术后可能出现的情况及应对方式<br>□ 再次明确探视陪伴须知 |
| 护理处置 | □ 核对患者，佩戴腕带<br>□ 建立入院病历<br>□ 评估患者并书写护理评估单<br>□ 卫生处置：剪指（趾）甲、沐浴，更换病号服 | □ 协助医师完成术前检查化验<br>**术前准备：**<br>□ 配血<br>□ 抗菌药物皮试<br>□ 备皮<br>□ 药物灌肠<br>□ 禁食、禁水 | □ 术前监测生命体征<br>**送手术：**<br>□ 摘除患者各种活动物品<br>□ 核对患者资料及带药<br>□ 填写手术交接单，签字确认<br>**接手术：**<br>□ 核对患者及资料，签字确认 |
| 基础护理 | **二级/一级护理：**<br>□ 晨晚间护理<br>□ 患者安全管理 | **二级/一级护理：**<br>□ 晨晚间护理<br>□ 患者安全管理 | **特级护理：**<br>□ 晨晚间护理<br>□ 卧位护理：协助翻身、床上移动、预防压疮、保持功能体位<br>□ 排泄护理<br>□ 患者安全管理 |
| 专科护理 | □ 护理查体<br>□ 需要时填跌倒及压疮防范表<br>□ 遵医嘱指导康复锻炼<br>□ 训练床上排尿便、深呼吸、咳嗽、助行器的使用、翻身<br>□ 遵医嘱通知化验检查<br>□ 给予患者及家属心理支持<br>□ 需要时请家属陪伴 | □ 遵医嘱完成相关检查<br>□ 遵医嘱指导康复锻炼<br>□ 训练床上排尿便、深呼吸、咳嗽、助行器的使用、翻身<br>□ 给予患者及家属心理支持 | □ 病情观察，写特护记录：日间每2小时、夜间每4小时评估生命体征、意识、肢体感觉活动及血液循环、皮肤、伤口敷料、引流情况、出入量，如有病情变化随时记录<br>□ 遵医嘱予抗感染治疗<br>□ 遵医嘱指导康复锻炼<br>□ 给予患者及家属心理支持 |

续　表

| 时间 | 住院第 1 天 | 住院第 2~3 天 | 住院第 1~6 天<br>（手术日） |
| --- | --- | --- | --- |
| 重点医嘱 | □ 详见医嘱执行单 | □ 详见医嘱执行单 | □ 详见医嘱执行单 |
| 病情变异记录 | □ 无　□ 有，原因：<br>1.<br>2. | □ 无　□ 有，原因：<br>1.<br>2. | □ 无　□ 有，原因：<br>1.<br>2. |
| 护士签名 | | | |

| 时间 | 住院第 2~10 天<br>（术后第 1~4 天） | 住院第 6~18 天<br>（术后第 5~14 天） |
|---|---|---|
| 健康宣教 | **术后宣教：**<br>□ 复查患者对术前宣教内容的掌握程度<br>□ 饮食、活动、安全指导<br>□ 药物作用及频率<br>□ 疾病恢复期注意事项<br>□ 拔尿管后注意事项 | **出院宣教：**<br>□ 复查时间<br>□ 服药方法<br>□ 活动休息<br>□ 指导饮食<br>□ 指导办理出院手续 |
| 护理处置 | □ 遵医嘱完成相关检查<br>□ 夹闭尿管，锻炼膀胱功能 | □ 办理出院手续<br>□ 书写出院小结 |
| 基础护理 | **一级/二级护理：**<br>□ 晨晚间护理<br>□ 协助进食、禁水<br>□ 协助翻身、床上移动、预防压疮<br>□ 医嘱可下地时，协助或指导床旁活动<br>□ 排泄护理<br>□ 患者安全管理 | **二级护理：**<br>□ 晨晚间护理<br>□ 协助或指导进食、进水<br>□ 协助或指导床旁活动<br>□ 患者安全管理 |
| 专科护理 | □ 病情观察，写护理记录<br>□ 评估生命体征、意识、肢体感觉活动及血液循环、皮肤情况、伤口敷料、伤口引流情况、尿管情况<br>□ 遵医嘱抗感染治疗<br>□ 遵医嘱防深静脉血栓治疗<br>□ 遵医嘱指导康复锻炼<br>□ 需要时，联系主管医师给予相关治疗及用药<br>□ 给予患者及家属心理支持 | □ 病情观察<br>□ 评估生命体征、意识、肢体感觉活动及血液循环情况<br>□ 遵医嘱防深静脉血栓治疗<br>□ 遵医嘱指导出院后康复锻炼<br>□ 给予患者及家属心理支持 |
| 重点医嘱 | □ 详见医嘱执行单 | □ 详见医嘱执行单 |
| 病情变异记录 | □ 无 □ 有，原因：<br>1.<br>2. | □ 无 □ 有，原因：<br>1.<br>2. |
| 护士签名 | | |

### （三）患者表单

**股骨颈骨折临床路径患者表单**

适用对象：第一诊断为闭合性股骨颈骨折（ICD-10：S72.00）

行全髋关节置换术（ICD-9-CM-3：81.51），部分关节置换术（ICD-9-CM-3：81.52）

| 患者姓名： | 性别： 年龄： | 住院号： |
|---|---|---|
| 住院日期： 年 月 日 | 出院日期： 年 月 日 | 标准住院日：10~14 天 |

| 时间 | 入院 | 手术前 | 手术日 |
|---|---|---|---|
| 医患配合 | □ 配合询问病史、收集资料，请务必详细告知既往史、用药史、过敏史<br>□ 如服用抗凝剂，请明确告知<br>□ 配合进行体格检查<br>□ 有任何不适请告知医师 | □ 配合完善术前相关检查、化验，如采血、留尿、心电图、B 超、X 线胸片等<br>□ 医师与患者及家属介绍病情及手术谈话、术前签字<br>□ 麻醉师与患者进行术前访视 | □ 如病情需要，配合术后转入监护病房<br>□ 配合评估手术效果<br>□ 配合检查意识、肢体活动<br>□ 有任何不适请告知医师 |
| 护患配合 | □ 配合测量体温、脉搏、呼吸、血压、体重 1 次<br>□ 配合完成入院护理评估（简单询问病史、过敏史、用药史）<br>□ 接受入院宣教（环境介绍、病室规定、订餐制度、贵重物品保管等，遵守医院的相关规定及家属探视制度）<br>□ 配合术前康复锻炼<br>□ 配合练习床上排尿便、深呼吸、咳嗽、助行器的使用、翻身<br>□ 有任何不适请告知护士 | □ 接受术前宣教<br>□ 接受配血，以备术中需要时用<br>□ 接受备皮<br>□ 接受药物灌肠<br>□ 配合禁食、禁水<br>□ 需要时配合进行抗菌药物皮试<br>□ 沐浴<br>□ 准备好必要用物，吸水管、尿壶、便盆、尿垫、纸巾等<br>□ 取下义齿、饰品等，贵重物品交家属保管<br>□ 配合康复锻炼<br>□ 术前保持良好睡眠 | □ 清晨配合测量体温、脉搏、呼吸，遵医嘱测血压<br>□ 送手术室前，协助完成核对，脱去衣物，上手术车<br>□ 返回病房后，协助完成核对，配合过病床<br>□ 配合检查意识、肢体感觉活动及血液循环，询问出入量<br>□ 配合术后吸氧、监护仪监测、输液、尿管排尿（无尿管者自行排尿）、患肢可能有引流<br>□ 遵医嘱采取正确体位<br>□ 遵医嘱康复锻炼<br>□ 配合缓解疼痛<br>□ 有任何不适请告知护士 |
| 饮食 | □ 普通饮食或遵医嘱糖尿病膳食等 | □ 术前 12 小时禁食、禁水 | □ 局部麻醉或区域阻滞麻醉，在不恶心呕吐的情况下不影响进食水<br>□ 连硬外麻醉术后 6 小时少量进水，排气后可进流质饮食，逐渐过度为普通饮食<br>□ 全身麻醉排气后可饮水，流质饮食逐渐过度为普通饮食 |
| 排泄 | □ 正常排尿便 | □ 正常排尿便 | □ 保留尿管或自行排尿 |
| 活动 | □ 健肢自主活动<br>□ 患肢遵医嘱完成康复锻炼<br>□ 注意安全 | □ 健肢自主活动<br>□ 患肢遵医嘱完成康复锻炼<br>□ 注意安全 | □ 卧床休息，保护管路<br>□ 健肢自主活动，患肢遵医嘱完成康复锻炼<br>□ 注意安全 |

| 时间 | 手术后 | 出院日 |
| --- | --- | --- |
| 医患配合 | □ 配合检查肢体感觉活动及血液循环<br>□ 需要时，配合伤口换药<br>□ 配合拔除引流管、尿管<br>□ 配合伤口拆线<br>□ 配合康复锻炼 | □ 接受出院前指导<br>□ 知道复查程序<br>□ 获取出院诊断书 |
| 护患配合 | □ 配合定时监测生命体征，每日询问排便次数<br>□ 配合检查意识、肢体感觉活动及血液循环<br>□ 遵医嘱配合监测出入量<br>□ 配合康复锻炼<br>□ 配合防深静脉血栓治疗<br>□ 接受输液、服药等治疗<br>□ 配合夹闭尿管，锻炼膀胱功能<br>□ 接受进食、进水、排便等生活护理<br>□ 配合活动，预防皮肤压力伤<br>□ 注意活动安全，避免坠床或跌倒<br>□ 配合执行探视及陪伴制度 | □ 接受出院宣教<br>□ 办理出院手续<br>□ 获取出院带药<br>□ 知道服药方法、作用、注意事项<br>□ 知道照顾伤口方法<br>□ 知道康复锻炼方法<br>□ 知道复印病历方法 |
| 饮食 | □ 根据医嘱，由流质饮食逐渐过度到普通饮食或糖尿病膳食等 | □ 根据医嘱，普通饮食或糖尿病膳食等 |
| 排泄 | □ 保留尿管或正常排尿便<br>□ 防治便秘 | □ 正常排尿便<br>□ 防治便秘 |
| 活动 | □ 根据医嘱，头高位-半坐位-床边或下床活动<br>□ 注意保护管路，勿牵拉、脱出、打折等<br>□ 功能锻炼原则：循序渐进、持之以恒<br>□ 注意动作禁忌 | □ 遵医嘱适度活动，避免疲劳<br>□ 功能锻炼原则：循序渐进、持之以恒<br>□ 注意动作禁忌 |

## 附：原表单（2019 年版）

### 股骨颈骨折临床路径表单

适用对象：第一诊断为股骨颈骨折（ICD-10：S72.00）

行全髋关节置换术（ICD-9-CM-3：81.51）、部分关节置换术（ICD-9-CM-3：81.52）

| 患者姓名： | 性别：　　年龄：　　门诊号： | 住院号： |
|---|---|---|
| 住院日期：　　年　月　日 | 出院日期：　　年　月　日 | 标准住院日：10~18 天 |

| 时间 | 住院第 1 天 | 住院第 2 天 | 住院第 3~5 天<br>（术前日） |
|---|---|---|---|
| 主要诊疗工作 | □ 询问病史及体格检查<br>□ 上级医师查房<br>□ 初步诊断和治疗方案<br>□ 住院医师完成住院志、首次病程记录、上级医师查房等病历书写<br>□ 完善术前检查<br>□ 患肢皮牵引 | □ 上级医师查房<br>□ 继续完成术前实验室检查<br>□ 完成必要的相关科室会诊 | □ 上级医师查房，术前评估<br>□ 决定手术方案<br>□ 完成上级医师查房记录等<br>□ 向患者和/或家属交代围手术期注意事项，并签署手术知情同意书、输血同意书、委托书（患者本人不能签字时）、自费用品协议书<br>□ 麻醉医师查房，并与患者和/或家属交代麻醉注意事项，签署麻醉知情同意书<br>□ 完成各项术前准备 |
| 重点医嘱 | **长期医嘱：**<br>□ 骨科护理常规<br>□ 饮食<br>□ 患肢皮牵引或穿“丁”字鞋<br>□ 术前抗凝<br>□ 术前抗骨质疏松治疗<br>□ 镇痛等对症处理<br>**临时医嘱：**<br>□ 血常规、尿常规；凝血功能；肝功能、肾功能、电解质、血糖、血脂；感染性疾病筛查；X 线胸片、心电图<br>□ 髋关节正侧位 X 线片<br>□ 根据病情：双下肢血管超声、肺功能、超声心动图、血气分析 | **长期医嘱：**<br>□ 骨科护理常规<br>□ 饮食<br>□ 患肢皮牵引或穿“丁”字鞋<br>□ 术前抗凝<br>□ 术前抗骨质疏松治疗<br>□ 患者既往内科基础疾病用药<br>□ 镇痛等对症处理<br>**临时医嘱：**<br>□ 根据会诊科室要求安排检查单<br>□ 镇痛等对症处理 | **长期医嘱：**<br>同前日<br>**临时医嘱：**<br>□ 术前医嘱：准备明日在神经阻滞麻醉/椎管内麻醉/全身麻醉下行人工髋关节置换术<br>□ 术前禁食、禁水<br>□ 术前抗菌药物皮试<br>□ 术前留置导尿管<br>□ 术区备皮<br>□ 术前灌肠<br>□ 配血<br>□ 其他特殊医嘱 |

续 表

| 时间 | 住院第 1 天 | 住院第 2 天 | 住院第 3~5 天<br>（术前日） |
| --- | --- | --- | --- |
| 主要护理工作 | □ 入院宣教<br>□ 介绍病房环境、设施设备<br>□ 入院护理评估<br>□ 防止皮肤压疮护理 | □ 观察患者病情变化<br>□ 防止皮肤压疮护理<br>□ 心理和生活护理 | □ 做好备皮等术前准备<br>□ 提醒患者术前禁食、禁水<br>□ 术前心理护理 |
| 病情变异记录 | □ 无　□ 有，原因：<br>1.<br>2. | □ 无　□ 有，原因：<br>1.<br>2. | □ 无　□ 有，原因：<br>1.<br>2. |
| 护士签名 | | | |
| 医师签名 | | | |

| 时间 | 住院第 1~6 天<br>（手术日） | 住院第 2~7 天<br>（术后第 1 天） | 住院第 3~8 天<br>（术后第 2 天） |
|---|---|---|---|
| 主要诊疗工作 | □ 手术<br>□ 向患者和/或家属交代手术过程概况及术后注意事项<br>□ 术者完成手术记录<br>□ 完成术后病程记录<br>□ 上级医师查房<br>□ 麻醉医师查房<br>□ 观察有无术后并发症并作出相应处理 | □ 上级医师查房<br>□ 完成常规病程记录<br>□ 观察伤口、引流量、生命体征情况等并作出相应处理 | □ 上级医师查房<br>□ 完成病程记录<br>□ 拔除引流管，伤口换药<br>□ 指导患者功能锻炼 |
| 重点医嘱 | **长期医嘱：**<br>□ 骨科术后护理常规<br>□ 饮食<br>□ 患肢抬高<br>□ 留置引流管并记引流量<br>□ 抗菌药物<br>□ 术后抗凝<br>□ 抗骨质疏松治疗<br>□ 其他特殊医嘱<br>**临时医嘱：**<br>□ 今日在神经阻滞麻醉/椎管内麻醉/全身麻醉下行人工髋关节置换术<br>□ 心电监测、吸氧（根据病情需要）<br>□ 补液<br>□ 胃黏膜保护剂<br>□ 止吐、镇痛等对症处理<br>□ 急查血常规<br>□ 输血（根据病情需要） | **长期医嘱：**<br>□ 骨科术后护理常规<br>□ 饮食<br>□ 患肢抬高<br>□ 留置引流管并记引流量<br>□ 抗菌药物<br>□ 术后抗凝<br>□ 抗骨质疏松治疗<br>□ 其他特殊医嘱<br>**临时医嘱：**<br>□ 复查血常规<br>□ 输血和/或补晶体、胶体液（根据病情需要）<br>□ 换药<br>□ 镇痛等对症处理 | **长期医嘱：**<br>□ 骨科术后护理常规<br>□ 饮食<br>□ 患肢抬高<br>□ 留置引流管并记引流量<br>□ 抗菌药物<br>□ 术后抗凝<br>□ 抗骨质疏松治疗<br>□ 其他特殊医嘱<br>**临时医嘱：**<br>□ 复查血常规（必要时）<br>□ 输血和/或补晶体、胶体液（必要时）<br>□ 换药，拔引流管<br>□ 镇痛等对症处理 |
| 主要护理工作 | □ 观察患者病情变化并及时报告医师<br>□ 术后心理与生活护理<br>□ 指导患者术后功能锻炼 | □ 观察患者病情并做好引流量等相关记录<br>□ 术后心理与生活护理<br>□ 指导患者术后功能锻炼 | □ 观察患者病情变化<br>□ 术后心理与生活护理<br>□ 指导患者术后功能锻炼 |
| 病情变异记录 | □ 无　□ 有，原因：<br>1.<br>2. | □ 无　□ 有，原因：<br>1.<br>2. | □ 无　□ 有，原因：<br>1.<br>2. |
| 护士签名 | | | |
| 医师签名 | | | |

| 时间 | 住院第4~9天<br>（术后第3天） | 住院第5~10天<br>（术后第4天） | 住院第6~18天<br>（术后第5~13天） |
|---|---|---|---|
| 主要诊疗工作 | □ 上级医师查房<br>□ 住院医师完成病程记录<br>□ 伤口换药（必要时）<br>□ 指导患者功能锻炼 | □ 上级医师查房<br>□ 住院医师完成病程记录<br>□ 伤口换药（必要时）<br>□ 指导患者功能锻炼<br>□ 摄双侧髋关节正位片 | □ 上级医师查房，进行手术及伤口评估，确定有无手术并发症和伤口愈合不良情况，明确能否出院<br>□ 完成出院志、病案首页、出院诊断证明书等所有病历资料<br>□ 向患者交代出院后的康复锻炼及注意事项，如复诊的时间、地点，发生紧急情况时的处理等 |
| 重点医嘱 | **长期医嘱：**<br>□ 骨科术后护理常规<br>□ 饮食<br>□ 抗菌药物<br>□ 术后抗凝<br>□ 其他特殊医嘱<br>□ 术后功能锻炼<br>**临时医嘱：**<br>□ 复查血常规、尿常规、肝功能、肾功能、电解质（必要时）<br>□ 补液（必要时）<br>□ 伤口换药（必要时）<br>□ 镇痛等对症处理 | **长期医嘱：**<br>□ 骨科术后护理常规<br>□ 饮食<br>□ 抗菌药物（如体温正常，伤口情况良好，无明显红肿时可以停止抗菌药物治疗）<br>□ 术后抗凝<br>□ 其他特殊医嘱<br>□ 术后功能锻炼<br>**临时医嘱：**<br>□ 复查血常规、尿常规、肝功能、肾功能、电解质（必要时）<br>□ 补液（必要时）<br>□ 伤口换药（必要时）<br>□ 镇痛等对症处理 | **出院医嘱：**<br>□ 出院带药<br>□ 嘱____天后拆线换药（根据伤口愈合情况，预约拆线时间）<br>□ 1个月后门诊复查<br>□ 如有不适，随时来诊 |
| 主要护理工作 | □ 观察患者病情变化<br>□ 术后心理与生活护理<br>□ 指导患者功能锻炼 | □ 观察患者病情变化<br>□ 指导患者功能锻炼<br>□ 术后心理和生活护理 | □ 指导患者办理出院手续<br>□ 出院宣教 |
| 病情变异记录 | □ 无 □ 有，原因：<br>1.<br>2. | □ 无 □ 有，原因：<br>1.<br>2. | □ 无 □ 有，原因：<br>1.<br>2. |
| 护士签名 | | | |
| 医师签名 | | | |

# 第四章

# 股骨干骨折临床路径释义

**【医疗质量控制指标】**

指标一、患者骨折分型诊断率。

指标二、患者急诊 4 小时住院率。

指标三、患者压疮发生率。

指标四、患者深静脉血栓发生率。

指标五、患者术后第一天康复锻炼率。

## 一、股骨干骨折编码

疾病名称及编码：股骨干骨折（ICD-10：S72.3）

手术操作名称及编码：股骨干骨折内固定术（ICD-9-CM-3：79.35）

## 二、临床路径检索方法

S72.3 伴（79.35）

## 三、国家医疗保障疾病诊断相关分组（CHS-DRG）

MDCI　肌肉、骨骼疾病及功能障碍

IR3　股骨干及远端骨折

## 四、股骨干骨折临床路径标准住院流程

### （一）适用对象

第一诊断为股骨干骨折（ICD-10：S72.3），行股骨干骨折内固定术（ICD-9-CM-3：79.35）。

**释义**

■ 适用对象编码参见第一部分。

■ 本临床路径适用对象是第一诊断为股骨干骨折的患者。

■ 适用对象中不包括肿瘤等病因造成的病理性骨折患者、合并股骨干骨折的多发损伤患者、儿童患者以及陈旧性骨折或骨折不愈合。

■ 本路径的股骨干骨折不包括股骨近端骨折及股骨远端骨折。

### （二）诊断依据

根据《临床诊疗指南·外科学分册》（中华医学会编著，人民卫生出版社，2007 年）。

1. 病史：外伤史。
2. 体格检查：患肢肿胀、疼痛、活动受限、畸形、反常活动。
3. 辅助检查：X 线检查发现股骨干骨折。

**释义**

■ 本路径的制订主要参考国内权威参考书籍和诊疗指南。

■ 典型的股骨干骨折诊断并不困难，局部剧烈疼痛、肿胀、肢体畸形、功能障碍，甚至有骨擦音。

■ 股骨正侧位X线片可作为最终诊断确立标准。

■ 有较严重损伤史的患者应全面检查，排除其他合并损伤，包括同侧髋关节脱位、股骨颈骨折等。

■ 应注意有无血管神经损伤，股骨干中下1/3骨折尤应注意。

**（三）治疗方案的选择及依据**

根据《临床诊疗指南·外科学分册》（中华医学会编著，人民卫生出版社，2007年）。

1. 年龄在14岁以上。
2. 伤前生活质量及活动水平。
3. 全身状况允许手术。
4. 首选髓内针固定，也可根据具体情况选择其他固定方式。

**释义**

■ 本路径针对14岁以上患者。

■ 应根据患者年龄、骨折部位、类型以及医疗条件、技术力量来决定治疗方案。

■ 一般选择内固定，交锁髓内钉（顺行以及逆行髓内针）和接骨板是最常选择的内固定物，应根据骨折的具体情况决定。

**（四）标准住院日≤16天**

标准住院日为≤16天，部分患者伴随膝部、髋部或骨折部位软组织损伤，需要等待皮肤损伤出干燥方能手术。

**释义**

■ 需根据病情决定具体的住院天数。术前准备0~7天，术后观察6~9天。

**（五）进入路径标准**

1. 第一诊断必须符合ICD-10：S72.3股骨干骨折疾病编码。
2. 外伤引起的单纯性、闭合性、新鲜股骨干骨折。
3. 除外病理性骨折。
4. 除外合并其他部位的骨折和损伤。
5. 当患者合并其他疾病，但住院期间不需要特殊处理也不影响第一诊断的临床路径流程实施时，可以进入路径。

**释义**

■ 本路径不包括病理性骨折、多发伤、陈旧性骨折、儿童患者以及保守治疗患者。

■ 对于合并对手术有较大影响的内科疾病者，需请相关科室会诊，对病情进行评估和控制以保证手术安全，患者退出本路径。

**（六）术前准备（术前评估）3~7 天**

1. 必需的检查项目

（1）血常规、血型、尿常规+镜检。

（2）肝功能、肾功能、电解质、凝血功能、感染性疾病筛查（乙型肝炎、丙型肝炎、梅毒、艾滋病等）。

（3）胸部 X 线片、心电图。

（4）骨科 X 线检查（需包括骨折上、下关节）。

2. 根据患者病情可选择检查项目：如骨科 CT 检查、双下肢血管彩色超声等。

3. 根据患者病情，使用预防下肢深静脉血栓形成的药物（术前 24~48 小时停止用药）。

**释义**

■ 根据病情决定术前时间，不强求急诊手术，短期内不能行手术的患者建议根据临床情况行骨牵引或皮牵引以利于最终内固定治疗。

■ 股骨干骨折常因高能量损伤所致，出血多，常伴广泛软组织损伤以及内脏损伤，术前必须全面了解病情，保证手术安全。

■ 股骨干骨折造成患者卧床，增加深静脉血栓形成可能，在无明显出血的情况下可应用低分子肝素预防治疗。

**（七）预防性抗菌药物选择与使用时机**

1. 抗菌药物：按照《抗菌药物临床应用指导原则（2015 年版）》（国卫办医发〔2015〕43 号）执行。建议使用第一、第二代头孢菌素类，头孢曲松；明确感染患者，可根据药敏试验结果调整抗菌药物。

（1）推荐使用头孢唑林钠肌内或静脉注射：①成人，0.5~1 克/次，一日 2~3 次；②对本药或其他头孢菌素类药过敏者，对青霉素类药有过敏性休克史者禁用；肝功能、肾功能不全者、有胃肠道疾病史者慎用；③使用本药前须进行皮试。

（2）推荐头孢呋辛钠肌内或静脉注射：①成人，0.75~1.5 克/次，一日 3 次；②肾功能不全患者按照肌酐清除率制订给药方案：肌酐清除率＞20ml/min 者，每日 3 次，每次 0.75~1.5g；肌酐清除率 10~20ml/min 患者，每次 0.75g，一日 2 次；肌酐清除率＜10ml/min 患者，每次 0.75g，一日 1 次；③对本药或其他头孢菌素类药过敏者，对青霉素类药有过敏性休克史者禁用；肝功能、肾功能不全者、有胃肠道疾病史者慎用；④使用本药前须进行皮试。

（3）推荐头孢曲松钠肌内注射、静脉注射或静脉滴注：①成人，1 克/次，1 次肌内注射或静脉滴注；②对本药或其他头孢菌素类药过敏者，对青霉素类药有过敏性休克史者禁用；肝功能、肾功能不全者、有胃肠道疾病史者慎用。

2. 预防性用抗菌药物，时间为术前0.5小时，手术超过3小时加用1次抗菌药物；总预防性用药时间一般不超过24小时，个别情况可延长至48小时。

**释义**

■ 闭合性骨折手术为清洁伤口手术，抗菌药物为预防性应用，应根据上述指导原则选择用药种类和时间。

■ 开放性骨折伤口为污染或沾染，在清创时即需应用抗菌药物，如果术后出现感染等情况应延长用药时间。

### （八）手术日为入院第3~7天

1. 麻醉方式：椎管内麻醉或全身麻醉。
2. 手术方式：股骨干骨折内固定术，必要时植骨。
3. 手术内固定物：带锁髓内针或钢板螺钉。
4. 术中用药：麻醉用药、抗菌药物。
5. 输血：根据出血情况。

**释义**

■ 股骨干骨折一般考虑内固定，严重开放骨折可选择外固定。

■ 需要根据骨折部位和类型决定选择髓内钉或接骨板。

### （九）术后住院恢复9~13天

1. 必需复查的项目：血常规、凝血功能、X线检查。
2. 必要时复查的项目：电解质、肝功能、肾功能、CT。
3. 术后用药

（1）抗菌药物：按《抗菌药物临床应用指导原则（2015年版）》（国卫办医发〔2015〕43号）执行。

（2）预防下肢静脉血栓形成药物：参照《中国骨科大手术后静脉血栓栓塞症预防指南》[《中华骨科杂志》，2016，36（2）：65-71]，根据患者病情酌情使用。

（3）其他对症药物：消肿、镇痛、预防应激性溃疡等。

（4）保护下功能锻炼。

**释义**

■ 术后必需复查血常规、凝血功能，并以正侧位X线片判断骨折复位及内固定位置是否良好，必要时用CT检查骨折复位情况及内固定位置。

■ 由于手术创伤可能较大，可考虑复查肝功能、肾功能和电解质。

■ 可根据相关指导原则和指南决定术后用药，注意预防下肢深静脉血栓形成。

■ 必须指导患者进行股四头肌和膝关节功能锻炼。

**（十）出院标准**

1. 体温正常、常规实验室检查无明显异常。
2. 术后 X 线片证实复位固定满意。
3. 切口无异常。
4. 没有需要住院处理的并发症和/或合并症。

**释义**

■ 患者出院前应一般情况良好，骨折固定符合相关标准，切口无异常情况，临床允许出院继续观察休养。如果发生相关并发症，可能会延长住院时间。

**（十一）有无变异及原因分析**

1. 并发症：本病可伴有其他损伤，应严格掌握入选标准。部分患者因骨折本身的合并症而延期治疗，如大量出血需术前输血、血栓形成、血肿引起体温增高等。
2. 合并症：老年患者易有合并症，如骨质疏松、糖尿病、心脑血管疾病等，骨折后合并症可能加重，需同时治疗，住院时间延长。
3. 内固定物选择：根据骨折类型选择适当的内固定物。

**释义**

■ 股骨干骨折常为高能量损伤，必须详细检查是否有合并损伤，如果存在则不适用本路径；对于有严重的合并症而影响标准的治疗方案者，也需要退出本路径；如果是关节置换术后假体周围骨折等特殊情况，可能需要更换关节假体，需要转入相应路径。

■ 医师认可的变异原因主要是指患者入选路径后，医师在检查及治疗过程中发现患者合并存在一些事前未预知的对本路径治疗可能产生影响的情况，需要中止执行路径或者是延长治疗时间、增加治疗费用。医师需在表单中明确说明。

■ 因患者方面的主观原因导致执行路径出现变异，也需要医师在表单中予以说明。

## 五、股骨干骨折临床路径给药方案

**【用药选择】**

1. 术前治疗基础疾病的药物应继续规律应用。
2. 术中抗菌药物应于术前 30 分钟滴注，骨关节感染以革兰阳性球菌为主，故首选第一、第二代头孢菌素类，若皮试阴性可选用头孢曲松。
3. 无血栓类疾病高危因素患者不建议术后药物抗凝。

**【药学提示】**

已知对磺胺类药物过敏患者禁用帕瑞昔布。

**【注意事项】**

术后应避免注射用非甾类镇痛药与口服非甾类镇痛药合用，以免增加胃肠道不良事件风险。

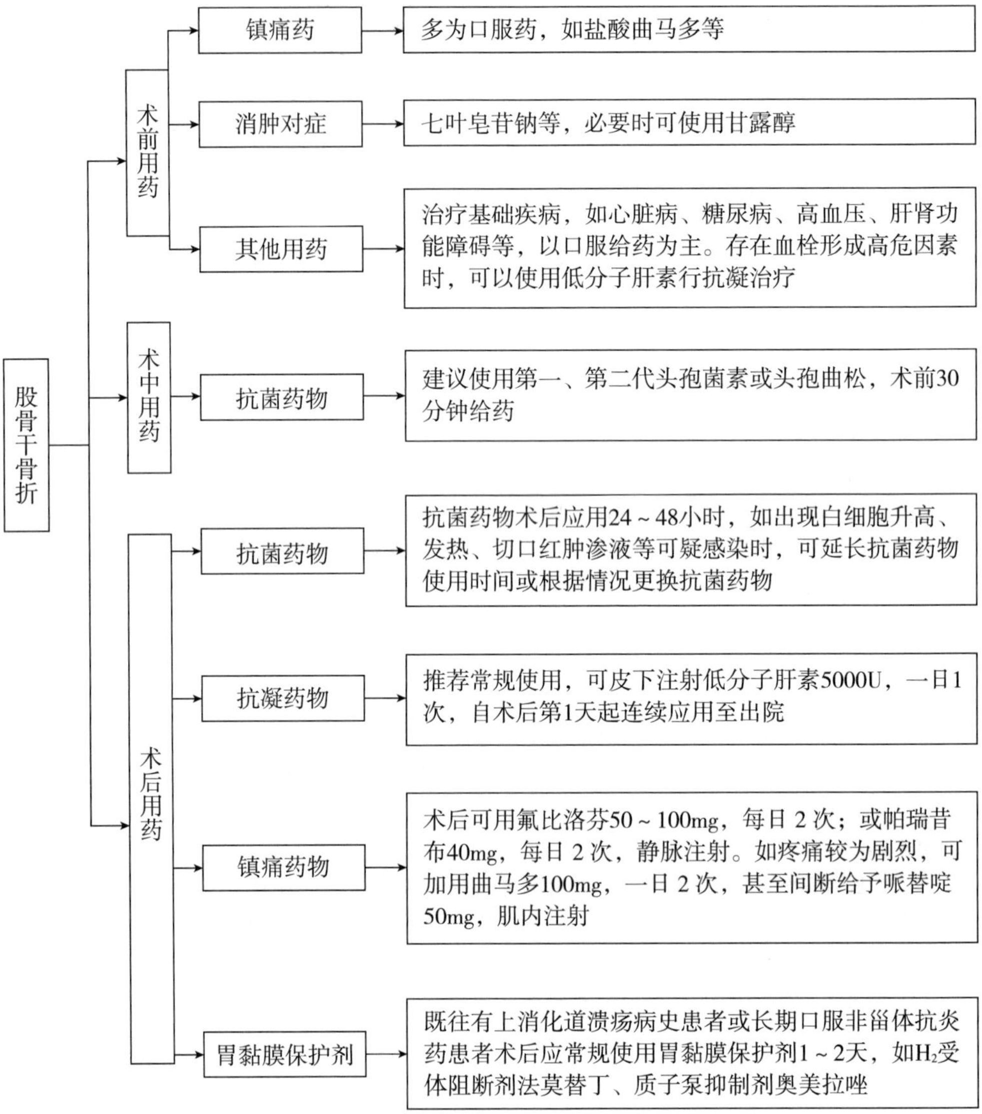


## 六、股骨干骨折患者护理规范

1. 术前护理

（1）患肢观察：定期观察患肢的末梢血运感觉运动情况，防止肢体肿胀和外固定过紧导致的血运障碍。可以使用石膏临时固定，若患者短期内不能进行手术，应予以骨牵引或皮牵引，定期观察骨牵引针道及皮牵引处皮肤情况。

（2）观察病情变化：定期生命体征监测，观察患肢末梢血运、温度及水肿情况；足趾感觉运动情况，伤口渗出情况。发现异常通知医师给遇紧急处理。

（3）体位护理：抬高患肢，保持患肢外展中立位。如有石膏外固定，由于出血、组织反应性水肿等可以导致石膏过紧，严重时患者有疼痛麻木甚至影响肢体血运，应当及时处理，解除压迫。

（4）心理护理：因为疼痛，活动动能障碍，患者心情变得烦躁不安，鼓励患者积极配合治疗，学会自我调节，必要时给予镇痛药。

（5）合理营养：长期卧床，要合理安排饮食，以促进骨折早期愈合，平时要多喝水，多吃新鲜水果，预防便秘，提高自身免疫力。

（6）预防压疮：内外踝及腓骨头软组织少，在石膏固定前，应在骨突处衬棉垫，防止踝部及膝部发生压迫性溃疡。行骨牵引或皮牵引，应仔细倾听患者主诉，是否有骨折处以外的疼痛，以便及时发现异常。

（7）功能锻炼：早期功能锻炼（足趾背伸背屈），有促进功能恢复及消肿的作用。

2. 术后护理

（1）遵医嘱给予吸氧，心电监测。妥善安置患者，遵医嘱正确卧位。

（2）抬高患肢，高于心脏水平 15～20cm，促进血液循环以利消肿。踝关节的局部肿胀将持续数月。

（3）病情观察：①观察渗血情况，因踝部手术中止血困难，术后渗血较多，应及时更换敷料，保持敷料干燥，预防伤口感染；②密切观察足背动脉搏动及感觉、活动、有无血管神经损伤。

（4）疼痛护理：评估疼痛的部位、程度、性质及持续时间，注意观察肢体肿胀和趾端血运情况。妥善保护患肢，抬高并制动，以利于消肿和避免再度损伤。指导患者减轻疼痛的方法，如读书、看报、听音乐和聊天等。必要时可按医嘱使用镇痛剂。术后协助其置放患肢，变换受压部位，48 小时使用静脉镇痛泵镇痛，并观察镇痛的效果、有无不良反应，及时评估疼痛程度的变化并记录。换药时注意动作轻柔，避免加重患者的疼痛。

（5）并发症的观察和护理：其并发症在营养不良、骨质疏松、糖尿病患人群者中有所增加，并与局部软组织损伤及肿胀程度有关。

1）关节僵硬：功能障碍是一个问题，如果不能迅速进行积极主动的屈伸活动，应辅以正确的物理治疗。

2）有感染的危险：与手术创伤有关。术前半小时和术后给予抗生素预防感染。观察创口敷料渗血渗液情况，如敷料渗血较多或被污染，及时更换，保持创口清洁、干燥。换药时，严格遵守无菌操作原则，防止交叉感染。均衡膳食结构，增加营养，促进伤口愈合。密切观察体温变化，如有异常，及时报告医师。

3）创伤性关节炎：创伤性关节炎可能跟原发软骨损伤、感染后病理变化或复位不良导致的病灶关节压力过高的关节软骨损害有关。

4）下肢深静脉血栓的预防：①平卧，抬高患肢，高于心脏平面 10°～15°。麻醉清醒后即可督促患者早期开始股四头肌收缩及趾踝关节的主动伸屈活动，并辅以向心性按摩，以消除静脉血的淤滞；②遵医嘱预防性应用抗凝药物；③加强巡视，重视患者的主诉，密切观察患肢皮肤颜色、温度、浅静脉充盈状况以及肢体肿胀、肌肉疼痛及压痛情况，发现异常立即报告医师进行处理；④预防血液高凝状态，保持出入量平衡，进清淡易消化、富含纤维素饮食，忌辛辣、油腻，保持大便通畅，避免用力排便致腹压增高影响下肢静脉回流。

5）骨筋膜室综合征的观察护理：密切观察患肢有无感觉异常，持续性疼痛，进行性加重、皮肤颜色、远端动脉搏动情况、观察伤口包扎的松紧度。一旦确诊，应立即松解所有外固定物，将肢体放平，不可抬高，并尽量减少患肢活动。严禁在患肢穿刺，减少同一局部给药。及时予脱水减压治疗（遵医嘱使用镇痛药及脱水药，观察脱水剂治疗效果，患肢症状有无改善，并及时做好筋膜开窗减压术的准备）。减压术后，密切观察患者的体温、脉搏、呼吸、血压，尿的色及量保持引流通畅，观察引流物性状及量。保持敷料干洁，观察分泌物性质、颜色。

6）便秘：与长期卧床、排便习惯的改变、饮食结构不合理等有关。指导患者养成正确的排便习惯：①定时排便；②可采用腹部按摩，刺激排便产生；③排便体位以坐位为佳。饮食指导：含糖及高纤维膳食，可增加粪便的液体容积及粪便的流动性；摄入适量的液体（不含乙醇、咖啡、利尿药），以每日 2.2~2.3L 为宜。提供患者合适的环境和充足的时间进行排便，如用屏风或布帘遮挡。必要时需要缓泻药或甘油栓剂，促进排便。

7）功能锻炼指导：指导患者及家属，麻醉消退后，即对肿胀下肢进行按摩，并鼓励患者主动活动足趾、踝关节屈曲等活动，以促进血液循环，减轻水肿，促进功能恢复。

## 七、股骨干骨折患者营养治疗规范

1. 告知患者进食营养丰富、富含钙质的食物，以促进骨骼的愈合。

2. 对存在骨质疏松的骨折患者，每日到户外晒太阳 1 小时或补充鱼肝油滴剂或维生素 D 奶、酸奶，以促进钙吸收。

## 八、股骨干骨折患者健康宣教

1. 伤后早期限制膝关节屈曲以免影响骨折处稳定。

2. 指导患者保持心情愉快，劳逸适度，以利于骨折愈合。

3. 向患者讲解功能锻炼的重要性，鼓励患者主动活动足趾，自我练习膝关节、踝关节及髋关节活动。

4. 指导患者如关节有僵硬或疼痛，在锻炼的基础上可辅以按摩及理疗，定期摄 X 线片检查，根据骨折愈合情况，确定取出内固定的时间。

## 九、推荐表单

### （一）医师表单

**股骨干骨折临床路径医师表单**

适用对象：第一诊断为股骨干骨折（ICD-10：S72.3）

行股骨干骨折内固定术（ICD-9-CM-3：79.35）

| | | |
|---|---|---|
| **患者姓名：** | **性别：　　年龄：　　住院号：** | **门诊号：** |
| **住院日期：**　　年　月　日 | **出院日期：**　　年　月　日 | **标准住院日：**≤16 天 |

| 时间 | 住院第 1 天 | 住院第 2~4 天 | 住院第 3~5 天 |
|---|---|---|---|
| 主要诊疗工作 | □ 询问病史与体格检查<br>□ 完成首次病程记录<br>□ 完成大病历<br>□ 开具常规检查、化验单<br>□ 上级医师查房<br>□ 确定诊断<br>□ 行患肢牵引或制动 | □ 上级医师查房与手术前评估<br>□ 确定诊断和手术方案<br>□ 完成上级医师查房记录<br>□ 实施所有需要检查的项目<br>□ 查看实验室检查结果<br>□ 请相关科室会诊 | □ 完成所需检查<br>□ 对影响手术进行的异常检查结果进行复查<br>□ 上级医师查房与术前评估<br>□ 有并发症时请相关科室会诊 |
| 重点医嘱 | **长期医嘱：**<br>□ 骨科常规护理<br>□ 饮食（普通饮食/流质饮食/糖尿病饮食）<br>□ 患肢牵引、制动<br>**临时医嘱：**<br>□ 血常规、血型<br>□ 尿常规+镜检<br>□ 凝血功能<br>□ 电解质、肝功能、肾功能<br>□ 感染性疾病筛查<br>□ 血气分析（必要时）<br>□ 胸部 X 线检查<br>□ 心电图<br>□ 肢体拍片（必要时） | **长期医嘱：**<br>同前日<br>**临时医嘱：**<br>□ 超声心动图<br>□ 肺功能测定（必要时）<br>□ 24 小时动态心电图（必要时）<br>□ 动态血压监测（必要时）<br>□ 双下肢血管彩色超声 | **长期医嘱：**<br>同前日<br>**临时医嘱：**<br>□ 对影响手术进行的异常检查结果进行复查 |
| 病情变异记录 | □ 无　□ 有，原因：<br>1.<br>2. | □ 无　□ 有，原因：<br>1.<br>2. | □ 无　□ 有，原因：<br>1.<br>2. |
| 医师签名 | | | |

| 时间 | 住院第 4~6 天 | 住院第 1~7 天<br>（手术日） | 住院第 2~9 天<br>（术后第 1 天） |
|---|---|---|---|
| 主要诊疗工作 | □ 向患者及其家属交代术前注意事项<br>□ 签署手术知情同意书<br>□ 麻醉师术前访视并签署知情同意书<br>□ 签署自费项目协议书<br>□ 签署输血知情同意书<br>□ 完成手术前各项准备 | □ 实施手术<br>□ 完成术后病程记录<br>□ 24 小时内完成手术记录<br>□ 向患者及其家属交代手术后注意事项<br>□ 检查有无手术并发症<br>□ 麻醉科医师随访，检查麻醉并发症 | □ 查看患者<br>□ 上级医师查房<br>□ 完成术后病程记录<br>□ 向患者及其家属交代手术后注意事项<br>□ 复查血常规<br>□ 复查电解质（必要时）<br>□ 指导患肢功能锻炼 |
| 重点医嘱 | **临时医嘱：**<br>□ 明日在椎管内麻醉或全身麻醉下行股骨干骨折内固定术<br>□ 术晨禁食、禁水<br>□ 术区备皮<br>□ 抗菌药物皮试<br>□ 配血（必要时） | **长期医嘱：**<br>□ 骨科常规护理<br>□ 普通饮食或流质饮食（术后 6 小时后）<br>□ 留置引流管并记引流量<br>□ 患肢制动、抬高<br>□ 心电监测或生命体征监测<br>□ 补液+抗菌药物应用<br>**临时医嘱：**<br>□ 急查血常规（必要时）<br>□ 输血（必要时） | **长期医嘱：**<br>□ 骨科常规护理<br>□ 普通饮食或流质饮食<br>□ 留置引流管并记引流量<br>□ 患肢制动、抬高<br>□ 补液+抗菌药物应用<br>**临时医嘱：**<br>□ 复查血常规及生化检查<br>□ 输血（必要时） |
| 病情变异记录 | □ 无　□ 有，原因：<br>1.<br>2. | □ 无　□ 有，原因：<br>1.<br>2. | □ 无　□ 有，原因：<br>1.<br>2. |
| 医师签名 | | | |

| 时间 | 住院第 3~10 天<br>（术后第 2 天） | 住院第 4~11 天<br>（术后第 3 天） |
|---|---|---|
| 主要诊疗工作 | □ 向患者及其家属交代术前注意事项<br>□ 签署手术知情同意书<br>□ 麻醉师术前访视并签署知情同意书<br>□ 签署自费项目协议书<br>□ 签署输血知情同意书<br>□ 完成手术前各项准备 | □ 实施手术<br>□ 完成术后病程记录<br>□ 24 小时内完成手术记录<br>□ 向患者及其家属交代手术后注意事项<br>□ 检查有无手术并发症<br>□ 麻醉科医师随访，检查麻醉并发症 |
| 重点医嘱 | **临时医嘱：**<br>□ 明日在椎管内麻醉或全身麻醉下行股骨干骨折内固定术<br>□ 术晨禁食、禁水<br>□ 术区备皮<br>□ 抗菌药物皮试<br>□ 配血（必要时） | **长期医嘱：**<br>□ 骨科常规护理<br>□ 普通饮食或流质饮食（术后 6 小时后）<br>□ 留置引流管并记引流量<br>□ 患肢制动、抬高<br>□ 心电监测或生命体征监测<br>□ 补液+抗菌药物应用<br>**临时医嘱：**<br>□ 急查血常规（必要时）<br>□ 输血（必要时） |
| 病情变异记录 | □ 无　□ 有，原因：<br>1.<br>2. | □ 无　□ 有，原因：<br>1.<br>2. |
| 医师签名 | | |

| 时间 | 住院第5~12天<br>（术后第4天） | 住院第6~16天<br>（术后第5~9天） |
|---|---|---|
| 主要诊疗工作 | □ 向患者及其家属交代术前注意事项<br>□ 签署手术知情同意书<br>□ 麻醉师术前访视并签署知情同意书<br>□ 签署自费项目协议书<br>□ 签署输血知情同意书<br>□ 完成手术前各项准备 | □ 实施手术<br>□ 完成术后病程记录<br>□ 24小时内完成手术记录<br>□ 向患者及其家属交代手术后注意事项<br>□ 检查有无手术并发症<br>□ 麻醉科医师随访，检查麻醉并发症 |
| 重点医嘱 | **临时医嘱：**<br>□ 明日在椎管内麻醉或全身麻醉下行股骨干骨折内固定术<br>□ 术晨禁食、禁水<br>□ 术区备皮<br>□ 抗菌药物皮试<br>□ 配血（必要时） | **长期医嘱：**<br>□ 骨科常规护理<br>□ 普通饮食或流质饮食（术后6小时后）<br>□ 留置引流管并记引流量<br>□ 患肢制动、抬高<br>□ 心电监测或生命体征监测<br>□ 补液+抗菌药物应用<br>**临时医嘱：**<br>□ 急查血常规（必要时）<br>□ 输血（必要时） |
| 病情变异记录 | □ 无　□ 有，原因：<br>1.<br>2. | □ 无　□ 有，原因：<br>1.<br>2. |
| 医师签名 | | |

## （二）护士表单

### 股骨干骨折临床路径护士表单

适用对象：第一诊断为股骨干骨折（ICD-10：S72.3）
　　　　　行股骨干骨折内固定术（ICD-9-CM-3：79.35）

| | | |
|---|---|---|
| **患者姓名：** | **性别：　　年龄：　　住院号：** | **门诊号：** |
| **住院日期：**　　年　月　日 | **出院日期：**　　年　月　日 | **标准住院日：**≤16 天 |

| 时间 | 住院第 1 天 | 住院第 2~7 天 | 住院第 1~8 天<br>（手术日） |
|---|---|---|---|
| **健康宣教** | **入院宣教：**<br>□ 介绍主管医师、护士<br>□ 介绍病室环境、设施、设备<br>□ 介绍规章制度及注意事项<br>□ 介绍疾病相关注意事项 | **术前宣教：**<br>□ 宣教疾病知识、术前准备、手术过程<br>□ 指导术前保持良好睡眠<br>□ 告知准备物品<br>□ 告知术后饮食、活动及探视注意事项<br>□ 告知术后可能出现的情况及应对方式<br>□ 告知家属等候区位置 | **术后当日宣教：**<br>□ 告知监护设备、管路功能及注意事项<br>□ 告知饮食、体位要求<br>□ 告知术后可能出现的情况及应对方式<br>□ 再次明确探视陪伴须知 |
| **护理处置** | □ 核对患者，佩戴腕带<br>□ 建立入院病历<br>□ 评估患者并书写护理评估单<br>□ 卫生处置：剪指（趾）甲、沐浴，更换病号服<br>□ 用软枕抬高患肢 | □ 协助医师完成术前检查、化验<br>**术前准备：**<br>□ 配血<br>□ 抗菌药物皮试<br>□ 备皮<br>□ 药物灌肠<br>□ 禁食、禁水 | □ 术前监测生命体征<br>**送手术：**<br>□ 摘除患者各种活动物品<br>□ 核对患者资料及带药<br>□ 填写手术交接单，签字确认<br>**接手术：**<br>□ 核对患者及资料，签字确认 |
| **基础护理** | **二级/一级护理：**<br>□ 晨晚间护理<br>□ 卧位护理：协助翻身、床上移动、预防压疮、保持功能体位<br>□ 饮食指导<br>□ 排泄护理<br>□ 患者安全管理 | **二级/一级护理：**<br>□ 晨晚间护理<br>□ 卧位护理：协助翻身、床上移动、预防压疮、保持功能体位<br>□ 饮食指导<br>□ 排泄护理<br>□ 患者安全管理 | **特级护理：**<br>□ 晨晚间护理<br>□ 卧位护理：协助翻身、床上移动、预防压疮、保持功能体位<br>□ 饮食指导<br>□ 排泄护理<br>□ 患者安全管理 |
| **专科护理** | □ 护理查体<br>□ 需要时填跌倒及压疮防范表<br>□ 遵医嘱指导康复锻炼<br>□ 训练床上排尿便、深呼吸、咳嗽、助行器的使用、翻身<br>□ 遵医嘱予通知化验检查<br>□ 遵医嘱予预防深静脉血栓治疗<br>□ 遵医嘱予消肿、镇痛治疗<br>□ 给予患者及家属心理支持<br>□ 需要时请家属陪伴 | □ 遵医嘱完成相关检查<br>□ 遵医嘱指导康复锻炼<br>□ 训练床上排尿便、深呼吸、咳嗽、助行器的使用、翻身<br>□ 遵医嘱予预防深静脉血栓治疗<br>□ 遵医嘱予消肿、镇痛治疗<br>□ 保持石膏/牵引固定牢固、有效<br>□ 给予患者及家属心理支持 | □ 病情观察，书写特护记录或一般护理记录<br>□ 日间每 2 小时、夜间每 4 小时评估生命体征、意识、肢体感觉活动及血运情况、皮肤、伤口敷料、引流情况、出入量，如有病情变化随时记录<br>□ 遵医嘱予预防感染治疗<br>□ 遵医嘱予指导康复锻炼<br>□ 遵医嘱予消肿、镇痛治疗<br>□ 给予患者及家属心理支持 |

续 表

| 时间 | 住院第 1 天 | 住院第 2~7 天 | 住院第 1~8 天<br>（手术日） |
|---|---|---|---|
| 重点医嘱 | □ 详见医嘱执行单 | □ 详见医嘱执行单 | □ 详见医嘱执行单 |
| 病情变异记录 | □ 无 □ 有，原因：<br>1.<br>2. | □ 无 □ 有，原因：<br>1.<br>2. | □ 无 □ 有，原因：<br>1.<br>2. |
| 护士签名 | | | |

| 时间 | 住院第 2~13 天<br>（术后 1~5 天） | 住院第 10~16 天<br>（术后第 6~9 天） |
|---|---|---|
| 健康宣教 | **术后宣教：**<br>□ 复查患者对术前宣教内容的掌握程度<br>□ 药物作用及频率<br>□ 疾病恢复期注意事项<br>□ 拔尿管前后注意事项<br>□ 镇痛及睡眠指导 | **出院宣教：**<br>□ 复查时间<br>□ 服药方法<br>□ 活动休息<br>□ 指导饮食<br>□ 指导办理出院手续 |
| 护理处置 | □ 遵医嘱完成相关治疗<br>□ 夹闭尿管，锻炼膀胱功能 | □ 办理出院手续<br>□ 书写出院小结 |
| 基础护理 | **一级/二级护理：**<br>□ 晨晚间护理<br>□ 协助进食、进水<br>□ 协助翻身、床上移动、预防压疮<br>□ 医嘱可下地时，协助或指导床旁活动<br>□ 拍背协助咳痰、预防肺部感染<br>□ 排泄护理<br>□ 患者安全管理 | **二级护理：**<br>□ 晨晚间护理<br>□ 协助或指导进食、进水<br>□ 协助或指导床旁活动<br>□ 患者安全管理 |
| 专科护理 | □ 病情观察，写护理记录<br>□ 评估生命体征、意识、肢体感觉活动及血液循环、皮肤情况、伤口敷料、伤口引流情况、尿管情况<br>□ 遵医嘱予预防感染治疗<br>□ 遵医嘱予预防深静脉血栓治疗<br>□ 遵医嘱予康复锻炼指导<br>□ 需要时，联系主管医师给予相关治疗及用药<br>□ 给予患者及家属心理支持 | □ 病情观察、书写护理记录<br>□ 评估生命体征、意识、肢体感觉活动及血液循环情况<br>□ 遵医嘱予预防深静脉血栓治疗<br>□ 遵医嘱予康复锻炼指导<br>□ 给予患者及家属心理指导 |
| 重点医嘱 | □ 详见医嘱执行单 | □ 详见医嘱执行单 |
| 病情变异记录 | □ 无 □ 有，原因：<br>1.<br>2. | □ 无 □ 有，原因：<br>1.<br>2. |
| 护士签名 | | |

## （三）患者表单

### 股骨干骨折临床路径患者表单

适用对象：第一诊断为股骨干骨折（ICD-10：S72.3）

行股骨干骨折内固定术（ICD-9-CM-3：79.35）

| 患者姓名： | 性别：　　年龄：　　住院号： | 门诊号： |
|---|---|---|
| 住院日期：　　年　月　日 | 出院日期：　　年　月　日 | 标准住院日：≤16 天 |

| 时间 | 入院 | 手术前 | 手术日 |
|---|---|---|---|
| 医患配合 | □ 配合询问病史、收集资料，请务必详细告知既往史、用药史、过敏史<br>□ 如服用抗凝剂，请明确告知<br>□ 配合医师进行体格检查<br>□ 如有任何不适请告知医师 | □ 配合完善术前相关检查、化<br>□ 验，如采血、留尿、心电图、B 超、X 线胸片等<br>□ 医师与患者及家属介绍病情及手术方案、时间；手术谈话、术前签字<br>□ 麻醉师与患者进行术前访视 | □ 如病情需要，配合手术后转入监护病房<br>□ 配合评估手术效果<br>□ 配合检查意识、肢体活动<br>□ 有任何不适请告知医师 |
| 护患配合 | □ 配合测量体温、脉搏、呼吸、血压、体重 1 次<br>□ 配合完成入院护理评估（简单询问病史、过敏史、用药史）<br>□ 配合术前康复锻炼<br>□ 配合练习床上排尿便、深呼吸、咳嗽、助行器的使用、翻身<br>□ 有任何不适请告知护士 | □ 接受术前宣教<br>□ 接受配血，以备手术中需要时用<br>□ 接受备皮<br>□ 接受药物灌肠<br>□ 配合禁食、禁水<br>□ 需要时配合进行抗菌药物皮试<br>□ 沐浴<br>□ 准备好必要用物，吸水管、尿壶、便盆、尿垫、纸巾等<br>□ 取下义齿、饰品等，贵重物品交家属保管<br>□ 配合康复锻炼<br>□ 术前保持良好睡眠 | □ 清晨配合测量体温、脉搏、呼吸，遵医嘱测血压<br>□ 送手术前，协助完成核对，脱去衣物，上手术车<br>□ 返病房后，协助完成核对，配合过病床<br>□ 配合检查意识、肢体感觉活动及血液循环，询问出入量<br>□ 配合术后吸氧、监护仪监测、输液、尿管排尿（无尿管者自行排尿）、患肢可能有引流<br>□ 遵医嘱采取正确体位<br>□ 遵医嘱康复锻炼<br>□ 配合缓解疼痛<br>□ 有任何不适请告知护士 |
| 饮食 | □ 普通饮食或遵医嘱糖尿病膳食等 | □ 术前 12 小时禁食、禁水 | □ 局部麻醉或区域组织麻醉，在不恶心呕吐的情况下不影响进食、进水<br>□ 连硬外麻醉术后 6 小时少量进水，排气后可进流质饮食，逐渐过度为普通饮食<br>□ 全身麻醉排气后可饮水，流质饮食逐渐过度为普通饮食 |
| 排泄 | □ 正常排尿便 | □ 正常排尿便 | □ 保留尿管或自行排尿 |
| 活动 | □ 健肢自主活动<br>□ 患肢遵医嘱完成康复锻炼<br>□ 注意安全 | □ 健肢自主活动<br>□ 患肢遵医嘱完成康复锻炼<br>□ 注意安全 | □ 卧床休息，保护管路<br>□ 健肢自主活动，患肢遵医嘱完成康复锻炼<br>□ 注意安全 |

| 时间 | 手术后 | 出院日 |
|---|---|---|
| 医患配合 | □ 配合检查肢体感觉活动及血液循环<br>□ 需要时，配合伤口换药<br>□ 配合拔除伤口引流管、尿管<br>□ 配合伤口拆线<br>□ 配合康复锻炼 | □ 接受出院前指导<br>□ 知道复查程序<br>□ 获出院诊断书 |
| 护患配合 | □ 配合定时监测生命体征，每日询问排便情况<br>□ 配合检查意识、肢体感觉活动及血液循环<br>□ 遵医嘱配合监测出入量<br>□ 配合康复锻炼<br>□ 配合预防深静脉血栓治疗<br>□ 接受输液、服药等治疗<br>□ 配合夹闭尿管，锻炼膀胱功能<br>□ 接受进食、进水、排便等生活护理<br>□ 配合活动，预防皮肤压力伤<br>□ 注意安全，避免坠床或跌倒<br>□ 配合执行探视及陪伴制度 | □ 接受出院宣教<br>□ 办理出院手续<br>□ 获取出院带药<br>□ 指导用药方法、作用、注意事项<br>□ 指导照顾伤口方法<br>□ 指导康复锻炼方法<br>□ 指导复印病历的方法 |
| 饮食 | □ 根据医嘱，由流质饮食逐渐过度为普通饮食或糖尿病膳食等 | □ 根据医嘱，普通饮食或糖尿病膳食等 |
| 排泄 | □ 保留尿管或正常排尿便<br>□ 避免便秘 | □ 正常排尿便<br>□ 避免便秘 |
| 活动 | □ 根据医嘱，头高位-半坐位-床边或下床活动<br>□ 注意保护管路，勿牵拉、脱出、打折等<br>□ 功能锻炼原则：循序渐进，持之以恒<br>□ 注意动作禁忌 | □ 根据医嘱，适度活动，避免疲劳<br>□ 功能锻炼原则：循序渐进，持之以恒<br>□ 注意动作禁忌 |

## 附：原表单（2019年版）

### 股骨干骨折临床路径表单

适用对象：第一诊断为股骨干骨折（ICD-10：S72.3）
行股骨干骨折内固定术（ICD-9-CM-3：79.35）

| 患者姓名： | 性别： 年龄： 门诊号： | 住院号： |
|---|---|---|
| 住院日期： 年 月 日 | 出院日期： 年 月 日 | 标准住院日：≤16天 |

| 时间 | 住院第1天 | 住院第2~4天 | 住院第3~5天 |
|---|---|---|---|
| 主要诊疗工作 | □ 询问病史与体格检查<br>□ 完成首次病程记录<br>□ 完成大病历<br>□ 开具常规检查单<br>□ 上级医师查房<br>□ 确定诊断<br>□ 行患肢牵引或制动 | □ 上级医师查房与手术前评估<br>□ 确定诊断和手术方案<br>□ 完成上级医师查房记录<br>□ 实施所有需要检查的项目<br>□ 收回实验室检查结果<br>□ 请相关科室会诊 | □ 完成所需检查<br>□ 对影响手术进行的异常检查结果进行复查<br>□ 上级医师查房与术前评估<br>□ 有并发症时请相关科室会诊 |
| 重点医嘱 | **长期医嘱：**<br>□ 骨科常规护理<br>□ 饮食（普通饮食/流质饮食/糖尿病饮食）<br>□ 患肢牵引、制动<br>**临时医嘱：**<br>□ 血常规、血型<br>□ 尿常规+镜检<br>□ 凝血功能<br>□ 电解质、肝功能、肾功能<br>□ 感染性疾病筛查<br>□ 血气分析（必要时）<br>□ 胸部X线检查<br>□ 心电图<br>□ 肢体拍片（必要时） | **长期医嘱：**<br>同前日<br>**临时医嘱：**<br>□ 超声心动图<br>□ 肺功能测定（必要时）<br>□ 24小时动态心电图（必要时）<br>□ 动态血压监测（必要时）<br>□ 双下肢血管彩色超声 | **长期医嘱：**<br>同前日<br>**临时医嘱：**<br>□ 对影响手术进行的异常检查结果进行复查 |
| 主要护理工作 | □ 入院介绍（病房环境、设施等）<br>□ 入院护理评估<br>□ 观察患肢牵引、制动情况及护理<br>□ 指导功能锻炼 | □ 观察患者情况<br>□ 心理与生活护理<br>□ 指导功能锻炼<br>□ 术前宣教<br>□ 夜间巡视 | □ 观察患者情况<br>□ 心理与生活护理<br>□ 指导功能锻炼<br>□ 术前宣教<br>□ 夜间巡视 |
| 病情变异记录 | □ 无 □ 有，原因：<br>1.<br>2. | □ 无 □ 有，原因：<br>1.<br>2. | □ 无 □ 有，原因：<br>1.<br>2. |
| 护士签名 | | | |
| 医师签名 | | | |

| 时间 | 住院第 4~6 天 | 住院第 5~7 天<br>（手术日） | 住院第 6~8 天<br>（术后第 1 天） |
|---|---|---|---|
| 主要诊疗工作 | □ 向患者及其家属交代术前注意事项<br>□ 签署手术知情同意书<br>□ 麻醉师术前访视并签署知情同意书<br>□ 签署自费项目协议书<br>□ 签署输血知情同意书<br>□ 完成手术前各项准备 | □ 实施手术<br>□ 完成术后病程记录<br>□ 24 小时内完成手术记录<br>□ 向患者及其家属交代手术后注意事项<br>□ 检查有无手术并发症<br>□ 麻醉科医师随访，检查麻醉并发症 | □ 查看患者<br>□ 上级医师查房<br>□ 完成术后病程记录<br>□ 向患者及其家属交代手术后注意事项<br>□ 复查血常规<br>□ 复查电解质（必要时）<br>□ 指导患肢功能锻炼 |
| 重点医嘱 | **临时医嘱：**<br>□ 明日在椎管内麻醉或全身麻醉下行股骨干骨折内固定术<br>□ 术晨禁食、禁水<br>□ 术区备皮<br>□ 抗菌药物皮试<br>□ 配血（必要时） | **长期医嘱：**<br>□ 骨科常规护理<br>□ 普通饮食或流质饮食（术后 6 小时后）<br>□ 留置引流管并记引流量<br>□ 患肢制动、抬高<br>□ 心电监测或生命体征监测<br>□ 补液+抗菌药物应用<br>**临时医嘱：**<br>□ 急查血常规（必要时）<br>□ 输血（必要时） | **长期医嘱：**<br>□ 骨科常规护理<br>□ 普通饮食或流质饮食<br>□ 留置引流管并记引流量<br>□ 患肢制动、抬高<br>□ 补液+抗菌药物应用<br>**临时医嘱：**<br>□ 复查血常规及生化检查<br>□ 输血（必要时） |
| 主要护理工作 | □ 术前患者准备（手术前沐浴更衣备皮）<br>□ 手术前物品准备<br>□ 手术前心理护理<br>□ 提醒患者术晨禁食、禁水<br>□ 肠道准备（必要时） | □ 术前给予麻醉前用药<br>□ 观察患者情况<br>□ 手术后心理与生活护理<br>□ 指导功能锻炼<br>□ 观察并记录引流情况<br>□ 夜间巡视 | □ 观察患者情况<br>□ 手术后心理与生活护理<br>□ 指导并监督患者活动<br>□ 观察并记录引流情况（必要时）<br>□ 夜间巡视 |
| 病情变异记录 | □ 无　□ 有，原因：<br>1.<br>2. | □ 无　□ 有，原因：<br>1.<br>2. | □ 无　□ 有，原因：<br>1.<br>2. |
| 护士签名 | | | |
| 医师签名 | | | |

| 时间 | 住院第 7~9 天<br>（术后第 2 天） | 住院第 8~12 天<br>（术后第 3~7 天） | 住院第 13~14 天<br>（术后第 8~9 天） | 住院第 15~16 天<br>（术后第 10~12 天） |
|---|---|---|---|---|
| 主要诊疗工作 | □ 上级医师查房<br>□ 切口换药，拔除引流<br>□ 术后病程记录<br>□ 必要的化验项目进行复查<br>□ 指导患肢功能锻炼<br>□ 根据病情决定停用静脉抗菌药物 | □ 上级医师查房<br>□ 术后行 X 光检查<br>□ 术后病程记录<br>□ 指导并检查患肢功能锻炼情况 | □ 上级医师查房<br>□ 切口换药<br>□ 查看术后 X 线片<br>□ 确定患者是否可以出院 | □ 向患者交代出院注意事项复<br>□ 查日期和拆线日期<br>□ 开出院诊断书<br>□ 完成出院记录 |
| 重点医嘱 | **长期医嘱：**<br>□ 骨科常规护理<br>□ 一级护理<br>□ 普通饮食<br>□ 抗凝治疗 | **长期医嘱：**<br>□ 骨科常规护理<br>□ 二级护理<br>□ 普通饮食 | **长期医嘱：**<br>□ 骨科常规护理<br>□ 二级护理<br>□ 普通饮食<br>**临时医嘱：**<br>□ 通知出院 | **临时医嘱：**<br>□ 通知出院<br>□ 必要的出院带药 |
| 主要护理工作 | □ 观察患者情况<br>□ 手术后心理与生活护理<br>□ 指导并监督患者活动<br>□ 夜间巡视 | □ 观察患者情况<br>□ 手术后心理与生活护理<br>□ 指导并监督患者活动<br>□ 夜间巡视 | □ 手术后心理与生活护理<br>□ 指导并监督患者活动<br>□ 夜间巡视 | □ 协助患者办理出院手续<br>□ 出院宣教 |
| 病情变异记录 | □ 无 □ 有，原因：<br>1.<br>2. | □ 无 □ 有，原因：<br>1.<br>2. | □ 无 □ 有，原因：<br>1.<br>2. | □ 无 □ 有，原因：<br>1.<br>2. |
| 护士签名 | | | | |
| 医师签名 | | | | |

# 第五章

# 踝关节骨折临床路径释义

**【医疗质量控制指标】**

指标一、患者骨折分型诊断率。

指标二、患者急诊 4 小时住院率。

指标三、患者压疮发生率。

指标四、患者深静脉血栓发生率。

指标五、患者术后第一天康复锻炼率。

## 一、踝关节骨折编码

疾病名称及编码：内侧踝关节骨折（ICD-10：S82.50）

外侧踝关节骨折（ICD-10：S82.60）

踝关节骨折（双踝、三踝）（ICD-10：S82.80）

手术操作名称及编码：踝关节切开复位内固定术（ICD-9-CM-3：79.36）

## 二、临床路径检索方法

S82.50 或 S82.60 或 S82.80 伴 79.36 除外病理性骨折

## 三、国家医疗保障疾病诊断相关分组（CHS-DRG）

MDCI　肌肉、骨骼疾病及功能障碍

IS2　除前臂、腕、手足外的损伤

IC3　除置换/翻修外的髋、肩、膝、肘、踝的关节手术

## 四、踝关节骨折临床路径标准住院流程

### （一）适用对象

第一诊断为内侧踝关节骨折（ICD-10：S82.50）、外侧踝关节骨折（ICD-10：S82.60）、踝关节骨折（双踝、三踝）（ICD-10：S82.80），行踝关节切开复位内固定术（ICD-9-CM-3：79.36）。

**释义**

■ 适用对象编码参见第一部分。

■ 本临床路径适用对象是第一诊断为闭合性踝关节骨折的患者。

■ 适用对象中不包括肿瘤等病因造成的病理性骨折、有踝关节骨折的多发损伤患者、儿童患者、陈旧性骨折或骨折不愈合、开放性骨折。

### （二）诊断依据

根据《临床诊疗指南·骨科分册》（中华医学会编著，人民卫生出版社，2009 年），《外科学

（下册）》（8 年制和 7 年制临床医学专用教材，赵玉沛、陈孝平主编，人民卫生出版社，2015 年）。

1. 病史：外伤史。
2. 体检有明确体征：患侧踝关节肿胀、疼痛、活动受限。
3. 辅助检查：踝关节 X 线片显示踝关节骨折。

**释义**

■ 外伤史对踝关节骨折的患者具有重要的意义，判断患者暴力来源的方向对患者后续的治疗起到了决定性的作用，至少对于踝关节损伤应能判断暴力主要来源方向为垂直暴力或者旋转暴力，垂直暴力造成的踝关节 Pilon 骨折应该充分考虑软组织手术的挑战及骨折端极其粉碎的情况。

■ 踝关节查体可及明确的踝关节骨擦感及踝关节不稳定。

■ 踝关节骨折的临床表现与踝关节扭伤相类似，正确的诊断与分类需依靠胫腓骨全长（带膝关节及踝关节）X 线片，必要时可加拍踝穴位、应力像来明确下胫腓联合损伤情况；足部的正斜位来明确内外踝的撕脱骨折，以及踝关节 CT 来明确骨折的粉碎情况。

■ 如踝关节 X 线片显示单纯内踝骨折时，必须进行胫腓骨近段的查体及增加包括胫腓骨近段的小腿 X 线片，以明确有无腓骨高位骨折。

### （三）治疗方案的选择及依据

根据《临床诊疗指南·骨科分册》（中华医学会编著，人民卫生出版社，2009 年），《外科学（下册）》（8 年制和 7 年制临床医学专用教材，赵玉沛、陈孝平主编，人民卫生出版社，2015 年）。

1. 不稳定的单踝、双踝、三踝骨折。
2. 无手术禁忌证。

**释义**

■ 踝关节骨折为关节内骨折，骨折类型为不稳定的踝关节骨折。严重移位或不稳定者建议手术治疗，以期获得更好的踝关节功能恢复。

### （四）标准住院日 8~21 天

**释义**

■ 踝关节附近软组织（尤其是内踝）覆盖有限，骨折常造成明显肿胀，严重肿胀或水（血）疱形成，需要等待肿胀消退、局部皮肤条件许可后方可进行手术。必要时术前应进行手法复位、牵引或其他临时固定。

### （五）进入路径标准

1. 第一诊断必须符合 ICD-10：S82.50/S82.60/S82.80 踝关节骨折疾病编码。

2. 当患者同时具有其他疾病诊断时，但在住院期间不需要特殊处理也不影响第一诊断的临床路径流程实施时，可以进入路径。
3. 单纯闭合性踝关节骨折。
4. 除外病理性骨折。

**释义**

■ 本路径不适用于合并其他骨折的多发损伤患者，开放性骨折或骨折不愈合也需退出本路径。

**（六）术前准备 0~7 天**

1. 必需的检查项目
（1）血常规、尿常规。
（2）肝功能、肾功能、电解质、血糖。
（3）凝血功能。
（4）感染性疾病筛查（乙型肝炎、丙型肝炎、梅毒、艾滋病等）。
（5）踝关节正侧位 X 线片（必要时 CT）。
（6）X 线胸片、心电图。
2. 根据患者病情可选择
（1）超声心动图、血气分析和肺功能（高龄或既往有心、肺部病史者）。
（2）踝关节三维 CT 检查、踝关节 MRI。
（3）有相关疾病者必要时请相关科室会诊。

**释义**

■ 第 1 项所包含的的项目属术前必需完成的检查项目。进行手术设计时应进行 CT 检查进一步了解骨折情况。

■ 应根据病情对骨折及合并疾病情况进行合理评估，保证手术安全。

■ 以上项目属术前必需完成的检查项目。大部分患者需要进行 CT 检查进一步了解骨折情况。老年、既往有心肺疾病等内科基础疾病患者需有针对性选择血气分析、肺功能检查、超声心动图等检查。

■ 根据术前检查的结果，安排进一步检查项目，如果住院期间需要特殊处理，可以出本路径。

■ 如术前凝血功能检查提示 D-二聚体升高等异常情况；可间隔 2~3 天再次复查，以观察异常指标的动态变化。

■ 如患侧下肢明显肿胀或 D-二聚体动态升高，可行下肢深静脉超声或下肢静脉造影检查，明确有无下肢深静脉血栓形成，若术后出现下肢深静脉血栓，应首先依血管外科处理原则进行下肢深静脉血栓的处理，暂缓术后康复锻炼。

**（七）选择用药**

1. 抗菌药物：按照《抗菌药物临床应用指导原则（2015 年版）》（国卫办医发〔2015〕43 号）执行。

2. 预防静脉血栓栓塞症处理：参照《中国骨科大手术后静脉血栓栓塞症预防指南》。

**释义**

■ 有关处理均应参照以上指南进行。

**（八）手术日为入院第0~7天**

1. 麻醉方式：神经阻滞麻醉、椎管内麻醉或全身麻醉。
2. 手术方式：踝关节切开复位内固定术。
3. 手术内植物：接骨板、螺钉、张力带钢丝、髓内钉。
4. 输血：无。

**释义**

■ 手术方式及内植物选择应根据骨折情况进行选择，最常选择的是接骨板和螺丝钉。一般情况下无需输血，但特殊必要的情况下也有输血可能。

**（九）术后住院恢复5~14天**

1. 必需复查的检查项目：血常规、踝关节正侧位片。
2. 必要时查凝血功能、肝功能、肾功能、电解质。
3. 术后处理

（1）抗菌药物：按照《抗菌药物临床应用指导原则（2015年版）》（国卫办医发〔2015〕43号）执行。

（2）术后镇痛：参照《骨科常见疼痛的处理专家建议》（《中华骨科杂志》. 2008年1月. 28卷. 1期）。

（3）术后康复：以主动锻炼为主，被动锻炼为辅。

**释义**

■ 术后必需复查血常规、凝血功能，并以正侧位X线片判断骨折复位及内固定位置是否良好，必要时用CT检查骨折复位情况及内固定位置。

■ 必须指导患者进行踝关节功能锻炼。

**（十）出院标准**

1. 体温正常，常规实验室检查指标无明显异常。
2. 伤口愈合良好：引流管拔除，伤口无感染征象（或可在门诊处理的伤口情况）、无皮瓣坏死。
3. 术后X线片证实复位固定满意。
4. 没有需要住院处理的并发症和/或合并症。

**释义**

■ 患者出院前应一般情况良好，骨折固定符合相关标准，切口无异常情况，临床允许出院继续观察休养。如果发生相关并发症，可能会延长住院时间。

■ 体温高首先应考虑有无感染可能，可结合血常规、局部伤口情况及患者主诉综合分析。应当注意明显贫血、伤口局部血肿吸收也是发热的原因，但体温一般不高于39℃。

■ 出院前应仔细观察伤口情况，确定伤口无明显红肿、持续渗液、皮肤软组织坏死方可出院。

**（十一）变异及原因分析**

1. 围手术期并发症：深静脉血栓形成、伤口感染、脱位、神经血管损伤等，造成住院日延长和费用增加。
2. 内科合并症：老年患者常合并内科疾病，如脑血管或心血管病、糖尿病、血栓等，骨折手术可能导致基础疾病加重而需要进一步治疗，从而延长治疗时间，并增加住院费用。
3. 植入材料的选择：由于骨折类型不同，使用不同的内固定材料，可能导致住院费用存在差异。

**释义**

■ 按标准治疗方案如发生严重的并发症，需要转出本路径。

■ 医师认可的变异原因主要是指患者入选路径后，医师在检查及治疗过程中发现患者合并存在一些事前未预知的对本路径治疗可能产生影响的情况，需要中止执行路径或者延长治疗时间、增加治疗费用。医师需在表单中明确说明。

■ 因患者方面的主观原因导致执行路径出现变异，也需要医师在表单中予以说明。

## 五、踝关节骨折临床路径给药方案

**【用药选择】**

1. 术前治疗基础疾病的药物应继续规律应用。
2. 术中抗菌药物应于术前30分钟滴注，骨关节感染以革兰阳性球菌为主，故首选第一、第二代头孢菌素类，若皮试阴性可选用头孢曲松。
3. 无血栓类疾病高危因素患者不建议术后药物抗凝。

**【药学提示】**

已知对磺胺类药物过敏患者禁用帕瑞昔布。

**【注意事项】**

术后应避免注射用非甾类镇痛药与口服非甾类镇痛药合用，以免增加胃肠道不良事件风险。

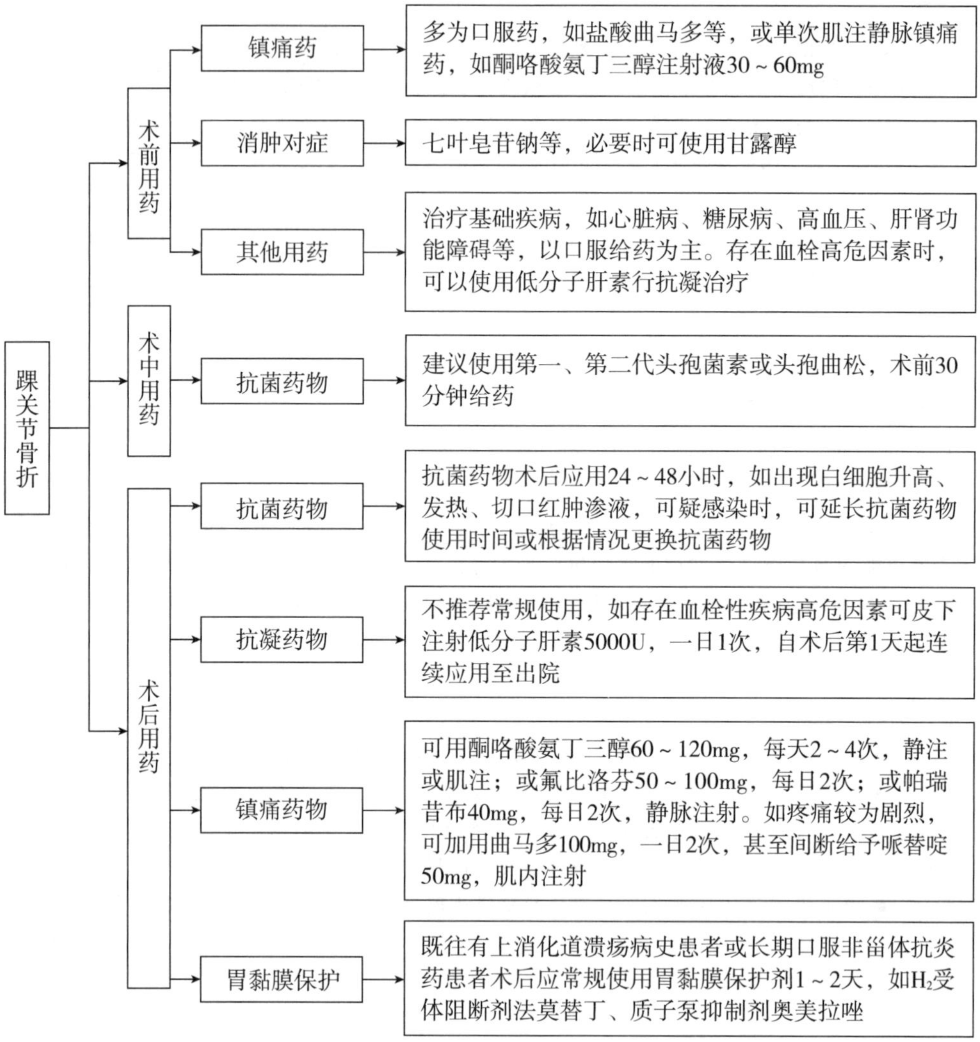


## 六、踝关节骨折患者护理规范

1. 术前护理

（1）患肢观察：定期观察患肢的末梢血运感觉运动情况，防止肢体肿胀和外固定过紧导致的血运障碍。踝关节骨折后，尤其是严重踝关节骨折，多伴有胫距关节的脱位或半脱位，踝关节严重不稳，针对此可以使用石膏临时固定。

（2）肿胀护理：踝关节骨折后，关节肿胀严重，为了减轻肿胀，避免张力性水疱形成，可遵医嘱静脉滴注25%甘露醇以降低组织压，达到消肿的目的，同时将患肢垫枕抬高，以增加静脉回流减轻肿胀；另外，伤后24小时内可以给予患者踝部冷敷，1~2次/天，每次20~30分钟。对于水疱形成者，如果水疱较大，可以消毒后用一次性空针在水疱最低位将水疱刺破，抽出液体或使液体流出同时使用烤灯照射使其保持干燥。

（3）观察病情变化：定期生命体征监测，观察患肢末梢血运、温度及水肿情况；足趾感觉运动情况，伤口渗出情况。发现异常通知医师给予紧急处理。

（4）体位护理：抬高患肢，保持患肢外展中立位。如有石膏外固定，由于出血、组织反应性水肿等可以导致石膏过紧，严重时患者有疼痛麻木甚至影响肢体血运，应当及时处理，解除压迫。

(5) 心理护理：因为疼痛，活动动能障碍，患者心情变得烦躁不安，鼓励患者积极配合治疗，学会自我调节，必要时给予镇痛药。

(6) 合理营养：长期卧床，要合理安排饮食，以促进骨折早期愈合，平时要多喝水，多吃新鲜水果，预防便秘，提高自身免疫力。

(7) 预防踝部压疮：踝部及膝部软组织少，在夹板或石膏固定前，应在骨凸突处衬棉垫，防止踝部及膝部发生压迫性溃疡。

(8) 功能锻炼：早期功能锻炼（足趾背伸背屈），有促进功能恢复及消肿的作用。

2. 术后护理

(1) 遵医嘱给予吸氧，心电监测。妥善安置患者，遵医嘱正确卧位。

(2) 抬高患肢，高于心脏水平 15～20cm，促进血液循环以利消肿。踝关节的局部肿胀将持续数月。

(3) 病情观察：①观察渗血情况，因踝部手术中止血困难，术后渗血较多，应及时更换敷料，保持敷料干燥，预防伤口感染；②密切观察足背动脉搏动及感觉、活动、有无血管神经损伤。

(4) 疼痛护理：评估疼痛的部位、程度、性质及持续时间，注意观察肢体肿胀和趾端血运情况。妥善保护患肢，抬高并制动，以利于消肿和避免再度损伤。指导患者减轻疼痛的方法，如读书、看报、听音乐和聊天等。必要时可按医嘱使用镇痛剂。术后协助其置放患肢，变换受压部位，48 小时使用静脉镇痛泵镇痛，并观察镇痛的效果、有无不良反应，及时评估疼痛程度的变化并记录。换药时注意动作轻柔，避免加重患者的疼痛。

(5) 并发症的观察和护理：踝关节手术的并发症在营养不良、骨质疏松、糖尿病患者人群中有所增加，并与局部软组织损伤及肿胀程度有关。

1) 关节僵硬：背伸功能障碍是一个问题，如果不能迅速进行积极主动的屈伸活动，应辅以正确的物理治疗，因为一些患者的屈伸是无效的，关节镜下松解和麻醉下松解操作的效果是有限的和不成功的。多数患者能适应这种障碍，很少需要松解踝后方软组织。有医师建议用外固定器进行渐进的关节屈伸活动，少数情况下可以考虑踝上的背伸截骨。

2) 有感染的危险：与手术创伤有关术前半小时和术后给予抗生素预防感染。观察创口敷料渗血渗液情况，如敷料渗血较多或被污染，及时更换，保持创口清洁、干燥。换药时，严格遵守无菌操作原则，防止交叉感染。均衡膳食结构，增加营养，促进伤口愈合。密切观察体温变化，如有异常，及时报告医师。

3) 创伤性关节炎：创伤性关节炎可能跟原发软骨损伤、感染后病理变化或复位不良导致的病灶关节压力过高的关节软骨损害有关。有时出现前方骨赘，引起疼痛，并限制背伸，切除骨赘，症状明显好转。更多情况下损害相当广泛，关节面已无可挽救，这时，穿合适的鞋、减少活动、间断的支具保护剂镇痛或抗炎治疗均难以改善症状，应考虑行踝关节融合固定术。

4) 下肢深静脉血栓的预防：①平卧，抬高患肢，高于心脏平面 10°～15°。麻醉清醒后即可督促患者早期开始股四头肌收缩及趾踝关节的主动伸屈活动，并辅以向心性按摩，以消除静脉血的淤滞；②遵医嘱预防性应用抗凝药物；③加强巡视，重视患者的主诉，密切观察患肢皮肤颜色、温度、浅静脉充盈状况以及肢体肿胀、肌肉疼痛及压痛情况，发现异常立即报告医师进行处理；④预防血液高凝状态，保持出入量平衡，进清淡易消化、富含纤维素饮食，忌辛辣、油腻，保持大便通畅，避免用力排便致腹压增高影响下肢静脉回流。

5) 骨筋膜室综合征的观察护理：密切观察患肢有无感觉异常，持续性疼痛，进行性加重、皮肤颜色、远端动脉搏动情况、观察伤口包扎的松紧度。一旦确诊，应立即松开所有外固定物，将肢体放平，不可抬高，并尽量减少患肢活动。严禁在患肢穿刺，减少同一局部给药。

及时给予脱水减压治疗（遵医嘱使用镇痛药及脱水药，观察脱水剂治疗效果，患肢症状有无改善，并及时做好筋膜开窗减压术的准备）。减压术后，密切观察患者的体温、脉搏、呼吸、血压，尿的色及量保持引流通畅，观察引流物性状及量。保持敷料干洁，观察分泌物性质、颜色。

6）便秘：与长期卧床、排便习惯的改变、饮食结构不合理等有关。指导患者养成正确的排便习惯：①定时排便；②可采用腹部按摩，刺激排便产生；③排便体位以坐位为佳。饮食指导：含糖及高纤维膳食，可增加粪便的液体容积及粪便的流动性；摄入适量的液体（不含乙醇、咖啡、利尿药），以每日 2.2~2.3L 为宜。提供患者合适的环境和充足的时间进行排便，如用屏风或布帘遮挡。必要时需要缓泻药或甘油栓剂，促进排便。

7）功能锻炼指导：指导患者及家属，麻醉消退后，即对肿胀足背进行按摩，并鼓励患者主动活动足趾、踝背伸和膝关节屈曲等活动，以促进血液循环，减轻水肿，促进功能恢复，但应限制踝关节跖屈，以免导致骨折处稳定。

## 七、踝关节骨折患者营养治疗规范

1. 告知患者进食营养丰富、富含钙质的食物，以促进骨骼的愈合。

2. 对存在骨质疏松的骨折患者，每日到户外晒太阳 1 小时或补充鱼肝油滴剂或维生素 D 奶、酸奶，以促进钙吸收。

## 八、踝关节骨折患者健康宣教

1. 伤后早期限制踝关节跖屈以免影响骨折处稳定。

2. 指导患者保持心情愉快，劳逸适度，以利于骨折愈合。

3. 向患者讲解功能锻炼的重要性，鼓励患者主动活动足趾，自我练习踝关节及膝关节等活动。

4. 指导患者如关节有僵硬或疼痛，在锻炼的基础上可辅以按摩及理疗，定期摄 X 线片检查，根据骨折愈合情况，确定取出内固定的时间。

## 九、推荐表单

### （一）医师表单

**踝关节骨折临床路径医师表单**

适用对象：第一诊断为内侧踝关节骨折（ICD-10：S82.50），外侧踝关节骨折（ICD-10：S82.60），踝关节骨折（双踝、三踝）（ICD-10：S82.80）
行踝关节切开复位内固定术（ICD-9-CM-3：79.36）

| 患者姓名： | 性别：　　年龄：　　门诊号： | 住院号： |
|---|---|---|
| 住院日期：　　年　月　日 | 出院日期：　　年　月　日 | 标准住院日：8~21天 |

| 时间 | 住院第1天 | 住院第2天 | 住院第0~7天<br>（术前日） |
|---|---|---|---|
| 主要诊疗工作 | □ 询问病史及体格检查<br>□ 上级医师查房<br>□ 初步的诊断和治疗方案<br>□ 完成住院志、首次病程记录、上级医师查房等病历书写<br>□ 完善术前检查<br>□ 患肢临时石膏/牵引固定 | □ 上级医师查房<br>□ 继续完成术前化验检查<br>□ 完成必要的相关科室会诊 | □ 上级医师查房，观察患肢皮肤软组织情况，术前评估和决定手术方案，完成各项术前准备<br>□ 完成上级医师查房记录等<br>□ 向患者和/或家属交代围手术期注意事项，并签署手术知情同意书、委托书（患者本人不能签字时）等<br>□ 麻醉医师查房，与患者和/或家属交代麻醉注意事项，签署麻醉知情同意书 |
| 重点医嘱 | **长期医嘱：**<br>□ 骨科护理常规<br>□ 饮食<br>□ 患肢石膏/牵引固定<br>□ 患肢抬高<br>□ 消肿治疗（必要时）<br>**临时医嘱：**<br>□ 血常规、尿常规；凝血功能；感染性疾病筛查；肝功能、肾功能+电解质+血糖；X线胸片、心电图<br>□ 踝关节正侧位X线片<br>□ 踝关节三维CT检查、踝关节MRI（视患者情况而定）<br>□ 根据病情：双下肢血管超声、肺功能、超声心动图、血气分析 | **长期医嘱：**<br>□ 骨科护理常规<br>□ 饮食<br>□ 患肢石膏/牵引固定<br>□ 患肢抬高<br>□ 消肿治疗（必要时）<br>□ 既往内科基础疾病用药<br>**临时医嘱：**<br>□ 根据会诊科室要求开检查和化验单<br>□ 镇痛等对症处理 | **长期医嘱：**<br>同前日<br>**临时医嘱：**<br>□ 术前医嘱：准备明日在神经阻滞麻醉/椎管内麻醉/全身麻醉下行踝关节切开复位内固定术<br>□ 术前禁食、禁水<br>□ 术前抗菌药物皮试<br>□ 术前留置导尿管<br>□ 术区备皮<br>□ 术前灌肠<br>□ 其他特殊医嘱 |
| 病情变异记录 | □ 无　□ 有，原因：<br>1.<br>2. | □ 无　□ 有，原因：<br>1.<br>2. | □ 无　□ 有，原因：<br>1.<br>2. |
| 医师签名 | | | |

| 时间 | 住院第1~8天<br>（手术日） | 住院第2~9天<br>（术后第1天） | 住院第3~10天<br>（术后第2天） |
| --- | --- | --- | --- |
| 主要诊疗工作 | □ 手术<br>□ 向患者和/或家属交代手术过程概况及术后注意事项<br>□ 术者完成手术记录<br>□ 完成术后病程记录<br>□ 上级医师查房<br>□ 麻醉医师查房<br>□ 观察有无术后并发症并作出相应处理 | □ 上级医师查房<br>□ 完成常规病程记录<br>□ 观察伤口、引流量、生命体征情况等并作出相应处理 | □ 上级医师查房<br>□ 住院医师完成病程记录<br>□ 拔除引流管，伤口换药<br>□ 指导患者功能锻炼 |
| 重点医嘱 | **长期医嘱：**<br>□ 骨科护理常规<br>□ 饮食<br>□ 患肢抬高、制动<br>□ 留置引流管并记引流量<br>□ 抗菌药物<br>□ 其他特殊医嘱<br>**临时医嘱：**<br>□ 今日在神经阻滞麻醉/椎管内麻醉/全身麻醉下行踝关节切开复位内固定术<br>□ 心电监测、吸氧6小时<br>□ 补液（必要时）<br>□ 止吐、镇痛等对症处理<br>□ 伤口换药（必要时） | **长期医嘱：**<br>□ 骨科护理常规<br>□ 饮食<br>□ 患肢抬高、制动<br>□ 留置引流管并记引流量<br>□ 抗菌药物<br>□ 其他特殊医嘱<br>**临时医嘱：**<br>□ 伤口换药<br>□ 镇痛等对症处理 | **长期医嘱：**<br>□ 骨科护理常规<br>□ 饮食<br>□ 患肢抬高、制动<br>□ 抗菌药物<br>□ 其他特殊医嘱<br>**临时医嘱：**<br>□ 复查血常规（必要时）<br>□ 换药，拔引流管<br>□ 镇痛等对症处理 |
| 病情变异记录 | □ 无 □ 有，原因：<br>1.<br>2. | □ 无 □ 有，原因：<br>1.<br>2. | □ 无 □ 有，原因：<br>1.<br>2. |
| 医师签名 | | | |

| 时间 | 住院第 4~11 天<br>（术后第 3 天） | 住院第 5~12 天<br>（术后第 4 天） | 住院第 6~21 天<br>（术后第 5~14 天） |
| --- | --- | --- | --- |
| 主要诊疗工作 | □ 上级医师查房<br>□ 完成病程记录<br>□ 伤口换药（必要时）<br>□ 指导患者功能锻炼 | □ 上级医师查房<br>□ 完成病程记录<br>□ 伤口换药（必要时）<br>□ 指导患者功能锻炼<br>□ 摄患侧踝关节正侧位片 | □ 上级医师查房，进行手术及伤口评估，确定有无手术并发症和切口愈合不良情况，明确能否出院<br>□ 完成出院志、病案首页、出院诊断证明书等所有病历书写<br>□ 向患者交代出院后的康复锻炼及注意事项，如复诊的时间、地点，发生紧急情况时的处理等 |
| 重要医嘱 | **长期医嘱：**<br>□ 骨科护理常规<br>□ 饮食<br>□ 患肢抬高、制动<br>□ 抗菌药物<br>□ 其他特殊医嘱<br>**临时医嘱：**<br>□ 伤口换药（必要时）<br>□ 镇痛等对症处理 | **长期医嘱：**<br>□ 骨科护理常规<br>□ 饮食<br>□ 患肢抬高、制动<br>□ 停用抗菌药物（如体温正常，伤口情况良好，无明显红肿时停用）<br>□ 其他特殊医嘱<br>**临时医嘱：**<br>□ 复查血常规、尿常规、肝功能、肾功能、电解质（必要时）<br>□ 伤口换药（必要时）<br>□ 镇痛等对症处理 | **出院医嘱：**<br>□ 出院带药<br>□ 嘱____日后拆线换药（根据伤口愈合情况，预约拆线时间）<br>□ 1 个月后门诊复查<br>□ 如有不适，随时来诊 |
| 病情变异记录 | □ 无　□ 有，原因：<br>1.<br>2. | □ 无　□ 有，原因：<br>1.<br>2. | □ 无　□ 有，原因：<br>1.<br>2. |
| 医师签名 | | | |

## （二）护士表单

### 踝关节骨折临床路径护士表单

适用对象：第一诊断为内侧踝关节骨折（ICD-10：S82.50），外侧踝关节骨折（ICD-10：S82.60），踝关节骨折（双踝、三踝）（ICD-10：S82.80）

行踝关节切开复位内固定术（ICD-9-CM-3：79.36）

| | | | |
|---|---|---|---|
| 患者姓名： | 性别：　　年龄：　　门诊号： | 住院号： |
| 住院日期：　　年　月　日 | 出院日期：　　年　月　日 | 标准住院日：8~21 天 |

| 时间 | 住院第 1 天 | 住院第 1~7 天<br>（术前日） | 住院第 1~8 天<br>（手术日） |
|---|---|---|---|
| 健康宣教 | **入院宣教：**<br>□ 介绍主管医师、护士<br>□ 介绍病室环境、设施、设备<br>□ 介绍规章制度及注意事项<br>□ 介绍疾病相关注意事项 | **术前宣教：**<br>□ 宣教疾病知识、术前准备、手术过程<br>□ 告知准备物品<br>□ 告知术后饮食、活动及探视规定<br>□ 告知术后可能出现的情况及应对方式<br>□ 告知家属等候区位置 | **手术当日宣教：**<br>□ 告知监护设备、管路功能及注意事项<br>□ 饮食指导<br>□ 告知术后可能出现的情况及应对方式<br>□ 再次明确探视陪伴须知 |
| 护理处置 | □ 核对患者，佩戴腕带<br>□ 建立入院病历<br>□ 评估患者并书写护理评估单<br>□ 卫生处置：剪指（趾）甲、沐浴，更换病号服<br>□ 用软枕抬高患肢 | □ 协助医师完成术前检查、化验<br>**术前准备：**<br>□ 禁食、禁水<br>□ 备皮<br>□ 配血<br>□ 抗菌药物皮试<br>□ 肠道准备 | **送手术：**<br>□ 摘除患者各种活动物品<br>□ 核对患者信息<br>□ 核对带药<br>□ 填写手术交接单，签字确认<br>**接手术：**<br>□ 核对患者及资料，签字确认 |
| 基础护理 | **二级/一级护理：**<br>□ 晨晚间护理<br>□ 饮食指导<br>□ 排泄护理<br>□ 患者安全管理 | **二级/一级护理：**<br>□ 晨晚间护理<br>□ 饮食指导<br>□ 排泄护理<br>□ 患者安全管理 | **特级/一级护理：**<br>□ 晨晚间护理<br>□ 卧位护理：协助床上移动、保持功能体位<br>□ 饮食指导、排便情况<br>□ 患者安全管理 |
| 专科护理 | □ 护理查体<br>□ 评估患肢感觉活动，末梢血运<br>□ 评估患肢肿胀及皮肤情况，并遵医嘱抬高患肢<br>□ 需要时，填写跌倒及皮肤压疮防范表，床头悬挂防跌倒提示牌<br>□ 保持石膏/牵引固定牢固、有效<br>□ 遵医嘱予以消肿、镇痛治疗<br>□ 给予患者及家属心理支持 | □ 遵医嘱完成相关检查<br>□ 训练床上排尿便、助行器使用<br>□ 评估患肢肿胀及皮肤情况并遵医嘱抬高患肢<br>□ 保持石膏固定牢固、有效<br>□ 遵医嘱予消肿、镇痛治疗<br>□ 遵医嘱予功能锻炼指导<br>□ 遵医嘱予预防深静脉血栓治疗<br>□ 给予患者及家属心理支持 | □ 病情观察，书写特护记录或一般护理记录<br>□ 日间每 2 小时、夜间每 4 小时评估生命体征、意识、患肢感觉活动及血运情况、皮肤及肿胀情况、伤口敷料、引流管、尿管情况、出入量，如有病情变化随时记录<br>□ 遵医嘱予患肢抬高<br>□ 遵医嘱予预防深静脉血栓治疗<br>□ 遵医嘱予抗菌药物、消肿、镇痛、止吐、补液、抗血栓药物治疗<br>□ 给予患者及家属心理支持 |

续 表

| 时间 | 住院第 1 天 | 住院第 1~7 天<br>（术前日） | 住院第 1~8 天<br>（手术日） |
|---|---|---|---|
| 重点医嘱 | □ 详见医嘱执行单 | □ 详见医嘱执行单 | □ 详见医嘱执行单 |
| 病情变异记录 | □ 无 □ 有，原因：<br>1.<br>2. | □ 无 □ 有，原因：<br>1.<br>2. | □ 无 □ 有，原因：<br>1.<br>2. |
| 护士签名 | | | |

| 时间 | 住院第 2~12 天<br>（术后第 1~4 天） | 住院第 6~21 天<br>（术后第 5~14 天） |
| --- | --- | --- |
| 健康宣教 | **术后宣教：**<br>□ 药物作用时间及频率<br>□ 饮食、活动指导<br>□ 复查患者对术前宣教内容的掌握程度<br>□ 功能锻炼指导<br>□ 佩戴支具注意事项<br>□ 安全宣教<br>□ 镇痛治疗及注意事项 | **出院宣教：**<br>□ 复查时间<br>□ 用药方法<br>□ 饮食指导<br>□ 活动休息<br>□ 支具佩戴<br>□ 办理出院手续程序及时间 |
| 护理处置 | □ 遵医嘱完成相关治疗 | □ 办理出院手续<br>□ 书写出院小结 |
| 基础护理 | **一级/二级护理：**<br>□ 晨晚间护理<br>□ 饮食指导<br>□ 排泄护理<br>□ 患者安全管理 | **二级护理：**<br>□ 晨晚间护理<br>□ 饮食指导<br>□ 排泄护理<br>□ 患者安全管理 |
| 专科护理 | □ 病情观察，写护理记录<br>□ 评估生命体征、意识、患肢感觉活动及血运、皮肤及肿胀情况、伤口敷料、引流管、尿管情况、出入量，如有病情变化随时记录<br>□ 遵医嘱予患肢抬高<br>□ 遵医嘱予康复锻炼指导<br>□ 遵医嘱予预防深静脉血栓治疗<br>□ 遵医嘱予抗菌药物、消肿、镇痛、抗血栓药物治疗<br>□ 给予患者及家属心理支持 | □ 病情观察，书写护理记录<br>□ 评估生命体征、意识、患肢感觉活动及血运情况<br>□ 遵医嘱指导出院后康复锻炼<br>□ 给予患者及家属心理指导 |
| 重点医嘱 | □ 详见医嘱执行单 | □ 详见医嘱执行单 |
| 病情变异记录 | □ 无 □ 有，原因：<br>1.<br>2. | □ 无 □ 有，原因：<br>1.<br>2. |
| 护士签名 | | |

## （三）患者表单

### 踝关节骨折临床路径患者表单

适用对象：第一诊断为内侧踝关节骨折（ICD-10：S82.50），外侧踝关节骨折（ICD-10：S82.60），踝关节骨折（双踝、三踝）（ICD-10：S82.80）

行踝关节切开复位内固定术（ICD-9-CM-3：79.36）

| 患者姓名： | 性别：　年龄：　门诊号： | 住院号： |
|---|---|---|
| 住院日期：　年　月　日 | 出院日期：　年　月　日 | 标准住院日：8~21 天 |

| 时间 | 入院 | 手术前 | 手术日 |
|---|---|---|---|
| 医患配合 | □ 配合询问病史、收集资料，请务必详细告知既往史、用药史、过敏史<br>□ 如服用抗凝剂，请明确告知<br>□ 配合医师进行体格检查<br>□ 如有任何不适请告知医师<br>□ 请配合医师完成患肢石膏或牵引固定 | □ 配合完善术前相关检查、化验，如采血、留尿、心电图、X 线胸片、患肢 X 线检查、CT、MRI、肺功能<br>□ 医师与患者及家属介绍病情及手术方案、时间；手术谈话、术前签字<br>□ 麻醉师与患者进行术前访视 | □ 配合评估手术效果<br>□ 配合检查肢体感觉活动情况<br>□ 有任何不适请告知医师 |
| 护患配合 | □ 配合测量体温、脉搏、呼吸、血压、体重<br>□ 配合佩戴腕带<br>□ 配合护士完成入院评估（简单询问病史、过敏史、用药史）<br>□ 接受入院宣教（环境介绍、病室规定、订餐制度、贵重物品保管、探视制度等）<br>□ 有任何不适请告知护士 | □ 配合测量体温、脉搏、呼吸，询问排便次数，1 次/天<br>□ 接受术前宣教<br>□ 配合手术范围备皮<br>□ 准备好必要用物，弯头吸管、尿壶、便盆等<br>□ 取下义齿、饰品等，贵重物品交家属保管 | □ 清晨配合测量体温、脉搏、呼吸 1 次<br>□ 送手术前，协助完成核对，脱去衣物，上手术车<br>□ 返病房后，协助完成核对，配合过病床<br>□ 配合检查意识、肢体感觉活动<br>□ 配合术后吸氧、心电监测、输液、床上排尿或留置尿管，患肢伤口处可能有引流管<br>□ 遵医嘱采取正确体位<br>□ 有任何不适请告知护士 |
| 饮食 | □ 普通饮食<br>□ 糖尿病饮食<br>□ 低盐低脂饮食 | □ 术前 12 小时禁食、禁水 | □ 返病室后禁食、禁水 6 小时<br>□ 6 小时后无恶心、呕吐可适量饮水 |
| 排泄 | □ 正常排尿便 | □ 正常排尿便 | □ 床上排尿便<br>□ 保留尿管 |
| 活动 | □ 患肢抬高 | □ 患肢抬高 | □ 卧床休息，保护管路<br>□ 患肢抬高<br>□ 患肢活动 |

| 时间 | 手术后 | 出院日 |
| --- | --- | --- |
| 医患配合 | □ 配合检查肢体感觉活动<br>□ 需要时，伤口换药<br>□ 配合佩戴支具<br>□ 配合拔除伤口引流管、尿管<br>□ 配合伤口拆线 | □ 接受出院前指导<br>□ 知道复查程序 |
| 护患配合 | □ 配合定时监测生命体征，每日询问排便次数<br>□ 配合检查肢体感觉活动<br>□ 配合夹闭尿管，锻炼膀胱功能<br>□ 接受进食、进水、排便等生活护理<br>□ 注意安全，避免坠床或跌倒<br>□ 配合采取正确体位<br>□ 如需要，配合正确佩戴支具<br>□ 如需要，配合使用双拐<br>□ 配合执行探视及陪伴制度 | □ 接受出院宣教<br>□ 准备齐就诊卡、押金条<br>□ 知道用药方法、作用、注意事项<br>□ 知道护理伤口方法<br>□ 知道正确佩戴支具<br>□ 知道复印病历的方法和时间<br>□ 办理出院手续<br>□ 获取出院证明书<br>□ 获取出院带药 |
| 饮食 | □ 正常饮食<br>□ 糖尿病饮食<br>□ 低盐低脂饮食 | □ 根据医嘱饮食 |
| 排泄 | □ 正常排尿便<br>□ 防治便秘 | □ 正常排尿便<br>□ 防治便秘 |
| 活动 | □ 注意保护管路，勿牵拉、打折<br>□ 根据医嘱，使用助行器下床活动 | □ 根据医嘱，适度活动，避免疲劳 |

## 附：原表单（2019 年版）

### 踝关节骨折临床路径表单

适用对象：第一诊断为内侧踝关节骨折（ICD-10：S82.50）、外侧踝关节骨折（ICD-10：S82.60）、踝关节骨折（双踝、三踝）（ICD-10：S82.80）
行踝关节切开复位内固定术（ICD-9-CM-3：79.36）

| 患者姓名： | 性别：　　年龄：　　门诊号： | 住院号： |
|---|---|---|
| 住院日期：　　年　月　日 | 出院日期：　　年　月　日 | 标准住院日：8~21 天 |

| 时间 | 住院第 1 天 | 住院第 2 天 | 住院第 0~7 天<br>（术前日） |
|---|---|---|---|
| 主要诊疗工作 | □ 询问病史及体格检查<br>□ 上级医师查房<br>□ 初步的诊断和治疗方案<br>□ 完成住院志、首次病程、上级医师查房等病历书写<br>□ 完善术前检查<br>□ 患肢临时石膏/牵引固定 | □ 上级医师查房<br>□ 继续完成术前实验室检查<br>□ 完成必要的相关科室会诊 | □ 上级医师查房，观察患肢皮肤软组织情况，术前评估和决定手术方案，完成各项术前准备<br>□ 完成上级医师查房记录等<br>□ 向患者和/或家属交代围手术期注意事项并签署手术知情同意书、委托书（患者本人不能签字时）等<br>□ 麻醉医师查房，与患者和/或家属交代麻醉注意事项并签署麻醉知情同意书 |
| 重点医嘱 | **长期医嘱：**<br>□ 骨科护理常规<br>□ 二级护理<br>□ 饮食<br>□ 患肢石膏/牵引固定<br>□ 患肢抬高<br>□ 消肿治疗（必要时）<br>**临时医嘱：**<br>□ 血常规、尿常规；凝血功能；感染性疾病筛查；肝功能、肾功能+电解质+血糖；X 线胸片、心电图<br>□ 踝关节正侧位 X 线片<br>□ 踝关节三维 CT 检查、踝关节 MRI（视患者情况而定）<br>□ 根据病情：双下肢血管超声、肺功能、超声心动图、血气分析 | **长期医嘱：**<br>□ 骨科护理常规<br>□ 二级护理<br>□ 饮食<br>□ 患肢石膏/牵引固定<br>□ 患肢抬高<br>□ 消肿治疗（必要时）<br>□ 既往内科基础疾病用药<br>**临时医嘱：**<br>□ 根据会诊科室要求开检查单<br>□ 镇痛等对症处理 | **长期医嘱：**<br>同前日<br>**临时医嘱：**<br>□ 术前医嘱：准备明日在神经阻滞麻醉/椎管内麻醉/全身麻醉下行踝关节切开复位内固定术<br>□ 术前禁食、禁水<br>□ 术前抗菌药物皮试<br>□ 术前留置导尿管<br>□ 术区备皮<br>□ 术前灌肠<br>□ 其他特殊医嘱 |

续 表

| 时间 | 住院第 1 天 | 住院第 2 天 | 住院第 0~7 天<br>（术前日） |
| --- | --- | --- | --- |
| 主要护理工作 | □ 入院宣教：介绍病房环境、设施和设备等<br>□ 入院护理评估<br>□ 观察患肢末梢血运感觉 | □ 观察患者病情变化<br>□ 心理和生活护理 | □ 做好备皮等术前准备<br>□ 提醒患者术前禁食、禁水<br>□ 术前心理护理 |
| 病情变异记录 | □ 无 □ 有，原因：<br>1.<br>2. | □ 无 □ 有，原因：<br>1.<br>2. | □ 无 □ 有，原因：<br>1.<br>2. |
| 护士签名 | | | |
| 医师签名 | | | |

| 时间 | 住院第 1~8 天<br>（手术日） | 住院第 2~9 天<br>（术后第 1 天） | 住院第 3~10 天<br>（术后第 2 天） |
|---|---|---|---|
| 主要诊疗工作 | □ 手术<br>□ 向患者和/或家属交代手术过程概况及术后注意事项<br>□ 术者完成手术记录<br>□ 完成术后病程记录<br>□ 上级医师查房<br>□ 麻醉医师查房<br>□ 观察有无术后并发症并作出相应处理 | □ 上级医师查房<br>□ 完成常规病程记录<br>□ 观察伤口、引流量、生命体征情况等并作出相应处理 | □ 上级医师查房<br>□ 住院医师完成病程记录<br>□ 拔除引流管，伤口换药<br>□ 指导患者功能锻炼 |
| 重点医嘱 | **长期医嘱：**<br>□ 骨科护理常规<br>□ 一级护理<br>□ 饮食<br>□ 患肢抬高、制动<br>□ 留置引流管并记引流量<br>□ 抗菌药物<br>□ 其他特殊医嘱<br>**临时医嘱：**<br>□ 今日在神经阻滞麻醉/椎管内麻醉/全身麻醉下行踝关节切开复位内固定术<br>□ 心电监测、吸氧 6 小时<br>□ 补液（必要时）<br>□ 止吐、镇痛等对症处理<br>□ 伤口换药（必要时） | **长期医嘱：**<br>□ 骨科护理常规<br>□ 一级护理<br>□ 饮食<br>□ 患肢抬高、制动<br>□ 留置引流管并记引流量<br>□ 抗菌药物<br>□ 其他特殊医嘱<br>**临时医嘱：**<br>□ 伤口换药<br>□ 镇痛等对症处理 | **长期医嘱：**<br>□ 骨科护理常规<br>□ 一级护理<br>□ 饮食<br>□ 患肢抬高、制动<br>□ 抗菌药物<br>□ 其他特殊医嘱<br>**临时医嘱：**<br>□ 复查血常规（必要时）<br>□ 换药，拔引流管<br>□ 镇痛等对症处理 |
| 主要护理工作 | □ 观察患者病情变化并及时报告医师<br>□ 术后心理与生活护理<br>□ 指导患者术后功能锻炼 | □ 观察患者病情并做好引流量等相关记录<br>□ 术后心理与生活护理<br>□ 指导患者术后功能锻炼 | □ 观察患者病情变化<br>□ 术后心理与生活护理<br>□ 指导患者术后功能锻炼 |
| 病情变异记录 | □ 无　□ 有，原因：<br>1.<br>2. | □ 无　□ 有，原因：<br>1.<br>2. | □ 无　□ 有，原因：<br>1.<br>2. |
| 护士签名 | | | |
| 医师签名 | | | |

| 时间 | 住院第4~11天<br>（术后第3天） | 住院第5~12天<br>（术后第4天） | 住院第6~21天<br>（术后第5~14天） |
| --- | --- | --- | --- |
| 主要诊疗工作 | □ 上级医师查房<br>□ 完成病程记录<br>□ 伤口换药（必要时）<br>□ 指导患者功能锻炼 | □ 上级医师查房<br>□ 完成病程记录<br>□ 伤口换药（必要时）<br>□ 指导患者功能锻炼<br>□ 摄患侧踝关节正侧位片 | □ 上级医师查房，进行手术及伤口评估，确定有无手术并发症和切口愈合不良情况，明确是否出院<br>□ 完成出院志、病案首页、出院诊断证明书等所有病历<br>□ 向患者交代出院后的康复锻炼及注意事项，如复诊的时间、地点，发生紧急情况时的处理等 |
| 重要医嘱 | **长期医嘱：**<br>□ 骨科护理常规<br>□ 二级护理<br>□ 饮食<br>□ 患肢抬高、制动<br>□ 抗菌药物<br>□ 其他特殊医嘱<br>**临时医嘱：**<br>□ 伤口换药（必要时）<br>□ 镇痛等对症处理 | **长期医嘱：**<br>□ 骨科护理常规<br>□ 二级护理<br>□ 饮食<br>□ 患肢抬高、制动<br>□ 停用抗菌药物（如体温正常，伤口情况良好，无明显红肿时停用）<br>□ 其他特殊医嘱<br>**临时医嘱：**<br>□ 复查血常规、尿常规、肝功能、肾功能、电解质（必要时）<br>□ 伤口换药（必要时）<br>□ 镇痛等对症处理 | **出院医嘱：**<br>□ 出院带药<br>□ 嘱____日后拆线换药（根据伤口愈合情况，预约拆线时间）<br>□ 1个月后门诊复查<br>□ 如有不适，随时来诊 |
| 主要护理工作 | □ 观察患者病情变化<br>□ 术后心理与生活护理<br>□ 指导患者功能锻炼 | □ 观察患者病情变化<br>□ 指导患者功能锻炼<br>□ 心理和生活护理 | □ 指导患者办理出院手续<br>□ 出院宣教 |
| 病情变异记录 | □ 无 □ 有，原因：<br>1.<br>2. | □ 无 □ 有，原因：<br>1.<br>2. | □ 无 □ 有，原因：<br>1.<br>2. |
| 护士签名 | | | |
| 医师签名 | | | |

# 第六章

# 胫腓骨干骨折临床路径释义

**【医疗质量控制指标】**

指标一、实施手术前的评估与术前准备。

指标二、预防性抗菌药物选择与应用时机。

指标三、消肿治疗，预防骨筋膜室综合征出现。

指标四、术后康复治疗。

指标五、内科原有疾病治疗。

指标六、手术后并发症治疗。

指标七、为患者提供术后的健康教育。

指标八、切口Ⅰ/甲愈合。

指标九、住院 16 天内出院。

指标十、患者住院天数与住院费用。

## 一、胫腓骨干骨折编码

疾病名称及编码：胫腓骨干骨折（ICD-10：S82.201）

手术操作名称及编码：胫腓骨干骨折内固定术（ICD-9-CM-3：78.57/79.36/79.16）

## 二、临床路径检索方法

S82.201 伴 78.57/79.16/79.36，并且年龄> 16 岁

## 三、国家医疗保障疾病诊断相关分组（CHS-DRG）

MDCI　肌肉、骨骼疾病及功能障碍

IS2　除前臂、腕、手足外的损伤

## 四、胫腓骨干骨折临床路径标准住院流程

### （一）适用对象

第一诊断为闭合性胫腓骨干骨折（ICD-10：S82.201），行胫腓骨干骨折内固定术（ICD-9-CM-3：78.57/79.36/79.16）。

**释义**

■ 本临床路径适用对象是第一诊断为闭合性胫腓骨干骨折的患者。

■ 适用对象中不包括肿瘤等病因造成的病理性骨折、包括有胫腓骨干骨折的多发损伤患者、儿童患者、陈旧性骨折或骨折不愈合、开放性骨折。

### （二）诊断依据

根据《外科学（下册）》（8 年制和 7 年制临床医学专用教材，赵玉沛、陈孝平主编，人民卫生出版社，2015 年）。

1. 病史：外伤史。
2. 体格检查：患肢肿胀、疼痛、活动受限、畸形、反常活动。
3. 辅助检查：X 线检查发现胫腓骨干骨折。

**释义**

■ 胫腓骨干骨折的临床表现无特殊，正确的诊断与分类需依靠胫腓骨正侧位 X 线片，需要包括膝关节以及踝关节。特别注意是否有骨筋膜室综合征的危险性。

### （三）选择治疗方案的依据

根据《外科学（下册）》（8 年制和 7 年制临床医学专用教材，赵玉沛、陈孝平主编，人民卫生出版社，2015 年）。

1. 年龄在 16 岁以上。
2. 伤前生活质量及活动水平。
3. 全身状况允许手术。
4. 首选钢板螺钉内固定，也可根据具体情况选择其他治疗方式。

**释义**

■ 胫腓骨骨折为骨干骨折，根据患者具体情况选择保守或者手术治疗，保守治疗可以接受的复位标准为：①内翻＜ 5°；②外翻＜ 5°；③前后成角＜ 5°～10°；④旋转＜ 0°～10°；⑤短缩＜ 10～12mm。

■ 手术治疗主要为髓内针固定，对于髓腔狭小或没有条件的医院可选择钢板螺钉固定。

### （四）标准住院日≤16 天

**释义**

■ 部分胫骨干骨折为高能量损伤，可能合并筋膜间隔综合征，初期可能需要切开减张，外固定架固定，对进行了切开减张的患者，应考虑在软组织覆盖条件允许的情况下，同时进行软组织覆盖和内固定手术，因此住院时间可能会相应延长。

### （五）进入路径标准

1. 第一诊断必须符合 ICD-10：S82.201 闭合性胫腓骨干骨折疾病编码。
2. 外伤引起的单纯性、新鲜胫腓骨干骨折。
3. 除外病理性骨折。
4. 除外合并其他部位的骨折和损伤。
5. 当患者合并其他疾病，但住院期间不需要特殊处理也不影响第一诊断的临床路径流程实施时，可以进入路径。

**释义**

■ 本路径不适用于合并其他骨折的多发损伤患者，开放性骨折也需退出本路径。

**（六）术前准备（术前评估）1~7 天**

1. 必需的检查项目

（1）血常规、血型、尿常规+镜检。

（2）检查电解质、肝功能、肾功能、凝血功能、感染性疾病（乙型肝炎、丙型肝炎、梅毒、艾滋病）。

（3）胸部 X 线平片、心电图。

（4）骨科 X 线检查。

2. 根据患者病情可选择的检查项目：CT 检查、下肢血管超声、血气分析、肺功能检查、超声心动图等。

**释义**

■ 以上项目属术前必需完成的检查项目。部分患者需要进行 CT 检查进一步了解骨折情况，尤其是中下 1/3 骨折患者，可能合并后踝骨折。老年、既往有心肺疾病等内科基础疾病或血栓性疾病病史患者需有针对性选择血气分析、肺功能检查、超声心动图、24 小时动态心电图、动态血压检测、双下肢深静脉彩色超声等。

■ 根据术前检查的结果，安排进一步检查项目，如果住院期间需要特殊处理，可以出本路径。

**（七）预防性抗菌药物选择与使用时机**

1. 按照《抗菌药物临床应用指导原则（2015 年版）》（国卫办医发〔2015〕43 号）执行，并根据患者的病情决定抗菌药物的选择与使用时间。建议使用第一、第二代头孢菌素类。

2. 预防性用药时间为术前 30 分钟；手术超时 3 小时加用 1 次；术中出血量大于 1500ml 时加用 1 次。

**释义**

■ 骨与关节手术感染多为革兰阳性球菌，故首选第一、第二代头孢菌素类作为预防用药，不需联合用药。

■ 抗菌药物应在术前 30 分钟、上止血带之前输注完毕，使手术切口暴露时局部组织中已达到足以杀灭手术过程中入侵切口细菌的药物浓度。

**（八）手术日为入院第 1~7 天**

1. 麻醉方式：椎管内麻醉和/或全身麻醉。

2. 手术方式：胫腓骨干骨折内固定术。

3. 手术内固定物：钢板螺钉或带锁髓内钉。

4. 术中用药：麻醉用药、抗菌药物。

5. 输血：根据出血情况。

**释义**

■ 应根据患者具体情况选择麻醉方式，尽可能选择全身影响小的麻醉方式。

■ 手术方式及内植物选择应根据骨折情况进行选择，最常选择的是钢板螺钉或带锁髓内针等。一般情况下无需输血，但特殊必要的情况下也有输血可能。

### （九）术后住院恢复6~9天

1. 必需复查的项目：血常规、X线检查。
2. 可选择的检查项目：电解质、肝功能、肾功能、CT。
3. 术后用药

（1）抗菌药物使用：抗菌药物使用按照《抗菌药物临床应用指导原则（2015年版）》（国卫办医发〔2015〕43号）执行，并根据患者的病情决定抗菌药物的选择与使用时间。建议使用第一、第二代头孢菌素类。

（2）术后镇痛：参照《骨科常见疼痛的处理专家建议》（《中华骨科杂志》.2008年1月.28卷.1期）。

（3）预防静脉血栓栓塞症：参照《中国骨科大手术后静脉血栓栓塞症预防指南》[《中华骨科杂志》，2016，36（2）：65-71]。

（4）其他药物：消肿、促骨折愈合等。

4. 保护下功能锻炼。

**释义**

■ 术后可根据恢复情况适当缩短住院天数。

■ 至少在术后第1天或第2天复查一次血常规，以了解有无明显贫血、白细胞计数升高等异常情况。

■ 如患者既往有肝脏或肾脏疾病病史，或术后出现少尿、下肢或眼睑水肿等情况，应复查肝功能、肾功能。如术后患肢肿胀明显，应复查D-二聚体或下肢深静脉彩超以除外血栓形成。

■ 术后必须复查正侧位X线片判断骨折复位及内固定位置是否良好，必要时用CT检查骨折复位情况及内固定位置。

■ 选择抗菌药物时要根据手术部位的常见病原菌、患者病理生理状况、抗菌药物的抗菌谱、抗菌药物的药动学特点、抗菌药物的不良反应等综合考虑。原则上应选择相对抗菌谱广、效果肯定、安全及价格相对低廉的抗菌药物。

■ 如术后肿胀明显，首先给予抬高患肢，冰敷，可口服或者静脉使用消肿药物，必要时可以给予制动。

■ 如固定良好，应鼓励患者早期非负重活动，包括肌肉收缩、屈伸关节。单侧手术如身体情况允许可拄双拐、患肢避免负重行走，双侧同时手术建议至少6周后拄双拐行走。

### （十）出院标准

1. 体温正常，常规实验室检查无明显异常。

2. 伤口愈合好：引流管拔除，伤口无感染征象（或可在门诊处理的伤口情况）。
3. 术后 X 线片证实复位固定满意。
4. 无需要住院处理的并发症和/或合并症。

**释义**

■ 患者出院前应一般情况良好，骨折固定符合相关标准，切口无异常情况，临床允许出院继续观察休养。如果发生相关并发症，可能会延长住院时间。

■ 体温高首先应考虑有无感染可能，可结合血常规、局部伤口情况及患者主诉综合分析。应当注意明显贫血、伤口局部血肿吸收也是发热的原因，但体温一般不高于 39℃。

■ 出院前应仔细观察伤口情况，确定伤口无明显红肿、持续渗液方可出院。

### （十一）变异及原因分析

1. 并发症：本病可伴有其他损伤，应当严格掌握入选标准。部分患者因骨折本身的合并症而延期治疗，如大量出血需术前输血、血栓形成、血肿引起体温增高，骨折本身对骨的血循环破坏较重，术后易出现骨折延迟愈合、不愈合等。
2. 合并症：老年患者易有合并症，如骨质疏松、糖尿病、心脑血管疾病等，骨折后合并症可能加重，需同时治疗，而需延期治疗。
3. 内固定物选择：根据骨折类型选择适当的内固定物。
4. 开放性骨折不进入本路径。

**释义**

■ 按标准治疗方案如发生严重的并发症，需要转入相应路径。

■ 医师认可的变异原因主要是指患者入选路径后，医师在检查及治疗过程中发现患者合并存在一些事前未预知的对本路径治疗可能产生影响的情况，需要中止执行路径或者是延长治疗时间、增加治疗费用。医师需在表单中明确说明。

■ 因患者方面的主观原因导致执行路径出现变异，也需要医师在表单中予以说明。

## 五、胫腓骨干骨折临床路径给药方案

**【用药选择】**

1. 术前治疗基础疾病的药物应继续规律应用。
2. 术中抗菌药物应于术前 30 分钟滴注，骨关节感染以革兰阳性球菌为主，故首选第一、第二代头孢菌素类，若皮试阴性可选用头孢曲松。
3. 无血栓类疾病高危因素患者不建议术后药物抗凝。

**【药学提示】**

已知对磺胺类药物过敏患者禁用帕瑞昔布。

**【注意事项】**

术后应避免注射用非甾类镇痛药与口服非甾类镇痛药合用，以免增加胃肠道不良事件风险。

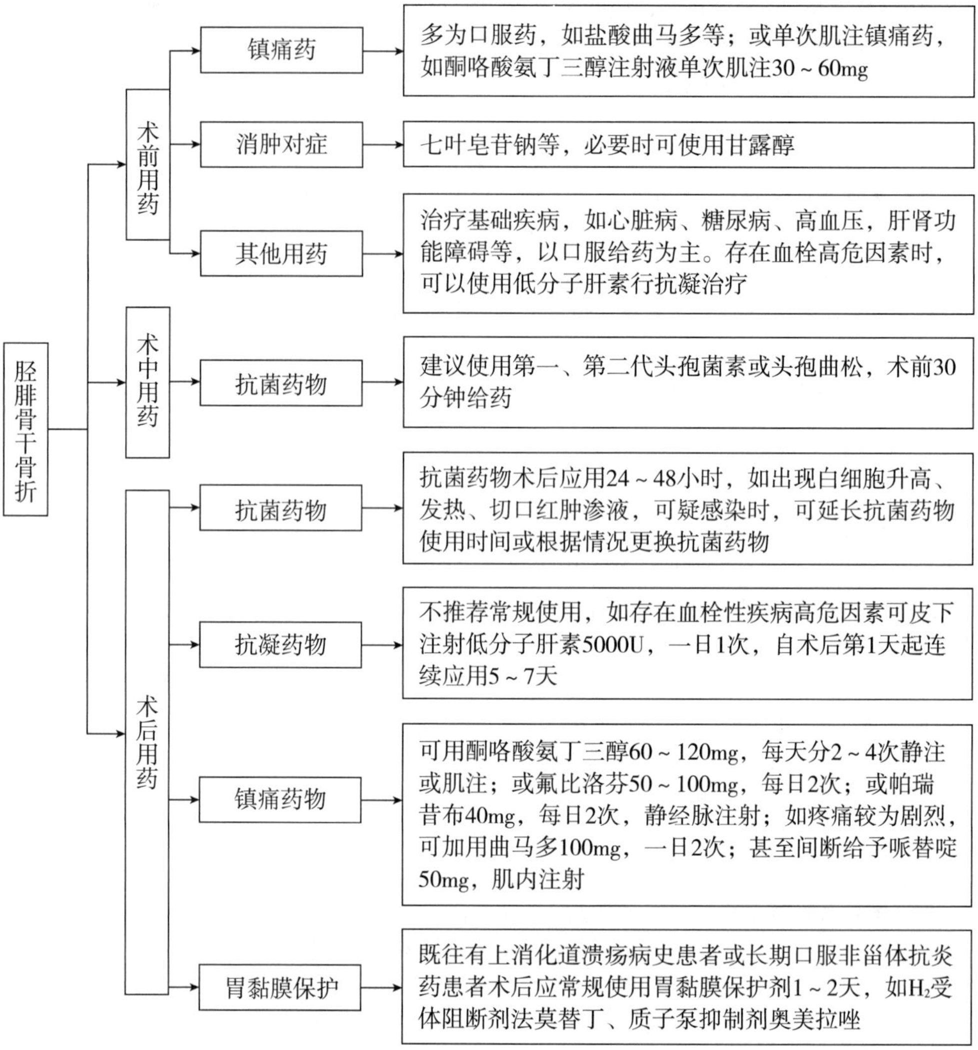


## 六、胫腓骨干骨折患者护理规范

1. 术前以及术后均需要密切注意观察患者足趾血运，感觉以及活动变化，注意被动牵拉痛的出现。

2. 抬高患肢，注意患者消肿情况，警惕骨筋膜室综合征以及下肢深静脉血栓的形成。

3. 使用石膏或者支具的时候，注意石膏或者支具固定情况，是否存在压迫，是否过松造成固定不可靠，及时通知医师处理。

4. 术前、术后进行患者健康宣教，根据医嘱监督以及指导患者功能锻炼。

## 七、胫腓骨干骨折患者营养治疗规范

1. 营养风险筛查，NRS 评分> 3 分者，给予营养评估。

2. 充足的热量、蛋白质，适量脂肪。NRS 评分≤3 分者，能量供给标准以 25～30kcal/kg 为佳；营养不良者热量供给标准不低于 35kcal/kg。碳水化合物热量比不低于 50%；充足的蛋白质，不低于 1.2～1.5g/kg（标准体重），应以优质蛋白为主，不低于蛋白质总量的 1/3～1/2；脂肪热量比以 25%～30%为宜，保证充足的维生素和矿物质。

3. 围手术期，根据不同治疗时期选择饮食形态，如流质饮食、半流质饮食、软食或普通饮食等。饮食宜清淡，以温、热、软为佳，忌食生冷、肥甘、厚腻食物，限制刺激性食物、饮品及调味品。

4. 如经口进食低于所需热量的 80% 及高热患者，应给予相应的肠内营养补充剂口服补充，必要时管饲肠内营养补充或肠外营养补充。

5. 如有糖代谢异常，应减少糖类的摄入量。如有糖尿病，应选择糖尿病饮食。如有高血压病，应选择低盐饮食。如有高脂血症，应选择低脂饮食。如合并其他代谢性疾病，应遵循专科医师建议调整饮食。

## 八、胫腓骨干骨折患者健康宣教

1. 术前以及术后均需要抬高患肢，避免下垂，应以垫高使之高于心脏部位，术后 3~4 周，若卧位时平放后不会出现肿胀，可以不垫高。

2. 活动足趾，出现足趾感觉异常、活动时疼痛明显加重或者被动活动足趾时剧烈疼痛，需要及时通知医护人员。

3. 术后每日至少两次至少 5 分钟的髋部膝部以及踝部的非负重较大范围的活动，以免出现长时间活动受限后的髋关节膝关节以及踝关节的僵硬。

4. 根据术后伤口情况，主管医师会在出院时交代换药时间，嘱咐患者按时换药。

5. 一般术后 2 周以后拆线，必须面诊确认伤口愈合好才能拆线。

6. 根据手术情况，主管医师在出院时应明确患者何时开始康复训练，指导患者康复训练，或者指导患者前往康复医学科就诊。

7. 向患者交代术后并发症以及伤后后遗症。

8. 向患者交代根据其情况内固定物是否需要取出，何时可以取出。胫腓骨干骨折术后一般不需要取出内固定物，如果需要取出，建议术后 1 年以上取出。

9. 药物使用的注意事项。

10. 支具以及石膏固定的注意事项。

## 九、推荐表单

### （一）医师表单

**胫腓骨干骨折临床路径医师表单**

适用对象：第一诊断为胫腓骨干骨折（ICD-10：S82.201）

行胫腓骨干骨折切开复位内固定术（ICD-9-CM-3：78.57/79.36/79.16）

| 患者姓名： | 性别：　年龄：　门诊号： | 住院号： |
|---|---|---|
| 住院日期：　年　月　日 | 出院日期：　年　月　日 | 标准住院日：≤16天 |

| 时间 | 住院第1天 | 住院第2天 | 住院第3~6天<br>（术前日） |
|---|---|---|---|
| 主要诊疗工作 | □ 询问病史及体格检查<br>□ 上级医师查房<br>□ 初步的诊断和治疗方案<br>□ 完成住院志、首次病程、上级医师查房等病历书写<br>□ 开检查单<br>□ 完成必要的相关科室会诊<br>□ 行患肢牵引或制动 | □ 上级医师查房与手术前评估<br>□ 确定诊断和手术方案<br>□ 完成上级医师查房记录<br>□ 完善术前检查项目<br>□ 收集检查结果并评估病情<br>□ 请相关科室会诊 | □ 上级医师查房，术前评估和决定手术方案<br>□ 完成上级医师查房记录等<br>□ 向患者和/或家属交代围手术期注意事项并签署手术知情同意书、输血同意书、委托书（患者本人不能签字时）、自费用品协议书<br>□ 麻醉医师查房并与患者和/或家属交代麻醉注意事项并签署麻醉知情同意书<br>□ 完成各项术前准备 |
| 重点医嘱 | **长期医嘱：**<br>□ 骨科常规护理<br>□ 二级护理<br>□ 饮食<br>□ 患肢牵引、制动<br>**临时医嘱：**<br>□ 血常规、血型、尿常规<br>□ 凝血功能<br>□ 电解质、肝功能、肾功能<br>□ 感染性疾病筛查<br>□ 胸部X线平片、心电图<br>□ 根据病情：下肢血管超声、肺功能、超声心动图、血气分析<br>□ 胫腓骨全长正侧位 | **长期医嘱：**<br>□ 骨科护理常规<br>□ 二级护理<br>□ 饮食<br>□ 患者既往内科基础疾病用药<br>**临时医嘱：**<br>□ 根据会诊科室要求安排检查检验<br>□ 镇痛等对症处理 | **长期医嘱：**<br>同前日<br>**临时医嘱：**<br>□ 术前医嘱：明日在椎管内麻醉或全身麻醉下行胫腓骨干骨折内固定术<br>□ 术前禁食、禁水<br>□ 术前用抗菌药物皮试<br>□ 术前留置导尿管（全身麻醉）<br>□ 术区备皮<br>□ 其他特殊医嘱 |
| 病情变异记录 | □ 无　□ 有，原因：<br>1.<br>2. | □ 无　□ 有，原因：<br>1.<br>2. | □ 无　□ 有，原因：<br>1.<br>2. |
| 医师签名 | | | |

| 时间 | 住院第 2~7 天<br>（手术日） | 住院第 8 天<br>（术后第 1 天） | 住院第 9 天<br>（术后第 2 天） |
|---|---|---|---|
| 主要诊疗工作 | □ 手术<br>□ 向患者和/或家属交代手术过程概况及术后注意事项<br>□ 术者完成手术记录<br>□ 完成术后病程<br>□ 上级医师查房<br>□ 观察有无术后并发症并作出相应处理 | □ 上级医师查房<br>□ 麻醉医师查房<br>□ 完成常规病程记录<br>□ 观察伤口、引流量、体温、生命体征、患肢远端感觉运动情况等并作出相应处理 | □ 上级医师查房<br>□ 完成病程记录<br>□ 拔除引流管，伤口换药<br>□ 指导患者功能锻炼<br>□ 复查患肢胫腓骨全段正、侧位 X 线片<br>□ 术后 48 小时停用抗菌药物 |
| 重点医嘱 | **长期医嘱：**<br>□ 骨科术后护理常规<br>□ 一级护理<br>□ 饮食<br>□ 患肢抬高<br>□ 留置引流管并记引流量<br>□ 抗菌药物<br>□ 其他特殊医嘱<br>**临时医嘱：**<br>□ 今日在椎管内麻醉和/或全身麻醉下行胫腓骨干骨折内固定术<br>□ 心电监测、吸氧（根据病情需要）<br>□ 补液<br>□ 胃黏膜保护剂（酌情）<br>□ 止吐、镇痛、消肿等对症处理<br>□ 急查血常规<br>□ 输血（根据病情需要） | **长期医嘱：**<br>□ 骨科术后护理常规<br>□ 一级护理<br>□ 饮食<br>□ 患肢抬高<br>□ 留置引流管并记引流量<br>□ 抗菌药物<br>□ 其他特殊医嘱<br>**临时医嘱：**<br>□ 复查血常规<br>□ 输血和/或补晶体、胶体液（根据病情需要）<br>□ 换药<br>□ 镇痛、消肿等对症处理（酌情） | **长期医嘱：**<br>□ 骨科术后护理常规<br>□ 一级护理<br>□ 饮食<br>□ 患肢抬高<br>□ 伤口无异常停用抗菌药物<br>□ 其他特殊医嘱<br>**临时医嘱：**<br>□ 复查血常规（必要时）<br>□ 输血和/或补晶体、胶体液（必要时）<br>□ 换药，拔引流管<br>□ 镇痛、消肿等对症处理（酌情） |
| 病情变异记录 | □ 无 □ 有，原因：<br>1.<br>2. | □ 无 □ 有，原因：<br>1.<br>2. | □ 无 □ 有，原因：<br>1.<br>2. |
| 医师签名 | | | |

| 时间 | 住院第 10 天<br>（术后第 3 天） | 住院第 11 天<br>（术后第 4 天） | 住院第 12~16 天<br>（术后第 5~9 天） |
|---|---|---|---|
| 主要诊疗工作 | □ 上级医师查房<br>□ 住院医师完成病程记录<br>□ 伤口换药（必要时）<br>□ 指导患者功能锻炼 | □ 上级医师查房<br>□ 住院医师完成病程记录<br>□ 伤口换药（必要时）<br>□ 指导患者功能锻炼 | □ 上级医师查房，进行手术及伤口评估，确定有无手术并发症和切口愈合不良情况，明确是否出院<br>□ 完成出院志、病案首页、出院诊断证明书等病历<br>□ 向患者交代出院后的康复锻炼及注意事项，如复诊的时间、地点，发生紧急情况时的处理等 |
| 重要医嘱 | **长期医嘱：**<br>□ 骨科术后护理常规<br>□ 二级护理<br>□ 饮食<br>□ 抗菌药物（必要时）<br>□ 其他特殊医嘱<br>□ 术后功能锻炼<br>**临时医嘱：**<br>□ 复查血常规、尿常规、生化（必要时）<br>□ 补液（必要时）<br>□ 换药（必要时）<br>□ 镇痛、消肿等对症处理 | **长期医嘱：**<br>□ 骨科术后护理常规<br>□ 二级护理<br>□ 饮食<br>□ 抗菌药物：如体温正常，伤口情况良好，无明显红肿时可以停止抗菌药物治疗<br>□ 其他特殊医嘱<br>□ 术后功能锻炼<br>**临时医嘱：**<br>□ 复查血常规、尿常规、生化（必要时）<br>□ 补液（必要时）<br>□ 换药（必要时）<br>□ 镇痛、消肿等对症处理 | **出院医嘱：**<br>□ 出院带药<br>□ 嘱____日后拆线换药（根据伤口愈合情况，预约拆线时间）<br>□ 出院后骨科和/或康复科门诊复查<br>□ 不适随诊 |
| 病情变异记录 | □ 无 □ 有，原因：<br>1.<br>2. | □ 无 □ 有，原因：<br>1.<br>2. | □ 无 □ 有，原因：<br>1.<br>2. |
| 医师签名 | | | |

## （二）护士表单

### 胫腓骨干骨折临床路径护士表单

适用对象：第一诊断为胫腓骨干骨折（ICD-10：S82.201）

行胫腓骨干骨折切开复位内固定术（ICD-9-CM-3：78.57/79.36/79.16）

| 患者姓名： | 性别：　　年龄：　　门诊号： | 住院号： |
|---|---|---|
| 住院日期：　　年　月　日 | 出院日期：　　年　月　日 | 标准住院日：≤16 天 |

| 时间 | 住院第 1 天 | 住院第 1~6 天<br>（术前日） | 住院第 1~7 天<br>（手术日） |
|---|---|---|---|
| 健康宣教 | 入院宣教：<br>□ 介绍主管医师、护士<br>□ 介绍病室环境、设施、设备<br>□ 介绍规章制度及注意事项<br>□ 介绍疾病相关注意事项 | 术前宣教：<br>□ 宣教疾病知识、术前准备、手术过程<br>□ 告知准备物品<br>□ 告知术后饮食、活动及探视规定<br>□ 告知术后可能出现的情况及应对方式<br>□ 告知家属等候区位置 | 手术当日宣教：<br>□ 告知监护设备、管路功能及注意事项<br>□ 饮食指导<br>□ 告知术后可能出现的情况及应对方式<br>□ 再次明确探视陪伴须知 |
| 护理处置 | □ 核对患者，佩戴腕带<br>□ 建立入院病历<br>□ 评估患者并书写护理评估单<br>□ 卫生处置：剪指（趾）甲、沐浴，更换病号服<br>□ 用软枕抬高患肢 | □ 协助医师完成术前检查、化验<br>术前准备：<br>□ 禁食、禁水<br>□ 备皮<br>□ 配血（必要时）<br>□ 抗菌药物皮试<br>□ 肠道准备（必要时） | 送手术：<br>□ 摘除患者各种活动物品<br>□ 核对患者信息<br>□ 核对带药<br>□ 填写手术交接单，签字确认<br>接手术：<br>□ 核对患者及资料，签字确认 |
| 基础护理 | 二级/一级护理：<br>□ 晨晚间护理<br>□ 饮食指导<br>□ 排泄护理<br>□ 患者安全管理 | 二级/一级护理：<br>□ 晨晚间护理<br>□ 饮食指导<br>□ 排泄护理<br>□ 安全管理 | 特级/一级护理：<br>□ 晨晚间护理<br>□ 卧位护理：协助床上移动、保持功能体位<br>□ 饮食指导、排便情况<br>□ 患者安全管理 |
| 专科护理 | □ 护理查体<br>□ 评估患肢感觉活动，末梢血运<br>□ 评估患肢肿胀及皮肤情况，并遵医嘱抬高患肢<br>□ 需要时，填写跌倒及皮肤压疮防范表，床头悬挂防跌倒提示牌<br>□ 保持石膏/牵引固定牢固、有效<br>□ 遵医嘱予以消肿、镇痛治疗<br>□ 给予患者及家属心理支持 | □ 遵医嘱完成相关检查<br>□ 训练床上排尿便、助行器使用<br>□ 评估患肢肿胀及皮肤情况，并遵医嘱抬高患肢<br>□ 保持石膏或牵引固定牢固、有效<br>□ 遵医嘱予消肿、镇痛治疗<br>□ 遵医嘱予功能锻炼指导<br>□ 遵医嘱予预防深静脉血栓治疗<br>□ 给予患者及家属心理支持 | □ 病情观察，书写特护记录或一般护理记录<br>□ 日间每 2 小时、夜间每 4 小时评估生命体征、意识、患肢感觉活动及血运情况、皮肤及肿胀情况、伤口敷料、引流管、尿管情况、出入量，如有病情变化随时记录<br>□ 遵医嘱予患肢抬高<br>□ 遵医嘱予预防深静脉血栓治疗<br>□ 遵医嘱予抗菌药物、消肿、镇痛、止吐、补液、抗血栓药物治疗<br>□ 给予患者及家属心理支持 |

续 表

| 时间 | 住院第1天 | 住院第1~6天<br>（术前日） | 住院第1~7天<br>（手术日） |
| --- | --- | --- | --- |
| 重点医嘱 | □ 详见医嘱执行单 | □ 详见医嘱执行单 | □ 详见医嘱执行单 |
| 病情变异记录 | □ 无 □ 有，原因：<br>1.<br>2. | □ 无 □ 有，原因：<br>1.<br>2. | □ 无 □ 有，原因：<br>1.<br>2. |
| 护士签名 | | | |

| 时间 | 住院第 2~11 天<br>（术后第 1~4 天） | 住院第 12~16 天<br>（术后第 5~9 天） |
|---|---|---|
| 健康宣教 | **术后宣教：**<br>□ 药物作用时间及频率<br>□ 饮食、活动指导<br>□ 复查患者对术前宣教内容的掌握程度<br>□ 功能锻炼指导<br>□ 佩戴支具注意事项<br>□ 安全宣教<br>□ 镇痛治疗及注意事项 | **出院宣教：**<br>□ 复查时间<br>□ 用药方法<br>□ 饮食指导<br>□ 活动休息<br>□ 支具佩戴<br>□ 办理出院手续程序及时间 |
| 护理处置 | □ 遵医嘱完成相关治疗 | □ 办理出院手续<br>□ 书写出院小结 |
| 基础护理 | **一级/二级护理：**<br>□ 晨晚间护理<br>□ 饮食指导<br>□ 排泄护理<br>□ 患者安全管理 | **二级护理：**<br>□ 晨晚间护理<br>□ 饮食指导<br>□ 排泄护理<br>□ 患者安全管理 |
| 专科护理 | □ 病情观察，写护理记录<br>□ 评估生命体征、意识、患肢感觉活动及血运、皮肤及肿胀情况、伤口敷料、引流管、尿管情况、出入量，如有病情变化随时记录<br>□ 遵医嘱予患肢抬高<br>□ 遵医嘱予康复锻炼指导<br>□ 遵医嘱予预防深静脉血栓治疗<br>□ 遵医嘱予抗菌药物、消肿、镇痛、抗血栓药物治疗<br>□ 给予患者及家属心理支持 | □ 病情观察，书写护理记录<br>□ 评估生命体征、意识、患肢感觉活动及血运情况<br>□ 遵医嘱指导出院后康复锻炼<br>□ 给予患者及家属心理指导 |
| 重点医嘱 | □ 详见医嘱执行单 | □ 详见医嘱执行单 |
| 病情变异记录 | □ 无　□ 有，原因：<br>1.<br>2. | □ 无　□ 有，原因：<br>1.<br>2. |
| 护士签名 | | |

## （三）患者表单

### 胫腓骨干骨折临床路径患者表单

适用对象：第一诊断为胫腓骨干骨折（ICD-10：S82.201）
行胫腓骨干骨折切开复位内固定术（ICD-9-CM-3：78.57/79.36/79.16）

| 患者姓名： | 性别： 年龄： 门诊号： | 住院号： |
|---|---|---|
| 住院日期： 年 月 日 | 出院日期： 年 月 日 | 标准住院日：≤16 天 |

| 时间 | 入院 | 手术前 | 手术日 |
|---|---|---|---|
| 医患配合 | □ 配合询问病史、收集资料，请务必详细告知既往史、用药史、过敏史<br>□ 如服用抗凝剂，请明确告知<br>□ 配合医师进行体格检查<br>□ 如有任何不适请告知医师<br>□ 请配合医师完成患肢石膏或牵引固定 | □ 配合完善术前相关检查、化验，如采血、留尿、心电图、X 线胸片、患肢 X 线检查、CT、MRI、肺功能<br>□ 医师与患者及家属介绍病情及手术方案、时间；手术谈话、术前签字<br>□ 麻醉师与患者进行术前访视 | □ 配合评估手术效果<br>□ 配合检查肢体感觉活动情况<br>□ 有任何不适请告知医师 |
| 护患配合 | □ 配合测量体温、脉搏、呼吸、血压、体重<br>□ 配合佩戴腕带<br>□ 配合护士完成入院评估（简单询问病史、过敏史、用药史）<br>□ 接受入院宣教（环境介绍、病室规定、订餐制度、贵重物品保管、探视制度等）<br>□ 有任何不适请告知护士 | □ 配合测量体温、脉搏、呼吸，询问排便情况，1 次/天<br>□ 接受术前宣教<br>□ 配合手术范围备皮<br>□ 准备好必要用物，弯头吸管、尿壶、便盆等<br>□ 取下义齿、饰品等，贵重物品交家属保管 | □ 清晨配合测量体温、脉搏、呼吸 1 次<br>□ 送手术前，协助完成核对，脱去衣物，上手术车<br>□ 返病房后，协助完成核对，配合过病床<br>□ 配合检查意识、肢体感觉活动<br>□ 配合术后吸氧、心电监测、输液、床上排尿或留置尿管，患肢伤口处可能有引流管<br>□ 遵医嘱采取正确体位<br>□ 有任何不适请告知护士 |
| 饮食 | □ 普通饮食<br>□ 糖尿病饮食<br>□ 低盐低脂饮食 | □ 术前 12 小时禁食、禁水 | □ 返病室后禁食、禁水 6 小时<br>□ 6 小时后无恶心、呕吐可适量饮水 |
| 排泄 | □ 正常排尿便 | □ 正常排尿便 | □ 床上排尿便<br>□ 留尿管 |
| 活动 | □ 患肢抬高 | □ 患肢抬高 | □ 卧床休息，保护管路<br>□ 患肢抬高<br>□ 患肢活动 |

| 时间 | 手术后 | 出院日 |
|---|---|---|
| 医患配合 | □ 配合检查肢体感觉活动，肢体功能锻炼<br>□ 需要时，伤口换药<br>□ 配合佩戴支具<br>□ 配合拔除伤口引流管、尿管<br>□ 配合伤口拆线 | □ 接受出院前指导<br>□ 知道复查程序 |
| 护患配合 | □ 配合定时监测生命体征，每日询问排便次数<br>□ 配合检查肢体感觉活动<br>□ 配合夹闭尿管，锻炼膀胱功能<br>□ 接受进食、进水、排便等生活护理<br>□ 注意安全，避免坠床或跌倒<br>□ 配合采取正确体位<br>□ 如需要，配合正确佩戴支具<br>□ 如需要，配合使用双拐<br>□ 配合执行探视及陪伴制度 | □ 接受出院宣教<br>□ 准备齐就诊卡、押金条<br>□ 知道用药方法、作用、注意事项<br>□ 知道护理伤口方法<br>□ 知道正确佩戴支具<br>□ 知道复印病历的方法和时间<br>□ 办理出院手续<br>□ 获取出院证明书<br>□ 获取出院带药 |
| 饮食 | □ 正常饮食<br>□ 糖尿病饮食<br>□ 低盐低脂饮食 | □ 根据医嘱饮食 |
| 排泄 | □ 正常排尿便<br>□ 防治便秘 | □ 正常排尿便<br>□ 防治便秘 |
| 活动 | □ 注意保护管路，勿牵拉、打折<br>□ 根据医嘱，使用助行器下床活动 | □ 根据医嘱，适度活动，避免疲劳 |

## 附：原表单（2019年版）

### 胫腓骨干骨折临床路径表单

适用对象：第一诊断为胫腓骨干骨折（ICD-10：S82.201）

行胫腓骨干骨折切开复位内固定术（ICD-9-CM-3：78.57/79.36/79.16）

| | | |
|---|---|---|
| 患者姓名： | 性别：　年龄：　门诊号： | 住院号： |
| 住院日期：　年　月　日 | 出院日期：　年　月　日 | 标准住院日：≤16天 |

| 时间 | 住院第1天 | 住院第2天 | 住院第3~6天<br>（术前日） |
|---|---|---|---|
| 主要诊疗工作 | □ 询问病史及体格检查<br>□ 上级医师查房<br>□ 初步的诊断和治疗方案<br>□ 完成住院志、首次病程、上级医师查房等病历书写<br>□ 开检查单<br>□ 完成必要的相关科室会诊<br>□ 行患肢牵引或制动 | □ 上级医师查房与手术前评估<br>□ 确定诊断和手术方案<br>□ 完成上级医师查房记录<br>□ 完善术前检查项目<br>□ 收集检查结果并评估病情<br>□ 请相关科室会诊 | □ 上级医师查房，术前评估和决定手术方案<br>□ 完成上级医师查房记录等<br>□ 向患者和/或家属交代围手术期注意事项并签署手术知情同意书、输血同意书、委托书（患者本人不能签字时）、自费用品协议书<br>□ 麻醉医师查房并与患者和/或家属交代麻醉注意事项并签署麻醉知情同意书<br>□ 完成各项术前准备 |
| 重点医嘱 | **长期医嘱：**<br>□ 骨科常规护理<br>□ 二级护理<br>□ 饮食<br>□ 患肢牵引、制动<br>**临时医嘱：**<br>□ 血常规、血型、尿常规<br>□ 凝血功能<br>□ 电解质、肝功能、肾功能<br>□ 感染性疾病筛查<br>□ 胸部X线平片、心电图<br>□ 根据病情：下肢血管超声、肺功能、超声心动图、血气分析<br>□ 胫腓骨全长正侧位 | **长期医嘱：**<br>□ 骨科护理常规<br>□ 二级护理<br>□ 饮食<br>□ 患者既往内科基础疾病用药<br>**临时医嘱：**<br>□ 根据会诊科室要求安排检查检验<br>□ 镇痛等对症处理 | **长期医嘱：**<br>同前日<br>**临时医嘱：**<br>□ 术前医嘱：明日在椎管内麻醉或全身麻醉下行胫腓骨干骨折内固定术<br>□ 术前禁食、禁水<br>□ 术前用抗菌药物皮试<br>□ 术前留置导尿管（全身麻醉）<br>□ 术区备皮<br>□ 其他特殊医嘱 |
| 主要护理工作 | □ 入院介绍（病房环境、设施等）<br>□ 入院护理评估<br>□ 观察患肢牵引、制动情况及护理 | □ 观察患者病情变化<br>□ 防止皮肤压疮护理<br>□ 心理和生活护理 | □ 做好备皮等术前准备<br>□ 提醒患者术前禁食、禁水<br>□ 术前心理护理 |
| 病情变异记录 | □ 无　□ 有，原因：<br>1.<br>2. | □ 无　□ 有，原因：<br>1.<br>2. | □ 无　□ 有，原因：<br>1.<br>2. |

续 表

| 时间 | 住院第 1 天 | 住院第 2 天 | 住院第 3~6 天<br>（术前日） |
|---|---|---|---|
| 护士<br>签名 | | | |
| 医师<br>签名 | | | |

| 时间 | 住院第 2~7 天<br>（手术日） | 住院第 8 天<br>（术后第 1 天） | 住院第 9 天<br>（术后第 2 天） |
|---|---|---|---|
| 主要诊疗工作 | □ 手术<br>□ 向患者和/或家属交代手术过程概况及术后注意事项<br>□ 术者完成手术记录<br>□ 完成术后病程<br>□ 上级医师查房<br>□ 麻醉医师查房<br>□ 观察有无术后并发症并作出相应处理 | □ 上级医师查房<br>□ 完成常规病程记录<br>□ 观察伤口、引流量、体温、生命体征、患肢远端感觉运动情况等并作出相应处理 | □ 上级医师查房<br>□ 完成病程记录<br>□ 拔除引流管，伤口换药<br>□ 指导患者功能锻炼 |
| 重点医嘱 | **长期医嘱：**<br>□ 骨科术后护理常规<br>□ 一级护理<br>□ 饮食<br>□ 患肢抬高<br>□ 留置引流管并记引流量<br>□ 抗菌药物<br>□ 其他特殊医嘱<br>**临时医嘱：**<br>□ 今日在椎管内麻醉和/或全身麻醉下行胫腓骨干骨折内固定术<br>□ 心电监测、吸氧（根据病情需要）<br>□ 补液<br>□ 胃黏膜保护剂（酌情）<br>□ 止吐、镇痛、消肿等对症处理<br>□ 急查血常规<br>□ 输血（根据病情需要） | **长期医嘱：**<br>□ 骨科术后护理常规<br>□ 一级护理<br>□ 饮食<br>□ 患肢抬高<br>□ 留置引流管并记引流量<br>□ 抗菌药物<br>□ 其他特殊医嘱<br>**临时医嘱：**<br>□ 复查血常规<br>□ 输血和/或补晶体、胶体液（根据病情需要）<br>□ 换药<br>□ 镇痛、消肿等对症处理（酌情） | **长期医嘱：**<br>□ 骨科术后护理常规<br>□ 一级护理<br>□ 饮食<br>□ 患肢抬高<br>□ 抗菌药物<br>□ 其他特殊医嘱<br>**临时医嘱：**<br>□ 复查血常规（必要时）<br>□ 输血和/或补晶体、胶体液（必要时）<br>□ 换药，拔引流管<br>□ 镇痛、消肿等对症处理（酌情） |
| 主要护理工作 | □ 观察患者病情变化并及时报告医师<br>□ 术后心理与生活护理<br>□ 指导术后患者功能锻炼 | □ 观察患者病情并做好引流量等相关记录<br>□ 术后心理与生活护理<br>□ 指导术后患者功能锻炼 | □ 观察患者病情变化<br>□ 术后心理与生活护理<br>□ 指导术后患者功能锻炼 |
| 病情变异记录 | □ 无 □ 有，原因：<br>1.<br>2. | □ 无 □ 有，原因：<br>1.<br>2. | □ 无 □ 有，原因：<br>1.<br>2. |
| 护士签名 | | | |
| 医师签名 | | | |

| 时间 | 住院第 10 天<br>（术后第 3 天） | 住院第 11 天<br>（术后第 4 天） | 住院第 12~16 天<br>（术后第 5~9 天） |
|---|---|---|---|
| 主要诊疗工作 | □ 上级医师查房<br>□ 住院医师完成病程记录<br>□ 伤口换药（必要时）<br>□ 指导患者功能锻炼 | □ 上级医师查房<br>□ 住院医师完成病程记录<br>□ 伤口换药（必要时）<br>□ 指导患者功能锻炼<br>□ 摄患侧胫腓骨全长正侧位片 | □ 上级医师查房，进行手术及伤口评估，确定有无手术并发症和切口愈合不良情况，明确是否出院<br>□ 完成出院志、病案首页、出院诊断证明书等病历<br>□ 向患者交代出院后的康复锻炼及注意事项，如复诊的时间、地点，发生紧急情况时的处理等 |
| 重要医嘱 | **长期医嘱：**<br>□ 骨科术后护理常规<br>□ 二级护理<br>□ 饮食<br>□ 抗菌药物：如体温正常，伤口情况良好，无明显红肿时可以停止抗菌药物治疗<br>□ 其他特殊医嘱<br>□ 术后功能锻炼<br>**临时医嘱：**<br>□ 复查血常规、尿常规、生化（必要时）<br>□ 补液（必要时）<br>□ 换药（必要时）<br>□ 镇痛、消肿等对症处理 | **长期医嘱：**<br>□ 骨科术后护理常规<br>□ 二级护理<br>□ 饮食<br>□ 抗菌药物：如体温正常，伤口情况良好，无明显红肿时可以停止抗菌药物治疗<br>□ 其他特殊医嘱<br>□ 术后功能锻炼<br>**临时医嘱：**<br>□ 复查血常规、尿常规、生化（必要时）<br>□ 补液（必要时）<br>□ 换药（必要时）<br>□ 镇痛、消肿等对症处理 | **出院医嘱：**<br>□ 出院带药<br>□ 嘱____日后拆线换药（根据伤口愈合情况，预约拆线时间）<br>□ 出院后骨科和/或康复科门诊复查<br>□ 不适随诊 |
| 主要护理工作 | □ 观察患者病情变化<br>□ 术后心理与生活护理<br>□ 指导患者功能锻炼 | □ 观察患者病情变化<br>□ 指导患者功能锻炼<br>□ 术后心理和生活护理 | □ 指导患者办理出院手续<br>□ 出院宣教 |
| 病情变异记录 | □ 无 □ 有，原因：<br>1.<br>2. | □ 无 □ 有，原因：<br>1.<br>2. | □ 无 □ 有，原因：<br>1.<br>2. |
| 护士签名 | | | |
| 医师签名 | | | |

# 第七章

# 新鲜稳定型舟骨骨折临床路径释义

**【医疗质量控制指标】**

指标一、术前评估，确认手术适应证。

指标二、围手术期预防性抗菌药物的选择、应用节点及应用时长。

指标三、术中神经功能保护措施。

指标四、术后并发症与再次手术情况。

指标五、术后影像学复查情况。

指标六、手术切口愈合情况。

指标七、术后康复治疗情况。

指标八、住院期间为患者提供术前、术后健康教育与出院，教育告知五项要素情况。

指标九、离院方式。

指标十、住院天数与住院总费用。

指标十一、患者对服务的体验与评价。

## 一、新鲜稳定型舟骨近端骨折编码

1. 原编码

疾病名称及编码：新鲜稳定型舟骨近端骨折（ICD-10：S62.001）

手术操作名称及编码：腕骨骨折开放性复位术伴固定术（ICD-9-CM-3：79.331）

2. 修改编码

疾病名称及编码：稳定型舟骨近端骨折（ICD-10：S62.0）

手术操作名称及编码：腕骨骨折开放性复位术伴固定术（ICD-9-CM-3：79.3301）

腕骨内固定术（ICD-9-CM-3：78.5401）

## 二、临床路径检索方法

S62.0 伴（78.5401+79.3301）

## 三、国家医疗保障疾病诊断相关分组（CHS-DRG）

MDCI　肌肉、骨骼疾病及功能障碍

IS1　前臂、腕、手或足损伤

IF2　手外科手术

## 四、新鲜稳定型舟骨近端骨折临床路径标准住院流程

### （一）适用对象

第一诊断为新鲜稳定型舟骨近端骨折（ICD-10：S62.001），行腕骨骨折开放性复位术伴固定术（ICD-9-CM-3：79.331）。

**释义**

■ 适用对象编码参见第一部分。

■ 本路径适用的对象为需要舟骨近端骨折。

■ 手术治疗方式为开放性复位伴固定术。

### （二）诊断依据

根据《格林手外科手术学》（北京积水潭译，第 6 版，人民军医出版社，2012 年）。

1. 病史：外伤史。
2. 体格检查：患侧腕部肿胀、疼痛、活动受限。
3. 辅助检查：X 线平片、CT 检查。

**释义**

■ 有时外伤病史可能不明确。

■ 体征：局部水肿、触痛；拇指活动受限。

■ X 线检查对诊断很重要。X 线检查无法明确诊断时，可行 CT、MRI 检查。

### （三）治疗方案的选择及依据

根据《格林手外科手术学》（北京积水潭译，第 6 版，人民军医出版社，2012 年）。

无移位的可经皮或切开内固定。

**释义**

■ 症状、体征、病史符合。

■ 无手术禁忌证。

### （四）标准住院日 7~9 天

**释义**

■ 患者入院后，完成常规术前检查和影像学检查 1~4 天，手术 1 天，术后换药，观察伤口 3~5 天。

### （五）进入路径标准

1. 第一诊断必须符合新鲜稳定型舟骨近端骨折（ICD-10：S62.001）。
2. 外伤引起的单纯的、新鲜的、稳定的舟骨骨折。
3. 除外病理性骨折。
4. 除外合并其他部位的骨折和损伤。
5. 除外对舟骨骨折手术治疗有较大影响的疾病（如心脑血管疾病）。

6. 需要进行手术治疗。

**（六）术前准备（术前评估）2~3 天**

所必需的检查项目：

1. 血常规、血型、尿常规+镜检、电解质检查、肝功能、肾功能、凝血功能检查、感染性疾病筛查。
2. 胸部 X 线片、心电图。
3. X 线平片、腕部 CT 检查。
4. 其他根据病情需要而定：如血气分析、肺功能检查、超声心动图、动态心电图、双下肢血管彩色超声。

**释义**

■ 必需的检查项目是了解患者全身情况以评估手术风险的检查，进入路径的患者均需完成。

■ CT 对于骨折线稳定性判断有帮助。

**（七）预防性抗菌药物选择与使用时机**

1. 按《抗菌药物临床应用指导原则（2015 年版）》（国卫办医发〔2015〕43 号）选择用药。
2. 预防性用药时间为术前 30 分钟。
3. 手术超时 3 小时加用 1 次。
4. 术中出血量> 1500ml 时加用 1 次。
5. 术后 3 天内停止使用预防性抗菌药物，可根据患者切口、体温等情况适当延长使用时间。

**释义**

■ 如果有内固定，需术前半小时及术后不超过 24 小时预防应用抗菌药物，如果切口有红肿的感染迹象，可延长抗菌药物使用时间，需在病历中记载。

**（八）手术日为入院第 3~4 天**

1. 麻醉方式：臂丛麻醉或全身麻醉。
2. 手术方式：舟骨骨折内固定术。
3. 手术内固定物：空心加压螺钉。
4. 术中用药：麻醉用药、抗菌药。
5. 输血：根据出血情况。

**（九）术后住院恢复 4~6 天**

1. 必需复查的项目：血常规、凝血功能、X 线检查。
2. 必要时复查的项目：电解质、肝功能、肾功能、CT。
3. 术后用药

（1）抗菌药物：按《抗菌药物临床应用指导原则（2015 年版）》（国卫办医发〔2015〕43 号）执行。

（2）其他对症药物：消肿、镇痛等药物。

4. 保护下功能锻炼。

**释义**

■ 术后 48 小时内需复查切口，拔除引流，若切口无异常，可适当延长复查间隔。

■ 术后 2 周切口拆除缝线，石膏需制动 4~6 周。

■ 指导训练，可需要转至康复科继续治疗。

### （十）出院标准（围绕一般情况、切口情况、第一诊断转归）

1. 体温正常、常规化验无明显异常。
2. X 线片证实复位固定符合标准。
3. 切口无异常。
4. 无与本病相关的其他并发症。

**释义**

■ 术后第一次复查切口在 48 小时内，术后复查 X 线片，骨折位置良好。

■ 皮肤无坏死表现、切口无感染征象即可出院。

■ 出院后可在门诊复查切口 1~2 次。

### （十一）有无变异及原因分析

1. 并发症：本病常伴有其他部位损伤，应严格掌握入选标准。但仍有一些患者因骨折本身带来的一些合并症而延期治疗，如大量出血需术前输血、血栓形成、血肿引起体温增高等。
2. 合并症：老年人本身有许多合并症，如骨质疏松、糖尿病、心脑血管疾病等，骨折后这些疾病可能加重，需同时治疗，而需延期治疗。
3. 内固定物选择：根据骨折类型选择适当的内固定物。

**释义**

■ 如果局部皮肤发红，则需延长住院，每天复查切口直至皮肤恢复正常。

■ 内科并发症可以门诊或转科治疗。

■ 骨折线位置不同，内固定物选择的类型不同。

## 五、新鲜稳定型舟骨骨折患者护理规范

1. 术前护理规范

（1）严密观察患肢疼痛、肿胀、感觉、运动、血运等情况。

（2）必要时遵医嘱使用镇痛药、消肿药。

（3）指导患者摄入充足水分及热量，遵医嘱指导饮食。

（4）术前健康教育。

2. 术后护理规范

（1）术后患者返回病房后平卧位并抬高患肢。
（2）严密观察生命体征变化。
（3）臂丛神经阻滞麻醉无需禁食、禁水。
（4）密切观察切口敷料的渗血情况。
（5）严密观察患肢血运、肿胀等情况。
（6）必要时遵医嘱使用镇痛药、消肿药。

## 六、新鲜稳定型舟骨骨折患者营养治疗规范

1. 营养风险筛查：①NRS 2002 评分<3 分者，需 1 周后复筛。NRS 2002 评分≥3 分者，应进一步进行营养评估并给予积极的营养干预。②NRS 2002 评分<3 分者，合理饮食，平衡膳食。如有内科合并症，应根据合并症的营养治疗原则给予相应治疗膳食，积极控制合并症。③NRS 2002 评分≥3 分者，根据营养诊断，给予个体化营养干预。以适宜的热量、脂肪，充足的蛋白质、维生素和矿物质为原则。能量供给标准为 25~35kcal/kg 标准体重，建议根据患者年龄、性别、体重、身体活动水平个体化调整热量的摄入。碳水化合物供能比 45%~60%；蛋白质摄入量宜在 1.0~1.5g/kg 标准体重，若存在蛋白质代谢异常可酌情增加蛋白质摄入，最高至 2.0g/kg 标准体重，其中优质蛋白质不低于蛋白质总量的 1/3~1/2；脂肪供能比以 25%~35%为宜，适当提高膳食单不饱和脂肪酸及 ω-3 脂肪酸的摄入。如有内科合并症，营养素摄入应根据合并症的营养治疗原则进行调整。
2. 加速康复外科围手术期营养支持。术前予 12.5%碳水化合物饮品，术后早期恢复口服营养及补充蛋白质。推荐应用产品营养制剂以保证蛋白质摄入。术后饮食根据不同治疗时期选择饮食种类由流质饮食、半流质饮食逐步过渡至普通饮食等。饮食宜清淡，以温、热、软为佳，忌食生冷、肥甘、厚腻食物，限制刺激性食物、饮品及调味品。
3. 如经口进食量不足需要量的 50%~75%者，可提供口服营养营养补充剂，必要时给予管饲肠内营养补充或肠外营养补充。

## 七、新鲜稳定型舟骨骨折患者健康宣教

1. 术后 3~5 天复查一次切口，根据切口情况酌情增加复查次数。
2. 如切口持续有渗出物或出现切口红肿、体温异常等情况，需及时处理。
3. 遵医嘱使用药物，如有内科合并症应专科就诊。
4. 术后 2 周拆除切口缝合线，6 周后复查 X 线片。
5. 术后第 2 天开始关节活动度练习，根据实际康复情况调整活动方式及活动量。
6. 生活指导：采取合理的生活方式及饮食习惯，运动适宜，保证摄入充足的蛋白质、维生素及含钙食物。戒烟酒，避免咖啡因的摄入，少饮用碳酸饮料。

## 八、推荐表单

### （一）医师表单

**新鲜稳定型舟骨近端骨折临床路径医师表单**

适用对象：第一诊断为稳定型舟骨近端骨折（ICD-10：S62.0）

行腕骨骨折开放性复位术伴固定术（ICD-9-CM-3：79.3301），腕骨内固定术（ICD-9-CM-3：78.5401）

| | | |
|---|---|---|
| **患者姓名：** | **性别：　　年龄：　　门诊号：** | **住院号：** |
| **住院日期：**　　年　月　日 | **出院日期：**　　年　月　日 | **标准住院日：**7~9天 |

| 时间 | 住院第1天 | 住院第2天 | 住院第3天<br>（术前日） |
|---|---|---|---|
| **临床诊断与病情评估** | □ 临床诊断：第一诊断为新鲜稳定型舟骨近端骨折<br>□ 病情评估：评估患者病情有无明显改变 | □ 临床诊断：第一诊断为新鲜稳定型舟骨近端骨折<br>□ 病情评估：评估患者病情有无明显改变 | □ 临床诊断：第一诊断为新鲜稳定型舟骨近端骨折<br>□ 病情评估：评估患者病情有无明显改变 |
| **主要诊疗工作** | □ 询问病史及体格检查<br>□ 完成病历书写<br>□ 开化验单及相关检查单<br>□ 上级医师查房与术前评估<br>□ 上级医师查房<br>□ 根据化验及相关检查结果对患者的手术风险进行评估，必要时请相关科室会诊 | □ 上级医师查房<br>□ 继续完成术前化验检查<br>□ 完成必要的相关科室会诊 | □ 根据病史、体检、局部平片、CT等行术前讨论，确定手术方案<br>□ 完成必要的相关科室会诊<br>□ 完成术前准备与术前评估<br>□ 完成术前小结、上级医师查房记录等病历书写<br>□ 签署手术知情同意书、自费用品协议书、输血同意书<br>□ 向患者及家属交代病情及围手术期注意事项 |
| **重点医嘱** | **长期医嘱：**<br>□ 手外科护理常规<br>□ 二级护理<br>□ 饮食<br>□ 患者既往基础用药<br>**临时医嘱：**<br>□ 血常规、尿常规<br>□ 凝血功能<br>□ 肝功能、肾功能、电解质、血糖<br>□ 感染性疾病筛查<br>□ X线胸片、心电图<br>□ 局部平片、CT<br>□ 心肌酶、肺功能、超声心动图（根据病情需要决定）<br>□ 请相关科室会诊 | **长期医嘱：**<br>□ 手外科护理常规<br>□ 二级护理<br>□ 饮食<br>□ 患者既往基础用药<br>**临时医嘱：**<br>□ 根据会诊科室要求安排检查和化验单 | **临时医嘱：**<br>□ 术前医嘱：常规准备明日在局部麻醉或臂丛麻醉下行舟骨近端骨折切开复位内固定术<br>□ 术前禁食、禁水<br>□ 抗菌药物皮试<br>□ 配血<br>□ 一次性导尿包 |
| **特殊医嘱** | | | |
| **医师签名** | | | |

| 时间 | 住院第4天 | 住院第5天 | 住院第6天 |
|---|---|---|---|
| 临床诊断与病情评估 | □ 临床诊断：第一诊断为新鲜稳定型舟骨近端骨折<br>□ 病情评估：评估患者病情有无明显改变 | □ 临床诊断：第一诊断为新鲜稳定型舟骨近端骨折<br>□ 病情评估：评估患者病情有无明显改变 | □ 临床诊断：第一诊断为新鲜稳定型舟骨近端骨折<br>□ 病情评估：评估患者病情有无明显改变 |
| 主要诊疗工作 | □ 手术<br>□ 术者完成手术记录<br>□ 住院医师完成术后病程记录<br>□ 上级医师查房<br>□ 注意出血、血运<br>□ 向患者及家属交代手术过程概况及术后注意事项 | □ 上级医师查房，注意病情变化<br>□ 完成常规病历书写<br>□ 注意引流量<br>□ 注意观察体温 | □ 上级医师查房<br>□ 完成常规病历书写<br>□ 根据引流情况明确是否拔除引流管<br>□ 注意观察体温<br>□ 注意伤口情况 |
| 重点医嘱 | **长期医嘱：**<br>□ 臂丛麻醉护理常规<br>□ 一级护理<br>□ 明日普通饮食/糖尿病饮食/低盐低脂饮食<br>□ 伤口引流记量<br>□ 留置尿管<br>□ 抗菌药物<br>**临时医嘱：**<br>□ 心电血压监护、吸氧<br>□ 补液（根据病情）<br>□ 其他特殊医嘱 | **长期医嘱：**<br>□ 饮食<br>□ 一级护理<br>□ 脱水剂（根据情况）<br>□ 抗炎镇痛药物<br>□ 雾化吸入（根据情况）<br>□ 抗凝治疗（根据情况）<br>**临时医嘱：**<br>□ 复查局部平片<br>□ 通便<br>□ 镇痛<br>□ 补液 | **长期医嘱：**<br>□ 饮食<br>□ 一级护理<br>□ 拔除尿管<br>□ 拔除引流（根据情况）<br>**临时医嘱：**<br>□ 换药（根据情况）<br>□ 补液（根据情况） |
| 特殊医嘱 | | | |
| 医师签名 | | | |

| 时间 | 住院第 7 天 | 住院第 8 天 | 住院第 9 天<br>（出院日） |
| --- | --- | --- | --- |
| 临床诊断与病情评估 | □ 临床诊断：第一诊断为新鲜稳定型舟骨近端骨折<br>□ 病情评估：评估患者病情有无明显改变 | □ 临床诊断：第一诊断为新鲜稳定型舟骨近端骨折<br>□ 病情评估：评估患者病情有无明显改变 | □ 临床诊断：第一诊断为新鲜稳定型舟骨近端骨折<br>□ 病情评估：评估患者病情有无明显改变 |
| 主要诊疗工作 | □ 上级医师查房<br>□ 完成常规病历书写<br>□ 注意观察体温<br>□ 注意伤口情况<br>□ 根据引流情况明确是否拔除引流管 | □ 上级医师查房<br>□ 完成常规病历书写<br>□ 注意观察体温<br>□ 注意伤口情况 | □ 上级医师查房，进行手术及伤口评估，确定有无手术并发症和切口愈合不良情况，明确能否出院<br>□ 完成出院记录、病案首页、出院证明书等，向患者交代出院后的注意事项，如返院复诊的时间、地点，发生紧急情况时的处理等<br>□ 患者办理出院手续，出院 |
| 重点医嘱 | **长期医嘱：**<br>□ 饮食<br>□ 一级护理<br>□ 拔除引流（根据情况）<br>**临时医嘱：**<br>□ 换药（根据情况）<br>□ 补液（根据情况） | **长期医嘱：**<br>□ 术后护理常规<br>□ 饮食<br>□ 二级护理<br>**临时医嘱：**<br>□ 换药（根据情况） | **出院医嘱：**<br>□ 出院带药：神经营养药物、抗炎镇痛药、口服抗菌药物<br>□ 预约拆线时间 |
| 特殊医嘱 | | | |
| 医师签名 | | | |

## （二）护士表单

### 新鲜稳定型舟骨近端骨折临床路径护士表单

适用对象：第一诊断为稳定型舟骨近端骨折（ICD-10：S62.0）
行腕骨骨折开放性复位术伴固定术（ICD-9-CM-3：79.3301），腕骨内固定术（ICD-9-CM-3：78.5401）

| | | |
|---|---|---|
| **患者姓名：** | **性别：　　年龄：　　门诊号：** | **住院号：** |
| **住院日期：**　年　月　日 | **出院日期：**　年　月　日 | **标准住院日：** 7~9天 |

| 时间 | 住院第1天 | 住院第2天 | 住院第3天<br>（术前日） |
|---|---|---|---|
| 主要护理工作 | □ 介绍病区环境、设施<br>□ 介绍患者主管医师和责任护士<br>□ 入院常规宣教<br>□ 心理评估<br>□ 告知辅助检查的注意事项 | □ 护理等级评定<br>□ 药物过敏史<br>□ 既往病史<br>□ 在陪检护士指导下完成辅助检查<br>□ 做好晨晚间护理<br>□ 评估“三高征” | □ 术前常规准备（腕带、对接单）<br>□ 术区备皮<br>□ 术前宣教<br>□ 心理护理<br>□ 告知进清淡饮食<br>□ 妥善保管义齿、贵重物品 |
| 重点医嘱 | □ 详见医嘱执行单 | □ 详见医嘱执行单 | □ 详见医嘱执行单 |
| 病情变异记录 | □ 无　□ 有，原因：<br>1.<br>2. | □ 无　□ 有，原因：<br>1.<br>2. | □ 无　□ 有，原因：<br>1.<br>2. |
| 护士签名 | | | |

| 时间 | 住院第4天 | 住院第5天 | 住院第6天 |
|---|---|---|---|
| 主要护理工作 | □ 监测生命体征<br>□ 排空膀胱<br>□ 根据麻醉方式对症术后护理<br>□ 切口及引流护理<br>□ 肢体护理：使用上肢垫，抬高制动<br>□ 疼痛护理<br>□ 石膏托护理<br>□ 关节镜术后切口护理<br>□ 疼痛护理 | □ 饮食指导：禁烟酒，忌生冷辛辣刺激性食物<br>□ 并发症观察：内出血、感染、血肿<br>□ 切口护理：按时换药，监测体温，观察血运，密切关注肿胀程度。<br>□ 石膏护理，加压包扎观察护理<br>□ 心理护理 | □ 饮食指导：禁烟酒，忌生冷辛辣刺激性食物<br>□ 并发症观察：内出血、感染、血肿<br>□ 切口护理：按时换药，监测体温，观察血运，密切关注肿胀程度<br>□ 石膏护理，加压包扎观察护理<br>□ 心理护理 |
| 重点医嘱 | □ 详见医嘱执行单 | □ 详见医嘱执行单 | □ 详见医嘱执行单 |
| 病情变异记录 | □ 无　□ 有，原因：<br>1.<br>2. | □ 无　□ 有，原因：<br>1.<br>2. | □ 无　□ 有，原因：<br>1.<br>2. |
| 护士签名 | | | |

| 时间 | 住院第7天 | 住院第8天 | 住院第9天<br>（出院日） |
|---|---|---|---|
| 主要护理工作 | □ 饮食指导：禁烟酒，忌生冷辛辣刺激性食物<br>□ 并发症观察：内出血、感染、血肿<br>□ 切口护理：按时换药，监测体温，观察血运，密切关注肿胀程度<br>□ 石膏护理，加压包扎观察护理<br>□ 心理护理 | □ 饮食指导：禁烟酒，忌生冷辛辣刺激性食物<br>□ 并发症观察：内出血、感染、血肿<br>□ 切口护理：按时换药，监测体温，观察血运，密切关注肿胀程度<br>□ 石膏护理，加压包扎观察护理<br>□ 心理护理 | □ 功能锻炼：患肢不可过早负荷过重<br>□ 瘢痕护理：告知拆线时间、预防瘢痕的意义及方法<br>□ 告知随诊的意义<br>□ 告知出院流程 |
| 重点医嘱 | □ 详见医嘱执行单 | □ 详见医嘱执行单 | □ 详见医嘱执行单 |
| 病情变异记录 | □ 无 □ 有，原因：<br>1.<br>2. | □ 无 □ 有，原因：<br>1.<br>2. | □ 无 □ 有，原因：<br>1.<br>2. |
| 护士签名 | | | |

## （三）患者表单

### 新鲜稳定型舟骨近端骨折临床路径患者表单

适用对象：第一诊断为稳定型舟骨近端骨折（ICD-10：S62.0）
行腕骨骨折开放性复位术伴固定术（ICD-9-CM-3：79.3301），腕骨内固定术（ICD-9-CM-3：78.5401）

| 患者姓名： | 性别：　　年龄：　　门诊号： | 住院号： |
|---|---|---|
| 住院日期：　　年　月　日 | 出院日期：　　年　月　日 | 标准住院日：7~10 天 |

| 时间 | 入院 | 术前 | 手术日 |
|---|---|---|---|
| 医患配合 | □ 配合询问病史、收集资料，请务必详细告知既往史、用药史、过敏史<br>□ 配合进行体格检查<br>□ 有任何不适请告知医师 | □ 配合完善胃镜检查前相关检查、化验，如采血、留尿、心电图、X 线胸片<br>□ 医师与患者及家属介绍病情及胃镜检查谈话、胃镜检查前签字 | □ 配合完善相关检查、化验，如采血、留尿、胃镜<br>□ 配合医师摆好检查体位 |
| 护患配合 | □ 配合测量体温、脉搏、呼吸 3 次、血压、体重 1 次<br>□ 配合完成入院护理评估（简单询问病史、过敏史、用药史）<br>□ 接受入院宣教（环境介绍、病室规定、订餐制度、贵重物品保管等）<br>□ 配合执行探视和陪伴制度<br>□ 有任何不适请告知护士 | □ 配合测量体温、脉搏、呼吸 3 次，询问大便次数 1 次<br>□ 接受胃镜检查前宣教<br>□ 接受饮食宣教<br>□ 接受药物宣教 | □ 配合测量体温、脉搏、呼吸 3 次、询问大便次数 1 次<br>□ 送内镜中心前，协助完成核对，带齐影像资料及用药<br>□ 返回病房后，配合接受生命体征的监测<br>□ 配合检查意识（全身麻醉者）<br>□ 配合缓解疼痛<br>□ 接受胃镜检查后宣教<br>□ 接受饮食宣教：胃镜当天禁食<br>□ 接受药物宣教<br>□ 有任何不适请告知护士 |
| 饮食 | □ 遵医嘱饮食 | □ 遵医嘱饮食 | □ 胃镜检查前禁食、禁水<br>□ 胃镜检查后，根据医嘱 2 小时后试饮水，无恶心、呕吐进少量流质饮食或者半流质饮食 |
| 排泄 | □ 正常排尿便 | □ 正常排尿便 | □ 正常排尿便 |
| 活动 | □ 正常活动 | □ 正常活动 | □ 正常活动 |

| 时间 | 手术后 | 出院日 |
| --- | --- | --- |
| 医患配合 | □ 配合腹部检查<br>□ 配合完善术后检查：如采血、留尿便等 | □ 接受出院前指导<br>□ 知道复查程序<br>□ 获取出院诊断书 |
| 护患配合 | □ 配合定时监测生命体征，每日询问大便次数<br>□ 配合检查腹部<br>□ 接受输液、服药等治疗<br>□ 接受进食、进水、排便等生活护理<br>□ 配合活动，预防皮肤压力伤<br>□ 注意活动安全，避免坠床或跌倒<br>□ 配合执行探视及陪伴 | □ 接受出院宣教<br>□ 办理出院手续<br>□ 获取出院带药<br>□ 知道服药方法、作用、注意事项<br>□ 知道复印病历程序 |
| 饮食 | □ 遵医嘱饮食 | □ 遵医嘱饮食 |
| 排泄 | □ 正常排尿便 | □ 正常排尿便 |
| 活动 | □ 正常适度活动，避免疲劳 | □ 正常适度活动，避免疲劳 |

## 附：原表单（2016 年版）

### 新鲜稳定型舟骨近端骨折临床路径表单

适用对象：第一诊断为新鲜稳定型舟骨近端骨折患者（ICD-10：S62001）

| 患者姓名： | 性别： 年龄： 门诊号： | 住院号： |
|---|---|---|
| 住院日期： 年 月 日 | 出院日期： 年 月 日 | 标准住院日：7~9 天 |

| 时间 | 住院第 1 天 | 住院第 2 天 | 住院第 3 天<br>（术前日） |
|---|---|---|---|
| 临床诊断与病情评估 | □ 临床诊断：第一诊断为新鲜稳定型舟骨近端骨折<br>□ 病情评估：评估患者病情有无明显改变 | □ 临床诊断：第一诊断为新鲜稳定型舟骨近端骨折<br>□ 病情评估：评估患者病情有无明显改变 | □ 临床诊断：第一诊断为新鲜稳定型舟骨近端骨折<br>□ 病情评估：评估患者病情有无明显改变 |
| 主要诊疗工作 | □ 询问病史及体格检查<br>□ 完成病历书写<br>□ 开化验单及相关检查单<br>□ 上级医师查房与术前评估<br>□ 上级医师查房<br>□ 根据化验及相关检查结果对患者的手术风险进行评估，必要时请相关科室会诊 | □ 上级医师查房<br>□ 继续完成术前化验检查<br>□ 完成必要的相关科室会诊 | □ 根据病史、体检、局部平片、CT 等行术前讨论，确定手术方案<br>□ 完成必要的相关科室会诊<br>□ 完成术前准备与术前评估<br>□ 完成术前小结、上级医师查房记录等病历书写<br>□ 签署手术知情同意书、自费用品协议书、输血同意书<br>□ 向患者及家属交代病情及围手术期注意事项 |
| 重点医嘱 | **长期医嘱：**<br>□ 手外科护理常规<br>□ 二级护理<br>□ 饮食<br>□ 患者既往基础用药<br>**临时医嘱：**<br>□ 血常规、尿常规<br>□ 凝血功能<br>□ 肝功能、肾功能、电解质、血糖<br>□ 感染性疾病筛查<br>□ X 线胸片、心电图<br>□ 局部平片、CT<br>□ 心肌酶、肺功能、超声心动图（根据病情需要决定）<br>□ 请相关科室会诊 | **长期医嘱：**<br>□ 手外科护理常规<br>□ 二级护理<br>□ 饮食<br>□ 患者既往基础用药<br>**临时医嘱：**<br>□ 根据会诊科室要求安排检查和化验单 | **临时医嘱：**<br>□ 术前医嘱：常规准备明日在局部麻醉或臂丛麻醉下行舟骨近端骨折切开复位内固定术<br>□ 术前禁食、禁水<br>□ 抗菌药物皮试<br>□ 配血<br>□ 一次性导尿包 |

续 表

| 时间 | 住院第 1 天 | 住院第 2 天 | 住院第 3 天<br>（术前日） |
|---|---|---|---|
| 主要护理工作 | □ 介绍病区环境、设施<br>□ 介绍患者主管医师和责任护士<br>□ 入院常规宣教<br>□ 心理评估<br>□ 告知辅助检查的注意事项 | □ 护理等级评定<br>□ 药物过敏史<br>□ 既往病史<br>□ 在陪检护士指导下完成辅助检查<br>□ 做好晨晚间护理<br>□ 评估“三高征” | □ 术前常规准备（腕带、对接单）<br>□ 术区备皮<br>□ 术前宣教<br>□ 心理护理<br>□ 告知进清淡饮食<br>□ 妥善保管义齿、贵重物品 |
| 病情变异记录 | □ 无　□ 有，原因：<br>1.<br>2. | □ 无　□ 有，原因：<br>1.<br>2. | □ 无　□ 有，原因：<br>1.<br>2. |
| 特殊医嘱 | | | |
| 护士签名 | | | |
| 医师签名 | | | |

| 时间 | 住院第4天 | 住院第5天 | 住院第6天 |
|---|---|---|---|
| 临床诊断与病情评估 | □ 临床诊断：第一诊断为新鲜稳定型舟骨近端骨折<br>□ 病情评估：评估患者病情有无明显改变 | □ 临床诊断：第一诊断为新鲜稳定型舟骨近端骨折<br>□ 病情评估：评估患者病情有无明显改变 | □ 临床诊断：第一诊断为新鲜稳定型舟骨近端骨折<br>□ 病情评估：评估患者病情有无明显改变 |
| 主要诊疗工作 | □ 手术<br>□ 术者完成手术记录<br>□ 住院医师完成术后病程记录<br>□ 上级医师查房<br>□ 注意出血、血运<br>□ 向患者及家属交代手术过程概况及术后注意事项 | □ 上级医师查房，注意病情变化<br>□ 完成常规病历书写<br>□ 注意引流量<br>□ 注意观察体温 | □ 上级医师查房<br>□ 完成常规病历书写<br>□ 根据引流情况明确是否拔除引流管<br>□ 注意观察体温<br>□ 注意伤口情况 |
| 重点医嘱 | **长期医嘱：**<br>□ 臂丛麻醉护理常规<br>□ 一级护理<br>□ 明日普通饮食/糖尿病饮食/低盐低脂饮食<br>□ 伤口引流记量<br>□ 留置尿管<br>□ 抗菌药物<br>**临时医嘱：**<br>□ 心电血压监测、吸氧<br>□ 补液（根据病情）<br>□ 其他特殊医嘱 | **长期医嘱：**<br>□ 饮食<br>□ 一级护理<br>□ 脱水剂（根据情况）<br>□ 消炎镇痛药物<br>□ 雾化吸入（根据情况）<br>□ 抗凝治疗（根据情况）<br>**临时医嘱：**<br>□ 复查局部平片<br>□ 通便<br>□ 镇痛<br>□ 补液 | **长期医嘱：**<br>□ 饮食<br>□ 一级护理<br>□ 拔除尿管<br>□ 拔除引流（根据情况）<br>**临时医嘱：**<br>□ 换药（根据情况）<br>□ 补液（根据情况） |
| 主要护理工作 | □ 监测生命体征<br>□ 排空膀胱<br>□ 根据麻醉方式对症术后护理<br>□ 切口及引流护理<br>□ 肢体护理：使用上肢垫，抬高制动<br>□ 疼痛护理<br>□ 石膏托护理<br>□ 关节镜术后切口护理 | □ 饮食指导：禁烟酒，忌生冷辛辣刺激性食物<br>□ 并发症观察：内出血、感染、血肿<br>□ 切口护理：按时换药，监测体温，观察血运，密切关注肿胀程度<br>□ 石膏护理，加压包扎观察护理<br>□ 心理护理 | □ 饮食指导：禁烟酒，忌生冷辛辣刺激性食物<br>□ 并发症观察：内出血、感染、血肿<br>□ 切口护理：按时换药，监测体温，观察血运，密切关注肿胀程度<br>□ 石膏护理，加压包扎观察护理<br>□ 心理护理 |
| 病情变异记录 | □ 无　□ 有，原因：<br>1.<br>2. | □ 无　□ 有，原因：<br>1.<br>2. | □ 无　□ 有，原因：<br>1.<br>2. |
| 特殊医嘱 | | | |
| 护士签名 | | | |
| 医师签名 | | | |

| 时间 | 住院第7天 | 住院第8天 | 住院第9天<br>（出院日） |
| --- | --- | --- | --- |
| 临床诊断与病情评估 | □ 临床诊断：第一诊断为新鲜稳定型舟骨近端骨折<br>□ 病情评估：评估患者病情有无明显改变 | □ 临床诊断：第一诊断为新鲜稳定型舟骨近端骨折<br>□ 病情评估：评估患者病情有无明显改变 | □ 临床诊断：第一诊断为新鲜稳定型舟骨近端骨折<br>□ 病情评估：评估患者病情有无明显改变 |
| 主要诊疗工作 | □ 上级医师查房<br>□ 完成常规病历书写<br>□ 注意观察体温<br>□ 注意伤口情况<br>□ 根据引流情况明确是否拔除引流管 | □ 上级医师查房<br>□ 完成常规病历书写<br>□ 注意观察体温<br>□ 注意伤口情况 | □ 上级医师查房，进行手术及伤口评估，确定有无手术并发症和切口愈合不良情况，明确能否出院<br>□ 完成出院记录、病案首页、出院证明书等，向患者交代出院后的注意事项，如返院复诊的时间、地点，发生紧急情况时的处理等<br>□ 患者办理出院手续，出院 |
| 重点医嘱 | **长期医嘱：**<br>□ 饮食<br>□ 一级护理<br>□ 拔除引流（根据情况）<br>**临时医嘱：**<br>□ 换药（根据情况）<br>□ 补液（根据情况） | **长期医嘱：**<br>□ 术后护理常规<br>□ 饮食<br>□ 二级护理<br>**临时医嘱：**<br>□ 换药（根据情况） | **出院医嘱：**<br>□ 出院带药：神经营养药物、抗炎镇痛药、口服抗菌药物<br>□ 预约拆线时间 |
| 主要护理工作 | □ 饮食指导：禁烟酒，忌生冷辛辣刺激性食物<br>□ 并发症观察：内出血、感染、血肿<br>□ 切口护理：按时换药，监测体温，观察血运，密切关注肿胀程度<br>□ 石膏护理，加压包扎观察护理<br>□ 心理护理 | □ 饮食指导：禁烟酒，忌生冷辛辣刺激性食物<br>□ 并发症观察：内出血、感染、血肿<br>□ 切口护理：按时换药，监测体温，观察血运，密切关注肿胀程度<br>□ 石膏护理，加压包扎观察护理<br>□ 心理护理 | □ 功能锻炼：患肢不可过早负荷过重<br>□ 瘢痕护理：告知拆线时间，预防瘢痕的意义及方法<br>□ 告知随诊的意义<br>□ 告知出院流程 |
| 病情变异记录 | □ 无 □ 有，原因：<br>1.<br>2. | □ 无 □ 有，原因：<br>1.<br>2. | □ 无 □ 有，原因：<br>1.<br>2. |
| 特殊医嘱 | | | |
| 护士签名 | | | |
| 医师签名 | | | |

# 第八章

# 单侧掌腱膜挛缩症临床路径释义

**【医疗质量控制指标】**

指标一、患者的症状严重程度。

指标二、挛缩状态轻微的患者结节是否疼痛。

指标三、经过正规的保守治疗。

指标四、诊断精准。

指标五、是否合并有其他诸如糖尿病、酒精中毒等相关疾患。

指标六、患者的知情同意充分理解。

指标七、术后病理是否符合术前的临床诊断。

## 一、单侧掌腱膜挛缩症编码

1. 原编码

疾病名称及编码：单侧掌腱膜挛缩症（ICD-10：M67.101）

手术操作名称及编码：掌腱膜部分切除术（ICD-9-CM-3：83.4201）

2. 修改编码

疾病名称及编码：单侧掌腱膜挛缩症（ICD-10：M72.001）

手术操作名称及编码：掌腱膜部分切除术（ICD-9-CM-3：83.9104）

## 二、临床路径检索方法

M67.101 伴 83.9104

## 三、国家医疗保障疾病诊断相关分组（CHS-DRG）

MDCI　肌肉、骨骼疾病及功能障碍

IZ2　骨骼、肌肉、肌腱、结缔组织的其他疾患

## 四、单侧掌腱膜挛缩症临床路径标准住院流程

### （一）适用对象

第一诊断为单侧掌腱膜挛缩症（ICD-10：M67.101），行掌腱膜部分切除术（ICD-9-CM-3：83.4201）。

**释义**

■ 适用对象编码参见第一部分。

■ 本路径适用对象为临床诊断为掌腱膜挛缩症的患者。

### （二）诊断依据

根据《临床诊疗指南·骨科分册》（中华医学会编著，人民卫生出版社，2009年），《外科学（下册）》（8年制和7年制临床医学专用教材，赵玉沛、陈孝平主编，人民卫生出版社，

2015年)。

1. 病史：无明确外伤史。

2. 体征：手掌部皮下结节或索条，掌指关节、指间关节发生屈曲挛缩，被动不能伸直。

**释义**

■ 本路径的制订主要参考国内权威参考书籍和诊疗指南。

■ 病史、临床体征和辅助检查是诊断掌腱膜挛缩症的初步依据，多数患者的早期表现为远侧掌横纹处可触及的硬结节，此结节可以伴有疼痛。结节可以逐渐增大，形成病理性的条索，并向远端和近端逐渐扩展。这些条索会增粗或变短时就引起关节的屈曲挛缩。一般是环指、小指居多，但其他指也可以累及。临床可以做超声检查，有助于皮下结节的判断。

### (三) 进入路径标准

1. 第一诊断必须符合ICD-10：M67.101单侧掌腱膜挛缩症疾病编码。

2. 如患有其他疾病，但住院期间不需要特殊处理，也不影响第一诊断的临床路径流程实施时，可以进入路径。

**释义**

■ 诊断为掌腱膜挛缩症的患者或虽有其他基础疾病，但住院期间不需要特殊处理，也不影响路径实施的患者可以进入路径，但有基础病的患者可能有费用增加的可能。

### (四) 标准住院日7~15天

**释义**

■ 临床上诊断为掌腱膜挛缩症的患者入院后，手术前的各项准备3~4天，包括详细的术前体检以明确手术是否能改善患者的屈曲状态和功能，总住院时间不超过10天符合本路径要求。

### (五) 住院期间的检查项目

1. 必需的检查项目

(1) 血常规、尿常规。

(2) 肝功能、肾功能、血电解质、血糖。

(3) 凝血功能。

(4) 感染性疾病筛查（乙型肝炎、丙型肝炎、梅毒、艾滋病等）。

(5) X线胸片、心电图。

(6) 手正斜位片。

2. 根据患者病情进行的检查项目

（1）肺功能、超声心动图（老年人或既往有相关病史者）。
（2）对于合并糖尿病的请相关科室调整血糖。
（3）有相关疾病者必要时请相应科室会诊。

**释义**

■ 血常规、尿常规是最基本的两大常规检查，进入路径的患者均需完成。肝功能、肾功能、电解质、血糖、凝血功能、心电图、X线胸片可评估有无基础疾病，是否影响住院时间、费用及其治疗预后；感染性疾病筛查（乙型肝炎、丙型肝炎、艾滋病、梅毒等）有助于预防交叉感染；腕关节X线片、必要时行超声检查有助于与其他疾病的鉴别。

■ 有基础病的患者需要术前和相关科室会诊协助解决。

**（六）治疗方案的选择**

掌腱膜部分切除术。

**释义**

■ 本病确诊后需要根据患者的症状进行综合治疗，包括保守治疗和手术治疗。

■ 保守治疗包括患者主动和被动的手部伸直训练，也可以佩戴动力牵引支具。

■ 手术治疗适用于临床和影像学诊断明确，功能有影响，或伴有疼痛，且上述治疗无效的患者，手术的目的是切除挛缩的掌腱膜，改善外形和功能，手术方式是掌腱膜的部分切除，必要时可以植皮。

**（七）预防性抗菌药物选择与使用时机**

术前半小时及术后24小时预防应用抗菌药物。

**释义**

■ 掌腱膜切除后，患者容易形成血肿和皮肤坏死的可能，因此需要在术前30分钟和术后24小时预防性使用抗菌药物，以防止术后感染的发生，具体要按照《抗菌药物临床应用指导原则（2015年版）》（国卫办医发〔2015〕43号）执行。

**（八）手术日**

为入院第3~5天。

**释义**

■ 掌腱膜挛缩症患者一般采用臂丛阻滞麻醉，平卧位即可，如果麻醉效果不理想，也可以采用全身麻醉的方式手术。

■ 手术需要切除挛缩的索条，严重挛缩的患者需要松解关节或植皮。

■ 术中需要放置引流条或引流管。

### （九）术后恢复4~11天

**释义**

■ 手术后第2天换药，根据渗出情况拔除引流物。

■ 如果没有皮肤坏死、术中也没有植皮，患者换药后就可以逐渐进行小幅度的手指屈伸活动。

### （十）出院标准

1. 体温正常，常规化验指标无明显异常。
2. 伤口愈合良好：伤口无感染征象（或可在门诊处理的伤口情况），无皮肤坏死。
3. 没有需要住院处理的并发症和/或合并症。

**释义**

■ 患者出院前应完成所有必需检查项目，并观察临床症状是否减轻或消失，排除仍然需要住院处理的并发症和/或合并症。

### （十一）变异及原因分析

1. 围手术期并发症：伤口感染、皮下血肿等造成住院日延长和费用增加。
2. 内科合并症：老年患者常合并基础疾病，如脑血管或心血管病、糖尿病、血栓等，手术可能导致这些疾病加重而需要进一步治疗，从而延长治疗时间，并增加住院费用。

**释义**

■ 在治疗期间如发现有其他严重基础疾病，需调整药物治疗或继续其他基础疾病的治疗，则中止本路径。

■ 认可的变异原因主要是指患者入选路径后，在检查及治疗过程中发现患者合并存在事前未预知的、对本路径治疗可能产生影响的情况，需要中止执行路径或延长治疗时间、增加治疗费用。医师需在表单中明确说明。

■ 因患者方面的主观原因导致执行路径出现变异，需医师在表单中予以说明。

## 五、单侧掌腱膜挛缩证临床路径给药方案

1. 术前用药

【用药选择】如果有特殊疾病的患者，比如高血压需要按时服用相关药物，糖尿病需根据空腹血糖情况决定用药。本病在术前30分钟预防性使用抗菌药物，以防止术后感染的发生，具体参照《抗菌药物临床应用指导原则（2015年版）》（国卫办医发〔2015〕43号）执行。

【药学提示】选用的药物需要注意患者的药物过敏情况以及是否有心、肝、肾等维持生命器官的药物禁忌。

2. 术中用药

【用药选择】术中用药需要由麻醉师主导。

【药学提示】选用的药物需要注意患者的药物过敏情况以及是否有心、肝、肾等维持生命器官的药物禁忌。

3. 术后用药

【用药选择】如果有特殊疾病的患者，比如高血压需要按时服用相关药物。术后2~3天继续预防性使用抗菌药物，以防止感染的发生，具体参照《抗菌药物临床应用指导原则（2015年版）》（国卫办医发〔2015〕43号）执行。手术后根据手术实施方案决定患者术后的活动情况，拆线后患者需要逐步康复训练，可以配合活血化瘀的中草药泡洗以促进消肿和止疼，帮助患者尽快回归社会。

【药学提示】选用的药物需要注意患者的药物过敏情况以及是否有心、肝、肾等维持生命器官的药物禁忌。

## 六、单侧掌腱膜挛缩证患者护理规范

手术后由于患者对于疾病的预后仍处于懵懂状态，再加上对于疼痛的恐惧，需要护理的要点包括以下一些具体内容，护理查体、病情观察、患肢感觉运动及肢端血供情况的观察、石膏固定的松解情况、需要时填写跌倒及压疮防范表、需要时请家属陪伴、告知辅助检查的注意事项、心理护理、生命体征的监测与处理、引流量的观察、疼痛的处理等。

## 七、单侧掌腱膜挛缩证患者营养治疗规范

本类患者手术大多出血不多，且大多为臂丛麻醉，术后即可以进食易消化、营养丰富的流质饮食。术后第二天就可以按照自己的喜好进食，以富含维生素、纤维及蛋白质的易消化饮食为主。需要下肢取皮的患者会采用联合麻醉，术后需要等患者完全清醒后进食有营养的流质饮食，后期改为营养丰富的富含维生素、蛋白质及膳食纤维等易消化的食物即可。

## 八、单侧掌腱膜挛缩证患者健康宣教

向患者交代出院后的注意事项，如返院换药、拆线复诊的时间、地点，发生紧急情况时的处理；交代功能锻炼的方式和时间频次。此外，有些患者由于术前严重的挛缩，需要术后继续佩戴牵拉护具并持续康复，直至手指完全伸直为止。

## 九、推荐表单

### （一）医师表单

**单侧掌腱膜挛缩症临床路径医师表单**

适用对象：第一诊断为单侧掌腱膜挛缩症（ICD-10：M72.001）
行掌腱膜部分切除术（ICD-9-CM-3：83.9104）

| 患者姓名： | 性别：　　年龄：　　门诊号： | 住院号： |
|---|---|---|
| 住院日期：　　年　月　日 | 出院日期：　　年　月　日 | 标准住院日：7~15天 |

| 时间 | 住院第1天 | 住院第2天 | 住院第3天<br>（术前日） |
|---|---|---|---|
| 主要诊疗工作 | □ 询问病史及体格检查<br>□ 完成病历书写<br>□ 开化验单及相关检查<br>□ 上级医师查房 | □ 根据病史、体检、平片、电生理等行术前讨论，确定手术方案决定麻醉方式<br>□ 根据化验及相关检查结果对患者的手术风险进行评估，必要者请相关科室会诊<br>□ 完成必要的相关科室会诊 | □ 完成术前准备与术前评估<br>□ 完成术前小结、上级医师查房记录等病历书写<br>□ 签署手术知情同意书、自费用品协议书<br>□ 向患者及家属交代病情及围手术期的注意事项 |
| 重点医嘱 | **长期医嘱：**<br>□ 手外科护理常规<br>□ 二级护理<br>□ 饮食<br>□ 患者既往基础用药<br>**临时医嘱：**<br>□ 血常规、血型、尿常规<br>□ 凝血功能<br>□ 肝功能、肾功能、电解质、血糖<br>□ 感染性疾病筛查<br>□ X线胸片、心电图<br>□ 肌电图<br>□ 腕部X线片或CT、颈椎X线片或磁共振检查（根据病情需要决定）<br>□ 请相关科室会诊（根据情况） | **长期医嘱：**<br>□ 二级护理<br>□ 饮食<br>**临时医嘱：**<br>□ 请相关科室会诊（根据情况） | **长期医嘱：**<br>□ 二级护理<br>□ 饮食<br>**临时医嘱：**<br>□ 术前医嘱：常规准备明日在局部麻醉、臂丛麻醉或全身麻醉下行开放性掌腱膜切除术<br>□ 术前禁食、禁水 |
| 病情变异记录 | □ 无　□ 有，原因：<br>1.<br>2. | □ 无　□ 有，原因：<br>1.<br>2. | □ 无　□ 有，原因：<br>1.<br>2. |
| 医师签名 | | | |

| 时间 | 住院第 4 天<br>（手术日） | 住院第 5 天<br>（术后第 1 天） | 住院第 6 天<br>（术后第 2 天） |
|---|---|---|---|
| 主要诊疗工作 | □ 手术<br>□ 术者完成手术记录<br>□ 住院医师完成术后病程记录<br>□ 上级医师查房<br>□ 注意患肢肿胀程度、运动及感觉情况<br>□ 向患者及家属交代手术过程概况及术后注意事项<br>□ 如有，注意观察外固定的松紧度等情况 | □ 上级医师查房，注意病情变化<br>□ 完成常规病历书写<br>□ 注意引流量，根据引流情况明确是否拔除引流管<br>□ 注意患肢肿胀程度、运动及感觉情况<br>□ 如有，注意观察外固定的松紧度等情况 | □ 上级医师查房，注意病情变化<br>□ 完成常规病历书写<br>□ 注意引流量，根据引流情况明确是否拔除引流管<br>□ 注意观察体温，注意神经功能变化<br>□ 注意患肢肿胀程度、运动及感觉情况<br>□ 如有，注意观察外固定的松紧度等情况 |
| 重点医嘱 | **长期医嘱：**<br>□ 全身麻醉/臂丛麻醉+强化后护理常规<br>□ 术后护理常规<br>□ 特殊疾病护理/一级护理<br>□ 术后 6 小时普通饮食、糖尿病饮食、低盐低脂饮食<br>**临时医嘱：**<br>□ 心电血压监测、吸氧<br>□ 补液（根据病情）<br>□ 镇痛 | **长期医嘱：**<br>□ 术后护理常规<br>□ 饮食<br>□ 一级护理<br>□ 脱水（根据情况）<br>□ 激素<br>□ 镇痛药<br>□ 理疗<br>□ 雾化吸入（根据情况）<br>□ 抗凝治疗（根据情况）<br>**临时医嘱：**<br>□ 换药<br>□ 镇痛<br>□ 补液 | **长期医嘱：**<br>□ 饮食<br>□ 一级护理<br>□ 理疗<br>□ 拔除引流（根据情况）<br>□ 拔除引流管后可行电刺激<br>**临时医嘱：**<br>□ 换药（根据情况）<br>□ 补液（根据情况） |
| 病情变异记录 | □ 无 □ 有，原因：<br>1.<br>2. | □ 无 □ 有，原因：<br>1.<br>2. | □ 无 □ 有，原因：<br>1.<br>2. |
| 医师签名 | | | |

| 时间 | 住院第7天<br>（术后第3天） | 住院第8天<br>（术后第4天） | 住院第9天<br>（出院日） |
|---|---|---|---|
| 主要诊疗工作 | □ 上级医师查房，注意病情变化<br>□ 完成常规病历书写<br>□ 注意引流量，根据引流情况明确是否拔除引流管<br>□ 注意观察体温，注意神经功能变化<br>□ 注意患肢肿胀程度、运动及感觉情况<br>□ 如有注意观察外固定的松紧度等情况 | □ 上级医师查房，进行手术及伤口评估，确定有无手术并发症和切口愈合不良情况，明确能否出院<br>□ 完成出院记录、病案首页、出院诊断书、病程记录等<br>□ 向患者交代出院后的注意事项，如返院复诊的时间、地点，发生紧急情况时的处理等 | □ 患者办理出院手续，出院 |
| 重点医嘱 | **长期医嘱：**<br>□ 手外科术后护理常规<br>□ 二级护理<br>□ 饮食<br>□ 神经营养药物<br>□ 脱水（根据情况）<br>□ 镇痛药物<br>□ 理疗<br>**临时医嘱：**<br>□ 换药<br>□ 补液 | **出院医嘱：**<br>□ 嘱____日拆线换药（根据出院时间决定）<br>□ 1个月后门诊复诊<br>□ 如有不适，随时来诊 | |
| 病情变异记录 | □ 无 □ 有，原因：<br>1.<br>2. | □ 无 □ 有，原因：<br>1.<br>2. | □ 无 □ 有，原因：<br>1.<br>2. |
| 医师签名 | | | |

## （二）护士表单

### 单侧掌腱膜挛缩症临床路径护士表单

适用对象：第一诊断为单侧掌腱膜挛缩症（ICD-10：M72.001）
行掌腱膜部分切除术（ICD-9-CM-3：83.9104）

| | | |
|---|---|---|
| 患者姓名： | 性别： 年龄： 门诊号： | 住院号： |
| 住院日期： 年 月 日 | 出院日期： 年 月 日 | 标准住院日：7~15 天 |

| 时间 | 住院第 1 天 | 住院第 2 天 | 住院第 3 天<br>（术前日） |
|---|---|---|---|
| 健康宣教 | □ 介绍病区环境、设施<br>□ 介绍患者主管医师和责任护士<br>□ 入院常规宣教<br>□ 患肢感觉功能评估<br>□ 告知辅助检查的注意事项 | □ 告知相关检查注意事项<br>□ 患肢活动度评定 | □ 术前宣教 |
| 护理处置 | □ 核对患者，佩戴腕带<br>□ 建立入院护理病历<br>□ 协助患者留取各种标本<br>□ 测量体重 | □ 药物过敏史<br>□ 既往病史 | □ 术前常规准备（腕带、对接单）<br>□ 术区备皮 |
| 基础护理 | □ 护理等级评定<br>□ 晨晚间护理<br>□ 入院宣教 | □ 二级护理<br>□ 晨晚间护理<br>□ 巡视病房 | □ 二级护理<br>□ 晨晚间护理<br>□ 巡视病房 |
| 专科护理 | □ 护理查体<br>□ 病情观察<br>□ 患肢活动情况<br>□ 需要时填写跌倒及压疮防范表<br>□ 需要时请家属陪伴<br>□ 告知辅助检查的注意事项<br>□ 心理护理 | □ 病情观察<br>□ 患肢活动情况<br>□ 遵医嘱完成相关检查<br>□ 心理护理 | □ 病情观察<br>□ 患肢活动情况<br>□ 因势利导，提供心理护理 |
| 重点医嘱 | □ 详见医嘱执行单 | □ 详见医嘱执行单 | □ 详见医嘱执行单 |
| 病情变异记录 | □ 无 □ 有，原因：<br>1.<br>2. | □ 无 □ 有，原因：<br>1.<br>2. | □ 无 □ 有，原因：<br>1.<br>2. |
| 护士签名 | | | |

| 时间 | 住院第4天<br>(手术日) | 住院第5天<br>(术后第1天) | 住院第6天<br>(术后第2天) |
|---|---|---|---|
| 健康宣教 | □ 术后宣教<br>□ 饮食、活动指导 | □ 饮食指导，如禁烟酒，忌生冷辛辣刺激性食物<br>□ 用药护理：宣教促神经生长药物使用意义 | □ 饮食指导，如禁烟酒，忌生冷辛辣刺激性食物<br>□ 用药护理：宣教促神经生长药物使用意义 |
| 护理处置 | □ 局部麻醉/臂丛麻醉/全身麻醉术后护理常规<br>□ 术后护理常规<br>□ 特殊疾病护理或一级护理<br>□ 术后6小时普通饮食、糖尿病饮食、低盐低脂饮食<br>□ 心电监测、吸氧 | □ 术后护理常规<br>□ 记录引流液性质、颜色、量 | □ 术后护理常规 |
| 基础护理 | □ 特殊疾病护理/一级护理<br>□ 晨晚间护理<br>□ 巡视病房 | □ 一级护理<br>□ 晨晚间护理<br>□ 巡视病房 | □ 一级护理<br>□ 晨晚间护理<br>□ 巡视病房 |
| 专科护理 | □ 加压包扎观察：观察患肢血运情况，尤其注意毛细血管反流<br>□ 切口观察：引流液量、性状、颜色观察。切口周边皮肤观察，是否有血肿 | □ 体温观察<br>□ 管路护理：做好留置针、引流管及尿管护理<br>□ 心理护理<br>□ 疼痛护理 | □ 体温观察<br>□ 管路护理：做好留置针、引流管及尿管护理<br>□ 心理护理<br>□ 疼痛护理 |
| 重点医嘱 | □ 详见医嘱执行单 | □ 详见医嘱执行单 | □ 详见医嘱执行单 |
| 病情变异记录 | □ 无 □ 有，原因：<br>1.<br>2. | □ 无 □ 有，原因：<br>1.<br>2. | □ 无 □ 有，原因：<br>1.<br>2. |
| 护士签名 | | | |

| 时间 | 住院第 7 天<br>（术后第 3 天） | 住院第 8 天<br>（术后第 4 天） | 住院第 9 日<br>（术后第 5 天） |
|---|---|---|---|
| 健康宣教 | □ 饮食指导，如禁烟酒，忌生冷辛辣刺激性食物<br>□ 用药护理：宣教促神经生长药物使用意义 | □ 饮食指导，如禁烟酒，忌生冷辛辣刺激性食物<br>□ 用药护理：宣教促神经生长药物使用意义<br>□ 告知门诊复查时间 | □ 出院宣教<br>□ 告知随诊意义<br>□ 告知出院流程 |
| 护理处置 | □ 术后护理常规 | □ 术后护理常规 | □ 术后护理常规<br>□ 办理出院手续 |
| 基础护理 | □ 二级护理<br>□ 晨晚间护理<br>□ 巡视病房 | □ 一级护理<br>□ 晨晚间护理<br>□ 巡视病房 | □ 二级护理<br>□ 晨晚间护理<br>□ 巡视病房 |
| 专科护理 | □ 体温观察<br>□ 管路护理：做好留置针、引流管及尿管护理<br>□ 心理护理<br>□ 疼痛护理 | □ 体温观察<br>□ 管路护理：做好留置针、引流管及尿管护理<br>□ 心理护理<br>□ 疼痛护理 | □ 功能锻炼：讲解术后功能锻炼的重要性，指导患者遵医嘱循序渐进地正确地进行功能锻炼<br>□ 瘢痕护理：告知预防及粘连的意义及方法 |
| 重点医嘱 | □ 详见医嘱执行单 | □ 详见医嘱执行单 | □ 详见医嘱执行单 |
| 病情变异记录 | □ 无　□ 有，原因：<br>1.<br>2. | □ 无　□ 有，原因：<br>1.<br>2. | □ 无　□ 有，原因：<br>1.<br>2. |
| 护士签名 | | | |

## （三）患者表单

### 单侧掌腱膜挛缩症临床路径患者表单

适用对象：第一诊断为单侧掌腱膜挛缩症（ICD-10：M72.001）
行掌腱膜部分切除术（ICD-9-CM-3：83.9104）

| | | |
|---|---|---|
| **患者姓名：** | **性别：　年龄：　门诊号：** | **住院号：** |
| **住院日期：**　年　月　日 | **出院日期：**　年　月　日 | **标准住院日：**7~15 天 |

| 时间 | 入院 | 术前 | 手术日 |
|---|---|---|---|
| 医患配合 | □ 配合询问病史、收集资料，请务必详细告知既往史、用药史、过敏史<br>□ 配合进行体格检查<br>□ 有任何不适请告知医师 | □ 配合完善相关检查、化验，如采血、留尿、心电图、X线胸片<br>□ 医师与患者及家属介绍病情及术前检查及术前谈话 | □ 配合医师摆好手术体位<br>□ 配合完成手术 |
| 护患配合 | □ 配合测量体温、脉搏、呼吸3次，血压、体重1次<br>□ 配合完成入院护理评估（简单询问病史、过敏史、用药史）<br>□ 接受入院宣教（环境介绍、病室规定、订餐制度、贵重物品保管等）<br>□ 配合执行探视和陪伴制度<br>□ 有任何不适请告知护士 | □ 配合测量体温、脉搏、呼吸3次，询问大便次数1次<br>□ 接受术前宣教 | □ 配合测量体温、脉搏、呼吸3次，询问大便次数1次<br>□ 送手术室前，协助完成核对，带齐影像资料及用药<br>□ 返回病房后，配合接受生命体征的监测<br>□ 配合检查意识（全身麻醉者）<br>□ 配合缓解疼痛<br>□ 接受术后宣教<br>□ 有任何不适请告知护士 |
| 饮食 | □ 遵医嘱饮食 | □ 遵医嘱饮食 | □ 术前6~8小时禁食、禁水<br>□ 术后，遵医嘱饮食 |
| 排泄 | □ 正常排尿便 | □ 正常排尿便 | □ 正常排尿便 |
| 活动 | □ 正常活动 | □ 正常活动 | □ 正常活动 |

| 时间 | 术后 | 出院日 |
| --- | --- | --- |
| 医患配合 | □ 接受药物指导<br>□ 接受功能锻炼指导 | □ 接受出院前指导<br>□ 知道复查程序<br>□ 获取出院诊断书 |
| 护患配合 | □ 配合定时监测生命体征，每日询问大便次数<br>□ 配合体位指导<br>□ 配合饮食指导<br>□ 配合用药指导<br>□ 接受输液、服药等治疗<br>□ 接受进食、进水、排便等生活护理<br>□ 配合活动，预防皮肤压力伤<br>□ 注意活动安全，避免坠床或跌倒<br>□ 配合执行探视及陪伴 | □ 接受出院宣教<br>□ 办理出院手续<br>□ 知道复印病历程序 |
| 饮食 | □ 遵医嘱饮食 | □ 遵医嘱饮食 |
| 排泄 | □ 正常排尿便 | □ 正常排尿便 |
| 活动 | □ 正常适度活动，避免疲劳 | □ 正常适度活动，避免疲劳 |

## 附：原表单（2016年版）

### 单侧掌腱膜挛缩症临床路径表单

适用对象：第一诊断为单侧掌腱膜挛缩症（ICD-10：M67.101）
行掌腱膜部分切除术（ICD-9-CM-3：83.4201）

| 患者姓名： | 性别：　　年龄：　　门诊号： | 住院号： |
|---|---|---|
| 住院日期：　　年　月　日 | 出院日期：　　年　月　日 | 标准住院日：7~15天 |

| 时间 | | 住院第1~3天 | | 住院第2~4天<br>（手术日） |
|---|---|---|---|---|
| 主要诊疗工作 | | □ 询问病史、体格检查、基本诊断<br>□ 完成入院记录、首次病程记录<br>□ 上级医师查房，必要时全科会诊，制订手术方案<br>□ 完成术前三级医师查房及术前小结<br>□ 向患者及家属交代病情，签署"手术知情同意书"<br>□ 完善术前各项检查，术前准备<br>□ 麻醉师查看患者，签署"麻醉知情同意书" | | □ 完成手术<br>□ 完成手术记录、术后记录及术后上级医师查房记录<br>□ 向患者家属交代手术情况及术后注意事项<br>□ 全身麻醉患者术后送入ICU病房，苏醒后返回病房<br>□ 麻醉师术后随访 |
| 重点医嘱 | 护理级别 | □ 长期医嘱，一级护理，持续性<br>□ 长期医嘱，二级护理，持续性<br>□ 长期医嘱，三级护理，持续性 | 护理级别 | □ 长期医嘱，一级护理，持续性<br>□ 长期医嘱，二级护理，持续性<br>□ 长期医嘱，三级护理，持续性 |
| | 膳食选择 | □ 长期医嘱，普通饮食，持续性<br>□ 长期医嘱，母乳喂养，持续性<br>□ 长期医嘱，糖尿病饮食，持续性<br>□ 长期医嘱，低盐低脂糖尿病饮食，持续性<br>□ 长期医嘱，流质饮食，持续性<br>□ 长期医嘱，半流质饮食，持续性 | 膳食选择 | □ 长期医嘱，普通饮食，持续性<br>□ 长期医嘱，母乳喂养，持续性<br>□ 长期医嘱，糖尿病饮食，持续性<br>□ 长期医嘱，低盐低脂糖尿病饮食，持续性<br>□ 长期医嘱，流质饮食，持续性<br>□ 长期医嘱，半流质饮食，持续性 |
| | 术前检验 | □ 临时医嘱，急检血细胞分析+超敏C反应，共1次，一次性<br>□ 临时医嘱，血凝分析（急检），共1次，一次性<br>□ 临时医嘱，急检传染病抗体检测，共1次，一次性<br>□ 临时医嘱，急检血糖，共1次，一次性 | 手术申请医嘱 | □ 临时医嘱，手术申请，共1次，一次性<br>□ 临时医嘱，拟明日在全身麻醉下行舟骨骨折切开复位内固定术<br>□ 临时医嘱，拟明日在臂丛麻醉下行畸形矫正术<br>□ 临时医嘱，术晨禁食、禁水<br>□ 临时医嘱，术区备皮<br>□ 临时医嘱，地西泮注射液（2ml：10mg×10支），每次2ml，共1支，一次性<br>□ 临时医嘱，地西泮注射液（2ml：10mg×10支），每次1支，一次性<br>□ 临时医嘱，硫酸阿托品注射液（1ml：0.5mg），每次1ml，共1支，一次性<br>□ 临时医嘱，硫酸阿托品注射液（1ml：0.5mg），每次0.3ml，共1支，一次性<br>□ 临时医嘱，导尿（进口），共1次，一次性 |

续　表

<table>
<tr><th>时间</th><th colspan="2">住院第 1~3 天</th><th colspan="2">住院第 2~4 天<br>（手术日）</th></tr>
<tr><td rowspan="4">重点医嘱</td><td>术前常规检查</td><td>□ 临时医嘱，血细胞分析（五分类），共 1 次，一次性<br>□ 临时医嘱，血凝分析，共 1 次，一次性<br>□ 临时医嘱，传染病综合抗体，共 1 次，一次性<br>□ 临时医嘱，尿常规分析，共 1 次，一次性<br>□ 临时医嘱，肝肾糖脂组合，共 1 次，一次性</td><td>抗生素试敏</td><td>□ 临时医嘱，头孢替唑钠皮试，共 1 次，一次性<br>□ 临时医嘱，青霉素钠皮试，共 1 次，一次性<br>□ 临时医嘱，磺苄西林钠皮试，共 1 次，一次性</td></tr>
<tr><td>电诊检查</td><td>□ 临时医嘱，常规心电图检查（电），共 1 次，一次性<br>□ 临时医嘱，床头常规心电图检查，共 1 次，一次性</td><td>术后医嘱</td><td>□ 长期医嘱，术后医嘱，持续性</td></tr>
<tr><td>影像学检查</td><td>□ 临时医嘱，上肢摄影（门诊），共 1 次，一次性<br>□ 临时医嘱，上肢摄影（门诊），共 1 次，一次性<br>□ 临时医嘱，下肢摄影（门诊），共 1 次，一次性<br>□ 临时医嘱，下肢摄影（门诊），共 1 次，一次性<br>□ 临时医嘱，胸腹部摄影（门诊），共 1 次，一次性<br>□ 临时医嘱，上肢摄影（门诊），共 1 次，一次性<br>□ 临时医嘱，上肢摄影（门诊），共 1 次，一次性<br>□ 临时医嘱，上肢 CT（门诊楼），共 1 次，一次性<br>□ 临时医嘱，上肢 CT（门诊楼），共 1 次，一次性</td><td>术后护理等级</td><td>□ 长期医嘱，一级护理，持续性<br>□ 长期医嘱，二级护理，持续性<br>□ 长期医嘱，三级护理，持续性</td></tr>
<tr><td>手术申请医嘱</td><td>□ 临时医嘱，手术申请，共 1 次，一次性<br>□ 临时医嘱，拟明日在全身麻醉下行舟骨骨折切开复位内固定术<br>□ 临时医嘱，拟明日在臂丛麻醉下行舟骨骨折切开复位内固定术<br>□ 临时医嘱，拟急诊在臂丛麻醉下行舟骨骨折切开复位内固定术<br>□ 临时医嘱，拟急诊在局部麻醉下行舟骨骨折切开复位内固定术<br>□ 临时医嘱，拟明日在局部麻醉下行掌骨骨折切开复位内固定术<br>□ 临时医嘱，术晨禁食、禁水<br>□ 临时医嘱，术区备皮<br>□ 临时医嘱，地西泮注射液（2ml：10mg×10 支），每次 2ml，共 1 支，一次性<br>□ 临时医嘱，地西泮注射液（2ml：10mg×10 支），每次 0.5ml，共 1 支，一次性<br>□ 临时医嘱，硫酸阿托品注射液（1ml：0.5mg），每次 1ml，共 1 支，一次性<br>□ 临时医嘱，硫酸阿托品注射液（1ml：0.5mg），每次 0.3ml，共 1 支，一次性<br>□ 临时医嘱，导尿（进口），共 1 次，一次性</td><td>术后膳食选择</td><td>□ 长期医嘱，普通饮食，持续性<br>□ 长期医嘱，禁食、禁水，持续性<br>□ 长期医嘱，母乳喂养，持续性<br>□ 长期医嘱，流质饮食，持续性<br>□ 长期医嘱，半流质饮食，持续性<br>□ 长期医嘱，糖尿病饮食，持续性<br>□ 长期医嘱，低盐低脂糖尿病饮食，持续性</td></tr>
</table>

续 表

| 时间 | | 住院第1~3天 | | 住院第2~4天<br>（手术日） |
|---|---|---|---|---|
| 重点医嘱 | 抗生素试敏 | □ 临时医嘱，头孢替唑钠皮试，共1次，一次性<br>□ 临时医嘱，青霉素钠皮试，共1次，一次性<br>□ 临时医嘱，磺苄西林钠皮试，共1次，一次性 | 术后复查 | □ 临时医嘱，5%葡萄糖注射液（100ml：5g），每次100ml，共3袋，每天上午1次<br>□ 临时医嘱，注射用门冬氨酸阿奇霉素（0.25g），每次0.5g，共6瓶，每天上午1次<br>□ 临时医嘱，0.9%氯化钠注射液（250ml：2.25克/袋），每次250ml，共22袋，每天2次<br>□ 临时医嘱，注射用青霉素钠（160万单位），每次800万IU，共10支，每天2次<br>□ 临时医嘱，0.9%氯化钠注射液（250ml：2.25克/袋），每次250ml，共22袋，每天2次<br>□ 临时医嘱，注射用青霉素钠（160万U），每次800万IU，共10支，每天2次<br>□ 临时医嘱，0.9%氯化钠注射液（250ml：2.25g），每次250ml，共2袋，每天2次<br>□ 临时医嘱，注射用头孢替唑钠（0.5g），每次2g，共8支，每天2次<br>□ 临时医嘱，0.9%氯化钠注射液（250ml：2.25克/袋），每次250ml，共4袋，每天2次<br>□ 临时医嘱，注射用磺苄西林钠（1克/支），每次2g，共8支，每天2次<br>□ 临时医嘱，0.9%氯化钠注射液（250ml：2.25克/袋），每次250ml，共2袋，每天上午1次<br>□ 临时医嘱，克林霉素磷酸酯注射液（10ml：0.9g），每次1.8g，共4支，每天上午1次 |
| | 术前预防用药 | □ 临时医嘱，0.9%氯化钠注射液（250ml：2.25克/袋），每次250ml，共2袋，每天2次<br>□ 临时医嘱，注射用磺苄西林钠（1克/支），每次2g，共4支，每天2次<br>□ 临时医嘱，0.9%氯化钠注射液（250ml：2.25克/袋），每次250ml，共2袋，一次性<br>□ 临时医嘱，注射用头孢替唑钠（0.5g），每次2g，共8支，一次性<br>□ 临时医嘱，0.9%氯化钠注射液（250ml：2.25克/袋），每次250ml，共1袋，一次性<br>□ 临时医嘱，克林霉素磷酸酯注射液（10ml：0.9g），每次1.8g，共2支，一次性 | 术后消肿 | □ 长期医嘱，参芎葡萄糖注射液（100毫升/瓶），每次100ml，每天2次<br>□ 长期医嘱，5%葡萄糖注射液（250ml：12.5g），每次250ml，每天1次<br>□ 长期医嘱，大株红景天注射液（5毫升/支），每次10ml，每天1次<br>□ 长期医嘱，0.9%氯化钠注射液（250ml：2.25克/袋），每次250ml，每天1次<br>□ 长期医嘱，大株红景天注射液（5毫升/支），每次10ml，每天1次 |

续　表

| 时间 | 住院第 1~3 天 | 住院第 2~4 天<br>（手术日） |
| --- | --- | --- |
| 主要护理工作 | □ 护士接诊，监测生命体征、建立入院病理<br>□ 进行入院宣教，向患者本人及家属交代临床路径，并交代相关注意事项<br>□ 完成术前各项常规检查<br>□ 做术前准备 | □ 术前生命体征监测<br>□ 佩戴腕带，看护患者由手术室护理人员接入手术室<br>□ 患者安返病房后接患者，监测生命体征<br>□ 术后心理和生活护理 |
| 病情变异记录 | □ 无　□ 有，原因：<br>1.<br>2. | □ 无　□ 有，原因：<br>1.<br>2. |
| 护士签名 | | |
| 医师签名 | | |

| 时间 | | 住院第3~7天 | | 住院第6~15天 |
| --- | --- | --- | --- | --- |
| 主要诊疗工作 | | □ 上级医师查房并做手术效果及术后恢复情况评估<br>□ 完成术后各级医师查房记录及术后病程记录<br>□ 完成术后每日换药工作<br>□ 观察有无术后及麻醉后并发症 | | □ 上级医师查房，并观察手术切口愈合情况及有无并发症<br>□ 完成术后各级医师查房记录及病程记录<br>□ 完成每日换药工作 |
| 重点医嘱 | 术后护理等级 | □ 长期医嘱，一级护理，持续性<br>□ 长期医嘱，二级护理，持续性<br>□ 长期医嘱，三级护理，持续性 | 术后等级护理 | □ 长期医嘱，一级护理，持续性<br>□ 长期医嘱，二级护理，持续性<br>□ 长期医嘱，三级护理，持续性 |
| | 术后膳食选择 | □ 长期医嘱，普通饮食，持续性<br>□ 长期医嘱，禁食、禁水，持续性<br>□ 长期医嘱，母乳喂养，持续性<br>□ 长期医嘱，流质饮食，持续性<br>□ 长期医嘱，半流质饮食，持续性<br>□ 长期医嘱，糖尿病饮食，持续性<br>□ 长期医嘱，低盐低脂糖尿病饮食，持续性 | 术后膳食选择 | □ 长期医嘱，普通饮食，持续性<br>□ 长期医嘱，母乳喂养，持续性<br>□ 长期医嘱，糖尿病饮食，持续性<br>□ 长期医嘱，低盐低脂糖尿病饮食，持续性<br>□ 长期医嘱，流质饮食，持续性<br>□ 长期医嘱，半流质饮食，持续性 |
| | 术后抗生素应用 | □ 长期医嘱，0.9%氯化钠注射液（100ml：0.9g），每次100ml，每天2次<br>□ 长期医嘱，注射用头孢替唑钠（0.75g），每次0.75g，每天2次<br>□ 长期医嘱，0.9%氯化钠注射液（250ml：2.25g），每次250ml，每天2次<br>□ 长期医嘱，注射用头孢替唑钠（0.75g），每次1.5g，每天2次<br>□ 长期医嘱，5%葡萄糖注射液（100ml：5g），每次100ml，每天上午1次<br>□ 长期医嘱，注射用门冬氨酸阿奇霉素（0.25g），每次0.25g，每天上午1次<br>□ 长期医嘱，5%葡萄糖注射液（250ml：12.5g），每次250ml，每天上午1次<br>□ 长期医嘱，注射用门冬氨酸阿奇霉素（0.25g），每次0.5g，每天上午1次<br>□ 长期医嘱，0.9%氯化钠注射液（100ml：0.9g），每次100ml，每天2次<br>□ 长期医嘱，注射用青霉素钠（160万U），每次320万IU，每天2次<br>□ 长期医嘱，0.9%氯化钠注射液（250ml：2.25g），每次250ml，每天2次<br>□ 长期医嘱，注射用青霉素钠（160万U），每次800万IU，每天2次 | 术后抗生素应用 | □ 长期医嘱，0.9%氯化钠注射液（100ml：0.9g），每次100ml，每天2次<br>□ 长期医嘱，注射用头孢替唑钠（0.75g），每次0.75g，每天2次<br>□ 长期医嘱，0.9%氯化钠注射液（250ml：2.25g），每次250ml，每天2次<br>□ 长期医嘱，注射用头孢替唑钠（0.75g），每次1.5g，每天2次<br>□ 长期医嘱，5%葡萄糖注射液（100ml：5g），每次100ml，每天上午1次<br>□ 长期医嘱，注射用门冬氨酸阿奇霉素（0.25g），每次0.25g，每天上午1次<br>□ 长期医嘱，5%葡萄糖注射液（250ml：12.5g），每次250ml，每天上午1次<br>□ 长期医嘱，注射用门冬氨酸阿奇霉素（0.25g），每次0.5g，每天上午1次<br>□ 长期医嘱，0.9%氯化钠注射液（100ml：0.9g），每次100ml，每天2次<br>□ 长期医嘱，注射用青霉素钠（160万U），每次320万IU，每天2次<br>□ 长期医嘱，0.9%氯化钠注射液（250ml：2.25g），每次250ml，每天2次<br>□ 长期医嘱，注射用青霉素钠（160万U），每次800万IU，每天2次 |

续 表

<table>
<tr><th>时间</th><th colspan="2">住院第 3~7 天</th><th colspan="2">住院第 6~15 天</th></tr>
<tr><td rowspan="2">重点医嘱</td><td>换药</td><td>□ 临时医嘱，特大换药，每次 1 次，共 1 次，一次性<br>□ 临时医嘱，石膏拆除术，共 1 次，一次性</td><td>换药</td><td>□ 临时医嘱，特大换药，每次 1 次，共 1 次，一次性<br>□ 临时医嘱，石膏拆除术，共 1 次，一次性</td></tr>
<tr><td></td><td></td><td>通知出院</td><td>□ 临时医嘱，通知出院，共 1 次，一次性</td></tr>
<tr><td>主要护理工作</td><td colspan="2">□ 护士接诊，监测生命体征、建立入院病理<br>□ 进行入院宣教，向患者本人及家属交代临床路径，并交代相关注意事项<br>□ 完成术前各项常规检查<br>□ 做术前准备</td><td colspan="2">□ 术前生命体征测量<br>□ 佩戴腕带，看护患者由手术室护理人员接入手术室<br>□ 患者安返病房后接患者，监测生命体征<br>□ 术后心理和生活护理</td></tr>
<tr><td>病情变异记录</td><td colspan="2">□ 无 □ 有，原因：<br>1.<br>2.</td><td colspan="2">□ 无 □ 有，原因：<br>1.<br>2.</td></tr>
<tr><td>护士签名</td><td colspan="2"></td><td colspan="2"></td></tr>
<tr><td>医师签名</td><td colspan="2"></td><td colspan="2"></td></tr>
</table>

# 第九章

# 闭合伸肌腱损伤（1区）临床路径释义

【医疗质量控制指标】

指标一、入院时患指肿胀程度、皮肤软组织及神经血管情况的评估及记录。

指标二、制订合理的治疗方案。

指标三、实施术前评估与术前准备。

指标四、手术时机的选择。

指标五、预防性抗菌药物选择与应用时机、时长。

指标六、术后切口愈合情况、患肢肿胀消退及神经血管情况的评估及记录。

指标七、术后康复治疗。

指标八、内科原有疾病治疗。

指标九、围手术期并发症治疗。

指标十、住院期间为患者提供术前、术后健康教育与出院宣教。

指标十一、离院方式。

指标十二、住院天数与住院总费用。

## 一、闭合伸肌腱损伤（1区）编码

1. 原编码

疾病名称及编码：闭合性伸肌腱损伤（1区）（ICD-10：S66.902）

手术操作名称及编码：伸肌腱修复术（ICD-9-CM-3：82.4401）

2. 修改编码

疾病名称及编码：闭合性伸肌腱损伤（1区）（ICD-10：S66.3）

手术操作名称及编码：手部伸肌腱缝合术（ICD-9-CM-3：82.4501）

手肌腱再附着（ICD-9-CM-3：82.5300）

手部肌腱止点重建术（ICD-9-CM-3：82.5301）

## 二、临床路径检索方法

S66.3 伴（82.4501/ 82.53）

## 三、国家医疗保障疾病诊断相关分组（CHS-DRG）

MDCI　肌肉、骨骼疾病及功能障碍

IS1　前臂、腕、手或足损伤

## 四、闭合伸肌腱损伤（1区）临床路径标准住院流程

### （一）适用对象

第一诊断为闭合性伸肌腱损伤（1区）（ICD-10：S66.902），行伸肌腱修复术（ICD-9-CM-3：82.4401）。

释义

■ 适用对象编码见上。

■ 本路径适用对象为临床诊断为单纯性指伸肌腱损伤（1 区），经保守治疗未愈合的患者，如合并末节指骨基底撕脱骨折的患者需进入其他相应路径。

**（二）诊断依据**

根据《临床诊疗指南·骨科学分册》（中华医学会编著，人民卫生出版社，2009 年），《外科学（下册）》（8 年制和 7 年制临床医学专用教材，赵玉沛、陈孝平主编，人民卫生出版社，2015 年）。

1. 病史：单指或多个手指明确的外伤史。
2. 体征：末节不能主动伸直，局部肿胀、疼，轻度疼痛。
3. X 线检查：无骨折的表现。

释义

■ 本路径的制订主要参考国内外权威参考书籍。

■ 外伤史不能作为诊断的主要依据，临床常见一些患者并无明显外伤史，而是生活常用动作如搓澡、弹指等动作后出现症状。主要症状是单个手指（少数为多个）末节主动背伸功能丧失，查体时可见手指远指间关节屈曲畸形，不能主动背伸，但被动背伸无受限，多数情况下关节外软组织无明显肿胀、淤斑。

■ 需要拍单指侧位 X 线片除外末节指骨基底骨折。

**（三）进入路径标准**

1. 第一诊断必须符合 ICD-10：S66.902 闭合性伸肌腱损伤（1 区）疾病编码。
2. 如患有其他疾病，但住院期间不需要特殊处理，也不影响第一诊断的临床路径流程实施时，可以进入路径。
3. 不合并骨折。

释义

■ 在早期该损伤需经严格的保守治疗，即持续佩戴远指间关节过伸位支具 6 周，改为夜间佩戴支具 2 周，所以急性期损伤的患者不应当纳入本路径。

■ 如果未经保守治疗或保守治疗无效，而患者自觉末节不能伸直功能障碍明显者可纳入本路径。

■ 少数情况下合并末节指骨基底背侧碎屑样骨折的患者也可纳入本路径。

**（四）标准住院日 7~15 天**

释义

■ 诊断明确的患者手术治疗无需这么长时间的住院日，一般术前完善病历、化验检查1日，手术1日，术后48小时内复查伤口1次，总住院时间不超过5天符合路径要求。

### （五）住院期间的检查项目

1. 必需的检查项目

（1）血常规、尿常规。

（2）肝功能、肾功能、血电解质、血糖。

（3）凝血功能。

（4）感染性疾病筛查（乙型肝炎、丙型肝炎、梅毒、艾滋病等）。

（5）胸片、心电图。

（6）手指正侧位片。

2. 根据患者病情进行的检查项目

（1）肺功能、超声心动图（老年人或既往有相关病史者）。

（2）对于合并糖尿病的患者请相关科室调整血糖。

（3）有相关疾病者必要时请相应科室会诊。

**释义**

■ 必需的检查项目是了解患者全身情况以评估手术风险的检查，进入路径的患者均需完成。

■ 一定要拍单个手指的正侧位片以除外末节指骨基底背侧的撕脱骨折，如果拍片体位不正确，容易遗漏骨折，导致治疗方式选择错误。往往患者在门急诊就诊时就已做过这项检查。

### （六）治疗方案的选择

伸肌腱修复术，远侧指间关节克氏针固定术。

**释义**

■ 确切地说，该术式应当是"指伸肌腱紧缩、远侧指间关节克氏针固定术"。因为这类损伤机制为指伸肌腱从末节指骨基底骨性止点处撕脱，在肌腱断端与骨性止点之间为瘢痕连接，导致肌腱长度略延长，末节无法伸直。

■ 如果在靠近止点的部位操作，实际上是在瘢痕区操作，影响术后恢复，所以需将手术区略靠近，在真正的腱性部位操作，使两断端均为腱性成分，可以减少术后的复发。

### （七）预防性抗菌药物选择与使用时机

术前半小时及术后24小时预防应用抗菌药物。

释义

■ 手术创伤小、切口暴露时间短，仅术前半小时及术后 24 小时预防应用抗菌药物即可。

（八）手术日为入院第 3~5 天

释义

■ 如果术前检查未发现合并疾病影响麻醉及手术，可在入院第 2 天即可手术治疗。

（九）术后恢复 4~11 天

释义

■ 术后 2 周切口拆除缝线，克氏针制动 6 周。

（十）出院标准

1. 体温正常，常规化验指标无明显异常。
2. 伤口愈合良好：伤口无感染征象（或可在门诊处理的伤口情况），无皮肤坏死。
3. 术后复查 X 线满意。
4. 没有需要住院处理的并发症和/或合并症。

释义

■ 术后第一次复查切口在 48 小时内，切口无感染征象即可出院。

（十一）变异及原因分析

1. 围手术期并发症：伤口感染、皮下血肿等造成住院日延长和费用增加。
2. 内科合并症：老年患者常合并基础疾病，如脑血管或心血管病、糖尿病、血栓等，手术可能导致这些疾病加重而需要进一步治疗，从而延长治疗时间，并增加住院费用。

释义

■ 很少出现围手术期并发症，偶尔会出现局部皮肤血运差的情况，在手术显露肌腱时注意保护皮瓣血运，避免皮瓣掀起太薄。

■ 如果局部皮肤发红，则需延长住院，每天复查切口直至皮肤恢复正常。

■ 内科并发症可以门诊或转科治疗。

## 五、闭合伸肌腱损伤（1区）临床路径给药方案

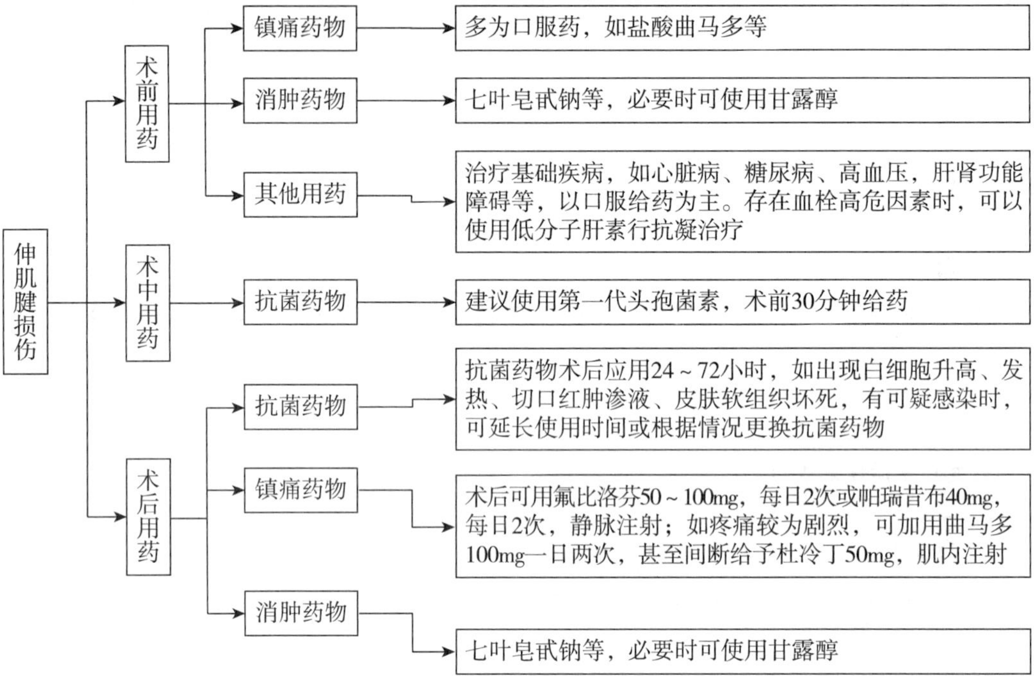


**【用药选择】**

1. 术前治疗基础疾病的药物应继续规律应用。

2. 术中抗菌药物应于术前30分钟滴注，软组织感染以革兰阳性球菌为主，故首选第一代头孢菌素类，若皮试阳性可选用克林霉素。

**【药学提示】**

已知对磺胺类药物过敏患者禁用帕瑞昔布。

**【注意事项】**

术后应避免注射用非甾类镇痛药与口服非甾类镇痛药合用，以免增加胃肠道不良事件风险。

## 六、闭合伸肌腱损伤（1区）患者护理规范

1. 术前护理规范

（1）患肢抬高、制动。

（2）严密观察患肢疼痛、肿胀、感觉、运动、血运等情况。

（3）必要时遵医嘱使用镇痛药、消肿药。

（4）指导患者饮食摄入充足水分及热量，遵医嘱指导饮食类型。

（5）术前健康教育。

2. 术后护理规范

（1）术后患者返回病房后平卧位并抬高患肢。

（2）严密观察生命体征变化。

（3）臂丛神经阻滞麻醉无需禁食、禁水。

（4）密切观察切口敷料的渗血情况。

（5）严密观察患肢血运、肿胀等情况。

（6）必要时遵医嘱使用镇痛药、消肿药。

## 七、闭合伸肌腱损伤（1 区）患者营养治疗规范

1. 营养风险筛查，NRS 评分> 3 分者，给予营养评估。

2. 充足的热量、蛋白质，适量脂肪。NRS 评分≤3 分者，能量供给标准以 25~30kcal/kg 为佳；营养不良者热量供给标准不低于 35kcal/kg。碳水化合物热量比不低于 50%；充足的蛋白质，不低于 1.2~1.5g/kg（标准体重），应以优质蛋白为主，不低于蛋白质总量的 1/3~1/2；脂肪热量比以 25%~30%为宜，饱和脂肪酸、单不饱和脂肪酸、多不饱和脂肪酸之间比例以 1∶1∶1左右为宜，适当提高膳食 ω-3 脂肪酸的摄入，保证充足的维生素和矿物质。

3. 围手术期，根据不同治疗时期选择饮食形态，如流质饮食、半流质饮食、软食或普通饮食等。饮食宜清淡，以温、热、软为佳，忌食生冷、肥甘、厚腻食物，限制刺激性食物、饮品及调味品。

4. 如经口进食低于所需热量的 80%及高热患者，应给予相应的肠内营养补充剂口服补充，必要时管饲肠内营养补充或肠外营养补充。

5. 如有糖代谢异常，应减少糖类的摄入量。如有糖尿病，应选择糖尿病饮食。如有高血压病，应选择低盐饮食。如有高脂血症，应选择低脂饮食。如合并其他代谢性疾病，应遵循专科医师建议调整饮食。

## 八、闭合伸肌腱损伤（1 区）患者健康宣教

1. 术后 3~5 天复查 1 次切口，根据切口情况酌情增加复查次数。

2. 如切口持续有渗出物或出现切口红肿、体温异常等情况，需及时处理。

3. 遵医嘱使用药物，如有内科合并症应专科就诊。

4. 术后 2 周拆除切口缝合线，术后 6 周拔除克氏针。

5. 在支具保护下适当开展术后早期未受损关节主动屈伸活动，避免肌腱粘连及关节僵硬。

6. 生活指导：采取合理的生活方式及饮食习惯，运动适宜，保证摄入充足的蛋白质、维生素及含钙食物。戒烟酒，避免咖啡因的摄入，少饮碳酸饮料。

## 九、推荐表单

### （一）医师表单

**闭合伸肌腱损伤（1 区）临床路径医师表单**

适用对象：第一诊断为闭合性伸肌腱损伤（1 区）（ICD-10：S66.3）
行手部伸肌腱缝合术（ICD-9-CM-3：82.4501），手肌腱再附着（ICD-9-CM-3：82.5300），手部肌腱止点重建术（ICD-9-CM-3：82.5301）

| | | |
|---|---|---|
| 患者姓名： | 性别： 年龄： 门诊号： | 住院号： |
| 住院日期： 年 月 日 | 出院日期： 年 月 日 | 标准住院日：7~15 天 |

| 时间 | 住院第 1 天 | | 住院第 2 天<br>（手术日） | |
|---|---|---|---|---|
| 主要诊疗工作 | | □ 询问病史、体格检查、基本诊断<br>□ 完成入院记录、首次病程记录<br>□ 上级医师查房，必要时全科会诊，制订 手术方案<br>□ 完成术前三级医师查房及术前小结<br>□ 向患者及家属交代病情，签署手术知情同意书<br>□ 完善术前各项检查，术前准备<br>□ 麻醉师查看患者，签署麻醉知情同意书 | | □ 完成手术<br>□ 完成手术记录、术后记录及术后上级医师查房记录<br>□ 向患者家属交代手术情况及术后注意事项 |
| 重点医嘱 | 护理级别 | □ 长期医嘱，三级护理，持续性 | 护理级别 | □ 长期医嘱，二级护理，持续性 |
| | 膳食选择 | □ 长期医嘱，普通饮食，持续性 | 膳食选择 | □ 长期医嘱，普通饮食，持续性 |
| | 术前常规检查 | □ 临时医嘱，血细胞分析（五分类），共 1 次，一次性<br>□ 临时医嘱，血凝分析，共 1 次，一次性<br>□ 临时医嘱，传染病综合抗体，共 1 次，一次性<br>□ 临时医嘱，尿常规分析，共 1 次，一次性<br>□ 临时医嘱，肝肾糖脂组合，共 1 次，一次性 | | |
| | 电诊检查 | □ 临时医嘱，常规心电图检查（电），共 1 次，一次性 | 术后医嘱 | □ 长期医嘱，术后医嘱，持续性 |
| | 影像学检查 | □ 临时医嘱，上肢摄影，共 1 次，一次性<br>□ 临时医嘱，胸部摄影，共 1 次，一次性 | 术后护理等级 | □ 长期医嘱，二级护理，持续性 |
| | 手术申请医嘱 | □ 临时医嘱，手术申请，共 1 次，一次性<br>□ 临时医嘱，拟明日在臂丛麻醉下行指伸肌腱紧缩修复、远侧指间关节克氏针固定术<br>□ 临时医嘱，术晨禁食、禁水<br>□ 临时医嘱，术区备皮 | 术后膳食选择 | □ 长期医嘱，普通饮食，持续性 |
| | 抗菌药物试敏 | □ 临时医嘱，头孢替唑钠皮试，共 1 次，一次性 | 术后复查 | |

**续　表**

<table>
<tr><th>时间</th><th colspan="2">住院第 1 天</th><th colspan="2">住院第 2 天<br>（手术日）</th></tr>
<tr><td>重点医嘱</td><td>术前预防用药</td><td>□ 临时医嘱，注射用头孢替唑钠（0.5g），每次 2g，共 8 支，一次性<br>□ 临时医嘱，0.9%氯化钠注射液（250ml：2.25 克/袋），每次 250ml，共 1 袋，一次性</td><td>术后预防用药</td><td>□ 临时医嘱，注射用头孢替唑钠（0.5g），每次 2g，共 8 支，一次性<br>□ 临时医嘱，0.9%氯化钠注射液（250ml：2.25 克/袋），每次 250ml，共 1 袋，一次性</td></tr>
<tr><td>病情变异记录</td><td colspan="2">□ 无　□ 有，原因：<br>1.<br>2.</td><td colspan="2">□ 无　□ 有，原因：<br>1.<br>2.</td></tr>
<tr><td>医师签名</td><td colspan="2"></td><td colspan="2"></td></tr>
</table>

<table>
<tr><th>时间</th><th colspan="2">住院第3天</th><th colspan="2">住院第4天</th></tr>
<tr><td>主要诊疗工作</td><td colspan="2">□ 上级医师查房，并做手术效果及术后恢复情况评估<br>□ 完成术后各级医师查房记录及术后病程记录<br>□ 观察有无术后及麻醉后并发症</td><td colspan="2">□ 上级医师查房，并观察手术切口愈合情况及有无并发症<br>□ 完成术后各级医师查房记录及病程记录<br>□ 完成伤口复查工作</td></tr>
<tr><td rowspan="5">重点医嘱</td><td>术后护理等级</td><td>□ 长期医嘱，二级护理，持续性</td><td>术后等级护理</td><td>□ 长期医嘱，二级护理，持续性</td></tr>
<tr><td>术后膳食选择</td><td>□ 长期医嘱，普通饮食，持续性</td><td>术后膳食选择</td><td>□ 长期医嘱，普通饮食，持续性</td></tr>
<tr><td>术后抗菌药物应用</td><td>□ 无须应用抗菌药物</td><td>术后抗菌药物应用</td><td>□ 无须应用抗菌药物</td></tr>
<tr><td>换药</td><td></td><td>换药</td><td>□ 临时医嘱，换药1次，共1次，一次性</td></tr>
<tr><td></td><td></td><td>通知出院</td><td>□ 临时医嘱，通知出院，共1次，一次性</td></tr>
<tr><td>病情变异记录</td><td colspan="2">□ 无 □ 有，原因：<br>1.<br>2.</td><td colspan="2">□ 无 □ 有，原因：<br>1.<br>2.</td></tr>
<tr><td>医师签名</td><td colspan="2"></td><td colspan="2"></td></tr>
</table>

### （二）护士表单

**闭合伸肌腱损伤（1区）临床路径护士表单**

适用对象：第一诊断为闭合性伸肌腱损伤（1区）（ICD-10：S66.3）
行手部伸肌腱缝合术（ICD-9-CM-3：82.4501），手肌腱再附着（ICD-9-CM-3：82.5300），手部肌腱止点重建术（ICD-9-CM-3：82.5301）

| | | |
|---|---|---|
| **患者姓名：** | **性别：** **年龄：** **门诊号：** | **住院号：** |
| **住院日期：** 年 月 日 | **出院日期：** 年 月 日 | **标准住院日：** 7~15天 |

| 时间 | 住院第1天 | 住院第2天 |
|---|---|---|
| 健康宣教 | 入院宣教：<br>□ 介绍主管医师、护士<br>□ 介绍环境、设施<br>□ 介绍住院注意事项<br>□ 介绍探视和陪伴制度<br>□ 介绍贵重物品制度 | □ 药物宣教<br>□ 完成术前核对，手术肢体佩戴腕带，手指指别标记 |
| 护理处置 | □ 核对患者，佩戴腕带<br>□ 建立入院护理病历<br>□ 协助患者留取各种标本<br>□ 测量体重 | □ 禁食、禁水 |
| 基础护理 | 三级护理：<br>□ 晨晚间护理<br>□ 排泄管理<br>□ 患者安全管理 | 二级护理：<br>□ 晨晚间护理<br>□ 患者安全管理 |
| 专科护理 | □ 护理查体<br>□ 病情观察，主要是手指局部软组织情况<br>□ 需要时，填写跌倒及压疮防范表<br>□ 需要时，请家属陪伴<br>□ 确定饮食种类<br>□ 心理护理 | □ 病情观察<br>□ 观察术后患者手指血运及外敷料渗血情况<br>□ 心理护理 |
| 重点医嘱 | □ 详见医嘱执行单 | □ 详见医嘱执行单 |
| 病情变异记录 | □ 无 □ 有，原因：<br>1.<br>2. | □ 无 □ 有，原因：<br>1.<br>2. |
| 护士签名 | | |

| 时间 | 住院第 3 天 | 住院第 4 天<br>（出院日） |
| --- | --- | --- |
| 健康宣教 | **术后宣教：**<br>□ 药物作用及频率<br>□ 饮食、活动指导 | **出院宣教：**<br>□ 复查时间<br>□ 服药方法<br>□ 活动休息<br>□ 指导饮食<br>□ 指导办理出院手续 |
| 护理处置 | □ 遵医嘱完成相关检查 | □ 办理出院手续<br>□ 书写出院小结 |
| 基础护理 | **二级护理：**<br>□ 晨晚间护理<br>□ 排泄管理<br>□ 患者安全管理 | **三级护理：**<br>□ 晨晚间护理<br>□ 协助或指导进食、进水<br>□ 协助或指导活动<br>□ 患者安全管理 |
| 专科护理 | □ 病情观察<br>□ 监测生命体征<br>□ 观察指端血运及外敷料渗血情况<br>□ 心理护理 | □ 病情观察<br>□ 监测生命体征<br>□ 协助医师换药<br>□ 出院指导<br>□ 心理护理 |
| 重点医嘱 | □ 详见医嘱执行单 | □ 详见医嘱执行单 |
| 病情变异记录 | □ 无 □ 有，原因：<br>1.<br>2. | □ 无 □ 有，原因：<br>1.<br>2. |
| 护士签名 | | |

## （三）患者表单

### 闭合伸肌腱损伤（1 区）临床路径患者表单

适用对象：第一诊断为闭合性伸肌腱损伤（1 区）（ICD-10：S66.3）
行手部伸肌腱缝合术（ICD-9-CM-3：82.4501），手肌腱再附着（ICD-9-CM-3：82.5300），手部肌腱止点重建术（ICD-9-CM-3：82.5301）

| | | | |
|---|---|---|---|
| **患者姓名：** | **性别：　　年龄：　　门诊号：** | **住院号：** |
| **住院日期：**　年　月　日 | **出院日期：**　年　月　日 | **标准住院日：**7~15 天 |

| 时间 | 入院 | 手术日 |
|---|---|---|
| **医患配合** | □ 配合询问病史、收集资料，请务必详细告知既往史、用药史、过敏史<br>□ 配合进行体格检查<br>□ 有任何不适请告知医师<br>□ 配合完善术前相关检查、化验，如采血、留尿、心电图、X 线胸片<br>□ 医师与患者及家属介绍病情及术前谈话、签字 | □ 配合完善相关检查、化验<br>□ 配合医师摆好检查体位 |
| **护患配合** | □ 配合测量体温、脉搏、呼吸 3 次，血压、体重 1 次<br>□ 配合完成入院护理评估（简单询问病史、过敏史、用药史）<br>□ 接受入院宣教（环境介绍、病室规定、订餐制度、贵重物品保管等）<br>□ 配合执行探视和陪伴制度<br>□ 有任何不适请告知护士 | □ 配合测量体温、脉搏、呼吸 3 次，询问大便次数 1 次<br>□ 接受手术前宣教<br>□ 接受饮食宣教<br>□ 接受药物宣教 |
| **饮食** | □ 遵医嘱饮食 | □ 遵医嘱饮食 |
| **排泄** | □ 正常排尿便 | □ 正常排尿便 |
| **活动** | □ 正常活动 | □ 正常活动 |

| 时间 | 住院第3天 | 出院日 |
|---|---|---|
| 医患配合 | □ 配合完成术后访视 | □ 接受出院前指导<br>□ 知道复查程序<br>□ 获取出院诊断书 |
| 护患配合 | □ 配合定时监测生命体征<br>□ 接受输液、服药等治疗<br>□ 接受进食、进水、排便等生活护理<br>□ 配合活动，预防皮肤压力伤<br>□ 注意活动安全，避免坠床或跌倒<br>□ 配合执行探视及陪伴制度 | □ 接受出院宣教<br>□ 办理出院手续<br>□ 获取出院带药<br>□ 知道服药方法、作用、注意事项<br>□ 知道复印病历程序 |
| 饮食 | □ 遵医嘱饮食 | □ 遵医嘱饮食 |
| 排泄 | □ 正常排尿便 | □ 正常排尿便 |
| 活动 | □ 正常适度活动，避免疲劳 | □ 正常适度活动，避免疲劳 |

## 附：原表单（2016年版）

### 闭合伸肌腱损伤（1区）临床路径表单

适用对象：第一诊断为闭合性伸肌腱损伤（1区）（ICD-10：S66.902）

行伸肌腱修复术（ICD-9-CM-3：82.4401）

| 患者姓名： | 性别： 年龄： 门诊号： | 住院号： |
|---|---|---|
| 住院日期： 年 月 日 | 出院日期： 年 月 日 | 标准住院日：7~15天 |

| 时间 | | 住院第1~3天 | | 住院第2~4天<br>（手术日） |
|---|---|---|---|---|
| 主要诊疗工作 | | □ 询问病史、体格检查、基本诊断<br>□ 完成入院记录、首次病程记录<br>□ 上级医师查房，必要时全科会诊，制订手术方案<br>□ 完成术前三级医师查房及术前小结<br>□ 向患者及家属交代病情，签署手术知情同意书<br>□ 完善术前各项检查、术前准备<br>□ 麻醉师查看患者，签署麻醉知情同意书 | | □ 完成手术<br>□ 完成手术记录、术后记录及术后上级医师查房记录<br>□ 向患者家属交代手术情况及术后注意事项<br>□ 全身麻醉患者术后送入ICU病房，苏醒后返回病房<br>□ 麻醉师术后随访 |
| 重点医嘱 | 护理级别 | □ 长期医嘱，一级护理，持续性<br>□ 长期医嘱，二级护理，持续性<br>□ 长期医嘱，三级护理，持续性 | 护理级别 | □ 长期医嘱，一级护理，持续性<br>□ 长期医嘱，二级护理，持续性<br>□ 长期医嘱，三级护理，持续性 |
| | 膳食选择 | □ 长期医嘱，普通饮食，持续性<br>□ 长期医嘱，母乳喂养，持续性<br>□ 长期医嘱，糖尿病饮食，持续性<br>□ 长期医嘱，低盐、低脂糖尿病饮食，持续性<br>□ 长期医嘱，流质饮食，持续性<br>□ 长期医嘱，半流质饮食，持续性 | 膳食选择 | □ 长期医嘱，普通饮食，持续性<br>□ 长期医嘱，母乳喂养，持续性<br>□ 长期医嘱，糖尿病饮食，持续性<br>□ 长期医嘱，低盐、低脂糖尿病饮食，持续性<br>□ 长期医嘱，流质饮食，持续性<br>□ 长期医嘱，半流质饮食，持续性 |
| | 术前检验 | □ 临时医嘱，急检血细胞分析+超敏C反应，共1次，一次性<br>□ 临时医嘱，血凝分析（急检），共1次，一次性<br>□ 临时医嘱，急检传染病抗体检测，共1次，一次性<br>□ 临时医嘱，急检血糖，共1次，一次性 | 手术申请医嘱 | □ 临时医嘱，手术申请，共1次，一次性<br>□ 临时医嘱，拟明日在全身麻醉下行舟骨骨折切开复位内固定术<br>□ 临时医嘱，拟明日在臂丛麻醉下行畸形矫正术<br>□ 临时医嘱，术晨禁食、禁水<br>□ 临时医嘱，术区备皮<br>□ 临时医嘱，地西泮注射液（2ml：10mg×10支），每次2ml，共1支，一次性<br>□ 临时医嘱，地西泮注射液（2ml：10mg×10支），每次0.5ml，共1支，一次性.<br>□ 临时医嘱，硫酸阿托品注射液（1ml：0.5mg），每次1ml，共1支，一次性<br>□ 临时医嘱，硫酸阿托品注射液（1ml：0.5mg），每次0.3ml，共1支，一次性<br>□ 临时医嘱，导尿（进口），共1次，一次性 |

续　表

| 时间 | 住院第1~3天 | | 住院第2~4天<br>（手术日） | |
|---|---|---|---|---|
| 重点医嘱 | 术前常规检查 | □ 临时医嘱，血细胞分析（五分类），共1次，一次性<br>□ 临时医嘱，血凝分析，共1次，一次性<br>□ 临时医嘱，传染病综合抗体，共1次，一次性<br>□ 临时医嘱，尿常规分析，共1次，一次性<br>□ 临时医嘱，肝肾糖脂组合，共1次，一次性 | 抗菌药物试敏 | □ 临时医嘱，头孢替唑钠皮试，共1次，一次性<br>□ 临时医嘱，青霉素钠皮试，共1次，一次性<br>□ 临时医嘱，磺苄西林钠皮试，共1次，一次性 |
| | 电诊检查 | □ 临时医嘱，常规心电图检查（电），共1次，一次性<br>□ 临时医嘱，床头常规心电图检查，共1次，一次性 | 术后医嘱 | □ 长期医嘱，术后医嘱，持续性 |
| | 影像学检查 | □ 临时医嘱，上肢摄影（门诊），共1次，一次性<br>□ 临时医嘱，上肢摄影（门诊），共1次，一次性<br>□ 临时医嘱，下肢摄影（门诊），共1次，一次性<br>□ 临时医嘱，下肢摄影（门诊），共1次，一次性<br>□ 临时医嘱，胸腹部摄影（门诊），共1次，一次性<br>□ 临时医嘱，上肢摄影（门诊），共1次，一次性<br>□ 临时医嘱，上肢摄影（门诊），共1次，一次性<br>□ 临时医嘱，上肢CT（门诊楼），共1次，一次性<br>□ 临时医嘱，上肢CT（门诊楼），共1次，一次性 | 术后护理等级 | □ 长期医嘱，一级护理，持续性<br>□ 长期医嘱，二级护理，持续性<br>□ 长期医嘱，三级护理，持续性 |
| | 手术申请医嘱 | □ 临时医嘱，手术申请，共1次，一次性<br>□ 临时医嘱，拟明日在全身麻醉下行舟骨骨折切开复位内固定术<br>□ 临时医嘱，拟明日在臂丛麻醉下行舟骨骨折切开复位内固定术<br>□ 临时医嘱，拟急诊在臂丛麻醉下行舟骨骨折切开复位内固定术<br>□ 临时医嘱，拟急诊在局部麻醉下行舟骨骨折切开复位内固定术<br>□ 临时医嘱，拟明日在局部麻醉下行掌骨骨折切开复位内固定术<br>□ 临时医嘱，术晨禁食、禁水<br>□ 临时医嘱，术区备皮<br>□ 临时医嘱，地西泮注射液（2ml：10mg×10支），每次2ml，共1支，一次性<br>□ 临时医嘱，地西泮注射液（2ml：10mg×10支），每次0.5ml，共1支，一次性<br>□ 临时医嘱，硫酸阿托品注射液（1ml：0.5mg），每次1ml，共1支，一次性<br>□ 临时医嘱，硫酸阿托品注射液（1ml：0.5mg），每次0.3ml，共1支，一次性<br>□ 临时医嘱，导尿（进口），共1次，一次性 | 术后膳食选择 | □ 长期医嘱，普通饮食，持续性<br>□ 长期医嘱，禁食、禁水，持续性<br>□ 长期医嘱，母乳喂养，持续性<br>□ 长期医嘱，流质饮食，持续性<br>□ 长期医嘱，半流质饮食，持续性<br>□ 长期医嘱，糖尿病饮食，持续性<br>□ 长期医嘱，低盐、低脂糖尿病饮食，持续性 |

续　表

| 时间 | | 住院第 1~3 天 | | 住院第 2~4 天<br>（手术日） |
|---|---|---|---|---|
| 重点医嘱 | 抗菌药物试敏 | □ 临时医嘱，头孢替唑钠皮试，共 1 次，一次性<br>□ 临时医嘱，青霉素钠皮试，共 1 次，一次性<br>□ 临时医嘱，磺苄西林钠皮试，共 1 次，一次性 | 术后复查 | □ 临时医嘱，5%葡萄糖注射液（100ml：5g），每次 100ml，共 3 袋，每天上午 1 次<br>□ 临时医嘱，注射用门冬氨酸阿奇霉素（0.25g），每次 0.5g，共 6 瓶，每天上午 1 次<br>□ 临时医嘱，0.9%氯化钠注射液（250ml：2.25 克/袋），每次 2502ml，共 22 袋，每天 2 次<br>□ 临时医嘱，注射用青霉素钠（160 万单位），每次 800 万 IU，共 10 支，每天 2 次<br>□ 临时医嘱，0.9%氯化钠注射液（250ml：2.25 克/袋），每次 2502ml，共 22 袋，每天 2 次<br>□ 临时医嘱，注射用青霉素钠（160 万单位），每次 800 万 IU，共 10 支，每天 2 次<br>□ 临时医嘱，0.9%氯化钠注射液（250ml：2.25g），每次 250ml，共 2 袋，每天 2 次<br>□ 临时医嘱，注射用头孢替唑钠（0.5g），每次 2g，共 8 支，每天 2 次<br>□ 临时医嘱，0.9%氯化钠注射液（250ml：2.25 克/袋），每次 250ml，共 4 袋，每天 2 次<br>□ 临时医嘱，注射用磺苄西林钠（1 克/支），每次 2g，共 8 支，每天 2 次<br>□ 临时医嘱，0.9%氯化钠注射液（250ml：2.25 克/袋），每次 250ml，共 2 袋，每天上午 1 次<br>□ 临时医嘱，克林霉素磷酸酯注射液（10ml：0.9g），每次 1.8g，共 4 支，每天上午 1 次 |
| | 术前预防用药 | □ 临时医嘱，0.9%氯化钠注射液（250ml：2.25 克/袋），每次 250ml，共 2 袋，每天 2 次<br>□ 临时医嘱，注射用磺苄西林钠（1 克/支），每次 2g，共 4 支，每天 2 次<br>□ 临时医嘱，0.9%氯化钠注射液（250ml：2.25 克/袋），每次 250ml，共 2 袋，一次性<br>□ 临时医嘱，注射用头孢替唑钠（0.5g），每次 2g，共 8 支，一次性<br>□ 临时医嘱，0.9%氯化钠注射液（250ml：2.25 克/袋），每次 250ml，共 1 袋，一次性<br>□ 临时医嘱，克林霉素磷酸酯注射液（10ml：0.9g），每次 1.8g，共 2 支，一次性 | 术后消肿 | □ 长期医嘱，参芎葡萄糖注射液（100 毫升/瓶），每次 100ml，每天 2 次<br>□ 长期医嘱，5%葡萄糖注射液（250ml：12.5g），每次 250ml，每天 1 次<br>□ 长期医嘱，大株红景天注射液（5 毫升/支），每次 10ml，每天 1 次<br>□ 长期医嘱，0.9%氯化钠注射液（250ml：2.25 克/袋），每次 250ml，每天 1 次<br>□ 长期医嘱，大株红景天注射液（5 毫升/支），每次 10ml，每天 1 次 |

续 表

| 时间 | 住院第1~3天 | 住院第2~4天<br>（手术日） |
|---|---|---|
| 主要护理工作 | □ 护士接诊，监测生命体征、建立入院病历<br>□ 进行入院宣教，向患者本人及家属交代临床路径，并交代相关注意事项<br>□ 完成术前各项常规检查<br>□ 做术前准备 | □ 术前生命体征监测<br>□ 佩戴腕带，看护患者由手术室护理人员接入手术室<br>□ 患者安返病房后接患者，监测生命体征<br>□ 术后心理和生活护理 |
| 病情变异记录 | □ 无 □ 有，原因：<br>1.<br>2. | □ 无 □ 有，原因：<br>1.<br>2. |
| 护士签名 | | |
| 医师签名 | | |

| 时间 | 住院第 3~7 天 | | 住院第 6~15 天 | |
|---|---|---|---|---|
| 主要诊疗工作 | □ 上级医师查房，并做手术效果及术后恢复情况评估<br>□ 完成术后各级医师查房记录及术后病程记录<br>□ 完成术后每日换药工作<br>□ 观察有无术后及麻醉后并发症 | | □ 上级医师查房，并观察手术切口愈合情况及有无并发症<br>□ 完成术后各级医师查房记录及病程记录<br>□ 完成每日换药工作 | |
| 重点医嘱 | 术后护理等级 | □ 长期医嘱，一级护理，持续性<br>□ 长期医嘱，二级护理，持续性<br>□ 长期医嘱，三级护理，持续性 | 术后等级护理 | □ 长期医嘱，一级护理，持续性<br>□ 长期医嘱，二级护理，持续性<br>□ 长期医嘱，三级护理，持续性 |
| | 术后膳食选择 | □ 长期医嘱，普通饮食，持续性<br>□ 长期医嘱，禁食、禁水，持续性<br>□ 长期医嘱，母乳喂养，持续性<br>□ 长期医嘱，流质饮食，持续性<br>□ 长期医嘱，半流质饮食，持续性<br>□ 长期医嘱，糖尿病饮食，持续性<br>□ 长期医嘱，低盐、低脂糖尿病饮食，持续性 | 术后膳食选择 | □ 长期医嘱，普通饮食，持续性<br>□ 长期医嘱，母乳喂养，持续性<br>□ 长期医嘱，糖尿病饮食，持续性<br>□ 长期医嘱，低盐、低脂糖尿病饮食，持续性<br>□ 长期医嘱，流质饮食，持续性<br>□ 长期医嘱，半流质饮食，持续性 |
| | 术后抗菌药物应用 | □ 长期医嘱，0.9%氯化钠注射液（100ml：0.9g），每次 100ml，每天 2 次<br>□ 长期医嘱，注射用头孢替唑钠（0.75g），每次 0.75g，每天 2 次<br>□ 长期医嘱，0.9%氯化钠注射液（250ml：2.25g），每次 250ml，每天 2 次<br>□ 长期医嘱，注射用头孢替唑钠（0.75g），每次 1.5g，每天 2 次<br>□ 长期医嘱，5%葡萄糖注射液（100ml：5g），每次 100ml，每天上午 1 次<br>□ 长期医嘱，注射用门冬氨酸阿奇霉素（0.25g），每次 0.25g，每天上午 1 次<br>□ 长期医嘱，5%葡萄糖注射液（250ml：12.5g），每次 250ml，每天上午 1 次<br>□ 长期医嘱，注射用门冬氨酸阿奇霉素（0.25g），每次 0.5g，每天上午 1 次<br>□ 长期医嘱，0.9%氯化钠注射液（100ml：0.9g），每次 100ml，每天 2 次<br>□ 长期医嘱，注射用青霉素钠（160 万单位），每次 320 万 IU，每天 2 次<br>□ 长期医嘱，0.9%氯化钠注射液（250ml：2.25g），每次 250ml，每天 2 次<br>□ 长期医嘱，注射用青霉素钠（160 万单位），每次 800 万 IU，每天 2 次 | 术后抗菌药物应用 | □ 长期医嘱，0.9%氯化钠注射液（100ml：0.9g），每次 100ml，每天 2 次<br>□ 长期医嘱，注射用头孢替唑钠（0.75g），每次 0.75g，每天 2 次<br>□ 长期医嘱，0.9%氯化钠注射液（250ml：2.25g），每次 250ml，每天 2 次<br>□ 长期医嘱，注射用头孢替唑钠（0.75g），每次 1.5g，每天 2 次<br>□ 长期医嘱，5%葡萄糖注射液（100ml：5g），每次 100ml，每天上午 1 次<br>□ 长期医嘱，注射用门冬氨酸阿奇霉素（0.25g），每次 0.25g，每天上午 1 次<br>□ 长期医嘱，5%葡萄糖注射液（250ml：12.5g），每次 250ml，每天上午 1 次<br>□ 长期医嘱，注射用门冬氨酸阿奇霉素（0.25g），每次 0.5g，每天上午 1 次<br>□ 长期医嘱，0.9%氯化钠注射液（100ml：0.9g），每次 100ml，每天 2 次<br>□ 长期医嘱，注射用青霉素钠（160 万单位），每次 320 万 IU，每天 2 次<br>□ 长期医嘱，0.9%氯化钠注射液（250ml：2.25g），每次 250ml，每天 2 次<br>□ 长期医嘱，注射用青霉素钠（160 万单位），每次 800 万 IU，每天 2 次 |
| | 换药 | □ 临时医嘱，特大换药，每次 1 次，共 1 次，一次性<br>□ 临时医嘱，石膏拆除术，共 1 次，一次性 | 换药 | □ 临时医嘱，特大换药，每天 1 次，共 1 次，一次性<br>□ 临时医嘱，石膏拆除术，共 1 次，一次性 |
| | | | 通知出院 | □ 临时医嘱，通知出院，共 1 次，一次性 |

续 表

| 时间 | 住院第 3~7 天 | 住院第 6~15 天 |
| --- | --- | --- |
| 主要护理工作 | □ 观察患者病情变化、外固定及敷料包扎情况<br>□ 患者术后心理及生活护理 | □ 观察患者病情变化、外固定及敷料包扎情况<br>□ 患者术后心理及生活护理 |
| 病情变异记录 | □ 无 □ 有，原因：<br>1.<br>2. | □ 无 □ 有，原因：<br>1.<br>2. |
| 护士签名 | | |
| 医师签名 | | |

# 第十章

# 肘管综合征临床路径释义

**【医疗质量控制指标】**

指标一、患者的症状严重程度。

指标二、是否经过正规的保守治疗。

指标三、诊断精准。

指标四、是否合并有其他诸如腕尺管综合征、腕管综合征、胸廓出口综合征、颈椎病以及其他可能的周围神经病等相关神经疾患。

指标五、患者的知情同意充分理解。

## 一、肘管综合征编码

1. 原编码

疾病名称及编码：肘管综合征（ICD-10：G56.205）

手术操作名称及编码：开放性或关节镜下减压术（ICD-9-CM-3：04.491）

2. 修改编码

疾病名称及编码：肘管综合征（ICD-10：G56.202）

手术操作名称及编码：尺神经松解术（ICD-9-CM-3：04.4908）

## 二、临床路径检索方法

G56.202 伴 04.4908

## 三、国家医疗保障疾病诊断相关分组（CHS-DRG）

MDCB　神经系统疾病及功能障碍

BX2　颅神经/周围神经疾患

## 四、肘管综合征临床路径标准住院流程

### （一）适用对象

第一诊断为肘管综合征（ICD-10：G56.205），行开放性或关节镜下减压术（ICD-9-CM-3：04.491）。

**释义**

■ 适用对象编码参见第一部分。

■ 本路径适用对象为临床诊断为肘管综合征的患者。

### （二）诊断依据

根据《手外科学（第3版）》（王树寰主编，人民卫生出版社，2011年），《手外科手术学（第2版）》（顾玉东、王澍寰、侍德主编，复旦大学出版社，2010年），《格林手外科手术学（第6版）》（北京积水潭医院译，人民军医出版社，2012年）。

1. 病史：无明显外伤史。
2. 体征：环指尺侧及小指、手背尺侧麻木，感觉减退或消失；手指无力，尤以对捏功能及精细动作差；前臂尺侧感觉正常，小鱼际肌、骨间肌萎缩，环指、小指呈爪形手畸形伴分并指受限，肘部 Tinel 征阳性。
3. 辅助检查：肘关节正侧位 X 线片，肘关节 B 超，肌电图支持。

**释义**

■ 本路径的制订主要参考国内权威参考书籍和诊疗指南。

■ 病史、临床体征和辅助检查是诊断肘管综合征的主要依据。肘管内的尺神经卡压很常见，发病率仅次于腕管综合征。因为早期的肌电图表现并不明显，因此，诊断多依赖于临床检查。患者主诉多通常包括环指、小指的感觉异常和麻木，肘关节和前臂内侧的灼痛。屈肘关节的诱发试验阳性。严重者会出现爪形手。此外，触摸肘管部位会感觉肘管部位饱满，有时会触及来回滑移的尺神经。局部 Tinel 征阳性，有时伴有肘关节活动障碍。

■ 肘管综合征患者需要拍肘关节的 X 线片以及局部的超声，来确认关节的情况和局部神经是否有水肿和局部肿物的存在。

■ 肌电图是必需做的，有助于判断卡压的部位。

**（三）治疗方案的选择及依据**

根据《手外科学（第 3 版）》（王树寰主编，人民卫生出版社，2011 年），《手外科手术学（第 2 版）》（顾玉东、王澍寰、侍德主编，复旦大学出版社，2010 年），《格林手外科手术学（第 6 版）》（北京积水潭医院译，人民军医出版社，2012 年）。
1. 肘管综合征。
2. 保守治疗无效时选择手术治疗。

**释义**

■ 本病确诊后需要根据患者的症状进行综合治疗，包括保守治疗和手术治疗。

■ 保守治疗包括神经营养药物和佩戴肘关节支具、改变睡觉或活动姿势等。

■ 手术治疗适用于临床和影像学存在明显压迫且上述治疗无效的患者，手术的目的就是要解除局部的卡压因素。手术方式是探查松解尺神经，如果有肿物需要切除肿物。尺神经松解的范围包括 Struthers 弓、内侧肌间隔、Osborne 韧带、尺侧腕屈肌的腱膜、肘后肌等。

**（四）标准住院日 7~9 天**

**释义**

■ 临床上诊断为肘管综合征的患者入院后，手术前的各项准备 3~4 天，包括详细的术前体检以明确手术是否能缓解患者的症状，总住院时间不超过 9 天符合本路径要求。

## （五）进入路径标准

1. 第一诊断必须符合肘管综合征。
2. 当患者同时具有其他疾病，但在住院期间不需要特殊处理也不影响第一诊断的临床路径流程实施时，可以进入本路径。
3. 病情需手术治疗。

**释义**

■ 进入本路径的患者第一诊断是肘管综合征，需除外神经炎、腕尺管综合征、胸出口综合征以及颈椎病、脊髓空洞症、周围神经病等疾患。

■ 入院后常规检查发现有基础疾病，如高血压、冠状动脉粥样硬化性心脏病、糖尿病、肝功能不全、肾功能不全等，经系统评估后对溃疡病诊断治疗无特殊影响者，可进入路径。但可能增加医疗费用，延长住院时间。

## （六）术前准备 2~3 天

1. 必需的检查项目
（1）血常规、尿常规。
（2）肝功能、肾功能、电解质、血糖。
（3）凝血功能。
（4）感染性疾病筛查（乙型肝炎、丙型肝炎、梅毒、艾滋病等）。
（5）X 线胸片、心电图。
（6）肘关节 X 线片、彩超、肌电图。
2. 根据患者病情可选择
（1）肺功能、超声心动图（老年人或既往有相关病史者）。
（2）术前可能需要肘关节尺神经 B 超或 MRI 检查。
（3）有相关疾病者必要时请相应科室会诊。

**释义**

■ 血常规、尿常规是最基本的两大常规检查，进入路径的患者均需完成。肝功能、肾功能、电解质、血糖、凝血功能、心电图、X 线胸片可评估有无基础疾病，是否影响住院时间、费用及其治疗预后；感染性疾病筛查（乙型肝炎、丙型肝炎、艾滋病、梅毒等）有助于预防交叉感染；腕关节 X 线片、必要时 MRI、超声检查确认有无局部的神经水肿和肿物压迫；肌电图是鉴别肘管局部卡压还是尺神经其他部位卡压的有效检查手段。

■ 有基础病的患者需要术前和相关科室会诊协助解决。

## （七）选择用药

抗菌药物：按照《抗菌药物临床应用指导原则（2015 年版）》（国卫办医发〔2015〕43 号）执行。

**释义**

■ 肘管部位的尺神经探查松解因局部结构相对复杂，手术要在放大镜下操作，相对时间较长，因此需要在术前30分钟和术后24小时预防性使用抗菌药物，以防止术后感染的发生，具体要按照《抗菌药物临床应用指导原则（2015年版）》（国卫办医发〔2015〕43号）执行。

**（八）手术日为入院第4~6天**

1. 麻醉方式：局部麻醉、臂丛神经阻滞麻醉或全身麻醉。
2. 手术方式：开放性尺神经松解前移术或关节镜下尺神经松解术。
3. 手术内植物：防粘连膜或液体。

**释义**

■ 肘部尺神经探查松解术一般采用臂丛阻滞麻醉，平卧位即可，如果麻醉效果不理想，也可以采用全身麻醉的方式手术。

■ 手术一般需要在放大镜下操作。

■ 手术一般无需输血。

■ 可以采用关节镜辅助下手术。

**（九）术后住院恢复5~9天**

1. 观察神经功能恢复情况。
2. 术后处理

（1）抗菌药物：按照《抗菌药物临床应用指导原则（2015年版）》（国卫办医发〔2015〕43号）执行。

（2）术后镇痛：参照《骨科常见疼痛的处理专家建议》。

（3）脱水药物和神经营养药物及电刺激。

（4）部分患者可根据病情给予抗凝治疗。

（5）术后康复：适当进行功能锻炼。

**释义**

■ 术后第2天麻醉消失后就需要重新评估患者的临床症状，并详细记录。根据患者的全身恢复情况来决定是否复查血常规、肝功能、肾功能等。

■ 术后需要采取镇痛措施，具体可以参照《骨科常见疼痛的处理专家建议》。

■ 术后抗菌药物的使用一般为术后24小时，具体药物按照《抗菌药物临床应用指导原则（2015年版）》（国卫办医发〔2015〕43号）执行。

■ 术后需要康复训练，以主动不负重为主。根据患者的情况来决定是否固定肘关节，一般可以采用石膏固定或棉垫加压屈肘位固定，有利于筋膜瓣的愈合。

### （十）出院标准

1. 体温正常，常规化验指标无明显异常。
2. 伤口情况良好：引流管拔除，伤口无感染征象（或可在门诊处理的伤口情况）。
3. 没有需要住院处理的并发症和/或合并症。

**释义**

■ 患者出院前应完成所有必需的检查项目，并观察临床症状是否减轻或消失，排除仍然需要住院处理的并发症和/或合并症。

### （十一）变异及原因分析

1. 围手术期并发症：伤口感染、血管损伤和伤口血肿等造成住院日延长和费用增加。
2. 内科合并症：老年患者常合并基础疾病，如脑血管或心血管病、糖尿病、血栓等，手术可能导致这些疾病加重而需要进一步治疗，从而延长治疗时间，并增加住院费用。

**释义**

■ 在治疗期间如发现有其他严重基础疾病，需调整药物治疗或继续其他基础疾病的治疗，则终止本路径。

■ 认可的变异原因主要是指患者入选路径后，在检查及治疗过程中发现患者合并存在术前未预知的、对本路径治疗可能产生影响的情况，需要终止执行路径或延长治疗时间、增加治疗费用。医师需在表单中明确说明。

■ 因患者方面的主观原因导致执行路径出现变异，需医师在表单中予以说明。

■ 如果使用关节镜辅助下手术，也会增加患者的住院费用。

## 五、肘管综合征临床路径给药方案

1. 术前用药

【用药选择】如果有特殊疾病的患者，比如高血压需要按时服用相关药物，糖尿病需根据空腹血糖情况决定用药。本病在术前 30 分钟预防性使用抗菌药物，以防止术后感染的发生，具体参照《抗菌药物临床应用指导原则（2015 年版）》（国卫办医发〔2015〕43 号）执行。

【药学提示】选用的药物需要注意患者的药物过敏情况以及是否有心、肝、肾等维持生命器官的药物禁忌。

2. 术中用药

【用药选择】术中用药需要由麻醉师主导。

【药学提示】选用的药物需要注意患者的药物过敏情况以及是否有心、肝、肾等维持生命器官的药物禁忌。

3. 术后用药

【用药选择】如果有特殊疾病的患者，比如高血压和糖尿病需要按时服用相关药物。术后 2~3天继续预防性使用抗菌药物，以防止感染的发生，具体参照《抗菌药物临床应用指导原则（2015 年版）》（国卫办医发〔2015〕43 号）执行；此外，需要继续使用神经营养药物，可以口服，也可以在住院期间给予注射，出院后口服 1~3 个月，但用药期注意患者是否有皮肤反应，比如红疹，如果有要及时停药。手术后根据手术实施方案决定患者术后的活动情况，拆线后患者需要逐步康复训练，可以配合活血化瘀的中草药泡洗以促进消肿和止疼，帮助患者尽快回归社会。

【药学提示】选用的药物需要注意患者的药物过敏情况以及是否有心、肝、肾等维持生命器官的药物禁忌。

## 六、肘管综合征患者护理规范

手术后由于患者对于疾病的预后仍处于懵懂状态，再加上对于疼痛的恐惧，需要护理的要点包括以下一些具体内容，护理查体、病情观察、患肢感觉运动及肢端血供情况的观察、需要时填写跌倒及压疮防范表、需要时请家属陪伴、告知辅助检查的注意事项、心理护理、生命体征的监测与处理、引流量的观察、疼痛的处理等。

## 七、肘管综合征患者营养治疗规范

此类患者手术大多出血不多，且大多为臂丛麻醉，术后即可以进食易消化、营养丰富的流质饮食。术后第二天就可以按照自己的喜好进食，以富含维生素、纤维及蛋白质的易消化饮食为主。

## 八、肘管综合征患者健康宣教

向患者交代出院后的注意事项，如返院换药、拆线复诊的时间、地点，发生紧急情况时的处理；交代功能锻炼的方式和时间频次；交代患者服用神经营养药物的注意事项并说明神经卡压手术后症状缓解的有序性和可能症状反复等情况。

## 九、推荐表单

### （一）医师表单

**肘管综合征临床路径医师表单**

适用对象：第一诊断为肘管综合征（ICD-10：G56.202）
　　　　　行尺神经松解术（ICD-9-CM-3：04.4908）

| 患者姓名： | 性别：　　年龄：　　门诊号： | 住院号： |
|---|---|---|
| 住院日期：　　年　月　日 | 出院日期：　　年　月　日 | 标准住院日：7~9 天 |

| 时间 | 住院第 1 天 | 住院第 2 天 | 住院第 3 天<br>（术前日） |
|---|---|---|---|
| 主要诊疗工作 | □ 询问病史及体格检查<br>□ 完成病历书写<br>□ 开化验单及相关检查<br>□ 上级医师查房与术前评估 | □ 根据病史、体检、平片、电生理等行术前讨论，确定手术方案决定麻醉方式<br>□ 根据化验及相关检查结果对患者的手术风险进行评估，必要者请相关科室会诊 | □ 完成术前准备与术前评估<br>□ 完成术前小结、上级医师查房记录等病历书写<br>□ 签署手术知情同意书、自费用品协议书<br>□ 向患者及家属交代病情及围手术期的注意事项 |
| 重点医嘱 | **长期医嘱：**<br>□ 手外科护理常规<br>□ 二级护理<br>□ 饮食<br>□ 患者既往基础用药<br>**临时医嘱：**<br>□ 血常规、尿常规<br>□ 凝血功能<br>□ 肝功能、肾功能、电解质、血糖<br>□ 感染性疾病筛查<br>□ 胸片、心电图<br>□ 肌电图<br>□ 肘关节 X 线片或彩超或 CT、磁共振检查（根据病情需要决定）<br>□ 请相关科室会诊（根据情况） | **长期医嘱：**<br>□ 二级护理<br>□ 饮食<br>**临时医嘱：** | **长期医嘱：**<br>□ 二级护理<br>□ 饮食<br>**临时医嘱：**<br>□ 术前医嘱：常规准备明日在局部麻醉/臂丛麻醉/全身麻醉下行开放性/关节镜下尺神经松解术<br>□ 术前禁食、禁水 |
| 病情变异记录 | □ 无　□ 有，原因：<br>1.<br>2. | □ 无　□ 有，原因：<br>1.<br>2. | □ 无　□ 有，原因：<br>1.<br>2. |
| 医师签名 | | | |

| 时间 | 住院第4天<br>（手术日） | 住院第5天<br>（术后第1天） | 住院第6天<br>（术后第2天） |
| --- | --- | --- | --- |
| 主要诊疗工作 | □ 手术<br>□ 术者完成手术记录<br>□ 住院医师完成术后病程记录<br>□ 上级医师查房<br>□ 注意神经功能的变化<br>□ 向患者及家属交代手术过程概况及术后注意事项 | □ 上级医师查房，注意病情变化<br>□ 完成常规病历书写<br>□ 注意引流量，根据引流情况明确是否拔除引流管<br>□ 注意观察体温、血压、脉搏等一般状态<br>□ 注意神经功能变化 | □ 上级医师查房，注意病情变化<br>□ 完成常规病历书写<br>□ 注意引流量，根据引流情况明确是否拔除引流管<br>□ 注意观察体温等一般状态<br>□ 注意神经功能变化 |
| 重点医嘱 | **长期医嘱：**<br>□ 局部麻醉/臂丛麻醉/全身麻醉术后护理常规<br>□ 术后护理常规<br>□ 特殊疾病护理/一级护理<br>□ 术后6小时普通饮食/糖尿病饮食/低盐低脂饮食<br>□ 神经营养药物<br>**临时医嘱：**<br>□ 心电血压监测、吸氧<br>□ 补液（根据病情） | **长期医嘱：**<br>□ 术后护理常规<br>□ 饮食<br>□ 一级护理<br>□ 脱水剂（根据情况）<br>□ 激素<br>□ 神经营养药物<br>□ 镇痛药物<br>□ 理疗<br>□ 雾化吸入（根据情况）<br>□ 抗凝治疗（根据情况）<br>**临时医嘱：**<br>□ 换药<br>□ 镇痛<br>□ 补液 | **长期医嘱：**<br>□ 饮食<br>□ 一级护理<br>□ 理疗<br>□ 拔除引流（根据情况）<br>□ 拔除引流后可行电刺激<br>**临时医嘱：**<br>□ 换药（根据情况）<br>□ 补液（根据情况） |
| 病情变异记录 | □ 无 □ 有，原因：<br>1.<br>2. | □ 无 □ 有，原因：<br>1.<br>2. | □ 无 □ 有，原因：<br>1.<br>2. |
| 医师签名 | | | |

| 时间 | 住院第 7 天<br>（术后第 3 天） | 住院第 8 天<br>（出院前 1 天） | 住院第 9 天<br>（出院日） |
|---|---|---|---|
| 主要诊疗工作 | □ 上级医师查房<br>□ 完成常规病历书写<br>□ 注意观察体温<br>□ 注意神经功能变化<br>□ 注意伤口情况 | □ 上级医师查房，进行手术及伤口评估，确定有无手术并发症和切口愈合不良情况，明确能否出院<br>□ 完成出院记录、病案首页、出院诊断书、病程记录等<br>□ 向患者交代出院后的注意事项，如返院复诊的时间、地点，发生紧急情况时的处理等 | □ 患者办理出院手续，出院 |
| 重点医嘱 | **长期医嘱：**<br>□ 手外科术后护理常<br>□ 二级护理<br>□ 饮食<br>□ 神经营养药物<br>□ 脱水剂（根据情况）<br>□ 镇痛药物<br>□ 理疗<br>**临时医嘱：**<br>□ 换药<br>□ 补液 | **出院医嘱：**<br>□ 嘱____日拆线换药（根据出院时间决定）<br>□ 1 个月后门诊复诊<br>□ 如有不适，随时来诊 | |
| 病情变异记录 | □ 无　□ 有，原因：<br>1.<br>2. | □ 无　□ 有，原因：<br>1.<br>2. | □ 无　□ 有，原因：<br>1.<br>2. |
| 医师签名 | | | |

### （二）护士表单

**肘管综合征临床路径护士表单**

适用对象：第一诊断为肘管综合征（ICD-10：G56.202）

行尺神经松解术（ICD-9-CM-3：04.4908）

| 患者姓名： | 性别： 年龄： 门诊号： | 住院号： |
|---|---|---|
| 住院日期： 年 月 日 | 出院日期： 年 月 日 | 标准住院日：7~9天 |

| 时间 | 住院第1天 | 住院第2天 | 住院第3天<br>（术前日） |
|---|---|---|---|
| 健康宣教 | 入院常规宣教：<br>□ 介绍病区环境、设施<br>□ 介绍患者主管医师和责任护士<br>□ 告知辅助检查的注意事项 | □ 告知检查后可能出现的情况及应对方式 | □ 术前宣教<br>□ 关节镜手术提供信息支持 |
| 护理处置 | □ 核对患者，佩戴腕带<br>□ 建立入院护理病历<br>□ 患肢感觉功能评估<br>□ 协助患者留取各种标本<br>□ 测量体重 | □ 药物过敏史<br>□ 既往病史 | □ 术前常规准备（腕带、对接单）<br>□ 术区备皮 |
| 基础护理 | □ 护理等级评定<br>□ 晨晚间护理<br>□ 入院宣教 | 二级护理：<br>□ 晨晚间护理<br>□ 巡视病房 | 二级护理：<br>□ 晨晚间护理<br>□ 巡视病房 |
| 专科护理 | □ 护理查体<br>□ 病情观察<br>□ 患肢感觉功能评估<br>□ 告知辅助检查的注意事项<br>□ 心理护理 | □ 在陪检护士指导下完成辅助检查<br>□ 病情观察<br>□ 患肢感觉功能<br>□ 心理护理 | □ 病情观察<br>□ 患肢感觉功能<br>□ 指导床上如厕注意事项<br>□ 心理护理 |
| 重点医嘱 | □ 详见医嘱执行单 | □ 详见医嘱执行单 | □ 详见医嘱执行单 |
| 病情变异记录 | □ 无 □ 有，原因：<br>1.<br>2. | □ 无 □ 有，原因：<br>1.<br>2. | □ 无 □ 有，原因：<br>1.<br>2. |
| 护士签名 | | | |

| 时间 | 住院第 4 天<br>(手术日) | 住院第 5 天<br>(术后第 1 天) | 住院第 6 天<br>(术后第 2 天) |
|---|---|---|---|
| 健康宣教 | □ 术后宣教<br>□ 饮食、活动指导 | □ 饮食指导，如禁烟酒，忌生冷辛辣刺激性食物<br>□ 用药护理：宣教促神经生长药物使用意义 | □ 饮食指导，如禁烟酒，忌生冷辛辣刺激性食物<br>□ 用药护理：宣教促神经生长药物使用意义 |
| 护理处置 | □ 局部麻醉/臂丛麻醉/全身麻醉术后护理常规护理<br>□ 术后护理常规护理<br>□ 特殊疾病护理或一级护理<br>□ 术后 6 小时普通饮食/糖尿病饮食/低盐低脂饮食<br>□ 心电监测、吸氧 | □ 术后护理常规护理<br>□ 记录引流液性质、颜色、量 | □ 术后护理常规护理 |
| 基础护理 | **特殊疾病护理/一级护理：**<br>□ 晨晚间护理<br>□ 巡视病房 | **一级护理：**<br>□ 晨晚间护理<br>□ 巡视病房 | **一级护理：**<br>□ 晨晚间护理<br>□ 巡视病房 |
| 专科护理 | □ 体位护理：患肢制动抬高，促进回流。采取健侧卧位，避免患肢受压<br>□ 肢体观察：观察患肢血运及感觉变化情况<br>□ 疼痛护理：评估性质，对症护理<br>□ 心理护理 | □ 体位护理：患肢制动抬高，促进回流。采取健侧卧位，避免患肢受压<br>□ 早期功能锻炼<br>□ 电刺激治疗护理<br>□ 心理护理 | □ 体位护理：患肢制动抬高，促进回流。采取健侧卧位，避免患肢受压<br>□ 早期功能锻炼<br>□ 电刺激治疗护理<br>□ 心理护理 |
| 重点医嘱 | □ 详见医嘱执行单 | □ 详见医嘱执行单 | □ 详见医嘱执行单 |
| 病情变异记录 | □ 无　□ 有，原因：<br>1.<br>2. | □ 无　□ 有，原因：<br>1.<br>2. | □ 无　□ 有，原因：<br>1.<br>2. |
| 护士签名 | | | |

| 时间 | 住院第7天<br>（术后第3天） | 住院第8天<br>（术后第4天） | 住院第9日<br>（术后第5天） |
| --- | --- | --- | --- |
| 健康宣教 | □ 饮食指导，如禁烟酒，忌生冷辛辣刺激性食物<br>□ 用药护理：宣教促神经生长药物使用意义 | □ 饮食指导，如禁烟酒，忌生冷辛辣刺激性食物<br>□ 用药护理：宣教促神经生长药物使用意义<br>□ 告知门诊复查时间 | 出院宣教：<br>□ 告知随诊意义<br>□ 告知出院流程 |
| 护理处置 | □ 术后护理常规护理 | □ 术后护理常规护理 | □ 术后护理常规护理<br>□ 办理出院手续 |
| 基础护理 | 二级护理：<br>□ 晨晚间护理<br>□ 巡视病房 | 二级护理：<br>□ 晨晚间护理<br>□ 巡视病房 | 二级护理：<br>□ 晨晚间护理<br>□ 巡视病房 |
| 专科护理 | □ 体位护理：患肢制动抬高，促进回流。采取健侧卧位，避免患肢受压<br>□ 早期功能锻炼<br>□ 电刺激治疗护理<br>□ 心理护理 | □ 体位护理：患肢制动抬高，促进回流。采取健侧卧位，避免患肢受压<br>□ 早期功能锻炼<br>□ 电刺激治疗护理<br>□ 心理护理 | □ 功能锻炼：讲解术后功能锻炼的重要性，指导患者遵医嘱循序渐进地正确地进行功能锻炼<br>□ 瘢痕护理：告知预防及粘连的意义及方法 |
| 重点医嘱 | □ 详见医嘱执行单 | □ 详见医嘱执行单 | □ 详见医嘱执行单 |
| 病情变异记录 | □ 无 □ 有，原因：<br>1.<br>2. | □ 无 □ 有，原因：<br>1.<br>2. | □ 无 □ 有，原因：<br>1.<br>2. |
| 护士签名 | | | |

### （三）患者表单

#### 肘管综合征临床路径患者表单

适用对象：第一诊断为肘管综合征（ICD-10：G56.202）

行尺神经松解术（ICD-9-CM-3：04.4908）

| | | | |
|---|---|---|---|
| 患者姓名： | 性别：　年龄：　门诊号： | | 住院号： |
| 住院日期：　年　月　日 | 出院日期：　年　月　日 | | 标准住院日：7~9 天 |

| 时间 | 入院 | 术前 | 手术日 |
|---|---|---|---|
| 医患配合 | □ 配合询问病史、收集资料，请务必详细告知既往史、用药史、过敏史<br>□ 配合进行体格检查<br>□ 有任何不适请告知医师 | □ 配合完善相关检查、化验，如采血、留尿、心电图、X线胸片<br>□ 医师与患者及家属介绍病情及术前检查和术前谈话 | □ 配合医师摆好手术体位<br>□ 配合完成手术 |
| 护患配合 | □ 配合监测体温、脉搏、呼吸3次，血压、体重1次<br>□ 配合完成入院护理评估（简单询问病史、过敏史、用药史）<br>□ 接受入院宣教（环境介绍、病室规定、订餐制度、贵重物品保管等）<br>□ 配合执行探视和陪伴制度<br>□ 有任何不适请告知护士 | □ 配合测量体温、脉搏、呼吸3次，询问大便次数1次<br>□ 接受术前宣教 | □ 配合测量体温、脉搏、呼吸3次，询问大便次数1次<br>□ 送手术室前，协助完成核对，带齐影像资料及用药<br>□ 返回病房后，配合接受生命体征的监测<br>□ 配合检查意识（全身麻醉者）<br>□ 配合缓解疼痛<br>□ 接受术后宣教<br>□ 有任何不适请告知护士 |
| 饮食 | □ 遵医嘱饮食 | □ 遵医嘱饮食 | □ 术前6~8小时禁食、禁水<br>□ 术后，遵医嘱饮食 |
| 排泄 | □ 正常排尿便 | □ 正常排尿便 | □ 正常排尿便 |
| 活动 | □ 正常活动 | □ 正常活动 | □ 正常活动 |

| 时间 | 术后 | 出院日 |
| --- | --- | --- |
| 医患配合 | □ 接受药物指导<br>□ 接受功能锻炼指导 | □ 接受出院前指导<br>□ 知道复查程序<br>□ 获取出院诊断书 |
| 护患配合 | □ 配合定时监测生命体征，每日询问大便次数<br>□ 配合体位指导<br>□ 配合饮食指导<br>□ 配合用药指导<br>□ 接受输液、服药等治疗<br>□ 接受进食、进水、排便等生活护理<br>□ 配合活动，预防皮肤压力伤<br>□ 注意活动安全，避免坠床或跌倒<br>□ 配合执行探视及陪伴 | □ 接受出院宣教<br>□ 办理出院手续<br>□ 知道复印病历程序 |
| 饮食 | □ 遵医嘱饮食 | □ 遵医嘱饮食 |
| 排泄 | □ 正常排尿便 | □ 正常排尿便 |
| 活动 | □ 正常适度活动，避免疲劳 | □ 正常适度活动，避免疲劳 |

## 附：原表单（2016年版）

### 肘管综合征临床路径表单

适用对象：第一诊断为肘管综合征患者（ICD-10：G56.205）

| 患者姓名： | 性别： 年龄： 门诊号： | 住院号： |
|---|---|---|
| 住院日期： 年 月 日 | 出院日期： 年 月 日 | 标准住院日：7~9天 |

| 时间 | 住院第1天 | 住院第2天 | 住院第3天<br>（术前日） |
|---|---|---|---|
| 临床诊断与病情评估 | □ 临床诊断：第一诊断为肘管综合征<br>□ 病情评估：评估患者病情有无明显改变 | □ 临床诊断：第一诊断为肘管综合征<br>□ 病情评估：评估患者病情有无明显改变 | □ 临床诊断：第一诊断为肘管综合征<br>□ 病情评估：评估患者病情有无明显改变 |
| 主要诊疗工作 | □ 询问病史及体格检查<br>□ 完成病历书写<br>□ 开化验单及相关检查<br>□ 上级医师查房与术前评估<br>□ 上级医师查房 | □ 根据病史、体检、平片、电生理等行术前讨论，确定手术方案决定麻醉方式<br>□ 根据化验及相关检查结果对患者的手术风险进行评估，必要时请相关科室会诊 | □ 完成术前准备与术前评估<br>□ 完成术前小结、上级医师查房记录等病历书写<br>□ 签署手术知情同意书、自费用品协议书<br>□ 向患者及家属交代病情及围手术期的注意事项 |
| 重点医嘱 | **长期医嘱：**<br>□ 手外科护理常规<br>□ 二级护理<br>□ 饮食<br>□ 患者既往基础用药<br>**临时医嘱：**<br>□ 血常规、尿常规<br>□ 凝血功能<br>□ 肝功能、肾功能、电解质、血糖<br>□ 感染性疾病筛查<br>□ X线胸片、心电图<br>□ 肌电图<br>□ 肘关节X线片或彩超或CT、磁共振检查（根据病情需要决定）<br>□ 请相关科室会诊（根据情况） | **长期医嘱：**<br>□ 二级护理<br>□ 饮食<br>**临时医嘱：** | **长期医嘱：**<br>□ 二级护理<br>□ 饮食<br>**临时医嘱：**<br>□ 术前医嘱：常规准备明日在局部麻醉/臂丛麻醉/全身麻醉下行开放性/关节镜下尺神经松解术<br>□ 术前禁食、禁水 |
| 主要护理工作 | □ 介绍病区环境、设施<br>□ 介绍患者主管医师和责任护士<br>□ 入院常规宣教<br>□ 患肢感觉功能评估<br>□ 告知辅助检查的注意事项 | □ 护理等级评定<br>□ 药物过敏史<br>□ 既往病史<br>□ 在陪检护士指导下完成辅助检查<br>□ 做好晨晚间护理<br>□ 上肢神经功能评定 | □ 术前常规准备（腕带、对接单）<br>□ 术区备皮<br>□ 术前宣教<br>□ 心理护理 |

续 表

| 时间 | 住院第 1 天 | 住院第 2 天 | 住院第 3 天<br>（术前日） |
|---|---|---|---|
| 病情变异记录 | □无 □有，原因：<br>1.<br>2. | □无 □有，原因：<br>1.<br>2. | □无 □有，原因：<br>1.<br>2. |
| 特殊医嘱 | | | |
| 护士签名 | | | |
| 医师签名 | | | |

| 时间 | 住院第4天<br>（手术日） | 住院第5天<br>（术后第1天） | 住院第6天<br>（术后第2天） |
|---|---|---|---|
| 临床诊断与病情评估 | □ 临床诊断：第一诊断为肘管综合征<br>□ 病情评估：评估患者病情有无明显改变 | □ 临床诊断：第一诊断为肘管综合征<br>□ 病情评估：评估患者病情有无明显改变 | □ 临床诊断：第一诊断为肘管综合征<br>□ 病情评估：评估患者病情有无明显改变 |
| 主要诊疗工作 | □ 手术<br>□ 术者完成手术记录<br>□ 住院医师完成术后病程记录<br>□ 上级医师查房<br>□ 注意神经功能的变化<br>□ 向患者及家属交代手术过程概况及术后注意事项 | □ 上级医师查房，注意病情变化<br>□ 完成常规病历书写<br>□ 注意引流量，根据引流情况明确是否拔除引流管<br>□ 注意观察体温、血压、脉搏等一般状态<br>□ 注意神经功能变化 | □ 上级医师查房，注意病情变化<br>□ 完成常规病历书写<br>□ 注意引流量，根据引流情况明确是否拔除引流管<br>□ 注意观察体温等一般状态<br>□ 注意神经功能变化 |
| 重点医嘱 | **长期医嘱：**<br>□ 局部麻醉/臂丛麻醉/全身麻醉术后护理常规<br>□ 术后护理常规<br>□ 特殊疾病护理/一级护理<br>□ 术后6小时普通饮食/糖尿病饮食/低盐低脂饮食<br>□ 神经营养药物<br>**临时医嘱：**<br>□ 心电血压监护、吸氧<br>□ 补液（根据病情） | **长期医嘱：**<br>□ 术后护理常规<br>□ 饮食<br>□ 一级护理<br>□ 脱水剂（根据情况）<br>□ 激素<br>□ 神经营养药物<br>□ 镇痛药物<br>□ 理疗<br>□ 雾化吸入（根据情况）<br>□ 抗凝治疗（根据情况）<br>**临时医嘱：**<br>□ 换药<br>□ 镇痛<br>□ 补液 | **长期医嘱：**<br>□ 饮食<br>□ 一级护理<br>□ 理疗<br>□ 拔除引流（根据情况）<br>□ 拔除引流后可行电刺激<br>**临时医嘱：**<br>□ 换药（根据情况）<br>□ 补液（根据情况） |
| 主要护理工作 | □ 体位护理：患肢制动抬高，促进回流。采取健侧卧位，避免患肢受压<br>□ 肢体观察：观察患肢血运及感觉变化情况<br>□ 疼痛护理：评估性质，对症护理 | □ 饮食指导：禁烟酒，忌生冷辛辣刺激性食物<br>□ 用药护理：宣教促神经生长药物使用意义<br>□ 早期功能锻炼<br>□ 电刺激治疗护理<br>□ 心理护理 | □ 饮食指导：禁烟酒，忌生冷辛辣刺激性食物<br>□ 用药护理：宣教促神经生长药物使用意义<br>□ 早期功能锻炼<br>□ 电刺激治疗护理<br>□ 心理护理 |
| 病情变异记录 | □ 无　□ 有，原因：<br>1.<br>2. | □ 无　□ 有，原因：<br>1.<br>2. | □ 无　□ 有，原因：<br>1.<br>2. |
| 特殊医嘱 | | | |
| 护士签名 | | | |
| 医师签名 | | | |

| 时间 | 住院第 7 天<br>（术后第 3 天） | 住院第 8 天<br>（出院前 1 天） | 住院第 9 天<br>（出院日） |
| --- | --- | --- | --- |
| 临床诊断与病情评估 | □ 临床诊断：第一诊断为肘管综合征<br>□ 病情评估：评估患者病情有无明显改变 | □ 临床诊断：第一诊断为肘管综合征<br>□ 病情评估：评估患者病情有无明显改变 | □ 临床诊断：第一诊断为肘管综合征<br>□ 病情评估：评估患者病情有无明显改变 |
| 主要诊疗工作 | □ 上级医师查房<br>□ 完成常规病历书写<br>□ 注意观察体温<br>□ 注意神经功能变化<br>□ 注意伤口情况 | □ 上级医师查房，进行手术及伤口评估，确定有无手术并发症和切口愈合不良情况，明确能否出院<br>□ 完成出院记录、病案首页、出院诊断书、病程记录等<br>□ 向患者交代出院后的注意事项，如返院复诊的时间、地点，发生紧急情况时的处理等 | □ 患者办理出院手续，出院 |
| 重点医嘱 | **长期医嘱：**<br>□ 手外科术后护理常规<br>□ 二级护理<br>□ 饮食<br>□ 神经营养药物<br>□ 脱水剂（根据情况）<br>□ 镇痛药物<br>□ 理疗<br>**临时医嘱：**<br>□ 换药<br>□ 补液 | **出院医嘱：**<br>□ 嘱____日拆线换药（根据出院时间决定）<br>□ 1 个月后门诊复诊<br>□ 如有不适，随时来诊 | |
| 主要护理工作 | □ 饮食指导：禁烟酒，忌生冷辛辣刺激性食物<br>□ 用药护理：宣教促神经生长药物使用意义<br>□ 早期功能锻炼<br>□ 电刺激治疗护理<br>□ 心理护理 | □ 饮食指导：禁烟酒，忌生冷辛辣刺激性食物<br>□ 用药护理：宣教促神经生长药物使用意义<br>□ 早期功能锻炼<br>□ 电刺激治疗护理<br>□ 心理护理 | □ 功能锻炼：讲解术后功能锻炼的重要性，指导患者遵医嘱循序渐进地正确地进行功能锻炼<br>□ 瘢痕护理：告知预防瘢痕及粘连的意义及方法<br>□ 告知随诊的意义<br>□ 告知出院流程 |
| 病情变异记录 | □ 无 □ 有，原因：<br>1.<br>2. | □ 无 □ 有，原因：<br>1.<br>2. | □ 无 □ 有，原因：<br>1.<br>2. |
| 特殊医嘱 | | | |
| 护士签名 | | | |
| 医师签名 | | | |

# 第十一章

# 骨巨细胞瘤临床路径释义

**【医疗质量控制指标】**

指标一、手术前的评估与术前准备。

指标二、预防性抗菌药物选择与应用时机。

指标三、预防术后深静脉血栓形成。

指标四、术后康复治疗。

指标五、切口Ⅰ/甲愈合。

指标六、患者住院天数与住院费用。

## 一、骨巨细胞瘤编码

1. 原编码

疾病名称及编码：股骨远端骨巨细胞瘤（ICD-10：D48.101）

2. 修改编码

疾病名称及编码：股骨良性肿瘤（ICD-10：D16.201）

## 二、临床路径检索方法

D16.201

## 三、国家医疗保障疾病诊断相关分组（CHS-DRG）

MDCI　肌肉、骨骼疾病及功能障碍

IZ2　骨骼、肌肉、肌腱、结缔组织的其他疾患

D16.201　股骨良性肿瘤

## 四、骨巨细胞瘤临床路径标准住院流程

### （一）适用对象

第一诊断为股骨远端骨巨细胞瘤（ICD-10：D48.101），行股骨远端肿瘤刮除、瘤壳灭活、植骨、内固定术。

**释义**

■ 骨巨细胞瘤是骨原发的中间性肿瘤，常发生于长骨干骺端，股骨远端是好发部位之一。骨巨细胞瘤的诊断主要依靠临床表现、影像表现及病理诊断，诊断明确后需行肿瘤刮除、瘤壳灭活、植骨、内固定术的病例可入本路径。

### （二）诊断依据

1. 病史：患病部位疼痛、肿胀等。
2. 体格检查：病变部位可触及包块、压痛，患肢功能受限。
3. 辅助检查：患肢平片、CT、MRI，全身骨扫描等。

4. 病灶活检：提示骨巨细胞瘤诊断。

**释义**

■ 骨巨细胞瘤的诊断需要临床、影像、病理三结合。

■ 临床表现：一般表现为疼痛，呈缓慢发展、进行性加重的特点。就诊前，患者疼痛的病史可为1~6个月不等，病史长者可达18个月。骨巨细胞瘤一般并不引起发热等全身症状，实验室检查并无明显异常，碱性磷酸酶和红细胞沉降率均可正常。位于肢体部位的骨巨细胞瘤，伴随着疼痛，邻近关节可出现肿胀和肿块，肿块较大时，可有皮温升高。因肿瘤常发生在长骨骨端，靠近关节，肿瘤较大时往往影响关节的活动，严重时可因疼痛而使关节处于被动屈曲位。骨巨细胞瘤不治疗，肿瘤可持续增大，甚至出现病理骨折。

■ 影像学检查：X线检查包括病灶部位的正侧位片，可显示病灶的轮廓，肿瘤一般表现为偏心性溶骨破坏，可出现膨胀性改变。在长管状骨，肿瘤多位于干骺端。增强CT检查包括病灶部位骨窗、软组织窗和软组织增强窗，可显示骨破坏状况，强化后可显示肿瘤的血运状况，如果有软组织包块，还可以显示肿瘤与血管的关系。增强MRI对软组织包块显示清楚，便于术前计划，也可清晰显示骨髓腔内侵及范围，提供计划病灶刮除或截骨长度的依据。分期检查一般推荐胸部CT平扫和全身骨扫描，主要用于发现骨多中心病灶。

■ 病理：经典骨巨细胞瘤由无明显异型性的单核细胞和多核巨细胞组成，同时可以合并有坏死出血，灶片状纤维组织增生及黄瘤样组织细胞，反应骨/化生骨和软骨的出现，合并动脉瘤样骨囊肿等情况均不少见。坏死、单核细胞轻度异型性、丰富的核分裂象、脉管内瘤栓等都不提示恶性，与骨巨细胞瘤整体预后无关。

**（三）进入路径标准**

1. 第一诊断必须符合骨巨细胞瘤（ICD-10：D48.101）。
2. 全身情况允许手术。
3. 除外侵袭性或严重病理性骨折无法保留完整股骨髁关节面的病例；除外其他引起巨细胞反应的病变。
4. 首选肿瘤刮除、植骨、内固定术。

**释义**

■ 结合患者典型的临床表现、影像学及病理检查，可以诊断为骨巨细胞瘤，符合入径条件。

■ 骨巨细胞瘤目前并没有公认的类似于AJCC骨肉瘤或者软组织肉瘤的分期系统，经典的文献有两种分期/分级系统可以应用，Enneking分期系统和Campanacci骨巨细胞瘤影像分级系统。但在实际临床工作中，临床医师和研究者更习惯采用可切除/不可切除来对不同的骨巨细胞瘤进行分类，进而采取合适的治疗策略。“不可切除”是指无法通过外科手术将肿瘤彻底切除，其原因可能包括：①肿瘤巨大、位置深在、解剖复杂，肿瘤侵犯重要结构，如重要主干血管、脊髓或马尾神经、内脏等，如果切除，势必风险加重；②远处广泛转移，无法彻底切除所有病灶；③原发病变广泛或复发后肿瘤，即使考虑局部截肢，术前也难以从临床和影像上辨别侵及范围；④患者不接受或者不愿意进行手术治疗。进入本路径的病例需要符合可切除的标准。

■ 瘤腔较大，单纯植骨容易吸收，囊腔不易与肿瘤复发鉴别，所以可以填充骨水泥。

### （四）标准住院日≤10 天

**释义**

■ 患者可在住院前或住院后马上完善影像检查和病理检查，如果患者条件允许，住院时间可以低于上述住院天数。。

### （五）住院期间的检查项目

1. 必需的检查项目

（1）血常规、血型、尿常规、便常规。

（2）检查电解质、肝功能、肾功能、凝血功能、感染性疾病（乙型炎肝、丙型炎肝、梅毒、艾滋病）、红细胞沉降率。

（3）胸部 X 线平片、胸部 CT、心电图。

（4）骨科 X 线检查、患肢 CT、患肢 MRI、全身骨显像、患肢动静脉血管彩超。

2. 根据患者病情进行的检查项目：超声心动、肺功能、血气分析、肌电图等。

**释义**

■ 为缩短住院时间，部分检查可在门诊完成。

股骨下端增强 CT 和全身骨扫描是骨巨细胞瘤的必需检查项目。

■ 长期卧床的患者，应该做下肢血管彩超，判断是否有深静脉血栓形成，尤其对年龄偏大的患者，应该为必选。

### （六）治疗方案的选择

根据患者影像学显示病变范围及活检病理提示，选用刮除、植骨、内固定术。

前提：患者股骨髁关节面主要部分完整，未受肿瘤侵犯，尚有一定强度的骨质可以满足内固定物固定。

**释义**

■ 外科手术是骨巨细胞瘤最主要的治疗手段，由于肿瘤转移和多中心病灶引起的死亡发生率低，控制局部复发是目前临床治疗中的肿瘤学核心目标。病灶内刮除术目前建议为扩大刮除病灶内刮除术的填充主体仍推荐使用骨水泥，虽然骨水泥瞬时的热度对于肿瘤的杀伤作用目前并不认为是主要目的，但是其对于病灶的观察和随访具有重要意义。

■ 刮除需要行“扩大刮除术”，需要借助高速磨钻、氩氦刀、苯酚或无水乙醇等物理和化学的方法，在肢体肿瘤原则上皮质骨去除 1mm，松质骨去除 1cm，使囊内切除达到边缘外科边界。

**（七）预防性抗菌药物选择与使用时机。**

1. 建议使用第一、第二代头孢菌素类。
2. 术前 30 分钟预防性用抗菌药物；手术超过 3 小时加用 1 次抗菌药物。

**释义**

■ 预防使用抗菌药物时间为术前半小时，术后 24~48 小时。骨巨细胞瘤手术如果超过 3 小时，术中可以加用 1 次抗菌药物。

**（八）手术日**

为入院后第 1~3 天。

1. 麻醉方式选择腰-硬膜外联合麻醉或全身麻醉。
2. 手术方式：股骨远端病灶刮除、瘤壳灭活、骨水泥填充、取髂骨植骨/人工骨植骨、内固定术。
3. 手术内植物：股骨髁解剖型重建钢板带自锁功能；可能合用异体骨或人工骨。
4. 术中用药：麻醉用药、抗菌药物、灭活用高渗盐水。
5. 输血：视术中具体情况而定。

**释义**

■ 手术去除肿瘤应该严格按术前设计严格按步骤执行。取髂骨植骨根据与患者的沟通情况来决定，也可选择人工骨植骨。

**（九）术后恢复**

1. 大约 7 天。
2. 必须复查的项目：血常规、X 线片。
3. 可选择的检查项目：生化、凝血、血管 B 超。
4. 术后首选第一、第二代头孢菌素类，并根据患者的病情决定抗菌药物的选择与使用时间。
5. 术后 24 小时开始预防应用抗凝药物。
6. 术后即刻开始应用镇痛治疗。
7. 其他药物：消肿，促进骨愈合，神经营养药物。
8. 逐步行下肢功能锻炼。

**释义**

■ 术后必须复查的项目是 X 线片和 CT 检查，作为基线，供复查比较用。

■ 术后每日记录引流量，<20ml 可以拔除，引流管放置时间不超过 1 周为宜。

■ 术后的疼痛往往表现为伤口痛，可给予镇痛治疗，待伤口恢复后疼痛即消失。

■ 住院期间可进行股四头肌功能锻炼，伤口恢复后可下地逐步活动，待植骨愈合后可恢复体育活动。

**（十）出院标准**

1. 大体病理明确诊断为骨巨细胞瘤。
2. 体温正常、常规化验未见明显异常。
3. 伤口愈合好：引流管已拔除，可门诊定期换药。
4. 术后平片见内植物位置完好。
4. 没有需要住院处理的并发症或合并症。

**释义**

■ 如果确定没有需要住院处理的手术并发症，如感染、静脉血栓栓塞症等，即可出院。

**（十一）变异及原因分析**

1. 并发症：部分患者可能出现伤口延期愈合，合并神经、血管损伤。
2. 合并症：其他疾病，如糖尿病、心脑血管疾病等，可能会延长住院时间，增加住院费用。
3. 内植物选择：根据病变情况，选择适当的内植物。

**释义**

■ 由于患者的个体差异，包括：肿瘤位置，大小，手术方式的不同。患者全身情况的差异。导致围手术期并发症发生不一，影响住院时间和费用。常见并发症有：①伤口不愈合或延迟愈合。需要经过换药或手术清创治疗。②植骨反应，部分患者使用人工骨或异体骨后会出现排异反应，严重者甚至需要取出所植的填充物。③静脉血栓栓塞症。即使积极预防，仍有可能发生，需要转血管外科治疗。

## 五、骨巨细胞瘤临床路径给药方案

1. 术前用药

**【用药选择】**

地舒单抗，可用于部分病例的降期。

**【药学提示】**

地舒单抗（denosumab）是一种全人源化的抗 RANKL 单克隆抗体。地舒单抗能竞争性结合基质细胞分泌的 RANKL，从而显著减少或消除破骨细胞样巨细胞，减少骨质溶解，增加新骨形成，从而起到肿瘤降期的作用。

2. 术中用药

**【用药选择】**

（1）抗菌药物：抗菌药物使用按照《抗菌药物临床应用指导原则》（2015 年版，人民卫生出版社）执行。建议使用第一、第二代头孢，青霉素类、克林霉素类或氨基苷类。

（2）预防使用抗菌药物时间为术前半小时，术后持续 24~48 小时。如果 48 小时后患者仍有体温高，伤口肿胀，引流量多，血常规白细胞计数增高，红细胞沉降率和 CRP 增高 1 倍以上，要考虑延长使用抗菌药物，此时为治疗使用抗菌药物。

（3）静脉血栓栓塞症的药物预防：手术 12 小时前或术后 12~24 小时（硬膜外腔导管拔除后 2~4 小时）皮下给予常规剂量低分子肝素；或术后 4~6 小时给予常规剂量的一半，次日增加至常规剂量。

**【药学提示】**

静脉血栓栓塞症的药物预防禁忌证：

（1）绝对禁忌证：①大量出血：指能够改变患者治疗过程和治疗结果的出血，对于大量出血病例，如未开始抗凝，应推迟；如已经开始，应立即停止，同时停止康复训练，并予以制动。明确的活动性出血或多发创伤病情不稳定的患者是抗凝的禁忌证。②骨筋膜室综合征。③肝素诱发血小板减少症。④孕妇禁用华法林。⑤严重头颅外伤或急性脊髓损伤。

（2）相对禁忌证：①既往颅内出血。②既往胃肠道出血。③急性颅内损害/肿物。④血小板减少或凝血障碍。⑤类风湿视网膜病患者抗凝可能眼内出血。

（3）术后用药：

**【用药选择】**

（1）抗菌药物：抗菌药物使用按照《抗菌药物临床应用指导原则》（2015 年版，人民卫生出版社）执行。建议使用第一、第二代头孢，青霉素类，克林霉素类或氨基苷类。

（2）止血药物。

**【药学提示】**

抗生素的选择应能覆盖植骨术（包括异体骨及人工骨）可能出现的细菌谱，建议使用第一、第二代头孢，青霉素类，克林霉素类或氨基苷类

## 六、骨巨细胞瘤患者护理规范

1. 术前常规护理

（1）预防病理性骨折，患肢避免负重，必要时绝对卧床。

（2）围手术期疼痛评估，规范患者镇痛药物使用方法，观察疗效及不良反应。

（3）皮肤准备，关注有无局灶性感染。

（4）皮试、配血、肠道准备。

2. 术后常规护理

（1）搬运：三人平托法。

（2）生命体征监测：心电监测。

（3）术后观察：① 观察患肢末梢血运、皮温、颜色、足背动脉搏动、皮肤感觉及活动情况，关注肢体肿胀变化；② 伤口敷料有无渗出，包扎过紧或松散脱落；③ 伤口引流：观察引流管通畅与否，引流液的量、颜色、性质，每 24 小时统计并记录；④ 关注患者血常规情况，及时发现有无低血容量性休克征兆；⑤ 观察伤口有无红、肿、热、痛等感染征象。

（4）体位管理：卧床，根据病情患肢保持伸膝位或抬高 15°~30°，保持中立位。

（5）皮肤管理：检查骨隆突部位皮肤无受压，采用泡沫辅料、液体辅料减压及保护。足跟悬

空，间断抬臀。

(6) 检测体温变化。

(7) 预防下肢深静脉血栓：①早期开始踝泵运动等功能锻炼；②协助患者正确使用梯度压力弹力袜（GCS）及间歇充气加压装置（IPC）；③定时注射抗凝药物并观察有无不良反应。

(8) 预防泌尿系感染：①早期拔除尿管；②鼓励患者多饮水促进排尿 。

(9) 预防肺部感染：①鼓励并指导患者正确咳嗽、咳痰；②雾化吸入并协助患者拍背排痰。

(10) 预防便秘：①增加膳食纤维摄入；②主动床上健肢活动及腹部按摩；③口服缓泻药，必要时灌肠。

## 七、骨巨细胞瘤患者营养治疗规范

1. 营养风险筛查，NRS 评分> 3 分者，给以营养评估。

2. 充足的热量、蛋白质，适量脂肪。NRS 评分≤3 分者，能量供给标准以 25~30kcal/kg 为佳；营养不良者热量供给标准不低于 35kcal/kg。碳水化合物热量比不低于 50%，充足的蛋白质，不低于 1.2~1.5g/kg（标准体重），应以优质蛋白为主，不低于蛋白质总量的 1/3~1/2；脂肪热比以 25%~30%为宜，饱和脂肪酸、单不饱和脂肪酸、多不饱和脂肪酸间比例以 1∶1∶1 左右为宜，适当提高膳食 ω-3 脂肪酸的摄入，保证充足的维生素和矿物质，增加富含抗氧化类植物化合物的食物的选用如各种蔬菜、水果等。

3. 围手术期，根据不同治疗时期选择饮食形态如流质饮食、半流质饮食、软食或普通饮食等。饮食宜清淡，以温、热、软为佳，忌食生冷、肥甘、厚腻食物，限制刺激性食物、饮品及调味品。

4. 如经口进食低于需要量的 80%及高热者，应给予相应的肠内营养补充剂口服补充，必要时管饲肠内营养补充或肠外营养补充。

5. 如有糖代谢异常，应减少糖类的摄入量，适当增加脂肪供能比，但应考虑肝脏负荷及胃肠道功能状况。

## 八、骨巨细胞瘤患者健康宣教

1. 术后伤口护理，按时换药及拆线。

2. 术后进行功能锻炼。

3. 进行出院宣教（康复锻炼方法及注意事项、复诊的时间、地点，发生紧急情况时的处理等。

4. 告知患者出院流程。

5. 指导出院带药服用方法。

## 九、推荐表单

### （一）医师表单

**骨巨细胞瘤临床路径医师表单**

适用对象：第一诊断骨巨细胞瘤（ICD-10：D48.101）
行肿瘤刮除、瘤壳灭活、植骨、内固定术

| | | | |
|---|---|---|---|
| 患者姓名： | 性别： 年龄： 门诊号： | 住院号： |
| 住院日期： 年 月 日 | 出院日期： 年 月 日 | 标准住院日： 天 |

| 时间 | 住院第1天 | 住院第2天 | 住院第3天<br>（术前日） |
|---|---|---|---|
| 主要诊疗工作 | □ 询问病史及体格检查<br>□ 同上级医师商讨初步诊疗计划<br>□ 制订初步治疗方案<br>□ 完成住院志、首次病程、上级医师查房等病历书写<br>□ 开检查检验单 | □ 上级医师查房确定活检方式及部位<br>□ 行病变活检术<br>□ 进一步完善病历资料<br>□ 收集各项检查结果、评估病情<br>□ 必要时请相关科室会诊、协助治疗合并症 | □ 上级医师查房<br>□ 根据病理结果评估和决定手术治疗方案<br>□ 完成查房记录<br>□ 同患者及家属交代病情，围手术期注意事项<br>□ 签署手术知情同意书、输血同意书、委托书等<br>□ 备血<br>□ 麻醉医师访视患者并签署麻醉知情同意书<br>□ 完成各项术前准备 |
| 重点医嘱 | **长期医嘱：**<br>□ 骨科护理常规<br>□ 二级护理<br>□ 饮食<br>□ 疼痛护理评估<br>**临时医嘱：**<br>□ 血常规、血型<br>□ 尿常规、大便常规<br>□ 凝血分析<br>□ 生化、电解质检查<br>□ 传染疾病筛查<br>□ 胸部平片、心电图<br>□ 股骨正侧位平片<br>□ 股骨 CT、磁共振<br>□ 全身骨显像 | **长期医嘱：**<br>□ 限制患肢活动<br>**临时医嘱：**<br>□ 行病灶活检术<br>□ 必要时镇痛治疗 | **长期医嘱：**<br><br>**临时医嘱：**<br>□ 明日在硬膜外麻醉或全麻下行股骨远端肿瘤刮除、瘤壳灭活、植骨、内固定术<br>□ 术前禁食、禁水<br>□ 抗生素皮试<br>□ 术前备皮<br>□ 术前灌肠<br>□ 术前留置尿管<br>□ 配血 |
| 病情变异记录 | □ 无 □ 有，原因：<br>1.<br>2. | □ 无 □ 有，原因：<br>1.<br>2. | □ 无 □ 有，原因：<br>1.<br>2. |
| 医师签名 | | | |

| 时间 | 住院第 4 天<br>（手术日） | | 住院第 5 天<br>（术后第 1 天） |
|---|---|---|---|
| 主要诊疗工作 | □ 进行术晨术前准备<br>□ 必要时行术前补液 | □ 手术<br>□ 向患者及家属交待手术大致过程，术中所见，术后注意事项<br>□ 完成手术记录<br>□ 完成术后病程<br>□ 观察有无严重并发症<br>□ 及时对症处理 | □ 上级医师查房<br>□ 完成常规病程记录<br>□ 观察体温、血压、心率等生命体征<br>□ 观察患肢远端远端运动情况 |
| 重点医嘱 | **长期医嘱：**<br><br>**临时医嘱：**<br>□ 术前补液 | **长期医嘱：**<br>□ 骨科术后护理常规<br>□ 一级护理<br>□ 饮食<br>□ 患肢抬高<br>□ 留置引流管并记量<br>□ 抗菌药物使用<br>□ 心电监测<br>□ 吸氧<br>□ 观察患肢感觉运动<br>□ 胃黏膜保护剂<br>**临时医嘱：**<br>□ 今日在硬膜外麻醉或全身麻醉下行肿瘤刮除、植骨、内固定术<br>□ 复查血常规<br>□ 必要时输血<br>□ 补液<br>□ 镇痛 | **长期医嘱：**<br>□ 骨科术后护理常规<br>□ 一级护理<br>□ 饮食<br>□ 患肢抬高<br>□ 留置引流管并记量<br>**临时医嘱：**<br>□ 复查血常规<br>□ 补液 |
| 病情变异记录 | □ 无 □ 有，原因：<br>1.<br>2. | □ 无 □ 有，原因：<br>1.<br>2. | □ 无 □ 有，原因：<br>1.<br>2. |
| 医师签名 | | | |

| 时间 | 住院第6天<br>（术后第2天） | 住院第7天<br>（术后第3天） | 住院第8天<br>（术后第4天） |
| --- | --- | --- | --- |
| 主要诊疗工作 | □ 上级医师查房<br>□ 完成病程记录<br>□ 伤口换药<br>□ 指导功能锻炼 | □ 上级医师查房<br>□ 完成病程记录<br>□ 可拔除引流管<br>□ 摄术后平片<br>□ 指导功能锻炼<br>□ 与病理科医师联合查房，分析病理类型 | □ 上级医师查房<br>□ 评估手术及伤口愈合情况<br>□ 根据病理结果指导患者定期复查<br>□ 明确是否可出院<br>□ 完善相关病历记录<br>□ 向患者及家属交代病情、术后注意事项复查时间及频率<br>□ 指导功能锻炼 |
| 重点医嘱 | **长期医嘱：**<br>□ 骨科术后护理常规<br>□ 二级护理<br>□ 饮食<br>□ 患肢抬高<br>□ 若相关检查无明显异常，可停用抗生素<br>**临时医嘱：**<br>□ 换药医嘱 | **长期医嘱：**<br>□ 骨科术后护理常规<br>□ 二级护理<br>□ 饮食<br>□ 患肢抬高<br>**临时医嘱：**<br>□ 拔引流管<br>□ 摄股骨正侧位<br>□ 复查相关检查 | **出院医嘱：**<br>□ 出院带药<br>□ 定好门诊换药时间、拆线时间、复查时间<br>□ 康复科门诊就诊进行功能锻炼<br>□ 不适随诊 |
| 病情变异记录 | □ 无 □ 有，原因：<br>1.<br>2. | □ 无 □ 有，原因：<br>1.<br>2. | □ 无 □ 有，原因：<br>1.<br>2. |
| 医师签名 | | | |

## （二）护士表单

### 骨巨细胞瘤临床路径护士表单

适用对象：第一诊断骨巨细胞瘤（ICD-10：D48.101）
行肿瘤刮除、瘤壳灭活、植骨、内固定术

| | | |
|---|---|---|
| 患者姓名： | 性别： 年龄： 门诊号： | 住院号： |
| 住院日期： 年 月 日 | 出院日期： 年 月 日 | 标准住院日： 天 |

| 时间 | 住院第1天 | 住院第2天 | 住院第3天<br>（术前日） |
|---|---|---|---|
| 健康宣教 | □ 介绍主管医师、护士<br>□ 介绍环境、设施<br>□ 介绍住院规章制度及注意事项<br>□ 向患者进行安全宣教（防火、防盗）<br>□ 向患者进行垃圾分类宣教 | □ 主管护士与患者沟通，了解并指导心理应对<br>□ 宣教疾病知识、疼痛评估及用药知识<br>□ 告知各项检查前后注意事项及特殊检查操作流程<br>□ 宣教日常饮食、活动和陪、探视注意事项及应对方式<br>□ 宣教压疮、跌倒、病理骨折的预防 | □ 向患者和/或家属讲解围手术期注意事项，通知手术费用<br>□ 介绍术前准备内容及配合方法<br>□ 告知护理用具准备内容及使用方法<br>□ 告知术前禁食、禁水及相关药物服用方法 |
| 护理处置 | □ 核对患者、确定床位<br>□ 建立入院护理病历<br>□ 卫生处置：剪指（趾）甲、沐浴、更换病号服<br>□ 测量体温、脉搏、呼吸、血压、身高、体重<br>□ 进行抽血检查化验<br>□ 进行心电图检查 | □ 观察患者病情变化<br>□ 完成生活护理，防止皮肤压疮护理<br>□ 协助医师完成各项检查、化验<br>□ 遵医嘱进行药物治疗 | □ 病情观察：评估患者生命体征及疼痛情况<br>□ 完成术前准备内容（备皮、皮试、配血、发放药物、标记手术部位） |
| 基础护理 | □ 二级护理<br>□ 晨晚间护理<br>□ 患者安全管理 | □ 二级护理<br>□ 晨晚间护理<br>□ 患者安全管理 | □ 二级护理<br>□ 晨晚间护理<br>□ 患者安全管理 |
| 专科护理 | □ 完成入院护理评估单（简单询问病史、过敏史、用药史）<br>□ 评估患者活动情况及自理能力<br>□ 评估患者疼痛情况<br>□ 进行护理查体（皮肤、各种管路、病变部位、伤口、造口）<br>□ 必要时留家属陪住 | □ 指导、协助患者完成相关检查<br>□ 给予患者心理支持<br>□ 指导、协助患者合理应用镇痛药物并观察疗效<br>□ 指导、协助患者使用护理用具（轮椅、拐杖等）<br>□ 给予患者管路维护（PICC 换药） | □ 进行术前心理护理<br>□ 指导护理用具的使用<br>□ 疼痛评估<br>□ 进行术前肠道准备<br>□ 指导术前用药（降压药）<br>□ 评估患者皮肤情况 |
| 重点医嘱 | □ 详见医嘱执行单 | □ 详见医嘱执行单 | □ 详见医嘱执行单 |

续 表

| 时间 | 住院第 1 天 | 住院第 2 天 | 住院第 3 天<br>（术前日） |
| --- | --- | --- | --- |
| 病情变异记录 | □ 无 □ 有，原因：<br>1.<br>2. | □ 无 □ 有，原因：<br>1.<br>2. | □ 无 □ 有，原因：<br>1.<br>2. |
| 护士签名 | | | |

| 时间 | 住院第 4 天<br>（手术日） | 住院第 5 天<br>（术后第 1 天） | 住院第 6 天<br>（术后第 2 日） |
|---|---|---|---|
| 健康宣教 | □ 手术<br>□ 向患者和/或家属讲解术后注意事项<br>□ 完成护理记录<br>□ 术后饮食宣教 | □ 讲解术后注意事项<br>□ 术后饮食宣教<br>□ 宣教功能锻炼的重要性<br>□ 血栓预防宣教 | □ 讲解术后并发症及护理对策<br>□ 术后饮食宣教<br>□ 宣教功能锻炼的重要性<br>□ 血栓预防宣教<br>□ 术后用药指导 |
| 护理处置 | □ 保持患肢有效体位<br>□ 留置引流管并记引流量<br>□ 遵医嘱应用抗菌药物<br>□ 遵医嘱应用术后抗凝药物<br>□ 指导患者术后进食时机及饮食处置<br>□ 监测生命体征（心电监测、吸氧）<br>□ 根据病情遵医嘱予以对症治疗、护理（镇痛、止吐、降温等）<br>□ 监测血常规变化<br>□ 输血（根据病情需要） | □ 患者体位管理<br>□ 术后饮食管理<br>□ 留置管路的管理<br>□ 遵医嘱进行药物治疗<br>□ 复查血常规<br>□ 输血和/或补晶体、胶体液（根据病情需要）<br>□ 协助医师换药<br>□ 镇痛护理<br>□ 抗血栓护理 | □ 患者体位管理<br>□ 术后饮食管理<br>□ 留置管路的管理<br>□ 遵医嘱进行药物治疗<br>□ 复查血常规<br>□ 输血和/或补晶体、胶体液（根据病情需要）<br>□ 协助医师换药<br>□ 镇痛护理<br>□ 抗血栓护理 |
| 基础护理 | □ 观察患者病情变化并及时报告医师<br>□ 术后心理与生活护理<br>□ 术后患者安全管理 | □ 观察患者病情，并做好引流量等相关记录<br>□ 术后心理与生活护理<br>□ 术后患者安全管理 | □ 观察患者病情变化<br>□ 术后心理与生活护理<br>□ 术后患者安全管理 |
| 专科护理 | □ 监测生命体征，吸氧（必要时使用面罩）<br>□ 进行各种管路护理，观察引流变化<br>□ 保持肢体功能位或遵医嘱摆放特殊体位<br>□ 观察患肢血运、感觉、活动情况及伤口情况观察<br>□ 遵医嘱查血，监测血象变化<br>□ 疼痛护理<br>□ 输血护理<br>□ 评估压疮风险，进行皮肤护理<br>□ 指导术后患者功能锻炼 | □ 保持肢体功能位或遵医嘱摆放特殊体位<br>□ 进行各种管路护理，观察引流变化<br>□ 患肢护理（伤口、血运、感觉、运动情况等）<br>□ 术后并发症的观察及护理<br>□ 输血护理<br>□ 疼痛护理<br>□ 血栓预防护理（抗血栓压力带、足底泵等）<br>□ 皮肤评估及护理<br>□ 指导术后患者功能锻炼<br>□ 监测生命体征 | □ 保持肢体功能位或遵医嘱摆放特殊体位<br>□ 进行各种管路护理，观察引流变化<br>□ 患肢护理（伤口、血运、感觉、运动情况等）<br>□ 术后并发症的观察及护理<br>□ 输血护理<br>□ 疼痛护理<br>□ 血栓预防护理（抗血栓压力带、足底泵等）<br>□ 皮肤评估及护理<br>□ 指导术后患者功能锻炼<br>□ 监测生命体征 |
| 病情变异记录 | □ 无　□ 有，原因：<br>1.<br>2. | □ 无　□ 有，原因：<br>1.<br>2. | □ 无　□ 有，原因：<br>1.<br>2. |
| 护士签名 | | | |

| 时间 | 住院第 7 天<br>（术后第 3 天） | 住院第 8 天<br>（术后第 4 天） | 住院第 9 天<br>（术后第 5 天） |
| --- | --- | --- | --- |
| 健康宣教 | □ 功能锻炼宣教<br>□ 血栓预防宣教<br>□ 术后用药指导<br>□ 术后抗感染宣教 | □ 功能锻炼宣教<br>□ 血栓预防宣教<br>□ 术后用药指导<br>□ 术后抗感染宣教 | □ 告知患者出院流程<br>□ 进行出院宣教（康复锻炼方法及注意事项、复诊的时间、地点，发生紧急情况时的处理等）<br>□ 指导出院带药服用方法<br>□ 讲解饮食休息等注意事项<br>□ 讲解增强体质的方法，减少感染的机会 |
| 护理处置 | □ 患者体位管理<br>□ 术后饮食管理<br>□ 留置管路的管理<br>□ 患肢护理<br>□ 药物治疗护理<br>□ 协助医师换药<br>□ 镇痛护理<br>□ 抗血栓护理 | □ 患者体位管理<br>□ 术后饮食管理<br>□ 留置管路的管理<br>□ 患肢护理（伤口、运动、清洁等）<br>□ 药物治疗护理<br>□ 协助医师换药<br>□ 镇痛护理<br>□ 抗血栓护理<br>□ 相关检查护理 | □ 办理出院手续<br>□ 完成护理病例 |
| 基础护理 | □ 观察患者病情变化<br>□ 术后心理与生活护理<br>□ 术后患者安全管理 | □ 观察患者病情变化<br>□ 术后心理与生活护理<br>□ 术后患者安全管理 | □ 指导患者办理出院手续<br>□ 出院宣教 |
| 专科护理 | □ 保持肢体功能位或遵医嘱摆放特殊体位<br>□ 进行各种管路护理，观察引流变化<br>□ 患肢护理（伤口、运动、清洁等）<br>□ 术后并发症的观察及护理<br>□ 输血护理<br>□ 疼痛护理<br>□ 血栓预防护理<br>□ 皮肤评估及护理<br>□ 指导术后患者功能锻炼<br>□ 监测生命体征 | □ 保持肢体功能位或遵医嘱摆放特殊体位<br>□ 进行各种管路护理，观察引流变化<br>□ 患肢护理（伤口、运动、清洁等）<br>□ 术后并发症的观察及护理<br>□ 输血护理<br>□ 疼痛护理<br>□ 血栓预防护理<br>□ 皮肤评估及护理<br>□ 指导术后患者功能锻炼<br>□ 监测生命体征 | □ 完成护理病例及日常生活能力评估表，打印体温单<br>□ 协助患者办理出院手续<br>□ 给予留置 PICC 患者换药，讲解注意事项<br>□ 指导伤口护理方法<br>□ 指导患者继续进行功能锻炼<br>□ 指导护理用具的应用及维护方法<br>□ 发放诊断证明及出院带药，告知药物使用方法<br>□ 告知患者复印病历的时间及方法 |
| 病情变异记录 | □ 无 □ 有，原因：<br>1.<br>2. | □ 无 □ 有，原因：<br>1.<br>2. | □ 无 □ 有，原因：<br>1.<br>2. |
| 护士签名 | | | |

### （三）患者表单

**骨巨细胞瘤临床路径患者表单**

适用对象：第一诊断骨巨细胞瘤（ICD-10：D48.101）
行肿瘤刮除、瘤壳灭活、植骨、内固定术

| 患者姓名： | 性别：　年龄：　门诊号： | 住院号： |
|---|---|---|
| 住院日期：　年　月　日 | 出院日期：　年　月　日 | 标准住院日：　天 |

| 时间 | 住院第1天 | 住院第2天 | 住院第3天<br>（术前日） |
|---|---|---|---|
| 医患配合 | □ 配合询问病史、收集资料，请务必详细告知既往史、用药史、过敏史<br>□ 配合进行体格检查<br>□ 有任何不适告知医师 | □ 配合完善相关检查、化验，如采血、留尿、心电图、X线、CT、MRI、ECT等<br>□ 医师向患者及家属介绍病情，如有异常检查结果需进一步检查<br>□ 配合用药及治疗<br>□ 有任何不适告知医师 | □ 医师向患者及家属交代手术方案<br>□ 医师向患者和/或家属交代围手术期注意事项，并签署手术知情同意书、输血同意书、委托书（患者本人不能签字时）、自费用品协议书<br>□ 麻醉医师与患者和/或家属交代麻醉注意事项，并签署麻醉知情同意书 |
| 护患配合 | □ 配合测量体温、脉搏、呼吸、血压、血氧饱和度、体重<br>□ 配合完成入院护理评估单（简单询问病史、过敏史、用药史）<br>□ 接受入院宣教（环境介绍、病室规定、订餐制度、贵重物品保管等）<br>□ 有任何不适告知护士 | □ 配合测量体温、脉搏、呼吸，询问每日排便情况<br>□ 接受相关化验检查宣教，正确留取标本，配合检查<br>□ 有任何不适告知护士 | □ 交代术前注意事项<br>□ 术前禁食、禁水<br>□ 术前用抗菌药物皮试<br>□ 术前留置导尿管<br>□ 术区备皮<br>□ 术前灌肠（全身麻醉）<br>□ 配血<br>□ 其他特殊注意事项 |
| 饮食 | □ 普通饮食 | □ 普通饮食 | □ 普通饮食 |
| 排泄 | □ 正常排尿便 | □ 正常排尿便 | □ 正常排尿便 |
| 活动 | □ 卧床 | □ 卧床 | □ 卧床 |

| 时间 | 住院第4天<br>（手术日） | 住院第5~9天<br>（术后第1~5天） | 住院第10~11天<br>（出院日） |
|---|---|---|---|
| 医患配合 | □ 向家属交代手术概况<br>□ 交代术后注意事项<br>□ 有任何不适告知医师 | □ 指导功能锻炼<br>□ 术后定期换药<br>□ 术后拍X线片<br>□ 有任何不适告知医师 | □ 交代注意事项：拆线时间；术后化疗<br>□ 指导功能锻炼<br>□ 复查时间<br>□ 出院带药 |
| 护患配合 | □ 交代术后注意事项<br>□ 有任何不适告知护士<br>□ 记引流量<br>□ 血压、脉搏、呼吸监测<br>□ 疼痛处理<br>□ 饮食 | □ 指导饮食<br>□ 患肢抬高<br>□ 留置引流管并记引流量<br>□ 遵医嘱抽血化验<br>□ 完成X线检查<br>□ 指导功能锻炼 | □ 接受出院宣教，交代注意事项<br>□ PICC换药<br>□ 获取诊断证明书<br>□ 办理出院手续<br>□ 出院带药使用方法、注意事项<br>□ 知道复印病历方法 |
| 饮食 | □ 麻醉清醒后给予流质饮食 | □ 普通饮食 | □ 普通饮食 |
| 排泄 | □ 留置导尿<br>□ 正常大便 | □ 拔除尿管<br>□ 正常大便 | □ 正常排便 |
| 活动 | □ 卧床 | □ 股四头肌主动练习 | □ 股四头肌主动练习 |

## 附：原表单（2017 年版）

### 骨巨细胞瘤临床路径执行表单

适用对象：第一诊断骨巨细胞瘤（ICD-10：D48.101）
行肿瘤刮除、瘤壳灭活、植骨、内固定术

| | | |
|---|---|---|
| **患者姓名：** | **性别：** **年龄：** **门诊号：** | **住院号：** |
| **住院日期：** 年 月 日 | **出院日期：** 年 月 日 | **标准住院日：** 天 |

| 时间 | 住院第 1 天 | 住院第 2 天 | 住院第 3 天<br>（术前日） |
|---|---|---|---|
| 主要诊疗工作 | □ 询问病史及体格检查<br>□ 同上级医师商讨初步诊疗计划<br>□ 制订初步治疗方案<br>□ 完成住院志、首次病程、上级医师查房等病历书写<br>□ 开检查检验单 | □ 上级医师查房确定活检方式及部位<br>□ 行病变活检术<br>□ 进一步完善病历资料<br>□ 收集各项检查结果、评估病情<br>□ 必要时请相关科室会诊、协助治疗合并症 | □ 上级医师查房<br>□ 根据病理结果评估和决定手术治疗方案<br>□ 完成查房记录<br>□ 同患者及家属交代病情，围手术期注意事项<br>□ 签署手术知情同意书、输血同意书、委托书等<br>□ 备血<br>□ 麻醉医师访视患者并签署麻醉知情同意书<br>□ 完成各项术前准备 |
| 重点医嘱 | **长期医嘱：**<br>□ 骨科护理常规<br>□ 二级护理<br>□ 饮食<br>□ 疼痛护理评估<br>□ 临时医嘱：<br>□ 血常规、血型<br>□ 尿常规、大便常规<br>□ 凝血分析<br>□ 生化、电解质检查<br>□ 传染疾病筛查<br>□ 胸部平片、心电图<br>□ 股骨正侧位平片<br>□ 股骨 CT、磁共振<br>□ 全身骨显像 | **长期医嘱：**<br>□ 限制患肢活动<br>**临时医嘱：**<br>□ 行病灶活检术<br>□ 必要时镇痛治疗 | **长期医嘱：**<br><br><br>**临时医嘱：**<br>□ 明日在硬膜外麻醉或全身麻醉下行股骨远端肿瘤刮除、瘤壳灭活、植骨、内固定术<br>□ 术前禁食、禁水<br>□ 抗生素皮试<br>□ 术前备皮<br>□ 术前灌肠<br>□ 术前留置尿管<br>□ 配血 |
| 主要护理工作 | □ 入院介绍（病房环境、设施）<br>□ 入院护理评估<br>□ 观察患肢情况 | □ 观察患肢活检后感觉、运动变化<br>□ 观察患肢有无肿胀 | □ 做好术前准备<br>□ 提示术前禁食、禁水<br>□ 术前心理护理 |
| 病情变异记录 | □ 无 □ 有，原因：<br>1.<br>2. | □ 无 □ 有，原因：<br>1.<br>2. | □ 无 □ 有，原因：<br>1.<br>2. |

续 表

| 时间 | 住院第 1 天 | 住院第 2 天 | 住院第 3 天<br>（术前日） |
| --- | --- | --- | --- |
| 护士<br>签名 | | | |
| 医师<br>签名 | | | |

<table>
<tr><td rowspan="2">时间</td><td colspan="2">住院第____天（手术日）</td><td rowspan="2">住院第____天<br>（术后第 1 天）</td></tr>
<tr><td>术前</td><td>术后</td></tr>
<tr><td>主要诊疗工作</td><td>□ 进行术晨术前准备<br>□ 必要时行术前补液</td><td>□ 手术<br>□ 向患者及家属交代手术大致过程，术中所见，术后注意事项<br>□ 完成手术记录<br>□ 完成术后病程<br>□ 观察有无严重并发症<br>□ 及时对症处理</td><td>□ 上级医师查房<br>□ 完成常规病程记录<br>□ 观察体温、血压、心率等生命体征<br>□ 观察患肢远端远端运动情况</td></tr>
<tr><td>重点医嘱</td><td>长期医嘱：<br><br>临时医嘱：<br>□ 术前补液</td><td>长期医嘱：<br>□ 骨科术后护理常规<br>□ 一级护理<br>□ 饮食<br>□ 患肢抬高<br>□ 留置引流管并记量<br>□ 抗菌药物使用<br>□ 心电监测<br>□ 吸氧<br>□ 观察患肢感觉运动<br>□ 胃黏膜保护剂<br>临时医嘱：<br>□ 今日在硬膜外麻醉或全身麻醉下行肿瘤刮除、植骨、内固定术<br>□ 复查血常规<br>□ 必要时输血<br>□ 补液<br>□ 镇痛</td><td>长期医嘱：<br>□ 骨科术后护理常规<br>□ 一级护理<br>□ 饮食<br>□ 患肢抬高<br>□ 留置引流管并记量<br>临时医嘱：<br>□ 复查血常规<br>□ 补液</td></tr>
<tr><td>主要护理工作</td><td></td><td>□ 观察患者病情变化<br>□ 做好引流量等记录<br>□ 定时测生命体征</td><td>□ 生活护理<br>□ 观察患肢感觉运动变化<br>□ 指导患者行功能锻炼</td></tr>
<tr><td>病情变异记录</td><td>□ 无 □ 有，原因：<br>1.<br>2.</td><td>□ 无 □ 有，原因：<br>1.<br>2.</td><td>□ 无 □ 有，原因：<br>1.<br>2.</td></tr>
<tr><td>护士签名</td><td></td><td></td><td></td></tr>
<tr><td>医师签名</td><td></td><td></td><td></td></tr>
</table>

| 时间 | 住院第____天<br>（术后第 2 天） | 住院第____天<br>（术后第 3 天） | 住院第____天<br>（术后第 4 天） |
|---|---|---|---|
| 主要诊疗工作 | □ 上级医师查房<br>□ 完成病程记录<br>□ 伤口换药<br>□ 指导功能锻炼 | □ 上级医师查房<br>□ 完成病程记录<br>□ 可拔除引流管<br>□ 摄术后平片<br>□ 指导功能锻炼<br>□ 与病理科医师联合查房，分析病理类型 | □ 上级医师查房<br>□ 评估手术及伤口愈合情况<br>□ 根据病理结果指导患者定期复查<br>□ 明确是否可出院<br>□ 完善相关病历记录<br>□ 向患者及家属交代病情、术后注意事项复查时间及频率<br>□ 指导功能锻炼 |
| 重点医嘱 | **长期医嘱：**<br>□ 骨科术后护理常规<br>□ 二级护理<br>□ 饮食<br>□ 患肢抬高<br>□ 若相关检查无明显异常，可停用抗生素<br>**临时医嘱：**<br>□ 换药医嘱 | **长期医嘱：**<br>□ 骨科术后护理常规<br>□ 二级护理<br>□ 饮食<br>□ 患肢抬高<br>**临时医嘱：**<br>□ 拔引流管<br>□ 摄股骨正侧位<br>□ 复查相关检查 | **出院医嘱：**<br>□ 出院带药<br>□ 定好门诊换药时间、拆线时间、复查时间<br>□ 康复科门诊就诊进行功能锻炼<br>□ 不适随诊 |
| 主要护理工作 | □ 观察患者病情变化<br>□ 指导功能锻炼 | □ 观察患者病情变化<br>□ 指导功能锻炼 | □ 指导患者办理出院手续<br>□ 出院宣教 |
| 病情变异记录 | □ 无 □ 有，原因：<br>1.<br>2. | □ 无 □ 有，原因：<br>1.<br>2. | □ 无 □ 有，原因：<br>1.<br>2. |
| 护士签名 | | | |
| 医师签名 | | | |

# 第十二章

# 骨样骨瘤临床路径释义

**【医疗质量控制指标】**

指标一、实施手术前的评估与术前准备。

指标二、预防性抗菌药物选择与应用时机。

指标三、预防手术后深静脉血栓形成。

指标四、术后康复治疗。

指标五、切口Ⅰ/甲愈合。

指标六、住院7天内出院。

指标七、患者住院天数与住院费用。

## 一、骨样骨瘤编码

1. 原编码

疾病名称及编码：胫骨近端骨样骨瘤（ICD-10：M919100）

2. 修改编码

疾病名称及编码：胫骨良性肿瘤（ICD-10：D16.202）

## 二、临床路径检索方法

D16.202

## 三、国家医疗保障疾病诊断相关分组（CHS-DRG）

MDCI　肌肉、骨骼疾病及功能障碍

IZ2.　骨骼、肌肉、肌腱、结缔组织的其他疾患

D16.202　胫骨良性肿瘤

## 四、骨样骨瘤临床路径标准住院流程

### （一）适用对象

第一诊断为胫骨近端骨样骨瘤（ICD-10：M919100），行病灶穿刺射频消融、植骨术。

**释义**

■ 骨样骨瘤是骨原发的良性肿瘤，常发生于骨皮质，胫骨近端是好发部位之一。骨样骨瘤的诊断主要依靠典型的临床表现及影像表现，诊断明确后需行穿刺射频消融或刮除植骨术的病例可入本路径。

### （二）诊断依据

1. 病史：患病部位疼痛明显。

2. 体格检查：一般没有明显体征。

3. 辅助检查：患肢平片、CT、MRI等。

**释义**

■ 患者可出现病变部位疼痛，夜间痛明显，活动或饮酒后可出现加重，服用非甾体抗炎药后疼痛可明显缓解。

■ 胫骨上端骨样骨瘤患者可在患病部位出现压痛，因为疼痛会出现失用性患肢萎缩，观察患侧的股四头肌可较对侧更细。

■ 胫骨近端X线正侧位片可以看到皮质处的成骨性改变，部分可见中心的瘤巢。CT的骨窗可以见到病变中心的瘤巢和周围的反应骨。MRI可见大片的反应性水肿，部分可见瘤巢。薄层CT相对于MRI更容易观察到瘤巢的结构。ECT可见瘤巢处核素浓聚。

### （三）进入路径标准

1. 第一诊断必须符合骨样骨瘤（ICD-10：M919100）。
2. 全身情况允许手术。
3. 排除多发病变、可疑恶变、病变范围过大、切除后对骨强度有明显影响病例。
4. 首选病灶穿刺射频消融、植骨术。

**释义**

■ 结合患者典型的临床表现及影像学，可以诊断为骨样骨瘤，符合入径条件。

■ 骨样骨瘤好发于青少年，无全身性严重疾病能耐受麻醉及手术时可施行手术。

■ 骨样骨瘤一般为单发病变，全身骨扫描可显示为单发病灶。如果患者的临床表现及影像学不典型，则需考虑其他诊断的可能，如果考虑恶性病变可能则需要术前行病理活检。进行骨样骨瘤手术时一般只去除或灭活瘤巢，周围的反应骨不必都去掉，胫骨近端骨样骨瘤手术后一般不影响骨强度，如果范围广泛有影响骨强度的可能则应考虑行内固定。

■ 胫骨近端骨样骨瘤的手术治疗可考虑穿刺射频消融或者刮除植骨术，有条件的单位可使用计算机辅助导航技术找到瘤巢并进行射频消融术或刮除植骨术。

### （四）标准住院日≤4天

**释义**

■ 患者可在住院前或住院后马上完善影像检查，手术后1~2日可出院。

### （五）住院期间的检查项目

1. 必需的检查项目

（1）血常规、血型、尿常规、大便常规。

（2）电解质、肝功能、肾功能、凝血功能、感染性疾病筛查（乙型肝炎、丙型肝炎、梅毒、艾滋病）、红细胞沉降率。

(3) 胸部X线平片、心电图。
(4) 骨科X线检查、患肢CT、MRI、患肢动静脉血管彩超。
2. 根据患者病情进行的检查项目：超声心动、肺功能、血气分析、全身骨显像等。

**释义**

■ 为缩短住院时间，部分检查可在门诊完成。

■ 胫骨上端X线片和薄层CT是胫骨上端骨样骨瘤必须检查的项目，用于观察瘤巢和实行手术计划。

■ 全身骨扫描有助于评估是否有多发病灶。

**（六）治疗方案的选择**

根据患者影像学显示病变范围，选用病灶穿刺射频消融、植骨术。患肢骨皮质缺损范围较小，对骨强度降低作用不明显，骨折风险低。

**释义**

■ 胫骨上端的骨样骨瘤一般瘤巢较小，可选用病灶穿刺射频消融术或刮除植骨术。射频消融或刮除植骨术后骨皮质的缺损较小，骨折风险低，因此一般不需要行辅助内固定。

**（七）预防性抗菌药物选择与使用时机**

1. 建议使用第一、第二代头孢菌素类。
2. 术前30分钟预防性用抗菌药物；手术超过3小时加用1次抗菌药物。

**释义**

■ 预防使用抗菌药物时间为术前半小时，术后24~48小时。骨样骨瘤手术一般不会超过3小时，因此术中一般不加用抗菌药物。

**（八）手术日**

为入院后第1~2天。
1. 麻醉方式选择腰-硬膜外联合麻醉或全身麻醉。
2. 手术方式：胫骨近端病灶穿刺射频消融、植骨术。
3. 术中用药：麻醉用药、抗菌药物。

**释义**

■ 手术方式的选择根据病灶位置及大小，穿刺射频消融术可缓解症状，刮除植骨术则可完全彻底去除瘤巢。

### （九）术后恢复

1. 大约3天。
2. 必须复查的项目：血常规、X光片。
3. 可选择的检查项目：生化、凝血、血管彩超。
4. 术后首选第一、第二代头孢菌素类，并根据患者的病情决定抗菌药物的选择与使用时间。
5. 术后24小时开始预防应用抗凝药物。
6. 术后即刻开始应用镇痛治疗。
7. 其他药物：消肿，促进骨愈合，神经营养药物。
8. 逐步行下肢功能锻炼。

**释义**

■ 行穿刺射频消融术后恢复快，术后第1天即可下地活动。行刮除植骨术后也可早期下地功能锻炼。

■ 术后必须复查的项目是X线片，如行刮除植骨术则还需行CT检查。

■ 骨样骨瘤术后的疼痛往往表现为伤口痛，与术前的疼痛性质不同，待伤口恢复后疼痛即消失。

■ 住院期间可进行股四头肌功能锻炼，伤口恢复后可下地逐步活动，待植骨愈合后可恢复体育活动。

### （十）出院标准

1. 大体病理明确诊断为骨样骨瘤。
2. 体温正常、常规化验未见明显异常。
3. 伤口愈合好：可门诊定期换药。
4. 术后平片见肿瘤巢区域完全切除、未见异常骨皮质不连续。
5. 没有需要住院处理的并发症或合并症。

**释义**

■ 行刮除植骨术的患者病理可明确诊断为骨样骨瘤，行穿刺射频消融术时由于所取病变组织较少，有时病理不能明确诊断。术后疼痛性质发生改变，术前那种肿瘤引起的疼痛消失可确定手术成功。

■ 行刮除植骨术的患者术后CT可见瘤巢消失。

### （十一）变异及原因分析

1. 并发症：部分患者可能出现伤口延期愈合，合并神经损伤。
2. 合并症：其他疾病，如糖尿病、心脑血管疾病等，可能会延长住院时间，增加住院费用。
3. 内植物选择：根据病变大小情况，皮质缺损范围较大，需要加用钢板保护。

**释义**

■ 由于患者的个体差异，包括：肿瘤位置，大小，手术方式的不同。患者全身情况的差异。导致围手术期并发症发生不一，影响住院时间和费用。常见并发症有：①伤口不愈合或延迟愈合。需要经过换药或手术清创治疗。②植骨反应，部分患者使用人工骨或异体骨后会出现排异反应，严重者甚至需要取出所植的填充物。③静脉血栓栓塞症。即使积极预防，仍有可能发生，需要转血管外科治疗。

## 五、骨样骨瘤临床路径给药方案

1. 术前用药

**【用药选择】**

镇痛药物，骨样骨瘤患者使用非甾体抗炎药可有效缓解疼痛。

**【药学提示】**

选用 NSAIDs 是需参阅药品说明书并评估 NSAIDs 的危险因素。如患者发生胃肠道不良反应的危险性较高，使用非选择性 NSAIDs 时加用 $H_2$ 受体阻断剂、质子泵抑制剂和胃黏膜保护及米索前列醇等胃肠道保护剂，或使用选择性 COX-2 抑制剂。应用 NSAIDs 时，对于心血管疾病高危患者，应权衡疗效和安全性因素。阿片类镇痛药最常见不良反应包括恶心、呕吐、便秘、嗜睡及过度镇静、呼吸抑制等。

2. 术中用药

**【用药选择】**

(1) 抗菌药物：抗菌药物使用按照《抗菌药物临床应用指导原则（2015 年版）》（国卫办医发〔2015〕43 号）执行。建议使用第一、第二代头孢，青霉素类，克林霉素类或氨基苷类。

(2) 预防使用抗菌药物时间为术前半小时，术后持续 24~48 小时。如果 48 小时后患者仍有体温高，伤口肿胀，引流量多，血常规白细胞计数增高，红细胞沉降率和 CRP 增高一倍以上，要考虑延长使用抗菌药物，此时为治疗使用抗菌药物。

(3) 静脉血栓栓塞症的药物预防：手术 12 小时前或术后 12~24 小时（硬膜外腔导管拔除后 2~4 小时）皮下给予常规剂量低分子肝素；或术后 4~6 小时给予常规剂量的一半，次日增加至常规剂量。

**【药学提示】**

静脉血栓栓塞症的药物预防禁忌证：

(1) 绝对禁忌证：①大量出血：指能够改变患者治疗过程和治疗结果的出血，对于大量出血病例，如未开始抗凝，应推迟；如已经开始，应立即停止，同时停止康复训练，并予以制动。明确的活动性出血或多发创伤病情不稳定的患者是抗凝的禁忌证；②骨筋膜室综合征；③肝素诱发血小板减少症；④孕妇禁用华法林；⑤严重头颅外伤或急性脊髓损伤。

(2) 相对禁忌证：①既往颅内出血；②既往胃肠道出血；③急性颅内损害/肿物；④血小板减少或凝血障碍；⑤类风湿视网膜病患者抗凝可能眼内出血。

3. 术后用药

**【用药选择】**

(1) 抗菌药物：抗菌药物使用按照《抗菌药物临床应用指导原则（2015 年版）》（国卫办医发〔2015〕43 号）执行。建议使用第一、第二代头孢菌素类，青霉素类，克林霉素类或氨基苷类。

（2）止血药物。

**【药学提示】**

抗生药物的选择应能覆盖植骨术（包括异体骨及人工骨）可能出现的细菌谱，建议使用第一、第二代头孢菌素类、青霉素类，克林霉素类或氨基苷类。

## 六、骨样骨瘤患者护理规范

1. 术后伤口护理。

2. 疼痛管理

3. 指导进行股四头肌功能锻炼。

## 七、骨样骨瘤瘤患者营养治疗规范

1. 营养风险筛查，NRS 评分> 3 分者，给以营养评估。

2. 充足的热量、蛋白质，适量脂肪。NRS 评分≤3 分者，能量供给标准以 25~30kcal/kg 为佳；营养不良者热量供给标准不低于 35kcal/kg。碳水化合物热量比不低于 50%，充足的蛋白质，不低于 1.2~1.5g/kg（标准体重），应以优质蛋白为主，不低于蛋白质总量的 1/3~1/2；脂肪热比以 25%~30%为宜，饱和脂肪酸、单不饱和脂肪酸、多不饱和脂肪酸间比例以 1∶1∶1 左右为宜，适当提高膳食 ω-3 脂肪酸的摄入，保证充足的维生素和矿物质，增加富含抗氧化类植物化合物的食物的选用如各种蔬菜、水果等。

3. 围手术期，根据不同治疗时期选择饮食形态如流质饮食、半流质饮食、软食或普通饮食等。饮食宜清淡，以温、热、软为佳，忌食生冷、肥甘、厚腻食物，限制刺激性食物、饮品及调味品。

4. 如经口进食低于需要量的 80%及高热者，应给予相应的肠内营养补充剂口服补充，必要时管饲肠内营养补充或肠外营养补充。

5. 如有糖代谢异常，应减少糖类的摄入量，适当增加脂肪供能比，但应考虑肝脏负荷及胃肠道功能状况。

## 八、骨样骨瘤患者健康宣教

1. 术后伤口护理，按时换药及拆线。

2. 术后进行功能锻炼。

3. 进行出院宣教（康复锻炼方法及注意事项、复诊的时间、地点，发生紧急情况时的处理等。

4. 告知患者出院流程。

5. 指导出院带药服用方法。

## 九、推荐表单

### （一）医师表单

**骨样骨瘤临床路径医师表单**

适用对象：第一诊断胫骨近端骨样骨瘤（ICD-10：M919100）

行病灶穿刺射频消融、植骨术

| | | | |
|---|---|---|---|
| **患者姓名：** | **性别：**　　**年龄：**　　**门诊号：** | **住院号：** |
| **住院日期：**　　年　月　日 | **出院日期：**　　年　月　日 | **标准住院日：**　天 |

| 时间 | 住院第1天<br>（术前日） | 住院第2天<br>（手术日） | 住院第3~4天<br>（术后第1~2天） |
|---|---|---|---|
| 主要诊疗工作 | □ 询问病史及体格检查<br>□ 初步的诊断和治疗方案<br>□ 住院医师完成住院志、首次病程、上级医师查房等病历书写<br>□ 完善术前检查及医嘱<br>□ 上级医师查房，术前评估和决定手术方案<br>□ 完成上级医师查房记录等<br>□ 向患者及/或家属交代围手术期注意事项并签署手术知情同意书、输血同意书、委托书（患者本人不能签字时）、自费用品协议书<br>□ 麻醉医师查房并与患者及/或家属交代麻醉注意事项并签署麻醉知情同意书<br>□ 完成各项术前准备 | □ 手术<br>□ 向患者及/或家属交代手术过程概况及术后注意事项<br>□ 术者完成手术记录<br>□ 完成术后病程<br>□ 上级医师查房<br>□ 麻醉医师查房<br>□ 观察有无术后并发症并做相应处理 | □ 拔除引流管，伤口换药（必要时）<br>□ 指导患者功能锻炼<br>□ 上级医师查房，进行手术及伤口评估，确定有无手术并发症和切口愈合不良情况，如体温正常，伤口情况良好。明确是否出院<br>□ 完成出院志、病案首页、出院诊断证明书等病历。<br>□ 向患者交代出院后的康复锻炼及注意事项，如复诊的时间、地点，发生紧急情况时的处理等 |
| 重点医嘱 | **长期医嘱：**<br>□ 骨科护理常规<br>□ 二级护理<br>□ 饮食<br>**临时医嘱：**<br>□ 血常规、尿常规、大便常规<br>□ 凝血功能、肝功能、肾功能、碱性磷酸酶、乳酸脱氢酶<br>□ 传染性疾病筛查<br>□ 胸片、心电图<br>□ 胫骨上端正侧位片<br>□ 胫骨上端薄层CT<br>□ 术前医嘱：<br>□ 准备明日在◎椎管内麻醉下行肿瘤刮除植骨术/穿刺射频消融术<br>□ 术前禁食、禁水<br>□ 术前用抗菌药物皮试<br>□ 术区备皮<br>□ 其他特殊医嘱 | **长期医嘱：**<br>□ 骨科术后护理常规<br>□ 一级护理<br>□ 饮食<br>□ 患肢抬高<br>□ 抗菌药物<br>□ 术后抗凝<br>□ 其他特殊医嘱<br>**临时医嘱：**<br>□ 今日在◎椎管内麻醉下行肿瘤刮除植骨术/穿刺射频消融术<br>□ 心电监测、吸氧（根据病情需要）<br>□ 补液<br>□ 胃黏膜保护剂（酌情）<br>□ 止吐、镇痛等对症处理<br>□ 急查血常规 | **出院医嘱：**<br>□ 出院带药<br>□ 嘱____日后拆线换药（根据伤口愈合情况预约拆线时间）<br>□ 1个月后门诊或康复科复查<br>□ 不适随诊 |

续 表

| 时间 | 住院第1天<br>（术前日） | 住院第2天<br>（手术日） | 住院第3~4天<br>（术后第1~2天） |
| --- | --- | --- | --- |
| 病情变异记录 | □无 □有，原因：<br>1.<br>2. | □无 □有，原因：<br>1.<br>2. | □无 □有，原因：<br>1.<br>2. |
| 医师签名 | | | |

## （二）护士表单

### 骨样骨瘤临床路径护士表单

适用对象：第一诊断胫骨近端骨样骨瘤（ICD-10：M919100）
　　　　　行病灶穿刺射频消融、植骨术

| 患者姓名： | 性别：　　年龄：　　门诊号： | 住院号： |
|---|---|---|
| 住院日期：　　年　月　日 | 出院日期：　　年　月　日 | 标准住院日：　天 |

| 时间 | 住院第1天<br>（术前日） | 住院第2天<br>（手术日） | 住院第3~4天<br>（术后第1~2天） |
|---|---|---|---|
| 健康宣教 | □ 介绍主管医师、护士<br>□ 介绍环境、设施<br>□ 介绍住院规章制度及注意事项<br>□ 向患者进行安全宣教（防火、防盗）<br>□ 向患者进行垃圾分类宣教<br>□ 向患者及/或家属讲解围手术期注意事项，通知手术费用<br>□ 介绍术前准备内容及配合方法<br>□ 告知术前禁食、禁水及相关药物服用方法 | □ 手术<br>□ 向患者及/或家属讲解术后注意事项<br>□ 完成护理记录<br>□ 术后饮食宣教 | □ 告知患者出院流程<br>□ 进行出院宣教（康复锻炼方法及注意事项、复诊的时间、地点，发生紧急情况时的处理等）<br>□ 指导出院带药服用方法<br>□ 讲解饮食休息等注意事项 |
| 护理处置 | □ 核对患者、确定床位<br>□ 建立入院护理病历<br>□ 卫生处置：剪指（趾）甲、沐浴、更换病号服<br>□ 测量体温、脉搏、呼吸、血压、身高、体重<br>□ 进行抽血检查化验<br>□ 进行心电图检查 | □ 保持患肢有效体位<br>□ 留置引流管并记引流量<br>□ 遵医嘱应用抗菌药物<br>□ 遵医嘱应用术后抗凝药物<br>□ 指导患者术后进食及饮食处置<br>□ 监测生命体征（心电监测、吸氧）<br>□ 根据病情遵医嘱予以对症治疗、护理（镇痛、止吐、降温等）<br>□ 监测血常规变化 | □ 办理出院手续<br>□ 完成护理病例 |
| 基础护理 | □ 二级护理<br>□ 晨晚间护理<br>□ 患者安全管理 | □ 观察患者病情变化并及时报告医师<br>□ 术后心理与生活护理<br>□ 术后患者安全管理 | □ 指导患者办理出院手续<br>□ 出院宣教 |
| 专科护理 | □ 完成入院护理评估单（简单询问病史、过敏史、用药史）<br>□ 评估患者活动情况及自理能力<br>□ 评估患者疼痛情况<br>□ 进行护理查体（皮肤、病变部位、伤口）<br>□ 进行术前心理护理<br>□ 疼痛评估 | □ 监测生命体征<br>□ 进行各种管路护理，观察引流变化<br>□ 保持肢体功能位或遵医嘱摆放特殊体位<br>□ 观察患肢血运、感觉、活动情况及伤口情况观察<br>□ 遵医嘱查血，监测血象变化<br>□ 疼痛护理<br>□ 评估压疮风险，进行皮肤护理<br>□ 指导术后患者功能锻炼 | □ 完成护理病例及日常生活能力评估表，打印体温单<br>□ 协助患者办理出院手续<br>□ 指导伤口护理方法<br>□ 指导患者继续进行功能锻炼<br>□ 指导护理用具的应用及维护方法<br>□ 发放诊断证明及出院带药，告知药物使用方法<br>□ 告知患者复印病历的时间及方法 |

续 表

| 时间 | 住院第 1 天<br>（术前日） | 住院第 2 天<br>（手术日） | 住院第 3~4 天<br>（术后第 1~2 天） |
|---|---|---|---|
| 重点医嘱 | □ 详见医嘱执行单 | □ 详见医嘱执行单 | □ 详见医嘱执行单 |
| 病情变异记录 | □ 无 □ 有，原因：<br>1.<br>2. | □ 无 □ 有，原因：<br>1.<br>2. | □ 无 □ 有，原因：<br>1.<br>2. |
| 护士签名 | | | |

（三）患者表单

**骨样骨瘤临床路径患者表单**

适用对象：第一诊断胫骨近端骨样骨瘤（ICD-10：M919100）
行病灶穿刺射频消融、植骨术

| 患者姓名： | 性别： 年龄： 门诊号： | 住院号： |
|---|---|---|
| 住院日期： 年 月 日 | 出院日期： 年 月 日 | 标准住院日： 天 |

| 时间 | 住院第1天<br>（术前日） | 住院第2天<br>（手术日） | 住院第3~4天<br>（术后第1~2天） |
|---|---|---|---|
| 医患配合 | □ 配合询问病史、收集资料，请务必详细告知既往史、用药史、过敏史配合进行体格检查<br>□ 有任何不适告知医师医师向患者及家属交代手术方案医师向患者及/或家属交代围手术期注意事项并签署手术知情同意书、委托书（患者本人不能签字时）、自费用品协议书<br>□ 麻醉医师与患者及/或家属交代麻醉注意事项并签署麻醉知情同意书 | □ 向家属交代手术概况及术后注意事项<br>□ 有任何不适告知医师 | □ 交代注意事项：拆线时间指导功能锻炼复查时间<br>□ 出院带药 |
| 护患配合 | □ 配合测量体温、脉搏、呼吸、血压、血氧饱和度、体重配合完成入院护理评估单（简单询问病史、过敏史、用药史）接受入院宣教（环境介绍、病室规定、订餐制度、贵重物品保管等）<br>□ 有任何不适告知护士<br>□ 交代术前注意事项<br>□ 术前禁食、禁水<br>□ 术前用抗菌药物皮试<br>□ 术区备皮<br>□ 其他特殊注意事项 | □ 交代术后注意事项有任何不适告知护士记引流量血压、脉搏、呼吸监测疼痛处理<br>□ 饮食 | □ 接受出院宣教，交代注意事项获取诊断证明书办理出院手续出院带药使用方法、注意事项<br>□ 知道复印病历方法 |
| 饮食 | □ 正常饮食 | □ 麻醉清醒后普通饮食 | □ 普通饮食 |
| 排泄 | □ 正常排尿便 | □ 正常排尿便 | □ 正常排尿便 |
| 活动 | □ 卧床 | □ 卧床 | □ 股四头肌主动练习 |

# 附：原表单（2010 年版）

## 骨样骨瘤临床路径执行表单

适用对象：第一诊断胫骨近端骨样骨瘤（ICD-10：M919100）
行病灶穿刺射频消融、植骨术

| 患者姓名： | 性别：　　年龄：　　门诊号： | 住院号： |
|---|---|---|
| 住院日期：　　年　月　日 | 出院日期：　　年　月　日 | 标准住院日：　天 |

| 时间 | 住院第 1 天 | 住院第 2 天<br>（术前日） | 住院第 3 天<br>（手术日） |
|---|---|---|---|
| 主要诊疗工作 | □ 询问病史及体格检查<br>□ 同上级医师商讨初步诊疗计划<br>□ 制订初步治疗方案<br>□ 完成住院志、首次病程、上级医师查房等病历书写<br>□ 开检查检验单 | □ 上级医师查房<br>□ 根据检查结果评估和决定手术治疗方案<br>□ 完成查房记录<br>□ 同患者及家属交代病情，围手术期注意事项<br>□ 签署手术知情同意书、委托书等<br>□ 麻醉医师访视患者并签署麻醉知情同意书<br>□ 完成各项术前准备 | □ 手术<br>□ 向患者及家属交代手术大致过程，术中所见，术后注意事项<br>□ 完成手术记录<br>□ 完成术后病程<br>□ 观察有无严重并发症<br>□ 及时对症处理 |
| 重点医嘱 | **长期医嘱：**<br>□ 骨科护理常规<br>□ 二级护理<br>□ 饮食<br>□ 疼痛护理评估<br>**临时医嘱：**<br>□ 血常规、血型<br>□ 尿常规、大便常规<br>□ 凝血分析<br>□ 生化、电解质检查<br>□ 传染疾病筛查<br>□ 胸部平片、心电图<br>□ 患肢正侧位平片<br>□ 患肢 CT、MRI | **长期医嘱：**<br><br>**临时医嘱：**<br>□ 明日在硬膜外麻醉或全身麻醉下行软组织肿瘤切除术<br>□ 术前禁食、禁水<br>□ 抗生素皮试<br>□ 术前备皮<br>□ 术前灌肠<br>□ 术前留置尿管 | **长期医嘱：**<br>□ 骨科术后护理常规<br>□ 一级护理<br>□ 饮食<br>□ 患肢抬高<br>□ 抗菌药物使用<br>□ 心电监测<br>□ 吸氧<br>□ 观察患肢感觉运动<br>**临时医嘱：**<br>□ 今日在硬膜外麻醉或全身麻醉下行软组织肿瘤切除术<br>□ 补液<br>□ 镇痛 |
| 主要护理工作 | □ 入院介绍（病房环境、设施）<br>□ 入院护理评估<br>□ 观察患肢情况 | □ 做好术前准备<br>□ 提示术前禁食、禁水<br>□ 术前心理护理 | □ 观察患者病情变化<br>□ 做好引流量等记录<br>□ 定时测生命体征 |
| 病情变异记录 | □ 无　□ 有，原因：<br>1.<br>2. | □ 无　□ 有，原因：<br>1.<br>2. | □ 无　□ 有，原因：<br>1.<br>2. |

续　表

| 时间 | 住院第 1 天 | 住院第 2 天<br>（术前日） | 住院第 3 天<br>（手术日） |
|---|---|---|---|
| 护士<br>签名 | | | |
| 医师<br>签名 | | | |

| 时间 | 住院第___天<br>（术后第1天） | 住院第___天<br>（术后第2天） | 住院第___天<br>（术后第4天） |
| --- | --- | --- | --- |
| 主要诊疗工作 | □ 上级医师查房<br>□ 完成常规病程记录<br>□ 观察体温、血压、心率等生命体征<br>□ 观察患肢远端远端运动情况<br>□ 摄术后平片 | □ 上级医师查房<br>□ 评估手术及伤口愈合情况<br>□ 根据病理结果指导患者定期复查<br>□ 明确是否可出院<br>□ 完善相关病历记录<br>□ 向患者及家属交代病情、术后注意事项复查时间及频率<br>□ 指导功能锻炼 | |
| 重点医嘱 | **长期医嘱：**<br>□ 骨科术后护理常规<br>□ 二级护理<br>□ 饮食<br>□ 患肢抬高<br>□ 若相关检查无明显异常，可停用抗生素<br>**临时医嘱：** | **出院医嘱：**<br>□ 出院带药<br>□ 定好门诊换药时间、拆线时间、复查时间<br>□ 康复科门诊就诊进行功能锻炼<br>□ 不适随诊 | **长期医嘱：**<br><br>**临时医嘱：** |
| 主要护理工作 | □ 观察患者病情变化<br>□ 指导功能锻炼 | □ 指导患者办理出院手续<br>□ 出院宣教 | |
| 病情变异记录 | □ 无　□ 有，原因：<br>1.<br>2. | □ 无　□ 有，原因：<br>1.<br>2. | □ 无　□ 有，原因：<br>1.<br>2. |
| 护士签名 | | | |
| 医师签名 | | | |

# 第十三章

# 遗传性多发性骨软骨瘤临床路径释义

【医疗质量控制指标】

指标一、实施手术前的评估与术前准备。

指标二、预防性抗菌药物选择与应用时机。

指标三、预防手术后深静脉血栓形成。

指标四、术后康复治疗。

指标五、切口Ⅰ/甲愈合。

指标六、住院 7~11 天出院。

指标七、患者住院天数与住院费用。

## 一、遗传性多发性骨软骨瘤编码

疾病名称及编码：先天性多发性骨软骨瘤（ICD-10：Q78.403）

## 二、临床路径检索方法

Q78.403

## 三、国家医疗保障疾病诊断相关分组（CHS-DRG）

MDCI　肌肉、骨骼疾病及功能障碍

IV1　除脊柱外先天性骨骼肌肉系统疾患

## 四、遗传性多发性骨软骨瘤标准住院流程

### （一）适用对象

第一诊断为先天性多发性骨软骨瘤（ICD-10：Q78.403），行肿瘤切除术。

**释义**

■ 多发性骨软骨瘤是一种先天性疾病，其发病率低于单发性骨软骨瘤。它表现为骨骼发育异常，在骨骼上形成大小不等的多发性骨隆起。多发性骨软骨瘤为常染色体显性遗传性疾病，大多数病员有家族遗传史。

### （二）诊断依据

1. 病史：患者自出生后逐渐出现多处临近关节处肿物，肢体畸形，双下肢不等长等。
2. 体格检查：病变部位多发，可触及包块，患肢功能受限。
3. 辅助检查：患肢平片、CT、全身骨扫描等。
4. 病灶活检：提示骨软骨瘤诊断。

**释义**

■ 多发性骨软骨瘤是一种先天遗传性疾病。

■ 临床表现：男性多见，有显著的家族遗传病史。所有的软骨内化骨的骨骼均可发病，其中以四肢长管骨的干骺端最多见。常对称性发生，下肢发病多于上肢，下肢以膝关节周围骨骼最多。早期肿瘤常无症状，一般在儿童和青春期由于形成肿块、发生畸形或压迫附近软组织而出现疼痛时被发现。肿瘤在关节附近可影响关节功能，压迫神经时可引起相应的症状。多发性骨软骨瘤病在儿童早期就可发现，到青少年时，前臂可发生弓形畸形，手向尺侧偏斜，有时可有骨盆和胸廓变形。如果肿块体积迅速增大，软骨帽增厚至1cm以上，则须考虑恶变的可能，多发骨软骨瘤的恶变率高于单发骨软骨瘤。

■ 影像学检查：X线表现与孤立性骨软骨瘤相似，仅在许多骨上有不同大小的骨软骨瘤。最常见于膝关节周围，如股骨下端、胫骨下端和腓骨上端等部位有大小不等的骨软骨瘤。除长管状骨外，肩胛骨的脊椎缘也是常见的好发部位，其他好发部位依次为有掌骨、跖骨、指骨、趾骨、肋骨、脊椎和骨盆。发生恶性变后骨扫描可见恶变部位的代谢活跃显著提高。

■ 病理学检查：

大体表现：纵向切开肿瘤，可见骨软骨瘤并不是覆盖于皮质上，而是一个不规则的袋状骨皮质。这种袋状骨皮质是纯粹骨组织，在皮质下面是松质骨，在骨皮质外面有一层软骨覆盖。

显微镜下表现：骨软骨瘤包含三层结构：软骨帽表面的骨膜、软骨帽和其下的骨。可见软骨帽中的结构属于透明软骨，软骨细胞可呈现簇状排列。若软骨生长活跃，可见软骨细胞排列成柱状。覆盖骨软骨瘤表面的骨膜与正常骨的骨膜相连接。在这些骨膜生长层，可看到局灶性软骨化生。失去软骨结构、出现宽大纤维索条、黏液样改变、软骨细胞数量增加和细胞分裂活跃等可能提示肿瘤恶变。

如果怀疑恶变，需要术前活检。

**（三）进入路径标准**

1. 第一诊断必须符合先天性多发性骨软骨瘤（ICD-10：Q78.403）。
2. 全身情况允许手术。
3. 除外全身有恶变部位。
4. 首选肿瘤切除、截骨矫形、内固定术。

**释义**

■ 诊断必须是先天性多发性骨软骨瘤，不能是单发性骨软骨瘤或其他类型的软骨源性骨肿瘤。因为多发性与单发性骨软骨瘤的诊断标准、治疗原则和肿瘤学预后均不相同。

■ 术前应完善病史采集、体格检查和各项检查，评估患者的身体一般情况、基础病和合并症情况，综合评估全身情况是否允许手术。

■ 术前应与患者及家属充分沟通，明确手术切除肿瘤的必要性、手术风险和患者及家属的手术意愿，避免不必要的手术或医师与患者的意见不一致。

■ 先天性多发性骨软骨瘤存在一定的恶变率，恶变后肿瘤大部分为软骨肉瘤，也有少数为骨肉瘤或其他恶性骨肿瘤。骨软骨瘤恶变后的治疗原则和方式发生变化，需行广泛切除，有些病理类型需要辅助以化疗。

■ 治疗方式以手术切除为主。先天性多发性骨软骨瘤病的并不一定需要手术切除治疗。只有在局部发生疼痛，或产生压迫症状时，才可考虑切除有症状或引起症状部位的肿瘤。手术方法同时切除时必须将覆盖其上的骨膜、软骨帽和瘤体与正常骨的连接部位一并完全切除，否则容易复发。

**（四）标准住院日≤10 天**

**释义**

■ 如果患者条件允许，住院时间可以低于上述住院天数。

**（五）住院期间的检查项目**

1. 必需的检查项目

（1）血常规、血型、尿常规、大便常规。

（2）检查电解质、肝功能、肾功能、凝血功能、感染性疾病（乙型肝炎、丙型肝炎、梅毒、艾滋病）、红细胞沉降率。

（3）胸部 X 线平片、胸部 CT、心电图。

（4）骨科 X 线检查、患肢 CT、全身骨显像、患肢动静脉血管彩超。

2. 根据患者病情进行的检查项目：超声心动、肺功能、血气分析、肌电图等。

**释义**

■ 为了缩短平均住院日，部分检查可以在门诊完成。

■ 骨软骨瘤为良性肿瘤，一般不会发生肺转移，因此胸部 CT 为非必需检查，胸部 X 线片为必需检查。全身骨显像为必需检查，可以显示患者全身骨多发病灶的部位、数量和分布情况。

■ 患肢动静脉血管彩超可根据患者病情以及肿瘤部位与血管的关系选做。

■ 超声心动、肺功能、血气分析等检查，可根据患者年龄、身体状况、合并内科病史等情况选做。

**（六）治疗方案的选择**

根据患者影像学显示病变范围及活检病理提示，选用肿瘤切除、截骨矫形、内固定术。

前提：多发病变，恶变概率较高，必要时可对多个可疑部位进行活检，若有恶性证据，不能进入本路径，按照软骨肉瘤进行治疗。有严重畸形，需要进行矫正。

**释义**

■ 病变为多发，分布于不同肢体的多个部位，无需全部切除。术前应做好充分计划，根据患者症状、查体和影像学检查，确定需要手术切除的具体部位和切除范围。

■ 如肿瘤位于负重的肢体骨，预计切除肿瘤后，该部位骨强度有显著降低或骨皮质有较大缺损，可行内固定术，预后术后骨折。对于骨骺未闭合的青少年患者，切除或内固定时，注意避免损伤骨骺。如果有严重的畸形，则选择截骨矫形。

### （七）预防性抗菌药物选择与使用时机

1. 建议使用第一、第二代头孢菌素类。
2. 术前 30 分钟预防性用抗菌药物；手术超过 3 小时加用 1 次抗菌药物。

**释义**

■ 预防使用抗菌药物时间为术前半小时，术后 24~48 小时。根据患者术中、术后病情和是否使用内固定物等，决定术后是否用药和用药时间。

### （八）手术日

为入院后第 1~3 天。

1. 麻醉方式选择腰-硬膜外联合麻醉或全身麻醉。
2. 手术方式：股骨远端病灶切除、截骨矫形、内固定术。
3. 手术内植物：根据病损情况，选择适当的内固定材料，必要时植骨。
4. 术中用药：麻醉用药、抗生素。
5. 输血：视术中具体情况而定。

**释义**

■ 根据肿瘤的具体部位和手术方式选择适当的麻醉方式，需要手术医师与麻醉师在术前充分沟通，并考虑患者的意愿。

■ 按照术前计划的部位和范围切除肿瘤。切除后可行术中透视或拍片，确认该部位无肿瘤或碎骨残留。

■ 是否应用内固定和植骨应慎重选择，不必要的应用会增加术后相关并发症。

### （九）术后恢复

1. 大约 7 天。
2. 必须复查的项目：血常规、X 线片。
3. 可选择的检查和项目：生化、凝血、血管 B 超。
4. 术后首选第一、第二代头孢菌素，并根据患者的病情决定抗菌药物的选择与使用时间。
5. 术后 24 小时开始预防应用抗凝药物。
6. 术后即刻开始应用镇痛治疗。

7. 其他药物：消肿，促进骨愈合，神经营养药物。
8. 逐步行下肢功能锻炼。

**释义**

■ 术后应常规定期复查血常规，明确患者是否存在围手术期失血导致的贫血，白细胞和中性粒细胞比例帮助判断是否存在伤口感染。

■ 术后应常规复查手术部位的正侧位 X 线片，解剖结构复杂部位可复查 CT。

■ 预防使用抗菌药物时间为术前半小时，术后 24~48 小时。根据患者术中、术后病情和是否使用内固定物等，决定术后是否用药和用药时间。

■ 静脉血栓栓塞症的预防：基本预防措施、物理预防措施和药物预防措施。药物预防的具体使用方法：术后 24 小时（硬膜外腔导管拔除后 2~4 小时）皮下给予常规剂量低分子肝素；或术后 4~6 小时给予常规剂量的一半，次日增加至常规剂量。

■ 功能锻炼：可于术后第二天开始肌肉收缩和关节屈伸练习，以主动练习为主。

**（十）出院标准**

1. 大体病理明确诊断为骨软骨瘤。
2. 体温正常、常规化验未见明显异常。
3. 伤口愈合好：引流管已拔除，可门诊定期换药。
4. 术后平片见内植物位置完好。
5. 没有需要住院处理的并发症或合并症。

**释义**

■ 出院前需要评估是否有需要住院处理的手术并发症，如感染、静脉血栓栓塞症等。

■ 如术中使用内植物，出院前应告知患者是否需二次手术去除内植物及取出的适当时间。

**（十一）变异及原因分析**

1. 并发症：部分患者可能出现伤口延期愈合，合并神经、血管损伤。
2. 合并症：其他疾病，如糖尿病、心脑血管疾病等，可能会延长住院时间，增加住院费用。
3. 内植物选择：根据病变情况，选择适当的内植物。

**释义**

■ 术后出现相关并发症，如需要二次手术的可能，会延长住院时间和增加住院费用。

■ 如合并糖尿病、心脑血管疾病等内科疾病，需及时请内科会诊评估和治疗，必要时可转入内科继续治疗。

■ 是否应用内植物是影响患者住院时间和费用的变异因素，应在术前计划中，根据肿瘤具体部位和情况以及切除后的骨强度等，决定是否应用内植物，避免术中临时改变手术方案。

## 五、先天性多发性骨软骨瘤临床路径给药方案

1. 术前用药

**【用药选择】**

抗菌药物：抗菌药物使用按照《抗菌药物临床应用指导原则（2015 年版）》（国卫办医发〔2015〕43 号）执行。建议使用第一、第二代头孢菌素类、青霉素类、克林霉素类或氨基苷类。

**【药学提示】**

预防使用抗菌药物时间为术前半小时。

2. 术中用药

**【用药选择】**

抗菌药物：如果手术时间超过 3 小时，或术中失血量超过 1500ml，术中可给予第二剂抗菌药物。

**【药学提示】**

抗菌药物的有效覆盖时间应包括整个手术过程和手术结束后 4 小时。

3. 术后用药

**【用药选择】**

（1）抗菌药物：预防使用抗菌药物时间为术后持续 24~48 小时。如果 48 小时后患者仍有体温高，伤口肿胀，引流量多，血常规白细胞增高，红细胞沉降率和 CRP 增高一倍以上，要考虑延长使用抗菌药物，此时为治疗使用抗菌药物。

（2）静脉血栓栓塞症的药物预防：手术 12 小时前或术后 12~24 小时（硬膜外腔导管拔除后 2~4 小时）皮下给予常规剂量低分子肝素；或术后 4~6 小时给予常规剂量的一半，次日增加至常规剂量。持续时间不少于 7~10 天。

**【药学提示】**

静脉血栓栓塞症的药物预防禁忌证：

（1）绝对禁忌证：①大量出血，指能够改变患者治疗过程和治疗结果的出血，对于大量出血病例，如未开始抗凝，应推迟；如已经开始，应立即停止，同时停止康复训练，并予以制动。明确的活动性出血或多发创伤病情不稳定的患者是抗凝的禁忌证。②骨筋膜室综合征。③肝素诱发血小板减少症。④孕妇禁用华法林。⑤严重头颅外伤或急性脊髓损伤。

（2）相对禁忌证：①既往颅内出血。②既往胃肠道出血。③急性颅内损害/肿物。④血小板减少或凝血障碍。⑤类风湿视网膜病患者抗凝可能眼内出血。

## 六、先天性多发性骨软骨瘤患者护理规范

1. 术前护理：建立入院护理病历，卫生护理如剪指（趾）甲、沐浴和更换病号服，测量生命体征如体温、脉搏、呼吸、血压、身高、体重，进行抽血检查化验和心电图检查。完成术前准备内容：备皮、皮试、配血、发放药物、标记手术部位。

2. 术后护理：保持患肢有效体位，留置引流管并记引流量和管路护理。遵医嘱应用抗菌、镇痛和术后抗凝药物。指导患者术后进食时机及饮食处置。监测生命体征，根据病情遵医嘱予以对症治疗和护理。

## 七、先天性多发性骨软骨瘤患者营养治疗规范

1. 营养风险筛查，NRS 评分> 3 分者，给以营养评估。

2. 充足的热量、蛋白质，适量脂肪。NRS 评分≤3 分者，能量供给标准以 25~30kcal/kg 为佳；

营养不良者热量供给标准不低于35kcal/kg。碳水化合物热量比不低于50%，充足的蛋白质，不低于1.2~1.5g/kg（标准体重），应以优质蛋白为主，不低于蛋白质总量的1/3~1/2；脂肪热比以25%~30%为宜，饱和脂肪酸、单不饱和脂肪酸、多不饱和脂肪酸间比例以1：1：1左右为宜，适当提高膳食ω-3脂肪酸的摄入，保证充足的维生素和矿物质，增加富含抗氧化类植物化合物的食物的选用如各种蔬菜、水果等。

3. 围手术期，根据不同治疗时期选择饮食形态如流质饮食、半流质饮食、软食或普通饮食等。饮食宜清淡，以温、热、软为佳，忌食生冷、肥甘、厚腻食物，限制刺激性食物、饮品及调味品。

(1) 术前营养支持：先天性多发性骨软骨瘤为良性肿瘤性疾病，觉大多数患者术前一般情况良好，营养状态正常，无需特殊营养支持。如患者合并其他疾病，需评估患者营养状况并给予相应支持。

(2) 术后营养支持：患者手术部位不涉及消化系统，一般术后第二日可以开始正常饮食，无需特殊营养支持。如患者合并其他疾病，或术后第二天胃肠道功能未恢复，可使用药物促进胃肠道功能恢复，评估患者营养状况并给予相应支持。

4. 如经口进食低于需要量的80%及高热者，应给予相应的肠内营养补充剂口服补充，必要时管饲肠内营养补充或肠外营养补充。

5. 如有糖代谢异常，应减少糖类的摄入量，适当增加脂肪供能比，但应考虑肝脏负荷及胃肠道功能状况。

## 八、先天性多发性骨软骨瘤患者健康宣教

1. 入院后宣教：介绍主管医师、护士、环境、设施，介绍住院规章制度及注意事项，向患者进行安全宣教。宣教疾病知识、疼痛评估及用药知识，告知各项检查前后注意事项，宣教日常饮食、活动及陪探视注意事项及应对方式。

2. 术前宣教：讲解围手术期注意事项，介绍术前准备内容及配合方法，告知术前禁食、禁水及相关药物服用方法。

3. 术后宣教：术后饮食宣教，宣教功能锻炼和血栓预防的重要性，讲解术后并发症及护理对策，术后用药指导。

4. 出院宣教：告知患者出院流程，宣教康复锻炼方法及注意事项、复诊的时间和地点，发生紧急情况时的处理等，指导出院带药服用方法，讲解饮食休息等注意事项。

## 九、推荐表单

### （一）医师表单

**先天性多发性骨软骨瘤临床路径医师表单**

适用对象：第一诊断先天性多发性骨软骨瘤（ICD-10：Q78.403）
行肿瘤切除、截骨矫形、内固定术

| 患者姓名： | 性别： 年龄： 门诊号： | 住院号： |
|---|---|---|
| 住院日期： 年 月 日 | 出院日期： 年 月 日 | 标准住院日： 天 |

| 时间 | 住院第1天 | 住院第1~2天 | 住院第1~3天<br>（术前日） |
|---|---|---|---|
| 主要诊疗工作 | □ 询问病史及体格检查<br>□ 上级医师查房<br>□ 初步的诊断和治疗方案<br>□ 住院医师完成住院志、首次病程、上级医师查房等病历书写<br>□ 完善术前检查及医嘱 | □ 上级医师查房与术前评估<br>□ 继续完成术前化验检查<br>□ 完成必要的相关科室会诊 | □ 上级医师查房，术前评估和决定手术方案<br>□ 完成上级医师查房记录等<br>□ 向患者及/或家属交代围手术期注意事项并签署手术知情同意书、输血同意书、委托书（患者本人不能签字时）、自费用品协议书<br>□ 麻醉医师查房并与患者及/或家属交代麻醉注意事项并签署麻醉知情同意书<br>□ 完成各项术前准备 |
| 重点医嘱 | **长期医嘱：**<br>□ 骨科护理常规<br>□ 二级护理<br>□ 饮食<br>**临时医嘱：**<br>□ 血常规、尿常规、大便常规<br>□ 凝血功能、肝功能、肾功能、电解质、<br>□ 感染性疾病筛查<br>□ 胸片、心电图<br>□ X光片 | **长期医嘱：**<br>□ 骨科护理常规<br>□ 二级护理<br>□ 饮食<br>□ 患者既往内科基础疾病用药<br>**临时医嘱：**<br>□ 根据会诊科室要求安排检查和化验单 | **长期医嘱：**<br>同前日<br>**临时医嘱：**<br>术前医嘱：<br>□ 准备明日在◎椎管内麻醉◎全身麻醉下行肿瘤切除术<br>□ 术前禁食、禁水<br>□ 术前用抗菌药物皮试<br>□ 术前留置导尿管<br>□ 术区备皮<br>□ 术前灌肠（全身麻醉）<br>□ 其他特殊医嘱 |
| 病情变异记录 | □ 无 □ 有，原因：<br>1.<br>2. | □ 无 □ 有，原因：<br>1.<br>2. | □ 无 □ 有，原因：<br>1.<br>2. |
| 医师签名 | | | |

| 时间 | 住院第 2~4 天<br>（手术日） | 住院第 3~5 天<br>（术后第 1 天） | 住院第 4~6 天<br>（术后第 2 天） |
|---|---|---|---|
| 主要诊疗工作 | □ 手术<br>□ 向患者及/或家属交代手术过程概况及术后注意事项<br>□ 术者完成手术记录<br>□ 完成术后病程<br>□ 上级医师查房<br>□ 麻醉医师查房<br>□ 观察有无术后并发症并做相应处理 | □ 上级医师查房<br>□ 完成常规病程记录<br>□ 观察伤口、引流量、体温、生命体征情况等并作出相应处理 | □ 上级医师查房<br>□ 完成病程记录<br>□ 伤口换药<br>□ 指导患者功能锻炼 |
| 重点医嘱 | **长期医嘱：**<br>□ 骨科术后护理常规<br>□ 一级护理<br>□ 饮食<br>□ 患肢抬高<br>□ 留置引流管并记引流量<br>□ 抗菌药物<br>□ 术后抗凝<br>□ 其他特殊医嘱临时医嘱：<br>□ 今日在◎椎管内麻醉◎全身麻醉下行肿瘤切除术<br>□ 心电监测、吸氧（根据病情需要）<br>□ 补液<br>□ 胃黏膜保护剂（酌情）<br>□ 止吐、镇痛等对症处理急查血常规 | **长期医嘱：**<br>□ 骨科术后护理常规<br>□ 一级或二级护理<br>□ 饮食<br>□ 患肢抬高<br>□ 留置引流管并记引流量<br>□ 抗菌药物<br>□ 术后抗凝<br>□ 其他特殊医嘱<br>**临时医嘱：**<br>□ 复查血常规<br>□ 补晶体、胶体液（根据病情需要）<br>□ 换药<br>□ 镇痛等对症处理 | **长期医嘱：**<br>□ 骨科术后护理常规<br>□ 二级护理<br>□ 饮食<br>□ 患肢抬高<br>□ 留置引流管并记引流量<br>□ 抗菌药物<br>□ 术后抗凝<br>□ 其他特殊医嘱<br>**临时医嘱：**<br>□ 复查血常规（必要时）<br>□ 补晶体、胶体液（必要时）换药<br>□ 镇痛等对症处理 |
| 病情变异记录 | □ 无　□ 有，原因：<br>1.<br>2. | □ 无　□ 有，原因：<br>1.<br>2. | □ 无　□ 有，原因：<br>1.<br>2. |
| 医师签名 | | | |

| 时间 | 住院第 5~7 天<br>（术后第 3 天） | 住院第 6~8 天<br>（术后第 4 天） | 住院第 7~11 天<br>（术后第 5~7 天） |
| --- | --- | --- | --- |
| 主要诊疗工作 | □ 上级医师查房<br>□ 住院医师完成病程记录<br>□ 拔除引流管，伤口换药（必要时）<br>□ 指导患者功能锻炼 | □ 上级医师查房<br>□ 住院医师完成病程记录拔除引流管，伤口换药（必要时）<br>□ 指导患者功能锻炼<br>□ 查手术部位正侧位片<br>□ 查手术部位 CT（必要时） | □ 上级医师查房，进行手术及伤口评估，确定有无手术并发症和切口愈合不良情况，如体温正常，伤口情况良好。明确是否出院<br>□ 完成出院志、病案首页、出院诊断证明书等病历。<br>□ 向患者交代出院后的康复锻炼及注意事项，如继续术后化疗、复诊的时间、地点，发生紧急情况时的处理等 |
| 重点医嘱 | **长期医嘱：**<br>□ 骨科术后护理常规<br>□ 二级护理<br>□ 饮食<br>□ 抗菌药物：如体温正常，伤口情况良好，无明显红肿时可以停止抗菌药物治疗<br>□ 术后抗凝<br>□ 其他特殊医嘱<br>□ 术后功能锻炼<br>**临时医嘱：**<br>□ 复查血常规、尿常规、生化（必要时）<br>□ 补液（必要时）<br>□ 换药（必要时）<br>□ 镇痛等对症处理 | **长期医嘱：**<br>□ 骨科术后护理常规<br>□ 二级护理<br>□ 饮食<br>□ 术后抗凝<br>□ 其他特殊医嘱<br>□ 术后功能锻炼<br>**临时医嘱：**<br>□ 复查血常规、尿常规、生化（必要时）<br>□ 补液（必要时）<br>□ 换药（必要时）<br>□ 镇痛等对症处理 | **出院医嘱：**<br>□ 出院带药<br>□ 拆线换药（根据伤口愈合情况预约拆线时间）<br>□ 1 个月后门诊或康复科复查不适随诊 |
| 病情变异记录 | □ 无　□ 有，原因：<br>1.<br>2. | □ 无　□ 有，原因：<br>1.<br>2. | □ 无　□ 有，原因：<br>1.<br>2. |
| 医师签名 | | | |

### （二）护士表单

**先天性多发性骨软骨瘤临床路径护士表单**

适用对象：第一诊断先天性多发性骨软骨瘤（ICD-10：Q78.403）
行肿瘤切除、截骨矫形、内固定术

| 患者姓名： | 性别：　　年龄：　　门诊号： | 住院号： |
|---|---|---|
| 住院日期：　　年　月　日 | 出院日期：　　年　月　日 | 标准住院日：　　天 |

| 时间 | 住院第1天 | 住院第1~2天 | 住院第1~3天<br>（术前日） |
|---|---|---|---|
| 健康宣教 | □ 介绍主管医师、护士<br>□ 介绍环境、设施<br>□ 介绍住院规章制度及注意事项<br>□ 向患者进行安全宣教（防火、防盗）<br>□ 向患者进行垃圾分类宣教 | □ 主管护士与患者沟通，了解并指导心理应对<br>□ 宣教疾病知识、疼痛评估及用药知识<br>□ 告知各项检查前后注意事项及特殊检查操作流程<br>□ 宣教日常饮食、活动及陪探视注意事项及应对方式<br>□ 宣教压疮、跌倒、病理骨折的预防 | □ 向患者及/或家属讲解围手术期注意事项，通知手术费用<br>□ 介绍术前准备内容及配合方法<br>□ 告知护理用具准备内容及使用方法<br>□ 告知术前禁食、禁水及相关药物服用方法 |
| 护理处置 | □ 核对患者、确定床位<br>□ 建立入院护理病历<br>□ 卫生处置：剪指（趾）甲、沐浴、更换病号服<br>□ 测量体温、脉搏、呼吸、血压、身高、体重<br>□ 进行抽血检查化验<br>□ 进行心电图检查 | □ 观察患者病情变化<br>□ 完成生活护理，防止皮肤压疮护理<br>□ 协助医师完成各项检查、化验<br>□ 遵医嘱进行药物治疗 | □ 病情观察：评估患者生命体征及疼痛情况<br>□ 完成术前准备内容（备皮、皮试、配血、发放药物、标记手术部位） |
| 基础护理 | □ 二级护理<br>□ 晨晚间护理<br>□ 患者安全管理 | □ 二级护理<br>□ 晨晚间护理<br>□ 患者安全管理 | □ 二级护理<br>□ 晨晚间护理<br>□ 患者安全管理 |
| 专科护理 | □ 完成入院护理评估单（简单询问病史、过敏史、用药史）<br>□ 评估患者活动情况及自理能力<br>□ 评估患者疼痛情况<br>□ 进行护理查体（皮肤、各种管路、病变部位、伤口、造口）<br>□ 必要时家属陪床 | □ 指导、协助患者完成相关检查<br>□ 给予患者心理支持<br>□ 指导、协助患者合理应用镇痛药物并观察疗效<br>□ 指导、协助患者使用护理用具（轮椅、拐杖等） | □ 进行术前心理护理<br>□ 指导护理用具的使用<br>□ 疼痛评估<br>□ 进行术前肠道准备<br>□ 指导术前用药（降压药）<br>□ 评估患者皮肤情况 |
| 重点医嘱 | □ 详见医嘱执行单 | □ 详见医嘱执行单 | □ 详见医嘱执行单 |

**续 表**

| 时间 | 住院第 1 天 | 住院第 1~2 天 | 住院第 1~3 天<br>（术前日） |
|---|---|---|---|
| 病情变异记录 | □无 □有，原因：<br>1.<br>2. | □无 □有，原因：<br>1.<br>2. | □无 □有，原因：<br>1.<br>2. |
| 护士签名 | | | |

| 时间 | 住院第 2~4 天<br>（手术日） | 住院第 3~5 天<br>（术后第 1 天） | 住院第 4~6 天<br>（术后第 2 天） |
| --- | --- | --- | --- |
| 健康宣教 | □ 手术<br>□ 向患者及/或家属讲解术后注意事项<br>□ 完成护理记录<br>□ 术后饮食宣教 | □ 讲解术后注意事项<br>□ 术后饮食宣教<br>□ 宣教功能锻炼的重要性<br>□ 血栓预防宣教 | □ 讲解术后并发症及护理对策<br>□ 术后饮食宣教<br>□ 宣教功能锻炼的重要性<br>□ 血栓预防宣教<br>□ 术后用药指导 |
| 护理处置 | □ 保持患肢有效体位<br>□ 留置引流管并记引流量<br>□ 遵医嘱应用抗菌药物<br>□ 遵医嘱应用术后抗凝药物<br>□ 指导患者术后进食及饮食处置<br>□ 监测生命体征（心电监测、吸氧）<br>□ 根据病情遵医嘱予以对症治疗、护理（镇痛、止吐、降温等）<br>□ 监测血常规变化 | □ 患者体位管理<br>□ 术后饮食管理<br>□ 留置管路的管理<br>□ 遵医嘱进行药物治疗<br>□ 复查血常规<br>□ 补晶体、胶体液（根据病情需要）<br>□ 协助医师换药<br>□ 镇痛护理<br>□ 抗血栓护理 | □ 患者体位管理<br>□ 术后饮食管理<br>□ 留置管路的管理<br>□ 遵医嘱进行药物治疗<br>□ 复查血常规<br>□ 补晶体、胶体液（根据病情需要）<br>□ 协助医师换药<br>□ 镇痛护理<br>□ 抗血栓护理 |
| 基础护理 | □ 观察患者病情变化并及时报告医师<br>□ 术后心理与生活护理<br>□ 术后患者安全管理 | □ 观察患者病情并做好引流量等相关记录<br>□ 术后心理与生活护理<br>□ 术后患者安全管理 | □ 观察患者病情变化<br>□ 术后心理与生活护理<br>□ 术后患者安全管理 |
| 专科护理 | □ 监测生命体征，吸氧（必要时使用面罩）<br>□ 进行各种管路护理，观察引流变化<br>□ 保持肢体功能位或遵医嘱摆放特殊体位<br>□ 观察患肢血运、感觉、活动情况及伤口情况观察<br>□ 遵医嘱查血，监测血象变化疼痛护理<br>□ 评估压疮风险，进行皮肤护理<br>□ 指导术后患者功能锻炼 | □ 保持肢体功能位或遵医嘱摆放特殊体位<br>□ 进行各种管路护理，观察引流变化<br>□ 患肢护理（伤口、血运、感觉、运动情况等）<br>□ 术后并发症的观察及护理<br>□ 疼痛护理<br>□ 血栓预防护理（抗血栓压力带、足底泵等）<br>□ 皮肤评估及护理<br>□ 指导术后患者功能锻炼<br>□ 测量生命体征 | □ 保持肢体功能位或遵医嘱摆放特殊体位<br>□ 进行各种管路护理，观察引流变化<br>□ 患肢护理（伤口、血运、感觉、运动情况等）<br>□ 术后并发症的观察及护理疼痛护理<br>□ 血栓预防护理（抗血栓压力带、足底泵等）<br>□ 皮肤评估及护理<br>□ 指导术后患者功能锻炼<br>□ 测量生命体征 |
| 病情变异记录 | □ 无 □ 有，原因：<br>1.<br>2. | □ 无 □ 有，原因：<br>1.<br>2. | □ 无 □ 有，原因：<br>1.<br>2. |
| 护士签名 | | | |

| 时间 | 住院第5~7天<br>(术后第3天) | 住院第6~8天<br>(术后第4天) | 住院第7~11天<br>(术后第5~7天) |
| --- | --- | --- | --- |
| 健康宣教 | □ 功能锻炼宣教<br>□ 血栓预防宣教<br>□ 术后用药指导<br>□ 术后抗感染宣教 | □ 功能锻炼宣教<br>□ 血栓预防宣教<br>□ 术后用药指导<br>□ 术后抗感染宣教 | □ 告知患者出院流程<br>□ 进行出院宣教（康复锻炼方法及注意事项、复诊的时间、地点，发生紧急情况时的处理等）<br>□ 指导出院带药服用方法<br>□ 讲解饮食休息等注意事项<br>□ 讲解增强体质的方法，减少感染的机会 |
| 护理处置 | □ 患者体位管理<br>□ 术后饮食管理<br>□ 留置管路的管理<br>□ 患肢护理<br>□ 药物治疗护理<br>□ 协助医师换药<br>□ 镇痛护理<br>□ 抗血栓护理 | □ 患者体位管理<br>□ 术后饮食管理<br>□ 留置管路的管理<br>□ 患肢护理（伤口、运动、清洁等）<br>□ 药物治疗护理<br>□ 协助医师换药<br>□ 镇痛护理<br>□ 抗血栓护理<br>□ 相关检查护理 | □ 办理出院手续<br>□ 完成护理病例 |
| 基础护理 | □ 观察患者病情变化<br>□ 术后心理与生活护理<br>□ 术后患者安全管理 | □ 观察患者病情变化<br>□ 术后心理与生活护理<br>□ 术后患者安全管理 | □ 指导患者办理出院手续<br>□ 出院宣教 |
| 专科护理 | □ 保持肢体功能位或遵医嘱摆放特殊体位<br>□ 进行各种管路护理，观察引流变化<br>□ 患肢护理（伤口、运动、清洁等）<br>□ 术后并发症的观察及护理<br>□ 疼痛护理<br>□ 血栓预防护理<br>□ 皮肤评估及护理<br>□ 指导术后患者功能锻炼<br>□ 测量生命体征 | □ 保持肢体功能位或遵医嘱摆放特殊体位<br>□ 进行各种管路护理，观察引流变化<br>□ 患肢护理（伤口、运动、清洁等）<br>□ 术后并发症的观察及护理<br>□ 疼痛护理<br>□ 血栓预防护理<br>□ 皮肤评估及护理<br>□ 指导术后患者功能锻炼<br>□ 测量生命体征 | □ 完成护理病例及日常生活能力评估表，打印体温单<br>□ 协助患者办理出院手续<br>□ 指导伤口护理方法<br>□ 指导患者继续进行功能锻炼<br>□ 指导护理用具的应用及维护方法<br>□ 发放诊断证明及出院带药，告知药物使用方法<br>□ 告知患者复印病历的时间及方法 |
| 病情变异记录 | □ 无 □ 有，原因：<br>1.<br>2. | □ 无 □ 有，原因：<br>1.<br>2. | □ 无 □ 有，原因：<br>1.<br>2. |
| 护士签名 | | | |

## （三）患者表单

### 先天性多发性骨软骨瘤临床路径患者表单

适用对象：第一诊断先天性多发性骨软骨瘤（ICD-10：Q78.403）
行肿瘤切除、截骨矫形、内固定术

| 患者姓名： | 性别：　年龄：　门诊号： | 住院号： |
|---|---|---|
| 住院日期：　年　月　日 | 出院日期：　年　月　日 | 标准住院日：　天 |

| 时间 | 住院第 1 天 | 住院第 1~2 天 | 住院第 1~3 天（术前日） |
|---|---|---|---|
| 医患配合 | □ 配合询问病史、收集资料，请务必详细告知既往史、用药史、过敏史<br>□ 配合进行体格检查<br>□ 有任何不适告知医师 | □ 配合完善相关检查、化验，如采血、留尿、心电图、X 线、CT、ECT 等<br>□ 医师向患者及家属介绍病情，如有异常检查结果需进一步检查<br>□ 配合用药及治疗<br>□ 有任何不适告知医师 | □ 医师向患者及家属交代手术方案<br>□ 医师向患者及/或家属交代围手术期注意事项并签署手术知情同意书、输血同意书、委托书（患者本人不能签字时）、自费用品协议书<br>□ 麻醉医师与患者及/或家属交代麻醉注意事项并签署麻醉知情同意书 |
| 护患配合 | □ 配合测量体温、脉搏、呼吸、血压、血氧饱和度、体重<br>□ 配合完成入院护理评估单（简单询问病史、过敏史、用药史）接受入院宣教（环境介绍、病室规定、订餐制度、贵重物品保管等）<br>□ 有任何不适告知护士 | □ 配合测量体温、脉搏、呼吸，询问每日排便情况<br>□ 接受相关化验检查宣教，正确留取标本，配合检查<br>□ 有任何不适告知护士 | □ 交代术前注意事项<br>□ 术前禁食、禁水<br>□ 术前用抗菌药物皮试<br>□ 术前留置导尿管<br>□ 术区备皮<br>□ 术前灌肠（全身麻醉）<br>□ 配血<br>□ 其他特殊注意事项 |
| 饮食 | □ 普通饮食 | □ 普通饮食 | □ 普通饮食 |
| 排泄 | □ 正常排尿便 | □ 正常排尿便 | □ 正常排尿便 |
| 活动 | □ 正常 | □ 正常 | □ 正常 |

| 时间 | 住院第 2~4 天<br>（手术日） | 住院第 3~10 天<br>（术后第 1~7 天） | 住院第 7~11 天<br>（出院日） |
|---|---|---|---|
| 医患配合 | □ 向家属交代手术概况<br>□ 交代术后注意事项<br>□ 有任何不适告知医师 | □ 指导功能锻炼<br>□ 术后定期换药<br>□ 术后拍 X 线片<br>□ 有任何不适告知医师 | □ 交代注意事项：拆线时间；术后化疗<br>□ 指导功能锻炼<br>□ 复查时间<br>□ 出院带药 |
| 护患配合 | □ 交代术后注意事项<br>□ 有任何不适告知护士<br>□ 记引流量<br>□ 血压、脉搏、呼吸监测<br>□ 疼痛处理 | □ 指导饮食<br>□ 患肢抬高<br>□ 留置引流管并记引流量<br>□ 遵医嘱抽血化验<br>□ 完成 X 线检查<br>□ 指导功能锻炼 | □ 接受出院宣教，交代注意事项<br>□ 获取诊断证明书<br>□ 办理出院手续<br>□ 出院带药使用方法、注意事项<br>□ 知道复印病历方法 |
| 饮食 | □ 麻醉清醒后流质饮食 | □ 普通饮食 | □ 普通饮食 |
| 排泄 | □ 留置导尿<br>□ 正常大便 | □ 拔除尿管<br>□ 正常大便 | □ 正常排便 |
| 活动 | □ 卧床 | □ 肌肉收缩和关节屈伸主动练习 | □ 肌肉收缩和关节屈伸主动练习 |

## 附：原表单（2017 年版）

### 先天性多发性骨软骨瘤临床路径执行表单

适用对象：第一诊断先天性多发性骨软骨瘤（ICD-10：Q78.403）

行肿瘤切除、截骨矫形、内固定术

| 患者姓名： | 性别： 年龄： 门诊号： | 住院号： |
|---|---|---|
| 住院日期： 年 月 日 | 出院日期： 年 月 日 | 标准住院日： 天 |

| 时间 | 住院第 1 天 | 住院第 2 天 | 住院第 3 天<br>（术前日） |
|---|---|---|---|
| 主要诊疗工作 | □ 询问病史及体格检查<br>□ 同上级医师商讨初步诊疗计划<br>□ 制订初步治疗方案<br>□ 完成住院志、首次病程、上级医师查房等病历书写<br>□ 开检查检验单 | □ 上级医师查房确定活检方式及部位<br>□ 行病变活检术<br>□ 进一步完善病历资料<br>□ 收集各项检查结果、评估病情<br>□ 必要时请相关科室会诊、协助治疗合并症 | □ 上级医师查房<br>□ 根据病理结果评估和决定手术治疗方案<br>□ 完成查房记录<br>□ 同患者及家属交代病情，围手术期注意事项<br>□ 签署手术知情同意书、输血同意书、委托书等<br>□ 备血<br>□ 麻醉医师访视患者并签署麻醉知情同意书<br>□ 完成各项术前准备 |
| 重点医嘱 | **长期医嘱：**<br>□ 骨科护理常规<br>□ 二级护理<br>□ 饮食<br>□ 疼痛护理评估<br>**临时医嘱：**<br>□ 血常规、血型<br>□ 尿常规、大便常规<br>□ 凝血分析<br>□ 生化、电解质检查<br>□ 传染疾病筛查<br>□ 胸部平片、心电图<br>□ 股骨正侧位平片<br>□ 股骨 CT、磁共振<br>□ 全身骨显像 | **长期医嘱：**<br>□ 限制患肢活动<br>**临时医嘱：**<br>□ 行病灶活检术<br>□ 必要时镇痛治疗 | **长期医嘱：**<br><br>**临时医嘱：**<br>□ 明日在硬膜外麻醉或全身麻醉下行肿瘤切除、截骨矫形、植骨、内固定术<br>□ 术前禁食、禁水<br>□ 抗生素皮试<br>□ 术前备皮<br>□ 术前灌肠<br>□ 术前留置尿管<br>□ 配血 |
| 主要护理工作 | □ 入院介绍（病房环境、设施）<br>□ 入院护理评估<br>□ 观察患肢情况 | □ 观察患肢活检后感觉、运动变化<br>□ 观察患肢有无肿胀 | □ 做好术前准备<br>□ 提示术前禁食、禁水<br>□ 术前心理护理 |

续　表

| 时间 | 住院第 1 天 | 住院第 2 天 | 住院第 3 天<br>（术前日） |
|---|---|---|---|
| 病情变异记录 | □ 无　□ 有，原因：<br>1.<br>2. | □ 无　□ 有，原因：<br>1.<br>2. | □ 无　□ 有，原因：<br>1.<br>2. |
| 护士签名 | | | |
| 医师签名 | | | |

<table>
<tr><th rowspan="2">时间</th><th colspan="2">住院第____天（手术日）</th><th rowspan="2">住院第____天<br>（术后第1天）</th></tr>
<tr><th>术前</th><th>术后</th></tr>
<tr><td>主要诊疗工作</td><td>□ 进行术晨术前准备<br>□ 必要时行术前补液</td><td>□ 手术<br>□ 向患者及家属交代手术大致过程，术中所见，术后注意事项<br>□ 完成手术记录<br>□ 完成术后病程<br>□ 观察有无严重并发症<br>□ 及时对症处理</td><td>□ 上级医师查房<br>□ 完成常规病程记录<br>□ 观察体温、血压、心率等生命体征<br>□ 观察患肢远端远端运动情况</td></tr>
<tr><td>重点医嘱</td><td>长期医嘱：<br><br><br><br>临时医嘱：<br>□ 术前补液</td><td>长期医嘱：<br>□ 骨科术后护理常规<br>□ 一级护理<br>□ 饮食<br>□ 患肢抬高<br>□ 留置引流管并记量<br>□ 抗菌药物使用<br>□ 心电监测<br>□ 吸氧<br>□ 观察患肢感觉运动<br>□ 胃黏膜保护剂<br>临时医嘱：<br>□ 今日在硬膜外麻醉或全身麻醉下行肿瘤切除、截骨矫形、植骨、内固定术<br>□ 复查血常规<br>□ 必要时输血<br>□ 补液<br>□ 镇痛</td><td>长期医嘱：<br>□ 骨科术后护理常规<br>□ 一级护理<br>□ 饮食<br>□ 患肢抬高<br>□ 留置引流管并记量<br>临时医嘱：<br>□ 复查血常规<br>□ 补液</td></tr>
<tr><td>主要护理工作</td><td></td><td>□ 观察患者病情变化<br>□ 做好引流量等记录<br>□ 定时测生命体征</td><td>□ 生活护理<br>□ 观察患肢感觉运动变化<br>□ 指导患者行功能锻炼</td></tr>
<tr><td>病情变异记录</td><td>□ 无　□ 有，原因：<br>1.<br>2.</td><td>□ 无　□ 有，原因：<br>1.<br>2.</td><td>□ 无　□ 有，原因：<br>1.<br>2.</td></tr>
<tr><td>护士签名</td><td></td><td></td><td></td></tr>
<tr><td>医师签名</td><td></td><td></td><td></td></tr>
</table>

| 时间 | 住院第____天<br>（术后第 2 天） | 住院第____天<br>（术后第 3 天） | 住院第____天<br>（术后第 4 天） |
|---|---|---|---|
| 主要诊疗工作 | □ 上级医师查房<br>□ 完成病程记录<br>□ 伤口换药<br>□ 指导功能锻炼 | □ 上级医师查房<br>□ 完成病程记录<br>□ 可拔除引流管<br>□ 摄术后平片<br>□ 指导功能锻炼<br>□ 与病理科医师联合查房，分析病理类型 | □ 上级医师查房<br>□ 评估手术及伤口愈合情况<br>□ 根据病理结果指导患者定期复查<br>□ 明确是否可出院<br>□ 完善相关病历记录<br>□ 向患者及家属交代病情、术后注意事项复查时间及频率<br>□ 指导功能锻炼 |
| 重点医嘱 | **长期医嘱：**<br>□ 骨科术后护理常规<br>□ 二级护理<br>□ 饮食<br>□ 患肢抬高<br>□ 若相关检查无明显异常，可停用抗生素<br>**临时医嘱：**<br>□ 换药医嘱 | **长期医嘱：**<br>□ 骨科术后护理常规<br>□ 二级护理<br>□ 饮食<br>□ 患肢抬高<br>**临时医嘱：**<br>□ 拔引流管<br>□ 摄股骨正侧位<br>□ 复查相关检查 | **出院医嘱：**<br>□ 出院带药<br>□ 定好门诊换药时间、拆线时间、复查时间<br>□ 康复科门诊就诊进行功能锻炼<br>□ 不适随诊 |
| 主要护理工作 | □ 观察患者病情变化<br>□ 指导功能锻炼 | □ 观察患者病情变化<br>□ 指导功能锻炼 | □ 指导患者办理出院手续<br>□ 出院宣教 |
| 病情变异记录 | □ 无 □ 有，原因：<br>1.<br>2. | □ 无 □ 有，原因：<br>1.<br>2. | □ 无 □ 有，原因：<br>1.<br>2. |
| 护士签名 | | | |
| 医师签名 | | | |

# 第十四章

# 尤因肉瘤临床路径释义

【医疗质量控制指标】

指标一、尤因肉瘤的诊断，包括 FISH 检测。

指标二、确诊尤因肉瘤后的分期检查。

指标三、化疗前准备。

指标四、化疗相关不良反应的监测及处理。

指标五、术前化疗的疗效评估。

指标六、术前化疗后局部治疗方案的选择。

指标七、根据术前化疗评估，术后辅助化疗的选择。

指标八、出院后的随访和健康教育。

## 一、尤因肉瘤编码

疾病名称及编码：骶骨尤因肉瘤（ICD-10：C41.405）

## 二、临床路径检索方法

C41.405

## 三、国家医疗保障疾病诊断相关分组（CHS-DRG）

暂未纳入到国家医疗保障疾病诊断相关分组（CHS-DRG）中。

## 四、尤因肉瘤临床路径标准住院流程

### （一）适用对象

第一诊断为骶骨尤因肉瘤（ICD-10：C41.405）。常规检查为骶骨单发病变，未见明确转移，患者可伴有神经功能受损，但尚未完全丧失。

**释义**

■ 本路径适用对象为局限期的骶骨尤因肉瘤患者，分期检查提示肿瘤为单发且无转移者。

■ 尤因肉瘤家族肿瘤（ESFT）包括尤因肉瘤，原始神经外胚层瘤（PNET），Askin 肿瘤，骨 PNET 和骨外尤因肉瘤。尤因肉瘤和原始神经外胚层瘤（PNET）为发生于骨与软组织的小圆细胞肿瘤，由一个染色体易位，t（11；22）（q24；q12）和相关的变异型引起。通常此病好发于青少年和年轻成人，最常见的原发部位是骨盆，股骨和胸骨，长骨骨干是最常见的受累部位。

■ 临床工作中，将肿瘤的临床情况和组织学表现相结合，提出软组织肿瘤分期系统更能反映肿瘤的全面情况，最常用的分期系统是由国际抗癌协会（UICC）和美国癌症联合委员会（AJCC）制定的 TNM 分级系统（表 46-1）。此分期系统按照肿瘤大小（T）、累及区域（N）和/或远处转移（M）进行分类，具有指导临床治疗及预后的价值。

**表 46-1 美国癌症联合委员会（AJCC）肢体/躯干软组织肉瘤分期系统（第八版，2016 年）**

TNM 定义

原发肿瘤（T）

$T_X$ 原发肿瘤无法评价

$T_0$ 无原发肿瘤证据

$T_1$ 肿瘤最大径≤5cm

$T_2$ 肿瘤最大径>5cm，≤10cm

$T_3$ 肿瘤最大径>10cm，≤15cm

$T_4$ 肿瘤最大径>15cm

区域淋巴结（N）

$N_0$ 无局部淋巴结转移或局部淋巴结无法评价

$N_1$ 局部淋巴结转移

远处转移（M）

$M_0$ 无远处转移

$M_1$ 有远处转移

病理分级

GX 病理分级无法评价

G1，G2，G3

| TNM 合期 | | | | |
|---|---|---|---|---|
| $Ⅰ_A$ 期 | $T_1$ | $N_0$ | $M_0$ | G1，GX |
| $Ⅰ_B$ 期 | $T_2/T_3/T_4$ | $N_0$ | $M_0$ | G1，GX |
| Ⅱ期 | $T_1$ | $N_0$ | $M_0$ | G2，G3 |
| $Ⅲ_A$ 期 | $T_2$ | $N_0$ | $M_0$ | G2，G3 |
| $Ⅲ_B$ 期 | $T_3/T_4$ | $N_0$ | $M_0$ | G2，G3 |
| Ⅳ期 | 任何 T | $N_1$ | $M_0$ | 任何 G |
| | 任何 T | 任何 N | $M_1$ | 任何 G |

**（二）诊断依据**

1. 病史：患病部位疼痛、肿胀、大小便功能受损等。
2. 体格检查：病变部位可触及包块、压痛，神经功能受限。
3. 辅助检查：骨盆平片、CT、MRI，胸部 CT、PET-CT 等。
4. 病灶活检：提示尤因肉瘤。

**释义**

■ 骨与软组织肿瘤的诊断应该遵循临床表现、影像学和病理学三结合的原则。

■ 骶骨尤因肉瘤患者大多因为局部疼痛、肿胀而就诊，症状呈间歇性或持续性且强度不等，随时间的推移而加重，这些无特殊性的症状使尤因肉瘤的早期诊断相对困难。与其他骨与软组织肉瘤不同，相当一部分尤因肉瘤患者可表现出全身症状：间断的低热，白细胞计数升高、核左移，红细胞沉降率增快，贫血，局部皮肤发红，皮温升高，张力增大，静脉曲张，这些表现极易同骨髓炎相混淆。其原因是尤因肉瘤对组织出血坏死的反应，有人认为这些表现是预后不良的征兆。还有一些相对少见的情况，骶骨肿瘤压迫造成肠道和膀胱出现神经功能受损导致会阴区麻木、大小便不同程度的功能障碍。

■ 所有怀疑尤因肉瘤的患者都应进行详细的病史采集及体格检查，此外应该进行的影像学检查包括两个方面：局部原发灶的影像学检查（X 线片，增强 CT 和或 MRI）和分期检查（胸部 CT，骨扫描以便早期发现经血行转移的肺或骨病灶，同时建议行骨穿除外骨髓侵犯）。有条件者可行 PET-CT。另外，除常规血液学检查外，ESFT 患者还需监测 LDH 的变化。患者在接受放化疗前建议至生殖医学科进行相关咨询。

■ 对疑似患者需要在专科医院行活检明确病理，尤因肉瘤的肉眼标本可见软组织肿块突出于骨外，其表面无包膜或仅有假包膜；肿瘤组织柔软，呈灰白色，松脆易变形；肿瘤血运丰富，易出血；大面积坏死区很常见；液化坏死明显时，易被误认为是骨髓炎的脓包。由于 ESFT 有显著的遗传易感性（90%尤因瘤家族肿瘤拥有 4 种特定染色体易位），因此强烈建议患者行细胞遗传学和/或分子生物学检测（可能因此需要再次活检）。

### （三）进入路径标准

1. 第一诊断必须符合尤因肉瘤（ICD-10：C41.405）。
2. 全身情况允许进行放化疗，未见明确转移病灶。
3. 除外其他小圆细胞恶性肿瘤。

**释义**

■ 必须有穿刺活检或切开病理检查结果支持为尤因肉瘤（ICD-10：C41.405）。影像学明确显示骶骨局部有肿瘤病灶，全身分期检查未见明确转移灶。

■ 既往疾病史、心脏、肝脏、肾脏、血象等评估无放化疗禁忌者，可进入此路径。

### （四）标准住院日

每次化疗住院 5~7 天，每 21 天进行 1 次，每两周期进行 1 次全面影像学评价，修正治疗方案。

**释义**

■ 患者化疗采用 VAC/IE 方案序贯化疗，每 21 天为 1 周期，住院后 1~2 天评估有无化疗禁忌，如无化疗禁忌开始化疗，VAC 方案化疗药物为 2 天，IE 方案化疗药物为 5 天，化疗后监测化疗不良反应，如无严重不良反应可安排出院。

■ 化疗每2周期，也就是VAC/IE方案各一次后进行CT/X线或MRI评估影像学，根据影像学结果和临床症状缓解情况来调整治疗方案。

**（五）住院期间的检查项目**

1. 必需的检查项目

（1）血常规、血型、尿常规、大便常规。

（2）检查电解质、肝功能、肾功能、凝血功能、感染性疾病（乙型肝炎、丙型肝炎、梅毒、艾滋病）、红细胞沉降率。

（3）胸部X线平片、胸部CT、心电图。

（4）骨科X线检查、骨盆CT、骨盆MRI、PET-CT、双下肢肢动静脉血管彩超。

2. 根据患者病情进行的检查项目：超声心动、肺功能、血气分析、肌电图、直肠肛管测压、尿流率测定等。

**释义**

■ 化疗需要评估患者有无化疗禁忌，因此必需查血常规、血型、尿常规、便常规，电解质检查、肝功能测定、肾功能测定、凝血功能检查、感染性疾病筛查、红细胞沉降率，心电图，心脏超声。如患者有其他基础病，必须进行基础病控制状态的评估和内科会诊。

■ 化疗后前后需要进行影像学检查，用于评估化疗疗效，包括有X线检查、骨盆CT、骨盆MRI、胸部CT、骨扫描，必要时PET-CT，为了缩短平均住院日，部分检查可以在门诊完成。

**（六）治疗方案的选择**

根据患者影像学显示病变范围及活检病理提示，选择常规方案新辅助化疗，进行一次化疗评估后，进行病灶部位放疗，患者一般情况允许，可联合进行放化疗。

**释义**

■ 所有尤因肉瘤患者均应采用骨肿瘤外科、肿瘤内科、放疗科等多学科联合治疗模式：全身治疗加局部治疗。全身治疗指的是化疗，包括术前的新辅助化疗及术后的辅助化疗，局部治疗包括外科手术及局部放疗。

■ 新辅助化疗通常至少3个月，部分患者可延长到6个月，治疗过程中定期进行影像学评估，根据影像学评估结果来确定局部干预方式的选择。

■ 现代化疗应用之前，尤因肉瘤患者的转移出现很快，使得局部治疗其实等同于一种姑息治疗。大部分的患者不久后死于播散性转移。在这种情况下，放疗作为局部治疗起到了保留肢体，减轻痛苦的作用。然而，在系统化疗广泛采用之后，患者的生存率显著提高。这种情况下放疗所造成的复发、继发恶变、肢体功能损害等多种问题就变得突出起来。所以从20世纪70年代末80年代初，国际上许多医疗机构开始致力于通过外科手术切除原发肿瘤来提高尤因肉瘤的5年生存率。另外，肿瘤特制人工关节的使用和影像技术的发展，又进一步推动了保肢技术的发展，使得尤因肉瘤外科治疗普遍开展起来。尤因肉瘤的局部外科治疗既要有效地控制局部的复发率，又要减少保肢术后的并发症。在一些解剖结构复杂的部位和肿瘤体较大的情况下，术后放疗是一种必要的补充。关于尤因肉瘤的放疗和外科治疗的选择，在外科边界有保证的情况下，外科治疗应是首选方法。当肿瘤的大小和部位不允许行较广泛的切除时，或必须在过小年龄患者使用髋、肩、膝关节的复杂重建时，外科治疗同放疗相比的优越性就值得商榷了。

■ 放疗的适应证是：①手术无法彻底切除的部位；②放疗较手术切除显著保留功能的部位；③预后差，Ⅲ期的多骨病变，远隔部位有转移或化疗效果差。对于一般的病灶，放疗剂量应该是50~60cGy。

■ 局部干预后，继续辅助化疗并定期复查，监测复发及转移。

### （七）预防性抗菌药物选择与使用时机

若患者出现严重粒细胞减少，可参考指南应用抗菌药物保护。

**释义**

■ 尤因肉瘤治疗中，全身化疗对于局部、多发、转移等多种形式的病灶均有效，不但提高了保肢率，降低了复发率，而且最终提高了生存率。多药联合化疗早已被证实是提高患者生存率、消灭早期亚临床转移灶的最有效方法。尤因肉瘤患者最初生存率低于10%，现在经过术前新辅助化疗，有效的局部肿瘤切除或控制，术后多周期的辅助化疗，5年生存率已提高到50%~55%。

■ 尤因肉瘤的化疗，通常骨髓抑制较重，有时会严重粒细胞减少，甚至出现粒细胞缺乏性发热，此时需要适当的生长因子刺激素支持治疗，同时根据指南高危患者给予抗菌药物预防治疗至中性粒细胞绝对值大于 $0.5\times10^9/L$ 或出现明显的骨髓恢复的证据。

### （八）手术日

若患者放化疗反应佳，可不进行肿瘤切除手术；若化疗效果欠佳，可进行骶骨、直肠分离手术，利于加大放疗剂量；若放化疗反应不佳或为放化疗全疗程治疗后肿瘤进展，可考虑行全骶骨切除、重建术。

**释义**

■ 如新辅助治疗后患者评估有手术机会，则限期安排手术。手术方式根据影像学肿瘤侵犯范围及对术前新辅助治疗的反应综合考虑。此评估通常由门诊完成。

■ 在门诊做好充分评估后收入院计划手术，通常手术日安排在入院后第3~5天。

### （九）术后恢复

1. 大约7天。
2. 必须复查的项目：血常规、X线片。
3. 可选择的检查项目：生化、凝血、血管B超。
4. 术后首选第二、第三代头孢菌素类，并根据患者的病情决定抗菌药物的选择与使用时间。
5. 术后24小时，生命体征平稳、无活动性出血，开始预防应用抗凝药物。
6. 术后即刻开始应用镇痛治疗。
7. 其他药物：消肿，促进骨愈合，神经营养药物。
8. 逐步行功能锻炼。

**释义**

■ 骶骨手术通常时间长，出血多，创伤大，术后需复查血常规、凝血功能、电解质、肝功能、肾功能，了解WBC、RBC、Hb、电解质等情况，根据化验结果给予纠正贫血、改善电解质紊乱、补充血容量，同时按《抗菌药物临床应用指导原则》适当应用抗菌药物，按照《骨科常见疼痛的处理专家建议》进行术后镇痛；对于存在下肢静脉血栓形成危险因素的患者，可根据病情给予抗凝治疗，以避免深静脉血栓形成。

■ 术前存在心肺功能受损的患者，术后需复查心肺功能，了解改善情况及是否需要相关支持。术后定期换药观察伤口愈合情况、引流情况、体温情况、二便和局部感觉神经功能情况。

■ 待伤口愈合良好、引流逐步减少后拔除引流管，给予行术后片，通常需复查X线片和局部CT。

■ 术后恢复通常7天，根据个人体质及手术大小可能延长或缩短。

### （十）出院标准

每次化疗后出院，门诊继续复查。

术后出院标准：

1. 体温正常、常规化验未见明显异常。
2. 伤口愈合好：引流管已拔除，可门诊定期换药。
3. 术后平片见内植物位置完好。
4. 没有需要住院处理的并发症或合并症。

**释义**

■ 化疗患者出院标准为化疗完成，监测化疗无明显不良反应者，叮嘱患者出院后继续监测化疗不良反应，每周查血常规2~3次，生化1次，按时返院行下周期化疗。

■ 手术患者通常需要根据患者伤口恢复情况及化验指标是否合格决定是否能出院。如果出现术后伤口感染等并发症和/或合并症需要继续留院治疗的情况，应先处理并发症和/或合并症并符合出院条件后再准许患者出院。出院前通常需要伤口愈合良好，拔除引流管，并复查完成术后影像。

■ 术后出院的患者需要确定后续治疗方案的策略。治疗方案通常与术后病理有关，如出院时病理报告已出，根据病理结果确认后治疗方案告知患者；如病理检查因需要免疫组化及其他分子检测而无法报告，患者可先行出院，待病理报告回报后门诊复诊制定后续治疗方案。

**（十一）变异及原因分析**

1. 并发症：部分患者可能出现伤口延期愈合，合并神经、血管损伤。
3. 合并症：其他疾病，如糖尿病、心脑血管疾病等，可能会延长住院时间，增加住院费用。
3. 内植物选择：根据病变情况，选择适当的内植物。
4. 患者病情进展，局部肿瘤放化疗反应欠佳，远处出现新发转移性病灶。

**释义**

■ 每个患者，由于年龄、性别、教育水平及对疾病认识程度不一样，同时个人体质存在差异，此外肿瘤位置、大小、麻醉方式、手术方式、术中情况，通常会出现变异，导致围手术期并发症发生不一，可能会延长住院时间并增加了费用。变异包括：

（1）手术本身的并发症有：①伤口不愈合或延迟愈合。需要经过换药或手术清创治疗。②静脉血栓栓塞症。即使积极预防，仍有可能发生，需要转血管外科治疗。

（2）基础病在手术应激下出现急性发作或并发症，如糖尿病、心脑血管疾病等，可能需要内科会诊或转内科监护及调理。

（3）肿瘤本身发展并发症，部分患者在治疗过程中会病情进展，局部肿瘤放复发或远处出现新发转移性病灶，如果患者主诉局部症状及转移灶症状，应该尽快完善影像学检查。

## 五、尤因肉瘤临床路径给药方案

1. 术前用药

**【用药选择】**

手术患者术前用药：无。

化疗患者的用药选择，根据美国国立综合癌症网络（NCCN）指南和国内 CSCO 软组织肉瘤诊疗指南建议，初诊未转移患者（初始化疗、新辅助化疗、辅助化疗）一线方案 VAC/IE。VAC/IE 每两周序贯化疗，具体方案可参考如下：

VAC 方案：

| | |
|---|---|
| VCR 1.5mg/$m^2$（最大剂量 2mg） | d1 |
| CTX 1.0～1.2g/$m^2$（儿童 0.8g/$m^2$） | d1 |
| ADM 37.5mg/$m^2$（儿童 25mg/$m^2$）（持续静脉滴注 48 小时） | d1，d2 |

IE 方案：

| | |
|---|---|
| IFO 1.5～1.8g/$m^2$（儿童 1.2g/$m^2$） | d1～d5 |
| VP-16 100mg/$m^2$（儿童 80mg/$m^2$） | d1～d5 |

【药学提示】

(1) 长春新碱：长春新碱也叫做硫酸长春新碱，是从植物长春花中提取出来的生物碱，在临床上有着广泛的应用。长春新碱的毒副作用比较明显，不良反应很多，常见的有外周神经症状，包括手指毒性、神经毒性、外周神经炎、足趾麻木等，偶尔会出现腹痛、便秘、麻痹性肠梗阻等，患者的运动神经、感觉神经也可能遭受破坏，并引起相应的症状。年纪越大的患者越容易出现神经毒性，儿童患者的耐受性比较好。

(2) 环磷酰胺：应在长春新碱给药4~6小时后应用，因为长春新碱主要作用于M期，这种作用于4~6小时后达高峰，此时用环磷酰胺作用增加。环磷酰胺原形无活性，进入肝后经肝P450混合功能氧化酶作用，成为中间产物醛磷酰胺，进而在肿瘤细胞分解出磷酰胺氮芥，从而破坏DNA的结构和功能。为细胞周期非特异性药物。

环磷酰胺的主要不良反应：①骨髓抑制：为剂量限制毒性。可造成白细胞计数显著下降。最低值在用药后1~2周，多在2~3周后恢复。血小板很少受影响。②泌尿道反应：当大剂量环磷酰胺静脉滴注，而缺乏有效预防措施时，其代谢产物丙烯醛刺激膀胱可致出血性膀胱炎，可致出血性膀胱炎，表现为膀胱刺激症状、少尿、血尿及蛋白尿。③胃肠道反应：恶心、呕吐、胃肠道黏膜溃疡等，一般停药1~3天即可消失。④其他反应：尚包括脱发、肝功能损害、皮肤色素沉着、月经紊乱、精子减少等。

环磷酰胺的药物相互作用与注意事项：①环磷酰胺可使血清中假胆碱酯酶减少，使血清尿酸水平增高，因此，与抗痛风药如别嘌呤醇、秋水仙碱、丙磺舒等同用时，应调整抗痛风药物的剂量。此外也具有加强琥珀胆碱的神经肌肉阻滞作用，可使呼吸暂停延长。②环磷酰胺可抑制胆碱酯酶活性，因而延长可卡因的作用并增加毒性。大剂量巴比妥类、皮质激素类药物可影响环磷酰胺的代谢，同时应用可增加环磷酰胺的急性毒性。③环磷酰胺的代谢产物对尿路有刺激性，应用时应鼓励患者多饮水，大剂量应用时应水化、利尿，同时给予尿路保护剂美司钠。当肝功能、肾功能损害、骨髓转移或既往曾接受多程化放疗时，环磷酰胺的剂量应减少至治疗量的1/2~1/3。

(3) 多柔比星：多柔比星（阿霉素）较特异的毒性为心脏毒性作用，可表现为心律失常，如室上性心动过速、室性早搏、ST-T改变，多出现在停药后的1~6个月，严重时可出现心力衰竭。

(4) 异环磷酸胺：异环磷酰胺的骨髓抑制毒性反应较严重，白细胞及血小板最低时间分别为第14日及第8日，恢复至正常时间需1~2周；血尿是异环磷酰胺的剂量限制毒性，当异环磷酰胺剂量超过2.2g/m$^2$时更易发生。中枢神经系统发生率为20%，典型症状为嗜睡、昏睡、定向力障碍及幻觉，个别可出现昏迷。

(5) 依托泊苷：是细胞周期特异性抗肿瘤药，作用于DNA拓扑异构酶Ⅱ，干扰该酶对DNA链断裂的重新连接，导致DNA链断裂，细胞停止在G2期或S期末。

依托泊苷的主要不良反应：①可逆性的骨髓抑制，包括白细胞，而血小板减少程度较轻，多发生在用药后7~14日，20日左右后恢复正常。②食欲减退、恶心、呕吐、口腔炎等消化道反应。③其他：脱发较常见。

依托泊苷的药物相互作用及注意事项：①依托泊苷有明显骨髓抑制作用，与其他抗肿瘤药联合应用时应注意。②本品可抑制机体免疫防御机制，使疫苗接种不能激发人体抗体产生，化疗结束后3个月以内，不宜接种病毒疫苗。③本品与血浆蛋白结合率高，因此，与血浆蛋白结合率高的药物可影响本品的作用和排泄。④用0.9%氯化钠注射液稀释，浓度每毫升不超过0.25mg。静脉滴注时间不少于30~60分钟，避免发生严重的低血压。骨髓抑制明显，心、肝、肾功能有严重障碍者禁用。妊娠及哺乳期妇女禁用。

2. 术中用药

**【用药选择】**

（1）抗菌药物的选择：按照《抗菌药物临床应用指导原则（2015 年版）》（国卫办医发〔2015〕43 号）执行：接受清洁手术者，在术前 0.5~2 小时内给药，或麻醉开始时给药，使手术切口暴露时局部组织中已达到足以杀灭手术过程中入侵切口细菌的药物浓度。如果手术时间超过 3 小时，或失血量大（> 1500ml），可手术中给予第 2 剂。抗菌药物的有效覆盖时间应包括整个手术过程和手术结束后 4 小时，总的预防用药时间不超过 24 小时，个别情况可延长至 48 小时。通常选用第一、第二代头孢菌素，如头孢唑林、头孢拉定和头孢呋辛、头孢西丁等。头孢过敏的患者可选用克林霉素或万古霉素。

（2）止血药物的选择：凝血酶，吸收性明胶海绵等止血药物应用，如有条件术前可以进行血管栓塞以减少术中出血，术中如果出血较多，需要术中输血维持生命体征及保障手术顺利完成。

（3）静脉血栓栓塞症的抗凝药物预防：手术 12 小时前或术后 12~24 小时（硬膜外腔导管拔除后 2~4 小时）皮下给予常规剂量低分子肝素；或术后 4~6 小时给予常规剂量的一半，次日增加至常规剂量。

**【药学提示】**

（1）抗菌药物的选择应该符合《抗菌药物临床应用指导原则》按级别用药。

（2）抗凝药应用注意禁忌证：①大量出血；②骨筋膜室综合征；③肝素诱发血小板减少症；④孕妇禁用华法林；⑤严重头颅外伤或急性脊髓损伤等。应用抗凝药的同时需要监测出血倾向，必要时停药。

3. 术后用药

**【用药选择】**

（1）预防性应用抗生素原则见术中抗生素使用原则。

（2）围手术期镇痛参照《骨科常见疼痛的处理专家建议》：对患者疼痛反复进行评估（数字评价量表或视觉模拟评分），及早开始镇痛，多模式镇痛，个体化镇痛。

（3）继续应用止血药物的选择：凝血酶，吸收性明胶海绵等。

（4）继续用静脉血栓栓塞症的抗凝药物预防。

（5）应用通便药物和营养神经药物促进患者的功能恢复。

**【药学提示】**

注意镇痛药物对消化道及呼吸抑制和便秘的副作用。注意抗生素用药时间及抗生素耐药问题。如术后出现了感染，应及时根据药敏培养调整预防抗生素为治疗性抗生素。

## 六、尤因肉瘤患者护理规范

1. 生命体征的监测。
2. 手术患者，术后伤口及引流管护理。
3. 化疗患者，不良反应监测。
4. 疼痛评估和药物调整管理。
5. 指导进行股四头肌功能锻炼。
6. 可使用足底泵或血栓弹力袜，促进下肢血循环，减少或防止血栓形成。
7. 化疗患者 PICC 管或输液港的护理和宣教。

## 七、尤因肉瘤患者营养治疗规范

1. 营养风险筛查，NRS 评分> 3 分者，给以营养评估。

2. 充足的热量、蛋白质，适量脂肪。NRS 评分≤3 分者，能量供给标准以 25~30kcal/kg 为佳；营养不良者热量供给标准不低于 35kcal/kg。碳水化合物热量比不低于 50%，充足的蛋白质，不低于 1.2~1.5g/kg（标准体重），应以优质蛋白为主，不低于蛋白质总量的 1/3~1/2；脂肪热比以 25%~30%为宜，饱和脂肪酸、单不饱和脂肪酸、多不饱和脂肪酸间比例以 1∶1∶1 左右为宜，适当提高膳食 ω-3 脂肪酸的摄入，保证充足的维生素和矿物质，增加富含抗氧化类植物化合物的食物的选用如各种蔬菜、水果等。

3. 围手术期，根据不同治疗时期选择饮食形态如流质饮食、半流质饮食、软食或普通饮食等。饮食宜清淡，以温、热、软为佳，忌食生冷、肥甘、厚腻食物，限制刺激性食物、饮品及调味品。

4. 如经口进食低于需要量的 80%及高热者，应给予相应的肠内营养补充剂口服补充，必要时管饲肠内营养补充或肠外营养补充。

5. 如有糖代谢异常，应减少糖类的摄入量，适当增加脂肪供能比，但应考虑肝脏负荷及胃肠道功能状况。

## 八、尤因肉瘤患者健康宣教

1. 住院环境及流程介绍。

2. 化疗患者 PICC 管道护理的宣教。

3. 化疗患者的化疗前宣教：包括签署化疗知情同意书，主要的化疗不良反应和处理预案，化疗用药及疗程。

4. 手术患者的术前宣教：包括签署手术知情同意书，手术方案，预计手术时间，预计出血量，术前禁食水时间，术前服用特殊药物时间，导尿和/或灌肠时间及注意事项等。

5. 术后康复宣教：包括术后早期麻醉恢复注意事项，饮食指导，疼痛管理，引流管保护事项等。

6. 出院宣教：出院带药及服用方法，伤口换药时间、频率及注意事项，术后复查时间，术后治疗策略等。

7. 康复锻炼宣教：不同阶段功能锻炼意义及方法等。

## 九、推荐表单

### （一）医师表单

**尤因肉瘤临床路径医师表单**

适用对象：第一诊断骶骨尤因肉瘤（ICD-10：C41.405）

行__________术

| 患者姓名： | 性别： 年龄： 门诊号： | 住院号： |
|---|---|---|
| 住院日期： 年 月 日 | 出院日期： 年 月 日 | 标准住院日： 天 |

| 时间 | 住院第1~3天<br>（术前准备） | 住院第3~5天<br>（手术日） | 住院第5~12天<br>（术后恢复） |
|---|---|---|---|
| 主要诊疗工作 | □ 询问病史<br>□ 体格检查<br>□ 初步诊断<br>□ 向上级医师汇报并沟通，制订初步治疗方案<br>□ 完成住院志、首次病程、上级医师查房等病历书写<br>□ 完善术前检查及医嘱<br>□ 必要时请相关科室会诊、协助治疗合并症<br>□ 上级医师及全科查房，制订手术方案<br>□ 向患者及/或家属交代围手术期注意事项并签署手术知情同意书、输血同意书、委托书（患者本人不能签字时）、自费用品协议书<br>□ 收集各项检查结果、评估病情 | □ 手术<br>□ 术者完成手术记录<br>□ 完成术后病程<br>□ 上级医师查房<br>□ 麻醉医师查房<br>□ 观察有无术后并发症并作出相应处理<br>□ 向患者及/或家属交代手术过程概况及术后注意事项 | □ 监测伤口及引流，监测手术并发症<br>□ 伤口愈合良好，拔除引流管，伤口换药（必要时）<br>□ 指导患者功能锻炼<br>□ 上级医师查房，进行手术及伤口评估，明确是否出院<br>□ 完成出院志、病案首页、出院诊断证明书等病历<br>□ 完成出院影像学检查<br>□ 向患者交代出院后的康复锻炼及注意事项，如复诊的时间、地点，发生紧急情况时的处理等<br>□ 安排出院带药 |

续 表

| 时间 | 住院第1~3天<br>（术前准备） | 住院第3~5天<br>（手术日） | 住院第5~12天<br>（术后恢复） |
|---|---|---|---|
| 重点医嘱 | **长期医嘱：**<br>□ 骨科护理常规<br>□ 二级护理<br>□ 饮食<br>□ 疼痛护理评估<br>□ 患者既往内科基础疾病<br>□ 用药<br>**临时医嘱：**<br>□ 血常规、血型<br>□ 尿常规、大便常规<br>□ 凝血功能<br>□ 生化、电解质检查<br>□ 传染疾病筛查<br>□ 如门诊影像检查不充分，给予补充 CT/X 片/MRI 等<br>□ 根据年龄和基础病情<br>□ 况完成下肢血管超声、血气分析、肺功能、超声心动图<br>**术前医嘱：**<br>□ 准备明日在全身麻醉下骶骨切除术<br>□ 术前禁食、禁水<br>□ 术前用抗菌药物皮试<br>□ 术区备皮<br>□ 肠道准备<br>□ 配血<br>□ 其他特殊医嘱 | **长期医嘱：**<br>□ 骨科术后护理常规<br>□ 一级护理<br>□ 饮食<br>□ 患者既往内科基础<br>□ 疾病用药<br>□ 抗菌药物<br>□ 术后抗凝<br>□ 其他特殊医嘱<br>□ 引流管护理并记引流量<br>**临时医嘱：**<br>□ 今日在全身麻醉下行骶骨切除术<br>□ 心电监测、吸氧（根据病情需要）<br>□ 补液<br>□ 胃黏膜保护剂（酌情）<br>□ 止吐、镇痛等对症处理<br>□ 急查血常规等检<br>□ 验，根据病情需要必要时给予输血<br>□ 止血、抗凝 | **长期医嘱：**<br>□ 骨科术后护理常规<br>□ 一级护理<br>□ 饮食<br>□ 患者既往内科基础<br>□ 疾病用药<br>□ 抗菌药物<br>□ 术后抗凝<br>□ 其他特殊医嘱<br>□ 引流管护理并记引流量<br>**临时医嘱：**<br>□ 心电监测、吸氧（根据病情需要）<br>□ 补液<br>□ 胃黏膜保护剂（酌情）<br>□ 根据病情变化调整止吐、镇痛、止血药物<br>□ 定期监测血常规、红细胞沉降率、CRP 等炎性指标<br>□ 定期监测肝功能、肾功能、电解质 |
| 病情变异记录 | □ 无 □ 有，原因：<br>1.<br>2. | □ 无 □ 有，原因：<br>1.<br>2. | □ 无 □ 有，原因：<br>1.<br>2. |
| 医师签名 | | | |

## （二）护士表单

### 尤因肉瘤临床路径护士表单

适用对象：第一诊断骶骨尤因肉瘤（ICD-10：C41.405）
行______________术

| 患者姓名： | 性别： 年龄： 门诊号： | 住院号： |
|---|---|---|
| 住院日期： 年 月 日 | 出院日期： 年 月 日 | 标准住院日： 天 |

| 时间 | 住院第 1~3 天<br>（术前准备） | 住院第 3~5 天<br>（手术日） | 住院第 5~12 天<br>（术后恢复） |
|---|---|---|---|
| 健康宣教 | □ 介绍主管医师、护士<br>□ 介绍环境、设施<br>□ 介绍住院规章制度及注意事项<br>□ 向患者进行安全宣教（防火、防盗）<br>□ 向患者进行垃圾分类宣教<br>□ 介绍探视和陪护制度<br>□ 告知检查预约时间，介绍检查后可能出现的情况及应对方式<br>□ 术前宣教<br>□ 向患者及/或家属讲解围手术期注意事项，通知手术费用<br>□ 介绍术前准备内容及配合方法<br>□ 告知术前禁食、禁水及相关药物服用方法<br>□ 主管护士与患者沟通，消除患者紧张情绪 | □ 手术宣教<br>□ 向患者及/或家属讲解术后注意事项<br>□ 完成护理记录<br>□ 术后饮食宣教<br>□ 观察病情变化并及时报告医师 | □ 告知患者出院流程<br>□ 进行出院宣教（康复锻炼方法及注意事项、复诊的时间、地点，发生紧急情况时的处理等）<br>□ 指导出院带药服用方法<br>□ 讲解饮食、休息等注意事项<br>□ 适当指导术后患者功能锻炼 |
| 护理处置 | □ 核对患者、佩戴腕带，确定床位<br>□ 建立入院护理病历<br>□ 卫生处置：剪指（趾）甲、沐浴、更换病号服<br>□ 测量体温、脉搏、呼吸、血压、身高、体重<br>□ 协助患者留取各种标本<br>□ 协助医师完成术前检查<br>□ 做好备皮等术前检查<br>□ 提醒患者术前禁食、禁水<br>□ 术前心理护理 | □ 保持患肢有效体位<br>□ 留置引流管并记引流量<br>□ 遵医嘱应用抗菌药物<br>□ 遵医嘱应用术后抗凝药物<br>□ 指导患者术后进食时机及饮食处置<br>□ 监测生命体征（心电监测、吸氧）<br>□ 根据病情遵医嘱予以对症治疗、护理（镇痛、止吐、降温等）<br>□ 监测血常规变化 | □ 观察引流变化<br>□ 观察病情变化<br>□ 术后心理护理<br>□ 术后生活护理<br>□ 办理出院手续<br>□ 完成护理病例 |

续 表

| 时间 | 住院第1~3天<br>（术前准备） | 住院第3~5天<br>（手术日） | 住院第5~12天<br>（术后恢复） |
|---|---|---|---|
| 基础护理 | □ 二级护理<br>□ 晨晚间护理<br>□ 患者安全管理 | □ 一级护理<br>□ 晨晚间护理<br>□ 观察患者病情变化并及时报告医师<br>□ 术后心理与生活护理<br>□ 术后患者安全管理 | □ 二级护理<br>□ 晨晚间护理<br>□ 指导患者办理出院手续<br>□ 出院宣教 |
| 专科护理 | □ 护理问诊及查体<br>□ 完成入院护理评估单（简单询问病史、过敏史、用药史）<br>□ 评估患者活动情况及自理能力<br>□ 评估患者疼痛情况<br>□ 进行护理查体（皮肤、病变部位、伤口）<br>□ 需要时，填写跌倒及压疮防范表<br>□ 进行术前心理护理<br>□ 疼痛评估<br>□ 指导呼吸功能锻炼<br>□ 病情观察 | □ 监测生命体征<br>□ 进行各种管路护理，观察引流变化<br>□ 保持肢体功能位或遵医嘱摆放特殊体位<br>□ 观察患肢血运、感觉、活动情况及伤口情况观察<br>□ 遵医嘱查血，监测血象变化<br>□ 疼痛护理<br>□ 评估压疮风险，进行皮肤护理<br>□ 指导术后患者功能锻炼<br>□ 遵医嘱予补液<br>□ 病情观察（生命体征等）<br>□ 术后心理护理 | □ 指导术后患者功能锻炼<br>□ 遵医嘱予补液<br>□ 病情观察（生命体征等）<br>□ 完成护理病例及日常生活能力评估表，打印体温单<br>□ 协助患者办理出院手续<br>□ 指导伤口护理方法<br>□ 指导患者继续进行功能锻炼<br>□ 指导护理用具的应用及维护方法<br>□ 发放诊断证明及出院带药，告知药物使用方法<br>□ 告知患者复印病历的时间及方法 |
| 重点医嘱 | □ 详见医嘱执行单 | □ 详见医嘱执行单 | □ 详见医嘱执行单 |
| 病情变异记录 | □ 无 □ 有，原因：<br>1.<br>2. | □ 无 □ 有，原因：<br>1.<br>2. | □ 无 □ 有，原因：<br>1.<br>2. |
| 护士签名 | | | |

## （三）患者表单

### 尤因肉瘤临床路径患者表单

适用对象：第一诊断骶骨尤因肉瘤（ICD-10：C41.405）

行__________术

| 患者姓名： | 性别：　年龄：　门诊号： | 住院号： |
|---|---|---|
| 住院日期：　年　月　日 | 出院日期：　年　月　日 | 标准住院日：　天 |

| 时间 | 住院第1~3天<br>（术前准备） | 住院第3~5天<br>（手术日） | 住院第5~12天<br>（术后恢复） |
|---|---|---|---|
| 医患配合 | □ 配合询问病史、收集资料，请务必详细告知既往史、用药史、过敏史<br>□ 配合进行体格检查<br>□ 有任何不适告知医师<br>□ 医师向患者及/或家属交代围手术期注意事项并签署手术知情同意书、委托书（患者本人不能签字时）、自费用品协议书<br>□ 配合完善相关检查、化验<br>□ 配合医师做好术前准备 | □ 向家属交代手术概况<br>□ 交代术后注意事项<br>□ 有任何不适告知医师 | □ 有任何不适告知医师<br>□ 交代注意事项：拆线时间<br>□ 指导功能锻炼<br>□ 复查时间<br>□ 出院带药 |
| 护患配合 | □ 配合测量体温、脉搏、呼吸、血压、血氧饱和度、体重<br>□ 配合完成入院护理评估单（简单询问病史、过敏史、用药史）<br>□ 接受入院宣教（环境介绍、病室规定、订餐制度、贵重物品保管等）<br>□ 有任何不适告知护士<br>□ 交代术前注意事项<br>□ 术前禁食、禁水<br>□ 术前用抗菌药物皮试<br>□ 术区备皮<br>□ 其他特殊注意事项 | □ 交代术后注意事项<br>□ 有任何不适告知护士记引流量<br>□ 血压、脉搏、呼吸监测<br>□ 疼痛处理<br>□ 饮食<br>□ 配合缓解疼痛<br>□ 接受术后宣教<br>□ 接受饮食宣教<br>□ 接受药物宣教 | □ 有任何不适告知护士<br>□ 配合缓解疼痛<br>□ 接受术后宣教<br>□ 接受饮食宣教<br>□ 接受药物宣教<br>□ 接受出院宣教，交代注意事项<br>□ 获取诊断证明书<br>□ 办理出院手续<br>□ 出院带药使用方法、注意事项<br>□ 知道复印病历方法 |
| 饮食 | □ 遵医嘱饮食<br>□ 术前禁食、禁水 | □ 术后6小时试饮水，无恶心、呕吐可进少量流质饮食或者半流质饮食 | □ 术后6小时试饮水，无恶心、呕吐可进少量流质饮食或者半流质饮食 |
| 排泄 | □ 正常排尿便 | □ 留置导尿 | □ 留置导尿<br>□ 拔除尿管后可正常排尿便 |
| 活动 | □ 正常活动 | □ 卧床，床上适度活动 | □ 正常适度活动，避免劳累，膀胱及肢体肌肉功能锻炼 |

## 附：原表单（2017年版）

### 尤因肉瘤临床路径执行表单

适用对象：第一诊断骶骨尤因肉瘤（ICD-10：C41.405）

行__________术

| 患者姓名： | 性别：　年龄：　门诊号： | 住院号： |
|---|---|---|
| 住院日期：　年　月　日 | 出院日期：　年　月　日 | 标准住院日：　天 |

| 时间 | 住院第1天 | 住院第2天 | 住院第3天 |
|---|---|---|---|
| 主要诊疗工作 | □ 询问病史及体格检查<br>□ 同上级医师商讨初步诊疗计划<br>□ 制订初步治疗方案<br>□ 完成住院志、首次病程、上级医师查房等病历书写<br>□ 开检查检验单 | □ 上级医师查房确定活检方式及部位<br>□ 行病变活检术<br>□ 进一步完善病历资料<br>□ 收集各项检查结果、评估病情<br>□ 必要时请相关科室会诊、协助治疗合并症 | □ 明确病理诊断<br>□ 同患者及家属交代病情，确定肿瘤分期<br>□ 签署化疗知情同意书<br>□ 行化疗管路留置<br>□ 开始行新辅助化疗 |
| 重点医嘱 | **长期医嘱：**<br>□ 骨科护理常规<br>□ 二级护理<br>□ 饮食<br>□ 疼痛护理评估<br>**临时医嘱：**<br>□ 血常规、血型<br>□ 尿常规、大便常规<br>□ 凝血分析<br>□ 生化、电解质检查<br>□ 传染疾病筛查<br>□ 胸部平片、心电图<br>□ 骨盆平片<br>□ 骨盆CT、磁共振<br>□ PET-CT | **长期医嘱：**<br>**临时医嘱：**<br>□ 行病灶活检术<br>□ 必要时镇痛治疗 | **长期医嘱：**<br>□ 常规方案化疗<br>**临时医嘱：**<br>□ 今日在局部麻醉下行PICC插管或输液港置入术<br>□ 复查胸片<br>□ 请放疗科会诊 |
| 主要护理工作 | □ 入院介绍（病房环境、设施）<br>□ 入院护理评估<br>□ 观察患肢情况 | □ 观察患肢活检后感觉、运动变化<br>□ 观察患肢有无肿胀 | □ 做插管准备<br>□ 进行化疗评估<br>□ 化疗宣教 |
| 病情变异记录 | □ 无　□ 有，原因：<br>1.<br>2. | □ 无　□ 有，原因：<br>1.<br>2. | □ 无　□ 有，原因：<br>1.<br>2. |
| 护士签名 | | | |
| 医师签名 | | | |

1. 按照阿霉素 60mg/$m^2$，环磷酰胺 750mg/$m^2$，长春新碱 1.5mg/$m^2$，行第一组化疗，按照标准剂量算出实际剂量，平分到三天进行化疗，注意预防各项副反应，及时对症处理，应用预防呕吐、心肌损伤、出血性膀胱炎等辅助药物，水化治疗，监测尿量变化，定期检测血象变化，应用升白药物治疗，预防感染。

2. 按照异环磷酰胺 10g/$m^2$，VP-16500mg/$m^2$，行第二组化疗，按照标准剂量算出实际剂量，平分到五天进行化疗，注意预防各项副反应，及时对症处理，应用预防呕吐、心肌损伤、出血性膀胱炎等辅助药物，水化治疗，监测尿量变化，定期检测血象变化，应用升白药物治疗，预防感染。

3. 两组化疗间隔大于 14 天，每两疗程进行一次全面影像学评价。根据情况修正治疗方案。若病情有重大进展，需要进行二线治疗。

4. 完整进行一疗程化疗，可合用病灶部位放疗，选择三维适形调强放疗或质子放疗。

# 第十五章

# 血管肉瘤临床路径释义

**【医疗质量控制指标】**

指标一、术前评估。

指标二、围手术期预防性抗菌药物使用情况。

预防性抗菌药物种类选择。

首剂抗菌药物使用起始时间。

术中追加抗菌药物情况。

指标三、术前与术后实施预防深静脉血栓情况。

指标四、术后康复治疗情况。

指标五、手术后并发症与再手术情况。

指标六、住院期间为患者提供术前、术后健康教育与出院时提供教育告知五要素情况。

指标七、手术切口愈合情况。

指标八、患者对服务的体验与评价。

## 一、血管肉瘤编码

疾病名称及编码：上皮样血管肉瘤（ICD-10：C76.501）

## 二、临床路径检索方法

C76.501

## 三、国家医疗保障疾病诊断相关分组（CHS-DRG）

MDCR　骨髓增生疾病和功能障碍，低分化肿瘤

RA2　淋巴瘤、白血病等伴 其他手术

## 四、血管肉瘤临床路径标准住院流程

### （一）适用对象

第一诊断为上皮样血管肉瘤（ICD-10：C76.501），行大腿肿瘤切除、股骨原位灭活、内固定术。

**释义**

■ 适用对象编码参见第一部分。

■ 本路径适用对象为大腿软组织上皮样血管肉瘤（epithelioid angiosarcoma，EA）患者，肿瘤侵犯股骨。

■ 肿瘤位于大腿深筋膜深层的软组织内，可位于前侧间室，内侧间室或后侧间室。根据影像学检查，肿瘤不累及股动静脉、股神经和坐骨神经，术前临床及影像学评估术中上述神经血管与肿瘤可分离。

■ 肿瘤靠近股骨，根据影像学，肿瘤与股骨之间无正常组织间隔或影像学提示股骨同时受累。

■ 股骨破坏经灭活处理及内固定加强后可负重并可维持远期功能。

**（二）诊断依据**

1. 病史：患病部位疼痛、肿胀等。
2. 体格检查：病变部位可触及皮温高、包块、压痛，患肢功能受限。
3. 辅助检查：患肢平片、CT、MRI，全身骨扫描及血管造影等。
4. 病灶活检：提示上皮样血管肉瘤诊断。

**释义**

■ 软组织上皮样血管肉瘤是血管肉瘤的一种特殊类型，组织学检查中肿瘤细胞光镜下呈“上皮样”，多数病例免疫组化表达 CK。

■ 上皮样血管肉瘤好发于四肢深部软组织。其症状体征与其他软组织恶性肿瘤无明显区别，在肿瘤局部可出现或不出现疼痛症状。肿瘤增大到一定程度后局部会出现皮温高、包块、压痛，患肢功能受限等体征。

■ 辅助检查中患肢平片主要从宏观显示肿瘤与股骨关系。CT 及 MRI 需同时行增强显像，确认肿瘤大小、位置，与周围组织：如神经、血管、其他肌肉的关系，是否累及股骨；增强显示根据肿瘤血运情况有利于判断肿瘤性质，及与周围组织边界。全身骨扫描可以显示肿瘤是否累及股骨，造成局部骨代谢异常，同时可以显示是否有远隔骨转移。血管造影可显示肿瘤与主要血管的关系，判断手术中是否需要切除血管，术前血管造影同时可以进行肿瘤血管栓塞，有利于手术中减少出血。如根据增强 CT、MRI 可明确肿瘤与血管关系，可不行血管造影检查。

■ 软组织肉瘤诊断中分期是重要环节，分期除肿瘤局部情况外还需要包括是否转移信息。应行 B 超判断是否有区域淋巴结转移。行胸部薄层 CT 检查，明确是否有肺转移。行 PET-CT 检查明确是否有其他部位软组织或内脏转移。

**（三）进入路径标准**

1. 第一诊断必须符合上皮样血管肉瘤（ICD-10：C76.501）。
2. 全身情况允许手术。
3. 除外有骨质破坏，累及重要血管、神经，需要一并切除。
4. 首选肿瘤切除、股骨原位灭活、内固定术。

**释义**

■ 必须有穿刺活检或切开或切除后病理检查结果支持为上皮样血管肉瘤（ICD-10：C76.501）。影像学明确显示局部有肿瘤病灶。

■ 全身情况可请内科及麻醉科对患者进行评估，确定是否有手术禁忌证。

■ 肿瘤紧邻股骨或股骨已经受累，经原位灭活内固定，可提供长期稳定支撑作用。重要血管未受累及，术中可安全分离。主要神经受累或未受累，如神经受累及可一并切除，不重建。

■ 根据以上条件，首选肿瘤切除、股骨原位灭活、内固定术。

（四）标准住院日≤10天

释义

■ 此手术确定为肿瘤切除、股骨原位灭活、内固定术。手术范围较大，术后一般需要留置引流，至每日引流量小于50ml后拔出，此过程一般需要4~5日。故手术日最好在入院后小于4日。目前影像科要求增强CT，增强MRI，血管造影，PET-CT，全身骨扫描等检查不可同日进行，故影像检查需要在入院前完成或部分完成。

■ 如果患者条件允许，住院时间可以低于上述住院天数。

（五）住院期间的检查项目

1. 必需的检查项目

（1）血常规、血型、尿常规、大便常规。

（2）检查电解质、肝功能、肾功能、凝血功能、感染性疾病（乙型肝炎、丙型肝炎、梅毒、艾滋病）、红细胞沉降率。

（3）胸部X线平片、胸部CT、心电图。

（4）骨科X线检查、患肢CT、患肢MRI、全身骨显像、患肢动静脉血管彩超。

（5）血管造影检查，必要时行肿瘤供血血管介入栓塞术。

2. 根据患者病情进行的检查项目：超声心动、肺功能、血气分析、肌电图、PET-CT等。

释义

■ 目前影像科要求增强CT，增强MRI，血管造影，PET-CT，全身骨扫描等检查不可同日进行，故影像检查需要在入院前完成或部分完成。

■ 为了缩短平均住院日，部分检查可以在门诊完成。

（六）治疗方案的选择

根据患者影像学显示病变范围及活检病理提示，选用肿瘤扩大切除、股骨原位灭活、内固定术。

前提：患者股骨骨质受肿瘤侵犯，可将股骨自适当位置截断，上提，利于肿瘤广泛切除，再对股骨进行原位灭活及内固定。

释义

■ 手术治疗上皮样血管肉瘤的主要目的是彻底去除局部肿瘤，避免复发，减少转移，同时恢复运动系统功能，提高患者生存质量。

**（七）预防性抗菌药物选择与使用时机**

1. 建议使用第一、第二代头孢菌素类。
2. 术前 30 分钟预防性用抗菌药物；手术超过 3 小时加用 1 次抗菌药物。

**释义**

■ 上皮样血管内皮瘤手术属于Ⅰ类切口，但由于术前患者可能接受过局部放疗，术中内固定用到内植物，如有骨缺损还可能使用植骨材料，一旦感染可导致严重后果。因此，需按规定使用预防性应用抗菌药物。

■ 如对第一、第二代头孢菌素类，头孢曲松过敏，可使用克林霉素。

■ 抗生素用药细则见第五部分上皮样血管肉瘤临床路径给药方案。

**（八）手术日**

为入院后第 1~3 天。

1. 麻醉方式：选择腰-硬膜外联合麻醉或全身麻醉。
2. 手术方式：肿瘤切除、股骨原位灭活、内固定术。
3. 手术内植物：根据截骨位置，选择适当的内固定钢板。
4. 术中用药：麻醉用药、抗生素、灭活用高渗盐水。
5. 输血：视术中具体情况而定。

**释义**

■ 手术方式主要分为肿瘤切除、股骨原位灭活、内固定术。如神经受累可一并切除，不重建。

■ 局部灭活方法可以使用：酒精灭活、冷冻灭活、高温灭活等多种方式，可使用射频消融、微波消融、电刀、氩气刀、氩氦刀、液氮、酒精、高渗盐水等多种方法。

■ 股骨灭活过程中可以截骨或不截骨，如有骨缺损可使用骨水泥、自体骨、人工骨、同种异体骨、异种骨等方式重建。根据局部条件，使用螺钉、钢丝、钛缆、钢板或髓内针内固定。

■ 术中常规使用的麻醉用药及抗生素外，可使用氨甲环酸或其他止血药物减少术中出血。

■ 恶性肿瘤一般不采用自体血回输。术中及术后是否输血依照术中出血量及术后引流量、患者心率及血压等循环稳定性、血常规 Hb 等情况而定。

**（九）术后恢复**

1. 大约 7 天。
2. 必须复查的项目：血常规、X 线片。
3. 可选择的检查项目：生化、凝血、血管 B 超。
4. 术后首选第一、第二代头孢菌素类，并根据患者的病情决定抗菌药物的选择与使用时间。
5. 术后 24 小时开始预防应用抗凝药物。
6. 术后即刻开始应用镇痛治疗。

7. 其他药物：消肿，促进骨愈合，神经营养药物。
8. 逐步行下肢功能锻炼。

**释义**

■ 术后需复查股骨正侧位片，了解重建及内植物的位置情况。若内置物对重建部位有遮挡，不利观察，可行 CT 或 MRI。

■ 术后需复查血常规，了解 WBC、RBC、Hb 等情况，以决定抗菌药物使用时长以及是否输血。手术时间长、创伤大的患者可术后复查凝血功能、电解质、肝功能、肾功能，以便及时纠正。术前存在心肺功能受损的患者，术后需复查心肺功能，了解改善情况及是否需要相关支持。

■ 在术后处理上：可按《抗菌药物临床应用指导原则》适当应用抗菌药物；对于术后疼痛，可按照《骨科常见疼痛的处理专家建议》进行术后镇痛；对于存在下肢静脉血栓形成危险因素的患者，可根据病情给予抗凝治疗，以避免深静脉血栓形成。

**（十）出院标准**

1. 大体病理明确诊断为上皮样血管肉瘤。
2. 体温正常、常规化验未见明显异常。
3. 伤口愈合好：引流管已拔除，可门诊定期换药。
4. 术后平片见内植物位置完好。
5. 没有需要住院处理的并发症或合并症。

**释义**

■ 病理检查除 HE 染色外需要免疫组化及其他分子检测，如术后 7 日内无法报告，患者可先行出院。

■ 主治医师应在出院前，通过复查上述各项检查并结合患者恢复情况决定是否能出院。

■ 如果出现术后伤口感染等并发症和/或合并症需要继续留院治疗的情况，应先处理并发症和/或合并症并符合出院条件后再准许患者出院。

**（十一）变异及原因分析**

1. 并发症：部分患者可能出现伤口延期愈合，合并神经、血管损伤。
2. 合并症：其他疾病，如糖尿病、心脑血管疾病等，可能会延长住院时间，增加住院费用。
3. 内植物选择：根据病变情况，选择适当的内植物。

**释义**

■ 出现变异的原因很多，除了包括路径中所描述的各种术后并发症，还包括医疗、护理、患者、环境等多方面的变异原因，对于这些变异，医师需在表单中明确说明，具体变异情况如下：①按路径流程完成治疗，但出现了上述围手术期并发症，导致治疗时间延长甚至再次手术，从而造成住院日延长和费用增加。②术前患者心肺功能异常，需进一步治疗以满足手术需要，导致术前检查时间延长，治疗费用增加。③由于患者病情不同，骨破坏范围长度不同、术后是否进入ICU病房、自体骨与异体骨、使用内植物的不同，可能导致住院费用存在差异。④患者入选路径后，医师在检查及治疗过程中发现患者合并存在一些事前未预知的对本路径治疗可能产生影响的情况，需要中止执行路径或者是延长治疗时间、增加治疗费用。⑤因患者方面的主观原因导致执行路径出现变异。

## 五、血管肉瘤临床路径给药方案

1. 术前用药：无。

2. 术中用药

【用药选择】

抗菌药物：按照《抗菌药物临床应用指导原则（2015年版）》（国卫办医发〔2015〕43号）执行。接受清洁手术者，在术前0.5~2小时内给药，或麻醉开始时给药，使手术切口暴露时局部组织中已达到足以杀灭手术过程中入侵切口细菌的药物浓度。如果手术时间超过3小时，或失血量大（>1500ml），可手术中给予第2剂。抗菌药物的有效覆盖时间应包括整个手术过程和手术结束后4小时，总的预防用药时间不超过24小时，个别情况可延长至48小时。通常选用第一代、第二代头孢菌素类，如头孢唑林、头孢拉定和头孢呋辛、头孢西丁等。头孢过敏的患者可选用克林霉素或万古霉素。

【药学提示】

如果选用万古霉素，则应使用尽量小的剂量以防止导致细菌产生耐药性。肾功能减退者应避免使用万古霉素。第一、第二代头孢菌素类多数主要经肾排泄，中度以上肾功能不全患者应根据肾功能适当调整剂量。

3. 术后用药

【用药选择】

（1）预防性应用抗生素原则见术中抗生素使用原则。

（2）围手术期镇痛：参照《骨科常见疼痛的处理专家建议》，入院时对患者进行健康教育，以得到患者的配合，达到理想的疼痛治疗效果。对患者疼痛反复进行评估（数字评价量表或视觉模拟评分），及早开始镇痛，多模式镇痛，个体化镇痛。术后即可进食者可采用口服药物镇痛；术后禁食者可选择静脉点滴等其他给药方式。根据患者症状的轻中度疼痛首选非甾体类抗炎药，也可以弱阿片类药物与非甾体类抗炎药（NSAIDs）等联合使用。

【药学提示】

选用NSAIDs是需参阅药品说明书并评估NSAIDs的危险因素。如患者发生胃肠道不良反应的危险性较高，使用非选择性NSAIDs时加用$H_2$受体阻断剂、质子泵抑制剂和胃黏膜保护及米索前列醇等胃肠道保护剂，或使用选择性COX-2抑制剂。应用NSAIDs时，对于心血管疾病高危患者，应权衡疗效和安全性因素。阿片类镇痛药最常见不良反应包括恶心、呕吐、便秘、嗜睡及过度镇静、呼吸抑制等。

## 六、血管肉瘤患者护理规范

1. 密切观察患者生命体征变化。

2. 严密观察患者患肢肌力、感觉运动及血运情况，并与术前进行比较。

3. 全麻清醒后可少量多次饮水，无不适反应后可进食流质饮食，肠鸣音恢复后可正常饮食。
4. 平卧 4 小时后可轴向翻身。
5. 保持各种管路通畅，密切观察引流液的颜色、性状、量。
6. 术后第一天可开始股四头肌等长运动。
7、可使用足底泵，促进下肢血循环，减少或防止血栓形成。

## 七、血管肉瘤患者营养治疗规范

1. 营养风险筛查，NRS 评分> 3 分者，给以营养评估。
2. 充足的热量、蛋白质，适量脂肪。NRS 评分≤3 分者，能量供给标准以 25~30kcal/kg 为佳；营养不良者热量供给标准不低于 35kcal/kg。碳水化合物热量比不低于 50%，充足的蛋白质，不低于 1.2~1.5g/kg（标准体重），应以优质蛋白为主，不低于蛋白质总量的 1/3-1/2；脂肪热比以 25%~30%为宜，饱和脂肪酸、单不饱和脂肪酸、多不饱和脂肪酸间比例以 1∶1∶1 左右为宜，适当提高膳食 ω-3 脂肪酸的摄入，保证充足的维生素和矿物质，增加富含抗氧化类植物化合物的食物的选用如各种蔬菜、水果等。
3. 围手术期，根据不同治疗时期选择饮食形态如流质饮食、半流质饮食、软食或普通饮食等。饮食宜清淡，以温、热、软为佳，忌食生冷、肥甘、厚腻食物，限制刺激性食物、饮品及调味品。
4. 如经口进食低于需要量的 80%及高热者，应给予相应的肠内营养补充剂口服补充，必要时管饲肠内营养补充或肠外营养补充。
5. 如有糖代谢异常，应减少糖类的摄入量，适当增加脂肪供能比，但应考虑肝脏负荷及胃肠道功能状况。

## 八、血管肉瘤患者健康宣教

1. 住院环境及流程介绍：包括医疗组主管医师、护士，医疗查房及护理查房安排，病房区域设置，各项检查安排及地点，探视制度，安全制度，配膳安排等。
2. 疾病及治疗方式宣教：包括疾病的病因、诊断和治疗方式，与患者相关的个性化治疗选择方案，预后及可能出现的并发症情况等。
3. 术前准备宣教：包括签署手术知情同意书时间和地点，手术方案，预计手术时间，预计出血量，术前抗生素皮试时间，禁食水时间，术前服用特殊药物时间，导尿和/或灌肠时间及注意事项等。
4. 术后康复宣教：包括术后早期麻醉恢复注意事项，饮食指导，早期功能锻炼意义及方法，疼痛管理，佩戴围腰及下床活动注意事项，静脉通路及引流管保护事项等。
5. 出院宣教：居家康复意义及方法，出院带药及服用方法，伤口换药时间、频率及注意事项，术后复查时间，围腰佩戴时间，如遇特殊情况如何与医疗部门联系等。

## 九、推荐表单

### （一）医师表单

**血管肉瘤临床路径医师表单**

适用对象：第一诊断上皮样血管肉瘤

行肿瘤切除、股骨原位灭活、内固定术

| 患者姓名： | 性别：　　年龄：　　门诊号： | 住院号： |
|---|---|---|
| 住院日期：　　年　月　日 | 出院日期：　　年　月　日 | 标准住院日：　天 |

| 时间 | 住院第1天 | 住院第2天 | 住院第3天<br>（手术日） |
|---|---|---|---|
| 主要诊疗工作 | □ 询问病史及体格检查<br>□ 医师查房<br>□ 初步的诊断和治疗方案<br>□ 完成住院志、首次病程、上级医师查房等病历书写<br>□ 开检查、检验单 | □ 上级医师查房，术前评估和决定手术方案<br>□ 完成上级医师查房记录<br>□ 向患者及/或家属交代围手术期注意事项并签署手术知情同意书、输血同意书、委托书（患者本人不能签字时）、自费用品协议书<br>□ 麻醉医师查房并与患者及/或家属交代麻醉注意事项并签署麻醉知情同意书<br>□ 实施所有需要检查的项目<br>□ 收集检查、检验结果并评估病情<br>□ 请相关科室会诊<br>□ 完成各项术前准备 | □ 手术<br>□ 向患者及/或家属交代手术过程概况及术后注意事项<br>□ 术者完成手术记录<br>□ 完成术后病程<br>□ 上级医师查房<br>□ 麻醉医师查房<br>□ 观察有无术后并发症并做相应处理，观察下肢运动、感觉 |
| 重点医嘱 | **长期医嘱：**<br>□ 骨科护理常规<br>□ 二级护理<br>□ 饮食<br>□ 患者既往内科基础疾病用药<br>**临时医嘱：**<br>□ 血常规、血型、尿常规<br>□ 凝血功能<br>□ 电解质、肝功能、肾功能<br>□ 感染性疾病筛查<br>□ 胸部X线平片、心电图<br>□ 卧位或站立位腰椎正侧位、斜位、前屈后伸动力像，腰椎CT检查<br>□ 根据病情：下肢血管超声、血气分析、肺功能、超声心动图 | **长期医嘱：**<br>□ 骨科护理常规<br>□ 二级护理<br>□ 饮食<br>□ 患者既往内科基础疾病用药<br>**临时医嘱：**<br>□ 根据会诊科室要求安排检查检验<br>□ 术前医嘱<br>□ 明日在全身麻醉或椎管内麻醉下行肿瘤切除、股骨原位灭活、内固定术<br>□ 术前禁食、禁水<br>□ 术前用抗菌药物皮试<br>□ 手术抗菌药物带药<br>□ 一次性导尿包术中用<br>□ 术区备皮<br>□ 药物灌肠<br>□ 配血<br>□ 其他特殊医嘱 | **长期医嘱：**<br>□ 骨科术后护理常规<br>□ 一级护理<br>□ 饮食<br>□ 轴线翻身<br>□ 留置引流管并记引流量<br>□ 抗菌药物<br>□ 其他特殊医嘱<br>□ 必要时术后激素预防脊髓水肿<br>**临时医嘱：**<br>□ 今日在全身麻醉下行腰椎管减压、内固定、植骨融合<br>□ 心电监测、吸氧（根据病情需要）<br>□ 补液<br>□ 胃黏膜保护剂（酌情）<br>□ 止吐、镇痛等对症处理（酌情）<br>□ 急查血常规<br>□ 输血（根据病情需要） |

续 表

| 时间 | 住院第 1 天 | 住院第 2 天 | 住院第 3 天<br>（手术日） |
|---|---|---|---|
| 病情变异记录 | □ 无 □ 有，原因：<br>1.<br>2. | □ 无 □ 有，原因：<br>1.<br>2. | □ 无 □ 有，原因：<br>1.<br>2. |
| 医师签名 | | | |

| 时间 | 住院第4天<br>（术后第1天） | 住院第5天<br>（术后第2天） | 住院第6天<br>（术后第3天） |
|---|---|---|---|
| 主要诊疗工作 | □ 上级医师查房<br>□ 完成常规病程记录<br>□ 观察伤口、引流量、体温、生命体征情况等并作出相应处理<br>□ 伤口换药（必要时）<br>□ 观察下肢运动、感觉 | □ 上级医师查房<br>□ 完成病程记录<br>□ 根据情况可拔除引流管，伤口换药<br>□ 指导患者功能锻炼<br>□ 指导患者坐起（根据病情） | □ 上级医师查房<br>□ 完成病程记录<br>□ 根据情况可拔除引流管，伤口换药<br>□ 指导患者功能锻炼<br>□ 指导患者坐起（根据病情） |
| 重点医嘱 | **长期医嘱：**<br>□ 骨科术后护理常规<br>□ 一级护理<br>□ 饮食<br>□ 轴线翻身<br>□ 留置引流管并记引流量<br>□ 抗菌药物<br>□ 其他特殊医嘱<br>□ 必要时神经营养药物<br>**临时医嘱：**<br>□ 复查血常规<br>□ 输血及/或补晶体、胶体液（根据病情需要）<br>□ 镇痛等对症处理（酌情） | **长期医嘱：**<br>□ 骨科术后护理常规<br>□ 一级护理<br>□ 饮食<br>□ 轴线翻身<br>□ 留置引流管并记引流量<br>□ 抗菌药物<br>□ 其他特殊医嘱<br>□ 必要时神经营养药物<br>**临时医嘱：**<br>□ 输血及/或补晶体、胶体液（根据病情需要）<br>□ 镇痛等对症处理（酌情） | **长期医嘱：**<br>□ 骨科术后护理常规<br>□ 二级护理<br>□ 饮食<br>□ 轴线翻身<br>□ 抗菌药物<br>□ 其他特殊医嘱<br>□ 必要时神经营养药物<br>**临时医嘱：**<br>□ 复查血常规、CRP、ESR（必要时）<br>□ 输血及或补晶体、胶体液（必要时）<br>□ 换药，拔引流管<br>□ 拔尿管（根据病情）<br>□ 镇痛等对症处理（酌情） |
| 病情变异记录 | □ 无 □ 有，原因：<br>1.<br>2. | □ 无 □ 有，原因：<br>1.<br>2. | □ 无 □ 有，原因：<br>1.<br>2. |
| 医师签名 | | | |

| 时间 | 住院第7~9天<br>（术后第4~6天） | 住院第10天<br>（术后第7天） |
| --- | --- | --- |
| 主要诊疗工作 | □ 上级医师查房<br>□ 住院医师完成病程记录<br>□ 伤口换药（必要时）<br>□ 指导患者功能锻炼<br>□ 复查术后股骨正侧位（根据患者情况）<br>□ 定做术后支具（必要时） | □ 上级医师查房，进行手术及伤口评估，确定有无手术并发症和切口愈合不良情况，确定滑脱复位和内植物情况，明确是否出院<br>□ 完成出院志、病案首页、出院诊断证明书等病历<br>□ 向患者交代出院后的康复锻炼及注意事项，如复诊的时间、地点，发生紧急情况时的处理等 |
| 重点医嘱 | **长期医嘱：**<br>□ 骨科术后护理常规<br>□ 二级护理<br>□ 饮食<br>□ 抗菌药物：如体温正常，伤口情况良好，无明显红肿时可以停止抗菌药物治疗<br>□ 其他特殊医嘱<br>□ 必要时神经营养药物<br>**临时医嘱：**<br>□ 复查血常规、尿常规、生化（必要时）<br>□ 补液（必要时）<br>□ 换药（必要时）<br>□ 镇痛等对症处理（酌情） | **出院医嘱：**<br>□ 出院带药<br>□ 嘱____日后拆线换药（根据伤口愈合情况，预约伤口换药及必要时拆线时间）<br>□ 3个月后门诊复查<br>□ 不适随诊 |
| 病情变异记录 | □ 无　□ 有，原因：<br>1.<br>2. | □ 无　□ 有，原因：<br>1.<br>2. |
| 医师签名 | | |

## （二）护士表单

### 血管肉瘤临床路径护士表单

适用对象：第一诊断上皮样血管肉瘤

行肿瘤切除、股骨原位灭活、内固定术

| 患者姓名： | 性别：　　年龄：　　门诊号： | 住院号： |
|---|---|---|
| 住院日期：　　年　月　日 | 出院日期：　　年　月　日 | 标准住院日：　天 |

| 时间 | 住院第1天 | 住院第2天<br>（术前日） | 住院第3~5天<br>（手术日） |
|---|---|---|---|
| 健康宣教 | 入院宣教：<br>□ 介绍主管医师、护士<br>□ 介绍环境、设施<br>□ 介绍住院注意事项<br>□ 介绍探视和陪伴制度<br>□ 介绍贵重物品制度<br>□ 药物宣教<br>术前宣教：<br>□ 宣教术前准备及检查后注意事项<br>□ 告知患者在检查中配合医师<br>□ 主管护士与患者沟通，消除患者紧张情绪<br>□ 告知检查后可能出现的情况及应对方式 | □ 药物宣教<br>术前宣教：<br>□ 宣教术前准备及检查后注意事项<br>□ 告知患者在检查中配合医师<br>□ 主管护士与患者沟通，消除患者紧张情绪<br>□ 告知检查后可能出现的情况及应对方式 | □ 药物宣教<br>□ 手术宣教<br>□ 观察病情变化并及时报告医师<br>□ 指导术后患者功能锻炼 |
| 护理处置 | □ 核对患者，佩戴腕带<br>□ 建立入院护理病历<br>□ 协助患者留取各种标本<br>□ 协助医师完成术前检查<br>□ 测量体重 | □ 做好备皮等术前检查<br>□ 提醒患者术前禁食、禁水<br>□ 术前心理护理 | □ 观察病情变化<br>□ 术后心理与生活护理<br>□ 指导患者功能锻炼 |
| 基础护理 | 三级护理：<br>□ 晨晚间护理<br>□ 患者安全管理 | 二级/一级护理：<br>□ 晨晚间护理<br>□ 患者安全管理 | 一级护理：<br>□ 晨晚间护理<br>□ 患者安全管理 |
| 专科护理 | □ 护理查体<br>□ 病情观察（心肺功能、劳动耐力）<br>□ 需要时，填写跌倒及压疮防范表<br>□ 需要时，请家属陪伴<br>□ 心理护理<br>□ 防止皮肤压疮护理<br>□ 指导呼吸功能锻炼 | □ 病情观察<br>□ 防止皮肤压疮护理<br>□ 指导呼吸功能锻炼<br>□ 心理护理 | □ 遵医嘱予补液<br>□ 病情观察（生命体征等）<br>□ 心理护理 |

续 表

| 时间 | 住院第 1 天 | 住院第 2 天<br>（术前日） | 住院第 3~5 天<br>（手术日） |
|---|---|---|---|
| 重点<br>医嘱 | □ 详见医嘱执行单 | □ 详见医嘱执行单 | □ 详见医嘱执行单 |
| 病情<br>变异<br>记录 | □ 无　□ 有，原因：<br>1.<br>2. | □ 无　□ 有，原因：<br>1.<br>2. | □ 无　□ 有，原因：<br>1.<br>2. |
| 护士<br>签名 | | | |

| 时间 | 住院第 4 天<br>（术后第 1 天） | 住院第 5~9 天<br>（术后第 1~5 天） | 住院第 10 天<br>（术后第 6 天） |
|---|---|---|---|
| 健康宣教 | □ 药物宣教<br>□ 手术宣教<br>□ 观察病情变化并及时报告医师<br>□ 指导术后患者功能锻炼 | □ 药物宣教<br>□ 手术宣教<br>□ 观察病情变化并及时报告医师<br>□ 指导术后患者功能锻炼 | □ 出院宣教 |
| 护理处置 | □ 观察病情变化<br>□ 术后心理与生活护理<br>□ 指导患者功能锻炼 | □ 观察病情变化<br>□ 术后心理与生活护理<br>□ 指导患者功能锻炼 | □ 指导患者办理出院 |
| 基础护理 | □ 一级护理<br>□ 晨晚间护理<br>□ 患者安全管理 | □ 一级/二级护理<br>□ 晨晚间护理<br>□ 患者安全管理 | □ 二级/三级护理<br>□ 晨晚间护理<br>□ 患者安全管理 |
| 专科护理 | □ 遵医嘱予补液<br>□ 病情观察（生命体征等）<br>□ 心理护理 | □ 遵医嘱予补液<br>□ 病情观察（生命体征等）<br>□ 心理护理 | □ 指导患者术后康复等注意事项 |
| 重点医嘱 | □ 详见医嘱执行单 | □ 详见医嘱执行单 | □ 详见医嘱执行单 |
| 病情变异记录 | □ 无　□ 有，原因：<br>1.<br>2. | □ 无　□ 有，原因：<br>1.<br>2. | □ 无　□ 有，原因：<br>1.<br>2. |
| 护士签名 | | | |

### （三）患者表单

**血管肉瘤临床路径患者表单**

适用对象：第一诊断上皮样血管肉瘤

行肿瘤切除、股骨原位灭活、内固定术

| 患者姓名： | 性别：　　年龄：　　门诊号： | 住院号： |
|---|---|---|
| 住院日期：　　年　月　日 | 出院日期：　　年　月　日 | 标准住院日：　天 |

| 时间 | 住院第1天 | 住院第2天（术前日） | 住院第3天（手术日） |
|---|---|---|---|
| 医患配合 | □ 配合询问病史、收集资料，请务必详细告知既往史、用药史、过敏史<br>□ 配合进行体格检查<br>□ 有任何不适请告知医师 | □ 医师与患者及家属介绍病情及手术检查谈话、检查前签字<br>□ 配合完善相关检查、化验<br>□ 配合医师做好术前准备 | □ 配合完善相关检查、化验<br>□ 配合医师做好术前准备 |
| 护患配合 | □ 配合测量体温、脉搏、呼吸2~3次，血压、体重1次<br>□ 配合完成入院护理评估（简单询问病史、过敏史、用药史）<br>□ 接受入院宣教（环境介绍、病室规定、订餐制度、贵重物品保管等）<br>□ 配合执行探视和陪伴制度<br>□ 有任何不适请告知护士<br>□ 接受术前宣教<br>□ 接受饮食宣教<br>□ 接受药物宣教 | □ 配合测量体温、脉搏、呼吸2~3次，询问大便次数1次<br>□ 送手术室前，协助完成核对，带齐影像资料及用药<br>□ 返回病房后，配合接受生命体征的测量<br>□ 配合检查意识（全麻者）<br>□ 配合缓解疼痛<br>□ 接受术后宣教<br>□ 接受饮食宣教<br>□ 接受药物宣教<br>□ 有任何不适请告知护士 | □ 配合测量体温、脉搏、呼吸2~3次，询问大便次数1次<br>□ 送手术室前，协助完成核对，带齐影像资料及用药<br>□ 返回病房后，配合接受生命体征的测量<br>□ 配合检查意识（全麻者）<br>□ 配合缓解疼痛<br>□ 接受术后宣教<br>□ 接受饮食宣教<br>□ 接受药物宣教<br>□ 有任何不适请告知护士 |
| 饮食 | □ 遵医嘱饮食 | □ 术前禁食、禁水<br>□ 术后6小时试饮水，无恶心、呕吐可进少量流质饮食或者半流质饮食 | □ 术前禁食、禁水<br>□ 术后6小时试饮水，无恶心、呕吐可进少量流质饮食或者半流质饮食 |
| 排泄 | □ 正常排尿便 | □ 正常排尿便 | □ 正常排便<br>□ 留置导尿 |
| 活动 | □ 正常活动 | □ 正常活动 | □ 正常活动 |

| 时间 | 术后 | 出院日 |
|---|---|---|
| 医患配合 | □ 协助康复锻炼<br>□ 配合完善术后检查 | □ 接受出院前指导<br>□ 知道复查程序<br>□ 获取出院诊断书 |
| 护患配合 | □ 配合定时监测生命体征<br>□ 配合检查伤口<br>□ 接受输液、服药等治疗<br>□ 接受进食、进水、排便等生活护理<br>□ 配合活动，预防皮肤压力伤<br>□ 注意活动安全，避免坠床或跌倒<br>□ 配合执行探视及陪伴 | □ 接受出院宣教<br>□ 办理出院手续<br>□ 获取出院带药<br>□ 知道服药方法、作用、注意事项<br>□ 知道复印病历程序 |
| 饮食 | □ 遵医嘱饮食 | □ 遵医嘱饮食 |
| 排泄 | □ 正常排尿便 | □ 正常排尿便 |
| 活动 | □ 正常适度活动，避免疲劳 | □ 正常适度活动，避免疲劳 |

## 附：原表单（2017年版）

### 血管肉瘤临床路径执行表单

适用对象：第一诊断上皮样血管肉瘤

行肿瘤切除、股骨原位灭活、内固定术

| 患者姓名： | 性别：　年龄：　门诊号： | 住院号： |
|---|---|---|
| 住院日期：　年　月　日 | 出院日期：　年　月　日 | 标准住院日：　天 |

| 时间 | 住院第1天 | 住院第2天 | 住院第3天<br>（术前日） |
|---|---|---|---|
| 主要诊疗工作 | □ 询问病史及体格检查<br>□ 同上级医师商讨初步诊疗计划<br>□ 制订初步治疗方案<br>□ 完成住院志、首次病程、上级医师查房等病历书写<br>□ 开检查检验单 | □ 上级医师查房确定活检方式及部位<br>□ 行病变活检术<br>□ 进一步完善病历资料<br>□ 收集各项检查结果、评估病情<br>□ 必要时请相关科室会诊、协助治疗合并症 | □ 上级医师查房<br>□ 根据病理结果评估和决定手术治疗方案<br>□ 完成查房记录<br>□ 同患者及家属交代病情，围手术期注意事项<br>□ 签署手术知情同意书、输血同意书、委托书等<br>□ 备血<br>□ 麻醉医师访视患者并签署麻醉知情同意书<br>□ 完成各项术前准备 |
| 重点医嘱 | **长期医嘱：**<br>□ 骨科护理常规<br>□ 二级护理<br>□ 饮食<br>□ 疼痛护理评估<br>**临时医嘱：**<br>□ 血常规、血型<br>□ 尿常规、大便常规<br>□ 凝血分析<br>□ 生化、电解质检查<br>□ 传染疾病筛查<br>□ 胸部平片、心电图<br>□ 股骨正侧位平片<br>□ 股骨CT、磁共振<br>□ 全身骨显像 | **长期医嘱：**<br><br>**临时医嘱：**<br>□ 行病灶活检术<br>□ 必要时止痛治疗 | **长期医嘱：**<br><br>**临时医嘱：**<br>□ 明日在硬膜外麻醉或全身麻醉下行股骨肿瘤切除、股骨原位灭活、内固定术<br>□ 术前禁食、禁水<br>□ 抗生素皮试<br>□ 术前备皮<br>□ 术前灌肠<br>□ 术前留置尿管<br>□ 配血 |
| 主要护理工作 | □ 入院介绍（病房环境、设施）<br>□ 入院护理评估<br>□ 观察患肢情况 | □ 观察患肢活检后感觉、运动变化<br>□ 观察患肢有无肿胀 | □ 做好术前准备<br>□ 提示术前禁食、禁水<br>□ 术前心理护理 |
| 病情变异记录 | □ 无　□ 有，原因：<br>1.<br>2. | □ 无　□ 有，原因：<br>1.<br>2. | □ 无　□ 有，原因：<br>1.<br>2. |

续　表

| 时间 | 住院第 1 天 | 住院第 2 天 | 住院第 3 天<br>（术前日） |
|---|---|---|---|
| 护士<br>签名 | | | |
| 医师<br>签名 | | | |

| 时间 | 住院第____天（手术日）<br>术前 | 住院第____天（手术日）<br>术后 | 住院第____天<br>（术后第1天） |
|---|---|---|---|
| 主要诊疗工作 | □ 进行术晨术前准备<br>□ 必要时行术前补液<br>□ 行血管造影术 | □ 手术<br>□ 向患者及家属交代手术大致过程，术中所见，术后注意事项<br>□ 完成手术记录<br>□ 完成术后病程<br>□ 观察有无严重并发症<br>□ 及时对症处理 | □ 上级医师查房<br>□ 完成常规病程记录<br>□ 观察体温、血压、心率等生命体征<br>□ 观察患肢远端远端运动情况 |
| 重点医嘱 | **长期医嘱：**<br><br>**临时医嘱：**<br>□ 术前补液 | **长期医嘱：**<br>□ 骨科术后护理常规<br>□ 一级护理<br>□ 饮食<br>□ 患肢抬高<br>□ 留置引流管并记量<br>□ 抗菌药物使用<br>□ 心电监测<br>□ 吸氧<br>□ 观察患肢感觉运动<br>□ 胃黏膜保护剂<br>**临时医嘱：**<br>□ 今日在硬膜外麻醉或全身麻醉下行肿瘤切除、股骨原位灭活、内固定术<br>□ 复查血常规<br>□ 必要时输血<br>□ 补液<br>□ 镇痛 | **长期医嘱：**<br>□ 骨科术后护理常规<br>□ 一级护理<br>□ 饮食<br>□ 患肢抬高<br>□ 留置引流管并记量<br>**临时医嘱：**<br>□ 复查血常规<br>□ 补液 |
| 主要护理工作 | | □ 观察患者病情变化<br>□ 做好引流量等记录<br>□ 定时测生命体征 | □ 生活护理<br>□ 观察患肢感觉运动变化<br>□ 指导患者行功能锻炼 |
| 病情变异记录 | □ 无 □ 有，原因：<br>1.<br>2. | □ 无 □ 有，原因：<br>1.<br>2. | □ 无 □ 有，原因：<br>1.<br>2. |
| 护士签名 | | | |
| 医师签名 | | | |

| 时间 | 住院第____天<br>（术后第 2 天） | 住院第____天<br>（术后第 3 天） | 住院第____天<br>（术后第 4 天） |
|---|---|---|---|
| 主要诊疗工作 | □ 上级医师查房<br>□ 完成病程记录<br>□ 伤口换药<br>□ 指导功能锻炼 | □ 上级医师查房<br>□ 完成病程记录<br>□ 可拔除引流管<br>□ 摄术后平片<br>□ 指导功能锻炼<br>□ 与病理科医师联合查房，分析病理类型 | □ 上级医师查房<br>□ 评估手术及伤口愈合情况<br>□ 根据病理结果指导患者定期复查<br>□ 明确是否可出院<br>□ 完善相关病历记录<br>□ 向患者及家属交代病情、术后注意事项复查时间及频率<br>□ 指导功能锻炼 |
| 重点医嘱 | **长期医嘱：**<br>□ 骨科术后护理常规<br>□ 二级护理<br>□ 饮食<br>□ 患肢抬高<br>□ 若相关检查无明显异常，可停用抗生素<br>**临时医嘱：**<br>□ 换药医嘱 | **长期医嘱：**<br>□ 骨科术后护理常规<br>□ 二级护理<br>□ 饮食<br>□ 患肢抬高<br>**临时医嘱：**<br>□ 拔引流管<br>□ 摄股骨正侧位<br>□ 复查相关检查 | **出院医嘱：**<br>□ 出院带药<br>□ 定好门诊换药时间、拆线时间、复查时间<br>□ 康复科门诊就诊进行功能锻炼<br>□ 不适随诊 |
| 主要护理工作 | □ 观察患者病情变化<br>□ 指导功能锻炼 | □ 观察患者病情变化<br>□ 指导功能锻炼 | □ 指导患者办理出院手续<br>□ 出院宣教 |
| 病情变异记录 | □ 无 □ 有，原因：<br>1.<br>2. | □ 无 □ 有，原因：<br>1.<br>2. | □ 无 □ 有，原因：<br>1.<br>2. |
| 护士签名 | | | |
| 医师签名 | | | |

# 第十六章

# 颈椎病（脊髓型）临床路径释义

**【医疗质量控制指标】**

指标一、神经系统功能评估及记录。
指标二、制订合理的手术方案。
指标三、实施术前的评估与术前准备。
指标四、预防性抗菌药物选择与应用时机。
指标五、预防手术后深静脉血栓形成。
指标六、激素类药物的使用。
指标七、术后神经功能评估及康复治疗。
指标八、内科原有疾病治疗。
指标九、手术后并发症治疗。
指标十、为患者提供颈椎疾病的健康教育。
指标十一、切口Ⅰ/甲愈合。
指标十二、住院15天内出院。
指标十三、患者住院天数与住院费用。

## 一、颈椎病（脊髓型）编码

颈椎病是由于颈椎间盘退变及其继发性改变刺激或压迫邻近组织，并引起各种与之相关的症状和体征，目前主要分为颈型颈椎病、神经根型颈椎病、脊髓型颈椎病、椎动脉型颈椎病及混合型颈椎病等5型。ICD-10中M47.1和G99.2为脊髓型颈椎病编码（临床路径原编码：M47.1和G99.2）。

疾病名称及编码：颈椎病（脊髓型）（ICD-10：M47.1和G99.2）

手术操作名称及编码：颈前路减压植骨固定术（ICD-9-CM-3：81.0201）
颈后路减压植骨固定（ICD-9-CM-3：81.03）
颈前后联合入路减压植骨固定术（ICD-9-CM-3：81.002）

## 二、临床路径检索方法

M47.1↑ G99.2＊伴（81.0201/81.03/81.002）

## 三、国家医疗保障疾病诊断相关分组（CHS-DRG）

MDCI　肌肉、骨骼疾病及功能障碍
IU2　颈腰背疾患

## 四、颈椎病（脊髓型）临床路径标准住院流程

### （一）适用对象

第一诊断为颈椎病（脊髓型）（ICD-10：M47.1和G99.2），行颈前路减压植骨固定术、颈后路减压植骨固定、颈前后联合入路减压植骨固定术（ICD-9-CM-3：81.0201/81.03/81.002）。

**释义**

■ 本路径适用对象为需手术治疗的脊髓型颈椎病患者，不包括急性颈椎间盘突出症、发育性颈椎管狭窄、后纵韧带骨化症患者。

■ 脊髓型颈椎病手术治疗方式包括颈前路减压植骨固定、颈后路减压植骨固定、颈后路椎管扩大成形、颈前后联合入路减压植骨固定术，本路径术式均指常规开放式手术，不包括微创术式。

**（二）诊断依据**

根据《临床诊疗指南·骨科分册》（中华医学会编著，人民卫生出版社，2009年），《外科学》（多赫尔蒂主编，北京大学医学出版社，2016年，第14版）。

1. 病史：有颈脊髓压迫的临床症状。
2. 体征：出现颈脊髓压迫的阳性体征。
3. 影像学检查发现颈椎间盘组织退变及其引起的继发脊髓受压改变。

**释义**

■ 脊髓型颈椎病的诊断主要依靠患者的临床症状，详细的神经系统检查及X线片的表现、CT、磁共振成像检查，排除其他疾病引起的类似症状之后，才能确诊。

■ 病史和临床症状是诊断脊髓型颈椎病的初步依据，多数患者表现为脊髓受压特征，表现上肢或下肢麻木无力、僵硬、双足踩棉花感，足尖不能离地，触觉障碍，束胸感，双手精细动作笨拙，夹东西、写字颤抖，手持物经常掉落。在后期出现尿频或排尿、排便困难等尿便功能障碍。检查时可有感觉障碍平面，肌力减退，四肢腱反射活跃或亢进，Hoffmann征、髌阵挛、踝阵挛及Babinski征等阳性。X线片可示颈椎曲度改变，生理前凸减小、消失或反常，椎间隙狭窄，椎体后缘骨赘形成，椎间孔狭窄。在过伸、过屈位摄片可示颈椎节段性不稳定。CT可示颈椎间盘突出，颈椎管矢状径变小，黄韧带骨化，硬膜间隙脂肪消失，脊髓受压。磁共振成像（MRI）$T_2$加权硬膜囊间隙消失；椎间盘呈低信号，脊髓受压或脊髓内出现高信号区。

**（三）治疗方案的选择及依据**

根据《临床诊疗指南·骨科分册》（中华医学会编著，人民卫生出版社，2009年），《外科学》（多赫尔蒂主编，北京大学医学出版社，2016年，第14版）。

1. 脊髓型颈椎病。
2. 保守治疗无效时选择手术治疗。

**释义**

■ 对于脊髓型颈椎病患者，疾病自然史显示症状将逐渐发展加重，因此往往需要手术治疗。脊髓损伤较重且病程时间长者，手术疗效则差。手术依据颈椎病病理及临床情况决定行颈椎前路或后路手术。手术包括对脊髓、神经构成致压物的组织、骨赘、椎间盘和韧带切除或行椎管扩大成形，使脊髓和神经得到充分减压，同时需通过植骨或内固定行颈椎融合，以获得颈椎的稳定性。

### （四）标准住院日≤15天

**释义**

■ 脊髓型颈椎病患者入院后，术前常规检查、颈椎影像学检查等需要3~4天，术后恢复4~12天，总住院时间≤15天的均符合本路径要求。

### （五）进入路径标准

1. 第一诊断必须符合ICD-10：M47.1和G99.2颈椎病（脊髓型）疾病编码。
2. 当患者同时具有其他疾病，但在住院期间不需要特殊处理也不影响第一诊断的临床路径流程实施时，可以进入路径。
3. 病情需手术治疗。

**释义**

■ 本路径适用于需手术治疗的脊髓型颈椎病患者，不包括急性颈椎间盘突出症、发育性颈椎管狭窄、后纵韧带骨化症患者。

■ 患者如果合并高血压、糖尿病、冠心病等其他慢性疾病：需要术前对症治疗时，如果不影响麻醉和手术，可进入本路径，但可能会增加医疗费用，延长住院时间。如果上述慢性疾病需要经治疗稳定后才能手术，术前准备过程先进入其他相应内科疾病的诊疗路径。

### （六）术前准备（术前评估）≤5天

1. 必需的检查项目
（1）血常规、尿常规。
（2）肝功能、肾功能、电解质、血糖。
（3）凝血功能。
（4）感染性疾病筛查（乙型肝炎、丙型肝炎、梅毒、艾滋病等）。
（5）X线胸片、心电图。
（6）颈椎正侧伸屈位片、双斜位片、CT和MRI。
2. 根据患者病情可选择
（1）肺功能、超声心动图（老年人或既往有相关病史者）。

（2）术前可能需要肌电图、诱发电位、骨密度检查。
（3）有相关疾病者必要时请相应科室会诊。

**释义**

■ 必查项目包括血常规、尿常规、肝功能、肾功能、电解质、血糖、凝血功能、X 线胸片、心电图，主要是评估有无合并基础病，是确保手术治疗安全、有效开展的基础，这些检查可能会影响到住院时间、费用以及治疗预后；血型、Rh 因子、感染性疾病筛查主要是用于手术治疗前后的输血前准备；颈椎影像学检查是进一步明确诊断、选择合适手术治疗方案的必需检查。

■ 高龄患者或有心肺功能异常患者，术前根据病情增加肺功能、超声心动图、血气分析等检查，有合并疾病者可根据病情请相应科室会诊，以确保手术安全。

■ 肌电图、诱发电位检查可帮助明确神经损害性质与节段，并有助于与可导致类似脊髓型颈椎病表现的其他疾病相鉴别。

■ 为缩短患者住院等待时间，检查项目可以在患者入院前于门诊完成。

**（七）选择用药**

抗菌药物：按照《抗菌药物临床应用指导原则（2015 年版）》（国卫办医发〔2015〕43 号）执行。

**释义**

■ 颈前路减压植骨固定、颈后路减压植骨固定、颈前后联合入路减压植骨固定手术属于Ⅰ类切口，但由于术中可能用到前路钛板、螺钉、Cage 或人工椎间盘，后路螺钉、固定板（棒）、钛缆、钛网，以及各种植骨材料，且骨科手术对手术室层流的无菌环境要求较高，一旦感染可导致严重后果。因此，可按规定适当预防性和术后应用抗菌药物。

**（八）手术日为入院≤6 天**

1. 麻醉方式：全身麻醉或局部麻醉+强化（部分颈前路手术）。
2. 手术方式：颈前路减压植骨固定、颈后路减压植骨固定/椎板成形术、颈前后联合入路减压植骨固定术、颈后路椎板成形术。
3. 手术内植物：前路钛板、Cage 或后路螺钉、固定板（棒）、钛缆、钛网、人工椎间盘、各种植骨材料。
4. 手术中自体血回输或输血：视术中情况而定。

**释义**

■ 本路径规定的颈椎手术均是在全身麻醉下实施。

■ 对于脊髓型颈椎病患者，在采用颈前路减压植骨固定、颈后路减压和/或植骨融合内固定、颈前后联合入路减压植骨固定术等手术时，在减压操作中可能会对颈椎的稳定性产生影响，因此需要使用前路钛板、螺钉 Cage、人工椎间盘、后路螺钉、固定板（棒）、钛缆、钛网以及各种植骨材料等进行颈椎的稳定性重建。

■ 术中及术后是否输血依照术中出血量及术后引流量、患者心率及血压等循环系统稳定性、血常规 Hb 情况而定。

**（九）术后住院恢复≤11 天**

1. 必需复查的检查项目：颈椎正侧位片。
2. 术后处理
（1）抗菌药物：按照《抗菌药物临床应用指导原则（2015 年版）》（国卫办医发〔2015〕43 号）执行。
（2）术后镇痛：参照《骨科常见疼痛的处理专家建议》。
（3）激素、脱水药物和神经营养药物。
（4）部分患者可根据病情给予抗凝治疗。
（5）术后康复：支具保护下逐渐进行功能锻炼。

**释义**

■ 术后需复查颈椎正侧位 X 线片，了解术后颈椎的对位、对线关系及内植物的位置情况。

■ 在术后处理上：可按《抗菌药物临床应用指导原则（2015 年版）》适当应用抗菌药物；对于术后疼痛，可按照《骨科常见疼痛的处理专家建议》进行术后镇痛；对于存在易栓症危险因素的患者，可根据病情给予抗凝治疗，以避免深静脉血栓形成；对颈椎功能恢复，可在支具保护下逐渐进行功能锻炼。

**（十）出院标准**

1. 体温正常。
2. 伤口情况良好：引流管拔除，伤口无感染征象（或可在门诊处理的伤口情况），无皮瓣坏死。
3. 术后复查内植物位置满意。
4. 没有需要住院处理的并发症和/或合并症。

**释义**

■ 主治医师应在出院前，通过复查的上述各项检查并结合患者恢复情况判断是否达到出院标准。如果出现术后伤口感染等并发症和/或合并症需要继续留院治疗的情况，应先处理并发症和/或合并症并符合出院条件后再准许患者出院。

**（十一）变异及原因分析**

1. 围手术期并发症：内植物松动、伤口感染、脊髓等神经损伤、血管损伤、食管损伤、硬膜外血肿和伤口血肿等造成住院日延长和费用增加。
2. 内科合并症：老年患者常合并基础疾病，如脑血管或心血管病、糖尿病、血栓等，手术可能导致这些疾病加重而需要进一步治疗，从而延长治疗时间，并增加住院费用。

3. 有上胸椎同时累及者，可能同期手术。

4. 内植物的选择：由于病情不同，使用不同的内植物，可能导致住院费用存在差异。

**释义**

■ 出现变异的原因很多，除了包括路径中所描述的各种术后并发症，还包括医疗、护理、患者、环境等多方面的变异原因，对于这些变异，医师需在表单中明确说明，具体变异情况如下：

（1）按路径流程完成治疗，但出现了上述围手术期并发症，导致治疗时间延长甚至再次手术，从而造成住院日延长和费用增加。

（2）按路径流程完成治疗，但手术后患者合并的基础疾病加重，如术后患者血糖、血压持续增高，需要进一步治疗，从而延长治疗时间，并增加住院费用。

（3）患者同时存在上胸椎或腰椎病变，需同时处理，导致延长治疗时间，并增加住院费用。

（4）由于患者病情不同，手术治疗时单节段与多节段病变、自体骨与异体骨、前路与后路、一期手术与分期手术、使用内植物的不同，可能导致住院费用存在差异。

（5）患者入选路径后，医师在检查及治疗过程中发现患者合并存在一些事前未预知的对本路径治疗可能产生影响的情况，需要中止执行路径或者是延长治疗时间、增加治疗费用。

（6）因患者方面的主观原因导致执行路径出现变异。

## 五、颈椎病（脊髓型）临床路径给药方案

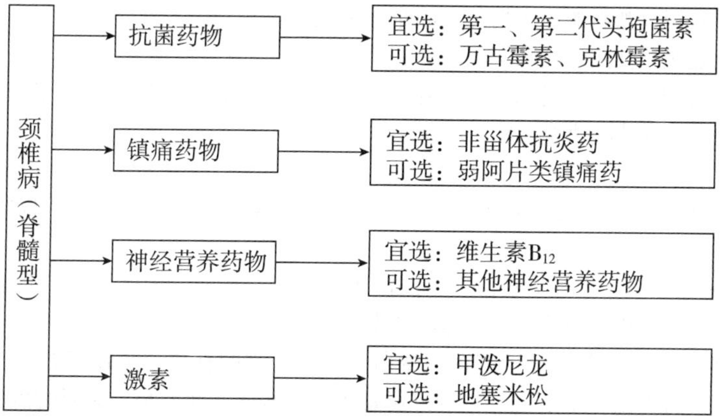


**【用药选择】**

1. 颈椎病（脊髓型）手术属于Ⅰ类切口，但由于术中可能用到各种内固定及植骨材料，因此可适当预防性应用抗菌药物。在术前0.5~2小时给药，或麻醉开始时给药。如果手术时间超过3小时，或失血量大（>1500ml），可手术中给予第2剂。总的预防用药时间不超过24小时，个别情况可延长至48小时。应选用针对包括金葡菌在内的广谱抗菌药物，如第一代或第二代头孢菌素。而对β酰胺过敏的病例则可选用克林霉素或万古霉素。

2. 颈椎病（脊髓型）手术后应及早开始镇痛、个体化镇痛、多模式镇痛。术后即可进食者

可采用口服药物镇痛；术后禁食者可选择静脉点滴等其他给药方式。根据患者症状轻中度的疼痛首选非甾体抗炎药，也可以弱阿片类药物与非甾体类抗炎药（NSAIDs）等联合使用。

3. 术后可给予神经营养药物维生素 $B_{12}$等，可口服给药，也可静脉给药。

4. 术中可根据神经受累情况给予激素，目的是通过抗炎及抗自由基来阻止继发性脊髓损伤的发生和发展。首选甲泼尼龙，剂量为第 1 小时用药 30mg/kg，随后每小时 5. 4mg/kg，治疗 24 小时。

【药学提示】

1. 如果选用万古霉素，则应使用尽可能小的剂量以防止导致细菌产生耐药性。肾功能减退患者应避免使用万古霉素。第一、第二代头孢菌素类多数主要经肾脏排泄，中度以上肾功能不全患者应根据肾功能适当调整剂量。

2. 大剂量应用甲强龙容易出现较多并发症，如呼吸道感染、胃溃疡等，需严密监护，并给予相应药物预防。

【注意事项】

脊髓型颈椎病患者应用激素治疗目前仍存在争议，应谨慎用药。

## 六、颈椎病患者护理规范

1. 术前护理规范

（1）患者避免滑倒及外伤。

（2）严密观察四肢疼痛、感觉、运动情况。

（3）术前备皮：上至双耳上缘连线，下至肩胛骨下缘，左右两侧至腋中线。

2. 术后护理规范

（1）全身麻醉手术患者返回病房意识清醒后，无恶心呕吐的症状，可少量饮用温水，4 小时后进流质饮食，逐渐过渡到正常饮食。

（2）严密观察生命体征变化。

（3）术后患者取平卧位，协助患者每 2 小时轴向翻身 1 次。

（4）密切观察切口敷料的渗血情况，固定好引流管。

（5）必要时遵医嘱使用镇痛药。

（6）密切观察四肢感觉、运动情况。发现异常立即报告医师，排除血肿形成、减压综合征、颈 5 神经根牵拉或神经功能损伤的可能。

（7）并发症的预防与护理

1）预防气道的护理：指导患者进行深呼吸或有效咳嗽、咳痰，必要时予以雾化吸入，促进痰液的排出。

2）预防压疮的护理：做好基础护理，保持床单清洁、平整、无褶皱，定时翻身并将水胶体敷料贴于骨突处，用于预防压疮、压红的发生。

3）预防腹胀、便秘：鼓励患者多食高蛋白质、粗纤维的食物，少食多餐，少吃甜食及易产气食物，每日腹部按摩 2~3 次，以促进肠蠕动，减轻腹胀及便秘，必要时可服用缓泻药物或使用润滑剂促进排便。

4）预防泌尿系统感染的护理：对能自行排尿的患者应术后 24 小时拔除尿管并鼓励其术后尽早排尿。

（8）术后 24 小时，根据患者恢复情况，可遵医嘱给予佩戴颈托下床活动，活动时注意保护患者安全。术后佩戴颈托 1~3 个月。避免长时间伏案工作，避免摔倒。

## 七、颈椎病患者营养治疗规范

1. 颈椎病患者的一般饮食原则为：合理搭配，饮食要合理搭配，不可单一偏食。

2. 颈椎病患者应以富含钙、蛋白质、维生素 B 族、维生素 C 和维生素 E 的饮食为主。其中钙是骨的主要成分，以牛奶、鱼、猪尾骨、黄豆、黑豆等含量为多。

3. 视物模糊、流泪者，宜多食含钙、硒、锌类食物。如豆制品，动物肝、蛋鱼、蘑菇、芦笋、胡萝卜、颈椎病伴高血压者，多吃新鲜蔬菜和水果，如豆芽、海带、木耳、大蒜、芹菜、地瓜、冬瓜、绿豆。

4. 颈椎病患者应戒烟、酒，不要经常吃生冷和过热的食物，忌油腻厚味之品，忌辛辣刺激性食物。

## 八、颈椎病患者健康宣教

1. 出院后佩戴颈托 1~3 个月，每次起床前需要带好颈托再坐起。

2. 遵医嘱使用药物，如有内科合并症应专科就诊。

3. 出院后每 3 天换 1 次药，术后 2 周拆线。

4. 术后 3 个月复查。

5. 术后早期功能锻炼的原则："安全适度，无严重疼痛""主动运动为主，被动运动为辅""逐渐增量"。

6. 生活指导：采取健康的生活方式及饮食习惯，运动适宜，保证摄入充足的蛋白质、维生素及含钙食物。戒烟酒，避免高脂高盐饮食。

7. 预防外伤指导：在家中或公共场所注意防摔倒，避免头颈部受伤。改变姿势时动作应缓慢，必要时使用手杖或助行器。穿衣注意领口大小合适。

## 九、推荐表单

### （一）医师表单

**颈椎病（脊髓型）临床路径医师表单**

适用对象：第一诊断为颈椎病（脊髓型）（ICD-10：M47.1 和 G99.2）

行颈前路减压植骨固定、颈后路减压植骨固定、颈前后联合入路减压植骨固定术、颈后路椎板成形术、颈后路椎板成形术（ICD-9-CM-3：81.0201/81.03/81.002）

| | | |
|---|---|---|
| **患者姓名：** | **性别：　　年龄：　　门诊号：** | **住院号：** |
| **住院日期：**　　年　月　日 | **出院日期：**　　年　月　日 | **标准住院日：**7~15 天 |

| 时间 | 住院第 1 天 | 住院第 2 天 | 住院第 3~5 天<br>（术前日） |
|---|---|---|---|
| **主要诊疗工作** | □ 询问病史及体格检查<br>□ 完成病历书写<br>□ 开化验单及相关检查单<br>□ 上级医师查房与术前评估<br>□ 根据化验及相关检查结果对患者的手术风险进行评估，必要时请相关科室会诊 | □ 上级医师查房<br>□ 继续完成术前化验检查<br>□ 完成必要的相关科室会诊 | □ 根据病史、体检、平片、CT、MRI 等行术前讨论，确定手术方案<br>□ 完成必要的相关科室会诊<br>□ 完成术前准备与术前评估<br>□ 完成术前小结、上级医师查房记录等病历书写<br>□ 签署手术知情同意书、自费用品协议书、输血同意书<br>□ 向患者及家属交代病情和围手术期注意事项 |
| **重点医嘱** | **长期医嘱：**<br>□ 骨科护理常规<br>□ 饮食<br>□ 患者既往基础用药<br>**临时医嘱：**<br>□ 血常规、尿常规<br>□ 凝血功能<br>□ 肝功能、肾功能、电解质、血糖<br>□ 血型、感染性疾病筛查<br>□ X 线胸片、心电图<br>□ 颈椎平片、CT、MRI<br>□ 心肌酶、肺功能、超声心动图（根据病情需要决定）<br>□ 请相关科室会诊 | **临时医嘱：**<br>□ 骨科护理常规<br>□ 饮食<br>□ 患者既往基础用药<br>**临时医嘱：**<br>□ 根据会诊科室要求安排检查和化验单 | **临时医嘱：**<br>□ 术前医嘱：常规准备明日在全身麻醉/局部麻醉+强化下行颈前路减压植骨内固定术/颈后路椎管成形术/颈前路+颈后路手术<br>□ 术前禁食、禁水<br>□ 抗菌药物皮试<br>□ 配血<br>□ 一次性导尿包 |
| **病情变异记录** | □ 无　□ 有，原因：<br>1.<br>2. | □ 无　□ 有，原因：<br>1.<br>2. | □ 无　□ 有，原因：<br>1.<br>2. |
| **医师签名** | | | |

| 时间 | 住院第 4~6 天<br>（手术日） | 住院第 5~7 天<br>（术后第 1 天） | 住院第 6~8 天<br>（术后第 2 天） |
|---|---|---|---|
| 主要诊疗工作 | □ 手术<br>□ 术者完成手术记录<br>□ 住院医师完成术后病程<br>□ 上级医师查房<br>□ 注意神经功能变化<br>□ 向患者及家属交代手术过程概况及术后注意事项 | □ 上级医师查房，注意病情变化<br>□ 完成常规病历书写<br>□ 根据引流情况明确是否拔除引流<br>□ 注意观察体温<br>□ 注意神经功能变化<br>□ 注意伤口情况 | □ 上级医师查房<br>□ 完成常规病历书写<br>□ 根据引流情况明确是否拔除引流管<br>□ 注意观察体温<br>□ 注意神经功能变化<br>□ 注意伤口情况 |
| 重点医嘱 | **长期医嘱：**<br>□ 全身麻醉/局部麻醉+强化后护理常规<br>□ 颈椎术后护理常规<br>□ 明日普通饮食/糖尿病饮食/低盐低脂饮食<br>□ 伤口引流记量<br>□ 留置尿管<br>□ 抗菌药物<br>□ 激素<br>□ 神经营养药物<br>□ 消炎镇痛药物<br>**临时医嘱：**<br>□ 心电血压监测、吸氧<br>□ 补液（根据病情）<br>□ 其他特殊医嘱 | **长期医嘱：**<br>□ 颈椎术后护理常规<br>□ 饮食<br>□ 脱水剂（根据情况）<br>□ 激素<br>□ 神经营养药物<br>□ 消炎镇痛药物<br>□ 雾化吸入（根据情况）<br>□ 抗凝治疗（根据情况）<br>□ 拔除尿管（根据情况）<br>□ 拔除引流（根据情况）<br>**临时医嘱：**<br>□ 通便<br>□ 镇痛<br>□ 补液 | **长期医嘱：**<br>□ 颈椎术后护理常规<br>□ 饮食<br>□ 拔除尿管（根据情况）<br>□ 拔除引流（根据情况）<br>**临时医嘱：**<br>□ 换药（根据情况）<br>□ 补液（根据情况） |
| 病情变异记录 | □ 无 □ 有，原因：<br>1.<br>2. | □ 无 □ 有，原因：<br>1.<br>2. | □ 无 □ 有，原因：<br>1.<br>2. |
| 医师签名 | | | |

| 时间 | 住院第 7~9 天<br>（术后第 3 天） | 住院第 8~10 天<br>（术后第 4 天） | 住院第 9~15 天<br>（术后第 5~11 天，出院日） |
| --- | --- | --- | --- |
| 主要诊疗工作 | □ 上级医师查房<br>□ 完成常规病历书写<br>□ 注意观察体温<br>□ 注意神经功能变化<br>□ 注意伤口情况<br>□ 根据引流情况明确是否拔除引流管 | □ 上级医师查房<br>□ 完成常规病历书写<br>□ 注意观察体温<br>□ 注意神经功能变化<br>□ 注意伤口情况<br>□ 拍摄术后颈椎 X 线平片 | □ 上级医师查房，进行手术及伤口评估，确定有无手术并发症和切口愈合不良情况，明确能否出院<br>□ 完成出院记录、病案首页、出院证明书等，向患者交代出院后的注意事项，如返院复诊的时间、地点，发生紧急情况时的处理等<br>□ 患者办理出院手续，出院 |
| 重点医嘱 | **长期医嘱：**<br>□ 颈椎术后护理常规<br>□ 饮食<br>□ 停抗菌药物<br>□ 拔除引流（根据情况）<br>**临时医嘱：**<br>□ 换药（根据情况）<br>□ 补液（根据情况） | **长期医嘱：**<br>□ 全身麻醉后护理常规<br>□ 颈椎术后护理常规<br>□ 饮食<br>**临时医嘱：**<br>□ 换药（根据情况） | **出院医嘱：**<br>□ 出院带药：神经营养药物、消炎镇痛药、口服抗菌药物<br>□ 预约拆线时间<br>□ 1 个月后门诊复查，如有不适，随时来诊 |
| 病情变异记录 | □ 无 □ 有，原因：<br>1.<br>2. | □ 无 □ 有，原因：<br>1.<br>2. | □ 无 □ 有，原因：<br>1.<br>2. |
| 医师签名 | | | |

### （二）护士表单

**颈椎病（脊髓型）临床路径护士表单**

适用对象：第一诊断为颈椎病（脊髓型）（ICD-10：M47.1 和 G99.2）

行颈前路减压植骨固定、颈后路减压植骨固定、颈前后联合入路减压植骨固定术、颈后路椎板成形术、颈后路椎板成形术（ICD-9-CM-3：81.0201/81.03/81.002）

| 患者姓名： | 性别： 年龄： 门诊号： | 住院号： |
|---|---|---|
| 住院日期： 年 月 日 | 出院日期： 年 月 日 | 标准住院日：7~15 天 |

| 时间 | 住院第 1 天 | 住院第 2~5 天 | 住院第 4~6 天<br>（手术日） |
|---|---|---|---|
| 健康宣教 | **入院宣教：**<br>□ 介绍主管医师、护士<br>□ 介绍环境、设施<br>□ 介绍住院注意事项 | **术前宣教：**<br>□ 宣教疾病知识、术前准备及手术过程<br>□ 告知准备物品、沐浴<br>□ 告知术后饮食、活动及探视注意事项<br>□ 告知术后可能出现的情况及应对方式<br>□ 主管护士与患者沟通，了解并指导心理应对<br>□ 告知家属等候区位置 | **术后当日宣教：**<br>□ 告知监护设备、管路功能及注意事项<br>□ 告知饮食、体位要求<br>□ 告知疼痛注意事项<br>□ 告知术后可能出现情况及应对方式<br>□ 告知用药情况<br>□ 给予患者及家属心理支持<br>□ 再次明确探视陪伴须知 |
| 护理处置 | □ 核对患者，佩戴腕带<br>□ 建立入院护理病历<br>□ 卫生处置：剪指（趾）甲、沐浴、更换病号服 | □ 协助医师完成术前检查化验<br>**术前准备：**<br>□ 配血<br>□ 抗菌药物皮试<br>□ 备皮、剃头（后路）<br>□ 药物灌肠<br>□ 禁食、禁水 | **送手术：**<br>□ 摘除患者各种活动物品<br>□ 核对患者资料及带药<br>□ 填写手术交接单，签字确认<br>**接手术：**<br>□ 核对患者及资料，签字确认 |
| 基础护理 | **二级护理：**<br>□ 晨晚间护理<br>□ 患者安全管理 | **二级护理：**<br>□ 晨晚间护理<br>□ 患者安全管理 | **特级护理：**<br>□ 卧位护理：颈部制动、协助轴线翻身每 2 小时、预防压疮<br>□ 排泄护理<br>□ 患者安全管理 |
| 专科护理 | □ 护理查体<br>□ 评估双下肢感觉活动<br>□ 填写跌倒预防告知书<br>□ 需要时填写跌倒及压疮防范表<br>□ 需要时请家属陪伴<br>□ 心理护理 | □ 协助医师完成术前检查化验<br>□ 心理护理 | □ 病情观察，写特护记录<br>□ 每 2 小时评估生命体征、四肢感觉活动、皮肤情况、伤口敷料、伤口引流管、尿管情况、出入量、有无神经功能障碍<br>□ 颈前路手术床旁备气管切开包，预防急性呼吸窘迫<br>□ 遵医嘱予抗菌药物、激素、营养神经等治疗<br>□ 心理护理 |

续 表

| 时间 | 住院第1天 | 住院第2~5天 | 住院第4~6天<br>（手术日） |
| --- | --- | --- | --- |
| 重点医嘱 | □ 详见医嘱执行单 | □ 详见医嘱执行单 | □ 详见医嘱执行单 |
| 病情变异记录 | □ 无 □ 有，原因：<br>1.<br>2. | □ 无 □ 有，原因：<br>1.<br>2. | □ 无 □ 有，原因：<br>1.<br>2. |
| 护士签名 | | | |

| 时间 | 住院第 5~10 天<br>（术后第 1~4 天） | 住院第 9~15 天<br>（术后第 5~11 天） |
|---|---|---|
| 健康宣教 | **术后宣教：**<br>□ 药物作用及频率<br>□ 饮食、活动指导<br>□ 复查患者对术前宣教内容的掌握程度<br>□ 疾病恢复期注意事项<br>□ 拔除伤口引流管后注意事项<br>□ 拔尿管后注意事项<br>□ 四肢功能锻炼方法<br>□ 正确起卧床方法<br>□ 佩戴支具注意事项<br>□ 下床活动注意事项 | **出院宣教：**<br>□ 复查时间<br>□ 服药方法<br>□ 指导饮食<br>□ 活动休息<br>□ 支具佩戴<br>□ 指导功能锻炼方法<br>□ 伤口观察<br>□ 指导办理出院手续 |
| 护理处置 | □ 遵医嘱完成相关治疗 | □ 办理出院手续<br>□ 书写出院小结 |
| 基础护理 | **特级/一级/二级护理：**<br>□ 根据患者病情和生活自理能力确定护理级别<br>□ 晨晚间护理<br>□ 协助进食、进水<br>□ 协助轴线翻身每 2 小时、预防压疮<br>□ 排泄护理<br>□ 床上温水擦浴<br>□ 协助更衣<br>□ 患者安全管理 | **二级护理：**<br>□ 晨晚间护理<br>□ 协助或指导进食、进水<br>□ 协助或指导床旁活动<br>□ 康复训练<br>□ 患者安全管理 |
| 专科护理 | □ 病情观察，写特护记录：每 2 小时评估生命体征、四肢感觉活动、皮肤情况、伤口敷料、伤口引流管、尿管情况、出入量、有无神经功能障碍<br>□ 遵医嘱予脱水剂（根据情况）、激素、神经营养药物、消炎镇痛药物<br>□ 雾化吸入（根据情况）、抗凝治疗（根据情况）、补液治疗<br>□ 四肢功能锻炼指导<br>□ 需要时，联系主管医师给予相关治疗及用药<br>□ 心理护理 | □ 病情观察：评估生命体征、四肢感觉活动、伤口敷料情况<br>□ 心理护理 |
| 重点医嘱 | □ 详见医嘱执行单 | □ 详见医嘱执行单 |
| 病情变异记录 | □ 无　□ 有，原因：<br>1.<br>2. | □ 无　□ 有，原因：<br>1.<br>2. |
| 护士签名 | | |

## （三）患者表单

### 颈椎病（脊髓型）临床路径患者表单

适用对象：第一诊断为颈椎病（脊髓型）（ICD-10：M47.1 和 G99.2）
行颈前路减压植骨固定、颈后路减压植骨固定、颈前后联合入路减压植骨固定术、颈后路椎板成形术、颈后路椎板成形术（ICD-9-CM-3：81.0201/81.03/81.002）

| | | |
|---|---|---|
| 患者姓名： | 性别： 年龄： 门诊号： | 住院号： |
| 住院日期： 年 月 日 | 出院日期： 年 月 日 | 标准住院日：7~15 天 |

| 时间 | 入院 | 手术前 | 手术日 |
|---|---|---|---|
| 医患配合 | □ 配合询问病史、收集资料，请务必详细告知既往史、用药史、过敏史<br>□ 如服用抗凝剂，请明确告知<br>□ 配合进行体格检查<br>□ 有任何不适请告知医师 | □ 配合完善术前相关检查、化验，如采血、留尿、心电图、X 线胸片、颈椎 X 线检查、CT、MRI<br>□ 医师与患者及家属介绍病情及手术谈话、术前签字<br>□ 麻醉师与患者进行术前访视 | □ 配合评估手术效果<br>□ 配合检查肢体感觉活动情况<br>□ 有任何不适请告知医师 |
| 护患配合 | □ 配合测量体温、脉搏、呼吸、血压、体重 1 次<br>□ 配合完成入院护理评估（简单询问病史、过敏史、用药史）<br>□ 接受入院宣教（环境介绍、病室规定、订餐制度、贵重物品保管等）<br>□ 有任何不适请告知护士 | □ 配合测量体温、脉搏、呼吸，询问排便次数，1 次/日<br>□ 接受术前宣教<br>□ 接受配血，以备术中需要时用<br>□ 接受剃头<br>□ 接受药物灌肠<br>□ 自行沐浴<br>□ 准备好必要用物，弯头吸水管、尿壶、尿垫等<br>□ 取下义齿、饰品等，贵重物品交家属保管 | □ 清晨测量体温、脉搏、呼吸、血压 1 次<br>□ 送手术室前，协助完成核对，带齐影像资料，脱去衣物，上手术车<br>□ 返回病房后，协助完成核对，配合过病床<br>□ 配合检查意识、双下肢感觉活动，询问出入量<br>□ 配合术后吸氧、监护仪监测、输液、排尿用尿管、颈部有伤口引流管（必要时）<br>□ 遵医嘱采取正确体位，颈部制动<br>□ 配合缓解疼痛<br>□ 有任何不适请告知护士 |
| 饮食 | □ 普通饮食 | □ 术前 12 小时禁食、禁水 | □ 返病室后禁水 6 小时<br>□ 6 小时后无恶心呕吐可适量饮水<br>□ 禁食 |
| 排泄 | □ 正常排尿便 | □ 正常排尿便 | □ 保留尿管 |
| 活动 | □ 正常活动 | □ 正常活动 | □ 根据医嘱卧床、颈部沙袋制动<br>□ 卧床休息，保护管路<br>□ 四肢活动 |

| 时间 | 手术后 | 出院日 |
|---|---|---|
| 医患配合 | □ 配合检查四肢感觉活动<br>□ 需要时，配合伤口换药<br>□ 配合拔除引流管、尿管<br>□ 配合伤口拆线<br>□有任何不适请告知医师 | □ 接受出院前指导<br>□ 知道复查程序<br>□ 获取出院诊断书 |
| 护患配合 | □ 配合定时监测生命体征，每日询问排便次数<br>□ 配合检查四肢感觉活动，询问出入量<br>□ 接受输液、服药等治疗<br>□ 配合夹闭尿管，锻炼膀胱功能<br>□ 接受进食、进水、排便等生活护理<br>□ 配合轴线翻身，预防皮肤压力伤<br>□ 注意活动安全，避免坠床或跌倒<br>□ 配合采取正确方法起卧床<br>□ 如需要，配合正确佩戴颈部支具<br>□ 配合执行探视及陪伴 | □ 接受出院宣教<br>□ 办理出院手续<br>□ 获取出院带药<br>□ 知道服药方法、作用、注意事项<br>□ 知道护理伤口方法<br>□ 指导正确起卧床方法<br>□ 如需要，指导正确佩戴支具方法<br>□ 知道复印病历方法 |
| 饮食 | □ 根据医嘱，排气后进流质饮食<br>□ 根据医嘱，由流质饮食逐渐过渡到普通饮食<br>□ 前路手术，进食温凉、较软食物 | □ 根据医嘱，普通饮食 |
| 排泄 | □ 保留尿管-正常排尿便<br>□ 防治便秘 | □ 正常排尿便<br>□ 防治便秘 |
| 活动 | □ 根据医嘱，床上活动<br>□ 注意保护管路，勿牵拉、防脱出等<br>□ 根据医嘱，床旁活动 | □ 正常适度活动，避免疲劳 |

# 附：原表单（2019年版）

## 颈椎病（脊髓型）临床路径表单

适用对象：第一诊断为颈椎病（脊髓型）（ICD-10：M47.1和G99.2）
行颈前路减压植骨固定、颈后路减压植骨固定、颈前后联合入路减压植骨固定术、颈后路椎板成形术、颈后路椎板成形术（ICD-9-CM-3：81.0201/81.03/81.002）

| 患者姓名： | 性别：　年龄：　门诊号： | 住院号： |
|---|---|---|
| 住院日期：　年　月　日 | 出院日期：　年　月　日 | 标准住院日：7~15天 |

| 时间 | 住院第1天 | 住院第2~4天<br>（术前准备期） | 住院第2~5天<br>（术前日） |
|---|---|---|---|
| 主要诊疗工作 | □ 询问病史及体格检查<br>□ 完成病历书写<br>□ 开检查单<br>□ 上级医师查房与术前评估<br>□ 上级医师查房<br>□ 根据检查结果对患者的手术风险进行评估，必要者请相关科室会诊 | □ 上级医师查房<br>□ 继续完成术前实验室检查<br>□ 完成必要的相关科室会诊 | □ 根据病史、体检、X线平片、CT、MRI等，行术前讨论，确定手术方案<br>□ 完成必要的相关科室会诊<br>□ 完成术前准备与术前评估<br>□ 完成术前小结、上级医师查房记录等病历书写<br>□ 签署手术知情同意书、自费用品协议书、输血同意书<br>□ 向患者及家属交代病情及围手术期注意事项 |
| 重点医嘱 | **长期医嘱：**<br>□ 骨科护理常规<br>□ 二级护理<br>□ 饮食<br>□ 患者既往基础用药<br>**临时医嘱：**<br>□ 血常规、尿常规<br>□ 凝血功能<br>□ 肝功能、肾功能、电解质、血糖<br>□ 感染性疾病筛查<br>□ X线胸片、心电图<br>□ 颈椎X线平片、CT、MRI<br>□ 心肌酶、肺功能、超声心动图（根据病情需要决定）<br>□ 请相关科室会诊 | **长期医嘱：**<br>□ 骨科护理常规<br>□ 二级护理<br>□ 饮食<br>□ 患者既往基础用药<br>**临时医嘱：**<br>□ 根据会诊科室要求安排检查和化验单 | **临时医嘱：**<br>**术前医嘱：**<br>□ 常规准备明日行颈前路减压植骨内固定术/颈后路椎管成形术/颈前路+颈后路手术<br>□ 术前禁食、禁水<br>□ 抗菌药物皮试<br>□ 配血<br>□ 一次性导尿包 |
| 主要护理工作 | □ 介绍病房环境、设施和设备<br>□ 入院宣教<br>□ 入院护理评估 | □ 观察患者病情变化<br>□ 心理和生活护理 | □ 宣教、备皮等术前准备<br>□ 提醒患者明晨禁水 |
| 病情变异记录 | □ 无　□ 有，原因：<br>1.<br>2. | □ 无　□ 有，原因：<br>1.<br>2. | □ 无　□ 有，原因：<br>1.<br>2. |
| 护士签名 | | | |
| 医师签名 | | | |

| 时间 | 住院第 3~6 天<br>（手术日） | 住院第 4~7 天<br>（术后第 1 天） | 住院第 5~8 天<br>（术后第 2 天） |
| --- | --- | --- | --- |
| 主要诊疗工作 | □ 手术<br>□ 术者完成手术记录<br>□ 住院医师完成术后病程<br>□ 上级医师查房<br>□ 注意神经功能变化<br>□ 向患者及家属交代手术过程概况及术后注意事项 | □ 上级医师查房，注意病情变化<br>□ 完成常规病历书写<br>□ 注意引流量<br>□ 注意观察体温<br>□ 注意神经功能变化 | □ 上级医师查房<br>□ 完成常规病历书写<br>□ 根据引流情况明确是否拔除引流管<br>□ 注意观察体温<br>□ 注意神经功能变化<br>□ 注意伤口情况 |
| 重点医嘱 | **长期医嘱：**<br>□ 全身麻醉/局部麻醉+强化后护理常规<br>□ 颈椎术后护理常规<br>□ 一级护理<br>□ 明日普通饮食/糖尿病饮食/低盐低脂饮食<br>□ 伤口引流记量<br>□ 留置尿管<br>□ 抗菌药物<br>□ 激素<br>□ 神经营养药物<br>**临时医嘱：**<br>□ 心电血压监测、吸氧<br>□ 补液（根据病情）<br>□ 其他特殊医嘱 | **长期医嘱：**<br>□ 颈椎术后护理常规<br>□ 饮食<br>□ 一级护理<br>□ 脱水（根据情况）<br>□ 激素<br>□ 神经营养药物<br>□ 消炎镇痛药物<br>□ 雾化吸入（根据情况）<br>□ 抗凝治疗（根据情况）<br>**临时医嘱：**<br>□ 通便<br>□ 镇痛<br>□ 补液 | **长期医嘱：**<br>□ 颈椎术后护理常规<br>□ 饮食<br>□ 一级护理<br>□ 拔除尿管<br>□ 拔除引流（根据情况）<br>**临时医嘱：**<br>□ 换药（根据情况）<br>□ 补液（根据情况） |
| 主要护理工作 | □ 观察患者病情变化<br>□ 术后心理与生活护理 | □ 观察患者情况<br>□ 术后心理与生活护理<br>□ 指导患者术后功能锻炼 | □ 观察患者情况<br>□ 术后心理与生活护理<br>□ 指导患者术后功能锻炼 |
| 病情变异记录 | □ 无　□ 有，原因：<br>1.<br>2. | □ 无　□ 有，原因：<br>1.<br>2. | □ 无　□ 有，原因：<br>1.<br>2. |
| 护士签名 | | | |
| 医师签名 | | | |

| 时间 | 住院第 6~9 天<br>（术后第 3 天） | 住院第 7~14 天<br>（术后恢复期） | 住院第 8~15 天<br>（出院日） |
|---|---|---|---|
| 主要诊疗工作 | □ 上级医师查房<br>□ 完成常规病历书写<br>□ 注意观察体温<br>□ 注意神经功能变化<br>□ 注意伤口情况<br>□ 根据引流情况明确是否拔除引流管 | □ 上级医师查房<br>□ 完成常规病历书写<br>□ 注意观察体温<br>□ 注意神经功能变化<br>□ 注意伤口情况<br>□ 拍摄术后颈椎平片 | □ 上级医师查房，进行手术及伤口评估，确定有无手术并发症和切口愈合不良情况，明确是否出院<br>□ 完成出院记录、病案首页、出院证明书等，向患者交代出院后的注意事项，如返院复诊的时间、地点，发生紧急情况时的处理等<br>□ 患者办理出院手续，出院 |
| 重点医嘱 | **长期医嘱：**<br>□ 颈椎术后护理常规<br>□ 饮食<br>□ 一级护理<br>□ 停抗菌药物<br>□ 拔除引流（根据情况）<br>**临时医嘱：**<br>□ 换药（根据情况）<br>□ 补液（根据情况） | **长期医嘱：**<br>□ 全身麻醉后护理常规<br>□ 颈椎术后护理常规<br>□ 饮食<br>□ 二级护理<br>**临时医嘱：**<br>□ 换药（根据情况） | **出院医嘱：**<br>□ 出院带药：神经营养药物、消炎镇痛药、口服抗菌药物<br>□ 预约拆线时间<br>□ 1 个月后门诊复查，如有不适，随时来诊 |
| 主要护理工作 | □ 观察患者情况<br>□ 术后心理与生活护理<br>□ 指导患者术后功能锻炼 | □ 观察患者情况<br>□ 术后心理与生活护理<br>□ 指导患者术后功能锻炼 | □ 指导患者办理出院手续 |
| 病情变异记录 | □ 无 □ 有，原因：<br>1.<br>2. | □ 无 □ 有，原因：<br>1.<br>2. | □ 无 □ 有，原因：<br>1.<br>2. |
| 护士签名 | | | |
| 医师签名 | | | |

# 第十七章

# 胸腰椎骨折临床路径释义

【医疗质量控制指标】

指标一、骨折程度及神经损伤程度评估及记录。

指标二、制订合理的手术方案。

指标三、实施术前的评估与术前准备。

指标四、预防性抗菌药物选择与应用时机。

指标五、预防手术后深静脉血栓形成。

指标六、单椎体骨折手术输血量小于 400ml，每增加一个骨折椎手术输血量增加小于 200ml。

指标七、术后神经功能评估及康复治疗。

指标八、内科原有疾病治疗。

指标九、手术后并发症治疗。

指标十、为患者提供胸腰椎骨折手术的健康教育。

指标十一、切口Ⅰ/甲愈合。

指标十二、住院 15 天内出院。

指标十三、患者住院天数与住院费用。

## 一、胸腰椎骨折编码

疾病名称及编码：胸椎骨折（ICD-10：S22.0）

胸椎多处骨折（ICD-10：S22.1）

腰椎骨折（ICD-10：S32.0）

胸腰椎骨折（ICD-10：T02.1）

手术操作名称及编码：胸椎后路复位椎弓根钉内固定术（ICD-9-CM-3：03.5304，84.8201）

腰椎后路复位椎弓根钉内固定术（ICD-9-CM-3：03.5305，84.8201）

胸腰椎后路复位椎弓根钉内固定术（ICD-9-CM-3：03.5301，84.8201）

## 二、临床路径检索方法

（S22.0／S22.1／S32.0／T02.1）伴（03.53+84.82）

## 三、国家医疗保障疾病诊断相关分组（CHS-DRG）

MDCI　肌肉、骨骼疾病及功能障碍

IU2　颈腰背疾患

## 四、胸腰椎骨折临床路径标准住院流程

### （一）适用对象

第一诊断为胸腰椎骨折，行胸腰椎后路复位椎弓根螺钉内固定术。

**释义**

■ 适用对象编码参见第一部分。

■ Denis根据胸腰段骨折的稳定性分为：①稳定性骨折：轻度和中度的压缩骨折，脊柱的后柱完整。单纯的横突、棘突和椎板骨折也属于稳定性骨折。②不稳定性骨折：三柱中有两柱骨折；爆裂骨折（中柱骨折后，椎体后部骨折块突入椎管，有神经损伤可能）；累及前、中、后三柱的骨折脱位，常伴有神经损伤。

■ 依据骨折的形态分类：①压缩骨折；②爆裂骨折；③Chance骨折；④骨折-脱位；⑤附件骨折。

■ 本路径适用对象为需要手术的胸腰段骨折患者，不包括伴有急性脊髓损伤、严重脊柱畸形、强直性脊柱炎、严重的骨质疏松症患者。

■ 胸腰段骨折手术治疗方式包括胸腰椎后路复位椎弓根钉内固定术、后路减压复位椎弓根钉内固定植骨融合术、后路减压复位椎体间钛笼置入椎弓根钉内固定植骨融合术、皮质骨螺钉内固定术、透视下经皮微创椎弓根螺钉内固定术、导航下经皮微创椎弓根螺钉内固定术。本路径不包括前路手术。

**（二）诊断依据**

根据《临床诊疗指南·骨科分册》（中华医学会编著，人民卫生出版社，2009年），《外科学（下册）》（8年制和7年制临床医学专用教材，赵玉沛、陈孝平主编，人民卫生出版社，2015年）。

1. 病史：有胸腰椎外伤史，胸、腰椎骨折疼痛、活动受限等症状。
2. 体征：胸腰椎活动受限、压痛、叩痛。
3. 影像学检查：胸、腰椎骨折表现。

**释义**

■ 有严重的外伤史，如交通事故、高空坠落、重物撞击腰背部。

■ 主要临床症状：①局部疼痛。②站立及翻身困难。③腹膜后血肿刺激腹腔神经节，使肠蠕动减慢，常出现腹痛、腹胀，甚至肠麻痹症状，有时需要与腹腔脏器损伤鉴别。④合并脊髓损伤时可有损伤平面以下的运动、感觉、反射及括约肌和自主神经功能受到损害。

■ 体格检查时，脊柱和四肢应充分暴露，注意保暖。①体位：能否站立行走、是否强迫体位。②压痛：从上到下逐个按压或叩击棘突，如发现位于中线部位的局部肿胀和明显局部压痛，提示后柱已有损伤。③畸形：常可看到或扪及后凸畸形。④感觉：检查躯干和四肢的痛觉、触觉、温度觉，并注明是“正常、消失、减退或过敏”。注意检查会阴部感觉。⑤肌力：详细记录0~5级。⑥反射：膝、踝反射，病理反射，肛门反射和球海绵体反射。

■ 影像学检查：X线检查对早期诊断很重要。X线检查无法明确诊断时，可行CT、MRI检查。MRI检查对疑有脊髓、神经和间盘损伤的很有意义。

**（三）进入路径标准**

根据《临床诊疗指南·骨科分册》（中华医学会编著，人民卫生出版社，2009年），《外科学（下册）》（8年制和7年制临床医学专用教材，赵玉沛、陈孝平主编，人民卫生出版社，2015年）。

1. 胸腰椎骨折诊断明确。
2. 包括胸10以下椎体骨折。
3. 除外瘫痪下肢肌力低于4级，椎管内侵入＞50%。
4. 除外合并其他正在治疗的疾病。
5. 需要进行后路复位椎弓根螺钉内固定术治疗。

**释义**

■ 治疗原状：早期治疗；复位、减压、固定，避免2次损伤；积极治疗脊髓损伤、预防及治疗并发症；注重功能恢复。

■ 不伴有神经损伤的稳定性骨折可以考虑以下保守治疗：床避免过软；腰背部垫高以使骨折复位；根据病情可佩戴胸腰段支具。非手术治疗适用于部分压缩骨折（前缘压缩＜1/3，后凸角度＜30°）、部分爆裂骨折（脊柱后凸成角较小，椎管占位＜30%）和附件骨折（横突、棘突和椎板骨折）。

■ 不稳定性骨折伴或不伴有神经损伤建议行手术治疗。合并脊髓损伤的患者，进行初步的查体后即应该开始行药物治疗，以减轻脊髓水肿，减少神经破坏。药物包括激素和脱水剂。不稳定性骨折合并不完全脊髓损伤的患者，如一般情况可耐受手术，应尽早在伤后8小时内手术治疗。超过8小时也可考虑手术治疗，以便早期解除脊髓压迫。术中应注意彻底的椎管减压、坚强的内固定、良好的植骨融合。术后应佩戴支具保护。手术治疗适用于部分压缩骨折（前缘压缩接近或超过1/2，后凸角度＞30°）、部分爆裂骨折（明显存在脊柱后凸成角、椎管占位＞30%、伴神经损伤）、Chance骨折和骨折-脱位。

**（四）标准住院日10～15天**

**释义**

■ 胸腰段骨折患者入院后，完成常规术前检查和影像学检查需要1～8天，术后恢复需要4～11天。部分患者可考虑急诊手术，在急诊条件允许的情况下术前检查可以在急诊完成，故总住院时间10～15天均符合本路径要求。

■ 存在神经功能障碍需进行康复理疗的患者，可以转入康复科或转康复医院。

**（五）住院期间的检查项目**

1. 必需的检查项目

（1）病房血常规+血型+红细胞沉降率（五分类）。

（2）病区尿常规+流式沉渣+比重。

（3）大便常规（含隐血）。

（4）生化全套B。

（5）凝血功能常规检查。

（6）免疫四项A［HIV免费］。

（7）X线胸片+病椎为中心正位片。

（8）椎体 CT 并三维重建。
（9）病椎为中心 MRI。
（10）心电图。
2. 根据患者病情进行的检查项目
（1）肺功能、超声心动图、动态心电图（老年人或既往有相关病史者）。
（2）轻微外伤发生骨折患者，术前需肿瘤系列、骨密度检查以除外病理性骨折。
（3）有相关疾病者必要时请相应科室会诊。

**释义**

■ 入院抽血化验完善常规检查、X 线胸片、心电图对保障手术的安全和排除伴随疾病是重要的。严重创伤的患者凝血功能检查有助于对血栓及出血倾向的判断。手术范围较大、减压范围广、术前失血多的患者应积极做输血准备。

■ 应常规行病椎为中心的 X 线片、CT 和 MRI 对骨性损伤、神经损伤、间盘及其他软组织损伤的判断十分重要。由此才能较为准确的制订手术方案以及判断预后情况。

■ 老年患者或存在合并症患者要完善肺功能、超声心动及动态心电图。尽管会增加住院费用，但对于围手术期安全很重要。外伤轻微的患者，要充分考虑病理骨折的可能性。必要情况下术前检查肿瘤指标、骨密度（QCT）、骨扫描等，并请肿瘤科会诊。存在相关疾病的患者应积极在术前请相关科室会诊，如影响手术安排或需要相关治疗的应排除在该路径外。

**（六）治疗方案的选择**

胸腰椎骨折后路复位椎弓根螺钉内固定术治疗。

**释义**

■ 全身麻醉下行胸腰椎骨折后路复位椎弓根螺钉内固定术是最常规的治疗方案。对于无神经损伤和无明显椎管占位的患者不需要行椎管减压，可以考虑常规开放手术或开放肌间隙入路手术。部分患者如无明显后凸，可以考虑行经皮椎弓根螺钉置入手术。尽管增加手术费用（透视下或导航下），但可以缩短住院时间（无需引流）并减少软组织的损伤。

■ 对于存在神经损伤或椎管占位明显的患者，应考虑开放减压手术，并根据损伤情况和减压范围确定椎弓根螺钉置入的数量、融合的范围和横连置入的与否。年龄较大，存在骨质疏松症的患者如不适宜行椎体成形术，可以考虑皮质骨螺钉内固定术治疗。

**（七）预防性抗菌药物选择与使用时机**

按照《抗菌药物临床应用指导原则（2015 年版）》（国卫办医发〔2015〕43 号）执行。

**释义**

■ 胸腰椎手术属于Ⅰ类切口，但由于中枢神经周围相关手术、术中内植物的使用等因素，一旦感染可能导致严重后果。因此，需按照规定使用预防性抗菌药物。如出现感染征象，则早期使用治疗性抗菌药物。

### （八）手术日为入院第 1~8 日

1. 麻醉方式：全身麻醉。
2. 手术方式：后路复位椎弓根螺钉内固定术或前路减压固定融合术。
3. 输血：视术中情况而定。

**释义**

■ 胸腰段手术需在气管内插管全身麻醉下实施手术。

■ 胸腰椎骨折往往是用暴力较大的外伤引起，需要手术的大多数是不稳定性骨折。椎弓根螺钉的稳定性从后柱经中柱可达前柱，合理节段的椎弓根螺钉可以提供脊柱 3 柱的稳定性，而且有较强的抗拔出力。对于很多情况的胸腰段骨折，后路复位椎弓根螺钉内固定术有效而且充分稳定。可以根据具体需要考虑是否同时行椎管减压和/或融合术。爆裂骨折严重或骨折-脱位需前路减压，并行前路重建固定，根据后方复合体损伤的程度决定是否同时行椎弓根螺钉内固定术。

■ 如预计术中出血较多，可使用术中自体血回吸收。

■ 术中、术后是否需要输血依照术中出血量及术后引流量、患者心率血压等循环情况的稳定性、血红蛋白指标情况而定。

### （九）术后住院恢复 4~11 天

1. 必需复查的检查项目：腰椎正侧位片，椎体 CT 并三维重建，住院血常规+血沉，超敏 C 反应蛋白，生化全套 B。
2. 术后处理

（1）抗菌药物：按照《抗菌药物临床应用指导原则（2015 年版）》（国卫办医发〔2015〕43 号）执行。

（2）术后镇痛：参照《骨科常见疼痛的处理专家建议》。

（3）护胃、祛痰、补钾、雾化、通便、神经营养药物。

（4）术后康复：支具保护下逐渐进行功能锻炼。

**释义**

■ 术后复查 X 线正侧位片，可以观察椎弓根螺钉内固定位置良好与否，同时可以评价胸腰段力线和后凸畸形的改善情况。对于存在疑问或想仔细观察骨性情况的，CT 能提供更为全面的资料。

■ 术后处理上，可按照《抗菌药物临床应用指导原则（2015 年版）》适当应用抗菌药物；对于疼痛的处理，可按照《骨科常见疼痛的处理专家建议》进行术后镇痛；对于存在应激性溃疡的，可给护胃治疗；对于合并肺部损伤或气管插管后痰多的，可给予祛痰和雾化治疗；复合损伤严重、存在电解质紊乱，可给予补钾及平衡电解质治疗；合并腹膜后血肿，胃肠道功能紊乱的，术后应鼓励早期下地活动，并适当给予通便治疗；伴神经损伤的，可给予神经营养药物、激素和脱水药物治疗。

■ 术后在支具保护下，应鼓励并指导早期下地活动，逐渐行下肢功能练习。

## （十）出院标准

1. 体温正常，常规化验指标无明显异常。
2. 伤口愈合良好：引流管拔除，伤口无感染征象（或可在门诊处理的伤口情况），无皮瓣坏死。
3. 术后复查内植物位置满意。
4. 没有需要住院处理的并发症和/或合并症。

**释义**

■ 出院时应有主治或以上医师查房明确伤口愈合良好、无感染征象。伤口引流应拔除后再考虑出院。体温应正常，或虽存在体温轻度增高但无感染征象（对于无引流管的微创患者，有部分存在术后吸收热），血象无明显异常。出院时不存在需要住院处理的并发症和/或合并症。

## （十一）变异及原因分析

1. 围手术期并发症：伤口感染、神经血管输尿管损伤、硬膜外血肿、内植物松动等造成住院日延长和费用增加。
2. 内科合并症：老年患者常合并基础疾病，如脑血管或心血管病、糖尿病、血栓等，手术可能导致这些疾病加重而需要进一步治疗，从而延长治疗时间，并增加住院费用。
3. 内植物的选择：由于病情不同，使用不同的内植物，可能导致住院费用存在差异。

**释义**

■ 出现变异的原因很多，除了包括路径中所描述的各种术后并发症，还包括医疗、护理、患者、环境等多方面的变异因素。对于这些变异因素，需要在表单中明确说明，具体变异情况如下：

（1）按路径流程完成治疗，但出现了上述围手术期并发症（如伤口感染、神经血管输尿管损伤、硬膜外血肿、内植物松动等）导致治疗时间延长甚至再次手术，从而造成住院日延长和费用增加。

（2）按路径流程完成治疗，但手术后患者合并的基础疾病加重，如术后出现脑血管或心血管病意外、糖尿病血糖升高、下肢深静脉血栓，需要进一步治疗，从而延长住院时间，增加住院费用。

（3）由于患者骨折类型的不同导致选择不同的数量、种类的椎弓根螺钉，以及是否使用横连、钛笼、前路钢板都会产生不同的费用。对于微创的患者，是否使用导航或术中透视费用亦会不同。术后是否需转入 ICU 病房也会导致费用差异。

（4）患者入选路径后，医师在检查和治疗过程中发现患者合并存在事先未知但对本路径治疗可能产生影响的情况，需要中止路径或延长治疗时间增加费用。

（5）因患者主观原因导致执行路径出现变异。

## 五、胸腰椎骨折临床路径给药方案

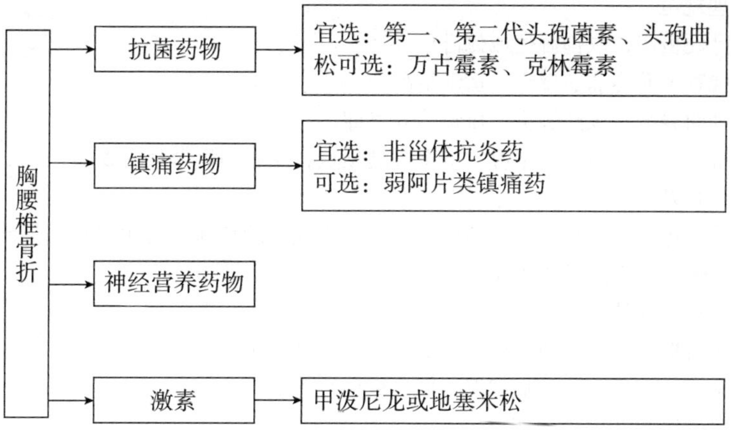


**【用药选择】**

1. 胸腰椎骨折手术属于Ⅰ类切口，但由于术中可能用到各种内固定及植骨材料，因此可适当预防性应用抗菌药物。在术前0.5～2小时给药。如果手上时间超过3小时，或失血量大（>1500ml），可术中给予第2剂。总的预防用药时间不超过24小时，个别情况可延长至48小时。应选用针对包括金黄色葡萄球菌在内的广谱抗菌药物，如第一代或第二代头孢菌素类。头孢过敏的病例可选用克林霉素或万古霉素。

2. 胸腰椎骨折术后应及早开始镇痛、个体化镇痛、多模式镇痛。术后即可进食者可口服药物镇痛；术后禁食者可选用静脉点滴等其他给药方式。根据患者症状轻中度的疼痛首选非甾体抗炎药（NSAIDs），也可以弱阿片类药物与非甾体抗炎药等联合使用。

3. 如患者存在神经症状，围手术期可使用神经营养类药物。也可采用其他神经营养药物或不同种类联合应用（如维生素 $B_{12}$ 衍生物甲钴胺、腺苷钴胺）等。

4. 术中可根据神经受累情况给予激素，目的是通过抗炎及抗自由基作用来阻止继发性脊髓损伤的发生和发展。首选甲泼尼龙。建议使用输液泵控制输液速度。

**【药学提示】**

1. 如果选用万古霉素，则应使用尽可能小的剂量以防止导致细菌产生耐药性。肾功能减退患者应避免使用万古霉素。第一、第二代头孢菌素类多数主要经肾排泄，中度以上肾功能不全患者应根据肾功能适当调整剂量。头孢曲松应避免与含有钙剂的溶液合用。

2. 选用NSAIDs时需参阅药物说明书并评估NSAIDs的危险因素。如患者发生胃肠道不良反应的危险性较高，使用非选择性NSAIDs时加用；受体阻断药、质子泵抑制剂和/或胃黏膜保护剂等胃肠道保护，或使用选择性COX-2抑制剂。应NSAIDs时，对于心血管疾病高危患者，应权衡疗效和安全性因素。阿片类镇痛药最常见不良反应包括恶心、呕吐、便秘、嗜睡及过度镇静、呼吸抑制等。

3. 已证实对神经节苷脂过敏、遗传性糖脂代谢异常（神经节苷脂累积病，如家族性黑矇性痴呆、视网膜变性病）等禁用该类神经营养药物。因神经节苷脂提取于猪脑，对于有特殊民族信仰的患者不建议使用此药物。

4. 大剂量应用甲泼尼龙容易出现较多并发症，如呼吸道感染、胃溃疡等，需严密监护，并给予相应药物预防，如质子泵抑制剂等。

**【注意事项】**

脊髓损伤患者应用激素冲击治疗及神经营养药物疗效在学术界目前存在争议。

## 六、胸腰椎骨折患者护理规范

1. 术前护理规范

（1）患者卧硬板床，取仰卧位或侧卧位。

（2）严密观察下肢疼痛、感觉、运动情况。

（3）定时轴向翻身，预防肺炎、压疮等并发症。

（4）术前备皮：上至肩胛骨下缘，下至臀裂顶点，左右两侧至腋中线。

2. 术后护理规范

（1）全麻手术患者返回病房意识清醒后，无恶心呕吐的症状，可少量饮用温水，4 小时后进流质饮食，逐渐过渡到正常饮食。

（2）严密观察生命体征变化。

（3）术后患者取平卧位，协助患者每 2 小时轴向翻身 1 次。

（4）密切观察切口敷料的渗血情况，固定好引流管。

（5）必要时遵医嘱使用镇痛药。

（6）密切观察双下肢感觉、运动情况。截瘫患者应检查肢体运动与反射、皮肤感觉、肛门括约肌及膀胱功能，应观察感觉平面的变化，发现异常立即报告医师，排除血肿形成或内固定松动植骨块脱落的可能。

（7）并发症的预防与护理

1）预防肺部感染的护理：指导患者进行深呼吸或有效咳嗽、咳痰，胸部叩击，必要时予以雾化吸入，促进肺膨胀和痰液的排出。

2）预防压疮的护理：做好基础护理，保持床单清洁、平整、无褶皱，定时翻身并将水胶体敷料贴于骨突处，用于预防压疮、压红的发生。

3）预防腹胀、便秘：鼓励患者多食高蛋白质、粗纤维的食物，少食多餐，少吃甜食及易产气食物，每日腹部按摩 2~3 次，以促进肠蠕动，减轻腹胀及便秘，必要时可服用缓泻药物或使用润滑剂促进排便。

4）预防泌尿系统感染的护理：对能自行排尿的患者应术后 24 小时拔除尿管并鼓励其术后尽早排尿。

（8）术后 24 小时，根据患者恢复情况，可遵医嘱给予佩戴支具下床活动，活动时注意保护患者安全。术后佩戴支具 3 个月。避免强行扭转腰部，避免摔倒。

## 七、胸腰椎骨折患者营养治疗规范

1. 营养风险筛查，NRS 评分＞3 分者，给予营养评估。

2. 充足的热量、蛋白质，适量脂肪。NRS 评分≤3 分者，能量供给标准以 25~30kcal/kg 为佳；营养不良者热量供给标准不低于 35kcal/kg。碳水化合物热量比不低于 50%；充足的蛋白质，不低于 1.2~1.5g/kg（标准体重），应以优质蛋白为主，不低于蛋白质总量的 1/3~1/2；脂肪热量比以 25%~30%为宜，保证充足的维生素和矿物质。

3. 围手术期，根据不同治疗时期选择饮食形态，如流质饮食、半流质饮食、软食或普通饮食等。饮食宜清淡，以温、热、软为佳，忌食生冷、肥甘、厚腻食物，限制刺激性食物、饮品及调味品。

4. 如经口进食低于所需热量的 80%及高热患者，应给予相应的肠内营养补充剂口服补充，必要时管饲肠内营养补充或肠外营养补充。

5. 如有糖代谢异常，应减少糖类的摄入量。如有糖尿病，应选择糖尿病饮食。如有高血压病，应选择低盐饮食。如有高脂血症，应选择低脂饮食。如合并其他代谢性疾病，应遵循专科医师建议调整饮食。

## 八、胸腰椎骨折患者健康宣教

1. 出院后佩戴支具 3 个月，每次起床前需要带好支具再坐起。

2. 遵医嘱使用药物，如有内科合并症应专科就诊。

3. 出院后每 3 天换 1 次药，术后 2 周拆线。

4. 术后 3 个月复查。

5. 术后早期功能锻炼的原则："安全而不加重疼痛""主动运动为主被动为辅""适应性起步逐渐增量"。

6. 生活指导：采取合理的生活方式及饮食习惯，运动适宜，保证摄入充足的蛋白质、维生素及含钙食物。戒烟酒，避免咖啡因的摄入，少饮碳酸饮料。

7. 预防跌倒指导：在家中或公共场所注意防滑、防绊、防碰撞。改变姿势时动作应缓慢，必要时使用手杖或助行器。穿衣、穿鞋大小合适，有利于活动。

## 九、推荐表单

### （一）医师表单

**胸腰椎骨折临床路径医师表单**

适用对象：第一诊断为胸椎骨折（ICD-10：S22.0），胸椎多处骨折（ICD-10：S22.1），腰椎骨折（ICD-10：S32.0），胸腰椎骨折（ICD-10：T02.1）
行胸椎后路复位椎弓根钉内固定术（ICD-9-CM-3：03.5304，84.8201），腰椎后路复位椎弓根钉内固定术（ICD-9-CM-3：03.5305，84.8201），胸腰椎后路复位椎弓根钉内固定术（ICD-9-CM-3：03.5301，84.8201）

| | | |
|---|---|---|
| **患者姓名：** | **性别：　　年龄：　　门诊号：** | **住院号：** |
| **住院日期：**　　年　月　日 | **出院日期：**　　年　月　日 | **标准住院日：**10~15 天 |

| 时间 | 住院第 1 天 | 住院第 2 天 | 住院第 1~7 天<br>（术前日） |
|---|---|---|---|
| 主要诊疗工作 | □ 询问病史及体格检查<br>□ 完成病历书写<br>□ 开化验单及相关检查单<br>□ 上级医师查房与术前评估<br>□ 向患者和家属交代手术的目的，以及手术可能达到的效果和手术风险 | □ 上级医师查房<br>□ 完善术前检查<br>□ 根据化验结果评估病情及手术风险<br>□ 请相关科室会诊<br>□ 确定手术方案 | □ 根据病史、体检、平片、CT/MRI 等行术前讨论，确定手术方案<br>□ 完成术前准备与术前评估<br>□ 完成术前小结、上级医师查房记录等病历书写<br>□ 签署手术知情同意书、自费用品协议书、输血同意书<br>□ 向患者及家属交代病情及围手术期注意事项<br>□ 必要时请相关科室会诊<br>□ 完善各项术前准备 |
| 重点医嘱 | **长期医嘱：**<br>□ 骨科护理常规<br>□ 一级护理<br>□ 饮食<br>□ 患者既往基础用药<br>**临时医嘱：**<br>□ 胸部正位片<br>□ 常规心电图检查<br>□ 病房血常规+血型+红细胞沉降率（五分类）<br>□ 病区尿常规+流式沉渣+比重<br>□ 大便常规（含隐血）<br>□ 生化全套 B<br>□ 凝血功能常规检查<br>□ 免疫四项 A［HIV 免费］<br>□ 血气分析<br>□ 腰椎正侧位+动力位片<br>□ 腰椎 CT、MRI<br>□ 肺功能、超声心动图、动态心电图（根据患者情况选择） | **长期医嘱：**<br>□ 骨科护理常规<br>□ 一级护理<br>□ 饮食<br>□ 患者既往基础用药<br>**临时医嘱：**<br>□ 根据会诊要求完善检查检验<br>□ 给予神经营养治疗，对症治疗<br>□ 准备支具 | **长期医嘱：**<br>□ 骨科护理常规<br>□ 一级护理<br>□ 饮食<br>□ 患者既往基础用药<br>**临时医嘱：**<br>□ 术前医嘱：常规准备明日在全身麻醉下行胸腰椎后路复位椎弓根螺钉内固定术<br>□ 术前禁食、禁水<br>□ 抗菌药物皮试<br>□ 配血（根据情况）<br>□ 术前导尿（根据情况）<br>□ 麻醉会诊 |
| 病情变异记录 | □ 无　□ 有，原因：<br>1.<br>2. | □ 无　□ 有，原因：<br>1.<br>2. | □ 无　□ 有，原因：<br>1.<br>2. |
| 医师签名 | | | |

| 时间 | 住院第1~8天<br>（手术日，术后） | 住院第2~9天<br>（术后第1天） |
|---|---|---|
| 主要诊疗工作 | □ 手术<br>□ 观察有无手术并发症并做相应的处理，观察下肢的运动和感觉情况<br>□ 术者完成手术记录<br>□ 完成术后病程记录<br>□ 上级医师查房<br>□ 注意神经功能变化<br>□ 向患者及家属交代病情及术后注意事项 | □ 上级医师查房，注意术后病情变化<br>□ 完成病历书写<br>□ 注意引流量<br>□ 注意观察体温<br>□ 注意神经功能变化<br>□ 做出相应的处理 |
| 重点医嘱 | **长期医嘱：**<br>□ 麻醉后护理常规<br>□ 腰椎术后护理常规<br>□ 一级护理<br>□ 明日饮食<br>□ 伤口引流记量<br>□ 留置导尿<br>□ 静脉留置<br>□ 轴线翻身<br>□ 伤口引流记量<br>□ 抗菌药物<br>□ 激素（根据情况）<br>□ 神经营养药物（根据情况）<br>□ 护胃（根据情况）<br>□ 祛痰（根据情况）<br>□ 通便（根据情况）<br>□ 镇痛（根据情况）<br>**临时医嘱：**<br>□ 心电血压、血氧监测<br>□ 吸氧<br>□ 补液<br>□ 其他特殊医嘱 | **长期医嘱：**<br>□ 麻醉后护理常规<br>□ 腰椎术后护理常规<br>□ 一级护理<br>□ 饮食<br>□ 伤口引流记量<br>□ 留置尿管<br>□ 抗菌药物<br>□ 激素（根据情况）<br>□ 神经营养药物（根据情况）<br>□ 护胃（根据情况）<br>□ 祛痰（根据情况）<br>□ 通便（根据情况）<br>□ 消炎镇痛药物（根据情况）<br>**临时医嘱：**<br>□ 补液（根据情况）<br>□ 住院血常规+血沉<br>□ 超敏C反应蛋白<br>□ 生化全套B |
| 病情变异记录 | □ 无 □ 有，原因：<br>1.<br>2. | □ 无 □ 有，原因：<br>1.<br>2. |
| 医师签名 | | |

| 时间 | 住院第 3~12 天<br>（术后第 2~4 天） | 住院第___天<br>（出院前日） | 住院第___天<br>（出院日） |
|---|---|---|---|
| 主要诊疗工作 | □ 上级医师查房<br>□ 完成常规病历书写<br>□ 根据引流情况，明确是否拔除引流管并同时换药观察伤口<br>□ 术后行 X 线正侧位片<br>□ 戴支具指导下地功能练习<br>□ 注意观察体温<br>□ 注意神经功能变化<br>□ 注意伤口情况 | □ 上级医师查房，进行手术及伤口评估，确定有无手术并发症和切口愈合不良情况，明确能否出院<br>□ 完成出院记录、病案首页、出院证明书等<br>□ 向患者交代出院后的注意事项，如返院复诊的时间、地点，发生紧急情况时的处理等 | □ 患者办理出院手续，出院 |
| 重点医嘱 | **长期医嘱：**<br>□ 麻醉后护理常规<br>□ 腰椎术后护理常规<br>□ 一级/二级护理<br>□ 饮食<br>□ 留置尿管（根据情况）<br>□ 抗菌药物（根据情况）<br>□ 神经营养药物（根据情况）<br>□ 护胃（根据情况）<br>□ 祛痰（根据情况）<br>□ 通便（根据情况）<br>□ 消炎镇痛药物（根据情况）<br>□ 拔除引流，停引流记量（根据情况）<br>**临时医嘱：**<br>□ 换药<br>□ 腰椎正侧位片<br>□ 腰椎 CT+三维重建<br>□ 腰椎 MRI（根据情况） | **出院医嘱：**<br>□ 明日出院<br>□ 出院带药：钙剂、神经营养药物、消炎镇痛药、口服抗菌药物（根据情况）<br>□ 嘱____日后拆线换药（根据出院时间决定）<br>□ 1 个月后门诊复查<br>□ 如有不适，随时来诊 | |
| 病情变异记录 | □ 无 □ 有，原因：<br>1.<br>2. | □ 无 □ 有，原因：<br>1.<br>2. | □ 无 □ 有，原因：<br>1.<br>2. |
| 医师签名 | | | |

## （二）护士表单

### 胸腰椎骨折临床路径护士表单

适用对象：第一诊断为胸椎骨折（ICD-10：S22.0），胸椎多处骨折（ICD-10：S22.1），腰椎骨折（ICD-10：S32.0），胸腰椎骨折（ICD-10：T02.1）
行胸椎后路复位椎弓根钉内固定术（ICD-9-CM-3：03.5304，84.8201），腰椎后路复位椎弓根钉内固定术（ICD-9-CM-3：03.5305，84.8201），胸腰椎后路复位椎弓根钉内固定术（ICD-9-CM-3：03.5301，84.8201）

| 患者姓名： | 性别：　　年龄：　　门诊号： | 住院号： |
|---|---|---|
| 住院日期：　　年　月　日 | 出院日期：　　年　月　日 | 标准住院日：10~15 天 |

| 时间 | 住院第 1 天 | 住院第 1~7 天<br>（术前日） |
|---|---|---|
| 健康宣教 | 入院宣教：<br>□ 介绍主管医师、护士<br>□ 介绍环境、设施<br>□ 介绍住院注意事项 | 术前宣教：<br>□ 宣教疾病的知识、术前准备和手术过程<br>□ 告知准备物品、沐浴<br>□ 告知术后饮食、活动及探视注意事项<br>□ 告知术后可能出现的情况及对应的方式<br>□ 主管护士与患者及家属沟通，了解并指导心理问题<br>□ 告知家属等候区的位置 |
| 护理处置 | □ 核对患者，佩戴腕带<br>□ 建立入院护理病历<br>□ 卫生处置，更换病号服 | □ 协助医师完成术前检查化验<br>术前准备：<br>□ 配血、备皮、抗菌药物皮试、灌肠、禁食、禁水 |
| 基础护理 | 一级护理：<br>□ 卧位护理：协助翻身、床上移动、预防压疮<br>□ 排泄护理<br>□ 患者安全管理 | 一级护理：<br>□ 卧位护理：协助翻身、床上移动、预防压疮<br>□ 排泄护理<br>□ 患者安全管理 |
| 专科护理 | □ 护理查体<br>□ 入院护理评估<br>□ 观察心肺功能，下肢神经功能<br>□ 写一级护理记录 | □ 观察患者病情变化<br>□ 心理和生活护理<br>□ 协助医师完成术前检查<br>□ 术前禁食、禁水 |
| 重点医嘱 | □ 详见医师表单 | □ 详见医师表单 |
| 病情变异记录 | □ 无　□ 有，原因：<br>1.<br>2. | □ 无　□ 有，原因：<br>1.<br>2. |
| 护士签名 | | |

| 时间 | 住院第1~8天<br>（手术日，术后） | 住院第3~12天<br>（术后第2~4天） | 住院第___天<br>（出院前日） |
|---|---|---|---|
| 健康宣教 | □ 术后当日宣教<br>□ 告知监护设备、管路功能及注意事项<br>□ 告知饮食、体位的要求<br>□ 告知疼痛注意事项<br>□ 告知术后可能出现的情况及应对方式<br>□ 告知用药情况<br>□ 给予患者和家属心理支持<br>□ 再次明确探视陪伴须知 | □ 术后宣教<br>□ 药物的作用和频率<br>□ 饮食、活动的指导<br>□ 复查患者对术前宣教内容的掌握程度<br>□ 疾病恢复的注意事项（尤其是神经损伤后的宣教）<br>□ 拔尿管后注意事项<br>□ 下地活动注意事项 | □ 出院宣教<br>□ 复查时间<br>□ 服药方法<br>□ 饮食指导<br>□ 康复训练指导<br>□ 指导办理出院手续 |
| 护理处置 | □ 送手术<br>□ 摘除患者各种活动物品、核对患者资料及带药、填写手术交接单，签字确认<br>□ 接手术<br>□ 核对患者及资料，签字确认 | □ 遵医嘱完善相关检查<br>□ 夹闭尿管，锻炼膀胱功能 | □ 办理出院手续<br>□ 书写出院小结 |
| 基础护理 | □ 一级护理<br>□ 卧位护理：协助翻身、床上移动、预防压疮<br>□ 排泄护理<br>□ 患者安全管理 | □ 一级/二级护理<br>□ 术后心理与生活护理<br>□ 指导患者术后功能锻炼<br>□ 协助进食、进水<br>□ 协助翻身、床上活动、预防压疮<br>□ 床上温水擦浴、协助更衣<br>□ 患者安全管理 | □ 二级护理<br>□ 晨晚间护理<br>□ 协助或指导进食、进水<br>□ 协助或指导床旁活动<br>□ 康复训练<br>□ 患者安全管理 |
| 专科护理 | □ 观察病情<br>□ 每2小时评估生命体征、意识、肢体活动、皮肤情况、伤口敷料情况、各种引流情况、出入量、重点记录四肢功能情况<br>□ 遵医嘱给予脱水、抗感染、止血、镇痛、抑酸、激素、控制血糖等治疗 | □ 观察病情，写特护记录<br>□ 评估生命体征、意识、肢体活动、皮肤情况、伤口敷料情况、各种引流情况、出入量、<br>□ 尽早开始康复练习<br>□ 遵医嘱给予脱水、抗感染、止血、镇痛、抑酸、激素、控制血糖等治疗 | □ 评估生命体征、伤口愈合情况、神经功能恢复情况 |
| 重点医嘱 | □ 详见医师表单 | □ 详见医师表单 | □ 详见医师表单 |
| 病情变异记录 | □ 无 □ 有，原因：<br>1.<br>2. | □ 无 □ 有，原因：<br>1.<br>2. | □ 无 □ 有，原因：<br>1.<br>2. |
| 护士签名 | | | |

## （三）患者表单

### 胸腰椎骨折临床路径患者表单

适用对象：第一诊断为胸椎骨折（ICD-10：S22.0），胸椎多处骨折（ICD-10：S22.1），腰椎骨折（ICD-10：S32.0），胸腰椎骨折（ICD-10：T02.1）

行胸椎后路复位椎弓根钉内固定术（ICD-9-CM-3：03.5304，84.8201），腰椎后路复位椎弓根钉内固定术（ICD-9-CM-3：03.5305，84.8201），胸腰椎后路复位椎弓根钉内固定术（ICD-9-CM-3：03.5301，84.8201）

| | | |
|---|---|---|
| 患者姓名： | 性别：　年龄：　门诊号： | 住院号： |
| 住院日期：　年　月　日 | 出院日期：　年　月　日 | 标准住院日：10~15 天 |

| 时间 | 住院第 1 天 | 住院第 1~7 天<br>（术前日） |
|---|---|---|
| 医患配合 | □ 配合询问病史，详细告知既往史、用药史和过敏史，特别是抗凝药和降压药<br>□ 配合查体<br>□ 告知其他部位的外伤或不适<br>□ 既往基础用药<br>□ 镇痛及对症治疗 | □ 配合完成各项术前化验和检查<br>□ 重要检查：抽血化验、心电图、X 线、CT、MRI，必要时检查肺功能、超声心动、动态血压动态心电监测<br>□ 充分理解术前谈话，并在手术同意书上签字<br>□ 完成麻醉师的术前访视，并签麻醉同意书 |
| 护患配合 | □ 一级护理<br>□ 配合测量体温、呼吸、脉搏、血压、体重<br>□ 配合完成入院评估（简要病史、既往史、用药史、过敏史）<br>□ 接受入院宣教（环境介绍、探视规定、订餐制度等）<br>□ 有任何不适告知护士 | □ 一级护理<br>□ 术前准备：备皮、配血、皮试、灌肠、术前签字<br>□ 配合测量体温、呼吸、脉搏、血压，询问排便情况<br>□ 接受术前宣教<br>□ 接受术前准备，配血、备皮、抗菌药物皮试、灌肠、禁食、禁水<br>□ 准备好必要物品（弯头吸水管、尿壶、尿垫等）<br>□ 取下义齿、饰品，贵重物品交家属保管 |
| 饮食 | □ 普通饮食或半流质饮食 | □ 术前 12 小时禁食、禁水 |
| 活动 | □ 卧位休息 | □ 卧床休息 |

| 时间 | 住院第 1~8 天<br>（手术日） | 术后住院第 3~12 天<br>（术后第 2~4 天） | 住院第____天<br>（出院前日） |
|---|---|---|---|
| 医患配合 | □ 配合评估手术效果<br>□ 配合检查下肢感觉和活动功能<br>□ 告知术前术后的变化情况及出现的任何不适<br>□ 用药：抗菌、神经营养、抑酸、止血、激素、脱水、补液及其他药物 | □ 配合检查下肢的感觉和活动<br>□ 配合伤口换药和拔除引流管<br>□ 配合拔除导尿管<br>□ 由输液逐渐过渡至口服药<br>□ 伤口换药，拔除引流管、尿管<br>□ 术后抽血化验<br>□ 术后行 X 线和/或 CT | □ 定期复查<br>□ 必要时行 X 线和/或抽血<br>□ 接受出院指导<br>□ 了解复查程序<br>□ 明确下一步康复训练方法<br>□ 带齐出院资料 |
| 护患配合 | □ 清晨量体温、呼吸、脉搏、血压<br>□ 送手术室前协助核对患者资料、带齐影像学资料、脱去衣物、上手术车<br>□ 返回病房后，配合核对，配合过病床<br>□ 配合检查意识、双下肢感觉活动<br>□ 配合术后吸氧、心电监测、输液、导尿管、引流管<br>□ 配合缓解疼痛<br>□ 有任何不适告知护士 | □ 配合定时监测生命体征<br>□ 配合检查四肢感觉活动<br>□ 配合记录出入量<br>□ 配合夹闭尿管，锻炼膀胱功能<br>□ 接受进食进水、排便等生活护理<br>□ 配合轴线翻身、预防皮肤压伤<br>□ 注意活动安全、避免坠床或跌倒<br>□ 配合佩戴支具<br>□ 配合探视时间安排 | □ 接受出院宣教<br>□ 办理出院手续<br>□ 出院带药，并知晓服药方法、剂量及注意事项<br>□ 知晓伤口护理的事项<br>□ 知晓支具佩戴的方法、起床方法和功能练习的方法<br>□ 知晓复查的注意事项 |
| 饮食 | □ 半流质饮食 | □ 根据病情由半流质饮食过渡至普通饮食，给予营养均衡，高蛋白、低脂肪、易消化饮食，避免油腻食物 | □ 普通饮食，营养均衡<br>□ 勿吸烟、饮酒 |
| 活动 | □ 卧床休息 | □ 卧位休息可头高位，渐坐起，合理佩戴支具<br>□ 可逐渐下地活动<br>□ 行下肢功能练习 | □ 正常活动<br>□ 功能练习 |

# 附：原表单（2016年版）

## 胸腰椎骨折临床路径表单

适用对象：第一诊断为胸腰椎骨折
行后路复位椎弓根螺钉内固定术

| | | |
|---|---|---|
| 患者姓名： | 性别： 年龄： 门诊号： | 住院号： |
| 住院日期： 年 月 日 | 出院日期： 年 月 日 | 标准住院日：10~15天 |

| 时间 | 住院第1天 | 住院第1~7天<br>（术前日） |
|---|---|---|
| 主要诊疗工作 | □ 询问病史及体格检查<br>□ 完成病历书写<br>□ 开化验单及相关检查单<br>□ 上级医师查房与术前评估 | □ 根据病史、体检、平片、CT/MRI等行术前讨论，确定手术方案<br>□ 完成术前准备与术前评估<br>□ 完成术前小结、上级医师查房记录等病历书写<br>□ 签署手术知情同意书、自费用品协议书、输血同意书<br>□ 向患者及家属交代病情及围手术期注意事项<br>□ 必要时请相关科室会诊 |
| 重点医嘱 | **长期医嘱：**<br>□ 骨科护理常规<br>□ 一级护理<br>□ 饮食<br>□ 患者既往基础用药<br>**临时医嘱：**<br>□ 胸部正位片<br>□ 常规心电图检查<br>□ 病房血常规+血型+红细胞沉降率（五分类）<br>□ 病区尿常规+流式沉渣+比重<br>□ 大便常规（含隐血）<br>□ 生化全套B<br>□ 凝血功能常规检查<br>□ 免疫四项A［HIV免费］<br>□ 血气分析<br>□ 腰椎正侧位+动力位片<br>□ 腰椎CT、MRI<br>□ 肺功能、超声心动图、动态心电图（根据患者情况选择） | **长期医嘱：**<br>□ 骨科护理常规<br>□ 一级护理<br>□ 饮食<br>□ 患者既往基础用药<br>**临时医嘱：**<br>□ 术前医嘱：常规准备明日在全身麻醉下行胸腰椎后路复位椎弓根螺钉内固定术<br>□ 术前禁食、禁水<br>□ 抗菌药物皮试<br>□ 配血（根据情况）<br>□ 术前导尿（根据情况）<br>□ 麻醉会诊 |
| 主要护理工作 | □ 入院宣教：介绍病房环境、设施和设备<br>□ 入院护理评估 | □ 宣教、备皮等术前准备<br>□ 提醒患者明晨禁水、禁食 |
| 病情变异记录 | □ 无 □ 有，原因：<br>1.<br>2. | □ 无 □ 有，原因：<br>1.<br>2. |
| 护士签名 | | |
| 医师签名 | | |

| 时间 | 住院第 1~8 天<br>（手术日） | 住院第 2~9 天<br>（术后第 1 天） |
|---|---|---|
| 主要诊疗工作 | □ 上级医师查房<br>□ 术者完成手术记录<br>□ 完成术后病程记录<br>□ 上级医师查房<br>□ 注意神经功能变化<br>□ 向患者及家属交代病情及术后注意事项 | □ 上级医师查房，注意术后病情变化<br>□ 完成病历书写<br>□ 注意引流量<br>□ 注意观察体温<br>□ 注意神经功能变化 |
| 重点医嘱 | **长期医嘱：**<br>□ 麻醉后护理常规<br>□ 腰椎术后护理常规<br>□ 一级护理<br>□ 明日饮食<br>□ 伤口引流记量<br>□ 留置导尿<br>□ 静脉留置<br>□ 轴线翻身<br>□ 伤口引流记量<br>□ 抗菌药物<br>□ 激素（根据情况）<br>□ 神经营养药物（根据情况）<br>□ 护胃（根据情况）<br>□ 祛痰（根据情况）<br>□ 通便（根据情况）<br>□ 镇痛（根据情况）<br>**临时医嘱：**<br>□ 心电血压、血氧监护<br>□ 吸氧<br>□ 补液<br>□ 其他特殊医嘱 | **长期医嘱：**<br>□ 麻醉后护理常规<br>□ 腰椎术后护理常规<br>□ 一级护理<br>□ 饮食<br>□ 伤口引流记量<br>□ 留置尿管<br>□ 抗菌药物<br>□ 激素（根据情况）<br>□ 神经营养药物（根据情况）<br>□ 护胃（根据情况）<br>□ 祛痰（根据情况）<br>□ 通便（根据情况）<br>□ 消炎镇痛药物（根据情况）<br>**临时医嘱：**<br>□ 补液（根据情况）<br>□ 住院血常规+血沉<br>□ 超敏 C 反应蛋白<br>□ 生化全套 B |
| 主要护理工作 | □ 时观察患者病情变化<br>□ 术后心理与生活护理 | □ 观察患者情况<br>□ 术后心理与生活护理<br>□ 指导患者术后功能锻炼 |
| 病情变异记录 | □ 无 □ 有，原因：<br>1.<br>2. | □ 无 □ 有，原因：<br>1.<br>2. |
| 护士签名 | | |
| 医师签名 | | |

| 时间 | 住院第 3~12 天<br>（术后第 2~4 天） | 住院第___天<br>（出院前日） | 住院第___天<br>（出院日） |
|---|---|---|---|
| 主要诊疗工作 | □ 上级医师查房<br>□ 完成常规病历书写<br>□ 根据引流情况，明确是否拔除引流管<br>□ 注意观察体温<br>□ 注意神经功能变化<br>□ 注意伤口情况 | □ 上级医师查房，进行手术及伤口评估，确定有无手术并发症和切口愈合不良情况，明确能否出院<br>□ 完成出院记录、病案首页、出院证明书等<br>□ 向患者交代出院后的注意事项，如返院复诊的时间、地点，发生紧急情况时的处理等 | □ 患者办理出院手续，出院 |
| 重点医嘱 | **长期医嘱：**<br>□ 麻醉后护理常规<br>□ 腰椎术后护理常规<br>□ 一级/二级护理<br>□ 饮食<br>□ 留置尿管（根据情况）<br>□ 抗菌药物（根据情况）<br>□ 神经营养药物（根据情况）<br>□ 护胃（根据情况）<br>□ 祛痰（根据情况）<br>□ 通便（根据情况）<br>□ 消炎镇痛药物（根据情况）<br>□ 拔除引流，停引流记量（根据情况）<br>**临时医嘱：**<br>□ 换药<br>□ 腰椎正侧位<br>□ 腰椎 CT+三维重建<br>□ 腰椎 MRI（根据情况） | **出院医嘱：**<br>□ 明日出院<br>□ 出院带药：钙剂、神经营养药物、消炎镇痛药、口服抗菌药物（根据情况）<br>□ 嘱____日后拆线换药（根据出院时间决定）<br>□ 1 个月后门诊复查<br>□ 如有不适，随时来诊 | |
| 主要护理工作 | □ 观察患者情况<br>□ 术后心理与生活护理<br>□ 指导患者术后功能锻炼 | □ 指导患者办理出院手续 | |
| 病情变异记录 | □ 无 □ 有，原因：<br>1.<br>2. | □ 无 □ 有，原因：<br>1.<br>2. | □ 无 □ 有，原因：<br>1.<br>2. |
| 护士签名 | | | |
| 医师签名 | | | |

# 第十八章

# 腰椎间盘突出症临床路径释义

**【医疗质量控制指标】**

指标一、患者入院病情评估：

入院时患者疼痛程度；

入院时患者肌力障碍程度。

指标二、手术前药物治疗情况：

手术前镇痛、营养神经、脱水药物治疗用药的种类；

手术前药物治疗时间。

指标三、围手术期预防性抗菌药物使用情况：

预防性抗菌药物种类选择；

首剂抗菌药物使用起始时间；

术中追加抗菌药物情况；

预防性抗菌药物停药时间。

指标四、术后疼痛缓解、肢体功能恢复、并发症及残余畸形。

指标五、手术切口愈合情况。

指标六、离院方式。

指标七、住院期间为患者提供术前、术后健康教育与出院时提供教育告知情况。

指标八、患者对医疗服务的体验与评价。

## 一、腰椎间盘突出症编码

1. 原编码

疾病名称及编码：腰椎间盘突出症（ICD-10：M51.0↑、G99.2＊；M51.1↑、G55.1＊；M51.202）

手术操作名称及编码：椎间盘髓核摘除术或经皮穿刺颈腰椎间盘切除术（显微镜加收）（ICD-9-CM-3：80.59001）

2. 修改编码

疾病名称及编码：腰椎间盘突出伴脊髓病（ICD-10：M51.0↑ G99.2）

腰椎间盘突出伴神经根病（ICD-10：M51.1↑ G55.1＊）

手术操作名称及编码：椎间盘切除术（ICD-9-CM-3：80.51）

## 二、临床路径检索方法

（M51.0↑ G99.2＊/M51.1↑ G55.1＊）伴 80.51

## 三、国家医疗保障疾病诊断相关分组（CHS-DRG）

MDCI　肌肉、骨骼疾病及功能障碍

IU2　颈腰背疾患

## 四、腰椎间盘突出症临床路径标准住院流程

### （一）适用对象

第一诊断为腰椎间盘突出症（包括侧别、节段）（ICD-10：M51.0↑ G99.2＊/M51.1↑ G55.1＊/M51.202），行椎间盘髓核摘除术或经皮穿刺颈腰椎间盘切除术（显微镜加收）（ICD-9-CM-3：80.59001）。

**释义**

■ 本路径适用对象为需手术治疗的腰椎间盘突出症患者，不包括同时合并腰椎管狭窄、腰椎不稳定、腰椎滑脱的患者。

■ 腰椎间盘突出症手术治疗方式包括后路开放式椎间盘髓核摘除术或经皮穿刺颈腰椎间盘切除术。

### （二）诊断依据

1. 病史：腰痛，单侧或双侧神经根受损或马尾神经受损的症状。
2. 体征：单侧或双侧神经根受损或马尾神经受损的体征。
3. 影像学检查：有椎间盘突出与症状和体征符合。

**释义**

■ 腰椎间盘突出症的诊断主要依靠患者的临床症状，详细的神经系统检查及X线片、CT、磁共振成像（MRI）检查的结果来确定。

■ 病史和临床症状是诊断腰椎间盘突出症的初步依据，多数患者表现为腰痛和坐骨神经痛。坐骨神经痛多为逐渐发生，疼痛多为放射性神经根性痛，部位为腰骶部、臀后部、大腿后外侧、小腿外侧至足跟部或足背部。严重时可引起肢体麻木而不出现下肢疼痛。患者行走时，随着距离的增多而出现腰背痛或患侧下肢放射痛或麻木加重。病情严重时可出现马尾神经受损的症状：双下肢不全瘫、括约肌功能障碍、二便困难等。检查时可有直腿抬高试验（+）及直腿抬高加强试验（+），下肢运动、感觉异常，腱反射异常等。腰椎正位X线片可示腰椎侧弯，腰椎侧位X线片可示腰椎间隙变窄、腰椎生理前凸变小或消失，严重者甚至出现反常后凸。CT可表现为椎间盘组织在椎管内压迫硬膜囊，硬膜囊向一侧推移，或压迫神经根，神经根向侧后方向移位。在椎间盘突出较大的患者，神经根被突出的椎间盘影所覆盖，硬膜囊受压变扁。磁共振成像通过不同层面的矢状位像及所累及椎间盘的轴位像可以观察病变椎间盘突出形态及其所占椎管内位置，同时可以判断椎间盘退变情况。

### （三）治疗方案的选择及依据

1. 经严格正规非手术治疗无效。
2. 症状和体征与影像学检查符合。
3. 患者及家属选择手术。

**释义**

■ 对于腰椎间盘突出症患者，80%~90%可以采用非手术治疗而愈，因此往往需要先行非手术治疗，如果按照严格正规非手术治疗3个月患者症状无好转者需考虑手术治疗。存在单根神经根麻痹、产生足下垂等症状的患者，保守治疗效果有限，应考虑手术。对于出现马尾综合征需急诊手术。手术治疗方案包括后路开放式椎间盘髓核摘除术或经皮穿刺颈腰椎间盘切除术。

### （四）标准住院日7~10天

若住院前已完成部分术前准备，住院日可适当缩短。

**释义**

■ 腰椎间盘突出症患者入院后，术前常规检查、腰椎影像学检查等需要3~5天，术后恢复5~7天，总住院时间≤10天的均符合本路径要求。

### （五）进入路径标准

1. 第一诊断必须符合腰椎间盘突出症。
2. 如有其他疾病，但住院期间不需特殊处理，也不影响第一诊断的临床路径流程实施时，可以进入路径。

**释义**

■ 患者如果合并高血压、糖尿病、冠心病等其他慢性疾病，需要术前对症治疗时，如果不影响麻醉和手术，可进入本路径，但可能会增加医疗费用，延长住院时间。如果上述慢性疾病需要经治疗稳定后才能手术，术前准备过程先进入其他相应内科疾病的诊疗路径。

■ 合并腰椎管狭窄、腰椎不稳定及腰椎滑脱患者手术治疗方案与腰椎间盘突出症患者不同，费用也往往会增加，因此不适用本路径。

### （六）术前准备3~5天

1. 必需的检查项目
（1）血常规、尿常规、大便常规。
（2）肝功能、肾功能、电解质、血糖。
（3）凝血功能。
（4）感染性疾病筛查（乙型肝炎、丙型肝炎、梅毒、AIDS等）。
（5）X线胸片、心电图。
（6）腰椎正侧位片、CT、MRI（院外完成）。
2. 根据患者病情可选择
（1）肺功能、超声心动图（老年人或既往有相关病史者）。

（2）有相关疾病者必要时请相应科室会诊。

**释义**

■ 必查项目血常规、尿常规、肝功能、肾功能、电解质、血糖、凝血功能、X线胸片、心电图，主要用来评估有无合并基础病，是确保手术治疗安全、有效开展的基础，这些检查可能会影响到住院时间、费用以及治疗预后；血型、Rh因子、感染性疾病筛查主要是用于手术治疗前后的输血前准备；腰椎影像学检查是进一步明确诊断、选择合适手术治疗方案的必需检查。

■ 高龄患者或有心肺功能异常患者，术前根据病情增加肺功能、超声心动图、血气分析、下肢血管彩超等检查，有合并疾病者可根据病情请相应科室会诊，以确保手术安全。

■ 对于部分诊断不明确的患者，术前可能需要肌电图、诱发电位检查、椎间盘造影、小关节封闭、神经根封闭或硬膜外封闭以确诊。肌电图、诱发电位检查、椎间盘造影、小关节封闭、神经根封闭或硬膜外封闭可帮助明确神经损害性质与节段，并有助于与可导致类似腰椎间盘突出症表现的其他疾病相鉴别。

■ 为缩短患者住院等待时间，检查项目可以在患者入院前于门诊完成。

## （七）抗菌药物应用

1. 抗菌药物：按照《抗菌药物临床应用指导原则（2015年版）》（国卫办医发〔2015〕43号）及相关规定执行。其预防用药经验选择如下：青霉素、第一代头孢菌素类（头孢硫脒、头孢唑啉）。

2. 第二代头孢菌素类（头孢呋辛）、类二代头孢菌素的头霉素类（头孢美唑、头孢西丁）。对β-内酰胺类抗菌药物过敏者，可选用克林霉素预防葡萄球菌、链球菌感染。

**释义**

■ 腰椎间盘突出症后路开放式/微创椎间盘切除术、后路椎间盘切除后部分椎间盘置换术及前路椎间盘切除全部椎间盘置换手术属于Ⅰ类切口，但由于骨科手术对手术室层流的无菌环境要求较高，一旦感染可导致严重后果。因此可按规定适当预防性和术后应用抗菌药物。

## （八）手术日为入院第4~5天

1. 麻醉方式：气管插管全身麻醉。
2. 手术方式：椎板开窗髓核摘除术。
3. 输血：视术中和术后情况而定。

**释义**

■ 本路径规定的腰椎手术可气管插管全身麻醉或者局部麻醉下实施。

■ 腰椎间盘突出症患者采用后路开放式椎间盘髓核切除术，一般通过开窗或半椎板切除完成操作者，对腰椎的稳定性影响不大，一般不需使用内固定物。经皮穿刺颈腰椎间盘切除术也无需内植物。如果椎板全部切除方能完成椎间盘切除，则可能会影响腰椎的稳定性，一般需考虑使用内固定物。在进行了内固定的患者可能需使用植骨材料等进行腰椎融合稳定性重建。

■ 术中及术后是否输血依照术中出血量及术后引流量、患者心率、血压等循环稳定性、血常规 Hb 情况而定。

**（九）术后住院恢复 5~7 天**

1. 术后必需复查的检查项目：腰椎正侧位片、血常规。
2. 术后处理

（1）抗菌药物：按照《抗菌药物临床应用指导原则（2015 年版）》（国卫办医发〔2015〕43 号）执行。如果发生脑脊液漏可适当延长用药时间，并做好记录。
（2）术后镇痛：术后给予口服非甾体类消炎镇痛药塞来昔布 0.2g，每日 1 次；或美洛昔康 7.5mg，每日 1 次。
（3）其他药物：甲泼尼龙 40mg，静脉滴注，每 12 小时 1 次至术后 3~5 天；甲基维生素 $B_{12}$（弥可葆）0.5mg，静脉滴注，每日 1 次。
（4）术后康复：术后第一日即可开始，双下肢被动抬高，减轻神经根的粘连。

**释义**

■ 术后需复查腰椎正侧位 X 线片，了解术后腰椎的对位、对线关系及内植物的位置情况。检查血常规明确有无感染、贫血等。

■ 在术后处理上，可按《抗菌药物临床应用指导原则》适当应用抗菌药物。

■ 对于术后疼痛，可按照《骨科常见疼痛的处理专家建议》进行术后镇痛。

■ 激素、脱水药物和神经营养药物多用于压迫神经损害明显的患者，包括括约肌功能障碍等，不必常规应用。

■ 术后水肿会影响机体组织的功能恢复和伤口愈合，为增加静脉张力和促进静脉和淋巴回流，必要时可使用静脉活性药物：黄酮类、香豆素类、七叶皂苷类，如七叶皂苷钠、迈之灵等药物，以减轻术后水肿、疼痛等临床症状。

■ 早期被动直腿抬高有助于减轻神经根粘连。

**（十）出院标准**

1. 体温正常，血常规无明显异常。
2. 伤口无感染征象。
3. 腰椎正侧位片定位正确。
4. 没有需要住院处理的并发症和/或合并症。

**释义**

■ 主治医师应在出院前，通过复查的上述各项检查并结合患者恢复情况决定是否能出院。如果出现术后伤口感染等并发症和/或合并症需要继续留院治疗的情况，应先处理并发症和/或合并症并符合出院条件后再准许患者出院。

**（十一）变异及原因分析**

1. 围手术期并发症：伤口感染、神经血管损伤、硬膜外血肿、脑脊液漏等造成住院日延长和费用增加。

2. 内科合并症：老年患者常合并基础疾病，如心脑血管病、糖尿病、血栓等，手术可导致加重需要进一步治疗，从而延长治疗时间，造成住院日延长和费用增加。

**释义**

■ 出现变异的原因很多，除了包括路径中所描述的各种术后并发症，还包括医疗、护理、患者、环境等多方面的变异原因，对于这些变异医师需在表单申明确说明，具体变异情况如下：

（1）按路径流程完成治疗，但出现了上述围手术期并发症，导致治疗时间延长甚至再次手术，从而造成住院日延长和费用增加。

（2）按路径流程完成治疗，但手术后患者合并的基础疾病加重，如术后患者血糖、血压持续增高，需要进一步治疗，从而延长治疗时间，并增加住院费用；由于患者病情不同，手术治疗时是否使用内植物，可能导致住院费用存在差异。

（3）患者入选路径后，医师在检查及治疗过程中发现患者合并存在一些事前未预知的对本路径治疗可能产生影响的情况，需要中止执行路径或者是延长治疗时间、增加治疗费用。

（4）因患者方面的主观原因导致执行路径出现变异。

## 五、腰椎间盘突出症临床路径给药方案

**【用药选择】**

1. 在治疗疼痛时先要对疼痛进行正确的评估，尽早进行治疗，提倡采用多模式、个体化的镇痛，用最小剂量的药物达到最佳的镇痛效果。通过镇痛治疗提高患者的生活质量、提高患者对手术质量的整体评价、及早开展康复训练以及降低术后并发症。对乙酰氨基酚主要用于轻、中度疼痛，非甾体类消炎药可用于轻、中、重度疼痛的协同治疗。曲马多和阿片类镇痛药主要用于中、重度疼痛的治疗。肌松药、镇静药、抗抑郁药、抗焦虑药用于疼痛的辅助治疗。

2. 糖皮质激素和脱水药用于难治性疼痛的治疗。一般用药 3~5 天症状减轻后及时停药。

3. 根据患者神经功能障碍的程度选择一种或者联合应用神经营养药物。

4. 预防性应用抗菌药物：原则上应选择相对广谱、效果肯定（杀菌剂而非抑菌剂）、安全及价格相对低廉的抗菌药物。头孢菌素类是最符合上述条件的，如果患者对青霉素过敏不宜使用头孢菌素类药物时，针对葡萄球菌、链球菌可用克林霉素，针对革兰阴性杆菌可用氨曲南，大多两者联合应用。

5. 止血药物的应用：任何止血药不能替代术中良好的止血，术后可给予止血药物治疗 3 天减少引流量及预防血肿形成。

**【药学提示】**

1. 对乙酰氨基酚有肝毒性，日剂量不超过 4000mg。非选择性非甾体类抗炎药增加消化道出血的风险，选择性非甾体类抗炎药增加心血管病的风险。用药时需参阅药物说明书并分析患者可能的相关危险因素，权衡疗效和安全性因素。根据患者的疼痛特点和心理特点选择合适的辅助性药物。阿片类常见的不良反应包括恶心、呕吐、便秘、嗜睡及过度镇静、呼吸抑制等。

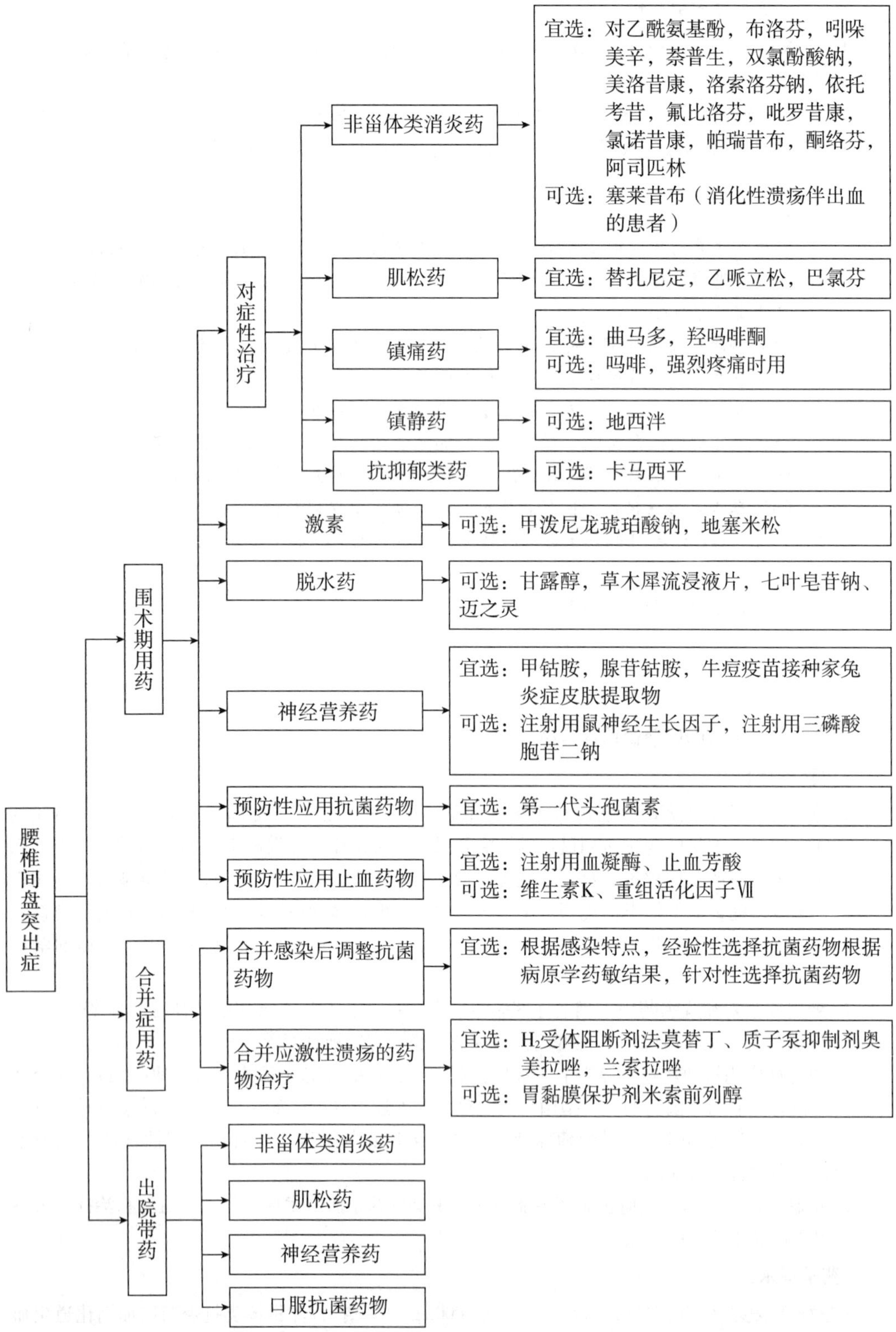


2. 在以下疾病的患者中应该慎用或禁用糖皮质激素：肾上腺皮质功能亢进症（Cushing 综合征）；活动性结核，药物难以控制的感染如水痘、麻疹、流行性腮腺炎等；活动性消化道溃疡；糖尿病

血糖难以控制者。应用激素时，可予胃黏膜保护剂或质子泵抑制剂预防消化道溃疡。
3. 预防性应用抗菌药物能够降低手术部位感染的概率，但仍有较多因素影响手术部位或其他部位感染的发生率，应该采取综合预防措施，严格遵守无菌术原则。术后需要根据患者症状体征及血象、血沉、C 反应蛋白和微生物培养及药敏检查结果，及时调整用药策略。

【注意事项】

1. 注意避免同时使用两种或者两种以上非甾体类抗炎药。老年人宜选用肝、肾、胃肠道安全性纪录好的非甾体类抗炎药。使用阿片类镇痛药时，应监测患者疼痛程度，调整其剂量或者换用其他药物以避免药物依赖。
2. 糖皮质激素药注意控制用量以降低副作用的发生率。一般甲泼尼龙琥珀酸钠用量为 120mg/d，地塞米松不超过 25mg/d。
3. 一般手术时间<2 小时且手术没有置入内植物时不用抗菌药物。在术前预防性应用抗菌药物时，在切开皮肤黏膜前 30 分钟（麻醉诱导时）开始给静脉给药，以保证在发生细菌污染之前血清及组织中的药物已达到有效浓度。一般 30 分钟内滴完，血清和组织内抗菌药物有效浓度必须能够覆盖手术全过程。常用的头孢菌素血清半衰期为 1~2 小时，因此，如手术延长到 3 小时以上，或失血量超过 1500ml，应补充一个剂量，必要时还可用第三次。如果选用半衰期长达 7~8 小时的头孢曲松，则无须追加剂量。
4. 在以下疾病的患者中应该慎用或禁用糖皮质激素：肾上腺皮质功能亢进症（Cushing 综合征）；活动性结核，药物难以控制的感染如水痘、麻疹、流行性腮腺炎等；活动性消化道溃疡；糖尿病血糖难以控制者。应用激素时，可予胃黏膜保护剂、$H_2$受体阻断剂或质子泵抑制剂预防消化道溃疡。

## 六、腰椎间盘突出症患者护理规范

1. 术前

（1）心理护理：讲解疾病有关知识，手术必要性，重要性，手术治疗的有效性，缓解对手术的恐惧心理，树立信心、积极配合治疗。
（2）戒烟酒，指导患者有效咳嗽，咳痰，训练深呼吸，保持呼吸道通畅，增强呼吸肌功能。
（3）缓解疼痛：卧床休息，减少活动，腰围固定制动以减轻疼痛。
（4）术前练习“训练床上使用便器排尿、排便，避免患者中术后因姿势不适应而发生便秘、尿潴留；练习轴向翻身法，为术后翻身打下基础；俯卧位训练，逐渐延长俯卧位时间至 2~3 小时，以适应手术体位需要。
（5）术前常规备皮“备皮时防止损伤皮肤，备皮范围为双侧肩胛骨下缘至臀裂顶点，双侧至腋中线。通知禁食、禁水 6~8 小时，准备术后使用的物品，遵医嘱进行药物敏感试验，必要时予以灌肠。
（6）训练床上使用便器排尿、排便，避免患者中术后因姿势不适应而发生便秘、尿潴留；练习轴向翻身法，为术后翻身打下基础。

2. 术后

（1）术后体位：去枕平卧 6 小时，保持脊柱平直，做好轴向翻身。
（2）病情观察：结合心电监测密切观察患者生命体征变化，观察患者意识、下肢感觉、活动情况，严密监测心电、血压、血氧饱和度的变化。术后 6 小时内每小时、术后 7~48 小时内每 4 小时、术后 48 小时后每 8 小时及出院时进行神经功能评估并记录。评估内容包括四肢肌力、痛触觉、温度觉和膀胱功能。
（3）伤口护理：注意伤口处有无渗血、渗液，及时更换敷料，保持切口周围清洁干燥。
（4）并发症护理：脑脊液漏的护理：如果引流液为清亮液体并且引流量较多时，要高度怀疑脑脊液漏并报告医师，询问患者有没有头痛、头晕，适当给予去枕平卧或头低脚高位，将负压引流管改为普通引流管，根据医嘱定时夹闭引流管；椎间隙感染的护理：临床表现为背部疼痛、肌肉痉挛并有或无体温升高，MRI 检查可以辅助确诊，需要制动、抗生素治疗；血肿形成的护理：血肿形成多见于手术当天，分为伤口局部血肿和椎管内血肿，伤口局部血肿有增加伤口感染的风险，并可能引起伤口不愈合或者延迟愈合；椎管内血肿可以引起神经压迫，术后需要密切观察伤口情况和双下肢感觉、运动情况，如果发现下肢感觉、肌力减退，应及时报告医师，确诊后应及时行血肿清除术。

（5）管路护理：术区放置引流的患者，注意妥善固定，保持引流通畅和引流管周围敷料干燥清洁，观察并记录引流液的颜色、性状和引流量。

（6）导尿管护理：观察尿量的变化，保持水、电解质及酸碱平衡。每日行会阴护理，按时更换尿袋，嘱患者多饮水，防止尿路感染。

（7）预防并发症：防止压疮、肺部感染、神经根粘连等。

（8）心理护理：向患者及其家属讲解疾病的相关知识，使其充分了解手术方式和手术后可能出现的一些问题，积极配合治疗和护理工作。

（9）腰围准备：选择合适的腰围，向患者及家属详细讲解佩戴腰围的方法、重要性和注意事项，并教会正确佩戴腰围。

## 七、腰椎间盘突出症患者营养治疗规范

1. 术前要注意适当的补充蛋白质，每日蛋白质的量需 100~150g 左右，尽量选择富含优质蛋白质的食物，如奶及奶制品（年纪大的患者最好选用脱脂鲜奶或奶粉）、蛋、大豆粉、动物的肝肾、瘦肉、鱼、鸡肉、酸奶等。食谱的安排在原来饮食的基础上注意增加全脂或脱脂奶 1 份、酸奶 1~2 份、鸡蛋 1 个、大豆粉适量或豆腐 1 份，动物肝或肾适量。

2. 术后 6 小时可以进半流质饮食，如小米粥、面条汤、馄饨之类。肛门排气后注意蔬菜水果、蛋白质的补充。少喝茶和咖啡。如果术中失血过多，应多吃瘦肉、猪血、猪肝、鸡肝、豆腐、豆浆、牛奶、鸡蛋、海鱼等食物，这些食品蛋白质含量高，还含有铁元素，而脂肪含量不高，有利于增强患者体质，提高抗病力。

3. 康复期注意补充蛋白质、钙、镁、维生素 D 以及维生素 B 族等。含钙丰富的食物如奶类、豆类、小虾米、海带等，多吃新鲜的水果蔬菜，适当补充动物肝脏，饮食多样化。如果饮食量少，可以适当吃一些营养补充剂。

4、术前、术后及康复期都应多食富含纤维素的食物，如芹菜、木耳、竹笋、苹果、香蕉等，以保持大便通畅。如果大便不畅，晨起可喝淡蜂蜜水。

## 八、腰椎间盘突出症患者健康宣教

1. 功能锻炼：麻醉清醒后可以进行肢体锻炼，进行股四头肌、踝关节背伸、跖屈练习，每日 2~3 组，每组 20~30 次，每次坚持 5 秒，可以避免神经粘连，保持关节活动度，避免肌肉萎缩。术后 3 个月进行小燕飞等腰背肌锻炼，增加腰背肌肌力和耐力，稳定和保护腰椎，降低腰椎负荷，同时改善局部血液循环，减少炎症因子和代谢产物堆积，促进损伤修复。

2. 术后第一天可以指导下地活动，先在床上佩戴腰围后坐起，坐 20 分钟确认没有头晕后可以下地活动。

3. 术后 3 个月内佩戴腰围保护，避免久坐、久站、弯腰负重等增加腰椎负担的动作。3~6 个月内避免过度冲撞、扭腰、跳跃等剧烈活动及搬重物、久坐、久站、跑、跳，避免弯腰拾物，加强腰背肌锻炼半年以上以增强腰部肌肉力量及腰椎稳定性。

4. 正确的下床方法：侧卧位，双腿垂于床下，双臂交替撑床缓慢坐起，不宜仰卧位直接起床，坐起后不急于下床，床边坐 15~30 分钟后再下床。

5. 每半小时改变一次体位，避免长时间坐姿，必要时经常起身行走，改善腰背肌痉挛的

状态。

6. 避免室温低影响腰背肌肉血运循环而增加腰痛的发病率，室温控制 26℃左右。
7. 选择合适、舒适的运动鞋，避免穿高跟鞋增加腰椎负担，鞋跟高度 3cm 左右为宜。
8. 术后 6 周后可以恢复性生活。

## 九、推荐表单

### （一）医师表单

**腰椎间盘突出症临床路径医师表单**

适用对象：第一诊断为腰椎间盘突出伴脊髓病（ICD-10：M51.0↑ G99.2），腰椎间盘突出伴神经根病（ICD-10：M51.1↑ G55.1*）
行椎间盘切除术（ICD-9-CM-3：80.51）

| | | |
|---|---|---|
| **患者姓名：** | **性别：　　年龄：　　门诊号：** | **住院号：** |
| **住院日期：**　　年　月　日 | **出院日期：**　　年　月　日 | **标准住院日：**7~15 天 |

| 时间 | 住院第 1 天 | 住院第 2 天 | 住院第 3 天 |
|---|---|---|---|
| **主要诊疗工作** | □ 询问病史及体格检查<br>□ 完成病历书写<br>□ 开化验单及相关检查单<br>□ 上级医师查房与术前评估 | □ 上级医师查房<br>□ 继续进行相关检查<br>□ 根据化验和相关检查结果，对患者的手术风险进行评估<br>□ 必要时请相关科室会诊 | □ 根据病史、体检、平片、CT/MRI 等行术前讨论，确定手术方案<br>□ 完成术前准备与术前评估<br>□ 完成术前小结、上级医师查房记录等病历书写<br>□ 签署手术知情同意书、自费用品协议书、输血同意书<br>□ 向患者及家属交代病情及围手术期注意事项 |
| **重点医嘱** | **长期医嘱：**<br>□ 骨科护理常规<br>□ 饮食<br>□ 患者既往基础用药<br>**临时医嘱：**<br>□ 血常规、尿常规、大便常规<br>□ 凝血功能<br>□ 感染性疾病筛查<br>□ 肝功能、肾功能、电解质、血糖<br>□ X 线胸片、心电图<br>□ 腰椎平片、CT/MRI<br>□ 肺功能、超声心动（根据患者情况选择） | **长期医嘱：**<br>□ 骨科护理常规<br>□ 饮食<br>□ 患者既往基础用药<br>**临时医嘱：**<br>□ 请相关科室会诊 | **临时医嘱：**<br>□ 术前医嘱：常规准备明日在全身麻醉或硬膜外麻醉/腰麻下行腰椎间盘切除术、腰椎人工间盘置换术<br>□ 术前禁食、禁水<br>□ 抗菌药物皮试<br>□ 配血<br>□ 一次性导尿包<br>□ 备皮<br>□ 术前晚灌肠 |
| **病情变异记录** | □ 无　□ 有，原因：<br>1.<br>2. | □ 无　□ 有，原因：<br>1.<br>2. | □ 无　□ 有，原因：<br>1.<br>2. |
| **医师签名** | | | |

| 时间 | 住院第 4~6 天<br>（手术日） | 住院第 5~7 天<br>（术后第 1 天） | 住院第 6~8 天<br>（术后第 2 天） |
|---|---|---|---|
| 主要诊疗工作 | □ 手术<br>□ 术者完成手术记录<br>□ 完成术后病程记录<br>□ 上级医师查房<br>□ 注意神经功能变化<br>□ 向患者及家属交代病情及术后注意事项 | □ 上级医师查房，注意术后病情变化<br>□ 完成病历书写<br>□ 注意引流量<br>□ 注意观察体温<br>□ 注意神经功能变化 | □ 上级医师查房<br>□ 完成常规病历书写<br>□ 根据引流情况，明确是否拔除引流管<br>□ 注意观察体温<br>□ 注意神经功能变化<br>□ 注意伤口情况 |
| 重点医嘱 | **长期医嘱：**<br>□ 麻醉后护理常规<br>□ 腰椎术后护理常规<br>□ 明日饮食<br>□ 轴线翻身<br>□ 伤口引流记量<br>□ 留置尿管<br>□ 抗菌药物<br>□ 激素<br>□ 神经营养药物<br>**临时医嘱：**<br>□ 心电血压、血氧监测<br>□ 吸氧<br>□ 补液<br>□ 其他特殊医嘱 | **长期医嘱：**<br>□ 麻醉后护理常规<br>□ 腰椎术后护理常规<br>□ 饮食<br>□ 伤口引流记量<br>□ 留置尿管<br>□ 抗菌药物<br>□ 激素<br>□ 神经营养药物<br>□ 脱水剂（根据情况）<br>□ 消炎镇痛药物<br>**临时医嘱：**<br>□ 通便<br>□ 镇痛<br>□ 补液（根据情况） | **长期医嘱：**<br>□ 麻醉后护理常规<br>□ 腰椎术后护理常规<br>□ 饮食<br>□ 留置尿管<br>□ 抗菌药物<br>□ 神经营养药物<br>□ 脱水剂（根据情况）<br>□ 消炎镇痛药物<br>□ 拔除引流，停引流记量（根据情况）<br>□ 停激素<br>**临时医嘱：**<br>□ 换药 |
| 病情变异记录 | □ 无　□ 有，原因：<br>1.<br>2. | □ 无　□ 有，原因：<br>1.<br>2. | □ 无　□ 有，原因：<br>1.<br>2. |
| 医师签名 | | | |

| 时间 | 住院第 7~9 天<br>（术后第 3 天） | 住院第 7~14 天<br>（出院前日） | 住院第 8~15 天<br>（出院日） |
| --- | --- | --- | --- |
| 主要诊疗工作 | □ 上级医师查房<br>□ 完成常规病历书写<br>□ 注意观察体温<br>□ 注意神经功能变化<br>□ 注意伤口情况 | □ 上级医师查房，进行手术及伤口评估，确定有无手术并发症和切口愈合不良情况，明确能否出院<br>□ 完成出院记录、病案首页、出院证明书等<br>□ 向患者交代出院后的注意事项，如返院复诊的时间、地点，发生紧急情况时的处理等 | □ 患者办理出院手续，出院 |
| 重点医嘱 | **长期医嘱：**<br>□ 麻醉后护理常规<br>□ 腰椎术后护理常规<br>□ 饮食<br>□ 神经营养药物<br>□ 脱水（根据情况）<br>□ 消炎镇痛药物<br>□ 停抗菌药物<br>□ 停尿管<br>**临时医嘱：**<br>□ 拍摄术后腰椎 X 线平片 | **长期医嘱：**<br>□ 麻醉后护理常规<br>□ 腰椎术后护理常规<br>□ 饮食<br>□ 神经营养药物<br>**临时医嘱：**<br>□ 伤口换药（必要时） | **出院医嘱：**<br>□ 出院带药：神经营养药物、消炎镇痛药、口服抗菌药物<br>□ 嘱____日后拆线换药（根据出院时间决定）<br>□ 1 个月后门诊复查<br>□ 如有不适，随时来诊 |
| 病情变异记录 | □ 无 □ 有，原因：<br>1.<br>2. | □ 无 □ 有，原因：<br>1.<br>2. | □ 无 □ 有，原因：<br>1.<br>2. |
| 医师签名 | | | |

## （二）护士表单

### 腰椎间盘突出症临床路径护士表单

适用对象：第一诊断为腰椎间盘突出伴脊髓病（ICD-10：M51.0↑ G99.2），腰椎间盘突出伴神经根病（ICD-10：M51.1↑ G55.1*）
行椎间盘切除术（ICD-9-CM-3：80.51）

| 患者姓名： | 性别：　　年龄：　　门诊号： | 住院号： |
|---|---|---|
| 住院日期：　　年　月　日 | 出院日期：　　年　月　日 | 标准住院日：7~15天 |

| 时间 | 住院第1天 | 住院第2~3天 | 住院第4~6天<br>（手术日） |
|---|---|---|---|
| 健康宣教 | 入院宣教：<br>□ 介绍主管医师、护士<br>□ 介绍环境、设施<br>□ 介绍住院注意事项 | 术前宣教：<br>□ 宣教疾病知识、术前准备及手术过程<br>□ 告知准备物品、沐浴<br>□ 告知术后饮食、活动及探视注意事项<br>□ 告知术后可能出现的情况及应对方式<br>□ 主管护士与患者沟通，了解并指导心理应对<br>□ 告知家属等候区位置 | 术后当日宣教：<br>□ 告知监护设备、管路功能及注意事项<br>□ 告知饮食、体位要求<br>□ 告知疼痛注意事项<br>□ 告知术后可能出现情况及应对方式<br>□ 告知用药情况<br>□ 给予患者及家属心理支持<br>□ 再次明确探视陪伴须知 |
| 护理处置 | □ 核对患者，佩戴腕带<br>□ 建立入院护理病历<br>□ 卫生处置：剪指（趾）甲、沐浴，更换病号服 | □ 协助医师完成术前检查化验<br>术前准备：<br>□ 配血<br>□ 抗菌药物皮试<br>□ 备皮<br>□ 药物灌肠<br>□ 禁食、禁水 | 送手术：<br>□ 摘除患者各种活动物品<br>□ 核对患者资料及带药<br>□ 填写手术交接单，签字确认<br>接手术：<br>□ 核对患者及资料，签字确认 |
| 基础护理 | 三级护理：<br>□ 晨晚间护理<br>□ 患者安全管理 | 三级护理：<br>□ 晨晚间护理<br>□ 患者安全管理 | 特级护理：<br>□ 卧位护理：腰部制动协助轴线翻身每2小时、预防压疮<br>□ 排泄护理<br>□ 患者安全管理 |
| 专科护理 | □ 护理查体<br>□ 评估双下肢感觉活动<br>□ 填写跌倒预防告知书<br>□ 需要时，填写跌倒及压疮防范表<br>□ 需要时，请家属陪伴<br>□ 心理护理 | □ 协助医师完成术前检查化验<br>□ 心理护理 | □ 病情观察，写特护记录<br>□ 每2小时评估生命体征、双下肢感觉活动、皮肤情况、伤口敷料、伤口引流管、尿管情况、出入量、有无神经功能障碍<br>□ 遵医嘱予抗菌药物、神经营养药物、激素、脱水剂（根据情况）、消炎镇痛、补液等治疗<br>□ 心理护理 |

续 表

| 时间 | 住院第 1 天 | 住院第 2~3 天 | 住院第 4~6 天<br>（手术日） |
| --- | --- | --- | --- |
| 重点医嘱 | □ 详见医嘱执行单 | □ 详见医嘱执行单 | □ 详见医嘱执行单 |
| 病情变异记录 | □ 无　□ 有，原因：<br>1.<br>2. | □ 无　□ 有，原因：<br>1.<br>2. | □ 无　□ 有，原因：<br>1.<br>2. |
| 护士签名 | | | |

| 时间 | 住院第 5~14 天<br>（术后第 1~10 天） | 住院第 8~15 天<br>（术后第 4~10 天） |
|---|---|---|
| 健康宣教 | 术后宣教：<br>□ 药物作用及频率<br>□ 饮食、活动指导<br>□ 复查患者对术前宣教内容的掌握程度<br>□ 疾病恢复期注意事项<br>□ 拔除伤口引流管后注意事项<br>□ 拔尿管后注意事项<br>□ 功能锻炼方法<br>□ 正确起卧床方法<br>□ 佩戴支具注意事项<br>□ 下床活动注意事项 | 出院宣教：<br>□ 复查时间<br>□ 服药方法<br>□ 指导饮食<br>□ 活动休息<br>□ 支具佩戴<br>□ 指导功能锻炼方法<br>□ 伤口观察<br>□ 指导办理出院手续 |
| 护理处置 | □ 遵医嘱完成相关治疗 | □ 办理出院手续<br>□ 书写出院小结 |
| 基础护理 | 特级/一级/二级护理：<br>□（根据患者病情和生活自理能力确定护理级别）<br>□ 晨晚间护理<br>□ 协助进食、进水<br>□ 协助轴线翻身每 2 小时 1 次，预防压疮<br>□ 排泄护理<br>□ 床上温水擦浴<br>□ 协助更衣<br>□ 患者安全管理 | 二级护理：<br>□ 晨晚间护理<br>□ 协助或指导进食、进水<br>□ 协助或指导床旁活动<br>□ 康复训练<br>□ 患者安全管理 |
| 专科护理 | □ 病情观察，写特护记录：每 2 小时评估生命体征、双下肢感觉活动、皮肤情况、伤口敷料、伤口引流管、出入量<br>□ 遵医嘱予抗菌药物（抗菌药物用药时间应<48 小时）、神经营养药物、激素、脱水剂（根据情况）、消炎镇痛、补液等治疗<br>□ 下肢功能锻炼指导<br>□ 需要时，联系主管医师给予相关治疗及用药<br>□ 心理护理 | □ 病情观察：评估生命体征、双下肢感觉活动、伤口敷料情况<br>□ 心理护理 |
| 重点医嘱 | □ 详见医嘱执行单 | □ 详见医嘱执行单 |
| 病情变异记录 | □ 无 □ 有，原因：<br>1.<br>2. | □ 无 □ 有，原因：<br>1.<br>2. |
| 护士签名 | | |

## （三）患者表单

### 腰椎间盘突出症临床路径患者表单

适用对象：第一诊断为腰椎间盘突出伴脊髓病（ICD-10：M51.0↑ G99.2），腰椎间盘突出伴神经根病（ICD-10：M51.1↑ G55.1＊）
行椎间盘切除术（ICD-9-CM-3：80.51）

| | | |
|---|---|---|
| 患者姓名： | 性别：　年龄：　门诊号： | 住院号： |
| 住院日期：　年　月　日 | 出院日期：　年　月　日 | 标准住院日：7~15 天 |

| 时间 | 入院 | 手术前 | 手术日 |
|---|---|---|---|
| 医患配合 | □ 配合询问病史、收集资料，请务必详细告知既往史、用药史、过敏史<br>□ 如服用抗凝剂，请明确告知<br>□ 配合进行体格检查<br>□ 有任何不适请告知医师 | □ 配合完善术前相关检查、化验，如采血、留尿、心电图、X 线胸片、腰椎 X 线检查、CT、MRI<br>□ 医师与患者及家属介绍病情及手术谈话、术前签字<br>□ 麻醉师与患者进行术前访视 | □ 配合评估手术效果<br>□ 配合检查肢体感觉活动情况<br>□ 有任何不适请告知医师 |
| 护患配合 | □ 配合测量体温、脉搏、呼吸、血压、体重 1 次<br>□ 配合完成入院护理评估（简单询问病史、过敏史、用药史）<br>□ 接受入院宣教（环境介绍、病室规定、订餐制度、贵重物品保管等）<br>□ 有任何不适请告知护士 | □ 配合测量体温、脉搏、呼吸，询问排便次数 1 次<br>□ 接受术前宣教<br>□ 接受配血，以备术中需要时用<br>□ 接受备皮<br>□ 接受药物灌肠<br>□ 自行沐浴<br>□ 准备好必要用物，弯头吸水管、尿壶、尿垫等<br>□ 取下义齿、饰品等，贵重物品交家属保管 | □ 清晨测量体温、脉搏、呼吸、血压 1 次<br>□ 送手术室前，协助完成核<br>□ 对，带齐影像资料，脱去衣物，上手术车<br>□ 返回病房后，协助完成核对，配合过病床<br>□ 配合检查意识、双下肢感觉活动，询问出入量<br>□ 配合术后吸氧、监护仪监测、输液、排尿用尿管、腰部部有伤口引流管<br>□ 遵医嘱采取正确体位<br>□ 配合缓解疼痛<br>□ 有任何不适请告知护士 |
| 饮食 | □ 普通饮食 | □ 术前 12 小时禁食、禁水 | □ 返病室后禁水 6 小时<br>□ 6 小时后无恶心呕吐可适量饮水<br>□ 禁食 |
| 排泄 | □ 正常排尿便 | □ 正常排尿便 | □ 保留尿管 |
| 活动 | □ 正常活动 | □ 正常活动 | □ 根据医嘱卧床、腰部制动<br>□ 卧床休息，保护管路<br>□ 四肢活动 |

| 时间 | 手术后 | 出院日 |
|---|---|---|
| 医患配合 | □ 配合检查双下肢感觉活动<br>□ 需要时，配合伤口换药<br>□ 配合拔除引流管、尿管<br>□ 配合伤口拆线 | □ 接受出院前指导<br>□ 知道复查程序<br>□ 获取出院诊断书 |
| 护患配合 | □ 配合定时监测生命体征，每日询问排便次数<br>□ 配合检查双下肢感觉活动，询问出入量<br>□ 接受输液、服药等治疗<br>□ 配合夹闭尿管，锻炼膀胱功能<br>□ 接受进食、进水、排便等生活护理<br>□ 配合轴线翻身，预防皮肤压力伤<br>□ 注意活动安全，避免坠床或跌倒<br>□ 配合采取正确方法起卧床<br>□ 如需要，配合正确佩戴腰部支具<br>□ 配合执行探视及陪伴 | □ 接受出院宣教<br>□ 办理出院手续<br>□ 获取出院带药<br>□ 知道服药方法、作用、注意事项<br>□ 知道护理伤口方法<br>□ 指导正确起卧床方法<br>□ 如需要，指导正确佩戴支具方法<br>□ 知道复印病历方法 |
| 饮食 | □ 根据医嘱，排气后进流质饮食<br>□ 根据医嘱，由流质饮食逐渐过渡到普通饮食 | □ 根据医嘱，正常饮食 |
| 排泄 | □ 保留尿管-正常排尿便<br>□ 防治便秘 | □ 正常排尿便<br>□ 防治便秘 |
| 活动 | □ 根据医嘱，床上活动<br>□ 注意保护管路，勿牵拉、脱出等<br>□ 根据依据，床旁活动 | □ 正常适度活动，避免疲劳 |

## 附：原表单（2009年版）

### 腰椎间盘突出症临床路径表单

适用对象：第一诊断为腰椎间盘突出症
行椎间盘髓核摘除术

| | | | |
|---|---|---|---|
| 患者姓名： | 性别：　　年龄：　　门诊号： | 住院号： |
| 住院日期：　　年　月　日 | 出院日期：　　年　月　日 | 标准住院日：7~15天 |

| 时间 | 住院第1天 | 住院第2天 | 住院第3天 |
|---|---|---|---|
| 主要诊疗工作 | □ 询问病史及体格检查<br>□ 完成病历书写<br>□ 开化验单及相关检查单<br>□ 上级医师查房与术前评估 | □ 上级医师查房<br>□ 继续进行相关检查<br>□ 根据化验和相关检查结果，对患者的手术风险进行评估<br>□ 必要时请相关科室会诊 | □ 根据病史、体检、平片、CT/MRI等行术前讨论，确定手术方案<br>□ 完成术前准备与术前评估<br>□ 完成术前小结、上级医师查房记录等病历书写<br>□ 签署手术知情同意书、自费用品协议书、输血同意书，向患者及家属交代病情及围手术期注意事项 |
| 重点医嘱 | **长期医嘱：**<br>□ 骨科护理常规<br>□ 二级护理<br>□ 饮食<br>□ 患者既往基础用药<br>**临时医嘱：**<br>□ 血常规、尿常规、大便常规<br>□ 凝血功能<br>□ 感染性疾病筛查<br>□ 肝功能、肾功能、电解质、血糖<br>□ X线胸片、心电图<br>□ 腰椎平片、CT/MRI 肺功能、超声心动（根据患者情况选择） | **长期医嘱：**<br>□ 骨科护理常规<br>□ 二级护理<br>□ 饮食<br>□ 患者既往基础用药<br>**临时医嘱：**<br>□ 请相关科室会诊 | **出院医嘱：**<br>□ 术前医嘱：常规准备明日在全身麻醉或硬膜外麻醉/腰麻下行腰椎间盘切除术<br>□ 术前禁食、禁水<br>□ 抗菌药物皮试<br>□ 配血<br>□ 一次性导尿包<br>□ 备皮<br>□ 术前晚灌肠 |
| 主要护理工作 | □ 入院宣教：介绍病房环境，设施和设备<br>□ 入院护理评估 | □ 宣教<br>□ 观察患者病情变化<br>□ 心理和生活护理 | □ 宣教、术前准备<br>□ 提醒患者明晨禁水、禁食 |
| 病情变异记录 | □ 无　□ 有，原因：<br>1.<br>2. | □ 无　□ 有，原因：<br>1.<br>2. | □ 无　□ 有，原因：<br>1.<br>2. |
| 护士签名 | | | |
| 医师签名 | | | |

| 时间 | 住院第4~5天<br>(手术日) | 住院第5~6天<br>(术后第1天) | 住院第6~7天<br>(术后第2天) |
|---|---|---|---|
| 主要诊疗工作 | □ 手术<br>□ 术者完成手术记录<br>□ 完成术后病程记录<br>□ 上级医师查房<br>□ 注意神经功能变化<br>□ 向患者及家属交代病情及术后注意事项 | □ 上级医师查房，注意术后病情变化<br>□ 完成病历书写<br>□ 注意引流量<br>□ 注意观察体温<br>□ 注意神经功能变化 | □ 上级医师查房<br>□ 完成常规病历书写<br>□ 根据引流情况，明确是否拔除引流管<br>□ 注意观察体温<br>□ 注意神经功能变化<br>□ 注意伤口情况 |
| 重点医嘱 | **长期医嘱：**<br>□ 麻醉后护理常规<br>□ 腰椎术后护理常规<br>□ 一级护理<br>□ 明日饮食<br>□ 轴线翻身<br>□ 伤口引流记量<br>□ 留置尿管<br>□ 抗菌药物<br>□ 激素<br>□ 神经营养药物<br>**临时医嘱：**<br>□ 心电血压、血氧监测<br>□ 吸氧<br>□ 补液<br>□ 其他特殊医嘱 | **长期医嘱：**<br>□ 麻醉后护理常规<br>□ 腰椎术后护理常规<br>□ 一级护理<br>□ 饮食<br>□ 伤口引流记量<br>□ 留置尿管<br>□ 激素<br>□ 抗菌药物<br>□ 神经营养药物<br>□ 消炎镇痛药物<br>**临时医嘱：**<br>□ 通便<br>□ 镇痛<br>□ 补液（根据情况） | **长期医嘱：**<br>□ 麻醉后护理常规<br>□ 腰椎术后护理常规<br>□ 一级/二级护理<br>□ 饮食<br>□ 留置尿管<br>□ 抗菌药物<br>□ 神经营养药物<br>□ 消炎镇痛药物<br>□ 拔除引流，停引流记量（根据情况）<br>□ 停激素<br>**临时医嘱：**<br>□ 换药 |
| 主要护理工作 | □ 时观察患者病情变化<br>□ 术后心理与生活护理 | □ 观察患者情况<br>□ 术后心理与生活护理<br>□ 指导患者术后功能锻炼 | □ 观察患者情况<br>□ 术后心理与生活护理<br>□ 指导患者术后功能锻炼 |
| 病情变异记录 | □ 无 □ 有，原因：<br>1.<br>2. | □ 无 □ 有，原因：<br>1.<br>2. | □ 无 □ 有，原因：<br>1.<br>2. |
| 护士签名 | | | |
| 医师签名 | | | |

| 时间 | 住院第 7~8 天<br>（术后第 3 天） | 住院第 7~14 天<br>（出院前日） | 住院第 8~15 天<br>（出院日） |
|---|---|---|---|
| 主要诊疗工作 | □ 上级医师查房<br>□ 完成常规病历书写<br>□ 注意观察体温<br>□ 注意神经功能变化<br>□ 注意伤口情况 | □ 上级医师查房，进行手术及伤口评估，确定有无手术并发症和切口愈合不良情况，明确能否出院<br>□ 完成出院记录、病案首页、出院证明书等，向患者交代出院后的注意事项，如返院复诊的时间、地点，发生紧急情况时的处理等 | □ 患者办理出院手续，出院 |
| 重点医嘱 | **长期医嘱：**<br>□ 麻醉后护理常规<br>□ 腰椎术后护理常规<br>□ 一级/二级护理<br>□ 饮食<br>□ 神经营养药物<br>□ 脱水剂（根据情况）<br>□ 消炎镇痛药物<br>□ 停抗菌药物<br>□ 拔尿管<br>**临时医嘱：**<br>□ 拍摄术后腰椎平片 | **出院医嘱：**<br>□ 出院带药：神经营养药物、消炎镇痛药、口服抗生素<br>□ 嘱___日后拆线换药（根据出院时间决定）<br>□ 1 个月后门诊复查<br>□ 如有不适，随时来诊 | □ 完成临床路径<br>□ 未完成临床路径 |
| 主要护理工作 | □ 观察患者情况<br>□ 术后心理与生活护理<br>□ 指导患者术后功能锻炼 | □ 指导患者办理出院手续 | |
| 病情变异记录 | □ 无 □ 有，原因：<br>1.<br>2. | □ 无 □ 有，原因：<br>1.<br>2. | □ 无 □ 有，原因：<br>1.<br>2. |
| 护士签名 | | | |
| 医师签名 | | | |

# 第十九章
# 退变性腰椎管狭窄症临床路径释义

**【医疗质量控制指标】**

指标一、神经压迫程度及神经损伤程度评估及记录。

指标二、制订合理的手术方案。

指标三、实施术前的评估与术前准备。

指标四、预防性抗菌药物选择与应用时机。

指标五、预防手术后深静脉血栓形成。

指标六、单节段减压输血量小于200ml，每增加一个节段手术输血量增加小于100ml。

指标七、术后神经功能评估及康复治疗。

指标八、内科原有疾病治疗。

指标九、手术后并发症治疗。

指标十、为患者提供退变性腰椎管狭窄症手术的健康教育。

指标十一、切口Ⅰ/甲愈合。

指标十二、住院15天内出院。

指标十三、患者住院天数与住院费用。

## 一、退变性腰椎管狭窄症编码

1. 原编码

疾病名称及编码：退变性腰椎管狭窄症（ICD-10：M48.03）

手术操作名称及编码：椎管减压或加用内固定、植骨融合（ICD-9-CM-3：81.04-81.08）

2. 修改编码

疾病名称及编码：退变性腰椎管狭窄症（ICD-10：M48.005）

手术操作名称及编码：椎管减压（ICD-9-CM-3：03.09）

## 二、临床路径检索方法

M48.005 伴 03.09

## 三、国家医疗保障疾病诊断相关分组（CHS-DRG）

MDCI　肌肉、骨骼疾病及功能障碍

IU2　颈腰背疾患

## 四、退变性腰椎管狭窄症临床路径标准住院流程

### （一）适用对象

第一诊断为退变性腰椎管狭窄症（ICD-10：M48.03），行椎管减压或加用内固定、植骨融合（ICD-9-CM-3：81.04-81.08）。

**释义**

■ 退变性腰椎管狭窄症（degenerative lumbar spinal stenosis，DLSS）是指随着年龄增加，患者腰椎发生退行性改变，引起腰椎间隙狭窄、椎间孔减小、椎管短缩和椎管容积减少，导致马尾神经或相应的神经根受压，继而产生较明显的临床表现，如下腰痛、下肢感觉运动损害以及特征性的神经源性间歇性跛行（neurogenic intermittent claudication，NIC）。

■ 椎管减压或加用内固定、植骨融合是治疗腰椎管狭窄症常用的手术方式，手术的基本原则是通过去除增生的骨质、突出的椎间盘和肥厚的韧带等软组织达到神经减压的目的。如果患者腰椎存在不稳定或者减压过程中造成医源性腰椎不稳定，则需要加用内固定、植骨融合治疗。

**（二）诊断依据**

根据《临床诊疗指南·骨科分册》（中华医学会编著，人民卫生出版社，2009 年）。

1. 病史：主要症状包括腰腿痛、间歇性跛行，可能伴马尾神经症状，无血管源性跛行。

2. 体征：可出现下肢感觉、运动、反射改变；直腿抬高试验阳性或阴性；无下肢缺血的阳性体征。

3. 辅助检查：影像学检查有相应节段的退变、神经压迫的表现。

**释义**

■ 退变性腰椎管狭窄症的特点是症状重、体征轻，所以临床病史采集对于诊断和治疗非常重要。需要注意患者腰腿痛的性质、程度、部位，腿部疼痛或麻木发作的时间和缓解的方式等。评估患者行走能力和生活质量。

■ 腰椎管狭窄症表现为神经性间歇性跛行，与血管性间歇性跛行（如血栓性动脉脉管炎）不同，区别主要有以下几方面：①神经性间歇性跛行可骑自行车及前屈位行走，血管性间歇性跛行由于下肢血流量的减少，长时间骑自行车及行走困难。②神经性间歇性跛行足背动脉搏动良好，血管性间歇性跛行足背动脉动搏动减弱或消失。③神经性间歇性跛行下肢可有节段性感觉障碍，血管性间歇性跛行为袜套式感觉障碍。④神经性间歇性跛行步行距离随病程延长而逐渐缩短，血管性间歇性跛行则不明显。⑤必要时，可行动脉造影检查，神经性间歇性跛行动脉良好，血管性间歇性跛行可显示动脉腔狭窄区。

**（三）治疗方案的选择及依据**

根据《临床诊疗指南·骨科分册》（中华医学会编著，人民卫生出版社，2009 年）。

1. 退变性腰椎管狭窄症诊断明确。

2. 手术治疗指征：腰椎管狭窄症经保守治疗 3 个月无效。

3. 无手术禁忌证。

4. 手术治疗：手术方案主要为椎管减压，根据情况可加用内固定、植骨融合。

（1）椎管减压包括有限减压及全椎板切除减压。

（2）内固定、植骨融合包括后外侧固定植骨融合或椎体间融合。

释义

■ 腰椎管狭窄症的治疗是药物、理疗和手术的综合治疗。初次发病的患者，常规先行保守治疗。其方法主要包括消炎镇痛、营养神经、物理支持疗法和硬膜外注射药物等。对于症状严重、保守治疗 3 个月无效、影像学提示中重度神经压迫同时无手术禁忌证的患者，手术治疗可以获得较好的效果。

**（四）标准住院日 10～15 天**

释义

■ 如果患者条件允许，住院时间可以低于上述住院天数。

**（五）进入路径标准**

1. 第一诊断必须符合 ICD-10：M48.03 退变性腰椎管狭窄症编码。
2. 当患者合并其他疾病，但住院期间不需要特殊处理也不影响第一诊断的临床路径流程实施时，可以进入路径。

释义

■ 患者同时具有其他疾病影响第一诊断的临床路径流程实施时均不适合进入本路径。

**（六）术前准备（术前评估）3～5 天**

1. 必需的检查项目
（1）血常规、尿常规、大便常规。
（2）血生化。
（3）血凝常规。
（4）血型。
（5）输血常规。
（6）血沉。
（7）X 线胸片、心电图。
（8）腰椎正侧位及伸-屈侧位片、腰椎 CT 和/或 MRI。
2. 根据患者病情可选择
（1）肺功能、超声心动图（高龄或既往有心、肺病史者）。
（2）对于部分患者，术前可能需要 PT-CT、髋关节正侧位片、肌电图、诱发电位检查、椎间盘造影、脊髓造影、造影后腰椎 CT、腰椎斜位 X 线片、肌电图、双下肢血管彩色超声等检查。
（3）有相关疾病者必要时请相应科室（如呼吸科、心内科、介入科和麻醉科等）会诊。

**释义**

■ 必查项目包括血常规、尿常规、肝功能、肾功能、电解质、血糖、凝血功能、X线胸片、心电图，主要是评估有无合并基础病，是确保手术治疗安全、有效开展的基础，这些检查可能会影响到住院时间、费用以及治疗预后；血型、Rh因子、感染性疾病筛查主要是用于手术治疗前后的输血前准备；腰椎影像学检查是进一步明确诊断、选择合适手术治疗方案的必需检查。

■ 高龄患者或有心肺功能异常患者，术前根据病情增加肺功能、超声心动图、动态心电图、血气分析等检查，有合并疾病者可根据病情请相应科室会诊，以确保手术安全。

■ 为缩短患者住院等待时间，检查项目可以在患者入院前于门诊完成。

**（七）选择用药**

1. 抗菌药物：按照《抗菌药物临床应用指导原则（2015年版）》（国卫办医发〔2015〕43号）执行。接受清洁手术者，在术前0.5~1小时内给药，或麻醉开始时给药，使手术切口暴露时局部组织中已达到足以杀灭手术过程中入侵切口细菌的药物浓度。如果手术时间超过3小时，或失血量大（>1500ml），可手术中给予第2剂。抗菌药物的有效覆盖时间应包括整个手术过程和手术结束后4小时，总的预防用药时间不超过24小时，个别情况可延长至48小时。手术时间较短（<2小时）的清洁手术，术前用药一次即可。通常选用第一、第二代头孢菌素类，如头孢唑啉、头孢拉定和头孢呋辛、头孢西丁等。

由于术中植入假体，需预防性给予抗生素。在术前0.5小时内或麻醉开始时给药，如果手术时间超过3小时，或失血量大（>1500 ml），可手术中给予第2剂。通常选用第二、第三代头孢菌素类，如头孢呋辛、头孢西丁和头孢他啶、头孢哌酮、头孢噻肟钠、头孢曲松等。

2. 预防静脉血栓栓塞症处理：参照《中国骨科大手术后静脉血栓栓塞症预防指南》，预防静脉血栓栓塞症。预防方法包括基本预防、物理预防和药物预防。术前常规进行静脉血栓知识宣教，鼓励患者勤翻身、做深呼吸及咳嗽动作。在行椎管内操作（如手术、穿刺等）前、后的短时间内，应避免使用抗凝药物。

3. 术前镇痛：参照《骨科常见疼痛的处理专家建议》，入院时对患者进行健康教育，以得到患者的配合，达到理想的疼痛治疗效果。对患者疼痛反复进行评估（数字评价量表或视觉模拟评分），及早开始镇痛，多模式镇痛，个体化镇痛。部分患者由于原发疾病需要术前镇痛治疗，考虑到药物对出血的影响（如阿司匹林），应换用其他药物或停止使用。术前准备包括：①药物调整，避免突然撤药；②降低术前疼痛和焦虑的治疗；③作为多模式镇痛的组成部分之一，术前镇痛；④患者及家属教育（包括行为疼痛控制技巧等）。多模式镇痛：①用药多途径：硬膜外、静脉、局部麻醉、口服、外用等；②药物选择多模式：阿片类如曲马多、哌替啶、吗啡与传统非选择性NSAIDs如双氯芬酸、布洛芬、吲哚美辛、美洛昔康，COX-2抑制剂如塞来昔布或对乙酰氨基酚联合应用；③个体化镇痛：治疗方案、剂量、途径及用药时间应个体化。

**（八）手术日为入院第4~5天**

1. 麻醉方式：气管内插管全身麻醉或椎管内麻醉。
2. 手术方式：后路腰椎管减压，根据情况选用内固定植骨融合，必要时行椎体间融合。
3. 手术内植物：椎弓根螺钉、钛棒、椎间融合器、自体骨、同种异体骨、人工骨。
4. 术中用药：麻醉用药、抗菌药、激素（如甲强龙、地塞米松），必要时使用止血药。

5. 根据畸形情况决定是否使用术中脊髓功能监测。
6. 输血：视术中具体情况而定。

**释义**

■ 本路径规定的腰椎手术均是在全身麻醉下实施。

■ 后路腰椎管减压术剥离显露范围较广泛，必要时可使用止血药，如注射用尖吻蝮蛇血凝酶。

■ 术中是否采用自体血回输，术中及术后是否输血应依照术中出血量及术后引流量、患者心率及血压等循环稳定性、血常规和血红蛋白情况而定。

**（九）术后住院恢复 7~11 天**

1. 必须复查的检查项目：腰椎正侧位片，血常规。
2. 必要时查腰椎 CT、MRI，凝血功能、肝功能、肾功能、电解质。怀疑下肢深静脉血栓形成或肺栓塞时查 D-Dimer、双下肢深静脉彩超和 CTPA。
3. 术后用药

（1）抗菌药物：按照《抗菌药物临床应用指导原则（2015 年版）》（国卫办医发〔2015〕43 号）执行。抗菌药物的有效覆盖时间应包括整个手术过程和手术结束后 4 小时，总的预防用药时间不超过 24 小时，个别情况可延长至 48 小时。通常选用第一、第二代头孢菌素类，如头孢唑啉、头孢拉定和头孢呋辛、头孢西丁等。

由于术中植入假体，需预防性给予抗生素。术后持续给药至 48~72 小时。通常选用第二、第三代头孢菌素类，如头孢呋辛、头孢西丁和头孢他啶、头孢哌酮、头孢噻肟钠、头孢曲松等。

（2）预防静脉血栓栓塞症处理：参照《中国骨科大手术后静脉血栓栓塞症预防指南》，行椎管内操作（如手术、穿刺等）前、后的短时间内，应避免使用抗凝药物。

（3）术后镇痛：参照《骨科常见疼痛的处理专家建议》，评估风险后，可选择乙酰胺基酚或 NSAIDs，中重度疼痛可选用阿片或复方镇痛药。硬膜外或内服阿片类镇痛、患者自控镇痛或区域阻滞镇痛。再次评估疼痛、镇痛效果及不良反应，调整镇痛方案。

（4）激素、脱水药物和神经营养药物。

（5）根据患者具体情况选择使用预防并发症的药物。

4. 术后康复：逐渐进行腰背肌、腰腹肌功能锻炼，必要时制作术后支具。

**释义**

■ 术后需复查腰椎正侧位 X 线片，了解术后腰椎的对位、对线关系及内植物的位置情况。

■ 在术后处理上：可按《抗菌药物临床应用指导原则》适当应用抗菌药物；对于术后疼痛，可按照《骨科常见疼痛的处理专家建议》进行术后镇痛；在神经减压后常需要给予激素、脱水药物和神经营养药物治疗以利患者神经功能恢复；对于存在易栓症危险因素的患者，可根据病情给予抗凝治疗，以避免深静脉血栓形成；对腰椎功能恢复，可在支具保护下逐渐进行功能锻炼。

■ 腰椎管减压植骨固定手术属于Ⅰ类切口，但由于术中可能用到椎弓根螺钉、钛棒、各种植骨材料，且骨科手术对手术室层流的无菌环境要求较高，一旦感染可导致严重后果。因此，可按规定适当预防性和术后应用抗菌药物。

**（十）出院标准**

1. 体温正常，常规化验指标无明显异常。
2. 切口愈合良好：引流管拔除，伤口无感染征象（或可在门诊处理的伤口情况），无皮瓣坏死。
3. 术后X线片复查内植物位置满意。
4. 没有需要住院处理的并发症和/或合并症。

**释义**

■ 主治医师应在出院前，通过复查的上述各项检查并结合患者恢复情况决定是否能出院。如果出现术后伤口感染等并发症和/或合并症需要继续留院治疗的情况，应先处理并发症和/或合并症并符合出院条件后再准许患者出院。

**（十一）变异及原因分析**

1. 合并症：本病多为高龄，可能合并其他疾病，如心肺功能障碍、脑血管或心血管病、糖尿病、血栓等，导致术前检查和准备时间延长；手术可能导致这些疾病加重而需要进一步治疗，从而延长治疗时间，并增加住院费用。
2. 围手术期并发症：本病术后可能出现心、肺、脑并发症，以及新发神经系统症状，深静脉血栓形成，伤口感染，神经血管输尿管损伤，硬膜外血肿，内植物松动等造成住院日延长和费用增加。
3. 内植物的选择：由于病情不同，使用不同的内植物，可能导致住院费用存在差异。
4. 植骨融合选择：根据术中情况选用不同植骨材料及方法。

**释义**

■ 出现变异的原因很多，除了包括路径中所描述的各种术后并发症，还包括医疗、护理、患者、环境等多方面的变异原因，对于这些变异医师需在表单中明确说明，具体变异情况如下：

（1）按路径流程完成治疗，但出现了上述围手术期并发症，导致治疗时间延长甚至再次手术，从而造成住院日延长和费用增加。

（2）按路径流程完成治疗，但手术后患者合并的基础疾病加重，如术后患者血糖、血压持续增高，需要进一步治疗，从而延长治疗时间，并增加住院费用。

（3）患者同时存在颈椎或胸椎病变，需同时处理，导致治疗费用不同。

（4）由于患者病情不同，手术治疗时单节段与多节段病变、是否需要矫正畸形、自体骨与异体骨、一期手术与分期手术、使用内植物的不同，可能导致住院费用存在差异。

（5）患者入选路径后，医师在检查及治疗过程中发现患者合并存在一些事前未预知的对本路径治疗可能产生影响的情况，需要中止执行路径或者是延长治疗时间、增加治疗费用。

（6）因患者方面的主观原因导致执行路径出现变异。

## 五、退变性腰椎管狭窄症临床路径给药方案

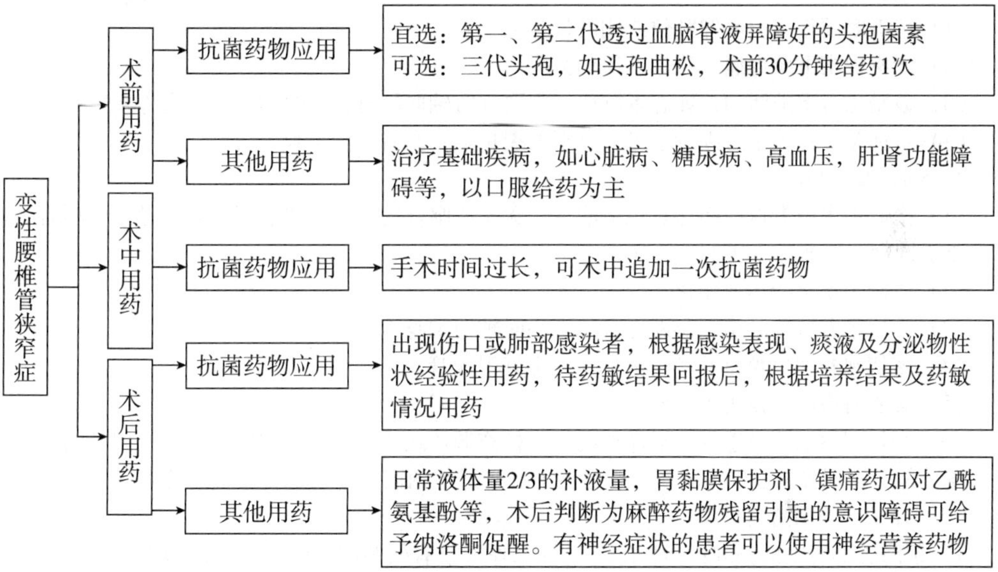


**【用药选择】**

1. 腰椎管减压植骨内固定术属于Ⅰ类切口，但由于术中可能用到各种内固定及植骨材料，因此可适当预防性应用抗菌药物。在术前 0.5~1 小时给药或麻醉开始时给药。如果手术时间超过 3 小时，或失血量大（>1500ml），可手术中给予第 2 剂。总的预防用药时间不超过 24 小时，个别情况可延长至 48 小时。应选用针对包括金葡菌在内的广谱抗菌药物，如第一或第二代头孢菌素类。而对 β-酰胺过敏的病例则可选用克林霉素或万古霉素。

2. 退行性腰椎管狭窄症患者术后应及早开始镇痛、个体化镇痛、多模式镇痛。术后即可进食者可采用口服药物镇痛；术后禁食者可选择静脉点滴等其他给药方式。根据患者症状轻中度的疼痛首选非甾体抗炎药，也可以弱阿片类药物与非甾体类抗炎药（NSAIDs）等联合使用。

3. 术后可根据神经受累情况给予激素，目的是减轻神经水肿和炎症，如地塞米松、甲泼尼龙，剂量为第 1 小时用药 30mg/kg，随后每小时 5.4mg/kg，治疗 24 小时。

**【药学提示】**

1. 如果选用万古霉素，则应使用尽可能小的剂量以防止导致细菌产生耐药性。肾功能减退患者应避免使用万古霉素。第一、第二代头孢菌素类多数主要经肾脏排泄，中度以上肾功能不全患者应根据肾功能适当调整剂量。

2. 选用 NSAIDs 时需参阅药物说明书并评估 NSAIDs 的危险因素。如患者发生胃肠道不良反应的危险性较高，使用非选择性 NSAIDs 时加用 $H_2$ 受体阻断剂、质子泵抑制剂和胃黏膜保护剂

米索前列醇等胃肠道保护剂，或使用选择性 COX-2 抑制剂。应用 NSAIDs 时，对于心血管疾病高危患者，应权衡疗效和安全性因素。阿片类镇痛药最常见不良反应包括恶心、呕吐、便秘、嗜睡及过度镇静、呼吸抑制等。

3. 大剂量应用甲强龙容易出现较多并发症，如呼吸道感染、胃溃疡等，需严密监护，并给予相应药物预防。

**【注意事项】**

神经损伤患者应用激素治疗在学界目前存在较大争议。

## 六、退变性腰椎管狭窄症患者护理规范

1. 术前护理规范

（1）患者卧硬板床，取仰卧位或侧卧位。

（2）严密观察下肢疼痛、感觉、运动情况。

（3）鼓励患者下地活动，如患者卧床，需要定时轴向翻身，预防肺炎、压疮等并发症。

（4）术前备皮：上至肩胛骨下缘，下至臀裂顶点，左右两侧至腋中线。

2. 术后护理规范

（1）全麻手术患者返回病房意识清醒后，无恶心呕吐的症状，可少量饮用温水，4 小时后进流质饮食，逐渐过渡到正常饮食。

（2）严密观察生命体征变化。

（3）术后患者取平卧位，协助患者每 2 小时轴向翻身 1 次。

（4）密切观察切口敷料的渗血情况，固定好引流管。

（5）必要时遵医嘱使用镇痛药。

（6）密切观察双下肢感觉、运动情况。应检查肢体运动与反射、皮肤感觉、肛门括约肌及膀胱功能，发现异常立即报告医师，排除血肿形成或内固定松动植骨块脱落的可能。

（7）并发症的预防与护理

1）预防肺部感染的护理：指导患者进行深呼吸或有效咳嗽、咳痰，胸部叩击，必要时予以雾化吸入，促进肺膨胀和痰液的排出。

2）预防压疮的护理：做好基础护理，保持床单清洁、平整、无褶皱，定时翻身并将水胶体敷料贴于骨突处，用于预防压疮、压红的发生。

3）预防腹胀、便秘：鼓励患者多食高蛋白质、粗纤维的食物，少食多餐，少吃甜食及易产气食物，每日腹部按摩 2~3 次，以促进肠蠕动，减轻腹胀及便秘，必要时可服用缓泻药物或使用润滑剂促进排便。

4）预防泌尿系统感染的护理：对能自行排尿的患者应术后 24 小时拔除尿管并鼓励其术后尽早排尿。

（8）术后 24 小时，根据患者恢复情况，可遵医嘱给予佩戴腰围下床活动，活动时注意保护患者安全。术后佩戴腰围 3 个月。避免强行扭转腰部，避免摔倒。

## 七、退变性腰椎管狭窄症患者营养治疗规范

1. 基本原则是高热量、高蛋白、高维生素饮食。

2. 以自主进食为主，从流质饮食开始，逐步改为半流质食物，软食或普通饮食，最好采用少量多餐的供给方式增加营养摄入。

3. 对于糖尿病患者，应注意监测血糖，避免高升糖指数食物摄入。

## 八、退变性腰椎管狭窄症患者健康宣教

1. 出院后佩戴腰围 3 个月，每次起床前需要带好腰围再坐起。

2. 遵医嘱使用药物，如有内科合并症应专科就诊。

3. 出院后每 3 天换 1 次药，术后 2 周拆线。
4. 术后 3 个月复查。
5. 术后早期功能锻炼的原则："安全而不加重疼痛""主动运动为主被动为辅""适应性起步逐渐增量"。
6. 生活指导：采取合理的生活方式及饮食习惯，运动适宜，保证摄入充足的蛋白质、维生素及含钙食物。戒烟酒，避免咖啡因的摄入，少饮碳酸饮料。
7. 预防跌倒指导：在家中或公共场所注意防滑、防绊、防碰撞。改变姿势时动作应缓慢，必要时使用手杖或助行器。穿衣、穿鞋大小合适，有利于活动。

## 九、推荐表单

### （一）医师表单

**退变性腰椎管狭窄症临床路径医师表单**

适用对象：第一诊断为退变性腰椎管狭窄症（ICD-10：M48.005）
行椎管减压（ICD-9-CM-3：03.09）

| | | | |
|---|---|---|---|
| **患者姓名：** | **性别：　　年龄：　　住院号：** | | **门诊号：** |
| **住院日期：**　　年　月　日 | **出院日期：**　　年　月　日 | | **标准住院日：**≤12天 |

| 时间 | 住院第1天 | 住院第2天 | 住院第3~5天<br>（术前日） |
|---|---|---|---|
| **主要诊疗工作** | □ 询问病史及体格检查<br>□ 医师查房<br>□ 初步的诊断和治疗方案<br>□ 完成住院志、首次病程、上级医师查房等病历书写<br>□ 开检查检验单 | □ 上级医师查房与术前评估<br>□ 确定诊断和手术方案<br>□ 完成上级医师查房记录<br>□ 实施所有需要检查的项目<br>□ 收集检查检验结果并评估病情<br>□ 请相关科室会诊 | □ 上级医师查房，术前评估和决定手术方案<br>□ 完成上级医师查房记录等<br>□ 向患者和/或家属交代围手术期注意事项，并签署手术知情同意书、输血同意书、委托书（患者本人不能签字时）、自费用品协议书<br>□ 麻醉医师查房，并与患者和/或家属交代麻醉注意事项，签署麻醉知情同意书<br>□ 完成各项术前准备 |
| **重点医嘱** | **长期医嘱：**<br>□ 骨科护理常规<br>□ 二级护理<br>□ 饮食<br>□ 患者既往内科基础疾病用药<br>**临时医嘱：**<br>□ 血常规、血型、尿常规<br>□ 凝血功能<br>□ 电解质、肝功能、肾功能<br>□ 传染性疾病筛查<br>□ 胸部X线平片、心电图<br>□ 卧位或站立位腰椎正侧位、斜位、前屈后伸动力像，腰椎CT检查<br>□ 根据病情：下肢血管超声、血气分析、肌电图<br>□ 必要时行腰椎MRI、脊髓造影、造影后腰椎CT、肺功能、超声心动图 | **临时医嘱：**<br>□ 骨科护理常规<br>□ 二级护理<br>□ 饮食<br>□ 患者既往内科基础疾病用药<br>**临时医嘱：**<br>□ 根据会诊科室要求安排检查检验<br>□ 神经营养治疗，对症治疗 | **长期医嘱：**<br>同前日<br>**临时医嘱：**<br>□ 术前医嘱：明日在全身麻醉或椎管内麻醉下行腰椎管减压、内固定、植骨融合<br>□ 术前禁食、禁水<br>□ 术前用抗菌药物皮试<br>□ 手术抗菌药物带药<br>□ 一次性导尿包术中用<br>□ 术区备皮<br>□ 药物灌肠<br>□ 配血<br>□ 其他特殊医嘱 |
| **病情变异记录** | □ 无　□ 有，原因：<br>1.<br>2. | □ 无　□ 有，原因：<br>1.<br>2. | □ 无　□ 有，原因：<br>1.<br>2. |
| **医师签名** | | | |

| 时间 | 住院第2~5天<br>（手术日） | 住院第6天<br>（术后第1天） | 住院第7天<br>（术后第2天） |
|---|---|---|---|
| 主要诊疗工作 | □ 手术<br>□ 向患者和/或家属交代手术过程概况及术后注意事项<br>□ 术者完成手术记录<br>□ 完成术后病程记录<br>□ 上级医师查房<br>□ 麻醉医师查房<br>□ 观察有无术后并发症并作出相应处理，观察下肢运动、感觉 | □ 上级医师查房<br>□ 完成常规病程记录<br>□ 观察伤口、引流量、生命体征情况等，并作出相应处理<br>□ 观察下肢运动、感觉 | □ 上级医师查房<br>□ 完成病程记录<br>□ 根据情况可拔除引流管，伤口换药<br>□ 指导患者功能锻炼<br>□ 指导患者坐起（根据病情） |
| 重点医嘱 | **长期医嘱：**<br>□ 骨科术后护理常规<br>□ 一级护理<br>□ 饮食<br>□ 轴线翻身<br>□ 留置引流管并记引流量<br>□ 抗菌药物<br>□ 其他特殊医嘱<br>□ 必要时术后激素预防脊髓水肿<br>**临时医嘱：**<br>□ 今日在全身麻醉下行腰椎管减压、内固定、植骨融合<br>□ 心电监测、吸氧（根据病情需要）<br>□ 补液<br>□ 胃黏膜保护剂（酌情）<br>□ 止吐、镇痛等对症处理（酌情）<br>□ 急查血常规<br>□ 输血（根据病情需要） | **长期医嘱：**<br>□ 骨科术后护理常规<br>□ 一级护理<br>□ 饮食<br>□ 轴线翻身<br>□ 留置引流管并记引流量<br>□ 抗菌药物<br>□ 其他特殊医嘱<br>□ 必要时术后激素预防脊髓水肿<br>□ 必要时神经营养药物<br>**临时医嘱：**<br>□ 复查血常规<br>□ 输血和/或补晶体、胶体液（根据病情需要）<br>□ 镇痛等对症处理（酌情） | **长期医嘱：**<br>□ 骨科术后护理常规<br>□ 一级护理<br>□ 饮食<br>□ 轴线翻身<br>□ 抗菌药物<br>□ 其他特殊医嘱<br>□ 必要时术后激素预防脊髓水肿<br>□ 必要时神经营养药物<br>**临时医嘱：**<br>□ 复查血常规（必要时）<br>□ 输血和/或补晶体、胶体液（必要时）<br>□ 换药，拔引流管<br>□ 尿管（根据病情）<br>□ 镇痛等对症处理（酌情） |
| 病情变异记录 | □ 无　□ 有，原因：<br>1.<br>2. | □ 无　□ 有，原因：<br>1.<br>2. | □ 无　□ 有，原因：<br>1.<br>2. |
| 医师签名 | | | |

| 时间 | 住院第8天<br>(术后第3天) | 住院第9天<br>(术后第4天) | 住院第10~12天<br>(术后第5~7天) |
|---|---|---|---|
| 主要诊疗工作 | □ 上级医师查房<br>□ 住院医师完成病程记录<br>□ 伤口换药（必要时）<br>□ 指导患者功能锻炼<br>□ 复查术后腰椎正侧位（根据患者情况）<br>□ 定做术后支具（必要时） | □ 上级医师查房<br>□ 住院医师完成病程记录<br>□ 伤口换药（必要时）<br>□ 指导患者功能锻炼<br>□ 指导正确使用支具 | □ 上级医师查房，进行手术及伤口评估，确定有无手术并发症和切口愈合不良情况，确定畸形矫正情况，明确能否出院<br>□ 完成出院志、病案首页、出院诊断证明书等病历书写<br>□ 向患者交代出院后的康复锻炼及注意事项，如复诊的时间、地点，发生紧急情况时的处理等 |
| 重点医嘱 | **长期医嘱：**<br>□ 骨科术后护理常规<br>□ 二级护理<br>□ 饮食<br>□ 抗菌药物：如体温正常、伤口情况良好、无明显红肿时可以停止抗菌药物治疗<br>□ 其他特殊医嘱<br>□ 必要时神经营养药物<br>**临时医嘱：**<br>□ 复查血常规、尿常规、生化（必要时）<br>□ 补液（必要时）<br>□ 换药（必要时）<br>□ 镇痛等对症处理（酌情） | **长期医嘱：**<br>□ 骨科术后护理常规<br>□ 二级护理<br>□ 饮食<br>□ 抗菌药物：如体温正常、伤口情况良好、无明显红肿时可以停止抗菌药物治疗<br>□ 其他特殊医嘱<br>□ 必要时神经营养药物<br>**临时医嘱：**<br>□ 复查血常规、尿常规、生化（必要时）<br>□ 补液（必要时）<br>□ 换药（必要时）<br>□ 镇痛等对症处理（酌情） | **出院医嘱：**<br>□ 出院带药<br>□ 嘱___日后拆线换药（根据伤口愈合情况，预约伤口换药及必要时拆线时间）<br>□ 3个月后门诊复查<br>□ 不适随诊 |
| 病情变异记录 | □ 无 □ 有，原因：<br>1.<br>2. | □ 无 □ 有，原因：<br>1.<br>2. | □ 无 □ 有，原因：<br>1.<br>2. |
| 医师签名 | | | |

## （二）护士表单

### 退变性腰椎管狭窄症临床路径护士表单

适用对象：第一诊断为退变性腰椎管狭窄症（ICD-10：M48.005）
　　　　　行椎管减压（ICD-9-CM-3：03.09）

| 患者姓名： | 性别：　　年龄：　　住院号： | 门诊号： |
|---|---|---|
| 住院日期：　　年　月　日 | 出院日期：　　年　月　日 | 标准住院日：≤12 天 |

| 时间 | 住院第 1 天 | 住院第 2~5 天<br>（术前日） | 住院第 3~5 天<br>（手术日） |
|---|---|---|---|
| 健康宣教 | 入院宣教：<br>□ 介绍主管医师、护士<br>□ 介绍环境、设施<br>□ 介绍住院注意事项 | 术前宣教：<br>□ 宣教疾病知识、术前准备及手术过程<br>□ 告知准备物品、沐浴<br>□ 告知术后饮食、活动及探视注意事项<br>□ 告知术后可能出现的情况及应对方式<br>□ 主管护士与患者沟通，了解并指导心理应对<br>□ 告知家属等候区位置 | 术后当日宣教：<br>□ 告知监护设备、管路功能及注意事项<br>□ 告知饮食、体位要求<br>□ 告知疼痛注意事项<br>□ 告知术后可能出现情况及应对方式<br>□ 告知用药情况<br>□ 给予患者及家属心理支持<br>□ 再次明确探视陪伴须知 |
| 护理处置 | □ 核对患者，佩戴腕带<br>□ 建立入院护理病历<br>□ 卫生处置：剪指（趾）甲、沐浴，更换病号服 | □ 协助医师完成术前检查化验<br>术前准备：<br>□ 配血、抗菌药物皮试<br>□ 备皮、药物灌肠<br>□ 禁食、禁水 | 送手术：<br>□ 摘除患者各种活动物品<br>□ 核对患者资料及带药<br>□ 填写手术交接单，签字确认<br>接手术：<br>□ 核对患者及资料，签字确认 |
| 基础护理 | 二级护理：<br>□ 晨晚间护理<br>□ 患者安全管理 | 二级护理：<br>□ 晨晚间护理<br>□ 患者安全管理 | 一级护理：<br>□ 卧位护理：协助翻身、床上移动、预防压疮<br>□ 排泄护理<br>□ 患者安全管理 |
| 专科护理 | □ 护理查体<br>□ 入院护理评估<br>□ 观察心肺功能、劳动耐力 | □ 观察患者病情变化<br>□ 防止皮肤压疮护理<br>□ 心理和生活护理<br>□ 协助医师完成术前检查化验<br>□ 术前禁食、禁水、备皮 | □ 病情观察，写一级护理记录：每 2 小时评估生命体征、意识、肢体活动、皮肤情况、伤口敷料、各种引流管情况、出入量，重点记录四肢神经功能情况<br>□ 遵医嘱予脱水、抗感染、止血、抑酸、激素、控制血糖等治疗 |

续 表

| 时间 | 住院第 1 天 | 住院第 2~5 天<br>（术前日） | 住院第 3~5 天<br>（手术日） |
|---|---|---|---|
| 重点医嘱 | □ 详见医嘱执行单 | □ 详见医嘱执行单 | □ 详见医嘱执行单 |
| 病情变异记录 | □ 无　□ 有，原因：<br>1.<br>2. | □ 无　□ 有，原因：<br>1.<br>2. | □ 无　□ 有，原因：<br>1.<br>2. |
| 护士签名 | | | |

| 时间 | 住院第 6~10 天<br>(术后第 1~5 天) | 住院第 11~12 天<br>(术后第 6~7 天) |
|---|---|---|
| 健康宣教 | **术后宣教：**<br>□ 药物作用及频率<br>□ 饮食、活动指导<br>□ 复查患者对术前宣教内容的掌握程度<br>□ 疾病恢复期注意事项（重点是神经受损后的宣教）<br>□ 拔尿管后注意事项<br>□ 下床活动注意事项 | **出院宣教：**<br>□ 复查时间<br>□ 服药方法<br>□ 活动休息<br>□ 指导饮食<br>□ 康复训练方法<br>□ 指导办理出院手续 |
| 护理处置 | □ 遵医嘱完成相关检查<br>□ 夹闭尿管，锻炼膀胱功能 | □ 办理出院手续<br>□ 书写出院小结 |
| 基础护理 | **一级/二级护理：**<br>□ 晨晚间护理<br>□ 协助进食、进水（饮水呛咳者鼻饲）<br>□ 协助翻身、床上移动、预防压疮<br>□ 排泄护理<br>□ 床上温水擦浴<br>□ 协助更衣<br>□ 患者安全管理 | **二级护理：**<br>□ 晨晚间护理<br>□ 协助或指导进食、进水<br>□ 协助或指导床旁活动<br>□ 康复训练<br>□ 患者安全管理 |
| 专科护理 | □ 病情观察，写特护记录：评估生命体征、肢体活动、皮肤情况、伤口敷料、各种引流管情况、出入量、有无神经功能障碍（必要时尽早行康复训练）<br>□ 遵医嘱予抗感染、止血、抑酸、激素、控制血糖等治疗<br>□ 腰椎穿刺的护理<br>□ 腰穿后，嘱患者去枕平卧 4~6 小时，观察病情和主诉，根据医嘱调整脱水药的用量<br>□ 需要时，联系主管医师给予相关治疗及用药 | □ 病情观察：评估生命体征、伤口愈合、肢体活动、神经功能障碍恢复情况 |
| 重点医嘱 | □ 详见医嘱执行单 | □ 详见医嘱执行单 |
| 病情变异记录 | □ 无 □ 有，原因：<br>1.<br>2. | □ 无 □ 有，原因：<br>1.<br>2. |
| 护士签名 | | |

## （三）患者表单

### 退变性腰椎管狭窄症临床路径患者表单

适用对象：第一诊断为退变性腰椎管狭窄症（ICD-10：M48.005）
行椎管减压（ICD-9-CM-3：03.09）

| | | |
|---|---|---|
| 患者姓名： | 性别： 年龄： 门诊号： | 住院号： |
| 住院日期： 年 月 日 | 出院日期： 年 月 日 | 标准住院日：≤12天 |

| 时间 | 住院第1天 | 住院第2~5天（术前日） | 住院第3~5天（手术日） |
|---|---|---|---|
| 医患配合 | □ 医师询问病史、既往病史、用药情况，收集资料<br>□ 进行体格检查<br>□ 既往基础用药 | □ 配合完善术前相关化验、检查<br>□ 术前宣教<br>□ 脊柱疾病知识、临床表现、治疗方法<br>□ 术前用物准备：吸管、湿巾等<br>□ 手术室接患者，配合核对<br>□ 医师与患者及家属介绍病情及手术谈话<br>□ 手术时家属在等候区等候<br>□ 探视及陪伴制度 | □ 用药：抗菌药物、止血药、抑酸、激素、补液药物的应用<br>□ 告知医护不适及异常感受<br>□ 配合评估手术效果 |
| 护患配合 | □ 监测生命体征、体重<br>□ 护士行入院护理评估（简单询问病史）<br>□ 接受入院宣教<br>□ 二级护理 | □ 每日监测生命体征，询问排便次数，手术前一天晚监测生命体征<br>**术前准备：**<br>□ 备皮<br>□ 配血<br>□ 药物灌肠<br>□ 术前签字 | □ 手术清晨监测生命体征、血压1次<br>□ 特级护理<br>□ 予监护设备、吸氧<br>□ 注意留置管路安全与通畅<br>□ 护士协助记录出入量<br>**术后宣教：**<br>□ 术后体位：麻醉未醒时平卧，清醒后，4~6小时无不适反应可垫枕或根据医嘱予监护设备、吸氧<br>□ 配合护士定时监测生命体征、瞳孔、肢体活动、伤口敷料等<br>□ 不要随意动引流管<br>□ 疼痛的注意事项及处理 |
| 饮食 | □ 普通饮食 | □ 术前12小时禁食、禁水 | □ 根据病情半流质饮食或鼻饲 |
| 活动 | □ 正常活动 | □ 正常活动 | □ 卧床休息，自主体位 |

| 时间 | 住院第 6~10 天<br>(术后第 1~5 天) | 住院第 11~12 日<br>(术后 6~7 天) |
| --- | --- | --- |
| 医患配合 | □ 医师巡视，了解病情<br>□ 配合意识、肢体活动、神经功能的观察及必要的检查<br>□ 膀胱功能锻炼，成功后可将尿管拔除<br>□ 配合功能恢复训练（必要时）<br>□ 静脉用药逐渐过渡至口服药<br>□ 医师定时予伤口换药 | □ 护士行晨晚间护理<br>□ 医师拆线<br>□ 伤口注意事项<br>□ 配合功能恢复训练（必要时）<br>□ 必要时行腰椎穿刺<br>□ 定期抽血化验（必要时）<br>**出院宣教：**<br>□ 接受出院前康复宣教<br>□ 学习出院注意事项<br>□ 了解复查程序<br>□ 办理出院手续，取出院带药 |
| 护患配合 | □ 定时监测生命体征，每日询问排便次数<br>□ 一级/二级护理<br>□ 护士行晨晚间护理<br>□ 护士协助进食、进水、排泄等生活护理<br>□ 配合监测出入量<br>□ 注意探视及陪伴时间 | □ 定时监测生命体征，每日询问排便次数<br>□ 二级护理<br>□ 普通饮食 |
| 饮食 | □ 根据病情逐渐由半流质饮食过渡至普通饮食，营养均衡，高蛋白、低脂肪、易消化，避免产气食物（牛奶、豆浆）及油腻食物。鼓励多食汤类食物，必要时鼻饲饮食 | □ 普通饮食，营养均衡<br>□ 勿吸烟、饮酒 |
| 活动 | □ 卧床休息时可头高位，渐坐起，合理佩戴支具保护<br>□ 术后第 3~4 天可视体力情况渐 下床活动，循序渐进，注意安全<br>□ 行功能恢复锻炼（必要时） | □ 正常活动<br>□ 行功能恢复训练（必要时） |

# 附：原表单（2016年版）

## 退变性腰椎管狭窄症临床路径表单

适用对象：第一诊断为退变性腰椎管狭窄症（ICD-10：M48.03）
行椎管减压或加用内固定、植骨融合（ICD-9-CM-3：81.04-81.08）

| 患者姓名： | 性别：　年龄：　门诊号： | 住院号： |
|---|---|---|
| 住院日期：　年　月　日 | 出院日期：　年　月　日 | 标准住院日：10~12天 |

| 时间 | 住院第1天 | 住院第2天 | 住院第3天 |
|---|---|---|---|
| 主要诊疗工作 | □ 询问病史及体格检查<br>□ 医师查房<br>□ 初步的诊断和治疗方案<br>□ 住院医师完成住院志、首次病程、上级医师查房等病历书写<br>□ 完善术前检查<br>□ 签订医患沟通协议 | □ 上级医师查房与术前评估<br>□ 确定诊断和手术方案<br>□ 完成上级医师查房记录<br>□ 实施所有需要检查的项目<br>□ 收集检查检验结果并评估病情<br>□ 请相关科室会诊 | □ 上级医师查房，术前评估和决定手术方案<br>□ 完成术前小结、上级医师查房记录等病历书写<br>□ 向患者及/或家属交代围手术期注意事项并签署手术知情同意书、输血同意书、委托书（患者本人不能签字时）、自费用品协议书、进行术前审批<br>□ 麻醉医师查房并与患者及/或家属交代麻醉注意事项并签署麻醉知情同意书<br>□ 完成各项术前准备 |
| 重点医嘱 | **长期医嘱：**<br>□ 骨科护理常规<br>□ 二级护理<br>□ 饮食<br>□ 患者既往基础用药<br>**临时医嘱：**<br>□ 血常规、尿常规、大便常规；生化全套；血凝常规；血型；输血常规；胸片、心电图<br>□ 腰椎正侧位及屈-伸侧位X线片、CT/MRI<br>□ 根据病情：下肢血管超声、血气分析、肌电图、脊髓造影、造影后腰椎CT、肺功能、超声心动图 | **临时医嘱：**<br>□ 骨科护理常规<br>□ 二级护理<br>□ 饮食<br>□ 患者既往内科基础疾病用药<br>**临时医嘱：**<br>□ 根据会诊科室要求安排检查检验<br>□ 神经营养治疗，对症治疗 | **长期医嘱：**<br>同前日<br>**临时医嘱：**<br>□ 术前医嘱：明日在全身麻醉或椎管内麻醉下行腰椎管减压、内固定、植骨融合<br>□ 术前禁食、禁水<br>□ 术前用抗菌药物皮试<br>□ 手术抗菌药物带药<br>□ 配血<br>□ 一次性导尿包<br>□ 术区备皮<br>□ 术前晚灌肠<br>□ 其他特殊医嘱 |
| 主要护理工作 | □ 入院宣教：介绍病房环境、设施和设备<br>□ 入院护理评估<br>□ 观察心肺功能、劳动耐力 | □ 观察患者病情变化<br>□ 防止皮肤压疮护理<br>□ 心理和生活护理<br>□ 指导呼吸功能锻炼<br>□ 指导卧床下肢功能锻炼 | □ 做好备皮等术前准备<br>□ 提醒患者术前禁食、禁水<br>□ 术前心理护理 |

续　表

| 时间 | 住院第 1 天 | 住院第 2 天 | 住院第 3 天 |
| --- | --- | --- | --- |
| 病情变异记录 | □无　□有，原因：<br>1.<br>2. | □无　□有，原因：<br>1.<br>2. | □无　□有，原因：<br>1.<br>2. |
| 护士签名 | | | |
| 医师签名 | | | |

| 时间 | 住院第 4-5 天<br>（手术日） | 住院第 5-6 天<br>（术后第 1 天） | 住院第 6-7 天<br>（术后第 2 天） |
|---|---|---|---|
| 主要诊疗工作 | □ 手术<br>□ 向患者及/或家属交代手术过程概况及术后注意事项<br>□ 术者完成手术记录<br>□ 完成术后病程<br>□ 上级医师查房<br>□ 麻醉医师查房<br>□ 观察有无术后并发症并作出相应处理，观察下肢运动、感觉 | □ 上级医师查房，注意术后病情变化<br>□ 完成病历书写<br>□ 观察伤口、引流量、体温、生命体征情况等并作出相应处理<br>□ 观察下肢运动、感觉 | □ 上级医师查房<br>□ 完成病程记录<br>□ 根据情况可拔除引流管，伤口换药<br>□ 指导患者功能锻炼<br>□ 指导患者坐起（根据病情） |
| 重点医嘱 | **长期医嘱：**<br>□ 麻醉后护理常规<br>□ 骨科术后护理常规<br>□ 一级护理<br>□ 饮食<br>□ 既往基础用药<br>□ 轴线翻身<br>□ 留置引流管并记引流量<br>□ 留置尿管<br>□ 抗生素<br>□ 激素<br>□ 神经营养药物<br>□ 其他特殊医嘱<br>**临时医嘱：**<br>□ 心电监测、吸氧（根据病情需要）<br>□ 补液<br>□ 胃黏膜保护剂（酌情）<br>□ 止吐、镇痛等对症处理（酌情）<br>□ 急查血常规<br>□ 输血（根据病情需要）<br>□ 其他特殊医嘱 | **长期医嘱：**<br>□ 骨科术后护理常规<br>□ 一级护理<br>□ 饮食<br>□ 既往基础用药<br>□ 轴线翻身<br>□ 伤口引流记量<br>□ 留置尿管<br>□ 抗生素<br>□ 激素<br>□ 神经营养药物<br>□ 脱水（根据情况）<br>□ 消炎镇痛药物<br>**临时医嘱：**<br>□ 复查血常规<br>□ 输血及/或补晶体、胶体液（根据病情需要）<br>□ 镇痛等对症处理（酌情） | **长期医嘱：**<br>□ 骨科术后护理常规<br>□ 一级护理<br>□ 饮食<br>□ 既往基础用药<br>□ 轴线翻身<br>□ 留置尿管<br>□ 抗生素<br>□ 神经营养药物<br>□ 脱水（根据情况）<br>□ 消炎镇痛药物<br>□ 拔除引流，停引流记量（根据情况）<br>□ 停激素<br>**临时医嘱：**<br>□ 复查血常规（必要时）<br>□ 输血及或补晶体、胶体液（必要时）<br>□ 换药，拔引流管<br>□ 拔尿管（根据病情）<br>□ 镇痛等对症处理（酌情） |
| 主要护理工作 | □ 观察患者病情变化并及时报告医师<br>□ 术后心理与生活护理<br>□ 指导术后患者功能锻炼 | □ 观察患者病情并做好引流量等相关记录<br>□ 术后心理与生活护理<br>□ 指导术后患者功能锻炼 | □ 观察患者病情变化<br>□ 术后心理与生活护理<br>□ 指导术后患者功能锻炼<br>□ 指导正确的翻身及坐起方法 |
| 病情变异记录 | □ 无 □ 有，原因：<br>1.<br>2. | □ 无 □ 有，原因：<br>1.<br>2. | □ 无 □ 有，原因：<br>1.<br>2. |
| 护士签名 | | | |
| 医师签名 | | | |

| 时间 | 住院第 7-8 天<br>（术后第 3 天） | 住院第 9-11 天<br>（出院前日） | 住院第 10-12 天<br>（出院日） |
|---|---|---|---|
| 主要诊疗工作 | □ 上级医师查房<br>□ 住院医师完成病程记录<br>□ 伤口换药（必要时）<br>□ 指导患者功能锻炼<br>□ 复查术后腰椎正侧位（根据患者情况）<br>□ 定做术后支具（必要时） | □ 上级医师查房，进行手术及伤口评估，确定有无手术并发症和切口愈合不良情况，明确是否出院<br>□ 完成出院记录、病案首页、出院诊断证明书等所有病历资料<br>□ 向患者交代出院后的康复锻炼及注意事项，如返院复诊的时间、地点，发生紧急情况时的处理等 | □ 患者办理出院手续，出院 |
| 重点医嘱 | **长期医嘱：**<br>□ 骨科术后护理常规<br>□ 一级/二级护理<br>□ 饮食<br>□ 既往基础用药<br>□ 神经营养药物<br>□ 脱水（根据情况）<br>□ 消炎镇痛药物<br>□ 停抗生素<br>□ 停尿管<br>**临时医嘱：**<br>□ 拍摄术后腰椎平片<br>□ 必要时行腰椎 CT、MRI 检查<br>□ 补液（必要时）<br>□ 换药（必要时）<br>□ 镇痛等对症处理（酌情） | **出院医嘱：**<br>□ 出院带药：神经营养药物、消炎镇痛药、口服抗生素、消肿药物（必要时）<br>□ 嘱___日后拆线换药（根据出院时间决定）<br>□ 1 个月后门诊复查<br>□ 如有不适，随时来诊 | |
| 主要护理工作 | □ 观察患者病情变化<br>□ 术后心理与生活护理<br>□ 指导患者功能锻炼 | □ 指导患者办理出院手续<br>□ 出院宣教 | |
| 病情变异记录 | □ 无 □ 有，原因：<br>1.<br>2. | □ 无 □ 有，原因：<br>1.<br>2. | □ 无 □ 有，原因：<br>1.<br>2. |
| 护士签名 | | | |
| 医师签名 | | | |

# 第二十章

# 青少年特发性脊柱侧凸临床路径释义

【医疗质量控制指标】

指标一、脊柱侧凸患者病因学检查完成率。

指标二、青少年特发性脊柱侧凸患者健康相关生活质量评估完成率。

指标三、青少年特发性脊柱侧凸患者影像学评价完成率。

指标四、青少年特发性脊柱侧凸患者围手术期并发症发生率。

指标五、青少年特发性脊柱侧凸患者康复评估率。

## 一、青少年特发性脊柱侧凸编码

疾病名称及编码：青少年特发性脊柱侧凸（ICD-10：M41.101）

手术操作名称及编码：侧凸后路矫形术（ICD-9-CM-3：81.05/81.07/81.08）

## 二、临床路径检索方法

M40.101 伴（81.05/81.07/81.08）年龄 10~18 岁

## 三、国家医疗保障疾病诊断相关分组（CHS-DRG）

MDCI　肌肉、骨骼疾病及功能障碍

IU2　颈腰背疾患

## 四、青少年特发性脊柱侧凸标准住院流程

### （一）适用对象

第一诊断为青少年特发性脊柱侧凸（ICD-10：M41.101），行侧凸后路矫形术（ICD-9-CM-3：81.05/81.07/81.08）。

**释义**

■ 适用对象编码参见第一部分。

■ 本路径适用对象为需手术治疗的青少年特发性脊柱侧凸患者，不包括神经肌肉型脊柱侧凸、先天性脊柱侧凸、退行性脊柱侧凸、神经纤维瘤病合并脊柱侧凸、间充质病变合并脊柱侧凸、婴幼儿特发性脊柱侧凸、儿童特发性脊柱侧凸以及成人特发性脊柱侧凸患者。

■ 青少年特发性脊柱侧凸手术治疗方式包括脊柱侧凸后路矫形术、侧凸前路矫形术、侧凸前后路联合矫形术，本路径术式均指常规单纯后路开放式手术，不包括微创术式。

### （二）诊断依据

根据《临床诊疗指南・骨科分册》（中华医学会编著，人民卫生出版社，2009 年）。

1. 病史：患者发病年龄 10~18 岁，主诉多为肩背或腰部双侧不对称，隆起，可伴有腰背疼

痛，可伴有心、肺功能受损。评价患者的健康状况及骨骼成熟程度，其母亲妊娠期的健康状况，妊娠初期3个月内有无服药史，怀孕分娩过程中有无并发症等；家族中其他人员脊柱畸形的情况。

2. 体格检查

（1）畸形情况描述：侧弯类型，双肩高度，剃刀背方向及高度（可使用Scoliometer测量顶椎区躯干旋转），胸廓外形，腰部对称情况，躯干偏移，$C_7 \sim S_1$距离，身高、坐高，脊柱活动度。

（2）病因查体：皮肤的色素病变，背部有无毛发及囊性物，各个关节的活动性，完整的神经系统查体，测量双下肢绝对长度及相对长度，骨盆倾斜情况。

3. 辅助检查

（1）X线检查：需要拍摄站立位脊柱正侧位全长像、卧位左右弯曲像。必要时加拍牵引像、支点弯曲像，腰骶部畸形拍Ferguson像。畸形部位脊柱CT及三维重建，预计手术内固定。X线测量包括：端椎、顶椎、应用Cobb法测量侧弯度数、椎体旋转度的测定，Risser征、TRC测量。

（2）有神经症状者可选择行NCV、肌电图或其他神经电生理检查；必要时行脊髓造影、造影后CT或全脊柱MRI检查以鉴别其他类型脊柱侧凸。

（3）手术前可检查肺功能、心脏功能或血气分析检查等。

**释义**

■ 青少年特发性脊柱侧凸的诊断主要依靠患者的就诊年龄、临床症状、详细的神经系统检查、脊柱骨盆及下肢查体，以及X线片的表现、CT、磁共振成像检查、神经传导速度及肌电图或其他神经电生理检查，排除其他类型脊柱侧凸之后，才能确诊。

■ 病史和临床症状是诊断青少年特发性脊柱侧凸的初步依据，多数患者无明显不适症状，多因发现背部不平、双肩不等高等就诊。部分患者可有腰痛或行走困难、下肢疼痛麻木等神经症状。检查时可发现脊柱侧凸畸形，脊柱前屈时可出现“剃刀背”畸形。可有双肩不等高、骨盆倾斜、躯干偏倚等，部分患者可合并胸廓畸形。重症患者可出现内脏压迫症状及神经刺激或受压体征。检查时需特别注意皮肤的色素改变，有无咖啡斑及皮下组织肿物，背部有无毛发过长及囊性物。检查各个关节的可屈性，如腕及拇指的接近，手指过伸，膝、肘关节的反屈等，以便同其他类型的脊柱侧凸相鉴别。应仔细进行神经系统检查确认神经系统是否存在损害，尤其是双下肢神经功能检查。应确认神经系统是否存在损害。如果患者存在明显的肌无力，就必须寻找是否存在潜在的神经系统畸形，并不是所有神经系统损害的患者的体征都十分明显，可能只是轻微的体征，例如腹壁反射不对称、轻微阵挛或广泛的肌无力。但是，这些体征提示应详细检查神经系统，建议行全脊柱MRI检查。X线片包括站立位全脊柱正侧位像、卧位左右弯曲像。X线评估参数包括摄片后标记顶椎、上端椎、下端椎、骶骨中心垂线（CSVL）、Cobb角测量等。必要时加拍牵引像、支点弯曲像，腰骶部畸形摄Ferguson像。站立位全脊柱正侧位像是诊断的最基本手段。X线影像需包括整个脊柱。摄X线片时必须强调站立位，不能卧位。若患者不能直立，宜用坐位，这样才能反映脊柱侧凸的真实情况。脊柱左右弯曲像包括仰卧位和俯卧位弯曲像等，目前以仰卧位弯曲像应用最多，主要用于：①评价腰弯的椎间隙的活动度；②确定下固定椎；③预测脊柱的柔韧度。但是，仰卧位弯曲像预测脊柱柔韧度的效果较差。牵引像的作用：

①可以提供脊柱侧凸牵引复位的全貌；②适用于神经肌肉功能有损害的患者；③适用于评价躯干偏移和上胸弯；④可以估计下固定椎水平。支点弯曲像特点：易于操作，弯曲力量为被动力量，重复性好，能真实反映侧弯的僵硬程度，预测侧弯的矫正度数，也可以用于确定某些病例是否需要前路松解术；支点弯曲像对僵硬的侧弯患者更为有效。Ferguson 像用于检查腰骶关节连接处。为了消除腰前凸，男性向头侧倾斜 30°，女性倾斜 35°，这样可得出真正的正位腰骶关节像。Stagnara 像用于严重脊柱侧凸患者（> 100°），尤其是伴有后凸、椎体旋转者，普通 X 线很难看清肋骨、横突及椎体的畸形情况。需要摄取旋转像以得到真正的前后位像。透视下旋转患者，出现最大弯度时拍片。畸形部位脊柱 CT 及三维重建对了解脊柱畸形类型以及骨性通道很有帮助。对有神经症状或怀疑有神经病变（如脊髓纵裂、脊髓空洞症等）的患者应行脊柱 MRI 检查，以鉴别其他类型脊柱侧凸。

■ 脊柱侧凸旋转度的测定通常采用 Nash-Moe 法：根据正位 X 线片上椎弓根的位置，将其分为 5 度。

Ⅰ度：椎弓根对称。

Ⅱ度：凸侧椎弓根移向中线，但未超过第 1 格，凹侧椎弓根变小。

Ⅲ度：凸侧椎弓根已移至第 2 格，凹侧椎弓根消失。

Ⅳ度：凸侧椎弓根移至中央，凹侧椎弓根消失。

Ⅴ度：凸侧椎弓根越过中线，靠近凹侧。

■ Risser 征：将髂嵴分为 4 份，骨化由髂前上棘向髂后上棘移动，未出现次发骨骺为 0 级，骨骺移动 25% 为Ⅰ度，50% 为Ⅱ级，75% 为Ⅲ级，移动到髂后上棘为Ⅳ级，骨骺与髂骨融合为Ⅴ级。椎体骺环发育：侧位 X 线片上骨骺环与椎体融合说明脊柱停止生长，为骨成熟的重要指征。

■ 髋部 Y 型软骨（三角软骨，TRC）的评价，是进行脊柱最终融合手术的重要依据。TRC 未闭合时，一般采用生长友好技术畸形矫正，如生长棒技术。TRC 闭合后可采用最终融合手术，可以避免曲轴现象发生。

■ 脊柱侧凸成熟度的鉴定。成熟度的评价在脊柱侧凸的治疗中尤为重要，必须根据生理年龄、实际年龄及骨龄来全面评估，主要包括以下几方面：①第二性征：男童的声音改变，女孩的月经初潮，以及乳房和阴毛的发育等；②骨龄：手腕部骨龄：对 20 岁以下的患者可以摄手腕部 X 线片，根据 Greulich 和 Pyle 的标准测定骨龄。

## （三）选择治疗方案的依据

根据《临床诊疗指南·骨科分册》（中华医学会编著，人民卫生出版社，2009 年）。

1. 诊断青少年特发性脊柱侧凸明确。建议使用 Lenke 分型或 PUMC 分型指导手术治疗。

2. 手术治疗指征

（1）支具治疗期间，侧凸仍然呈进行性加重，侧凸度数> 40°，建议手术治疗。

（2）胸椎侧凸 Cobb 角> 40°，患儿发育尚未成熟，随访发现 Cobb 角有增加趋势可进行手术。

（3）胸椎侧凸 Cobb 角> 40°，伴进行性胸椎前凸，肺功能已受影响的患儿应当手术矫正。

（4）胸椎侧凸 Cobb 角> 40°，发育成熟，随访发现侧凸有明显进展，应当手术治疗。

（5）侧凸度数> 50°，即使发育虽已成熟，可考虑手术治疗。

（6）腰段或胸腰段侧凸 Cobb 角> 35°，随访进行性加重，躯干失平衡及严重背痛的患儿应当手术矫正。

3. 手术包括矫形和植骨融合。
4. 无手术禁忌证。

**释义**

■ 对于青少年特发性脊柱侧凸最广泛接受的非手术治疗方法是观察和矫形支具治疗。手术矫正脊柱畸形的适应证是以畸形自然发展史和患者成年后畸形带来的潜在后果为基础的。患者肺部并发症主要源自非正常的畸形和早期出现的疾病。对于青少年患者，如果预计成年后侧凸很可能带来很大的问题，需要考虑手术治疗。尽管大多数学者建议达到50°的弯曲需要手术治疗，但也应该考虑其他因素。较小的腰弯和胸腰弯可能导致严重的躯干移位、冠状面失代偿和外观畸形。在外观上，50°的双弯比单弯更容易接受。如果骨骼成熟期侧弯进展，则很可能是渐进性的。相反，对于骨骼未发育成熟的患者，根据临床表现，40°~50°的弯曲也要考虑手术治疗。对于使用支具治疗仍然进展的患者，比未使用支具治疗的患者更要考虑手术。如果侧凸发生腰背痛，要进一步进行更广泛的评估，如果没有找到引起腰背痛的其他原因，也可能需要手术进行脊柱融合。在决定手术治疗时，矫正胸椎前凸非常重要，胸椎前凸对肺功能是一种损害，而支具治疗往往会加重胸椎前凸。因此当青少年进展型脊柱侧凸伴有胸椎前凸时，更可能需要手术治疗。手术治疗方案包括矫形和植骨融合。植骨融合包括自体骨移植、异体骨移植和人工骨及生物活性材料。矫形方法基本上分两大类，即前路矫形与后路矫形，必要时需两种或两种以上手术联合使用。手术患者采用 Lenke 分型或 PUMC 分型可规范手术方式选择，有助于科研数据统计与交流。

**（四）标准住院日≤20 天**

**释义**

■ 青少年特发性脊柱侧凸患者入院后，术前常规检查、脊柱影像学检查、心肺功能检查等需要3~5 天，术后恢复 10~14 天，总住院时间≤20 天的均符合本路径要求。

**（五）进入路径标准**

1. 第一诊断必须符合 ICD-10：M41.101 青少年特发性脊柱侧凸疾病编码。
2. 当患者合并其他疾病，但住院期间不需要特殊处理也不影响第一诊断的临床路径流程实施时，可以进入路径。

**释义**

■ 本路径适用对象为需手术治疗的青少年特发性脊柱侧凸患者，不包括神经肌肉型脊柱侧凸、先天性脊柱侧凸、退行性脊柱侧凸、神经纤维瘤病合并脊柱侧凸、间充质病变合并脊柱侧凸、婴幼儿特发性脊柱侧凸、儿童特发性脊柱侧凸以及成人特发性脊柱侧凸患者。

■ 患者如果合并高血压、糖尿病、冠心病等其他慢性疾病，需要术前对症治疗时，如果不影响麻醉和手术，可进入本路径，但可能会增加医疗费用，延长住院时间。如果上述慢性疾病需要经治疗稳定后才能手术，术前准备过程先进入其他相应内科疾病的诊疗路径。

**（六）术前准备（术前评估）≤5天**

1. 必需的检查项目

（1）血常规、血型（ABO血型+Rh因子）、尿常规+镜检。

（2）凝血功能检查、肝功能、肾功能、电解质检查、感染性疾病筛查（乙型肝炎、丙型肝炎、梅毒、艾滋病）。

（3）胸部X线平片、心电图、心肺功能检查。

（4）骨科X线检查：站立位脊柱正侧位全长像、卧位左右弯曲像。

2. 根据患者病情可选择的检查项目

（1）畸形部位脊柱CT+三维重建。

（2）MRI。

（3）牵引像、支点弯曲像、Ferguson像。

（4）脊髓造影。

（5）神经电生理检查。

（6）血气分析，肺功能。

3. 脊柱侧弯学会（SRS-22）问卷调查。

**释义**

■ 必查项目包括血常规、尿常规、大便常规、肝功能、肾功能、电解质、血糖、凝血功能、X线胸片、心电图，主要是评估有无合并基础病，是确保手术治疗安全、有效开展的基础，这些检查可能会影响到住院时间、费用以及治疗预后。血型、Rh因子、感染性疾病筛查主要是用于手术治疗前后的输血前准备。侧凸会影响到患者的心肺功能，某些患者甚至合并有先天性心肺疾病，术前需行心肺功能检查，有合并疾病者可根据病情请相应科室会诊，以确保手术安全；站立位脊柱正侧位像、卧位左右弯曲像、畸形部位脊柱CT+三维重建检查是进一步明确诊断、选择合适手术治疗方案的必需检查。

■ 对有神经症状或怀疑有神经病变（如脊髓纵裂、脊髓空洞症等）的患者，术前根据病情增加脊柱MRI检查或脊髓造影，以鉴别其他类型脊柱侧凸。

■ 牵引像、支点弯曲像主要用于评价脊柱的柔韧度，预测侧弯的矫正度数，也可以用于确定某些病例是否需要前路松解术；Ferguson像用于检查腰骶关节连接处。

■ 神经电生理检查可帮助明确神经损害性质与节段，并有助于与神经肌肉型脊柱侧凸相鉴别。

■ 脊柱侧弯学会（SRS-22）问卷调查是评价脊柱畸形健康相关生活质量的特异性量表，可以对治疗效果进行功能、疼痛、外观、心理、满意度等五个维度的主观评价。

■ 为缩短患者住院等待时间，检查项目可以在患者入院前于门诊完成。

**（七）预防性抗菌药物选择与使用时机**

1. 按照《抗菌药物临床应用指导原则（2015年版）》（国卫办医发〔2015年〕43号）执行，并根据患者的病情决定抗菌药物的选择与使用时间。建议使用第一、第二代头孢菌素类，MRSA感染高发医疗机构的高危患者可用（去甲）万古霉素。

2. 静脉输注应在皮肤切开前0.5~1小时内或麻醉开始时给药，在输注完毕后开始手术；万古霉素由于需输注较长时间，应在手术前1~2小时开始给药；手术时间较短（<2小时）时术前给药1次即可。如手术时间超过3小时或超过所用药物半衰期的2倍以上，或成人出血量超过1500ml，术中应追加1次。

**释义**

■ 青少年特发性脊柱侧凸行侧凸后路矫形术属于Ⅰ类切口，但由于术中可能用到后路螺钉（钩）、固定板（棒）、钛缆、骨水泥、各种植骨材料，且骨科手术对手术室层流的无菌环境要求较高，一旦感染可导致严重后果。因此，可按规定适当预防性和术后应用抗菌药物。

**（八）手术日为入院第≤6天**

1. 麻醉方式：气管内插管全身麻醉，建议采用全凭静脉麻醉方式。

2. 手术方式：脊柱侧凸矫形、后路矫形内固定，植骨融合，必要时行截骨术和胸廓成型术。

3. 手术内植物：可根据患者具体情况选用椎弓根螺钉、椎板钩、椎弓根钩、横突钩、椎板下钢丝、连接棒、横连结、椎间融合器、自体骨、同种异体骨、人工骨。

4. 术中用药：麻醉用药、抗菌药物；建议使用氨甲环酸以减少出血；必要时使用激素（甲强龙、地塞米松）。

5. 输血：根据术中情况决定是否使用自体血回输或输注血制品。

6. 术中建议使用神经电生理功能监测或进行术中唤醒试验。

**释义**

■ 本路径规定的青少年特发性脊柱侧凸手术均是在气管内插管全身麻醉下实施。采用全凭静脉麻醉的方法，可减少恶性高热的发生率。

■ 青少年特发性脊柱侧凸患者，后部肋骨突起是患者关注的主要问题。但随着新的胸椎椎弓根螺钉器械和去旋转技术的使用，现在很少有必要行胸廓成形术。如果由于外观或心理原因上的必要，切除凸侧部分肋骨可能提高手术的外观效果。对于僵硬性畸形，可以进行脊柱三柱截骨矫正畸形。

■ 青少年特发性脊柱侧凸患者行脊柱后路侧凸矫形术，对侧凸畸形进行矫正以及在减压操作中可能会对脊柱稳定性产生影响，因此可能需要使用椎弓根螺钉、椎板钩、椎弓根钩、横突钩、椎板下钢丝、连接棒、横连结、椎间融合器等进行脊柱稳定性重建。脊柱侧凸手术治疗的远期效果依赖于牢固的融合，因此可能需使用植骨材料进行脊柱融合。植骨材料包括自体骨移植（髂骨、切除的棘突、关节突的松质骨），同种异体骨移植，骨移植材料（人工骨、骨形成蛋白等）。

■ 青少年特发性脊柱侧凸行脊柱后路矫形术，剥离显露范围较广泛，必要时需使用止血药，如注射用尖吻蝮蛇血凝酶、氨甲环酸等。脊柱侧凸矫形手术神经损伤风险大，术中需给予激素减轻神经水肿及炎症，同时可使用神经电生理功能监测实时评价脊髓功能。

■ 术中及术后是否输血依照术中出血量及术后引流量、患者心率及血压等循环稳定性、血常规 Hb 情况而定。

**（九）术后住院恢复≤14 天**

1. 必须复查的项目：血常规、站立位脊柱全长正侧位 X 线检查。
2. 必要时复查的项目：凝血功能、电解质、肝功能、肾功能、心肺功能、CT、MRI、感染炎症指标。
3. 术后用药
（1）抗菌药物使用：按照《抗菌药物临床应用指导原则（2015 年版）》（国卫办医发〔2015〕43 号）执行，并根据患者的病情决定抗菌药物的选择与使用时间。建议使用第一、第二代头孢菌素类，头孢曲松。
（2）术后镇痛：参照《骨科常见疼痛的处理专家建议》（《中华骨科杂志》. 2008 年 1 月 . 28 卷 . 1 期）。
（3）术后必要时使用激素：地塞米松、甲强龙等。
（4）根据患者具体情况选择使用预防并发症的药物。
4. 术后必要时制作支具。

**释义**

■ 术后需复查全脊柱正侧位 X 线片，了解侧凸畸形矫正效果及内植物的位置情况。若想了解减压情况及内植物详细位置，或术后可能出现的相关并发症，可行脊柱 CT 或 MRI 检查。

■ 术后需复查血常规，了解红细胞、血红蛋白和感染指标等情况，以决定抗菌药物使用以及是否输血。手术时间长、创伤大的患者可术后复查凝血功能、电解质、肝功能、肾功能，以便及时纠正。术前存在心肺功能受损的患者，术后需复查心肺功能，了解改善情况及是否需要相关支持。

■ 在术后处理上：可按《抗菌药物临床应用指导原则》适当应用抗菌药物；对于术后疼痛，可按照《骨科常见疼痛的处理专家建议》进行术后镇痛；在脊髓、神经减压后常需要给予激素、脱水药物和神经营养药物治疗以利患者神经功能恢复；对于存在易栓症危险因素的患者，可根据病情给予抗凝治疗，以避免深静脉血栓形成；对脊柱功能恢复，可在支具保护下逐渐进行功能锻炼。

**（十）出院标准**

1. 切口：愈合好，无感染征象，或可在门诊处理的未完全愈合切口。
2. 无需要住院处理的并发症和合并症。

**释义**

■ 主治医师应在出院前，通过复查上述各项检查并结合患者恢复情况判断是否达到出院标准。如果出现术后伤口感染等并发症和/或合并症需要继续留院治疗的情况，应先处理并发症和/或合并症并符合出院条件后再准许患者出院。

### （十一）变异及原因分析

1. 合并症：本病可能合并其他疾病，患者术前心肺功能障碍，术前准备及检查时间可能延长。患者术前存在神经功能障碍，如截瘫、不全瘫，术后恢复时间延长，可适当延长住院时间，但不以神经功能完全恢复为出院标准。
2. 本病因畸形程度不同及发病年龄差异，可能需要分期手术治疗。
3. 并发症：术后可能出现神经系统症状，需要延长治疗时间。
4. 内植物选择：根据矫形方法选用不同内植物。
5. 植骨融合选择：根据术中情况选用不同植骨材料及方法。

**释义**

■ 出现变异的原因很多，除了包括路径中所描述的各种术后并发症，还包括医疗、护理、患者、环境等多方面的变异原因，对于这些变异，医师需在表单中明确说明，具体变异情况如下：

（1）按路径流程完成治疗，但出现了上述围手术期并发症，导致治疗时间延长甚至再次手术，从而造成住院日延长和费用增加。

（2）术前患者心肺功能异常，需进一步治疗以满足手术需要，导致术前检查时间延长，治疗费用增加。

（3）患者同时存在神经功能障碍，需术后延长康复时间，导致治疗费用不同。

（4）由于患者病情不同，手术治疗时固定节段数目不同、自体骨与异体骨、一期手术与分期手术、使用内植物的不同，可能导致住院费用存在差异。

（5）患者入选路径后，医师在检查及治疗过程中发现患者合并存在一些事前未预知的对本路径治疗可能产生影响的情况，需要中止执行路径或者是延长治疗时间、增加治疗费用。

（6）因患者方面的主观原因导致执行路径出现变异。

## 五、青少年特发性脊柱侧凸临床路径给药方案

**【用药选择】**

1. 抗菌药物：按照《抗菌药物临床应用指导原则（2015 年版）》（国卫办医发〔2015〕43 号）执行。接受清洁手术者，在术前 0.5~2 小时给药，或麻醉开始时给药，使手术切口暴露时局部组织中已达到足以杀灭手术过程中入侵切口细菌的药物浓度。如果手术时间超过 3 小时，或失血量大（>1500ml），可手术中给予第 2 剂。抗菌药物的有效覆盖时间应包括整个手术过程和手术结束后 4 小时，总的预防用药时间不超过 24 小时，个别情况可延长至 48 小时。通常选用第一、第二代头孢菌素类，如头孢唑啉、头孢拉定和头孢呋辛、头孢西丁等。头孢过敏的患者可选用克林霉素或万古霉素。

2. 围手术期镇痛：参照《骨科常见疼痛的处理专家建议》，入院时对患者进行健康教育，以得到患者的配合，达到理想的疼痛治疗效果。对患者疼痛反复进行评估（数字评价量表或视觉模拟评分），及早开始镇痛，多模式镇痛，个体化镇痛。术后即可进食者可采用口服药物镇痛；术后禁食者可选择静脉点滴等其他给药方式。根据患者症状的轻中度疼痛首选非甾体类抗炎药，也可以弱阿片类药物与非甾体类抗炎药（NSAIDs）等联合使用。

3. 术中可根据神经受累情况给予激素，目的是通过抗炎及抗自由基来阻止继发性脊髓损伤的发生和发展。首选甲泼尼龙，剂量为第 1 小时用药 30mg/kg，随后每小时 5.4mg/kg，治疗 24 小时。

【药学提示】

1. 如果选用万古霉素，则应使用尽量小的剂量以防止导致细菌产生耐药性。肾功能减退者应避免使用万古霉素。第一、第二代头孢菌素类多数主要经肾排泄，中度以上肾功能不全患者应根据肾功能适当调整剂量。

2. 选用 NSAIDs 是需参阅药品说明书并评估 NSAIDs 的危险因素。如患者发生胃肠道不良反应的危险性较高，使用非选择性 NSAIDs 时加用 $H_2$受体阻断剂、质子泵抑制剂和胃黏膜保护剂及米索前列醇等胃肠道保护剂，或使用选择性 COX-2 抑制剂。应用 NSAIDs 时，对于心血管疾病高危患者，应权衡疗效和安全性因素。阿片类镇痛药最常见不良反应包括恶心、呕吐、便秘、嗜睡及过度镇静、呼吸抑制等。

3. 大剂量甲泼尼龙容易出现较多并发症，如呼吸道感染，消化道溃疡等，需严密监护，并给予相应药物预防。

【药学提示】

脊髓损伤患者应用激素冲击治疗在学界目前存在较大争议。

## 六、青少年特发性脊柱侧凸患者护理规范

1. 入院评估、入院宣教、协助完成术前检查。
2. 术前准备、心理护理。
3. 术后密切观察患者生命体征变化，严密观察患者双下肢肌力、感觉运动及反射情况，并与术前进行比较。
4. 全麻清醒后可少量多次饮水，无不适反应后可进食流质饮食，肠鸣音恢复后可正常饮食。
5. 平卧 4 小时后可轴向翻身，保持脊柱水平位。
6. 保持各种管路通畅，密切观察引流液的颜色、性状、量。
7. 术后第一天可佩戴保护性支具下地活动，注意是否发生体位性低血压症状。
8. 出院前评估、出院指导、康复指导。

## 七、青少年特发性脊柱侧凸患者营养治疗规范

1. 营养风险筛查，NRS 评分> 3 分者，给以营养评估。

2. 充足的热量、蛋白质，适量脂肪。NRS 评分≤3 分者，能量供给标准以 25~30kcal/kg 为佳；营养不良者热量供给标准不低于 35kcal/kg。碳水化合物热量比不低于 50%，充足的蛋白质，不低于 1.2~1.5g/kg（标准体重），应以优质蛋白为主，不低于蛋白质总量的 1/3~1/2；脂肪热比以 25%~30%为宜，饱和脂肪酸、单不饱和脂肪酸、多不饱和脂肪酸间比例以 1∶1∶1 左右为宜，适当提高膳食 ω-3 脂肪酸的摄入，保证充足的维生素和矿物质，

3. 围手术期，根据不同治疗时期选择饮食形态如流质饮食、半流质饮食、软食或普通饮食等。饮食宜清淡，以温、热、软为佳，忌食生冷、肥甘、厚腻食物，限制刺激性食物、饮品及调味品。

4. 如经口进食低于需要量的 80%及高热者，应给予相应的肠内营养补充剂口服补充，必要

时管饲肠内营养补充或肠外营养补充。

5. 如有糖代谢异常，应减少糖类的摄入量。

## 八、青少年特发性脊柱侧凸患者健康宣教

1. 住院环境及流程介绍：包括医疗组主管医师、护士，医疗查房及护理查房安排，病房区域设置，各项检查安排及地点，探视制度，安全制度，配膳安排等。

2. 疾病及治疗方式宣教：包括疾病的病因、诊断和治疗方式，与患者相关的个性化治疗选择方案，预后及可能出现的并发症情况等。

3. 术前准备宣教：包括签署手术知情同意书时间和地点，手术方案，预计手术时间，预计出血量，术前抗生素皮试时间，禁食、禁水时间，术前服用特殊药物时间，导尿和/或灌肠时间及注意事项等。告知可能进行术中唤醒试验。

4. 术后康复宣教：包括术后早期麻醉恢复注意事项，饮食指导，早期功能锻炼意义及方法，疼痛管理，佩戴围腰及下床活动注意事项，静脉通路及引流管保护事项等。

5. 出院宣教：居家康复意义及方法，出院带药及服用方法，伤口换药时间、频率及注意事项，术后复查时间，支具佩戴时间，如遇特殊情况如何与医疗部门联系等。

## 九、推荐表单

### （一）医师表单

**青少年特发性脊柱侧凸临床路径医师表单**

适用对象：第一诊断为青少年特发性脊柱侧凸（ICD-10：M41.101）
行侧凸矫形、内固定、植骨融合术（ICD-9-CM-3：81.05/81.07/81.08）

| 患者姓名： | 性别：　　年龄：　　门诊号： | 住院号： |
|---|---|---|
| 住院日期：　　年　月　日 | 出院日期：　　年　月　日 | 标准住院日：≤20 天 |

| 时间 | 住院第 1 天 | 住院第 2~8 天<br>（术前准备期） | 住院第 2~9 天<br>（术前日） |
|---|---|---|---|
| 主要诊疗工作 | □ 询问病史和体格检查<br>□ 初步诊断和治疗方案<br>□ 完成住院志、首次病程记录等病历书写<br>□ 开检查检验单<br>□ SRS-22 问卷调查 | □ 上级医师查房与手术前评估<br>□ 确定诊断和手术方案<br>□ 完成上级医师查房记录<br>□ 完善术前检查项目<br>□ 收集检查检验结果并评估病情<br>□ 必要时请相关科室会诊 | □ 上级医师查房，行术前讨论，确定决定手术方案<br>□ 完成上级医师查房记录<br>□ 向患者和家属交代围手术期注意事项，并签署手术知情同意书、输血同意书、委托书、自费用品协议书<br>□ 麻醉医师查房，向患者和/或家属交代麻醉注意事项，并签署麻醉知情同意书<br>□ 完成各项术前准备 |
| 重点医嘱 | **长期医嘱：**<br>□ 骨科护理常规<br>□ 二级护理<br>□ 饮食<br>□ 患者既往内科基础疾病用药<br>**临时医嘱：**<br>□ 血常规、尿常规、大便常规、血型<br>□ 凝血功能、电解质、肝功能、肾功能<br>□ 血型感染性疾病筛查<br>□ 心电图、X 线胸片、肺功能、超声心动图<br>□ 站立位全脊柱正侧位像，卧位左右弯曲像<br>□ 必要时全脊柱 CT+三维重建<br>□ 必要时行脊柱牵引像、支点弯曲像、Ferguson 像、Stagnara 像，脊髓造影、造影后 CT、MRI | **长期医嘱：**<br>□ 骨科护理常规<br>□ 二级护理<br>□ 饮食<br>□ 患者既往内科基础疾病用药<br>**临时医嘱：**<br>□ 根据会诊科室要求安排检查和化验<br>□ 呼吸功能锻炼 | **长期医嘱：**<br>同前日<br>**临时医嘱：**<br>□ 术前医嘱：明日在全身麻醉下行后路脊柱侧凸矫形、内固定、植骨融合术<br>□ 术前禁食、禁水<br>□ 术前用抗菌药物皮试，手术抗菌药物带药<br>□ 一次性导尿包术中用<br>□ 术区备皮<br>□ 术前灌肠<br>□ 配血<br>□ 其他特殊医嘱 |
| 病情变异记录 | □ 无　□ 有，原因：<br>1.<br>2. | □ 无　□ 有，原因：<br>1.<br>2. | □ 无　□ 有，原因：<br>1.<br>2. |
| 医师签名 | | | |

| 时间 | 住院第 3~10 天<br>（手术日） | 住院第 4~19 天<br>（术后恢复期） | 住院第 10~20 天<br>（出院日） |
|---|---|---|---|
| 主要诊疗工作 | □ 手术<br>□ 向患者家属交代手术过程概况及术后注意事项<br>□ 完成手术记录<br>□ 完成术后病程<br>□ 上级医师查房<br>□ 观察有无术后并发症并作出相应处理，观察下肢运动、感觉 | □ 上级医师查房<br>□ 完成常规病程记录<br>□ 观察伤口、引流量、体温、生命体征情况等并作出相应处理<br>□ 观察下肢运动、感觉<br>□ 根据病情拔除引流管<br>□ 切口更换敷料<br>□ 康复训练<br>□ 伤口换药（必要时）<br>□ 指导患者功能锻炼<br>□ 复查术后全脊柱 X 线片（根据患者情况）<br>□ 定做术后支具（必要时）<br>□ 指导正确使用支具 | □ 上级医师查房，进行手术及伤口评估，确定有无手术并发症和切口愈合不良情况，确定畸形矫正情况，明确是否出院<br>□ 完成出院志、病案首页、出院诊断证明书等病历<br>□ 向患者交代出院后的康复锻炼及注意事项，如复诊的时间、地点，发生紧急情况时的处理等 |
| 重点医嘱 | **长期医嘱：**<br>□ 骨科术后护理常规<br>□ 一级护理<br>□ 饮食<br>□ 轴向翻身<br>□ 留置引流管并记引流量<br>□ 抗菌药物<br>□ 术后激素（必要时）<br>□ 其他特殊医嘱<br>**临时医嘱：**<br>□ 心电监测、吸氧（根据病情需要）<br>□ 止吐、镇痛等对症处理<br>□ 必要时血常规<br>□ 补液（酌情）<br>□ 输血（根据病情需要） | **长期医嘱：**<br>□ 骨科术后护理常规<br>□ 一级/二级护理<br>□ 饮食<br>□ 轴线翻身<br>□ 留置引流管并记引流量<br>□ 抗菌药物（必要时）<br>□ 术后激素（必要时）<br>□ 镇痛等对症处理<br>□ 其他特殊医嘱<br>□ **临时医嘱：**<br>□ 补液（酌情）<br>□ 复查血常规、尿常规、生化（必要时）<br>□ 补液（必要时）<br>□ 换药，根据情况拔除引流<br>□ 拍术后片 | **出院医嘱：**<br>□ 出院带药<br>□ 嘱____日后拆线换药（根据伤口愈合情况，预约伤口换药及必要时拆线时间）<br>□ 1~3 个月后门诊复查<br>□ 不适随诊<br>□ 术后康复治疗 |
| 病情变异记录 | □ 无　□ 有，原因：<br>1.<br>2. | □ 无　□ 有，原因：<br>1.<br>2. | □ 无　□ 有，原因：<br>1.<br>2. |
| 医师签名 | | | |

## （二）护士表单

### 青少年特发性脊柱侧凸临床路径护士表单

适用对象：第一诊断为青少年特发性脊柱侧凸（ICD-10：M41.101）
行侧凸矫形、内固定、植骨融合术（ICD-9-CM-3：81.05/81.07/81.08）

| | | |
|---|---|---|
| 患者姓名： | 性别：　年龄：　门诊号： | 住院号： |
| 住院日期：　年　月　日 | 出院日期：　年　月　日 | 标准住院日：≤20 天 |

| 时间 | 住院第 1 天 | 住院第 2~8 天<br>（术前准备期） | 住院第 2~9 天<br>（术前日） |
|---|---|---|---|
| 健康宣教 | 入院宣教：<br>□ 介绍主管医师、护士<br>□ 介绍环境、设施<br>□ 介绍住院注意事项<br>□ 介绍探视和陪伴制度<br>□ 介绍贵重物品制度 | □ 药物宣教<br>术前宣教：<br>□ 宣教术前准备及检查后注意事项<br>□ 告知患者在检查中配合医师<br>□ 主管护士与患者沟通，消除患者紧张情绪<br>□ 告知检查后可能出现的情况及应对方式 | □ 药物宣教<br>术前宣教：<br>□ 宣教术前准备及检查后注意事项<br>□ 告知患者在检查中配合医师<br>□ 主管护士与患者沟通，消除患者紧张情绪<br>□ 告知检查后可能出现的情况及应对方式 |
| 护理处置 | □ 核对患者，佩戴腕带<br>□ 建立入院护理病历<br>□ 协助患者留取各种标本<br>□ 测量体重 | □ 协助医师完成术前检查 | □ 做好备皮等术前检查<br>□ 提醒患者术前禁食、禁水<br>□ 术前心理护理<br>□ 术前知道术中唤醒及患者相关配合事宜 |
| 基础护理 | 三级护理：<br>□ 晨晚间护理<br>□ 患者安全管理 | 三级护理：<br>□ 晨晚间护理<br>□ 患者安全管理 | 二级/一级护理：<br>□ 晨晚间护理<br>□ 患者安全管理 |
| 专科护理 | □ 护理查体<br>□ 病情观察（心肺功能、劳动耐力）<br>□ 需要时填写跌倒及压疮防范表<br>□ 需要时请家属陪伴<br>□ 心理护理 | □ 病情观察<br>□ 防止皮肤压疮护理<br>□ 指导呼吸功能锻炼<br>□ 心理护理 | □ 遵医嘱予补液<br>□ 病情观察<br>□ 心理护理 |
| 重点医嘱 | □ 详见医嘱执行单 | □ 详见医嘱执行单 | □ 详见医嘱执行单 |
| 病情变异记录 | □ 无　□ 有，原因：<br>1.<br>2. | □ 无　□ 有，原因：<br>1.<br>2. | □ 无　□ 有，原因：<br>1.<br>2. |
| 护士签名 | | | |

| 时间 | 住院第 3~10 天<br>（手术日） | 住院第 4~19 天<br>（术后恢复期） | 住院第 10~20 天<br>（出院日） |
|---|---|---|---|
| 健康宣教 | □ 药物宣教<br>□ 手术宣教<br>□ 观察病情变化并及时报告医师<br>□ 指导术后患者功能锻炼 | □ 药物宣教<br>□ 手术宣教<br>□ 观察病情变化并及时报告医师<br>□ 指导术后患者功能锻炼 | □ 出院宣教 |
| 护理处置 | □ 观察病情变化<br>□ 术后心理与生活护理<br>□ 指导患者功能锻炼 | □ 观察病情变化<br>□ 术后心理与生活护理<br>□ 指导患者功能锻炼 | □ 指导患者办理出院 |
| 基础护理 | **一级护理：**<br>□ 晨晚间护理<br>□ 患者安全管理 | **一级/二级护理：**<br>□ 晨晚间护理<br>□ 患者安全管理 | **二级/三级护理：**<br>□ 晨晚间护理<br>□ 患者安全管理 |
| 专科护理 | □ 遵医嘱予补液<br>□ 病情观察（生命体征等）<br>□ 心理护理 | □ 遵医嘱予补液<br>□ 病情观察（生命体征等）<br>□ 心理护理 | □ 指导患者术后康复等注意事项 |
| 重点医嘱 | □ 详见医嘱执行单 | □ 详见医嘱执行单 | □ 详见医嘱执行单 |
| 病情变异记录 | □ 无　□ 有，原因：<br>1.<br>2. | □ 无　□ 有，原因：<br>1.<br>2. | □ 无　□ 有，原因：<br>1.<br>2. |
| 护士签名 | | | |

| 时间 | 住院第9天<br>（术后第3天） | 住院第10~19天<br>（术后第4~13天） | 住院第20天<br>（术后第14天） |
|---|---|---|---|
| 健康宣教 | □ 药物宣教<br>□ 手术宣教<br>□ 观察病情变化并及时报告医师<br>□ 指导术后患者功能锻炼 | □ 药物宣教<br>□ 手术宣教<br>□ 观察病情变化并及时报告医师<br>□ 指导术后患者功能锻炼 | □ 出院宣教 |
| 护理处置 | □ 观察病情变化<br>□ 术后心理与生活护理<br>□ 指导患者功能锻炼 | □ 观察病情变化<br>□ 术后心理与生活护理<br>□ 指导患者功能锻炼 | □ 指导患者办理出院 |
| 基础护理 | 二级护理：<br>□ 晨晚间护理<br>□ 患者安全管理 | 二级护理：<br>□ 晨晚间护理<br>□ 患者安全管理 | 二级/三级护理：<br>□ 晨晚间护理<br>□ 患者安全管理 |
| 专科护理 | □ 遵医嘱予补液<br>□ 病情观察（生命体征等）<br>□ 心理护理 | □ 遵医嘱予补液<br>□ 病情观察（生命体征等）<br>□ 心理护理 | □ 指导患者术后康复等注意事项 |
| 重点医嘱 | □ 详见医嘱执行单 | □ 详见医嘱执行单 | □ 详见医嘱执行单 |
| 病情变异记录 | □ 无 □ 有，原因：<br>1.<br>2. | □ 无 □ 有，原因：<br>1.<br>2. | □ 无 □ 有，原因：<br>1.<br>2. |
| 护士签名 | | | |

### （三）患者表单

**青少年特发性脊柱侧凸临床路径患者表单**

适用对象：第一诊断为青少年特发性脊柱侧凸（ICD-10：M41.101）

行侧凸矫形、内固定、植骨融合术（ICD-9-CM-3：81.05/81.07/81.08）

| 患者姓名： | 性别： 年龄： 门诊号： | 住院号： |
|---|---|---|
| 住院日期： 年 月 日 | 出院日期： 年 月 日 | 标准住院日：≤20 天 |

| 时间 | 入院 | 术前 | 手术日 |
|---|---|---|---|
| 医患配合 | □ 配合询问病史、收集资料，请务必详细告知既往史、用药史、过敏史<br>□ 配合进行体格检查<br>□ 有任何不适请告知医师 | □ 配合完善相关检查、化验，如采血、留尿、心电图、X线胸片及其他专科检查<br>□ 医师与患者及家属介绍病情及手术检查谈话、检查前签字<br>□ 麻醉医师与患者进行行术前访视 | □ 配合完善相关检查、化验<br>□ 配合医师做好术前准备 |
| 护患配合 | □ 配合测量体温、脉搏、呼吸3次，血压、体重1次<br>□ 配合完成入院护理评估（简单询问病史、过敏史、用药史）<br>□ 接受入院宣教（环境介绍、病室规定、订餐制度、贵重物品保管等）<br>□ 配合执行探视和陪伴制度<br>□ 有任何不适请告知护士 | □ 配合测量体温、脉搏、呼吸3次，询问大便次数1次<br>□ 接受术前宣教<br>□ 接受饮食宣教<br>□ 接受药物宣教<br>□ 接受配血，以备术中需要时用<br>□ 接受剃头<br>□ 接受药物灌肠<br>□ 自行沐浴<br>□ 准备好必要用物，弯头吸水管、尿盆、尿垫等<br>□ 取下义齿、饰品等，贵重物品交家属保管 | □ 清晨测量体温、脉搏、呼吸、血压1次<br>□ 送手术室前，协助完成核对，带齐影像资料及用药<br>□ 返回病房后，配合接受生命体征的测量<br>□ 配合检查意识（全身麻醉者）<br>□ 配合缓解疼痛<br>□ 接受术后宣教<br>□ 接受饮食宣教<br>□ 接受药物宣教<br>□ 有任何不适请告知护士 |
| 饮食 | □ 遵医嘱饮食 | □ 遵医嘱饮食 | □ 术前禁食、禁水<br>□ 术后6小时试饮水，无恶心、呕吐可进少量流质饮食或者半流质饮食 |
| 排泄 | □ 正常排尿便 | □ 正常排尿便 | □ 正常排便<br>□ 留置导尿 |
| 活动 | □ 正常活动 | □ 正常活动 | □ 正常活动 |

| 时间 | 术后 | 出院日 |
| --- | --- | --- |
| 医患配合 | □ 协助康复锻炼<br>□ 配合完善术后检查 | □ 接受出院前指导<br>□ 知道复查程序<br>□ 获取出院诊断书 |
| 护患配合 | □ 配合定时监测生命体征<br>□ 配合检查伤口<br>□ 接受输液、服药等治疗<br>□ 接受进食、进水、排便等生活护理<br>□ 配合活动，预防皮肤压力伤<br>□ 注意活动安全，避免坠床或跌倒<br>□ 配合执行探视及陪伴 | □ 接受出院宣教<br>□ 办理出院手续<br>□ 获取出院带药<br>□ 知道服药方法、作用、注意事项<br>□ 知道复印病历程序 |
| 饮食 | □ 遵医嘱饮食 | □ 遵医嘱饮食 |
| 排泄 | □ 正常排尿便 | □ 正常排尿便 |
| 活动 | □ 正常适度活动，避免疲劳 | □ 正常适度活动，避免疲劳 |

## 附：原表单（2019 年版）

### 青少年特发性脊柱侧凸临床路径表单

适用对象：第一诊断为青少年特发性脊柱侧凸（ICD-10：M41.101）

行侧凸矫形、内固定、植骨融合术（ICD-9-CM-3：81.05/81.07/81.08）

| 患者姓名： | 性别： 年龄： 门诊号： | 住院号： |
|---|---|---|
| 住院日期： 年 月 日 | 出院日期： 年 月 日 | 标准住院日：≤20 天 |

| 时间 | 住院第 1 天 | 住院第 2~8 天<br>（术前准备期） | 住院第 2~9 天<br>（术前日） |
|---|---|---|---|
| 主要诊疗工作 | □ 询问病史及体格检查<br>□ 初步的诊断和治疗方案<br>□ 完成住院志、首次病程等病历书写<br>□ 开检查单<br>□ SRS-22 问卷调查 | □ 上级医师查房与手术前评估<br>□ 确定诊断和手术方案<br>□ 完成上级医师查房记录<br>□ 完善术前检查项目<br>□ 收集检查结果并评估病情<br>□ 请相关科室会诊 | □ 上级医师查房，术前评估和决定手术方案<br>□ 完成上级医师查房记录<br>□ 向患者和/或家属交代围手术期注意事项并签署手术知情同意书、输血同意书、委托书、自费用品协议书<br>□ 麻醉医师查房，向患者和/或家属交代麻醉注意事项并签署麻醉知情同意书<br>□ 完成各项术前准备 |
| 重点医嘱 | **长期医嘱：**<br>□ 骨科护理常规<br>□ 二级护理<br>□ 饮食<br>□ 患者既往内科基础疾病用药<br>**临时医嘱：**<br>□ 血常规、尿常规、大便常规、血型<br>□ 凝血功能、电解质、肝功能、肾功能<br>□ 感染性疾病筛查<br>□ 胸部 X 线检查、心电图、肺功能、超声心动图<br>□ 站立位全脊柱正侧位像、卧位左右弯曲像<br>□ 必要时全脊柱 CT+三维重建<br>□ 必要时行脊柱牵引像、支点弯曲像、Ferguson 像、Stagnara 像、脊髓造影、造影后 CT、MRI | **长期医嘱：**<br>□ 骨科护理常规<br>□ 二级护理<br>□ 饮食<br>□ 患者既往内科基础疾病用药<br>**临时医嘱：**<br>□ 根据会诊科室要求安排检查和化验<br>□ 呼吸功能锻炼 | **长期医嘱：**<br>同前日<br>**临时医嘱：**<br>□ 术前医嘱：明日在全身麻醉下行后路脊柱侧凸矫形、内固定、植骨融合<br>□ 术前禁食、禁水<br>□ 术前用抗菌药物皮试，手术抗菌药物带药<br>□ 一次性导尿包术中用<br>□ 术区备皮<br>□ 术前灌肠<br>□ 配血<br>□ 其他特殊医嘱 |

续 表

| 时间 | 住院第1天 | 住院第2~8天<br>（术前准备期） | 住院第2~9天<br>（术前日） |
| --- | --- | --- | --- |
| 主要护理工作 | □ 入院介绍（病房环境、设施等）<br>□ 入院护理评估<br>□ 观察心肺功能、劳动耐力 | □ 观察患者病情变化<br>□ 防止皮肤压疮护理<br>□ 心理和生活护理<br>□ 指导呼吸功能锻炼 | □ 做好备皮等术前准备<br>□ 提醒患者术前禁食水<br>□ 术前心理护理<br>□ 术前指导术中唤醒及患者相关配合事宜 |
| 病情变异记录 | □ 无 □ 有，原因：<br>1.<br>2. | □ 无 □ 有，原因：<br>1.<br>2. | □ 无 □ 有，原因：<br>1.<br>2. |
| 护士签名 | | | |
| 医师签名 | | | |

| 时间 | 住院第 3~10 天<br>（手术日） | 住院第 4~19 天<br>（术后恢复期） | 住院第 10~20 天<br>（出院日） |
|---|---|---|---|
| 主要诊疗工作 | □ 手术<br>□ 向患者家属交代手术过程概况及术后注意事项<br>□ 完成手术记录<br>□ 完成术后病程<br>□ 上级医师查房<br>□ 观察有无术后并发症并作出相应处理，观察下肢运动、感觉 | □ 上级医师查房<br>□ 完成常规病程记录<br>□ 观察伤口、引流量、体温、生命体征情况等并作出相应处理<br>□ 观察下肢运动、感觉<br>□ 根据病情拔除引流管<br>□ 切口更换敷料<br>□ 康复训练<br>□ 伤口换药（必要时）<br>□ 指导患者功能锻炼<br>□ 复查术后全脊柱 X 线片（根据患者情况）<br>□ 定做术后支具（必要时）<br>□ 指导正确使用支具 | □ 上级医师查房，进行手术及伤口评估，确定有无手术并发症和切口愈合不良情况，确定畸形矫正情况，明确是否出院<br>□ 完成出院志、病案首页、出院诊断证明书等病历<br>□ 向患者交代出院后的康复锻炼及注意事项，如复诊的时间、地点，发生紧急情况时的处理等 |
| 重点医嘱 | **长期医嘱：**<br>□ 骨科术后护理常规<br>□ 一级护理<br>□ 饮食<br>□ 轴线翻身<br>□ 留置引流管并记引流量<br>□ 抗菌药物<br>□ 术后激素（必要时）<br>□ 其他特殊医嘱<br>**临时医嘱：**<br>□ 心电监测、吸氧（根据病情需要）<br>□ 止吐、镇痛等对症处理<br>□ 必要时血常规<br>□ 补液（酌情）<br>□ 输血（根据病情需要） | **长期医嘱：**<br>□ 骨科术后护理常规<br>□ 一级/二级护理<br>□ 饮食<br>□ 轴线翻身<br>□ 留置引流管并记引流量<br>□ 抗菌药物（必要时）<br>□ 术后激素（必要时）<br>□ 镇痛等对症处理<br>□ 其他特殊医嘱<br>**临时医嘱：**<br>□ 补液（酌情）<br>□ 复查血常规、尿常规、生化（必要时）<br>□ 补液（必要时）<br>□ 换药，根据情况拔除引流<br>□ 拍术后片 | **出院医嘱：**<br>□ 出院带药<br>□ 嘱____日后拆线换药（根据伤口愈合情况，预约伤口换药及必要时拆线时间）<br>□ 1~3 个月后门诊复查<br>□ 不适随诊<br>□ 术后康复治疗 |
| 主要护理工作 | □ 观察患者病情变化并及时报告医师<br>□ 术后心理与生活护理<br>□ 指导术后患者功能锻炼 | □ 观察患者病情并做好引流量等相关记录<br>□ 术后心理与生活护理<br>□ 指导术后患者功能锻炼<br>□ 指导正确的翻身及坐起方法 | □ 指导患者办理出院手续<br>□ 出院宣教 |
| 病情变异记录 | □ 无 □ 有，原因：<br>1.<br>2. | □ 无 □ 有，原因：<br>1.<br>2. | □ 无 □ 有，原因：<br>1.<br>2. |
| 护士签名 | | | |
| 医师签名 | | | |

# 第二十一章

# 强直性脊柱炎后凸畸形临床路径释义

**【医疗质量控制指标】**

指标一、规范诊断率。

指标二、手术指征符合率。

指标三、完成后凸相应节段 CT/MRI 检查率。

指标四、术前矢状面平衡评估率。

指标五、术前合并高血压/糖尿病/深静脉血栓的比率及术前控制情况。

指标六、完善术前评估及术前准备。

指标七、预防性抗菌药物的选择与应用时机。

指标八、术后深静脉血栓形成的预防。

指标九、术后后凸畸形矫正比率及矢状面平衡评估率。

指标十、手术并发症发生率。

指标十一、术后切口Ⅰ/甲愈合比率及伤口感染率。

指标十二、术后强直性脊柱炎规律药物治疗比率。

指标十三、康复治疗及健康宣教比率。

指标十四、规律复查比率。

## 一、强直性脊柱炎后凸畸形编码

1. 原编码

疾病名称及编码：强直性脊柱炎后凸畸形（ICD-10：M40.1）

手术操作名称及编码：脊柱后路截骨矫形、内固定、植骨融合术（ICD-9-CM-3：81.04-81.08）

2. 修改编码

疾病名称及编码：强直性脊柱炎后凸畸形（ICD-10：M40.101）

手术操作名称及编码：脊柱后路截骨矫形、内固定、植骨融合术（ICD-9-CM-3：77.29+78.59+81.05/81.07/81.08+78.09）

## 二、临床路径检索方法

M40.101 伴 77.29+78.59+81.05/81.07/81.08+78.09

## 三、国家医疗保障疾病诊断相关分组（CHS-DRG）

MDCI　肌肉、骨骼疾病及功能障碍

IU2　颈腰背疾患

IB1　前后路联合脊柱融合术

IB2　脊柱融合手术

IB3　与脊柱有关的其他手术

## 四、强直性脊柱炎后凸畸形临床路径标准住院流程

### （一）适用对象

第一诊断为强直性脊柱炎后凸畸形（ICD-10：M40.101），行脊柱后路截骨矫形、内固定、

植骨融合术（ICD-9-CM-3：77.29+78.59+81.05/81.07/81.08+78.09）。

**释义**

■ 适用对象编码参见第一部分。

■ 强直性脊柱炎（AS）是以骶髂关节和脊柱附着点炎症为主要症状的疾病。与HLA-B27呈强关联。某些微生物（如克雷伯杆菌）与易感者自身组织具有共同抗原，可引发异常免疫应答。是四肢大关节以及椎间盘纤维环及其附近结缔组织纤维化和骨化，以及关节强直为病变特点的慢性炎性疾病。强直性脊柱炎属风湿病范畴，是血清阴性脊柱关节病的一种。

AS病变通常起始于骶髂关节和腰椎，呈头向渐进性累及胸腰椎或腰椎、胸椎和颈椎。由于腰椎生理前凸减小、胸椎后凸增加伴头、颈前伸而导致僵硬的胸腰椎或腰椎后凸畸形。

■ 本路径适用对象为需手术治疗的强直性脊柱炎后凸畸形患者，不包括先天性后凸畸形、创伤后后凸畸形、休门病后凸畸形、软骨发育不全后凸畸形等其他原因导致后凸畸形的患者；不包括强直性脊柱炎颈椎后凸畸形、强直性脊柱炎后凸畸形伴病理性骨折、强直性脊柱炎后凸畸形伴间盘炎患者及强直性脊柱炎合并髋、膝关节畸形需手术治疗的患者。

■ 强直性脊柱炎后凸畸形手术治疗方式为截骨矫形，截骨方式主要包括Smith-Peterson截骨术、经椎弓根椎体截骨术和全脊椎切除术等，椎弓根螺钉和/或椎板钩内固定及植骨融合术。

**（二）诊断依据**

根据《临床诊疗指南·骨科分册》（中华医学会编著，人民卫生出版社，2009年），《实用骨科学》（田伟主编，人民卫生出版社，2016年）。

1. 病史：有强直性脊柱炎病史，出现脊柱后凸畸形。
2. 体格检查：脊柱后凸畸形，正常腰前凸消失，胸廓活动度降低，腰椎活动度降低，可能合并神经损害的体征，可能合并髋、膝关节强直。
3. 辅助检查：全脊柱正侧位片，必要时行CT或MRI检查及相关实验室检查。

**释义**

■ 强直性脊柱炎后凸畸形患者首先需确认具有强直性脊柱炎或强直性脊柱炎病史。强直性脊柱炎诊断标准如下：1984年修订的纽约标准：①下腰背痛的病程至少持续3个月，疼痛随活动改善，但休息不减轻；②腰椎在前后和侧屈方向活动受限；③胸廓扩展范围小于同年龄和性别的正常值；④双侧骶髂关节炎Ⅱ~Ⅳ级，或单侧骶髂关节炎Ⅲ~Ⅳ级。如果患者具备第④条并分别附加①~③条中的任何1条可确诊为AS。

■ 病史和临床症状是诊断强直性脊柱炎后凸畸形的初步依据。患者不能平视，站、走、坐、平躺、行走等日常活动明显受限。患者站立时呈弯腰体位，骨盆后倾，髋关节过伸，膝关节屈曲，呈疲劳性站立位。畸形严重的病例，躯干塌陷，肋骨边缘对腹腔脏器形成压迫，可引起腹内脏器的并发症；并且由于外观因素限制了人际交往，可产生不良的心理影响。畸形严重的病例，可合并髋关节屈曲挛缩畸形。

■ 体格检查：①脊柱后凸畸形，正常腰前凸消失。嘱患者靠墙直立，双足跟贴墙，双腿伸直，背贴墙，收颏，眼平视，测量枕骨结节与墙之间的水平距离。正常应为0，>0即枕部触不到墙为异常。②胸廓活动度降低。患者直立，用刻度软尺测其第四肋间隙水平（妇女乳房下缘）深呼气与深吸气之胸围差。<5cm者为异常。③腰椎活动度降低。Schober试验，令患者直立，在背部正中线髂嵴水平做一标记为0，向下5cm做标记，向上10cm再做另一标记，然后让患者弯腰（注意保持双膝直立），测量两个标记间的距离，若增加小于4cm，提示腰椎活动度下降。④患者可能合并神经损害的体征。⑤可能合并髋、膝关节强直。

■ 辅助检查：站立位全脊柱X线侧位片提示，强直性脊柱炎后凸畸形可分为两类：以胸腰椎后凸畸形为主要畸形，伴腰椎前凸消失；或胸椎后凸畸形，颈、腰椎生理前凸存在或消失。胸椎后凸畸形可表现为椎体间不完全骨化或完全骨化。部分患者可合并侧凸畸形。CT表现为胸椎椎体、肋横突关节及肋椎关节的骨性融合，此为胸式呼吸受限的病理解剖基础。CT还可表现为关节突关节增生，关节囊及黄韧带肥厚及骨化。MRI表现：因异常纤维组织取代了正常髓核，$T_2$像髓核信号降低，而邻近椎体边缘破坏区内的信号强度增加，椎间隙狭窄，脊椎周围的软组织形态和信号强度无变化。部分胸腰椎后凸畸形患者因不能平卧而难以行MRI检查。

### （三）选择治疗方案的依据

根据《临床诊疗指南·骨科分册》（中华医学会编著，人民卫生出版社，2009年）、《实用骨科学》（田伟主编，人民卫生出版社，2016年）。

1. 诊断强直性脊柱炎后凸畸形明确。
2. 手术治疗指征：脊柱后凸，患者要求矫形，伴有严重疼痛和神经功能损害的固定屈曲畸形；ESR<30mm/h。
3. 无手术禁忌证。
4. 手术方案：截骨+内固定+植骨融合。截骨方式主要包括Smith-Peterson和经椎弓根椎体截骨术。

**释义**

■ 强直性脊柱炎的手术指征与畸形的范围和功能受限程度有关。渐进性广泛性脊柱后凸是强直性脊柱炎的典型畸形。骨量减少和骨折使脊柱后凸更为严重。屈曲畸形导致患者矢状面平衡丧失及平视困难。只有那些严重的屈曲畸形使患者不能向前直视，对日常生活带来严重限制的病例才需要手术矫正畸形。对脊柱后凸畸形同时伴有髋关节固定的屈曲畸形的病例，原则上先行脊柱矫形手术能避免髋关节置换术后脱位的发生。但部分畸形严重的患者由于髋关节屈曲挛缩导致无法常规在俯卧位行脊柱后路手术，此时可先行髋关节置换手术。

■ 手术无绝对禁忌证。年龄大和身体一般情况差是相对禁忌证。患者的身体必须能够耐受较大手术的打击以及术后制动和功能康复训练。严重骨质疏松造成螺钉的把持力下降，也是手术的相对禁忌证。中度肺功能减退不是手术禁忌证，术后腹腔容积扩大，膈肌运动幅度提高，肺功能可望明显改善。对于中度以上贫血和高血压患者应积极治疗，好转后再手术。

■ 强直性脊柱炎后凸畸形手术治疗方式为截骨矫形，截骨方式主要包括 Smith-Peterson 截骨、经椎弓根椎体截骨术和全脊椎切除术等，椎弓根螺钉和/或椎板钩内固定及植骨融合术。

**（四）标准住院日≤15 天**

**释义**

■ 强直性脊柱炎后凸畸形患者入院后，术前常规检查、影像学检查等需要 1~3 天，术后恢复 8~12 天，总住院时间≤15 天的均符合本路径要求。如果患者条件允许，住院时间可以低于上述住院天数。

**（五）进入路径标准**

1. 第一诊断必须符合 ICD-10：M40.1 强直性脊柱炎后凸畸形疾病编码。
2. 当患者合并其他疾病，但住院期间不需要特殊处理也不影响第一诊断的临床路径流程实施时，可以进入路径。

**释义**

■ 患者同时具有其他疾病影响第一诊断的临床路径流程实施时均不适合进入临床路径。

■ 本路径适用对象为需手术治疗的强直性脊柱炎胸腰椎后凸畸形患者。不包括强直性脊柱炎颈椎后凸畸形，强直性脊柱炎后凸畸形伴病理性骨折，强直性脊柱炎后凸畸形伴间盘炎患者，及强直性脊柱炎合并髋、膝关节畸形需手术治疗的患者。这些患者的手术治疗方案不同，费用也往往会增加，因此不适用本路径。

■ 患者如果合并高血压、糖尿病、冠心病等其他慢性疾病，需要术前对症治疗时，如果不影响麻醉和手术，可进入本路径，但可能会增加医疗费用，延长住院时间。如果上述慢性疾病需要经治疗稳定后才能手术，术前准备过程先进入其他相应内科疾病的诊疗路径。

**（六）术前准备（术前评估）1~3 天**

1. 必需的检查项目
（1）血常规、血型（ABO 血型+Rh 因子）、尿常规。
（2）凝血功能检查、肝功能、肾功能、电解质检查、感染性疾病筛查（乙型肝炎、丙型肝炎、梅毒、艾滋病）。
（3）ESR、CRP、HLA-B27、ASO。
（4）胸部 X 线平片、心电图、肺功能检查。
（5）骨科 X 线检查：胸腰椎正侧位片、站立位全脊柱正侧位像。
2. 根据患者病情可选择的检查项目：全脊柱 CT 及三维重建、MRI、肌电图、血气分析、超声心动图、双下肢血管彩色超声。

**释义**

■ 必查项目为血常规、尿常规、肝功能、肾功能、电解质、血糖、凝血功能、X线胸片、心电图，主要用来评估有无合并基础病，是确保手术治疗安全、有效开展的基础，这些检查可能会影响到住院时间、费用以及治疗预后；血型、Rh因子、感染性疾病筛查主要是用于手术治疗前后的输血前准备；ESR、CRP、HLA-B27、ASO及脊柱影像学检查是进一步明确诊断、明确是否处于炎症活动期、选择合适手术治疗方案的必需检查。

■ 高龄患者或有心肺功能异常患者，术前根据病情增加肺功能、超声心动图、血气分析、双下肢血管彩色超声等检查，有合并疾病者可根据病情请相应科室会诊，以确保手术安全。

■ 全脊柱CT及三维重建可进一步了解畸形的三维形态，以辅助进行术前计划，并保障手术的安全实施。

■ MRI、肌电图、诱发电位检查可帮助明确神经损害性质与节段，并有助于与可导致类似表现的其他疾病相鉴别。

■ 为缩短患者住院等待时间，检查项目可以在患者入院前于门诊完成。

**（七）预防性抗菌药物选择与使用时机**

1. 按照《抗菌药物临床应用指导原则（2015年版）》（国卫办医发〔2015〕43号）执行，并根据患者的病情决定抗菌药物的选择与使用时间。建议使用第一、第二代头孢菌素类，MRSA感染高发医疗机构的高危患者可用（去甲）万古霉素。

2. 静脉输注应在皮肤切开前0.5~1小时内或麻醉开始时给药，在输注完毕后开始手术；万古霉素由于需输注较长时间，应在手术前1~2小时开始给药；手术时间较短（<2小时）时术前给药1次即可。如手术时间超过3小时或超过所用药物半衰期的2倍以上，或成人出血量超过1500ml，术中应追加1次。

**释义**

■ 强直性脊柱炎后凸畸形截骨矫形内固定手术属于Ⅰ类切口，但由于术中可能用到脊柱后路螺钉（钩）、固定板（棒）、植骨材料等，且骨科手术对手术室层流的无菌环境要求较高，一旦感染可导致严重后果。因此可按规定适当预防性和术后应用抗菌药物。

**（八）手术日为入院第2~4天**

1. 麻醉方式：气管内插管全身麻醉。
2. 手术方式：脊柱后路截骨矫形+内固定+植骨融合；必要时行椎体间融合。
3. 手术内植物：可根据患者具体情况选用椎弓根螺钉、连接棒、横连结、椎间融合器等。
4. 术中用药：麻醉用药、抗菌药；必要时使用止血药、激素（如甲泼尼龙、地塞米松）。
5. 根据术中情况决定是否使用自体血回输。
6. 根据畸形情况决定是否使用术中脊髓功能监测。

7. 输血：视术中具体情况而定。

释义

■ 本路径规定的手术均是在气管内插管全身麻醉下实施。

■ 对于强直性脊柱炎后凸畸形手术治疗方式为截骨矫形，截骨方式主要包括Smith-Peterson截骨，或经椎弓根椎体截骨术和全脊椎切除术等，截骨完成后会对脊柱的稳定性产生影响，所以需要根据患者具体情况选用椎弓根螺钉、连接棒、横连结、椎间融合器等材料进行稳定性重建，并进行植骨融合术。

■ 根据术前对手术的评估及术中出血量决定是否使用止血药物或使用自体血回输。

■ 术中及术后是否输血依照术中出血量及术后引流量、患者心率及血压等循环稳定性、血常规Hb情况而定。脊柱后路截骨矫形+内固定+植骨融合术剥离显露范围较广泛，必要时可使用止血药，如注射用尖吻蝮蛇血凝酶。

**（九）术后住院恢复9~15天**

1. 必需复查的项目：血常规、ESR、CRP、站立位全脊柱正侧位X线片。
2. 必要时复查的项目：CT或MRI、肝功能、肾功能、电解质。
3. 术后用药

（1）抗菌药物使用：按照《抗菌药物临床应用指导原则（2015年版）》（国卫办医发执行，并根据患者的病情决定抗菌药物的选择与使用时间。建议使用第一、第二代头孢菌素类，MRSA感染高发医疗机构的高危患者可用（去甲）万古霉素。

（2）术后镇痛：参照《骨科常见疼痛的处理专家建议》（《中华骨科杂志》2008年1月28卷1期）。

（3）术后神经营养药物：维生素$B_1$、维生素$B_{12}$等。

（4）术后必要时使用激素：地塞米松、甲泼尼龙等。

（5）根据患者病情预防应激性溃疡、深静脉血栓（可参照《中国骨科大手术后静脉血栓栓塞症预防指南》）等。

4. 术后支具，保护性下地活动。

释义

■ 术后必需复查血常规，了解白细胞、血红蛋白等情况，以指导抗菌药物使用以及是否需要输血；复查ESR、CRP，了解全身炎性症状指标，与术前数值对比，有助于了解患者全身变化情况。

■ 术后必须查腰椎正侧位X线片，根据畸形位置及内固定范围复查全脊柱正侧位片，以了解后凸畸形矫正程度及内固定的位置情况。若想了解内植物的详细位置或术后有无神经压迫，或这术后出现相关并发症，可行脊柱CT或MRI检查。

■ 手术时间长、创伤大的患者可术后复查电解质、肝功能、肾功能，以便及时纠正。

■ 在术后处理上：可按《抗菌药物临床应用指导原则（2015年版）》适当应用抗菌药物；对于术后疼痛，可按照《骨科常见疼痛的处理专家建议》进行术后镇痛；在脊髓、神经减压后常需要给予激素、脱水药物和神经营养药物治疗以利患者神经功能恢复；对于存在易栓症危险因素的患者，可根据病情参照《中国骨科大手术后静脉血栓栓塞症预防指南》给予相应治疗，以避免应激性溃疡或深静脉血栓形成；对脊柱功能恢复，可在支具保护下下地活动，逐渐进行功能锻炼。

**（十）出院标准**

1. 切口：愈合好，无感染征象，或可在门诊处理的未完全愈合切口。
2. 没有需要住院处理的并发症和合并症。

**释义**

■ 主治医师应在出院前，通过复查的上述各项检查并结合患者恢复情况决定是否能出院。如果出现术后伤口感染等并发症和/或合并症需要继续留院治疗的情况，应先处理并发症和/或合并症并符合出院条件后再准许患者出院。

**（十一）变异及原因分析**

1. 合并症：本病可能合并其他疾病，如患者术前心肺功能障碍，导致术前检查及准备时间延长。
2. 本病因畸形程度不同及发病年龄差异，可能需要分期、分部位手术治疗。
3. 并发症：本病术后可能出现神经系统症状，需要延期治疗。
4. 内植物选择：根据矫形方法选用不同内植物。
5. 植骨融合选择：根据术中情况选用不同植骨材料及方法。

**释义**

■ 变异及原因分析是指治疗过程不符合路径要求，病例从路径中移出的原因。一般包括治疗过程中出现手术相关并发症、全身性其他系统并发症或治疗需要导致住院时间延长、医疗费用增加。

■ 对于轻微变异，如由于某种原因，路径指示应当于某一天的操作不能如期进行而要延至第2天；因为医院检验项目的不及时性，不能按照要求完成检查；因为节假日不能按照要求完成检查，这种改变不会对最终结果产生重大改变，也不会更多的增加住院天数和住院费用，可不出本路径。

■ 出现重大变异的原因很多，除了包括路径中所描述的各种术后并发症，还包括医疗、护理、患者、环境等多方面的变异原因，对于这些变异，医师需在表单中明确说明。为便于总结和在工作中不断完善和修订路径，应将变异原因归纳、总结，以便重新修订路径时作为参考。具体变异情况如下：

（1）术前合并症如患者心肺功能异常，需进一步治疗以满足手术需要，导致术前检查时间延长，治疗费用增加。

（2）由于患者畸形程度不同及发病年龄差异，手术治疗时可能需要分期、分部位手术。并且可能因为选用不同的矫形方法，造成固定节段数目不同、自体骨与异体骨选择不同、使用内植物的不同，可能导致住院费用存在差异。

（3）患者同时存在神经功能障碍，需术后延长康复时间，导致治疗费用不同。

（4）按路径流程完成治疗，但出现了上述围手术期并发症，如神经系统症状，可导致治疗时间延长甚至再次手术，从而造成住院日延长和费用增加。

（5）患者入选路径后，医师在检查及治疗过程中发现患者合并存在一些事前未预知的对本路径治疗可能产生影响的情况，需要终止执行路径或者是延长治疗时间、增加治疗费用。

（6）因患者方面的主观原因导致执行路径出现变异。

## 五、强直性脊柱炎后凸畸形临床路径给药方案

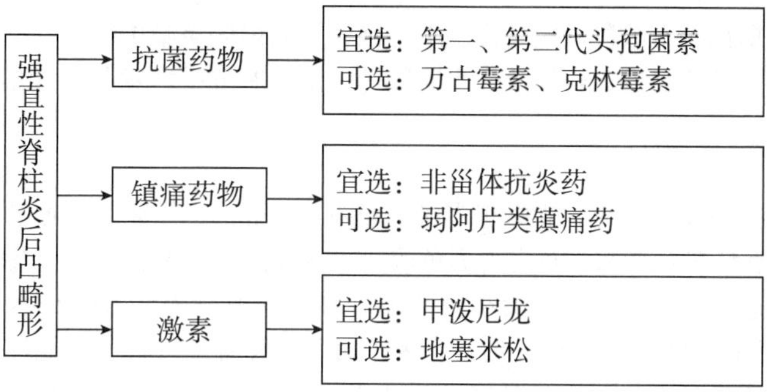


**【用药选择】**

1. 强直性脊柱炎后凸畸形行后凸后路矫形术属于Ⅰ类切口，但由于术中可能用到各种内固定及植骨材料，因此可适当预防性应用抗菌药物。在术前0.5~2小时给药，或麻醉开始时给药。如果手术时间超过3小时，或失血量大（>1500ml），可手术中给予第2剂。总的预防用药时间不超过24小时，个别情况可延长至48小时。应选用针对包括金葡菌在内的广谱抗菌药物，如第一或第二代头孢菌素类；对β酰胺过敏的病例则可选用克林霉素；MRSA感染高发医疗机构的高危患者可选用（去甲）万古霉素。

2. 强直性脊柱炎后凸畸形行后凸后路矫形术后应及早开始镇痛、个体化镇痛、多模式镇痛。术后即可进食者可采用口服药物镇痛；术后禁食者可选择静脉点滴等其他给药方式。根据患者症状轻中度的疼痛首选非甾体抗炎药，也可以弱阿片类药物与非甾体类抗炎药（NSAIDs）等联合使用。

3. 术中可根据神经受累情况给予激素，目的是通过抗炎及抗自由基来阻止继发性脊髓损伤的发生和发展。

**【药学提示】**

1. 如果选用（去甲）万古霉素，则应使用尽可能小的剂量以防止导致细菌产生耐药性。肾功能减退患者应避免使用万古霉素。第一、第二代头孢菌素类多数主要经肾脏排泄，中度以上肾功能不全患者应根据肾功能适当调整剂量。

2. 选用NSAIDs时需参阅药物说明书并评估NSAIDs的危险因素。如患者发生胃肠道不良反应的危险性较高，使用非选择性NSAIDs时加用$H_2$受体阻断剂、质子泵抑制剂和胃黏膜保护剂米索前列醇等胃肠道保护剂，或使用选择性COX-2抑制剂。应用NSAIDs时，对于心血管疾病高危患者，应权衡疗效和安全性因素。阿片类镇痛药最常见不良反应包括恶心、呕吐、

便秘、嗜睡及过度镇静、呼吸抑制等。

3. 大剂量应用甲泼尼龙容易出现较多并发症，如呼吸道感染、胃溃疡等，需严密监护，并给予相应药物预防。

**【注意事项】**

脊髓损伤患者应用激素冲击治疗在学界目前存在较大争议。

## 六、强直性脊柱炎后凸畸形患者护理规范

1. 术前护理

（1）心理护理：术前责任护士要向患者及其家属讲解手术的相关注意事项，安慰鼓励患者，减少患者焦虑、紧张的情绪，根据患者的文化程度及理解能力针对性地进行心理疏导。

（2）协助患者完善各种检查：血液检查、心电图、X 线片、MRI 等。

（3）患者如合并内科疾病（高血压病、糖尿病等），需做好相关指标的监测，督促患者控制血压、血糖情况。

（4）备皮：根据预手术节段确定备皮上下范围，左右两侧至腋中线。

（5）肠道准备：清洁肠道、告知禁食水时间等。全身麻醉手术术前一般禁食 8~12 小时，禁水6~8 小时。

2. 术后护理

（1）密切观察生命体征变化，观察患者神志情况。每隔 60 分钟监测呼吸、血压、心率、心律及血氧饱和度情况。严密注意患者面色改变、四肢温度情况，有异常及时通知主管医师。

（2）密切观察肢体感觉、肌力及大小便情况，术后返回病房、术后 6 小时内每小时，术后 7~48 小时内每 4 小时，术后 48 小时后每 8 小时及出院时进行神经功能评估并记录。如发现肢体感觉、运动功能及大小便情况较术前减弱或出现障碍，应及时通知主管医师并行相应处理。

（3）早期指导并协助、鼓励患者进行四肢肌肉和各关节的运动。促进下肢静脉血液循环，抬高下肢，促进下肢静脉血液回流。若无胸、脑外伤者，突然出现胸闷、发绀、烦躁不安、呼吸困难进行性加重、血压下降等症状，应警惕肺栓塞的发生，需要及时通知主管医师并监测心率、心律情况。

（4）保持各种管道通畅：主要包括伤口引流管及尿管的护理。密切观察切口有无红肿、渗血、渗液等情况。保持负压引流通畅，防止引流管扭曲、打折及堵塞。

（5）建议术后 6 小时即可轴向翻身，术后第 1 天可下床活动。患者下床行走时要佩戴支具，护士应一直在患者身旁保护，应注意长期卧床而引起的体位性低血压，观察患者是否出现头晕、面色苍白等低血压表现。

（6）饮食护理：全身麻醉手术患者返回病房意识清醒后，无恶心呕吐的症状，可少量多次饮用温水，无不适反应后可进少量流质饮食，待肠鸣音恢复后可正常饮食。鼓励患者进食高蛋白、高维生素食物，防止便秘。

（7）出院后，外出行走时须佩戴支具。需教会患者正确佩戴支具，告知佩戴支具注意事项以及佩戴支具的时间。

## 七、强直性脊柱炎后凸畸形患者营养治疗规范

1. 多食优质蛋白食物及高钙食物，如牛奶、奶制品、鱼类、芝麻、虾皮、鸡蛋等，多吃应季新鲜水果、蔬菜，补充维生素。

2. 戒烟戒酒。

## 八、强直性脊柱炎后凸畸形患者健康宣教

1. 术后康复指导

（1）麻醉清醒后可以开始进行肢体锻炼：踝关节跖屈、背伸练习，每日 2~3 次，每组 20~30 次，每次坚持 5 秒，可保持关节活动度，防止肌肉萎缩等。

（2）术后第一天可下床活动：下床行走时要佩戴支具，护士应一直在患者身旁保护，应注意长期卧床而引起的体位性低血压，观察患者是否出现头晕、面色苍白等低血压表现。

2. 社区家庭康复指导

（1）术后 3 个月内不做腰背肌锻炼及重体力活动，如抬箱子、移动桌椅等，应以直立行走为主，可进行简单日常活动。3 个月后可行腰背肌锻炼：可增加腰背肌肌力和耐力，稳定和保护脊柱，缓解肌肉紧张痉挛，减轻疼痛，降低负荷；改善局部血液循环，降低炎性物质和代谢产物的堆积，促进损伤修复。

（2）3~6 个月以内避免过度冲撞、扭转、跳跃等剧烈活动，尽可能避免久坐、跑、跳，避免睡软床，避免弯腰拾物，可采取屈膝、下蹲的姿势提取物品。

（3）正确的下床活动方法：嘱患者取侧卧位，双腿垂于床下，双臂交替撑床缓慢坐起，不宜仰卧位直接起床，坐起后不可急于下地。

（4）经常改变体位，避免长时间固定坐姿，必要时经常起身行走，改善腰背肌紧张状态。

（5）室温太低、凉气过重，可导致腰背肌肉及椎间盘周围组织的血运障碍，增加腰背痛的机会，室温应控制在 26℃左右为宜。

（6）选择合适、舒适的运动鞋，避免穿高跟鞋，以免增加胸腰椎负担。

（7）减轻体重，防止肥胖。

（8）术后 3 个月复查。

## 九、推荐表单

### （一）医师表单

**强直性脊柱炎后凸畸形临床路径医师表单**

适用对象：第一诊断为强直性脊柱炎后凸畸形（ICD-10：M40.101）
行脊柱后路截骨矫形、内固定、植骨融合术（ICD-9-CM-3：77.29+78.59+81.05/81.07/81.08+78.09）

| 患者姓名： | 性别：　年龄：　门诊号： | 住院号： |
|---|---|---|
| 住院日期：　年　月　日 | 出院日期：　年　月　日 | 标准住院日：≤15天 |

| 时间 | 住院第1天 | 住院第2天 | 住院第3天<br>（术前日） |
|---|---|---|---|
| 主要诊疗工作 | □ 询问病史及体格检查<br>□ 上级医师查房<br>□ 初步的诊断和治疗方案<br>□ 完成住院志、首次病程记录等病历书写<br>□ 开检查检验单<br>□ 完成必要的相关科室会诊 | □ 上级医师查房与手术前评估<br>□ 确定诊断和手术方案<br>□ 完成上级医师查房记录<br>□ 完善术前检查项目<br>□ 收集检查检验结果并评估病情<br>□ 必要时请相关科室会诊 | □ 上级医师查房，术前讨论，确定手术方案<br>□ 完成上级医师查房记录<br>□ 向患者和/或家属交代围手术期注意事项，并签署手术知情同意书、输血同意书、委托书（患者本人不能签字时）、自费用品协议书<br>□ 麻醉医师查房，向患者和/或家属交代麻醉注意事项，并签署麻醉知情同意书<br>□ 完成各项术前准备 |
| 重点医嘱 | **长期医嘱：**<br>□ 骨科护理常规<br>□ 一级护理<br>□ 饮食<br>□ 患者既往内科基础疾病用药<br>**临时医嘱：**<br>□ 血常规、血型、尿常规<br>□ 凝血功能<br>□ 电解质、肝功能、肾功能<br>□ ESR、CRP、ASO、RF、HLA-B27<br>□ 血型感染性疾病筛查<br>□ 胸部X线检查、心电图、肺功能<br>□ 站立位全脊柱正侧位像、颈椎正侧位片<br>□ 根据病情：全脊柱CT及三维重建、MRI、肌电图、血气分析、超声心动图、双下肢血管彩色超声 | **临时医嘱：**<br>□ 骨科护理常规<br>□ 一级护理<br>□ 饮食<br>□ 患者既往内科基础疾病用药<br>**临时医嘱：**<br>□ 根据会诊科室要求安排检查和化验<br>□ 镇痛等对症处理<br>□ 呼吸功能锻炼 | **长期医嘱：**<br>同前日<br>**临时医嘱：**<br>□ 术前医嘱：明日在全身麻醉下行脊柱后凸矫形、内固定、植骨融合术<br>□ 术前禁食、禁水<br>□ 术前用抗菌药物皮试，手术抗菌药物带药<br>□ 一次性导尿包术中用<br>□ 术区备皮<br>□ 术前灌肠<br>□ 配血<br>□ 其他特殊医嘱<br>□ 必要时术中带激素 |
| 病情变异记录 | □ 无　□ 有，原因：<br>1.<br>2. | □ 无　□ 有，原因：<br>1.<br>2. | □ 无　□ 有，原因：<br>1.<br>2. |
| 医师签名 | | | |

| 时间 | 住院第1~4天<br>(手术日) | 住院第5天<br>(术后第1天) | 住院第6天<br>(术后第2天) |
|---|---|---|---|
| 主要诊疗工作 | □ 手术<br>□ 向患者和/或家属交代手术过程概况及术后注意事项<br>□ 术者完成手术记录<br>□ 完成术后病程记录<br>□ 上级医师查房<br>□ 麻醉医师查房<br>□ 观察有无术后并发症并作出相应处理，观察下肢运动、感觉 | □ 上级医师查房<br>□ 完成常规病程记录<br>□ 观察伤口、引流量、生命体征情况等，并作出相应处理<br>□ 观察下肢运动、感觉 | □ 上级医师查房<br>□ 完成病程记录<br>□ 拔除引流管，伤口换药<br>□ 指导患者功能锻炼<br>□ 指导患者坐起（根据病情） |
| 重点医嘱 | **长期医嘱：**<br>□ 骨科术后护理常规<br>□ 一级护理<br>□ 饮食<br>□ 轴线翻身<br>□ 留置引流管并记引流量<br>□ 抗菌药物<br>□ 其他特殊医嘱<br>□ 术后激素预防脊髓水肿（必要时）<br>**临时医嘱：**<br>□ 今日在全身麻醉下行后凸矫形+内固定+植骨融合术<br>□ 心电监测、吸氧（根据病情需要）<br>□ 补液<br>□ 胃黏膜保护剂（必要时）<br>□ 止吐、镇痛等对症处理（必要时）<br>□ 急查血常规（必要时）<br>□ 输血（根据病情需要） | **长期医嘱：**<br>□ 骨科术后护理常规<br>□ 一级护理<br>□ 饮食<br>□ 轴线翻身<br>□ 留置引流管并记引流量<br>□ 抗菌药物<br>□ 其他特殊医嘱<br>□ 术后激素预防脊髓水肿（必要时）<br>**临时医嘱：**<br>□ 复查血常规<br>□ 输血和/或补晶体、胶体液（根据病情需要）<br>□ 镇痛等对症处理 | **长期医嘱：**<br>□ 骨科术后护理常规<br>□ 一级护理<br>□ 饮食<br>□ 轴线翻身<br>□ 抗菌药物<br>□ 其他特殊医嘱<br>□ 术后激素预防脊髓水肿（必要时）<br>**临时医嘱：**<br>□ 复查血常规（必要时）<br>□ 输血和/或补晶体、胶体液（必要时）<br>□ 换药，拔引流管<br>□ 拔尿管（根据病情）<br>□ 镇痛等对症处理 |
| 病情变异记录 | □ 无　□ 有，原因：<br>1.<br>2. | □ 无　□ 有，原因：<br>1.<br>2. | □ 无　□ 有，原因：<br>1.<br>2. |
| 医师签名 | | | |

| 时间 | 住院第7天<br>(术后第3天) | 住院第8天<br>(术后第4天) | 住院第9~15天<br>(术后第5~11天) |
| --- | --- | --- | --- |
| 主要诊疗工作 | □ 上级医师查房<br>□ 住院医师完成病程记录<br>□ 伤口换药(必要时)<br>□ 指导患者功能锻炼<br>□ 复查术后全脊柱X线片(根据患者情况)<br>□ 定做术后支具(必要时) | □ 上级医师查房<br>□ 住院医师完成病程记录<br>□ 伤口换药(必要时)<br>□ 指导患者功能锻炼<br>□ 指导正确使用支具 | □ 上级医师查房,进行手术及伤口评估,确定有无手术并发症和切口愈合不良情况,确定畸形矫正情况,明确能否出院<br>□ 出院前复查ESR、CRP<br>□ 完成出院志、病案首页、出院诊断证明书等病历书写<br>□ 向患者交代出院后的康复锻炼及注意事项,如复诊的时间、地点,发生紧急情况时的处理等 |
| 重点医嘱 | **长期医嘱:**<br>□ 骨科术后护理常规<br>□ 二级护理<br>□ 饮食<br>□ 抗菌药物:如体温正常,伤情况良好,无明显红肿时可以停止抗菌药物治疗<br>□ 其他特殊医嘱<br>**临时医嘱:**<br>□ 复查血常规、尿常规、生化(必要时)<br>□ 补液(必要时)<br>□ 换药(必要时)<br>□ 镇痛等对症处理 | **长期医嘱:**<br>□ 骨科术后护理常规<br>□ 二级护理<br>□ 饮食<br>□ 抗菌药物:如体温正常,伤情况良好,无明显红肿时可以停止抗菌药物治疗<br>□ 其他特殊医嘱<br>**临时医嘱:**<br>□ 复查血常规、尿常规、生化(必要时)<br>□ 补液(必要时)<br>□ 换药(必要时)<br>□ 镇痛等对症处理 | **出院医嘱:**<br>□ 出院带药<br>□ 根据伤口愈合情况,预约伤口换药及必要时拆线时间<br>□ 3个月后门诊复查<br>□ 不适随诊<br>□ 继续强直性脊柱炎治疗 |
| 病情变异记录 | □ 无 □ 有,原因:<br>1.<br>2. | □ 无 □ 有,原因:<br>1.<br>2. | □ 无 □ 有,原因:<br>1.<br>2. |
| 医师签名 | | | |

## （二）护士表单

### 强直性脊柱炎后凸畸形临床路径护士表单

适用对象：第一诊断为强直性脊柱炎后凸畸形（ICD-10：M40.101）
行脊柱后路截骨矫形、内固定、植骨融合术（ICD-9-CM-3：77.29+78.59+81.05/81.07/81.08+78.09）

| 患者姓名： | 性别：　　年龄： | 住院号： |
|---|---|---|
| 住院日期：　　年　月　日 | 出院日期：　　年　月　日 | 标准住院日：≤15 天 |

| 时间 | 住院第 1 天 | 住院第 2 天 | 住院第 3 天<br>（术前日） |
|---|---|---|---|
| 健康宣教 | 入院宣教：<br>□ 介绍主管医师、护士<br>□ 介绍环境、设施<br>□ 介绍住院注意事项 | 术前宣教：<br>□ 宣教疾病知识、术前准备及手术过程<br>□ 告知准备物品、沐浴<br>□ 告知术后饮食、活动及探视注意事项<br>□ 告知术后可能出现的情况及应对方式<br>□ 主管护士与患者沟通，了解并指导心理应对<br>□ 告知家属等候区位置 | 术后当日宣教：<br>□ 告知监护设备、管路功能及注意事项<br>□ 告知饮食、体位要求<br>□ 告知疼痛注意事项<br>□ 告知术后可能出现情况及应对方式<br>□ 告知用药情况<br>□ 给予患者及家属心理支持<br>□ 再次明确探视陪伴须知 |
| 护理处置 | □ 核对患者，佩戴腕带<br>□ 建立入院护理病历<br>□ 卫生处置：剪指（趾）甲、沐浴、更换病号服 | □ 协助医师完成术前检查化验<br>术前准备：<br>□ 配血<br>□ 抗菌药物皮试<br>□ 备皮<br>□ 药物灌肠<br>□ 禁食、禁水 | 送手术：<br>□ 摘除患者各种活动物品<br>□ 核对患者资料及带药<br>□ 填写手术交接单，签字确认<br>接手术：<br>□ 核对患者及资料，签字确认 |
| 基础护理 | 二级护理：<br>□ 晨晚间护理<br>□ 患者安全管理 | 二级护理：<br>□ 晨晚间护理<br>□ 患者安全管理 | 特级护理：<br>□ 卧位护理：胸腰部制动、协助轴线翻身每 2 小时、预防压疮<br>□ 排泄护理<br>□ 患者安全管理 |
| 专科护理 | □ 护理查体<br>□ 评估双下肢感觉活动<br>□ 观察心肺功能、劳动耐力，指导呼吸功能锻炼<br>□ 填写跌倒预防告知书，需要时，填写跌倒及压疮防范表<br>□ 需要时，请家属陪伴<br>□ 心理护理 | □ 协助医师完成术前检查化验<br>□ 心理护理<br>□ 防止皮肤压疮护理<br>□ 指导患者呼吸功能锻炼 | □ 病情观察，写特护记录：每 2 小时评估生命体征、双下肢感觉活动、皮肤情况、伤口敷料、伤口引流管、尿管情况、出入量、有无神经功能障碍<br>□ 遵医嘱予抗菌药物、神经营养药物、激素、脱水剂（根据情况）、消炎镇痛、补液等治疗<br>□ 心理护理<br>□ 术前指导术中唤醒及患者相关配合事宜 |

续 表

| 时间 | 住院第 1 天 | 住院第 2 天 | 住院第 3 天<br>（术前日） |
| --- | --- | --- | --- |
| 重点医嘱 | □ 详见医嘱执行单 | □ 详见医嘱执行单 | □ 详见医嘱执行单 |
| 病情变异记录 | □ 无 □ 有，原因：<br>1.<br>2. | □ 无 □ 有，原因：<br>1.<br>2. | □ 无 □ 有，原因：<br>1.<br>2. |
| 护士签名 | | | |

| 时间 | 住院第 4~8 天<br>（术后第 1~4 天） | 住院第 9~15 天<br>（术后第 5~11 天） |
|---|---|---|
| 健康宣教 | **术后宣教：**<br>□ 药物作用及频率<br>□ 饮食、活动指导<br>□ 复查患者对术前宣教内容的掌握程度<br>□ 疾病恢复期注意事项<br>□ 拔除伤口引流管后注意事项<br>□ 拔尿管后注意事项<br>□ 功能锻炼方法<br>□ 正确起卧床方法<br>□ 佩戴支具注意事项<br>□ 下床活动注意事项 | **出院宣教：**<br>□ 复查时间<br>□ 服药方法<br>□ 指导饮食<br>□ 活动休息<br>□ 支具佩戴<br>□ 指导功能锻炼方法<br>□ 伤口观察<br>□ 指导办理出院手续 |
| 护理处置 | □ 遵医嘱完成相关治疗 | □ 办理出院手续<br>□ 书写出院小结 |
| 基础护理 | **特级/一级/二级护理：**<br>□（根据患者病情和生活自理能力确定护理级别）<br>□ 晨晚间护理<br>□ 协助进食、进水<br>□ 协助轴线翻身每 2 小时 1 次，预防压疮<br>□ 排泄护理<br>□ 床上温水擦浴<br>□ 协助更衣<br>□ 患者安全管理 | **二级护理：**<br>□ 晨晚间护理<br>□ 协助或指导进食、进水<br>□ 协助或指导床旁活动<br>□ 康复训练<br>□ 患者安全管理 |
| 专科护理 | □ 病情观察，写特护记录：每 2 小时评估生命体征、双下肢感觉活动、皮肤情况、伤口敷料、伤口引流管、出入量<br>□ 遵医嘱予抗菌药物（抗菌药物用药时间应小于 48 小时）、神经营养药物、激素、脱水剂（根据情况）、消炎镇痛、补液等治疗<br>□ 下肢功能锻炼指导<br>□ 需要时，联系主管医师给予相关治疗及用药<br>□ 心理护理 | □ 病情观察：评估生命体征、双下肢感觉活动、伤口敷料情况<br>□ 心理护理 |
| 重点医嘱 | □ 详见医嘱执行单 | □ 详见医嘱执行单 |
| 病情变异记录 | □ 无　□ 有，原因：<br>1.<br>2. | □ 无　□ 有，原因：<br>1.<br>2. |
| 护士签名 | | |

## （三）患者表单

### 强直性脊柱炎后凸畸形临床路径患者表单

适用对象：第一诊断为强直性脊柱炎后凸畸形（ICD-10：M40.101）
行脊柱后路截骨矫形、内固定、植骨融合术（ICD-9-CM-3：77.29+78.59+81.05/81.07/81.08+78.09）

| | | |
|---|---|---|
| 患者姓名： | 性别： 年龄： 门诊号： | 住院号： |
| 住院日期： 年 月 日 | 出院日期： 年 月 日 | 标准住院日：≤15天 |

| 时间 | 入院 | 手术前 | 手术日 |
|---|---|---|---|
| 医患配合 | □ 配合询问病史、收集资料，请务必详细告知既往史、用药史、过敏史<br>□ 如服用抗凝剂，请明确告知<br>□ 配合进行体格检查<br>□ 有任何不适请告知医师 | □ 配合完善术前相关检查、化验，如采血、留尿、心电图、X线胸片、肺功能、超声心动图、脊柱正侧位像、脊柱CT+三维重建<br>□ 医师与患者及家属介绍病情及手术谈话、术前签字<br>□ 麻醉医师与患者进行术前访视 | □ 配合评估手术效果<br>□ 配合检查肢体感觉活动情况<br>□ 有任何不适请告知医师 |
| 护患配合 | □ 配合测量体温、脉搏、呼吸、血压、体重1次<br>□ 配合完成入院护理评估（简单询问病史、过敏史、用药史）<br>□ 接受入院宣教（环境介绍、病室规定、订餐制度、贵重物品保管等）<br>□ 有任何不适请告知护士 | □ 配合测量体温、脉搏、呼吸，询问排便次数，1次/日<br>□ 接受术前宣教<br>□ 接受配血，以备术中需要时用<br>□ 接受备皮<br>□ 接受药物灌肠<br>□ 自行沐浴<br>□ 准备好必要用物，弯头吸水管、尿壶、尿垫等<br>□ 取下义齿、饰品等，贵重物品交家属保管 | □ 清晨测量体温、脉搏、呼吸、血压1次<br>□ 送手术室前，协助完成核对，带齐影像资料，脱去衣物，上手术车<br>□ 返回病房后，协助完成核对，配合过病床<br>□ 配合检查意识、双下肢感觉活动，询问出入量<br>□ 配合术后吸氧、监护仪监测、输液、排尿用尿管、腰部或胸部有伤口引流管<br>□ 遵医嘱采取正确体位<br>□ 配合缓解疼痛<br>□ 有任何不适请告知护士 |
| 饮食 | □ 普通饮食 | □ 术前12小时禁食、禁水 | □ 返病室后禁水6小时<br>□ 6小时后无恶心呕吐可适量饮水<br>□ 禁食 |
| 排泄 | □ 正常排尿便 | □ 正常排尿便 | □ 保留尿管 |
| 活动 | □ 正常活动 | □ 正常活动 | □ 根据医嘱卧床、胸腰部制动<br>□ 卧床休息，保护管路<br>□ 四肢活动 |

| 时间 | 手术后 | 出院 |
| --- | --- | --- |
| 医患配合 | □ 配合检查双下肢感觉活动<br>□ 需要时，配合伤口换药<br>□ 配合拔除引流管、尿管<br>□ 配合伤口拆线 | □ 接受出院前指导<br>□ 知道复查程序<br>□ 获取出院诊断书 |
| 护患配合 | □ 配合定时监测生命体征，每日询问排便次数<br>□ 配合检查双下肢感觉活动，询问出入量<br>□ 接受输液、服药等治疗<br>□ 配合夹闭尿管，锻炼膀胱功能<br>□ 接受进食、进水、排便等生活护理<br>□ 配合轴线翻身，预防皮肤压力伤<br>□ 注意活动安全，避免坠床或跌倒<br>□ 配合采取正确方法起卧床<br>□ 如需要，配合正确佩戴脊柱支具<br>□ 配合执行探视及陪伴 | □ 接受出院宣教<br>□ 办理出院手续<br>□ 获取出院带药<br>□ 知道服药方法、作用、注意事项<br>□ 知道护理伤口方法<br>□ 知道正确起卧床方法<br>□ 如需要，指导正确佩戴支具方法<br>□ 知道复印病历方法 |
| 饮食 | □ 根据医嘱，排气后进流质饮食<br>□ 根据医嘱，由流质饮食逐渐过渡到普通饮食 | □ 根据医嘱，普通饮食 |
| 排泄 | □ 保留尿管-正常排尿便<br>□ 防治便秘 | □ 正常排尿便<br>□ 防治便秘 |
| 活动 | □ 根据医嘱，床上活动<br>□ 注意保护管路，勿牵拉、脱出等<br>□ 根据医嘱，床旁活动 | □ 正常适度活动，避免疲劳 |

## 附：原表单（2019年版）

### 强直性脊柱炎后凸畸形临床路径表单

适用对象：第一诊断为强直性脊柱炎后凸畸形（ICD-10：M40.101）
行脊柱后路截骨矫形、内固定、植骨融合术（ICD-9-CM-3：77.29+78.59+81.05/81.07/81.08+78.09）

| 患者姓名： | 性别：　年龄：　门诊号： | 住院号： |
|---|---|---|
| 住院日期：　年　月　日 | 出院日期：　年　月　日 | 标准住院日：≤15天 |

| 时间 | 住院第1天 | 住院第2天 | 住院第3天<br>（术前日） |
|---|---|---|---|
| 主要诊疗工作 | □ 询问病史及体格检查<br>□ 上级医师查房<br>□ 初步的诊断和治疗方案<br>□ 完成住院志、首次病程、上级医师查房等病历书写<br>□ 开检查单<br>□ 完成必要的相关科室会诊 | □ 上级医师查房与手术前评估<br>□ 确定诊断和手术方案<br>□ 完成上级医师查房记录<br>□ 完善术前检查项目<br>□ 收集检查结果并评估病情<br>□ 请相关科室会诊 | □ 上级医师查房，术前评估和决定手术方案<br>□ 完成上级医师查房记录等<br>□ 向患者和/或家属交代围手术期注意事项并签署手术知情同意书、输血同意书、委托书（患者本人不能签字时）、自费用品协议书<br>□ 麻醉医师查房并与患者和/或家属交代麻醉注意事项并签署麻醉知情同意书<br>□ 完成各项术前准备 |
| 重点医嘱 | **长期医嘱：**<br>□ 骨科护理常规<br>□ 一级护理<br>□ 饮食<br>□ 患者既往内科基础疾病用药<br>**临时医嘱：**<br>□ 血常规、血型、尿常规<br>□ 凝血功能<br>□ 电解质、肝功能、肾功能<br>□ ESR、CRP、ASO、RF、HLA-B27<br>□ 感染性疾病筛查<br>□ 胸部X线检查、心电图、肺功能、<br>□ 站立位全脊柱正侧位像、胸腰椎正侧位片<br>□ 根据病情：全脊柱CT及三维重建、MRI、肌电图、血气分析、超声心动图、双下肢血管彩色超声 | **长期医嘱：**<br>□ 骨科护理常规<br>□ 一级护理<br>□ 饮食<br>□ 患者既往内科基础疾病用药<br>**临时医嘱：**<br>□ 根据会诊科室要求安排检查<br>□ 镇痛等对症处理<br>□ 呼吸功能锻炼 | **长期医嘱：**<br>同前日<br>**临时医嘱：**<br>□ 术前医嘱：明日在全身麻醉下行脊柱后凸矫形、内固定、植骨融合<br>□ 术前禁食、禁水<br>□ 术前用抗菌药物皮试，手术抗菌药物带药<br>□ 一次性导尿包术中用<br>□ 术区备皮<br>□ 术前灌肠<br>□ 配血<br>□ 其他特殊医嘱<br>□ 必要时术中带激素 |

续　表

| 时间 | 住院第 1 天 | 住院第 2 天 | 住院第 3 天<br>（术前日） |
|---|---|---|---|
| 主要护理工作 | □ 入院介绍（病房环境、设施等）<br>□ 入院护理评估<br>□ 观察心肺功能、劳动耐力 | □ 观察患者病情变化<br>□ 防止皮肤压疮护理<br>□ 心理和生活护理<br>□ 指导呼吸功能锻炼 | □ 做好备皮等术前准备<br>□ 提醒患者术前禁食、禁水<br>□ 术前心理护理<br>□ 术前指导术中唤醒及患者相关配合事宜 |
| 病情变异记录 | □ 无　□ 有，原因：<br>1.<br>2. | □ 无　□ 有，原因：<br>1.<br>2. | □ 无　□ 有，原因：<br>1.<br>2. |
| 护士签名 | | | |
| 医师签名 | | | |

| 时间 | 住院第2~4天<br>（手术日） | 住院第5天<br>（术后第1天） | 住院第6天<br>（术后第2天） |
|---|---|---|---|
| 主要诊疗工作 | □ 手术<br>□ 向患者及/或家属交代手术过程概况及术后注意事项<br>□ 术者完成手术记录<br>□ 完成术后病程<br>□ 上级医师查房<br>□ 麻醉医师查房<br>□ 观察有无术后并发症并作出相应处理，观察下肢运动、感觉 | □ 上级医师查房<br>□ 完成常规病程记录<br>□ 观察伤口、引流量、体温、生命体征情况等并作出相应处理<br>□ 观察下肢运动、感觉 | □ 上级医师查房<br>□ 完成病程记录<br>□ 拔除引流管，伤口换药<br>□ 指导患者功能锻炼<br>□ 指导患者坐起（根据病情） |
| 重点医嘱 | **长期医嘱：**<br>□ 骨科术后护理常规<br>□ 一级护理<br>□ 饮食<br>□ 轴线翻身<br>□ 留置引流管并记引流量<br>□ 抗菌药物<br>□ 其他特殊医嘱<br>□ 术后激素预防脊髓水肿（必要时）<br>**临时医嘱：**<br>□ 今日在全身麻醉下行后凸矫形+内固定+植骨融合术<br>□ 心电监测、吸氧（根据病情需要）<br>□ 补液<br>□ 胃黏膜保护剂（必要时）<br>□ 镇吐、镇痛等对症处理（必要时）<br>□ 急查血常规<br>□ 输血（根据病情需要） | **长期医嘱：**<br>□ 骨科术后护理常规<br>□ 一级护理<br>□ 饮食<br>□ 轴线翻身<br>□ 留置引流管并记引流量<br>□ 抗菌药物<br>□ 其他特殊医嘱<br>□ 术后激素预防脊髓水肿（必要时）<br>**临时医嘱：**<br>□ 复查血常规<br>□ 输血和/或补晶体、胶体液（根据病情需要）<br>□ 镇痛等对症处理 | **长期医嘱：**<br>□ 骨科术后护理常规<br>□ 一级护理<br>□ 饮食<br>□ 轴线翻身<br>□ 抗菌药物<br>□ 其他特殊医嘱<br>□ 术后激素预防脊髓水肿（必要时）<br>**临时医嘱：**<br>□ 复查血常规（必要时）<br>□ 输血和/或补晶体、胶体液（必要时）<br>□ 换药，拔引流管<br>□ 拔尿管（根据病情）<br>□ 镇痛等对症处理 |
| 主要护理工作 | □ 观察患者病情变化并及时报告医师<br>□ 术后心理与生活护理<br>□ 指导术后患者功能锻炼 | □ 观察患者病情并做好引流量等相关记录<br>□ 术后心理与生活护理<br>□ 指导术后患者功能锻炼 | □ 观察患者病情变化<br>□ 术后心理与生活护理<br>□ 指导术后患者功能锻炼<br>□ 指导正确的翻身及坐起方法 |
| 病情变异记录 | □ 无 □ 有，原因：<br>1.<br>2. | □ 无 □ 有，原因：<br>1.<br>2. | □ 无 □ 有，原因：<br>1.<br>2. |
| 护士签名 | | | |
| 医师签名 | | | |

| 时间 | 住院第 7 天<br>（术后第 3 天） | 住院第 8 天<br>（术后第 4 天） | 住院第 9～15 天<br>（术后第 5～11 天） |
| --- | --- | --- | --- |
| 主要诊疗工作 | □ 上级医师查房<br>□ 住院医师完成病程记录<br>□ 伤口换药（必要时）<br>□ 指导患者功能锻炼<br>□ 复查术后全脊柱 X 线片（根据患者情况）<br>□ 定做术后支具（必要时） | □ 上级医师查房<br>□ 住院医师完成病程记录<br>□ 伤口换药（必要时）<br>□ 指导患者功能锻炼<br>□ 指导正确使用支具 | □ 上级医师查房，进行手术及伤口评估，确定有无手术并发症和切口愈合不良情况，确定畸形矫正情况，明确是否出院<br>□ 出院前复查 ESR、CRP<br>□ 完成出院志、病案首页、出院诊断证明书等病历<br>□ 向患者交代出院后的康复锻炼及注意事项，如复诊的时间、地点，发生紧急情况时的处理等 |
| 重点医嘱 | **长期医嘱：**<br>□ 骨科术后护理常规<br>□ 二级护理<br>□ 饮食<br>□ 抗菌药物：如体温正常，伤情况良好，无明显红肿时可以停止抗菌药物治疗<br>□ 其他特殊医嘱<br>**临时医嘱：**<br>□ 复查血常规、尿常规、生化（必要时）<br>□ 补液（必要时）<br>□ 换药（必要时）<br>□ 镇痛等对症处理 | **长期医嘱：**<br>□ 骨科术后护理常规<br>□ 二级护理<br>□ 饮食<br>□ 抗菌药物：如体温正常，伤情况良好，无明显红肿时可以停止抗菌药物治疗<br>□ 其他特殊医嘱<br>**临时医嘱：**<br>□ 复查血常规、尿常规、生化（必要时）<br>□ 补液（必要时）<br>□ 换药（必要时）<br>□ 镇痛等对症处理<br>□ 拍术后片 | **出院医嘱：**<br>□ 出院带药<br>□ 嘱____天后拆线换药（根据伤口愈合情况，预约伤口换药及必要时拆线时间）<br>□ 3 个月后门诊复查<br>□ 不适随诊<br>□ 继续强直性脊柱炎治疗 |
| 主要护理工作 | □ 观察患者病情变化<br>□ 术后心理与生活护理<br>□ 指导患者功能锻炼 | □ 观察患者病情变化<br>□ 指导患者功能锻炼<br>□ 术后心理和生活护理 | □ 指导患者办理出院手续<br>□ 出院宣教 |
| 病情变异记录 | □ 无　□ 有，原因：<br>1.<br>2. | □ 无　□ 有，原因：<br>1.<br>2. | □ 无　□ 有，原因：<br>1.<br>2. |
| 护士签名 | | | |
| 医师签名 | | | |

# 第二十二章

# 脊柱滑脱症临床路径释义

【医疗质量控制指标】

指标一、脊柱滑脱症神经学评价完成率。

指标二、脊柱滑脱症患者健康相关生活质量评估完成率。

指标三、脊柱滑脱症患者影像学评价完成率。

指标四、脊柱滑脱症患者围手术期并发症发生率。

指标五、脊柱滑脱症患者康复评估率。

## 一、脊柱滑脱症编码

疾病名称及编码：后天性脊椎滑脱（ICD-10：M43.100x091）
腰椎滑脱（ICD-10：M43.006 ）
后天性腰椎滑脱（ICD-10：M43.100x062）
先天性脊椎滑脱（ICD-10：Q76.202）
先天性腰椎体滑脱（ICD-10：Q76.200x103）

手术操作名称及编码：前外侧入路胸椎融合术（ICD-9-CM-3：81.0400x004）
前外侧入路胸腰椎融合术（ICD-9-CM-3：81.0400x005）
胸椎椎体间融合术，前入路（ICD-9-CM-3：81.0401）
胸腰椎椎体间融合术，前入路（ICD-9-CM-3：81.0402）
后外侧入路腰椎融合术（ICD-9-CM-3：81.0800x016）
后外侧入路腰骶椎融合术（ICD-9-CM-3：81.0800x017）
经椎间孔入路腰椎体融合术（ICD-9-CM-3：81.0800x018）
腰椎椎体间融合术，后入路（ICD-9-CM-3：81.0801）
腰骶椎椎体间融合术，后入路（ICD-9-CM-3：81.0802）

## 二、临床路径检索方法

M43.100x091/ M43.006/ M43.100x062/ Q76.202/ Q76.200x103 伴 81.0400x004/81.0400x005/81.0401/81.0402/81.0800x016/81.0800x017/81.0800x018/81.0801/81.0802

## 三、国家医疗保障疾病诊断相关分组（CHS-DRG）

MDCI　肌肉、骨骼疾病及功能障碍

IU2　颈腰背疾患

## 四、脊柱滑脱症临床路径标准住院流程

### （一）适用对象

第一诊断为脊柱滑脱症（ICD-10：后天性脊椎滑脱 M43.191、先天性脊椎滑脱 Q76.211），腰椎滑脱症（ICD-10：后天性腰椎滑脱 M43.162、先天性腰椎体滑脱：Q76.213），行椎管减压或加用内固定、植骨融合（ICD-9-CM-3：81.04-81.08）。

**释义**

■ 适用对象编码参见第一部分。

■ 本路径适用对象为需手术治疗的脊柱滑脱症（Spondylolisthesis）患者，其中绝大部分为腰椎滑脱症，行一期后路单纯减压或同时进行固定融合手术，也可行一期前后路联合手术。不适于前后路联合分期手术。不适于复杂截骨矫形脊柱重建等操作的手术。

**（二）诊断依据**

根据《临床诊疗指南·骨科分册》（中华医学会编著，人民卫生出版社，2009 年）。

1. 病史：主要症状包括腰腿痛、间隙性跛行，可能伴马尾神经症状，无血管源性跛行。
2. 体征：可出现下肢感觉、运动、反射改变；直腿抬高试验阳性或阴性；无下肢缺血的阳性体征。
3. 辅助检查：影像学检查有相应节段的退变、神经压迫的表现。

**释义**

■ 腰椎滑脱为形态学或影像学诊断，指某一椎体相对于相邻椎体出现滑移。受身体重力影响，椎体一般向躯干腹侧滑脱，在临床中最常见，是一般意义上的滑脱。对于矢状位失衡的患者在上腰椎可能会出现反向滑脱或后滑脱，对于脊柱侧凸的患者可能出现侧方滑移或旋转半脱位。在外伤的患者中除峡部急性损伤致创伤性滑脱外，一般诊断为脊柱骨折脱位。

■ 腰椎滑脱病因学分类（Wiltse-Newman Classification）：

Ⅰ. 发育不良型

Ⅱ. 峡部型

　ⅡA. 应力骨折造成的峡部断裂

　ⅡB. 反复微小骨折并愈合造成的峡部延长

　ⅡC. 急性峡部骨折

Ⅲ. 退变性

Ⅳ. 创伤性

Ⅴ. 病理性

■ 腰椎滑脱病因学分类（Marchetti-Bartolozzi Classification）：

发育性

高度发育不良型（峡部裂、峡部延长）

低度发育不良型（峡部裂、峡部延长）

获得性

创伤性（急性骨折、应力骨折）

医源性（手术直接引起、间接引起）

病理性（局部、全身）

退变性（原发、继发）

■ 滑脱程度分级（Myerding Grading）：

Ⅰ°：椎体滑移<25%

Ⅱ°：椎体滑脱 25%～50%

Ⅲ°：椎体滑脱50%~75%

Ⅳ°：椎体滑脱75%~100%

腰椎滑落（Spondyloptosis）：椎体滑脱至下一椎体前方。

■ 腰椎滑脱症是一临床诊断，在腰椎滑脱病理改变的基础上患者出现腰痛伴下肢神经症状，滑脱多出现在下腰椎，需要结合病史、症状、体征及辅助检查综合诊断。

■ 患者一般是慢性病程，其病理生理改变为腰椎椎管狭窄（中央椎管、神经根管或神经根孔狭窄）。可有典型的中央椎管狭窄症状，如间歇性跛行；也可有根性症状。马尾神经症状相对少见。在发育性滑脱的低龄患者中可伴有脊柱侧凸。

■ 体格检查：患者外观可出现腰前凸增大，下腰部凹陷，骨盆前倾。在下腰部可触及棘突"台阶感"。完整的神经学检查包括下肢肌肉容积、肌张力、感觉、肌力、反射和特殊检查（如直腿抬高试验、股神经牵拉试验等）。腰椎滑脱症类似腰椎管狭窄症，也可有症状重、体征轻的特点。注意询问患者病史及评价下肢远端的颜色、皮温和足背动脉搏动情况，与下肢动脉硬化闭塞症引起的血管源性跛行相鉴别。

■ X线片：应拍摄站立位腰椎正侧位、过屈过伸动力位片，可拍摄双斜位片。如考虑患者存在矢状位整体平衡问题，可行站立位脊柱全长或全身像。腰椎滑脱影像学诊断是在站立中立位侧位片上出现椎体滑移。如果在动力位片出现滑移，而中立位片未出现滑移，影像学上诊断为腰椎不稳定。因卧位侧位片拍照时身体处于非负重情况，对于腰椎滑脱来说可能会被漏诊。动力位线片（包括椎管造影后）可以判断脊柱稳定性，为手术选择提供依据。斜位X线片可观察腰椎峡部情况。脊柱全长片用来评价整体矢状序列及测量脊柱骨盆参数。

■ 腰椎CT：主要目的是评价骨性结构。矢状位重建可以观察腰椎峡部情况，明确有无峡部裂或峡部延长。CT可以判断致压物的位置、性质。术前可观察椎弓根结构，为术中减压及置钉事先计划。在无法进行MRI检查时，可行椎管造影后CT（CTM），间接了解神经受压情况。

■ 腰椎MRI：了解神经、椎间盘及其他软组织的首选影像学方法。退行性滑脱一般出现中央椎管狭窄，可伴有神经根管狭窄，行走根受累。峡部裂性滑脱一般出现神经根孔狭窄，出口根受累。

■ 选择性神经根阻滞：在症状体征与影像学不符或多节段退变需明确责任间隙时，可行选择性神经根阻滞。

■ 如患者出现与影像学不符的肌力下降、肌肉萎缩等情况，可行神经电生理检查协助除外神经肌肉性疾病。

■ X线双能骨密度（DEXA）或腰椎定量CT（qCT）：对于计划行固定融合手术的老年患者，建议行骨密度检查了解骨质情况，为置钉计划、术中骨水泥强化或滑脱复位策略提供参考依据。

**（三）选择治疗方案的依据**

根据《临床诊疗指南·骨科分册》（中华医学会编著，人民卫生出版社，2009年）。

1. 脊柱滑脱症诊断明确。
2. 手术治疗指征：脊柱滑脱症经保守治疗无效。

3. 无手术禁忌证。
4. 手术治疗：手术方案主要为椎管减压，根据情况可加用内固定、植骨融合。
（1）椎管减压包括有限减压及全椎板切除减压。
（2）内固定、植骨融合包括后外侧固定植骨融合或椎体间融合。

**释义**

■ 腰椎滑脱症诊断需症状、体征及影像学相符，并明确责任节段。应避免仅凭影像学结果作出临床诊断。

■ 腰椎滑脱症首选保守治疗，包括：生活方式调整、NSAIDs、肌松剂、神经营养药物、物理治疗、疼痛治疗等。如以上方法效果不佳，症状严重影响患者生活，可考虑手术治疗。术前可使用 ODI、JOA、SF-36 等问卷评价患者生活质量。

■ 手术的首要目的是神经减压。如术前存在不稳定或术中可能造成潜在医源性不稳定，或进行畸形矫正，则考虑进行固定融合手术。

■ 对于稳定的滑脱，可以行单纯椎管减压手术，一般为轻度退行性滑脱。建议采用环形减压或开窗减压，尽量保留小关节、关节囊、棘间韧带、棘上韧带等稳定结构。在严格掌握适应证的前提下，可开展内镜下手术。

■ 退行性滑脱减压的重点在椎间盘水平的椎管及神经根管，注意对硬膜囊和行走根减压。对于峡部裂性滑脱减压重点在神经根孔，要去除峡部增生组织，注意对出口根减压。

■ 目前可以采用多种方式进行腰椎融合，如后外侧融合（PLF）、后路椎体间融合（PLIF）、经椎间孔椎体间融合（TLIF）、侧方椎体间融合（LLIF）、前路椎体间融合（ALIF）等。可辅助椎弓根螺钉、皮质骨螺钉、关节突螺钉、前路螺钉或钢板等固定。可进行常规开放性手术，或微创手术，可使用显微镜、脊柱内镜、导航、机器人等辅助。推荐采用椎体间融合的方式进行腰椎融合。

■ 减压和松解是滑脱复位的前提。可使用复位工具或复位螺钉进行复位。应根据患者骨质情况进行提拉复位，在减压充分和保证融合的前提下不强求完全复位，防止近端螺钉拔出。在复位后常规对椎管进行探查，防止椎体位置改变后带来新的神经压迫。

### （四）标准住院日≤12 天

**释义**

■ 腰椎滑脱症患者入院后，术前常规检查、脊柱影像学检查、心肺功能检查等需要 3~4 天，术后恢复 5~7 天，总住院时间≤12 天的均符合本路径要求。

### （五）进入路径标准

1. 第一诊断必须符合脊柱滑脱症编码。
2. 当患者合并其他疾病，但住院期间不需要特殊处理也不影响第一诊断的临床路径流程实施时，可以进入路径。

**释义**

■ 本路径适用对象为需手术治疗的腰椎滑脱症患者。

■ 患者如果合并高血压病、糖尿病、冠心病等其他慢性疾病，需要术前内科治疗时，如果不影响麻醉和手术，可进入本路径，但可能会增加医疗费用，延长住院时间。如果上述慢性疾病需要经治疗稳定后才能手术，术前准备过程先进入其他相应内科疾病的诊疗路径。

**（六）术前准备（术前评估）≤4天**

1. 必需的检查项目

（1）血常规、血型（ABO血型+Rh因子）、尿常规。

（2）凝血功能检查、肝功能、肾功能、电解质检查、感染性疾病筛查（乙型肝炎、丙型肝炎、梅毒、艾滋病）。

（3）胸部X线平片、心电图。

（4）影像学检查：卧位或站立位腰椎正侧位、动力位像；腰椎CT和/或MRI检查。

2. 根据患者病情可选择的检查项目：如脊髓造影、造影后腰椎CT、腰椎双斜位X线片、心肺功能检查、肌电图、双下肢血管彩色超声等。

**释义**

■ 必查项目包括血常规、尿常规、肝功能、肾功能、电解质、血糖、凝血功能、X线胸片、心电图，主要是评估有无合并基础病，是确保手术治疗安全、有效开展的基础，这些检查可能会影响到住院时间、费用以及治疗预后。血型、Rh因子、感染性疾病筛查主要是用于手术治疗前后的输血前准备；老年或患有基础疾病的患者，术前需行心肺功能检查，有合并疾病者可根据病情请相应科室会诊，以确保手术安全；建议拍摄负重位X线片、CT及MRI，必要时行椎管造影和CTM、选择性神经根阻滞、骨密度检查等。这些辅助检查是进一步明确诊断、选择合适手术治疗方案的必需检查。

■ 神经电生理检查可帮助明确神经损害性质，有助于除外神经肌肉性疾病。

■ 为缩短患者住院等待时间，检查项目可以在患者入院前于门诊完成。

**（七）预防性抗菌药物选择与使用时机**

1. 按照《抗菌药物临床应用指导原则（2015年版）》（国卫办医发〔2015〕43号）执行，并根据患者的病情决定抗菌药物的选择与使用时间。建议使用第一、第二代头孢菌素类，头孢曲松。

2. 术前30分钟预防性用抗菌药物；手术超过3小时加用1次抗菌药物。

**释义**

■ 腰椎滑脱症手术属于Ⅰ类切口，但由于术中可能用到内植物及植骨材料，一旦感染可导致严重后果。因此，需按规定使用预防性应用抗菌药物。

■ 如对第一、第二代头孢菌素类过敏，可使用其他符合规定要求的抗菌药物。

■ 抗生素用药细则见第五部分脊柱滑脱症临床路径给药方案。

**（八）手术日为入院第≤5天**

1. 麻醉方式：气管内插管全身麻醉或椎管内麻醉。
2. 手术方式：后路腰椎管减压，根据情况选用内固定植骨融合，必要时行椎体间融合。
3. 手术内植物：椎弓根螺钉、钛棒、椎间融合器、自体骨、同种异体骨、人工骨。
4. 术中用药：麻醉用药、抗菌药物、激素（甲强龙、地塞米松），必要时使用止血药。
5. 根据畸形情况决定是否使用术中脊髓功能监测。
6. 输血：视术中具体情况而定。

**释义**

■ 本路径规定的腰椎滑脱症手术建议在气管内插管全身麻醉下实施。

■ 手术方式主要分为单纯减压术和固定融合术。单纯减压手术在充分减压的前提下应尽量保留稳定结构，避免出现术后医源性不稳定。固定融合手术方法众多，已在第三部分描述，手术内植物及植骨材料根据需要选择。建议采用椎体间融合或椎体间+后外侧融合方式。

■ 术中根据情况选择激素类药物，不做一般性要求。可使用氨甲环酸或其他止血药物减少术中出血。

■ 根据手术节段及风险选择术中神经电生理监测。

■ 术中可采用自体血回输。术中及术后是否输血依照术中出血量及术后引流量、患者心率及血压等循环稳定性、血常规 Hb 等情况而定。

**（九）术后住院恢复≤7天**

1. 必须复查的项目：血常规、腰椎正侧位片。
2. 必要时复查的项目：CT 或 MRI、肝功能、肾功能、电解质。
3. 术后用药

（1）抗菌药物使用：按照《抗菌药物临床应用指导原则（2015 年版）》（国卫办医发〔2015〕43 号）执行，并根据患者的病情决定抗菌药物的选择与使用时间。建议使用第一、第二代头孢菌素类，头孢曲松。

（2）术后抗凝：参考《中国骨科大手术静脉血栓栓塞症预防指南》，对于高龄（年龄> 60 岁）患者可考虑术后 12~24 小时后给予抗凝治疗。

（3）术后镇痛：参考《骨科常见疼痛的处理专家建议》（《中华骨科杂志》. 2008 年 1 月. 28 卷. 1 期）。

（4）术后必要时使用激素：地塞米松、甲强龙等。

（5）根据患者具体情况选择使用预防并发症的药物。

4. 必要时制作术后支具。

**释义**

■ 术后需复查腰椎正侧位片，了解滑脱复位及内植物的位置情况。若需要了解减压及内植物情况，或术后出现相关并发症，可行脊柱 CT 或 MRI 检查。

■ 术后需复查血常规，了解 WBC、RBC、Hb 等情况，以决定抗菌药物使用时长以及是否输血。手术时间长、创伤大的患者可术后复查凝血功能、电解质、肝功能、肾功能，以便及时纠正。术前存在心肺功能受损的患者，术后需复查心肺功能，了解改善情况及是否需要相关支持。

■ 在术后处理上：可按《抗菌药物临床应用指导原则》适当应用抗菌药物；对于术后疼痛，可按照《骨科常见疼痛的处理专家建议》进行术后镇痛；在脊髓、神经根减压后可给予激素、脱水药物和神经营养药物治疗以利患者神经功能恢复；对于存在下肢静脉血栓形成危险因素的患者，可根据病情给予抗凝治疗，以避免深静脉血栓形成；对脊柱功能恢复，可在围腰保护下逐渐进行功能锻炼。

### （十）出院标准

1. 切口：愈合好，无感染征象，或可在门诊处理的未完全愈合切口。
2. 没有需要住院处理的并发症和合并症。

**释义**

■ 主治医师应在出院前，通过复查上述各项检查并结合患者恢复情况决定是否能出院。如果出现术后伤口感染等并发症和/或合并症需要继续留院治疗的情况，应先处理并发症和/或合并症并符合出院条件后再准许患者出院。

### （十一）变异及原因分析

1. 合并症：本病多为高龄，可能合并其他疾病，如患者术前心肺功能障碍等，导致术前检查和准备时间延长。
2. 并发症：本病术后可能出现心、肺、脑并发症，以及新发神经系统症状，导致术后治疗时间延长。
3. 内植物选择：根据矫形方法选用不同内植物。
4. 植骨融合选择：根据术中情况选用不同植骨材料及方法。

**释义**

■ 出现变异的原因很多，除了包括路径中所描述的各种术后并发症，还包括医疗、护理、患者、环境等多方面的变异原因，对于这些变异，医师需在表单中明确说明，具体变异情况如下：①按路径流程完成治疗，但出现了上述围手术期并发症，导致治疗时间延长甚至再次手术，从而造成住院日延长和费用增加。②术前患者心肺功能异常，需进一步治疗以满足手术需要，导致术前检查时间延长，治疗费用增加。③患者同时存在神经功能障碍，需术后延长康复时间，导致治疗费用不同。④由于患者病情不同，手术节段数目不同、术后是否进入 ICU 病房、自体骨与异体骨、单一入路或联合入路手术、使用内植物的不同，可能导致住院费用存在差异。⑤患者入选路径后，医师在检查及治疗过程中发现患者合并存在一些事前未预知的对本路径治疗可能产生影响的情况，需要中止执行路径或者是延长治疗时间、增加治疗费用。⑥因患者方面的主观原因导致执行本路径出现变异。

## 五、脊柱滑脱症临床路径给药方案

1. 术前用药：无。
2. 术中用药

【用药选择】

抗菌药物：按照《抗菌药物临床应用指导原则（2015 年版）》（国卫办医发〔2015〕43 号）执行。接受清洁手术者，在术前 0.5~2 小时内给药，或麻醉开始时给药，使手术切口暴露时局部组织中已达到足以杀灭手术过程中入侵切口细菌的药物浓度。如果手术时间超过 3 小时，或失血量大（>1500ml），可手术中给予第 2 剂。抗菌药物的有效覆盖时间应包括整个手术过程和手术结束后 4 小时，总的预防用药时间不超过 24 小时，个别情况可延长至 48 小时。通常选用第一、第二代头孢菌素类，如头孢唑啉、头孢拉定和头孢呋辛、头孢西丁等。头孢过敏的患者可选用克林霉素或万古霉素等。

【药学提示】

如果选用万古霉素，则应使用尽量小的剂量以防止导致细菌产生耐药性。肾功能减退者应避免使用万古霉素。第一、第二代头孢菌素类多数主要经肾排泄，中度以上肾功能不全患者应根据肾功能适当调整剂量。

3. 术后用药

【用药选择】

1. 预防性应用抗生素原则见术中抗生素使用原则。
2. 围手术期镇痛：参考《骨科常见疼痛的处理专家建议》，入院时对患者进行健康教育，以得到患者的配合，达到理想的疼痛治疗效果。对患者疼痛反复进行评估（数字评价量表或视觉模拟评分），及早开始镇痛，多模式镇痛，个体化镇痛。术后即可进食者可采用口服药物镇痛；术后禁食者可选择静脉点滴等其他给药方式。根据患者症状的轻中度疼痛首选非甾体类抗炎药，也可以弱阿片类药物与非甾体类抗炎药（NSAIDs）等联合使用。

【药学提示】

选用 NSAIDs 是需参阅药品说明书并评估 NSAIDs 的危险因素。如患者发生胃肠道不良反应的危险性较高，使用非选择性 NSAIDs 时加用 $H_2$ 受体阻断剂、质子泵抑制剂和胃黏膜保护剂米索前列醇等胃肠道保护剂，或使用选择性 COX-2 抑制剂。应用 NSAIDs 时，对于心血管疾病高危患者，应权衡疗效和安全性因素。阿片类镇痛药最常见不良反应包括恶心、呕吐、便秘、嗜睡及过度镇静、呼吸抑制等。

## 六、脊柱滑脱症患者护理规范

1. 入院评估、入院宣教、协助完成术前检查。
2. 术前准备、心理护理。
3. 术后密切观察患者生命体征变化，严密观察患者双下肢肌力、感觉运动及反射情况，并与术前进行比较。
4. 全身麻醉清醒后可少量多次饮水，无不适反应后可进食流质饮食，肠鸣音恢复后可正常饮食。

5. 平卧 4 小时后可轴向翻身，保持脊柱水平位。
6. 保持各种管路通畅，密切观察引流液的颜色、性状、量。
7. 术后根据医嘱下地活动，注意是否发生体位性低血压症状。
8. 出院前评估、出院指导、康复指导。

## 七、脊柱滑脱症患者营养治疗规范

1. 营养风险筛查，NRS 评分＞3 分者，给以营养评估。
2. 充足的热量、蛋白质，适量脂肪。NRS 评分≤3 分者，能量供给标准以 25～30kcal/kg 为佳；营养不良者热量供给标准不低于 35kcal/kg。碳水化合物热量比不低于 50%，充足的蛋白质，不低于 1.2～1.5g/kg（标准体重），应以优质蛋白为主，不低于蛋白质总量的 1/3～1/2；脂肪热比以 25%～30%为宜，饱和脂肪酸、单不饱和脂肪酸、多不饱和脂肪酸间比例以 1∶1∶1 左右为宜，适当提高膳食 ω-3 脂肪酸的摄入，保证充足的维生素和矿物质，
3. 围手术期，根据不同治疗时期选择饮食形态如流质饮食、半流质饮食、软食或普通饮食等。饮食宜清淡，以温、热、软为佳，忌食生冷、肥甘、厚腻食物，限制刺激性食物、饮品及调味品。
4. 如经口进食低于需要量的 80%及高热者，应给予相应的肠内营养补充剂口服补充，必要时管饲肠内营养补充或肠外营养补充。
5. 如有糖代谢异常，应减少糖类的摄入量。

## 八、脊柱滑脱症患者健康宣教

1. 住院环境及流程介绍。
2. 疾病及治疗方式宣教。
3. 术前准备宣教。
4. 术后康复宣教。
5. 出院宣教。

## 九、推荐表单

### （一）医师表单

**脊柱滑脱症临床路径医师表单**

适用对象：第一诊断为脊柱滑脱症

行椎管减压或加用内固定、植骨融合（ICD-9-CM-3：81.04-81.08）

| 患者姓名： | 性别：　　年龄： | 住院号： |
|---|---|---|
| 住院日期：　　年　月　日 | 出院日期：　　年　月　日 | 标准住院日：≤12 天 |

| 时间 | 住院第 1 天 | 住院第 2 天 | 住院第 3~5 天<br>（术前日） |
|---|---|---|---|
| 主要诊疗工作 | □ 询问病史及体格检查<br>□ 医师查房<br>□ 初步的诊断和治疗方案<br>□ 完成住院志、首次病程、上级医师查房等病历书写<br>□ 开检查检验单 | □ 上级医师查房与术前评估<br>□ 确定诊断和手术方案<br>□ 完成上级医师查房记录<br>□ 实施所有需要检查的项目<br>□ 收集检查检验结果并评估病情<br>□ 请相关科室会诊 | □ 上级医师查房，术前评估和决定手术方案<br>□ 完成上级医师查房记录等<br>□ 向患者及/或家属交代围手术期注意事项并签署手术知情同意书、输血同意书、委托书（患者本人不能签字时）、自费用品协议书<br>□ 麻醉医师查房并与患者及/或家属交代麻醉注意事项并签署麻醉知情同意书<br>□ 完成各项术前准备 |
| 重点医嘱 | **长期医嘱：**<br>□ 骨科护理常规<br>□ 二级护理<br>□ 饮食<br>□ 患者既往内科基础疾病用药<br>**临时医嘱：**<br>□ 血常规、血型、尿常规<br>□ 凝血功能<br>□ 电解质、肝功能、肾功能<br>□ 传染性疾病筛查<br>□ 胸部 X 线平片、心电图<br>□ 卧位或站立位腰椎正侧位、斜位、前屈后伸动力像，腰椎 CT 检查<br>□ 根据病情：下肢血管超声、血气分析、肌电图<br>□ 必要时行腰椎 MRI、脊髓造影、造影后腰椎 CT、肺功能、超声心动图 | **长期医嘱：**<br>□ 骨科护理常规<br>□ 二级护理<br>□ 饮食<br>□ 患者既往内科基础疾病用药<br>**临时医嘱：**<br>□ 根据会诊科室要求安排检查检验<br>□ 神经营养治疗，对症治疗 | **长期医嘱：**<br>同前日<br>**临时医嘱：**<br>□ 术前医嘱：明日在全身麻醉或椎管内麻醉下行腰椎管减压、内固定、植骨融合<br>□ 术前禁食、禁水<br>□ 术前用抗菌药物皮试<br>□ 手术抗菌药物带药<br>□ 一次性导尿包术中用<br>□ 术区备皮<br>□ 药物灌肠<br>□ 配血<br>□ 其他特殊医嘱 |
| 病情变异记录 | □ 无　□ 有，原因：<br>1.<br>2. | □ 无　□ 有，原因：<br>1.<br>2. | □ 无　□ 有，原因：<br>1.<br>2. |
| 医师签名 | | | |

| 时间 | 住院第 2~5 天<br>（手术日） | 住院第 6 天<br>（术后第 1 天） | 住院第 7 天<br>（术后第 2 天） |
|---|---|---|---|
| 主要诊疗工作 | □ 手术<br>□ 向患者及/或家属交代手术过程概况及术后注意事项<br>□ 术者完成手术记录<br>□ 完成术后病程<br>□ 上级医师查房<br>□ 麻醉医师查房<br>□ 观察有无术后并发症并作出相应处理，观察下肢运动、感觉 | □ 上级医师查房<br>□ 完成常规病程记录<br>□ 观察伤口、引流量、体温、生命体征情况等并作出相应处理<br>□观察下肢运动、感觉 | □ 上级医师查房<br>□ 完成病程记录<br>□ 根据情况可拔除引流管，伤口换药<br>□ 指导患者功能锻炼<br>□ 指导患者坐起（根据病情） |
| 重点医嘱 | **长期医嘱：**<br>□ 骨科术后护理常规<br>□ 一级护理<br>□ 饮食<br>□ 轴线翻身<br>□ 留置引流管并记引流量<br>□ 抗菌药物<br>□ 其他特殊医嘱<br>□ 必要时术后激素预防脊髓水肿<br>**临时医嘱：**<br>□ 今日在全身麻醉下行腰椎管减压、内固定、植骨融合<br>□ 心电监测、吸氧（根据病情需要）<br>□ 补液<br>□ 胃黏膜保护剂（酌情）<br>□ 止吐、镇痛等对症处理（酌情）<br>□ 急查血常规<br>□ 输血（根据病情需要） | **长期医嘱：**<br>□ 骨科术后护理常规<br>□ 一级护理<br>□ 饮食<br>□ 轴线翻身<br>□ 留置引流管并记引流量<br>□ 抗菌药物<br>□ 其他特殊医嘱<br>□ 必要时术后激素预防神经水肿<br>□ 必要时神经营养药物<br>**临时医嘱：**<br>□ 复查血常规<br>□ 输血及/或补晶体、胶体液（根据病情需要）<br>□ 镇痛等对症处理（酌情） | **长期医嘱：**<br>□ 骨科术后护理常规<br>□ 一级护理<br>□ 饮食<br>□ 轴线翻身<br>□ 抗菌药物<br>□ 其他特殊医嘱<br>□ 必要时术后激素预防脊髓水肿<br>□ 必要时神经营养药物<br>**临时医嘱：**<br>□ 复查血常规（必要时）<br>□ 输血及或补晶体、胶体液（必要时）<br>□ 换药，拔引流管<br>□ 拔尿管（根据病情）<br>□ 镇痛等对症处理（酌情） |
| 病情变异记录 | □ 无 □ 有，原因：<br>1.<br>2. | □ 无 □ 有，原因：<br>1.<br>2. | □ 无 □ 有，原因：<br>1.<br>2. |
| 医师签名 | | | |

| 时间 | 住院第 8 天<br>（术后第 3 天） | 住院第 9 天<br>（术后第 4 天） | 住院第 10~12 天<br>（术后第 5~7 天） |
| --- | --- | --- | --- |
| 主要诊疗工作 | □ 上级医师查房<br>□ 住院医师完成病程记录<br>□ 伤口换药（必要时）<br>□ 指导患者功能锻炼<br>□ 复查术后腰椎正侧位（根据患者情况）<br>□ 定做术后支具（必要时） | □ 上级医师查房<br>□ 住院医师完成病程记录<br>□ 伤口换药（必要时）<br>□ 指导患者功能锻炼<br>□ 指导正确使用支具（必要时） | □ 上级医师查房，进行手术及伤口评估，确定有无手术并发症和切口愈合不良情况，确定滑脱复位和内植物情况，明确是否出院<br>□ 完成出院志、病案首页、出院诊断证明书等病历<br>□ 向患者交代出院后的康复锻炼及注意事项，如复诊的时间、地点，发生紧急情况时的处理等 |
| 重点医嘱 | **长期医嘱：**<br>□ 骨科术后护理常规<br>□ 二级护理<br>□ 饮食<br>□ 抗菌药物：如体温正常，伤口情况良好，无明显红肿时可以停止抗菌药物治疗<br>□ 其他特殊医嘱<br>□ 必要时神经营养药物<br>**临时医嘱：**<br>□ 复查血常规、尿常规、生化（必要时）<br>□ 补液（必要时）<br>□ 换药（必要时）<br>□ 镇痛等对症处理（酌情） | **长期医嘱：**<br>□ 骨科术后护理常规<br>□ 二级护理<br>□ 饮食<br>□ 抗菌药物：如体温正常，伤口情况良好，无明显红肿时可以停止抗菌药物治疗<br>□ 其他特殊医嘱<br>□ 必要时神经营养药物<br>**临时医嘱：**<br>□ 复查血常规、尿常规、生化（必要时）<br>□ 补液（必要时）<br>□ 换药（必要时）<br>□ 镇痛等对症处理（酌情） | **出院医嘱：**<br>□ 出院带药<br>□ 嘱____日后拆线换药（根据伤口愈合情况，预约伤口换药及必要时拆线时间）<br>□ 3 个月后门诊复查<br>□ 不适随诊 |
| 病情变异记录 | □ 无 □ 有，原因：<br>1.<br>2. | □ 无 □ 有，原因：<br>1.<br>2. | □ 无 □ 有，原因：<br>1.<br>2. |
| 医师签名 | | | |

### （二）护士表单

**脊柱滑脱症临床路径护士表单**

适用对象：第一诊断为脊柱滑脱症

行椎管减压或加用内固定、植骨融合（ICD-9-CM-3：81.04-81.08）

| | | |
|---|---|---|
| **患者姓名：** | **性别：**　　**年龄：** | **住院号：** |
| **住院日期：**　年　月　日 | **出院日期：**　年　月　日 | **标准住院日：**≤12天 |

| 时间 | 住院第1天 | 住院第2天 | 住院第3~5天<br>（术前日） |
|---|---|---|---|
| 健康宣教 | **入院宣教：**<br>□介绍主管医师、护士<br>□介绍环境、设施<br>□介绍住院注意事项<br>□介绍探视和陪伴制度<br>□介绍贵重物品制度 | □ 药物宣教<br>**术前宣教：**<br>□ 宣教术前准备及检查后注意事项<br>□ 告知患者在检查中配合医师<br>□ 主管护士与患者沟通，消除患者紧张情绪<br>□ 告知检查后可能出现的情况及应对方式 | □ 药物宣教<br>**术前宣教：**<br>□ 宣教术前准备及检查后注意事项<br>□ 告知患者在检查中配合医师<br>□ 主管护士与患者沟通，消除患者紧张情绪<br>□ 告知检查后可能出现的情况及应对方式 |
| 护理处置 | □ 核对患者，佩戴腕带<br>□ 建立入院护理病历<br>□ 协助患者留取各种标本<br>□ 测量体重 | □ 协助医师完成术前检查 | □ 做好备皮等术前检查<br>□ 提醒患者术前禁食、禁水<br>□ 术前心理护理 |
| 基础护理 | **三级护理：**<br>□ 晨晚间护理<br>□ 患者安全管理 | **三级护理：**<br>□ 晨晚间护理<br>□ 患者安全管理 | **二级/一级护理：**<br>□ 晨晚间护理<br>□ 患者安全管理 |
| 专科护理 | □ 护理查体<br>□ 病情观察（心肺功能、劳动耐力）<br>□ 需要时，填写跌倒及压疮防范表<br>□ 需要时，请家属陪伴<br>□ 心理护理 | □ 病情观察<br>□ 防止皮肤压疮护理<br>□ 指导呼吸功能锻炼<br>□ 心理护理 | □ 遵医嘱予补液<br>□ 病情观察<br>□ 心理护理 |
| 重点医嘱 | □ 详见医嘱执行单 | □ 详见医嘱执行单 | □ 详见医嘱执行单 |
| 病情变异记录 | □ 无　□ 有，原因：<br>1.<br>2. | □ 无　□ 有，原因：<br>1.<br>2. | □ 无　□ 有，原因：<br>1.<br>2. |
| 护士签名 | | | |

| 时间 | 住院第 2~5 天<br>(手术日) | 住院第 6 天<br>(术后第 1 天) | 住院第 7 天<br>(术后第 2 天) |
|---|---|---|---|
| 健康宣教 | □ 药物宣教<br>□ 手术宣教<br>□ 观察病情变化并及时报告医师<br>□ 指导术后患者功能锻炼 | □ 药物宣教<br>□ 手术宣教<br>□ 观察病情变化并及时报告医师<br>□ 指导术后患者功能锻炼 | □ 药物宣教<br>□ 手术宣教<br>□ 观察病情变化并及时报告医师<br>□ 指导术后患者功能锻炼 |
| 护理处置 | □ 观察病情变化<br>□ 术后心理与生活护理<br>□ 指导患者功能锻炼 | □ 观察病情变化<br>□ 术后心理与生活护理<br>□ 指导患者功能锻炼 | □ 观察病情变化<br>□ 术后心理与生活护理<br>□ 指导患者功能锻炼 |
| 基础护理 | **一级护理:**<br>□ 晨晚间护理<br>□ 患者安全管理 | **一级/二级护理:**<br>□ 晨晚间护理<br>□ 患者安全管理 | **一级/二级护理:**<br>□ 晨晚间护理<br>□ 患者安全管理 |
| 专科护理 | □ 遵医嘱予补液<br>□ 病情观察（生命体征等）<br>□ 心理护理 | □ 遵医嘱予补液<br>□ 病情观察（生命体征等）<br>□ 心理护理 | □ 遵医嘱予补液<br>□ 病情观察（生命体征等）<br>□ 心理护理 |
| 重点医嘱 | □ 详见医嘱执行单 | □ 详见医嘱执行单 | □ 详见医嘱执行单 |
| 病情变异记录 | □ 无　□ 有，原因:<br>1.<br>2. | □ 无　□ 有，原因:<br>1.<br>2. | □ 无　□ 有，原因:<br>1.<br>2. |
| 护士签名 | | | |

| 时间 | 住院第 8 天<br>（术后第 3 天） | 住院第 9 天<br>（术后第 4 天） | 住院第 10~12 天<br>（术后第 5~7 天） |
|---|---|---|---|
| 健康宣教 | □ 药物宣教<br>□ 手术宣教<br>□ 观察病情变化并及时报告医师<br>□ 指导术后患者功能锻炼 | □ 药物宣教<br>□ 手术宣教<br>□ 观察病情变化并及时报告医师<br>□ 指导术后患者功能锻炼 | □ 出院宣教 |
| 护理处置 | □ 观察病情变化<br>□ 术后心理与生活护理<br>□ 指导患者功能锻炼 | □ 观察病情变化<br>□ 术后心理与生活护理<br>□ 指导患者功能锻炼 | □ 指导患者办理出院 |
| 基础护理 | 二级护理：<br>□ 晨晚间护理<br>□ 患者安全管理 | 二级护理：<br>□ 晨晚间护理<br>□ 患者安全管理 | 二级/三级护理：<br>□ 晨晚间护理<br>□ 患者安全管理 |
| 专科护理 | □ 遵医嘱予补液<br>□ 病情观察（生命体征等）<br>□ 心理护理 | □ 遵医嘱予补液<br>□ 病情观察（生命体征等）<br>□ 心理护理 | □ 指导患者术后康复等注意事项 |
| 重点医嘱 | □ 详见医嘱执行单 | □ 详见医嘱执行单 | □ 详见医嘱执行单 |
| 病情变异记录 | □ 无 □ 有，原因：<br>1.<br>2. | □ 无 □ 有，原因：<br>1.<br>2. | □ 无 □ 有，原因：<br>1.<br>2. |
| 护士签名 | | | |

### （三）患者表单

**脊柱滑脱症临床路径患者表单**

适用对象：第一诊断为脊柱滑脱症
行椎管减压或加用内固定、植骨融合（ICD-9-CM-3：81.04-81.08）

| 患者姓名： | 性别： 年龄： | 住院号： |
|---|---|---|
| 住院日期： 年 月 日 | 出院日期： 年 月 日 | 标准住院日：≤12天 |

| 时间 | 住院第1天 | 住院第2天 | 住院第3~5天<br>（术前日） |
|---|---|---|---|
| 医患配合 | □配合询问病史、收集资料，请务必详细告知既往史、用药史、过敏史<br>□配合进行体格检查<br>□有任何不适请告知医师 | □配合完善相关检查、化验，如采血、留尿、心电图、X线胸片<br>□医师与患者及家属介绍病情及手术检查谈话、检查前签字 | □配合完善相关检查、化验<br>□配合医师做好术前准备 |
| 护患配合 | □配合测量体温、脉搏、呼吸2~3次，血压、体重1次<br>□配合完成入院护理评估（简单询问病史、过敏史、用药史）<br>□接受入院宣教（环境介绍、病室规定、订餐制度、贵重物品保管等）<br>□配合执行探视和陪伴制度<br>□有任何不适请告知护士 | □配合测量体温、脉搏、呼吸2~3次，询问大便次数1次<br>□接受术前宣教<br>□接受饮食宣教<br>□接受药物宣教 | □清晨测量体温、脉搏、呼吸、血压1次<br>□送手术室前，协助完成核对，带齐影像资料及用药<br>□返回病房后，配合接受生命体征的测量<br>□配合检查意识（全身麻醉者）<br>□配合缓解疼痛<br>□接受术后宣教<br>□接受饮食宣教<br>□接受药物宣教<br>□有任何不适请告知护士 |
| 饮食 | □遵医嘱饮食 | □遵医嘱饮食 | □术前禁食、禁水<br>□术后6小时试饮水，无恶心、呕吐可进少量流质饮食或者半流质饮食 |
| 排泄 | □正常排尿便 | □正常排尿便 | □正常排便<br>□留置导尿 |
| 活动 | □正常活动 | □正常活动 | □正常活动 |

| 时间 | 术后 | 出院日 |
| --- | --- | --- |
| 医患配合 | □ 协助康复锻炼<br>□ 配合完善术后检查 | □ 接受出院前指导<br>□ 知道复查程序<br>□ 获取出院诊断书 |
| 护患配合 | □ 配合定时监测生命体征<br>□ 配合检查伤口<br>□ 接受输液、服药等治疗<br>□ 接受进食、进水、排便等生活护理<br>□ 配合活动，预防皮肤压力伤<br>□ 注意活动安全，避免坠床或跌倒<br>□ 配合执行探视及陪伴 | □ 接受出院宣教<br>□ 办理出院手续<br>□ 获取出院带药<br>□ 知道服药方法、作用、注意事项<br>□ 知道复印病历程序 |
| 饮食 | □ 遵医嘱饮食 | □ 遵医嘱饮食 |
| 排泄 | □ 正常排尿便 | □ 正常排尿便 |
| 活动 | □ 正常适度活动，避免疲劳 | □ 正常适度活动，避免疲劳 |

## 附：原表单（2017年版）

### 脊柱滑脱症临床路径表单

适用对象：第一诊断为脊柱滑脱症

行椎管减压或加用内固定、植骨融合（ICD-9-CM-3：81.04-81.08）

| | | |
|---|---|---|
| **患者姓名：** | **性别：　　年龄：** | **住院号：** |
| **住院日期：**　　年　月　日 | **出院日期：**　　年　月　日 | **标准住院日：**≤12天 |

| 时间 | 住院第1天 | 住院第2天 | 住院第3~5天<br>（术前日） |
|---|---|---|---|
| 主要诊疗工作 | □ 询问病史及体格检查<br>□ 医师查房<br>□ 初步的诊断和治疗方案<br>□ 完成住院志、首次病程、上级医师查房等病历书写<br>□ 开检查检验单 | □ 上级医师查房与术前评估<br>□ 确定诊断和手术方案<br>□ 完成上级医师查房记录<br>□ 实施所有需要检查的项目<br>□ 收集检查检验结果并评估病情<br>□ 请相关科室会诊 | □ 上级医师查房，术前评估和决定手术方案<br>□ 完成上级医师查房记录等<br>□ 向患者及/或家属交代围手术期注意事项并签署手术知情同意书、输血同意书、委托书（患者本人不能签字时）、自费用品协议书<br>□ 麻醉医师查房并与患者及/或家属交代麻醉注意事项并签署麻醉知情同意书<br>□ 完成各项术前准备 |
| 重点医嘱 | **长期医嘱：**<br>□ 骨科护理常规<br>□ 二级护理<br>□ 饮食<br>□ 患者既往内科基础疾病用药<br>**临时医嘱：**<br>□ 血常规、血型、尿常规<br>□ 凝血功能<br>□ 电解质、肝功能、肾功能<br>□ 传染性疾病筛查<br>□ 胸部X线平片、心电图<br>□ 卧位或站立位腰椎正侧位、斜位、前屈后伸动力像，腰椎CT检查<br>□ 根据病情：下肢血管超声、血气分析、肌电图<br>□ 必要时行腰椎MRI、脊髓造影、造影后腰椎CT、肺功能、超声心动图 | **长期医嘱：**<br>□ 骨科护理常规<br>□ 二级护理<br>□ 饮食<br>□ 患者既往内科基础疾病用药<br>**临时医嘱：**<br>□ 根据会诊科室要求安排检查检验<br>□ 神经营养治疗，对症治疗 | **长期医嘱：**<br>同前日<br>**临时医嘱：**<br>□ 术前医嘱：明日在全身麻醉或椎管内麻醉下行腰椎管减压、内固定、植骨融合<br>□ 术前禁食、禁水<br>□ 术前用抗菌药物皮试<br>□ 手术抗菌药物带药<br>□ 一次性导尿包术中用<br>□ 术区备皮<br>□ 药物灌肠<br>□ 配血<br>□ 其他特殊医嘱 |

**续　表**

| 时间 | 住院第 1 天 | 住院第 2 天 | 住院第 3~5 天<br>（术前日） |
|---|---|---|---|
| 主要护理工作 | □ 入院介绍（病房环境、设施等）<br>□ 入院护理评估<br>□ 观察心肺功能、劳动耐力 | □ 观察患者病情变化<br>□ 防止皮肤压疮护理<br>□ 心理和生活护理<br>□ 指导呼吸功能锻炼<br>□ 指导卧床下肢功能锻炼 | □ 做好备皮等术前准备<br>□ 提醒患者术前禁食、禁水<br>□ 术前心理护理 |
| 病情变异记录 | □ 无　□ 有，原因：<br>1.<br>2. | □ 无　□ 有，原因：<br>1.<br>2. | □ 无　□ 有，原因：<br>1.<br>2. |
| 护士签名 | | | |
| 医师签名 | | | |

| 时间 | 住院第 2~5 天<br>（手术日） | 住院第 6 天<br>（术后第 1 天） | 住院第 7 天<br>（术后第 2 天） |
|---|---|---|---|
| 主要诊疗工作 | □ 手术<br>□ 向患者及/或家属交代手术过程概况及术后注意事项<br>□ 术者完成手术记录<br>□ 完成术后病程<br>□ 上级医师查房<br>□ 麻醉医师查房<br>□ 观察有无术后并发症并作出相应处理，观察下肢运动、感觉 | □ 上级医师查房<br>□ 完成常规病程记录<br>□ 观察伤口、引流量、体温、生命体征情况等并作出相应处理<br>□ 观察下肢运动、感觉 | □ 上级医师查房<br>□ 完成病程记录<br>□ 根据情况可拔除引流管，伤口换药<br>□ 指导患者功能锻炼<br>□ 指导患者坐起（根据病情） |
| 重点医嘱 | **长期医嘱：**<br>□ 骨科术后护理常规<br>□ 一级护理<br>□ 饮食<br>□ 轴线翻身<br>□ 留置引流管并记引流量<br>□ 抗菌药物<br>□ 其他特殊医嘱<br>□ 必要时术后激素预防脊髓水肿<br>**临时医嘱：**<br>□ 今日在全身麻醉下行腰椎管减压、内固定、植骨融合<br>□ 心电监测、吸氧（根据病情需要）<br>□ 补液<br>□ 胃黏膜保护剂（酌情）<br>□ 止吐、镇痛等对症处理（酌情）<br>□ 急查血常规<br>□ 输血（根据病情需要） | **长期医嘱：**<br>□ 骨科术后护理常规<br>□ 一级护埋<br>□ 饮食<br>□ 轴线翻身<br>□ 留置引流管并记引流量<br>□ 抗菌药物<br>□ 其他特殊医嘱<br>□ 必要时术后激素预防脊髓水肿<br>□ 必要时神经营养药物<br>**临时医嘱：**<br>□ 复查血常规<br>□ 输血及/或补晶体、胶体液（根据病情需要）<br>□ 镇痛等对症处理（酌情） | **长期医嘱：**<br>□ 骨科术后护理常规<br>□ 一级护理<br>□ 饮食<br>□ 轴线翻身<br>□ 抗菌药物<br>□ 其他特殊医嘱<br>□ 必要时术后激素预防脊髓水肿<br>□ 必要时神经营养药物<br>**临时医嘱：**<br>□ 复查血常规（必要时）<br>□ 输血及或补晶体、胶体液（必要时）<br>□ 换药，拔引流管<br>□ 拔尿管（根据病情）<br>□ 镇痛等对症处理（酌情） |
| 主要护理工作 | □ 观察患者病情变化并及时报告医师<br>□ 术后心理与生活护理<br>□ 指导术后患者功能锻炼 | □ 观察患者病情并做好引流量等相关记录<br>□ 术后心理与生活护理<br>□ 指导术后患者功能锻炼 | □ 观察患者病情变化<br>□ 术后心理与生活护理<br>□ 指导术后患者功能锻炼<br>□ 指导正确的翻身及坐起方法 |
| 病情变异记录 | □ 无　□ 有，原因：<br>1.<br>2. | □ 无　□ 有，原因：<br>1.<br>2. | □ 无　□ 有，原因：<br>1.<br>2. |
| 护士签名 | | | |
| 医师签名 | | | |

| 时间 | 住院第 8 天<br>(术后第 3 天) | 住院第 9 天<br>(术后第 4 天) | 住院第 10~12 天<br>(术后第 5~7 天) |
|---|---|---|---|
| 主要诊疗工作 | □ 上级医师查房<br>□ 住院医师完成病程记录<br>□ 伤口换药（必要时）<br>□ 指导患者功能锻炼<br>□ 复查术后腰椎正侧位（根据患者情况）<br>□ 定做术后支具（必要时） | □ 上级医师查房<br>□ 住院医师完成病程记录<br>□ 伤口换药（必要时）<br>□ 指导患者功能锻炼<br>□ 指导正确使用支具 | □ 上级医师查房，进行手术及伤口评估，确定有无手术并发症和切口愈合不良情况，确定畸形矫正情况，明确是否出院<br>□ 完成出院志、病案首页、出院诊断证明书等病历<br>□ 向患者交代出院后的康复锻炼及注意事项，如复诊的时间、地点，发生紧急情况时的处理等 |
| 重点医嘱 | **长期医嘱：**<br>□ 骨科术后护理常规<br>□ 二级护理<br>□ 饮食<br>□ 抗菌药物：如体温正常，伤口情况良好，无明显红肿时可以停止抗菌药物治疗<br>□ 其他特殊医嘱<br>□ 必要时神经营养药物<br>**临时医嘱：**<br>□ 复查血常规、尿常规、生化（必要时）<br>□ 补液（必要时）<br>□ 换药（必要时）<br>□ 镇痛等对症处理（酌情） | **长期医嘱：**<br>□ 骨科术后护理常规<br>□ 二级护理<br>□ 饮食<br>□ 抗菌药物：如体温正常，伤口情况良好，无明显红肿时可以停止抗菌药物治疗<br>□ 其他特殊医嘱<br>□ 必要时神经营养药物<br>**临时医嘱：**<br>□ 复查血常规、尿常规、生化（必要时）<br>□ 补液（必要时）<br>□ 换药（必要时）<br>□ 镇痛等对症处理（酌情） | **出院医嘱：**<br>□ 出院带药<br>□ 嘱____日后拆线换药（根据伤口愈合情况，预约伤口换药及必要时拆线时间）<br>□ 3 个月后门诊复查<br>□ 不适随诊 |
| 主要护理工作 | □ 观察患者病情变化<br>□ 术后心理与生活护理<br>□ 指导患者功能锻炼 | □ 观察患者病情变化<br>□ 指导患者功能锻炼<br>□ 术后心理和生活护理 | □ 指导患者办理出院手续<br>□ 出院宣教 |
| 病情变异记录 | □ 无 □ 有，原因：<br>1.<br>2. | □ 无 □ 有，原因：<br>1.<br>2. | □ 无 □ 有，原因：<br>1.<br>2. |
| 护士签名 | | | |
| 医师签名 | | | |

# 第二十三章

# 股骨头坏死人工髋关节置换术临床路径释义

**【医疗质量控制指标】**

指标一、基础影像学检查、术前评估，确认手术适应证。

指标二、术前进行 Caprini 血栓风险因素评估，术前与术后采取措施预防深静脉血栓。

指标三、围手术期预防性抗菌药物的选择、应用节点及应用时长。

指标四、术中神经功能保护措施。

指标五、输血量。

指标六、术后并发症与再次手术情况。

指标七、术后影像学复查情况。

指标八、手术切口愈合情况。

指标九、术后康复治疗情况。

指标十、出院前完成完整神经功能评估和生活质量评估情况。

指标十一、住院期间为患者提供术前、术后健康教育与出院，教育告知五项要素情况。

指标十二、离院方式。

指标十三、住院天数与住院总费用。

指标十四、患者对服务的体验与评价。

## 一、股骨头坏死编码

疾病名称及编码：股骨头坏死（ICD-10：M87.000/M87.102/M87.203/M87.802）

手术操作名称及编码：全髋关节置换术（ICD-9-CM-3：81.51 另编 00.74-00.77）

## 二、临床路径检索方法

M87.000/M87.102/M87.203/M87.802 伴 81.51

## 三、国家医疗保障疾病诊断相关分组（CHS-DRG）

MDCI　肌肉、骨骼疾病及功能障碍

IT1　骨髓炎

## 四、股骨头坏死临床路径标准住院流程

### （一）适用对象

第一诊断为股骨头坏死（ICD-10：M87.000/M87.102/M87.203/M87.802），行全髋关节置换术（ICD-9-CM-3：81.51 另编 00.74-00.77）。

**释义**

■ 适用对象编码参见第一部分。

■ 股骨头坏死Ficat分期分为4期。Ⅰ期：骨小梁正常或轻度疏松，股骨头光滑，关节间隙无改变；Ⅱ期：骨小梁疏松与致密相间，关节间隙及股骨头的轮廓尚属正常；Ⅲ期：股骨头塌陷，死骨可游离，关节间隙尚正常；Ⅳ期：股骨头塌陷，关节间隙变窄，髋臼呈退行性改变。本临床路径适用对象是Ficat Ⅲ、Ⅳ期股骨头坏死。

■ 股骨头坏死的治疗方法包括非手术治疗、保守手术（如钻孔减压术、截骨术等）和全髋关节置换术。本临床路径的适用对象是行全髋关节置换术。

**（二）诊断依据**

根据《临床诊疗指南·骨科分册》（中华医学会编著，人民卫生出版社，2009年）。

1. 病史：慢性病程，髋关节疼痛或活动受限逐渐加重；可有外伤史、肾上腺皮质激素类药物使用史或酗酒既往史。
2. 体格检查：患髋疼痛、活动受限，跛行步态。
3. 辅助检查：X线检查符合股骨头坏死。

**释义**

■ 股骨头坏死男性多见，常见的病因为髋部外伤（骨折或脱位）、使用激素及酗酒。

■ 股骨头坏死的主要表现为患髋疼痛、活动受限，股骨头塌陷后因肢体短缩会有跛行。

■ Ficat Ⅲ、Ficat Ⅳ期股骨头坏死通常在X线片上有典型表现，而Ficat Ⅰ、Ficat Ⅱ期股骨头坏死除了行X线检查外，可以行髋关节CT或MRI检查来明确诊断。

**（三）选择治疗方案的依据**

根据《临床诊疗指南·骨科分册》（中华医学会编著，人民卫生出版社，2009年）。

1. 股骨头坏死严重影响髋关节功能，从而影响生活质量及活动水平。
2. 股骨头病变终末期，股骨头变形，关节面退变。
3. 全身状况允许手术。

**释义**

■ 股骨头坏死的治疗方案应根据患者年龄、活动水平、症状严重程度、股骨头坏死分期等进行选择。

■ Ficat Ⅰ、Ficat Ⅱ期股骨头坏死患者，首先选择非手术治疗或保守手术。

■ Ficat Ⅲ、Ficat Ⅳ期股骨头坏死患者，如果症状已经严重影响生活质量及活动水平，可行全髋关节置换术。

### （四）标准住院日≤18 天

**释义**

■ 术前准备 3~5 天，术后恢复 6~12 天。

■ 术前检查有条件最好在门诊进行。术前宣教告知患者住院、出院计划。术后早期活动，及时安排检查，指导功能锻炼，避免延迟出院。

### （五）进入路径标准

1. 第一诊断必须符合 ICD-10：M87.000/M87.102/M87.203/M87.802 股骨头坏死疾病编码。
2. 股骨头坏死终末期（Ficat Ⅲ~Ⅳ期），已出现股骨头塌陷变形。
3. 除外股骨近端肿瘤及骨折或者股骨近端存在畸形的患者。
4. 当患者合并其他疾病，但住院期间不需要特殊处理也不影响第一诊断的临床路径流程实施时，可以进入路径。
5. 病变影响患者生活质量，患者有改善患髋疼痛及活动度的要求。

**释义**

■ 第一诊断为股骨头坏死，且股骨头塌陷（Ficat Ⅲ、Ficat Ⅳ期），症状严重影响生活质量及活动水平，行全髋关节置换术的患者进入本路径。

■ Ficat Ⅰ、Ficat Ⅱ期股骨头坏死行保头手术的患者不进入本路径。

### （六）术前准备（术前评估）3~5 天

1. 必需的检查项目

（1）术前完成功能量表（Harris 评分）。

（2）血常规、血型（ABO 血型+Rh 因子）、尿常规。

（3）肝功能、肾功能、凝血功能检查、感染性疾病筛查（乙型肝炎、丙型肝炎、梅毒、艾滋病）。

（4）胸部 X 线平片、心电图。

（5）手术部位 X 线检查：骨盆正位+患侧股骨颈正侧位。

（6）术前根据患者情况，选用促红细胞生成素（EPO）+铁剂。

2. 根据患者病情可选择的检查项目：手术部位 CT 检查、红细胞沉降率、CRP、血气分析、肺功能检查、超声心动图、双下肢血管彩色超声、24 小时动态血压和动态心电图监测等。

3. 根据具体情况，预防下肢深静脉血栓形成，参照《中国骨科大手术后静脉血栓栓塞症预防指南》[《中华骨科杂志》，2016，36（2）：65-71]。

**释义**

■ 无合并内科疾病的患者，术前行血常规、尿常规、肝功能、肾功能、X 线胸片、心电图检查。

■ 全髋关节置换术后有可能输血，术前行血型、凝血功能检查、感染性疾病筛查。

■ 合并内科疾病的患者，根据病情增加术前检查项目。如肺部疾病加做血气分析、肺功能检查等，心血管疾病加做超声心动图、动态心电图等。

■ 术前可疑髋关节感染的患者，行血沉、CRP 检查。

■ 股骨头坏死继发严重骨关节炎，患者活动量明显减少，或者有其他静脉血栓栓塞症危险因素的患者，术前行双下肢深静脉彩超检查。

■ 髋关节正位片要求拍摄双髋正位片，利于双侧对比和术前计划。有条件最好加行双下肢全长片检查，利于评估肢体长短和术前计划。

■ 髋关节病变严重的患者，术前行髋关节 CT 检查，利于明确髋关节解剖结构和骨质骨量情况。

■ 术前检查有条件最好在门诊进行。

### （七）预防性抗菌药物选择与使用时机

1. 按照《抗菌药物临床应用指导原则（2015 年版）》（国卫办医发〔2015〕43 号）执行，并根据患者的病情决定抗菌药物的选择与使用时间。建议使用第一、第二代头孢菌素类，如头孢唑林、头孢呋辛，对于感染高危患者或者其他药物过敏患者，也可以使用万古霉素进行预防。
2. 术前 30 分钟预防性用抗菌药物；手术超过 3 小时加用 1 次抗菌药物；术中出血量大于 1500ml 时加用 1 次。对于万古霉素，建议术前 1 小时完成预防性抗菌药物的使用。
3. 术后 3 天内停止使用预防性抗菌药物，可根据患者切口、体温等情况适当延长使用时间。

**释义**

■ 全髋关节置换术首选第一、第二代头孢菌素类作为预防用药。如果对头孢菌素过敏可选用克林霉素或万古霉素。

■ 抗菌药物在术前 0.5~2 小时给药。如果手术时间超过 3 小时，或失血量大（>1500ml），可加用 1 次抗菌药物。

### （八）手术日为入院第 4~6 天

1. 麻醉方式：椎管内麻醉或全身麻醉。
2. 手术方式：全髋关节置换术。
3. 手术内植物：人工全髋关节假体（非骨水泥型假体）、骨水泥（必要时使用）。
4. 术中用药：麻醉用药、抗菌药、抗出血药物（氨甲环酸）。
5. 输血：视术中具体情况而定。

**释义**

■ 尽量缩短术前住院日，住院后尽早安排手术。

■ 初次全髋关节置换术一般首选非水泥型人工髋关节。

**（九）术后住院恢复 6~12 天**

1. 必须复查的项目：血常规、肝功能、肾功能、血脂、血糖、电解质、凝血功能检查，手术部位 X 线检查。
2. 术后行双髋关节正位及患侧股骨中上段正侧位 X 线片。
3. 术后处理
（1）抗菌药物使用：按照《抗菌药物临床应用指导原则（2015 年版）》（国卫办医发〔2015〕43 号）执行，并根据患者的病情决定抗菌药物的选择与使用时间。建议使用第一、第二代头孢菌素类，头孢唑林、头孢呋辛，对于感染高危患者或者其他药物过敏患者，也可以使用万古霉素进行预防。
（2）术后镇痛：参照《骨科常见疼痛的处理专家建议》（《中华骨科杂志》. 2008 年 1 月 . 28 卷 . 1 期）。
（3）预防静脉血栓栓塞症处理：参照《中国骨科大手术后静脉血栓栓塞症预防指南》[《中华骨科杂志》，2016，36（2）：65-71]。
（4）其他处理：消肿等。
（5）术后康复：以主动锻炼为主，被动锻炼为辅。
4. 功能锻炼。
5. 物理抗凝治疗。

**释义**

■ 术后复查血常规了解有无贫血。

■ 术后复查髋关节 X 线片了解关节假体位置。

■ 如果术后肢体明显肿胀，行下肢深静脉彩超、D-二聚体等检查。

■ 全髋关节置换术首选第一、第二代头孢菌素类作为预防用药。

■ 术后镇痛采用多模式镇痛（外周神经阻滞、阿片类药物、非甾体抗炎药物、冰敷等），以提高镇痛效果，减少药物副作用。

■ 全髋关节置换术失血量大，贫血发生率高，会影响患者术后恢复、增加各种合并症的发生风险，故需要积极纠正贫血，如应用促红细胞生成素（EPO），补充铁剂、叶酸等，自体血回输，急性等容稀释等，以减少异体输血，促进患者术后恢复。

■ 全髋关节置换术后需要预防静脉血栓栓塞症，使用药物和物理预防措施。

■ 全髋关节置换术后应早期活动，指导患者进行功能锻炼，避免关节脱位。

**（十）出院标准**

1. 体温正常，血常规无明显异常。
2. 伤口愈合良好：伤口无感染征象（或可在门诊处理的伤口情况），无皮瓣坏死。
3. 术后 X 线片证实假体位置满意。
4. 没有需要住院处理的并发症和/或合并症。

**释义**

■ 患者一般情况良好，术后检查无明显异常，无全身和局部并发症，学会功能锻炼方法，可以出院。

（十一）变异及原因分析

1. 并发症：术中或术后骨折、术后关节脱位、大量出血需输血、深静脉血栓形成或肺栓塞、肺部及泌尿系感染、伤口并发症或假体周围感染等造成住院时间延长和医疗费用增加。

2. 合并症：如骨质疏松、糖尿病、心脑血管疾病等，需同时治疗而导致住院时间延长和医疗费用增加。

3. 内植物选择：根据患者髋臼及股骨骨质条件选择生物型假体、骨水泥型假体或混合型假体。如选择生物型假体，可根据患者年龄选择不同摩擦界面假体，可能导致住院费用存在差异。

释义

■ 全髋关节置换术后可能会出现局部并发症（骨折、脱位、神经血管损伤、伤口感染等）。如果并发症的诊治明显增加了住院时间和医疗费用，则应转出本路径。

■ 全髋关节置换术后可能会出现全身并发症（心肌梗死、脑梗死、肺栓塞、肺部感染等）。如果并发症的诊治明显增加了住院时间和医疗费用，或者需要转至内科治疗，则应转出本路径。

## 五、股骨头坏死人工髋关节置换术临床路径给药方案

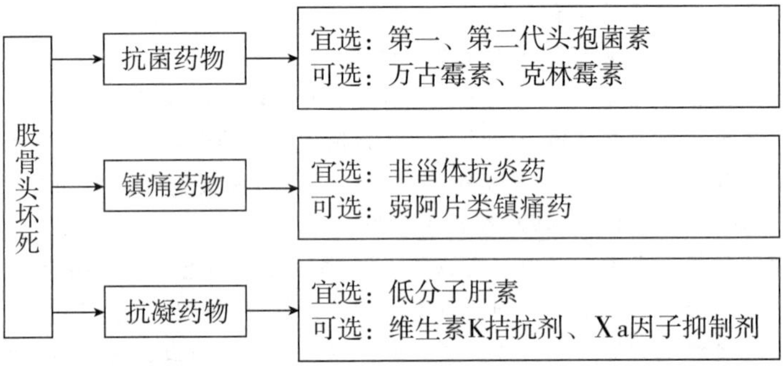


【用药选择】

1. 抗菌药物选择主要针对革兰阳性球菌，首选第一、第二代头孢菌素类，如果对头孢菌素过敏可选用克林霉素或万古霉素。

2. 术后镇痛强调多模式镇痛：镇痛药物选择非甾体抗炎药和弱阿片类镇痛药联合应用，以提高镇痛效果并减少药物副作用。

3. 抗凝药物有低分子肝素、维生素 K 拮抗剂、Xa 因子抑制剂等。低分子肝素具有：可根据体重调整剂量、皮下注射、使用方便、严重出血并发症较少、较安全、一般无须常规血液学监测等特点，在临床上应用较广。

【药学提示】

1. 抗菌药物在术前 0.5~2 小时给药。如果手术时间超过 3 小时，或失血量大（>1500ml），可手术中给予第 2 剂。预防用药时间通常不超过 24 小时，个别情况可延长至 48 小时。

2. 选用 NSAIDs 时需参阅药物说明书并评估 NSAIDs 的危险因素。如患者发生胃肠道不良反应的危险性较高，使用非选择性 NSAIDs 时加用 $H_2$ 受体阻断剂、质子泵抑制剂和胃黏膜保护剂等，或使用选择性 COX-2 抑制剂。应用 NSAIDs 时，对于心血管疾病高危患者，应权衡疗

效和安全性因素。阿片类镇痛药最常见不良反应包括恶心、呕吐、便秘、嗜睡及过度镇静、呼吸抑制等。

3. 静脉血栓栓塞症的药物预防禁忌证

（1）绝对禁忌证：①大量出血：指能够改变患者治疗过程和治疗结果的出血，对于大量出血病例，如未开始抗凝，应推迟；如已经开始，应立即停止，同时停止康复训练，并予以制动。明确的活动性出血或多发创伤病情不稳定的患者是抗凝的禁忌证。②骨筋膜室综合征。③肝素诱发血小板减少症。④孕妇禁用华法林。⑤严重头颅外伤或急性脊髓损伤。

（2）相对禁忌证：①既往颅内出血；②既往胃肠道出血；③急性颅内损害/肿物；④血小板减少或凝血障碍；⑤类风湿视网膜病患者抗凝可能眼内出血。

**【注意事项】**

非甾体抗炎药物和抗凝药物的使用可能会增加术后出血，故术后需观察出血量和有无出血并发症，及时调整用药。

## 六、股骨头坏死人工髋关节置换术患者护理规范

1. 术前护理规范

（1）遵医嘱完成相关检查。

（2）遵医嘱补液、使用抗菌药物等。

（3）指导患者摄入充足水分及热量，遵医嘱指导饮食。

（4）术前健康教育及术前准备。

（5）根据患者情绪状况进行相应心理护理，保持患者情绪平稳。

2. 术后护理规范

（1）术后患者返回病房后平卧位。

（2）严密观察生命体征变化。

（3）密切观察切口敷料的渗血情况。

（4）严密观察患肢血运、肿胀等情况。

（5）必要时遵医嘱使用镇痛药、消肿药。

（6）积极评估患肢状况，遵医嘱进行康复指导，鼓励患者尽早活动患肢。

## 七、股骨头坏死人工髋关节置换术患者营养治疗规范

1. 营养风险筛查，NRS 2002 评分>3 分者，应给以营养评估。

2. 营养诊断营养不良、低蛋白血症、贫血者，补充充足的热量、蛋白质，适量脂肪。营养不良者热量供给标准不低于 35kcal/kg。碳水化合物热量比不低于 50%，充足的优质蛋白质，不低于 1.2~1.5g/kg（标准体重），应以优质蛋白为主，不低于蛋白质总量的 1/3~1/2；脂肪热比以 25%~30%为宜，饱和脂肪酸、单不饱和脂肪酸、多不饱和脂肪酸间比例以 1∶1∶1 左右为宜，适当提高膳食 ω-3 脂肪酸的摄入，保证充足的维生素和矿物质。

3. NRS 2002 评分≤3 分者，能量供给标准以 25~30kcal/kg 为佳。

4. 手术恢复期根据不同治疗时期选择饮食种类如流质饮食、半流质饮食、软食或普通饮食等。饮食宜清淡，以温、热、软为佳，忌食生冷、肥甘、厚腻食物，限制刺激性食物、饮品及调味品。

5. 如经口进食量不足需要量的 50%~75%者，可提供口服营养营养补充剂，必要时给与管饲肠内营养补充或肠外营养补充。

6. 如有糖代谢异常，应减少精糖类的摄入量，适当增加蛋白质脂肪供能比，增加多糖类摄入。

## 八、股骨头坏死人工髋关节置换术患者健康宣教

1. 术后 3~5 天复查一次切口，根据切口情况酌情增加复查次数。

2. 如切口持续有渗出物或出现切口红肿、体温异常等情况，需及时处理。
3. 遵医嘱使用药物，如有内科合并症应专科就诊。
4. 术后两周拆除切口缝合线，复查X线片。
5. 术后进行关节活动度练习，根据实际康复情况调整活动方式及活动量。
6. 生活指导：采取合理的生活方式及饮食习惯，运动适宜，保证摄入充足的蛋白质、维生素及含钙食物。戒烟酒，避免咖啡因的摄入，少饮碳酸饮料。

## 九、推荐表单

### (一)医师表单

**股骨头坏死临床路径医师表单**

适用对象：第一诊断为股骨头坏死（ICD-10：M87.000/M87.102/M87.203/M87.802）
行全髋关节置换术（ICD-9-CM-3：81.51 另编 00.74-00.77）

| 患者姓名： | 性别： 年龄： 住院号： | 门诊号： |
|---|---|---|
| 住院日期： 年 月 日 | 出院日期： 年 月 日 | 标准住院日：≤18 天 |

| 时间 | 住院第 1 天 | 住院第 2 天 | 住院第 3~5 天<br>（术前日） |
|---|---|---|---|
| 主要诊疗工作 | □ 询问病史及体格检查<br>□ 上级医师查房<br>□ 初步的诊断和治疗方案<br>□ 完成住院志、首次病程记录、上级医师查房等病历书写<br>□ 开检查检验单<br>□ 必要时请相关科室会诊<br>□ 功能量表评分 | □ 上级医师查房与手术前评估<br>□ 确定诊断和手术方案<br>□ 完成上级医师查房记录<br>□ 完善术前检查项目<br>□ 收集检查检验结果并评估病情<br>□ 相关科室会诊 | □ 上级医师查房，明确手术方案，完成上级医师查房记录<br>□ 向患者和/或家属交代围手术期注意事项，并签署手术知情同意书、输血同意书、委托书、自费用品协议书<br>□ 麻醉医师查房，与患者和/或家属交代麻醉注意事项，并签署麻醉知情同意书、麻醉药品使用知情同意书<br>□ 完成各项术前准备 |
| 重点医嘱 | **长期医嘱：**<br>□ 骨科护理常规<br>□ 二级护理<br>□ 饮食<br>**临时医嘱：**<br>□ 血常规、尿常规<br>□ 血型、凝血功能、肝功能、肾功能<br>□ 感染性疾病筛查<br>□ 胸部 X 线平片、心电图<br>□ 双髋正位+患髋侧位片<br>□ 根据病情选择：下肢血管超声、肺功能、超声心动图、血气分析 | **临时医嘱：**<br>□ 骨科护理常规<br>□ 二级护理<br>□ 饮食<br>□ 患者既往内科基础疾病用药<br>**临时医嘱：**<br>□ 根据会诊科室要求安排检查、化验和用药 | **长期医嘱：**<br>同前日<br>**临时医嘱：**<br>□ 术前医嘱：明日在椎管内或全身麻醉下行人工全髋关节置换术<br>□ 术前禁食、禁水<br>□ 术前用抗菌药物皮试<br>□ 术前备导尿包及抗菌药物<br>□ 术区备皮<br>□ 术前灌肠<br>□ 配血<br>□ 其他特殊医嘱 |
| 病情变异记录 | □ 无 □ 有，原因：<br>1.<br>2. | □ 无 □ 有，原因：<br>1.<br>2. | □ 无 □ 有，原因：<br>1.<br>2. |
| 医师签名 | | | |

| 时间 | 住院第4~6天<br>（手术日） | 住院第5~7天<br>（术后第1天） | 住院第6~8天<br>（术后第2天） |
| --- | --- | --- | --- |
| 主要诊疗工作 | □ 手术<br>□ 向患者和/或家属交代手术过程概况及术后注意事项<br>□ 术者完成手术记录<br>□ 完成术后病程记录<br>□ 上级医师查房<br>□ 麻醉医师查房<br>□ 观察有无术后并发症并做处理 | □ 上级医师查房<br>□ 完成常规病程记录<br>□ 观察伤口、引流量、生命体征情况等，并作出相应处理<br>□ 指导/辅助患者床上康复锻炼<br>□ 交代术后患肢安全体位及禁忌动作（如禁止患髋屈曲>90°及内收内旋） | □ 上级医师查房<br>□ 完成病程记录<br>□ 指导/辅助患者床上功能锻炼<br>□ 拍摄双髋正位+患髋侧位X线片（平车转运）<br>□ 指导/辅助患者坐床边（根据康复进度）<br>□ 交代术后生活注意事项（如穿裤袜、如厕、沐浴等） |
| 重点医嘱 | **长期医嘱：**<br>□ 骨科术后护理常规<br>□ 一级护理<br>□ 饮食<br>□ 患肢抬高外展中立位<br>□ 留置引流管并记引流量<br>□ 抗菌药物<br>□ 抗凝<br>□ 下肢静脉泵/抗血栓弹力袜<br>□ 其他特殊医嘱<br>**临时医嘱：**<br>□ 今日在椎管内或全身麻醉下行全髋关节置换术<br>□ 心电监测、吸氧（根据病情需要）<br>□ 补液<br>□ 胃黏膜保护剂（酌情）<br>□ 止吐、镇痛等对症处理（视情况）<br>□ 急查血常规<br>□ 输血（根据病情需要） | **长期医嘱：**<br>□ 骨科术后护理常规<br>□ 一级护理<br>□ 饮食<br>□ 患肢抬高外展中立位<br>□ 抗菌药物<br>□ 抗凝<br>□ 下肢静脉泵<br>□ 其他特殊医嘱<br>**临时医嘱：**<br>□ 复查血常规（必要时）<br>□ 输血和/或补晶体、胶体液（根据病情需要）<br>□ 换药，拔除引流（或根据具体病情适当延长留置时间）<br>□ 镇痛等对症处理 | **长期医嘱：**<br>□ 骨科术后护理常规<br>□ 一级护理<br>□ 饮食<br>□ 患肢抬高外展中立位<br>□ 抗菌药物<br>□ 抗凝<br>□ 下肢静脉泵<br>□ 其他特殊医嘱<br>**临时医嘱：**<br>□ 复查血常规（必要时）<br>□ 输血和/或补晶体、胶体液（必要时）<br>□ 镇痛等对症处理 |
| 病情变异记录 | □ 无 □ 有，原因：<br>1.<br>2. | □ 无 □ 有，原因：<br>1.<br>2. | □ 无 □ 有，原因：<br>1.<br>2. |
| 医师签名 | | | |

| 时间 | 住院第 7~9 天<br>（术后第 3 天） | 住院第 8~10 天<br>（术后第 4 天） | 住院第 9~18 天<br>（术后第 5~12 天） |
|---|---|---|---|
| 主要诊疗工作 | □ 上级医师查房<br>□ 住院医师完成病程记录<br>□ 伤口换药（必要时）<br>□ 指导/辅助患者床上功能锻炼<br>□ 指导/辅助患者坐床边<br>□ 指导/辅助患者下地站立（部分负重） | □ 上级医师查房<br>□ 住院医师完成病程记录<br>□ 伤口换药（必要时）<br>□ 指导/辅助患者从床上-下地功能锻炼 | □ 上级医师查房，进行手术及伤口评估，确定有无手术并发症和切口愈合不良情况，明确能否出院<br>□ 完成出院志、病案首页、出院诊断证明书等病历<br>□ 向患者交代出院后的康复锻炼及注意事项，如复诊的时间、地点，发生紧急情况时的处理等 |
| 重点医嘱 | **长期医嘱：**<br>□ 骨科术后护理常规<br>□ 二级护理<br>□ 饮食<br>□ 患肢抬高外展中立位<br>□ 抗菌药物：如体温正常，伤口情况良好，无明显红肿时可以停止抗菌药物治疗<br>□ 抗凝<br>□ 下肢静脉泵<br>□ 其他特殊医嘱<br>**临时医嘱：**<br>□ 复查血常规、尿常规、生化（必要时）<br>□ 补液（必要时）<br>□ 换药（必要时）<br>□ 镇痛等对症处理 | **长期医嘱：**<br>□ 骨科术后护理常规<br>□ 二级护理<br>□ 饮食<br>□ 抗菌药物：如体温正常，伤口情况良好，无明显红肿时可以停止抗菌药物治疗<br>□ 抗凝<br>□ 其他特殊医嘱<br>**临时医嘱：**<br>□ 复查血常规、尿常规、生化（必要时）<br>□ 补液（必要时）<br>□ 换药（必要时）<br>□ 镇痛等对症处理 | **出院医嘱：**<br>□ 出院带药<br>□ 嘱___日后拆线换药（根据伤口愈合情况，预约拆线时间）<br>□ 1 个月后门诊或康复科复查<br>□ 不适随诊 |
| 病情变异记录 | □ 无　□ 有，原因：<br>1.<br>2. | □ 无　□ 有，原因：<br>1.<br>2. | □ 无　□ 有，原因：<br>1.<br>2. |
| 医师签名 | | | |

## （二）护士表单

### 股骨头坏死临床路径护士表单

适用对象：第一诊断为股骨头坏死（ICD-10：M87.000/M87.102/M87.203/M87.802）
行全髋关节置换术（ICD-9-CM-3：81.51 另编 00.74-00.77）

| | | | |
|---|---|---|---|
| **患者姓名：** | **性别：　年龄：　住院号：** | **门诊号：** |
| **住院日期：**　年　月　日 | **出院日期：**　年　月　日 | **标准住院日：**≤18 天 |

| 时间 | 住院第 1 天 | 住院第 2~3 天 | 住院第 4~6 天<br>（手术日） |
|---|---|---|---|
| 健康宣教 | **入院宣教：**<br>□ 介绍主管医师、护士<br>□ 介绍病室环境、设施<br>□ 介绍规章制度及注意事项 | **术前宣教：**<br>□ 宣教疾病知识、术前准备及手术过程<br>□ 指导术前保持良好睡眠<br>□ 告知准备物品<br>□ 告知术后饮食、活动及探视注意事项<br>□ 告知术后可能出现的情况及应对方式<br>□ 告知家属等候区位置 | **术后当日宣教：**<br>□ 告知监护设备、管路功能及注意事项<br>□ 告知饮食、体位要求<br>□ 告知术后可能出现的情况及应对方式<br>□ 再次明确探视陪伴须知 |
| 护理处置 | □ 核对患者，佩戴腕带<br>□ 建立入院病历<br>□ 评估患者并书写护理评估单<br>□ 卫生处置：剪指（趾）甲、沐浴，更换病号服 | □ 协助医师完成术前检查化验<br>**术前准备：**<br>□ 配血<br>□ 抗菌药物皮试<br>□ 备皮<br>□ 药物灌肠<br>□ 禁食、禁水 | □ 术前监测生命体征<br>**送手术：**<br>□ 摘除患者各种活动物品<br>□ 核对患者资料及带药<br>□ 填写手术交接单，签字确认<br>**接手术：**<br>□ 核对患者及资料，签字确认 |
| 基础护理 | **二级/一级护理：**<br>□ 晨晚间护理<br>□ 患者安全管理 | **二级/一级护理：**<br>□ 晨晚间护理<br>□ 患者安全管理 | **特级护理：**<br>□ 晨晚间护理<br>□ 卧位护理：协助翻身、床上移动、预防压疮、保持功能体位<br>□ 排泄护理<br>□ 患者安全管理 |
| 专科护理 | □ 护理查体<br>□ 需要时填跌倒及压疮防范表<br>□ 遵医嘱指导康复锻炼<br>□ 训练床上排尿便、深呼吸、咳嗽、助行器的使用、翻身<br>□ 遵医嘱通知化验检查<br>□ 给予患者及家属心理支持<br>□ 需要时请家属陪伴 | □ 遵医嘱完成相关检查<br>□ 遵医嘱指导康复锻炼<br>□ 训练床上排尿便、深呼吸、咳嗽、助行器的使用、翻身<br>□ 给予患者及家属心理支持 | □ 病情观察，写特护记录：日间每 2 小时、夜间每 4 小时评估生命体征、意识、肢体感觉活动及血液循环、皮肤、伤口敷料、引流情况、出入量，如有病情变化随时记录<br>□ 遵医嘱予抗感染治疗<br>□ 遵医嘱指导康复锻炼<br>□ 给予患者及家属心理支持 |

续　表

| 时间 | 住院第1天 | 住院第2~3天 | 住院第4~6天<br>（手术日） |
|---|---|---|---|
| 重点医嘱 | □ 详见医师表单 | □ 详见医师表单 | □ 详见医师表单 |
| 病情变异记录 | □ 无　□ 有，原因：<br>1.<br>2. | □ 无　□ 有，原因：<br>1.<br>2. | □ 无　□ 有，原因：<br>1.<br>2. |
| 护士签名 | | | |

| 时间 | 住院第5~10天<br>（术后第1~4天） | 住院第9~18天<br>（术后第5~12天） |
|---|---|---|
| 健康宣教 | **术后宣教：**<br>□ 复查患者对术前宣教内容的掌握程度<br>□ 饮食、活动、安全指导<br>□ 药物作用及频率<br>□ 疾病恢复期注意事项<br>□ 拔尿管后注意事项 | **出院宣教：**<br>□ 复查时间<br>□ 服药方法<br>□ 活动休息<br>□ 指导饮食<br>□ 指导办理出院手续 |
| 护理处置 | □ 遵医嘱完成相关检查<br>□ 夹闭尿管，锻炼膀胱功能 | □ 办理出院手续<br>□ 书写出院小结 |
| 基础护理 | **一级/二级护理：**<br>□ 晨晚间护理<br>□ 协助进食、进水<br>□ 协助翻身、床上移动、预防压疮<br>□ 医嘱可下地时，协助或指导床旁活动<br>□ 排泄护理<br>□ 患者安全管理 | **二级护理：**<br>□ 晨晚间护理<br>□ 协助或指导进食、进水<br>□ 协助或指导床旁活动<br>□ 患者安全管理 |
| 专科护理 | □ 病情观察，写护理记录<br>□ 评估生命体征、意识、肢体感觉活动及血液循环、皮肤情况、伤口敷料、伤口引流情况、尿管情况<br>□ 遵医嘱予抗感染治疗<br>□ 遵医嘱予防深静脉血栓治疗<br>□ 遵医嘱指导康复锻炼<br>□ 需要时，联系主管医师给予相关治疗及用药<br>□ 给予患者及家属心理支持 | □ 病情观察，评估生命体征、意识、肢体感觉活动及血液循环情况<br>□ 遵医嘱予防深静脉血栓治疗<br>□ 遵医嘱指导出院后康复锻炼<br>□ 给予患者及家属心理支持 |
| 重点医嘱 | □ 详见医师表单 | □ 详见医师表单 |
| 病情变异记录 | □ 无 □ 有，原因：<br>1.<br>2. | □ 无 □ 有，原因：<br>1.<br>2. |
| 护士签名 | | |

## （三）患者表单

### 股骨头坏死临床路径患者表单

适用对象：第一诊断为股骨头坏死（ICD-10：M87.000/M87.102/M87.203/M87.802）
行全髋关节置换术（ICD-9-CM-3：81.51 另编 00.74-00.77）

| | | |
|---|---|---|
| 患者姓名： | 性别：　年龄：　住院号： | 门诊号： |
| 住院日期：　年　月　日 | 出院日期：　年　月　日 | 标准住院日：≤18 天 |

| 时间 | 入院 | 手术前 | 手术日 |
|---|---|---|---|
| 医患配合 | □ 配合询问病史、收集资料，请务必详细告知既往史、用药史、过敏史<br>□ 如服用抗凝剂，请明确告知<br>□ 配合进行体格检查<br>□ 有任何不适请告知医师 | □ 配合完善术前相关检查、化验，如采血、留尿、心电图、B 超、胸片等<br>□ 医师与患者及家属介绍病情及手术谈话、术前签字<br>□ 麻醉医师与患者进行术前访视 | □ 如病情需要，配合术后转入监护病房<br>□ 配合评估手术效果<br>□ 配合检查意识、肢体活动<br>□ 有任何不适请告知医师 |
| 护患配合 | □ 配合测量体温、脉搏、呼吸、血压、体重 1 次<br>□ 配合完成入院护理评估（简单询问病史、过敏史、用药史）<br>□ 接受入院宣教（环境介绍、病室规定、订餐制度、贵重物品保管等，遵守医院的相关规定及家属探视制度）<br>□ 配合术前康复锻炼<br>□ 配合练习床上排尿便、深呼吸、咳嗽、助行器的使用、翻身<br>□ 有任何不适请告知护士 | □ 接受术前宣教<br>□ 接受配血，以备术中需要时用<br>□ 接受备皮<br>□ 接受药物灌肠<br>□ 配合禁食、禁水<br>□ 需要时配合进行抗菌药物皮试<br>□ 沐浴<br>□ 准备好必要用物，吸水管、尿壶、便盆、尿垫、纸巾等<br>□ 取下义齿、饰品等，贵重物品交家属保管<br>□ 配合康复锻炼<br>□ 术前保持良好睡眠 | □ 清晨配合测量体温、脉搏、呼吸，遵医嘱测血压<br>□ 送手术室前，协助完成核对，脱去衣物，上手术车<br>□ 返回病房后，协助完成核对，配合过病床<br>□ 配合检查意识、肢体感觉活动及血液循环，询问出入量<br>□ 配合术后吸氧、监护仪监测、输液、尿管排尿（无尿管者自行排尿）、患肢可能有引流<br>□ 遵医嘱采取正确体位<br>□ 遵医嘱康复锻炼<br>□ 配合缓解疼痛<br>□ 有任何不适请告知护士 |
| 饮食 | □ 普通饮食或遵医嘱糖尿病膳食等 | □ 术前 12 小时禁食、禁水 | □ 局部麻醉或区域阻滞麻醉，在不恶心、呕吐的情况下不影响进食、进水<br>□ 连硬外麻醉术后 6 小时少量进水，排气后可进流质饮食，逐渐过渡为普通饮食<br>□ 全身麻醉排气后可饮水，流质饮食逐渐过渡为普通饮食 |
| 排泄 | □ 正常大小便 | □ 正常大小便 | □ 保留尿管或自行排尿 |
| 活动 | □ 健肢自主活动<br>□ 患肢遵医嘱完成康复锻炼<br>□ 注意安全 | □ 健肢自主活动<br>□ 患肢遵医嘱完成康复锻炼<br>□ 注意安全 | □ 卧床休息，保护管路<br>□ 健肢自主活动，患肢遵医嘱完成康复锻炼<br>□ 注意安全 |

| 时间 | 手术后 | 出院日 |
|---|---|---|
| 医患配合 | □ 配合检查肢体感觉活动及血液循环<br>□ 需要时，配合伤口换药<br>□ 配合拔除引流管、尿管<br>□ 配合伤口拆线<br>□ 配合康复锻炼 | □ 接受出院前指导<br>□ 知道复查程序<br>□ 获取出院诊断书 |
| 护患配合 | □ 配合定时监测生命体征，每日询问排便次数<br>□ 配合检查意识、肢体感觉活动及血液循环<br>□ 遵医嘱配合监测出入量<br>□ 配合康复锻炼<br>□ 配合防深静脉血栓治疗<br>□ 接受输液、服药等治疗<br>□ 配合夹闭尿管，锻炼膀胱功能<br>□ 接受进食、进水、排便等生活护理<br>□ 配合活动，预防皮肤压力伤<br>□ 注意活动安全，避免坠床或跌倒<br>□ 配合执行探视及陪伴制度 | □ 接受出院宣教<br>□ 办理出院手续<br>□ 获取出院带药<br>□ 知道服药方法、作用、注意事项<br>□ 知道照顾伤口方法<br>□ 知道康复锻炼方法<br>□ 知道复印病历方法 |
| 饮食 | □ 根据医嘱，由流质饮食逐渐过渡到普通饮食或糖尿病膳食等 | □ 根据医嘱，普通饮食或糖尿病膳食等 |
| 排泄 | □ 保留尿管或正常排尿便<br>□ 防治便秘 | □ 正常排尿便<br>□ 防治便秘 |
| 活动 | □ 根据医嘱，头高位-半坐位-床边或下床活动<br>□ 注意保护管路，勿牵拉、脱出、打折等<br>□ 功能锻炼原则：循序渐进、持之以恒<br>□ 注意动作禁忌 | □ 遵医嘱适度活动，避免疲劳<br>□ 功能锻炼原则：循序渐进、持之以恒<br>□ 注意动作禁忌 |

## 附：原表单（2019 年版）

### 股骨头坏死临床路径表单

适用对象：第一诊断为股骨头坏死（ICD-10：M87.000/M87.102/M87.203/M87.802）
行全髋关节置换术（ICD-9-CM-3：81.51 另编 00.74-00.77）

| | | |
|---|---|---|
| 患者姓名： | 性别：　年龄：　门诊号： | 住院号： |
| 住院日期：　年　月　日 | 出院日期：　年　月　日 | 标准住院日：≤18 天 |

| 时间 | 住院第 1 天 | 住院第 2 天 | 住院第 3~5 天（术前日） |
|---|---|---|---|
| 主要诊疗工作 | □ 询问病史及体格检查<br>□ 上级医师查房<br>□ 初步的诊断和治疗方案<br>□ 完成住院志、首次病程记录、上级医师查房等病历书写<br>□ 开检查单<br>□ 必要时请相关科室会诊<br>□ 功能量表评分<br>□ 必要的术前用药 | □ 上级医师查房与手术前评估<br>□ 确定诊断和手术方案<br>□ 完成上级医师查房记录<br>□ 完善术前检查项目<br>□ 收集检查结果并评估病情<br>□ 相关科室会诊 | □ 上级医师查房，明确手术方案，完成上级医师查房记录<br>□ 向患者和/或家属交代围手术期注意事项，并签署手术知情同意书、输血同意书、委托书、自费用品协议书<br>□ 麻醉医师查房，与患者和/或家属交代麻醉注意事项，并签署麻醉知情同意书、麻醉药品使用知情同意书<br>□ 完成各项术前准备 |
| 重点医嘱 | **长期医嘱：**<br>□ 骨科护理常规<br>□ 二级护理<br>□ 饮食<br>**临时医嘱：**<br>□ 血常规、尿常规<br>□ 血型、凝血功能、肝功能、肾功能<br>□ 感染性疾病筛查<br>□ 胸部 X 线平片、心电图<br>□ 骨盆正位+患侧股骨颈正侧位<br>□ 根据病情选择：下肢血管超声、肺功能、超声心动图、血气分析<br>□ 根据是否贫血选择使用促红细胞生成素+铁剂 | **长期医嘱：**<br>□ 骨科护理常规<br>□ 二级护理<br>□ 饮食<br>□ 患者既往内科基础疾病用药<br>**临时医嘱：**<br>□ 根据会诊科室要求安排检查和用药 | **长期医嘱：**<br>同前日<br>**临时医嘱：**<br>□ 术前医嘱：明日在椎管内或全身麻醉下行人工全髋关节置换术<br>□ 术前禁食、禁水<br>□ 术前用抗菌药物皮试<br>□ 术前抗菌药物<br>□ 必要时配血<br>□ 其他特殊医嘱 |
| 主要护理工作 | □ 入院介绍（病房环境、设施等）<br>□ 入院护理评估<br>□ 观察患肢情况及护理 | □ 观察患者病情变化<br>□ 防止皮肤压疮护理<br>□ 心理和生活护理 | □ 做好备皮等术前准备<br>□ 提醒患者术前禁食、禁水<br>□ 术前心理护理 |

续 表

| 时间 | 住院第 1 天 | 住院第 2 天 | 住院第 3~5 天<br>（术前日） |
|---|---|---|---|
| 病情变异记录 | □无 □有，原因：<br>1.<br>2. | □无 □有，原因：<br>1.<br>2. | □无 □有，原因：<br>1.<br>2. |
| 护士签名 | | | |
| 医师签名 | | | |

| 时间 | 住院第4~6天<br>（手术日） | 住院第5~7天<br>（术后第1天） | 住院第6~8天<br>（术后第2天） |
|---|---|---|---|
| 主要诊疗工作 | □ 手术<br>□ 向患者和/或家属交代手术过程概况及术后注意事项<br>□ 术者完成手术记录<br>□ 完成术后病程记录<br>□ 上级医师查房<br>□ 麻醉医师查房<br>□ 观察有无术后并发症并作出处理 | □ 上级医师查房<br>□ 完成常规病程记录<br>□ 观察伤口、引流量（留置引流时）、生命体征情况等，并作出相应处理<br>□ 指导/辅助患者床上康复锻炼<br>□ 交代术后患肢安全体位及禁忌动作（如禁止患髋屈曲＞90°及内收内旋） | □ 上级医师查房<br>□ 完成病程记录<br>□ 指导/辅助患者床上功能锻炼<br>□ 拍摄双髋正位+患髋侧位X线片（平车转运）<br>□ 指导/辅助患者坐床边（根据康复进度）<br>□ 交代术后生活注意事项（如穿裤袜、如厕、沐浴等） |
| 重点医嘱 | **长期医嘱：**<br>□ 骨科术后护理常规<br>□ 一级护理<br>□ 饮食<br>□ 患肢抬高外展中立位<br>□ 留置引流管并记引流量（根据病情需要）<br>□ 抗菌药物<br>□ 抗凝<br>□ 下肢静脉泵/抗血栓弹力袜<br>□ 其他特殊医嘱<br>**临时医嘱：**<br>□ 今日在椎管内或全身麻醉下行全髋关节置换术<br>□ 心电监测、吸氧（根据病情需要）<br>□ 补液<br>□ 胃黏膜保护剂（酌情）<br>□ 止吐、镇痛等对症处理（视情况）<br>□ 急查血常规<br>□ 输血（根据病情需要） | **长期医嘱：**<br>□ 骨科术后护理常规<br>□ 一级护理<br>□ 饮食<br>□ 患肢抬高外展中立位<br>□ 抗菌药物<br>□ 抗凝<br>□ 下肢静脉泵<br>□ 其他特殊医嘱<br>**临时医嘱：**<br>□ 复查血常规、肝功能、肾功能、血脂、血糖、电解质、凝血功能检查（必要时）<br>□ 输血和/或补晶体、胶体液（根据病情需要）<br>□ 换药，拔除引流（必要时或根据具体病情适当延长留置时间）<br>□ 镇痛等对症处理 | **长期医嘱：**<br>□ 骨科术后护理常规<br>□ 一级护理<br>□ 饮食<br>□ 患肢抬高外展中立位<br>□ 抗菌药物<br>□ 抗凝<br>□ 下肢静脉泵<br>□ 其他特殊医嘱<br>**临时医嘱：**<br>□ 复查血常规、肝功能、肾功能、血脂、血糖、电解质、凝血功能检查（必要时）<br>□ 输血和/或补晶体、胶体液（必要时）<br>□ 镇痛等对症处理 |
| 主要护理工作 | □ 观察患者病情变化并及时报告医师<br>□ 术后心理与生活护理<br>□ 指导术后患者功能锻炼 | □ 观察患者病情并做好引流量等相关记录<br>□ 术后心理与生活护理<br>□ 指导术后患者功能锻炼 | □ 观察患者病情变化<br>□ 术后心理与生活护理<br>□ 指导术后患者功能锻炼 |
| 病情变异记录 | □ 无　□ 有，原因：<br>1.<br>2. | □ 无　□ 有，原因：<br>1.<br>2. | □ 无　□ 有，原因：<br>1.<br>2. |
| 护士签名 | | | |
| 医师签名 | | | |

| 时间 | 住院第7~9天<br>（术后第3天） | 住院第8~10天<br>（术后第4天） | 住院第9~18天<br>（术后第5~12天） |
|---|---|---|---|
| 主要诊疗工作 | □ 上级医师查房<br>□ 住院医师完成病程记录<br>□ 伤口换药（必要时）<br>□ 指导/辅助患者床上功能锻炼<br>□ 指导/辅助患者坐床边<br>□ 指导/辅助患者下地站立（部分负重） | □ 上级医师查房<br>□ 住院医师完成病程记录<br>□ 伤口换药（必要时）<br>□ 指导/辅助患者从床上-下地功能锻炼 | □ 上级医师查房，进行手术及伤口评估，确定有无手术并发症和切口愈合不良情况，明确能否出院<br>□ 完成出院志、病案首页、出院诊断证明书等病历<br>□ 向患者交代出院后的康复锻炼及注意事项，如复诊的时间、地点，发生紧急情况时的处理等 |
| 重点医嘱 | **长期医嘱：**<br>□ 骨科术后护理常规<br>□ 二级护理<br>□ 饮食<br>□ 患肢抬高外展中立位<br>□ 抗菌药物：如体温正常，伤口情况良好，无明显红肿时可以停止抗菌药物治疗<br>□ 抗凝<br>□ 下肢静脉泵<br>□ 其他特殊医嘱<br>**临时医嘱：**<br>□ 复查血常规、尿常规、生化、凝血功能（必要时）<br>□ 补液（必要时）<br>□ 换药（必要时）<br>□ 镇痛等对症处理 | **长期医嘱：**<br>□ 骨科术后护理常规<br>□ 二级护理<br>□ 饮食<br>□ 抗菌药物：如体温正常，伤口情况良好，无明显红肿时可以停止抗菌药物治疗<br>□ 抗凝<br>□ 其他特殊医嘱<br>**临时医嘱：**<br>□ 复查血常规、尿常规、生化、凝血功能（必要时）<br>□ 补液（必要时）<br>□ 换药（必要时）<br>□ 镇痛等对症处理 | **出院医嘱：**<br>□ 出院带药<br>□ 嘱____天后拆线换药（根据伤口愈合情况，预约拆线时间）<br>□ 1个月后门诊或康复科复查<br>□ 不适随诊 |
| 主要护理工作 | □ 观察患者病情变化<br>□ 术后心理与生活护理<br>□ 指导患者功能锻炼 | □ 观察患者病情变化<br>□ 指导患者功能锻炼<br>□ 术后心理和生活护理 | □ 指导患者办理出院手续<br>□ 出院宣教 |
| 病情变异记录 | □ 无 □ 有，原因：<br>1.<br>2. | □ 无 □ 有，原因：<br>1.<br>2. | □ 无 □ 有，原因：<br>1.<br>2. |
| 护士签名 | | | |
| 医师签名 | | | |

# 第二十四章
# 骨关节炎临床路径释义

【医疗质量控制指标】

指标一、入院评估。

指标二、生活质量评分。

指标三、口服药物使用情况。

指标四、康复治疗情况。

指标五、离院方式。

指标六、出院健康宣教。

指标七、患者对服务的体验与评价。

## 一、骨关节炎编码

疾病名称及编码：骨关节病（ICD-10：M15-M19）

## 二、临床路径检索方法

M15-M19

## 三、国家医疗保障疾病诊断相关分组（CHS-DRG）

MDCI　肌肉、骨骼疾病及功能障碍

IU1　骨病及其他关节病

## 四、骨关节炎临床路径标准住院流程

### （一）适用对象

第一诊断为骨关节炎。

**释义**

■ 骨关节炎（osteoarthritis，OA）是一种累及关节的退行性疾病，其基本病理改变是关节软骨磨损。病因可包括原发性和继发性两类。原发性骨关节炎的病因尚不明确，主要是衰老、过度使用等；继发性骨关节炎多是由于其他关节疾病的存在从而导致关节软骨磨损等病理变化，主要原因有髋关节发育不良、股骨头骺滑脱等。

■ 本临床路径适用对象为第一诊断为骨关节炎的患者，且为因该疾病入住内科病房接受内科治疗的患者。若患者因接受手术治疗入院，建议参考相应手术名称所对应的临床路径。

### （二）诊断依据

目前采用美国风湿病协会 1995 年修订的诊断标准，该标准包含临床和放射学标准（表24-1、表 24-2、表 24-3）。

**表 24-1 手骨关节炎的分类标准（临床标准）**

1. 近 1 个月大多数时间有手关节疼痛、发酸、发僵
2. 10 个指间关节中，有骨性膨大的关节≥2 个
3. 掌指关节肿胀≤2 个
4. 远端指间关节骨性膨大> 2 个
5. 10 个选定关节中，畸形关节≥1 个

满足 1+2+3+4 条或 1+2+3+5 条可诊断手骨关节炎

注：10 个指间关节为双侧第二、第三远端及近端指间关节，双侧第一腕掌关节

**表 24-2 膝骨关节炎分类标准**

**临床标准**

1. 近 1 个月大多数时间有膝关节疼痛
2. 有骨摩擦音
3. 晨僵≤30 分钟
4. 年龄≥38 岁
5. 有骨性膨大

满足 1+2+3+4 条，或 1+2+5 条或 1+4+5 条者可诊断膝骨关节炎

**临床+放射学标准+实验室标准**

1. 近 1 个月大多数时间有膝关节疼痛
2. X 线片示骨赘形成
3. 关节液检查符合骨关节炎
4. 年龄≥40 岁
5. 晨僵≤30 分钟
6. 有骨摩擦音

满足 1+2 条或 1+3+5+6 条，或 1+4+5+6 条者可诊断膝骨关节炎

**表 24-3 髋关节骨关节炎分类标准**

**临床标准**

1. 近 1 个月大多数时间有髋痛
2. 内旋< 15°
3. 血沉< 45mm/h
4. 屈曲< 115°
5. 内旋> 15°
6. 晨僵时间< 60 分钟
7. 年龄> 50 岁
8. 内旋时疼痛

满足 1+2+3 条或 1+2+4 条或 1+5+6+7+8 条者可诊断髋骨关节炎

**临床+放射学+实验室标准**

1. 近 1 个月大多数时间有髋痛
2. 血沉≤20mm/h
3. X 线示骨赘形成
4. X 线髋关节间隙狭窄

满足 1+2+3 条或 1+2+4 条或 1+3+4 条者可诊断髋骨关节炎

**释义**

■ 骨关节炎通常通过临床表现结合影像学表现即可明确诊断。典型临床表现为中老年患者受累关节的活动后疼痛，休息可缓解，伴有关节肿胀、活动受限和畸形，查体可有关节肿胀、关节间隙压痛，以及不同程度的关节畸形和活动受限。典型影像学表现为非对称性关节间隙狭窄、骨赘形成、软骨下骨硬化、邻关节囊肿。

■ 骨关节炎需要和其他几种常见疾病相鉴别，如：

感染性关节炎：常有侵入性操作、抵抗力低下等危险因素，临床症状常有持续性疼痛，休息无法缓解，常伴有皮温高或皮肤发红，化验血沉和 CRP 常明显高于正常。

类风湿关节炎：有多关节受累、手部小关节受累常见、晨僵常见、晚期畸形严重、化验血沉和 C 反应蛋白升高等，可采用类风湿关节炎的诊断标准进行鉴别诊断。X 线片表现常为对称性关节间隙狭窄或消失，与骨关节炎的非对称性关节间隙狭窄相鉴别。

**（三）治疗方案的选择**

根据《临床诊疗指南・风湿病分册》（中华医学会编著，人民卫生出版社，2005 年），治疗的目的在于缓解疼痛、阻止和延缓疾病的发展及保护关节功能、改善生活质量。治疗方案应个体化，充分考虑患者的患病危险因素、受累关节的部位、关节结构改变、炎症情况、疼痛程度、伴发病等具体情况及病情。治疗原则应以非药物治疗联合药物治疗为主，必要时手术治疗。

**释义**

■ 骨关节炎治疗总体分为非手术治疗和手术治疗。

■ 非手术治疗分为药物治疗和非药物非手术治疗。

■ 药物治疗分为控制症状药物治疗（亦称对症治疗）和改善病情的药物及软骨保护剂治疗（亦称慢作用药物治疗）。

■ 非药物非手术治疗包括患者健康宣教、功能训练及运动生活指导、物理治疗等。

■ 手术治疗包括保留关节的术式（如关节腔清理、游离体摘除、软骨修复和移植等）、部分关节置换术及全关节置换术、关节融合术、关节切除成形术等术式。应根据患者疾病程度、社会功能需求、全身情况等因素综合选择术式。

■ 本临床路径主要适用于住院接受内科治疗的骨关节炎患者。若患者因接受手术治疗入院，建议参考相应手术名称所对应的临床路径。

**（四）标准住院日 7~15 天**

**释义**

■ 标准住院日包括检查评估和治疗准备 1~5 天，内科治疗 6~10 天。

**（五）进入路径标准**

1. 第一诊断必须符合 ICD-10：M19.991 骨关节炎疾病编码。
2. 当患者同时具有其他疾病诊断，但在住院期间不需特殊处理、不影响第一诊断的临床路径流程实施时，可以进入路径。
3. 当患者同时具有其他疾病诊断，但在住院期间需特殊处理、影响第一诊断的临床路径流程实施时，不进入路径。

**释义**

■ 住院期间不需特殊处理、不影响第一诊断的其他诊断，例如控制平稳的高血压病、糖尿病等。

■ 在住院期间需特殊处理、影响第一诊断的临床路径流程实施的其他诊断，包括会显著延长住院时间、显著增加住院费用、显著影响第一诊断疾病的治疗等疾病，例如冠状动脉粥样硬化性心脏病需行冠脉造影甚至支架植入等介入治疗、严重心律失常需射频消融、骨关节炎合并严重肢体畸形需行畸形矫形术或合并严重骨质缺损需行骨缺损填充等。

■ 若患者因接受手术治疗入院，建议参考相应手术名称所对应的临床路径。

**（六）住院期间检查项目**

1. 必需的检查项目
（1）血常规、尿常规、大便常规及便隐血检查。
（2）血生化检查（包括电解质、肝功能、肾功能、血糖、血脂等）。
（3）炎性指标（CRP、ESR）。
（4）类风湿关节炎的相关抗体谱（含 RF、CCP，AKA）及其他自身抗体检查（包括 ANA、ANCA、抗 ENA 和 ds-DNA 抗体），免疫球蛋白。
（5）胸部 X 线片及心电图检查。
（6）超声心动图、腹部 B 超（肝胆胰脾和肾脏）。
（7）影像学检查：受累关节的 X 线片检查。
（8）骨密度检查。
2. 根据患者情况可选择：胸部 CT、关节超声检查、关节 MRI、关节镜检查、病毒性肝炎系列。

**释义**

■ 此项所列住院期间必需的检查项目，指的是未明确骨关节炎诊断分类及治疗方案的初次住院患者所必需的检查项目。该类检查项目可在办理入院手续后检查；若在入院前短期内已经在门诊完成相应检查，入院后视病情需求可不必复查。

■ 对于骨关节炎已经诊断明确，甚至已决定行手术治疗的患者，可根据门诊期间检查结果，根据病情需要选择性检查；或进入相应的其他临床路径（如全髋关节置换术的临床路径等）。

**（七）治疗方案与药物选择**

1. 非药物治疗

（1）患者教育：①使患者了解本病绝大多数预后良好，消除其思想负担。②告诫患者避免对本病治疗不利的各种因素，建立合理的生活方式。如保护受累的关节，避免长久站立、跪位和蹲位、爬楼梯、不良姿势等。③在医师指导下规范用药，了解所用药品的用法和不良反应。④家庭和社会的支持与帮助对患者的治疗起积极作用。
（2）运动及生活指导：①合理的关节肌肉锻炼：关节在非负重状态下进行活动，以保持关节活动度；进行有关肌肉或肌群的锻炼以增强肌肉的力量和增加关节的稳定性。②对不同受累关节进行不同的锻炼，如手关节可做抓、握锻炼，膝关节在非负重情况下做屈伸活动，颈椎和腰椎关节进行轻柔的不同方向活动。③有氧运动：步行、游泳、骑自行车等有助于保持关节功能。④肥胖者应减轻体质量：超重会增加关节负担，应保持标准体质量；⑤减轻受累关节的负荷：可使用手杖、助步器等协助活动；⑥保护关节：可戴保护关节的弹性套，如护膝等；避免穿高跟鞋，穿软、有弹性的"运动鞋"，用适合的鞋垫，可用楔形鞋垫辅助治疗。
（3）物理治疗：急性期物理治疗的主要目的是镇痛、消肿和改善关节功能；慢性期物理治疗的目的是以增强局部血液循环和改善关节功能为主。物理治疗可以减轻疼痛症状和缓解关节僵直，包括针灸、按摩、推拿、热疗、水疗等。

**释义**

■ 此项所列非药物的非手术治疗方法，为可选项，也可多选，也可在所列举的方法之外选择合理的非药物非手术治疗方法（如关节炎支具治疗等）。

2. 药物治疗：治疗骨关节炎的药物主要可分为控制症状的药物和改善病情的药物及软骨保护剂。按给药途径分为口服、注射和局部外用药。
（1）控制症状药物：口服药（含对乙酰氨基酚、NSAIDs、阿片类药物等缓解疼痛的药物，消肿药物，以及缓解肌肉痉挛的肌松剂等）、局部外用药（含 NSAIDs 外用剂型、辣椒碱、中成药外用剂型等）和注射药［含关节腔注射糖皮质激素、几丁糖、透明质酸（玻璃酸）以及静脉滴注或肌内注射用的 NSAIDs］。

**释义**

■ 此项所列的药物治疗，为可选项，也可多选，也可在所列举的类别之外选择合理的药物治疗。如关节肿胀、积液和组织炎症重者，可选择消肿药物治疗；如合并肌紧张性、肌肉痉挛性疼痛，可选择合适的肌肉松弛剂治疗；也可选用作用机理类似的中成药等其他药物治疗；局部外用药可选用中成药制备的外用药物等。

■ 关节腔内注射属于有创性治疗，目前国际上对其疗效和风险尚存较大争议，不应作为药物治疗的首选。

（2）改善病情的药物及软骨保护剂：此类药物一般起效较慢，需治疗数周才见效，故亦称骨关节炎慢作用药。具有降低基质金属蛋白酶、胶原酶等活性的作用，既可抗炎、镇痛，又可保护关节软骨，有延缓 OA 发展的作用。但目前尚未有公认的理想的药物，常用药物氨基葡萄糖、双醋瑞因、硫酸软骨素等可能有一定的作用。其他可能有改善病情作用的药物有多西环素、二膦酸盐、维生素等。

释义

■ 此项所列慢作用药物治疗，为可选项，也可多选。国际上尚有争议，可不作为常规一线药物。

3. 外科治疗及其他治疗：对于经内科治疗无明显疗效、病变严重及关节功能明显障碍的患者可以考虑外科治疗，以矫正畸形和改善关节功能。外科治疗的主要途径是通过关节镜手术和开放手术。

（1）关节镜手术：经内科规范治疗仍无效者，可予关节内灌洗来清除纤维素、软骨残渣及其他杂质，此为关节清创术；或通过关节镜去除软骨碎片，以减轻症状，此为游离体摘除术。

（2）外科治疗：①截骨术：可改善关节力线平衡，有效缓解患者的髋或膝关节疼痛；②人工关节置换术：对60岁以上、正规药物治疗反应不佳的进展性OA患者可予以关节置换，由此可显著减轻疼痛症状，改善关节功能；③关节融合术。

释义

■ 外科治疗包括保留关节的术式（如关节镜下关节腔清理、游离体摘除术以及截骨术）、人工关节置换术（包括膝部分间室置换/半髋关节置换、全关节置换等）、膝关节补救性手术（如关节融合、关节切除成形术等）。每种手术方式都有相应的适应证和禁忌证，应根据病情由骨科医师和患者共同决定术式。

**（八）出院标准**

1. 关节疼痛数目及肿胀程度减少或缓解。
2. 化验指标好转。

释义

■ 骨关节炎的内科住院诊治主要目的是明确诊断和缓解主要症状。

■ 骨关节炎的主要症状缓解包括疼痛、肿胀、活动障碍等方面的缓解。

**（九）变异及原因分析**

1. 有影响疾病预后的合并症，需要进行相关的诊断和治疗。
2. 治疗出现肺部感染、呼吸衰竭、心力衰竭等，需要延长治疗时间。

释义

■ 骨关节炎患者中老年多见，易伴有合并症，治疗期间易出现并发症。若合并症或并发症严重，需要显著延长住院时间、显著增加治疗费用、显著影响疾病的治疗选择，应尊重病情实际情况，可考虑退出本路径。

## 五、骨关节炎临床路径给药方案

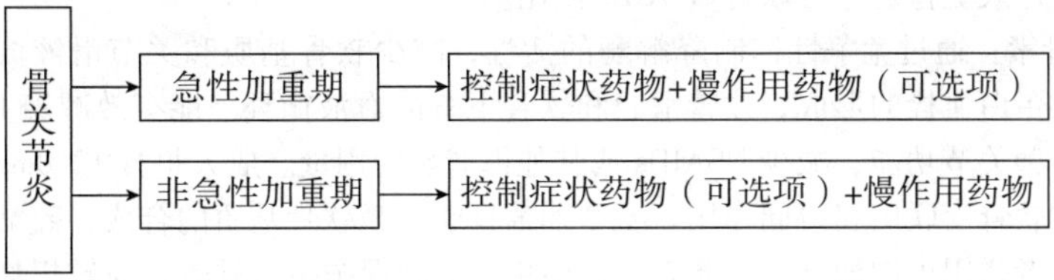


**【用药选择】**

1. 确诊骨关节炎的患者，药物治疗可包括急性期用于控制症状的药物（即急性期药物）和改善病情的药物及软骨保护剂（即慢作用药物）。

2. 控制症状的药物主要用于缓解疼痛、肿胀、肌肉痉挛等症状，其包括口服药、局部外用药和关节注射药。口服药包括对乙酰氨基酚、NSAIDs、阿片类药物等消除疼痛的药物以及消除肿胀的药物；对于合并肌肉痉挛的患者，还可考虑使用肌肉松弛剂等辅助控制症状。局部外用药包括 NSAIDs 的乳胶剂或贴剂、辣椒碱、外用中成药（活血化瘀、强筋健骨等）。外用的 NSAIDs 有氟比洛芬凝胶贴膏、双氯芬酸钠乳胶剂等。关节注射药包括糖皮质激素、NSAIDs、中长效局部麻醉药、几丁糖、透明质酸（玻璃酸）等。有研究提示，注射用胰蛋白酶配合关节镜手术治疗，可促进创伤或伤口愈合。

3. 改善病情的药物及软骨保护剂等慢作用药物一般起效较慢，需治疗数周才见效，既可抗炎、镇痛，又可保护关节软骨，有延缓 OA 发展的作用。但目前尚未有公认的理想的药物，常用药物有氨基葡萄糖、双醋瑞因、硫酸软骨素等，可能有一定的作用。其他慢作用药物包括多西环素、二膦酸盐、维生素（A、C、E、D）、中成药（强筋健骨、活血化瘀），如痹祺胶囊、复方杜仲健骨颗粒、壮骨关节胶囊，可以缓解关节疼痛，改善关节功能。

**【药学提示】**

1. 由于老年人对非甾体类抗炎药（NSAIDs）易发生不良反应，且 OA 的滑膜炎在发病初期并非主要因素，故轻症可短期使用一般镇痛剂作为首选药物。如对乙酰氨基酚，每次 0.3~0.6g，每日 2~3 次口服，每日剂量不超过 4g。

2. NSAIDs 既有镇痛作用又有抗炎作用，是最常用的一类控制 OA 症状的药物，主要包括塞来昔布、双氯芬酸、洛索洛芬、美洛昔康等，主要通过抑制环氧化酶活性，减少前列腺素合成，发挥减轻关节炎症所致的疼痛及肿胀、改善关节活动的作用。

3. 使用 NSAIDs 时，有胃肠道危险因素者则应用塞来昔布等选择性环氧化酶（COX）-2 抑制剂或非选择性 NSAIDs+米索前列醇或质子泵抑制剂。

4. 对于急性疼痛发作的患者，当对乙酰氨基酚及 NSAIDs 不能充分缓解疼痛或有用药禁忌时，可考虑用弱阿片类药物，这类药物耐受性较好而成瘾性小。如口服羟考酮、可待因或曲马多等。由于曲马多不抑制前列腺素合成，因此对胃黏膜无明显不良影响。

5. 局部外用 NSAIDs、辣椒碱、中成药贴剂等，全身副作用小，常作为一线使用药物。

6. 关节腔注射长效糖皮质激素可缓解疼痛、减少渗出，这是国际上关于膝骨关节炎治疗指南中赞成的疗法。疗效可持续数周至数月。

7. 关节腔注射几丁糖、透明质酸等，可能缓解症状，但国际上尚无一致的赞成意见。

8. 氨基葡萄糖：为天然的氨基单糖，是人体关节软骨基质中合成蛋白聚糖所必需的重要成分。可改善关节软骨的代谢，提高关节软骨的修复能力，保护损伤的关节软骨，同时缓解 OA 的疼痛症状，改善关节功能，延缓 OA 的病理过程和疾病进程。因而兼具症状调控和结构调控效应。氨基葡萄糖主要有硫酸氨基葡萄糖和盐酸氨基葡萄糖，二者氨基葡萄糖含量有所差异，但生物学作用相似。常用剂量1500mg/d，分2~3次服用，持续8周以上显效，使用1年以上疗效更稳定，可联合NSAIDs使用。

9. 硫酸软骨素：通过竞争性抑制降解酶的活性，减少软骨基质和关节滑液成分的破坏；通过减少纤维蛋白血栓的形成，改善滑膜和软骨下骨的血液循环。能有效减轻OA的症状，减轻疼痛，改善关节功能，减少NSAIDs或其他镇痛药的用量。成人每日1200mg口服。氨基葡萄糖与硫酸软骨素联用起协同作用。氨基葡萄糖能刺激软骨基质的合成，硫酸软骨素则抑制其降解，二者联用可增加软骨基质含量，能更有效地保护关节软骨、逆转损坏及促进损伤修复，因此延缓OA的发展并减轻症状。

10. 双醋瑞因：是白细胞介素（IL）-1抑制剂，可抑制软骨降解、促进软骨合成并抑制滑膜炎症。它不仅能有效地改善骨关节炎的症状、减轻疼痛，改善关节功能，且具有后续效应，连续治疗3个月以后停药，疗效至少可持续1个月；它还可延缓OA病程的进展，具有结构调节作用。该药不抑制前列腺素的合成。成人用量：每日2次，每次50 mg，餐后服用，一般服用时间不少于3个月。

**【注意事项】**

1. 对乙酰氨基酚的主要不良反应有胃肠道症状和肝毒性。

2. NSAIDs主要不良反应有胃肠道症状、肾或肝功能损害、影响血小板功能、可增加心血管不良事件发生的风险。NSAIDs应使用最低有效剂量，短疗程；有胃肠道危险因素者则应用塞来昔布等选择性环氧化酶（COX）-2抑制剂或非选择性NSAIDs+米索前列醇或质子泵抑制剂。如患者有发生心血管不良事件的危险则应慎用NSAIDs。总之，药物种类及剂量的选择应个体化，充分考虑患者个人的基础情况，对老年患者应注意心血管和胃肠道的双重风险。

3. 对阿片类药物，应从低剂量开始，每隔数日缓慢增加剂量，可减少不良反应。

4. 局部外用药使用，需观察有无过敏现象。常见过敏表现为皮疹，一旦出现明显过敏，需停药并对症处理。

5. 关节腔注射有引起关节感染的风险，注射时需严格消毒。在同一关节不应反复注射，建议注射间隔时间不短于4个月；关节注射治疗后若行人工关节置换，建议间隔不短于4周。

6. 多西环素、二膦酸盐、维生素等，有辅助改善骨关节炎病情的作用，但目前尚不作为常规使用药物。

## 六、骨关节炎患者护理规范

1. 应具有强烈的爱伤观念，保护患者在治疗、康复的过程中不发生进一步的损伤，例如摔伤、骨折等，不增加患者的痛苦。
2. 避免引起患者的关节疼痛。
3. 指导患者进行必要的功能锻炼，以保持肌力和关节活动为主，避免过度活动引起的损伤。
4. 下肢康复锻炼初期宜以等长收缩为宜，避免等速收缩造成的关节损害。
5. 长期卧床患者应注意预防深静脉血栓形成。

## 七、骨关节炎患者营养治疗规范

1. 骨关节炎患者宜营养丰富，膳食均衡。
2. 严重下肢骨关节炎的患者应注意控制饮食，将体重控制在合理范围之内，肥胖会加重关节炎，或影响骨关节炎的治疗效果。

## 八、骨关节炎患者健康宣教

1. 向患者进行卫生保健知识的宣传，让患者了解疾病性质、病因、预后等关键信息。

2. 平日可行力所能及的工作及家务劳动，并可根据自己的兴趣爱好选择合适的锻炼项目，如健身操、散步等，以不感到疲劳为度。

3. 控制体重，过度肥胖者应减肥，并使用拐杖以减少患侧关节的承受重量。

4. 关节疼痛发作期间可适当休息，疼痛激烈时应遵医嘱服用消炎镇痛药物。

## 九、推荐表单

### （一）医师表单

**骨关节炎临床路径医师表单**

适用对象：第一诊断为骨关节病（ICD-10：M15-M19）

| 患者姓名： | 性别：　年龄：　门诊号： | 住院号： |
|---|---|---|
| 住院日期：　年　月　日 | 出院日期：　年　月　日 | 标准住院日：7~15 天 |

| 时间 | 住院第 1~2 天 | 住院第 3~6 天 |
|---|---|---|
| 主要诊疗工作 | □ 询问病史及体格检查<br>□ 完成病历书写<br>□ 开化验单及检查申请单<br>□ 主管医师查房<br>□ 初步确定治疗方案 | □ 上级医师查房，确定进一步的检查和治疗：并发症、治疗效果、治疗方案、完成疾病诊断、下一步治疗对策<br>□ 根据病情需要，完成相关科室会诊<br>□ 住院医师完成病程日志、上级医师查房记录等病历书写 |
| 重点医嘱 | **长期医嘱：**<br>□ 风湿科二级护理常规<br>□ 饮食：普通饮食/软食/低盐低脂饮食/糖尿病饮食/低盐低脂糖尿病饮食<br>**临时医嘱：**<br>□ 血常规、尿常规、大便常规+隐血<br>□ 血生化检查（包括电解质、肝功能、肾功能、血糖、血脂等）<br>□ 炎性指标（CRP、ESR）<br>□ 类风湿关节炎的相关抗体谱（含 RF、CCP、AKA）、其他自身抗体检查（包括 ANA、ANCA、抗 ENA 和 dsDNA）、免疫球蛋白<br>□ 胸部 X 线片及心电图检查<br>□ 超声心动图、腹部 B 超（肝胆胰脾和肾脏）<br>□ 影像学检查：受累关节的 X 线片检查<br>□ 骨密度检查<br>□ 必要时相关检查：胸部 CT、关节超声检查、关节 MRI、关节镜检查、病毒性肝炎系列 | **长期医嘱：**<br>□ 药物治疗<br>□ 对症处置<br>**临时医嘱：**<br>□ 其他特殊医嘱 |
| 病情变异记录 | □ 无　□ 有，原因：<br>1.<br>2. | □ 无　□ 有，原因：<br>1.<br>2. |
| 医师签名 | | |

| 时间 | 住院第 7~9 天 | 住院第 7~15 天<br>（出院日） |
|---|---|---|
| 主要诊疗工作 | □ 上级医师查房<br>□ 住院医师完成病程书写<br>□ 视病情复查红细胞沉降率、血常规、血生化、CRP | □ 上级医师查房，明确能否出院<br>□ 住院医师完成出院小结、出院证明、病历首页等<br>□ 向患者及家属交代出院后的注意事项，如饮食、用药、复诊时间、后续治疗等 |
| 重点医嘱 | **临时医嘱：**<br>□ 复查血常规、血生化、CRP、红细胞沉降率 | **出院医嘱：**<br>□ 用药指导<br>□ 定期复查<br>□ 巩固治疗 |
| 病情变异记录 | □ 无　□ 有，原因：<br>1.<br>2. | □ 无　□ 有，原因：<br>1.<br>2. |
| 医师签名 | | |

## （二）护士表单

### 骨关节炎临床路径护士表单

适用对象：第一诊断为骨关节病（ICD-10：M15-M19）

| | | |
|---|---|---|
| 患者姓名： | 性别：　　年龄：　　门诊号： | 住院号： |
| 住院日期：　　年　月　日 | 出院日期：　　年　月　日 | 标准住院日：7~15 天 |

| 时间 | 住院第 1~2 天 | 住院第 3~6 天 |
|---|---|---|
| 处理重点医嘱 | **长期医嘱：**<br>□ 风湿科二级护理常规<br>□ 饮食：普通饮食/软食/低盐低脂饮食/糖尿病饮食/低盐低脂糖尿病饮食<br>**临时医嘱：**<br>□ 血常规、尿常规、大便常规+隐血<br>□ 血生化检查（包括电解质、肝功能、肾功能、血糖、血脂等）<br>□ 炎性指标（CRP、ESR）<br>□ 类风湿关节炎的相关抗体谱（含 RF、CCP、AKA）、其他自身抗体检查（包括 ANA、ANCA、抗 ENA 和 dsDNA）、免疫球蛋白<br>□ 胸部 X 线片及心电图检查<br>□ 超声心动图、腹部 B 超（肝胆胰脾和肾脏）<br>□ 影像学检查：受累关节的 X 线片检查<br>□ 骨密度检查<br>□ 必要时相关检查：胸部 CT、关节超声检查、关节 MRI、关节镜检查、病毒性肝炎系列 | **长期医嘱：**<br>□ 药物治疗<br>□ 对症处置<br>**临时医嘱：**<br>□ 其他特殊医嘱 |
| 主要护理工作 | □ 介绍病房环境、设施和设备<br>□ 入院护理评估<br>□ 风湿免疫病慢病管理（心理、康复、自我评估、用药指导、数据库录入） | □ 加强功能锻炼<br>□ 密切观察患者病情变化 |
| 病情变异记录 | □ 无　□ 有，原因：<br>1.<br>2. | □ 无　□ 有，原因：<br>1.<br>2. |
| 护士签名 | | |

| 时间 | 住院第 7~9 天 | 住院第 7~15 天<br>（出院日） |
| --- | --- | --- |
| 处理重点医嘱 | **临时医嘱：**<br>□ 复查血常规、血生化、CRP、红细胞沉降率 | **出院医嘱：**<br>□ 用药指导<br>□ 定期复查<br>□ 巩固治疗 |
| 主要护理工作 | □ 密切观察患者病情变化<br>□ 心理与生活护理 | □ 指导患者办理出院手续<br>□ 交代出院后的注意事项<br>□ 出院后饮食指导<br>□ 风湿免疫病慢病管理（心理、康复、自我评估、用药指导、数据库录入） |
| 病情变异记录 | □ 无 □ 有，原因：<br>1.<br>2. | □ 无 □ 有，原因：<br>1.<br>2. |
| 护士签名 | | |

## （三）患者表单

### 骨关节炎临床路径患者表单

适用对象：第一诊断为骨关节病（ICD-10：M15-M19）

| | | | |
|---|---|---|---|
| 患者姓名： | 性别： 年龄： | 门诊号： | 住院号： |
| 住院日期： 年 月 日 | 出院日期： 年 月 日 | | 标准住院日：7~15 天 |

| 时间 | 住院第 1~2 天 | 住院第 3~6 天 |
|---|---|---|
| 医患配合 | □ 接受询问病史及体格检查<br>□ 在医师病历书写完毕后确认签字<br>□ 根据医师开具的化验单及检查申请单完善各项检查<br>□ 接受主管医师查房<br>□ 听取医师的初步治疗方案 | □ 接受药物治疗等治疗<br>□ 根据病情需要，接受相关科室会诊 |
| 护患配合 | □ 听取介绍病房环境、设施和设备<br>□ 接受入院护理评估<br>□ 接受风湿免疫病慢病管理干预（心理、康复、自我评估、用药指导、数据库录入） | □ 加强功能锻炼<br>□ 随时报告病情变化 |
| 病情变异记录 | □ 无 □ 有，原因：<br>1.<br>2. | □ 无 □ 有，原因：<br>1.<br>2. |
| 患者签名 | | |

| 时间 | 住院第7~9天 | 住院第7~15天<br>（出院日） |
|---|---|---|
| 医患配合 | □ 接受治疗<br>□ 遵医嘱接受复查红细胞沉降率、血常规、血生化、CRP 等检查项目 | □ 接受治疗<br>□ 听取医师向患者及家属交代出院后的注意事项，如饮食、用药、复诊时间、后续治疗等 |
| 护患配合 | □ 随时报告病情变化<br>□ 接受心理与生活护理 | □ 在指导下办理出院手续<br>□ 听取出院后的注意事项<br>□ 听取出院后饮食指导<br>□ 接受风湿免疫病慢病管理（心理、康复、自我评估、用药指导、数据库录入） |
| 病情变异记录 | □ 无　□ 有，原因：<br>1.<br>2. | □ 无　□ 有，原因：<br>1.<br>2. |
| 患者签名 | | |

## 附：原表单（2016年版）

### 骨关节炎临床路径表单

适用对象：第一诊断为骨关节炎

| 患者姓名： | 性别：　年龄：　门诊号： | 住院号： |
|---|---|---|
| 住院日期：　年　月　日 | 出院日期：　年　月　日 | 标准住院日：7~15天 |

| 时间 | 住院第1~2天 | 住院第3~6天 |
|---|---|---|
| 主要诊疗工作 | □ 询问病史及体格检查<br>□ 完成病历书写<br>□ 开化验单及检查申请单<br>□ 主管医师查房<br>□ 初步确定治疗方案 | □ 上级医师查房，确定进一步的检查和治疗：并发症、治疗效果、治疗方案、完成疾病诊断、下一步治疗对策<br>□ 根据病情需要，完成相关科室会诊<br>□ 住院医师完成病程日志、上级医师查房记录等病历书写 |
| 重点医嘱 | **长期医嘱：**<br>□ 风湿科二级护理常规<br>□ 饮食：普通饮食/软食/低盐低脂饮食/糖尿病饮食/低盐低脂糖尿病饮食<br>**临时医嘱：**<br>□ 血常规、尿常规、大便常规+隐血<br>□ 血生化检查（包括电解质、肝功能、肾功能、血糖、血脂等）<br>□ 炎性指标（CRP、ESR）<br>□ 类风湿关节炎的相关抗体谱（含RF、CCP、AKA）、其他自身抗体检查（包括ANA、ANCA、抗ENA和dsDNA）、免疫球蛋白<br>□ 胸部X线片及心电图检查<br>□ 超声心动图、腹部B超（肝胆胰脾和肾脏）<br>□ 影像学检查：受累关节的X线片检查<br>□ 骨密度检查<br>□ 必要时相关检查：胸部CT、关节超声检查、关节MRI、关节镜检查、病毒性肝炎系列 | **长期医嘱：**<br>□ 药物治疗<br>□ 对症处置<br>**临时医嘱：**<br>□ 其他特殊医嘱 |
| 主要护理工作 | □ 介绍病房环境、设施和设备<br>□ 入院护理评估<br>□ 风湿免疫病慢病管理（心理、康复、自我评估、用药指导、数据库录入） | □ 加强功能锻炼<br>□ 密切观察患者病情变化 |
| 病情变异记录 | □ 无　□ 有，原因：<br>1.<br>2. | □ 无　□ 有，原因：<br>1.<br>2. |
| 护士签名 | | |
| 医师签名 | | |

| 时间 | 住院第 7~9 天 | 住院第 7~15 天<br>（出院日） |
|---|---|---|
| 主要诊疗工作 | □ 上级医师查房<br>□ 住院医师完成病程书写<br>□ 视病情复查红细胞沉降率、血常规、血生化、CRP | □ 上级医师查房，明确能否出院<br>□ 住院医师完成出院小结、出院证明、病历首页等<br>□ 向患者及家属交代出院后的注意事项，如饮食、用药、复诊时间、后续治疗等 |
| 重点医嘱 | **临时医嘱：**<br>□ 复查血常规、血生化、CRP、红细胞沉降率 | **出院医嘱：**<br>□ 用药指导<br>□ 定期复查<br>□ 巩固治疗 |
| 主要护理工作 | □ 密切观察患者病情变化<br>□ 心理与生活护理 | □ 指导患者办理出院手续<br>□ 交代出院后的注意事项<br>□ 出院后饮食指导<br>□ 风湿免疫病慢病管理（心理、康复、自我评估、用药指导、数据库录入） |
| 病情变异记录 | □ 无　□ 有，原因：<br>1.<br>2. | □ 无　□ 有，原因：<br>1.<br>2. |
| 护士签名 | | |
| 医师签名 | | |

# 第二十五章

# 全膝关节置换临床路径释义

【医疗质量控制指标】

指标一、90天内与手术相关并发症引起的再入院率。

指标二、全膝关节置换术后手术部位感染（SSI：Surgical Site Infection）发生率。

## 一、全膝关节置换编码

1. 原编码

手术操作名称及编码：全膝关节表面置换术（ICD-9-CM-3：81.54002）
膝关节单髁置换术（ICD-9-CM-3：81.54004）
膝关节髌股关节置换术（ICD-9-CM-3：81.54005）
膝关节双间室置换术（ICD-9-CM-3：81.54007）
铰链式人工膝关节置换术（ICD-9-CM-3：81.54008）

2. 修改编码

疾病名称及编码：膝关节骨性关节炎（ICD-10：M17）
血清反应阳性类风湿关节炎（ICD-10：M05）
类风湿关节炎（ICD-10：M06）
膝关节僵硬（ICD-10：M25.607）

手术操作名称及编码：膝关节置换术（ICD-9-CM-3：81.54））

## 二、临床路径检索方法

（M17/M05/M06/M25.607）81.54

## 三、国家医疗保障疾病诊断相关分组（CHS-DRG）

MDCI　肌肉、骨骼疾病及功能障碍

IC2　髋、肩、膝、肘和踝关节置换术

## 四、全膝关节置换临床路径标准住院流程

### （一）适用对象

第一诊断为严重骨性关节炎，严重类风湿关节炎，其他原因导致的严重膝关节炎，严重膝关节僵直或强直，行膝关节置换术，或含以下诊断和术式：

| | |
|---|---|
| 81.54002 | 全膝关节表面置换术 |
| 81.54004 | 膝关节单髁置换术 |
| 81.54005 | 膝关节髌股关节置换术 |
| 81.54007 | 膝关节双间室置换术 |
| 81.54008 | 铰链式人工膝关节置换术 |

**释义**

■ 本路径适用对象是行膝关节置换术的患者，此类患者为各种疾病导致的膝关节晚期病变，造成患者膝关节疼痛、功能障碍。

■ 造成膝关节晚期病变的疾病包括膝关节骨性关节炎（其中包括膝关节内侧间室、外侧间室、髌股关节单独病变或者混合病变）、强直性脊柱炎或者类风湿关节炎累及膝关节、膝关节创伤性关节炎或者其他各种原因导致的膝关节疼痛功能障碍等。

■ 膝关节单髁置换术包括膝关节内侧单髁或者外侧单髁置换术。

■ 膝关节双间室置换术包括膝关节内外侧单髁同时置换术，或者膝关节内侧单髁联合髌股关节置换术，膝关节外侧单髁联合髌股关节置换术。

■ 以上各种膝关节病变行膝关节截骨术的患者不适用本路径。

■ 采用铰链式人工膝关节置换术，患者的诊断需符合以上适用对象方可纳入本路径。因膝关节肿瘤进行该手术的患者不适用本路径。

**（二）诊断依据**

1. 病史：多见老年患者，长期反复的膝关节疼痛或者肿胀，严重的膝关节活动受限。
2. 体检：膝关节比较严重的内外翻畸形，严重的膝关节活动受限。
3. 辅助检查：双膝 X 线片，单膝负重位 X 线片，双下肢全长 X 线片，髌骨轴位片，必要时 CT 及 MRI 检查。

**释义**

■ 需要进行膝关节置换术的患者病变部位为膝关节。通常为老年患者，保守治疗无效。部分创伤性关节炎等可能年龄较轻，但存在外伤病史或者其他特殊原因。

■ 膝关节内翻屈曲畸形为膝关节病变最常见的畸形，小部分患者或者部分类风湿关节炎患者表现为外翻畸形。膝关节活动受限是指患者存在膝关节屈曲伸直明显受限。

■ 通常 X 线片上有典型表现，通常表现为软骨下骨硬化、骨质增生、关节间隙消失等。对于部分患者，可以行膝关节 CT 来明确诊断膝关节骨质骨量情况或者是 MRI 明确膝关节周围软组织情况。

**（三）治疗方案的选择及依据**

1. 诊断明确的骨关节炎，症状明显，保守治疗无效，影响正常生活和运动。
2. 无手术禁忌证。

**释义**

■ 通常晚期骨性关节炎的主要症状是疼痛、功能障碍。通过休息、服用非甾体抗炎药等保守治疗仍无好转，行走距离相对于正常人明显缩短，影响日常生活。

■ 手术禁忌证指全身状况不允许手术，包括严重心脑血管疾病、严重肺功能障碍、出凝血功能障碍等。或者患者存在神经肌肉系统疾病影响下肢功能，以及膝关节存在感染等情况不能进行手术。

### （四）标准住院日 7~14 天

**释义**

■ 术前准备 1~4 天，术后恢复 6~14 天。

■ 术前检查有条件最好在门诊进行。术前宣教告知患者住院、出院计划。术后早期活动，及时安排检查，指导功能锻炼，避免延迟出院。

### （五）进入路径标准

1. 第一诊断骨性关节炎、类风湿关节炎、其他原因严重关节炎、膝关节僵直或强直。
2. 当患者同时具有其他疾病诊断时，但在住院期间不需要特殊处理也不影响第一诊断的临床路径流程实施时，可以进入路径。

**释义**

■ 第一诊断包括膝关节骨性关节炎、强直性脊柱炎或者类风湿关节炎累及膝关节、膝关节创伤性关节炎或者其他各种原因导致的膝关节疼痛功能障碍等。

■ 以上疾病的患者需要接受全膝关节置换术、膝关节单髁置换术、膝关节髌股关节置换术、膝关节双间室置换术以及铰链人工膝关节置换术的患者适用于本路径。行膝关节周围截骨术的患者不适用于本路径。因膝关节肿瘤采用铰链式人工膝关节置换术的患者不适用本路径。

### （六）术前准备 1~4 天

1. 必需的检查项目
（1）血常规、尿常规。
（2）肝功能、肾功能、电解质、血糖、心肌酶。
（3）凝血功能Ⅲ号。
（4）感染性疾病筛查（乙型肝炎、丙型肝炎、梅毒、艾滋病等）。
（5）单膝负重位 X 线片，双下肢全长 X 线片，膝关节侧位 X 线片，髌骨轴位片。
（6）X 线胸片、心电图、超声心动、肺功能。
2. 根据患者病情可选择
（1）血气分析、下肢彩超。
（2）有相关疾病者必要时请相关科室会诊。

**释义**

■ 无合并疾病的患者，术前行血常规、尿常规、肝功能、肾功能、凝血功能、X 线胸片、心电图检查。

■ 膝关节 X 线有助于评估患者膝关节病变程度，双下肢全长 X 线可以测量膝关节力线。

■ 膝关节置换术后有可能输血，尤其是高龄患者或者既往膝关节部位手术的患者，行铰链人工膝关节的患者，术前应行血型、感染性疾病筛查。

■ 有合并疾病的患者，根据病情增加术前检查项目。如肺部疾病加做血气分析、肺功能检查等，心血管疾病加做超声心动图、动态心电图等。

■ 术前可疑膝关节感染的患者，行红细胞沉降率、CRP 检查。必要时可行膝关节穿刺明确有无感染。

■ 存在静脉血栓栓塞症危险因素的患者，术前行双下肢深静脉彩超检查。

■ 术前检查有条件最好在门诊进行。

## （七）选择用药

抗菌药物：按照《抗菌药物临床应用指导原则（2015 年版）》（国卫办医发〔2015〕43 号）执行。

**释义**

■ 全膝关节置换术首选第一、第二代头孢菌素类作为预防用药。

■ 抗生素通常在切皮前 30 分钟输注完毕。

■ 手术超过 3 小时或者术中出血较多的患者可能造成抗生素血药浓度下降，可加用 1 次抗菌药物。

## （八）手术日为入院第 2~5 天

1. 麻醉方式：椎管内麻醉、神经阻滞或全身麻醉。
2. 手术方式：膝关节置换术。
3. 手术内植物：人工假体（可包括髌骨假体）。
4. 输血：根据患者具体情况而定。

**释义**

■ 尽量缩短术前住院日，住院后尽早安排手术。

■ 全膝关节置换术可根据髌骨病变程度选择是否进行髌骨置换。

■ 患者是否需要输血根据患者出血情况、术前血红蛋白浓度、心肺功能以及术后复查血红蛋白浓度综合考量。

## （九）术后住院恢复 3~10 天

1. 必需复查的检查项目：双下肢全长 X 线片，膝关节正侧位 X 线片，髌骨轴位片。
2. 查血常规、红细胞沉降率、CRP、凝血Ⅲ号、电解质、心肌酶及 TNT。
3. 术后处理

（1）抗菌药物：按照《抗菌药物临床应用指导原则（2015 年版）》（国卫办医发〔2015〕43 号）执行。

（2）术后镇痛：参照《骨科常见疼痛的处理专家建议》。

（3）术后康复：根据手术状况按相应康复计划康复。

**释义**

■ 术后复查膝关节X线片、下肢全长X线等了解关节假体位置。

■ 术后复查血常规了解有无贫血，复查电解质了解患者全身情况，部分高危患者或者有症状患者需要查心肌酶及TNT除外相关疾病。

■ 膝关节置换术首选第一、第二代头孢菌素类作为预防用药。术后抗生素时间建议在24小时之内，特殊情况除外。

■ 如果术后伤口红肿、渗出，行红细胞沉降率、CRP等检查，并且可以延长抗菌药物使用时间。

■ 如果术后肢体肿胀，行下肢深静脉彩超、D-二聚体等检查。

■ 术后镇痛采用多模式镇痛（外周神经阻滞、阿片类药物、非甾体抗炎药物、冰敷等），以提高镇痛效果，减少药物副作用。应注意阿片类镇痛药与苯二氮䓬类或其他CNS抑制剂联合使用的风险，可用于其他疗法不充分的患者。临床研究显示，在常规自控镇痛基础上加用美索巴莫可有效提高关节活动度，有助于早期功能恢复，不良反应少。

■ 膝关节置换术后应早期活动，指导患者进行膝关节功能锻炼。

### （十）出院标准

1. 体温正常，足趾活动正常。
2. 伤口愈合良好，伤口无感染征象（或可在门诊处理的伤口情况），关节无感染征象。
3. 没有需要住院处理的并发症和/或合并症。
4. 关节活动范围0°~90°。
5. 可下地扶拐行走。

**释义**

■ 患者一般情况良好，术后检查无明显异常，无全身和局部并发症，学会功能锻炼方法，可以出院。

■ 膝关节屈伸活动为膝关节功能锻炼的重点，术后要避免膝关节僵直。

### （十一）变异及原因分析

1. 围手术期并发症：深静脉血栓形成、伤口感染、关节感染、神经血管损伤等，造成住院日延长和费用增加。
2. 内科合并症：老年患者常合并内科疾病，如脑血管或心血管病、糖尿病、高血压、血栓等，手术可能导致基础疾病加重而需要进一步治疗，从而延长治疗时间，并增加住院费用。
3. 植入材料的选择：术中根据术者判断可置换髌骨，也可不置换髌骨，因此导致住院费用存在差异。

**释义**

■ 膝关节置换术后应注意患者合并症的出现，防止心脑血管意外、血栓形成。应注意控制患者血压、血糖等情况。

■ 膝关节置换术后可能会出现局部并发症（神经血管损伤、伤口感染、假体周围感染、下肢深静脉血栓形成）。如果并发症的诊治明显增加了住院时间和医疗费用，则应转出本路径。

■ 全髋关节置换术后可能会出现全身并发症（心肌梗死、脑梗死、肺栓塞、肺部感染等）。如果并发症的诊治明显增加了住院时间和医疗费用，或者需要转至内科治疗，则应转出本路径。

## 五、全膝关节置换术临床路径给药方案

**【用药选择】**

抗菌药物：全膝关节置换术的患者接受膝关节置换术围手术期应给予抗菌药物预防性抗感染治疗。首选第二代头孢菌素类进行预防性抗感染治疗，高危患者可以选用万古霉素预防性抗感染治疗。推荐用药为头孢呋辛 1.5g 静脉使用，或者万古霉素 1g 静脉使用。使用头孢菌素类在手术开始前半小时内完成给药，使用万古霉素在手术开始前 1 小时完成给药。预防性抗菌药物使用时限建议在 24 小时内，特殊患者可以适当延长。

**【药学提示】**

1. 镇痛药物：膝关节置换术后可给予镇痛药物减少患者术后疼痛。
2. 抗深静脉血栓药物：膝关节置换术后应给予术后防止血栓的药物，推荐使用低分子肝素，部分凝血功能障碍的患者可以使用阿司匹林甚至仅使用物理方法防止血栓出现。
3. 止吐、抑酸药物：术后可以使用止吐、抑酸药物防止患者胃肠道功能障碍紊乱。

## 六、全膝关节置换患者护理规范

1. 全膝关节术后需要注意患者疼痛、伤口情况，局部可以使用冰敷减低疼痛与肿胀。关注患者伤口有无渗出，减少术后感染的发生率。
2. 全膝关节置换术后应早期鼓励患者进饮食，尽可能早期下地活动，同时防止在功能锻炼时发生摔倒等意外。

## 七、全膝关节置换患者营养治疗规范

1. 糖尿病的患者在全膝关节置换术围手术期需要采用合理的糖尿病饮食。
2. 全膝关节置换术后应鼓励患者早期正常饮食，注重合理的能量以及蛋白摄入。

## 八、全膝关节置换患者健康宣教

1. 接受全膝关节置换术的患者，医护人员术前即需要向其告知如何配合完善围手术期准备，包括但不限于血压和血糖的控制、戒烟和戒酒、术前有条件应该进行沐浴等。
2. 术前即应鼓励患者学习如何进行功能锻炼，减少术后僵直的发生率。
3. 术后应告知患者如何锻炼膝关节周围肌肉力量，避免术后摔倒。
4. 术后应告知患者复查时间，鼓励患者定期复诊。
5. 全膝关节置换术前需对患者进行充分沟通，缓解患者的紧张、焦虑。

## 九、推荐表单

### （一）医师表单

**全膝关节置换临床路径医师表单**

适用对象：第一诊断为膝关节骨性关节炎（ICD-10：M17），血清反应阳性类风湿关节炎（ICD-10：M05），类风湿关节炎（ICD-10：M06），膝关节僵硬（ICD-10：M25.607）

行膝关节置换术（ICD-9-CM-3：81.54）

| 患者姓名： | 性别：　　年龄：　　门诊号： | 住院号： |
|---|---|---|
| 住院日期：　　年　月　日 | 出院日期：　　年　月　日 | 标准住院日：7~14 天 |

| 时间 | 住院第 1 天 | 住院第 2~4 天<br>（术前日） | 住院第 2~5 天<br>（手术日） |
|---|---|---|---|
| 主要诊疗工作 | □ 完成住院志，询问病史、体格检查、初步诊断<br>□ 完成首次病程记录<br>□ 完成住院病历<br>□ 上级医师查房、术前评估、确定诊断、手术日期<br>□ 完成上级医师查房记录<br>□ 开医嘱：常规化验、检查单 | □ 上级医师查房<br>□ 继续完成检查及必要的会诊<br>□ 医师查房、手术前评估<br>□ 完成术前小结和上级医师查房记录<br>□ 签署手术知情同意书，向患者及家属交代术前注意事项<br>□ 手术准备<br>□ 麻醉医师访视患者进行评估，并签署麻醉同意书 | □ 手术：膝关节置换术<br>□ 完成手术记录和术后当天的病程记录<br>□ 交代术中情况及注意事项<br>□ 麻醉医师术后随访<br>□ 交班前医师查看术后患者情况并记录交班 |
| 重点医嘱 | **长期医嘱：**<br>□ 骨科护理常规<br>□ 二级护理<br>□ 饮食<br>□ 既往内科基础疾病用药<br>**临时医嘱：**<br>□ 血常规、尿常规；凝血功能；感染性疾病筛查；肝功能、肾功能+电解质+血糖；心肌酶；X 线胸片、心电图；超声心动；肺功能<br>□ 单膝负重位 X 线片，双下肢全长 X 线片，膝关节侧位 X 线片<br>□ 膝关节 CT 及 MRI（视情况而定）<br>□ 根据病情：血管超声、血气分析，请相关科室会诊 | **长期医嘱：**<br>□ 骨科护理常规<br>□ 二级护理<br>□ 饮食<br>□ 内科基础疾病用药的调整<br>**临时医嘱：**<br>□ 根据会诊要求开检查化验单<br>□ 术前医嘱：明日在____麻醉下行膝关节置换术<br>□ 术前禁食、禁水<br>□ 术前抗生素皮试<br>□ 术区备皮<br>□ 术中抗生素带入手术室<br>□ 术中抗凝药物带入手术室<br>□ 其他特殊医嘱 | **长期医嘱：**<br>□ 骨科护理常规<br>□ 一级护理<br>□ 饮食<br>□ 患肢抬高、制动<br>□ 抗生素<br>□ 抗凝药<br>□ 股神经管接镇痛泵<br>□ 镇痛药物<br>□ 内科基础疾病用药<br>**临时医嘱：**<br>□ 今日在____麻醉下行膝关节置换术<br>□ 耗材计费<br>□ 补液（必要时）<br>□ 镇痛药物<br>□ 抗生素<br>□ 伤口换药（必要时） |
| 病情变异记录 | □ 无　□ 有，原因：<br>1.<br>2. | □ 无　□ 有，原因：<br>1.<br>2. | □ 无　□ 有，原因：<br>1.<br>2. |
| 医师签名 | | | |

| 时间 | 住院第 3~6 天<br>（术后第 1~3 天） | 住院第 4~14 天<br>（术后第 2~10 天） |
|---|---|---|
| 主要诊疗工作 | □ 上级医师查房：进行患肢情况、并发症的评估<br>□ 完成日常病程记录、上级医师查房记录<br>□ 指导患者进行踝泵练习和股四头肌收缩练习，完成主动患侧直抬腿，指导患者下床，逐渐开始膝关节屈伸功能锻炼<br>□ 如果血红蛋白< 8.5g/dl，并结合患者一般情况，可以给予输血 400~800ml | □ 伤口换药<br>□ 复查术后 X 线片（膝关节正侧位、双下肢全长位）<br>□ 主管医师查房，初步确定出院日期<br>□ 完成上级医师查房记录<br>□ 完成出院总结、病历首页的书写<br>□ 提前通知患者出院时间<br>□ 向患者及家属交代出院注意项、复查时间、拆线时间和康复程序 |
| 重点医嘱 | **长期医嘱：**<br>□ 运动医学术后护理常规<br>□ 二级护理<br>□ 饮食<br>□ 抗生素<br>□ 抗凝药物<br>□ 股神经管接镇痛泵<br>□ 镇痛药物<br>□ 内科基础疾病用药<br>**临时医嘱：**<br>□ 根据情况：输血 400~800ml<br>□ 伤口如果渗出，给予伤口换药 | **长期医嘱：**<br>□ 运动医学术后护理常规<br>□ 二级护理<br>□ 饮食<br>□ 抗生素<br>□ 抗凝药物<br>□ 股神经管推注局部麻醉药物<br>□ 镇痛药物<br>□ 内科基础疾病用药<br>**临时医嘱：**<br>□ 根据情况：拔除股神经管<br>□ 复查术后 X 线片：膝关节正侧位、双下肢全长位 X 线片<br>□ 伤口换药<br>□ 出院带药：抗生素和必要消炎镇痛药物 |
| 病情变异记录 | □ 无 □ 有，原因：<br>1.<br>2. | □ 无 □ 有，原因：<br>1.<br>2. |
| 医师签名 | | |

## （二）护士表单

### 全膝关节置换临床路径护士表单

适用对象：第一诊断为膝关节骨性关节炎（ICD-10：M17），血清反应阳性类风湿关节炎（ICD-10：M05），类风湿关节炎（ICD-10：M06），膝关节僵硬（ICD-10：M25.607）

行膝关节置换术（ICD-9-CM-3：81.54）

| | | |
|---|---|---|
| 患者姓名： | 性别：　年龄：　门诊号： | 住院号： |
| 住院日期：　年　月　日 | 出院日期：　年　月　日 | 标准住院日：7~14天 |

| 时间 | 住院第1天 | 住院第2~4天<br>（术前日） | 住院第2~5天<br>（手术日） |
|---|---|---|---|
| 健康宣教 | □ 高血压，糖尿病的控制<br>□ 戒烟、戒酒<br>□ 指导功能锻炼 | □ 术区皮肤准备，沐浴、更衣等 | □ 疼痛处理宣教<br>□ 饮食宣教 |
| 护理处置 | □ 入院介绍<br>□ 术前心理护理<br>□ 处置医嘱并执行 | □ 术前心理护理<br>□ 处置术前医嘱 | □ 向患者交代术后注意事项<br>□ 执行术后医嘱 |
| 基础护理 | □ 指导患者完成相关检查<br>□ 按时巡视病房<br>□ 认真交接班 | □ 指导患者完成术前准备<br>□ 按时巡视病房<br>□ 认真交接班 | □ 记录患者病情变化<br>□ 按时巡视病房<br>□ 认真交接班 |
| 专科护理 | □ 护理查体<br>□ 术前指导功能锻炼<br>□ 需要时，填写跌倒及压疮防范表<br>□ 需要时，请家属陪伴<br>□ 确定饮食种类<br>□ 心理护理 | □ 术前指导功能锻炼<br>□ 遵医嘱完成相关检查<br>□ 心理护理 | □ 遵医嘱予补液<br>□ 病情观察<br>□ 患者全身情况<br>□ 局部肢体血运、肿胀情况<br>□ 心理护理 |
| 重点医嘱 | □ 详见医嘱单 | □ 详见医嘱单 | □ 详见医嘱单 |
| 病情变异记录 | □ 无　□ 有，原因：<br>1.<br>2. | □ 无　□ 有，原因：<br>1.<br>2. | □ 无　□ 有，原因：<br>1.<br>2. |
| 护士签名 | | | |

| 时间 | 住院第 3~6 天<br>（术后第 1~3 天） | 住院第 4~14 天<br>（术后第 2~10 天） |
|---|---|---|
| 健康宣教 | □ 功能锻炼宣教 | □ 功能锻炼宣教<br>□ 术后复查 |
| 护理处置 | □ 指导患者功能锻炼<br>□ 术后心理，生活护理 | □ 指导患者功能锻炼<br>□ 术后心理，生活护理 |
| 基础护理 | □ 按时巡视病房<br>□ 认真交接班 | □ 按时巡视病房<br>□ 出院指导 |
| 专科护理 | □ 遵医嘱予补液<br>□ 病情观察<br>□ 患者全身情况<br>□ 局部肢体血运、肿胀情况<br>□ 心理护理<br>□ 指导功能锻炼 | □ 出院宣教<br>□ 病情观察<br>□ 患者全身情况<br>□ 局部肢体血运、肿胀情况<br>□ 心理护理<br>□ 指导功能锻炼 |
| 重点医嘱 | □ 详见医嘱单 | □ 详见医嘱单 |
| 病情变异记录 | □ 无　□ 有，原因：<br>1.<br>2. | □ 无　□ 有，原因：<br>1.<br>2. |
| 护士签名 | | |

## （三）患者表单

### 全膝关节置换临床路径患者表单

适用对象：第一诊断为膝关节骨性关节炎（ICD-10：M17），血清反应阳性类风湿关节炎（ICD-10：M05），类风湿关节炎（ICD-10：M06），膝关节僵硬（ICD-10：M25.607）
行膝关节置换术（ICD-9-CM-3：81.54）

| 患者姓名： | 性别：　　年龄：　　门诊号： | 住院号： |
|---|---|---|
| 住院日期：　　年　月　日 | 出院日期：　　年　月　日 | 标准住院日：7~14天 |

| 时间 | 入院 | 手术前 | 手术日 |
|---|---|---|---|
| 医患配合 | □ 配合询问病史、收集资料，请务必详细告知既往史、用药史、过敏史<br>□ 配合进行体格检查<br>□ 配合进行提前戒烟、戒酒<br>□ 有任何不适请告知医师 | □ 配合完善手术前相关检查、化验，如采血、留尿、心电图、X线胸片<br>□ 医师与患者及家属介绍病情及手术前签字 | □ 配合完善相关检查、化验，如采血、留尿<br>□ 配合医师进行手术 |
| 护患配合 | □ 配合测量体温、脉搏、呼吸3次，血压、体重1次<br>□ 配合完成入院护理评估（简单询问病史、过敏史、用药史）<br>□ 接受入院宣教（环境介绍、病室规定、订餐制度、贵重物品保管等）<br>□ 配合执行探视和陪伴制度<br>□ 有任何不适请告知护士 | □ 配合测量体温、脉搏、呼吸3次，询问大便次数1次<br>□ 接受手术前宣教<br>□ 接受饮食宣教<br>□ 接受药物宣教 | □ 配合测量体温、脉搏、呼吸3次，询问大便次数1次<br>□ 送手术室前，协助完成核对，带齐影像资料及用药<br>□ 返回病房后，配合接受生命体征的监测<br>□ 配合检查意识（全身麻醉者）<br>□ 配合缓解疼痛<br>□ 接受手术后宣教<br>□ 接受饮食宣教接受药物宣教<br>□ 有任何不适请告知护士 |
| 饮食 | □ 遵医嘱饮食 | □ 遵医嘱饮食 | □ 手术前禁食、禁水<br>□ 手术后，根据医嘱2小时后试饮水，无恶心、呕吐进少量流质饮食或者半流质饮食 |
| 排泄 | □ 正常排尿便 | □ 正常排尿便 | □ 正常排尿便 |
| 活动 | □ 遵医嘱活动 | □ 遵医嘱活动 | □ 遵医嘱活动 |

| 时间 | 手术后 | 出院日 |
| --- | --- | --- |
| 医患配合 | □ 配合局部检查<br>□ 配合完善术后检查，如采血、影像学等<br>□ 配合进行功能锻炼 | □ 接受出院前指导<br>□ 知道复查程序<br>□ 获取出院诊断书 |
| 护患配合 | □ 配合定时监测生命体征，每日询问大便次数<br>□ 配合检查伤口<br>□ 接受输液、服药等治疗<br>□ 接受进食、进水、排便等生活护理<br>□ 配合活动，预防皮肤压力伤<br>□ 注意活动安全，避免坠床或跌倒<br>□ 配合执行探视及陪伴 | □ 接受出院宣教<br>□ 办理出院手续<br>□ 获取出院带药<br>□ 知道服药方法、作用、注意事项<br>□ 知道复印病历程序 |
| 饮食 | □ 遵医嘱饮食 | □ 遵医嘱饮食 |
| 排泄 | □ 正常排尿便 | □ 正常排尿便 |
| 活动 | □ 遵医嘱活动 | □ 遵医嘱活动 |

## 附：原表单（2016年版）

### 全膝关节置换临床路径表单

适用对象：第一诊断为严重骨性关节炎，严重类风湿关节炎，其他原因导致的严重关节炎，严重膝关节僵直
行膝关节置换术

| 患者姓名： | 性别：　年龄：　门诊号： | 住院号： |
|---|---|---|
| 住院日期：　年　月　日 | 出院日期：　年　月　日 | 标准住院日：7~14天 |

| 时间 | 住院第1天 | 住院第2~4天<br>（术前日） | 住院第2~5天<br>（手术日） |
|---|---|---|---|
| 主要诊疗工作 | □ 完成住院志，询问病史、体格检查、初步诊断<br>□ 完成首次病程记录<br>□ 完成住院病历<br>□ 上级医师查房、术前评估、确定诊断、手术日期<br>□ 完成上级医师查房记录<br>□ 开医嘱：常规化验、检查单 | □ 上级医师查房<br>□ 继续完成检查及必要的会诊<br>□ 医师查房、手术前评估<br>□ 完成术前小结和上级医师查房记录<br>□ 签署手术知情同意书，向患者及家属交代术前注意事项<br>□ 手术准备<br>□ 麻醉医师访视患者进行评估，并签署麻醉同意书 | □ 手术：膝关节置换术<br>□ 完成手术记录和术后当天的病程记录<br>□ 交代术中情况及注意事项<br>□ 麻醉医师术后随访<br>□ 交班前医师查看术后患者情况并记录交班 |
| 重点医嘱 | **长期医嘱：**<br>□ 骨科护理常规<br>□ 二级护理<br>□ 饮食<br>□ 既往内科基础疾病用药<br>**临时医嘱：**<br>□ 血常规、尿常规；凝血功能；感染性疾病筛查；肝功能、肾功能+电解质+血糖；心肌酶；X线胸片、心电图；超声心动；肺功能<br>□ 单膝负重位X线片，双下肢全长X线片，膝关节侧位X线片<br>□ 膝关节CT及MRI（视情况而定）<br>□ 根据病情：血管超声、血气分析，请相关科室会诊 | **长期医嘱：**<br>□ 骨科护理常规<br>□ 二级护理<br>□ 饮食<br>□ 内科基础疾病用药的调整<br>**临时医嘱：**<br>□ 根据会诊要求开检查化验单<br>□ 术前医嘱：明日在____麻醉下行膝关节置换术<br>□ 术前禁食、禁水<br>□ 术前抗生素皮试<br>□ 术区备皮<br>□ 术中抗生素带入手术室<br>□ 术中抗凝药物带入手术室<br>□ 其他特殊医嘱 | **长期医嘱：**<br>□ 骨科护理常规<br>□ 一级护理<br>□ 饮食<br>□ 患肢抬高、制动<br>□ 抗生素<br>□ 抗凝药<br>□ 股神经管接镇痛泵<br>□ 镇痛药物<br>□ 内科基础疾病用药<br>**临时医嘱：**<br>□ 今日在____麻醉下行膝关节置换术<br>□ 耗材计费<br>□ 补液（必要时）<br>□ 镇痛药物<br>□ 抗生素<br>□ 伤口换药（必要时） |
| 主要护理工作 | □ 入院介绍<br>□ 完成护理评估并记录<br>□ 处理医嘱、并执行<br>□ 健康宣教<br>□ 指导患者到相关科室进行检查心电图、X线胸片等<br>□ 按时巡视病房<br>□ 认真完成交接班 | □ 常规护理<br>□ 术前心理护理（紧张、焦虑）<br>□ 术前备皮、沐浴、更衣、灌肠<br>□ 术前物品准备<br>□ 完成护理记录<br>□ 完成责任制护理记录<br>□ 认真完成交接班<br>□ 按时巡视病房 | □ 观察患者病情变化：生命体征，足背动脉搏动，患肢皮肤温度、感觉及运动情况，如有异常通知医师<br>□ 向患者交代术后注意事项<br>□ 术后生活及心理护理<br>□ 处理执行医嘱<br>□ 完成责任制护理<br>□ 按时巡视病房认真完成交接班 |

**续　表**

| 时间 | 住院第 1 天 | 住院第 2~4 天<br>（术前日） | 住院第 2~5 天<br>（手术日） |
| --- | --- | --- | --- |
| 病情变异记录 | □ 无　□ 有，原因：<br>1.<br>2. | □ 无　□ 有，原因：<br>1.<br>2. | □ 无　□ 有，原因：<br>1.<br>2. |
| 护士签名 | | | |
| 医师签名 | | | |

| 时间 | 住院第3~6天<br>（术后第1~3天） | 住院第4~14天<br>（术后第2~10天） |
|---|---|---|
| 主要诊疗工作 | □ 上级医师查房：进行患肢情况、并发症的评估<br>□ 完成日常病程记录、上级医师查房记录<br>□ 指导患者进行踝泵练习和股四头肌收缩练习，完成主动患侧直抬腿，指导患者下床<br>□ 如果血红蛋白＜8.5g/dl，并结合患者一般情况，可以给予输血400~800ml | □ 伤口换药<br>□ 复查术后X线片（膝关节正侧位、双下肢全长位）<br>□ 主管医师查房，初步确定出院日期<br>□ 完成上级医师查房记录<br>□ 完成出院总结、病历首页的书写<br>□ 提前通知患者出院时间<br>□ 向患者及家属交代出院注意项、复查时间、拆线时间和康复程序 |
| 重点医嘱 | **长期医嘱：**<br>□ 运动医学术后护理常规<br>□ 二级护理<br>□ 饮食<br>□ 抗生素<br>□ 抗凝药物<br>□ 股神经管接镇痛泵<br>□ 镇痛药物<br>□ 内科基础疾病用药<br>**临时医嘱：**<br>□ 根据情况：输血400~800ml<br>□ 伤口如果渗出，给予伤口换药 | **长期医嘱：**<br>□ 运动医学术后护理常规<br>□ 二级护理<br>□ 饮食<br>□ 抗生素<br>□ 抗凝药物<br>□ 股神经管推注局部麻醉药物<br>□ 镇痛药物<br>□ 内科基础疾病用药<br>**临时医嘱：**<br>□ 根据情况：拔除股神经管<br>□ 复查术后X线片：膝关节正侧位、双下肢全长位X线片<br>□ 伤口换药<br>□ 出院带药：抗生素和必要消炎镇痛药物 |
| 主要护理工作 | □ 协助康复医师完成下列康复：①踝泵；②股四头肌收缩和放松；③直抬腿；④下地<br>□ 协助医师伤口换药<br>□ 协助患者持拐下地行走<br>□ 处理执行医嘱<br>□ 术后心理、生活护理<br>□ 完成病情观察护理记录<br>□ 认真完成交接班 | □ 协助医师伤口换药<br>□ 协助康复医师指导患者下床活动<br>□ 出院指导<br>□ 协助家属办理出院手续 |
| 病情变异记录 | □ 无 □ 有，原因：<br>1.<br>2. | □ 无 □ 有，原因：<br>1.<br>2. |
| 护士签名 | | |
| 医师签名 | | |

# 第二十六章

# 膝内翻临床路径释义

**【医疗质量控制指标】**

指标一、术前评估。

指标二、围手术期预防性抗菌药物使用情况。

指标三、预防性抗菌药物种类选择。

指标四、首剂抗菌药物使用起始时间。

指标五、术中追加抗菌药物情况。

指标六、预防性抗菌药物停药时间。

指标七、术前进行 Caprini 血栓风险因素评估情况。

指标八、术前与术后实施预防深静脉血栓情况。

指标九、输血量。

指标十、手术后康复治疗情况。

指标十一、术后并发症与再手术情况。

指标十二、住院期间为患者提供术前、术后健康教育情况。

## 一、膝内翻行胫骨高位截骨术编码

1. 原编码

疾病名称及编码：膝关节膝内翻畸形（ICD-10：M21.103/Q74.104/E64.302）

手术操作名称及编码：胫骨高位截骨术（ICD-9-CM-3：77.2701）

2. 修改编码

疾病名称及编码：膝内翻（ICD-10：M21.104/Q74.101）

手术操作名称及编码：胫骨上端楔形截骨内固定或外固定术（ICD-9-CM-3：77.27）

## 二、临床路径检索方法

M21.104/Q74.101 伴 77.27

## 三、国家医疗保障疾病诊断相关分组（CHS-DRG）

MDCI 肌肉、骨骼疾病及功能障碍

IV1 除脊柱外先天性骨骼肌肉系统疾患

## 四、膝内翻行胫骨高位截骨术临床路径标准住院流程

### （一）适用对象

第一诊断为膝内翻（ICD-10：M21.104/Q74.101），行胫骨上端楔形截骨内固定或外固定术（ICD-9-CM-3：77.27）。

**释义**

■ 膝内翻编码参见第一部分。

■ 膝关节内翻畸形是指由于骨骼发育异常形成下肢向外的弓形，表现为双足并拢站立时双膝关节不能接触。膝关节内翻畸形多来源于胫骨近端，也可来源于胫骨中段或股骨，此处特指由于胫骨近端内翻导致的膝关节内翻畸形。

■ 胫骨上端楔形截骨术包括外侧闭合楔形截骨或内侧开放楔形截骨，多采用钢板内固定，也可因骨质等情况选择外固定。

**（二）诊断依据**

根据《临床诊疗指南·骨科分册》（中华医学会编著，人民卫生出版社，2009年），《外科学（下册）》（8年制和7年制临床医学专用教材，赵玉沛、陈孝平主编，人民卫生出版社，2015年）。

1. 病史：膝内翻畸形，伴或不伴有关节痛。
2. 体格检查：膝关节活动正常，关节稳定，内翻畸形。
3. 辅助检查：X线检查发现膝内翻畸形，内侧关节间隙无明显狭窄，X线正位片测量胫骨MPTA≤85°。

**释义**

■ 部分患者可无明显膝关节疼痛，或仅于劳累后出现，休息后可缓解。关节活动度需重点检查有无屈曲畸形，关节稳定性需重点检查有无外侧松弛及膝反屈。MPTA指胫骨近端内侧角，即胫骨平台连线与胫骨机械轴的内侧夹角。X线检查除MPTA≤85°以外，还应关注关节间隙狭窄程度及骨赘形成。

**（三）选择治疗方案的依据**

根据《临床诊疗指南·骨科分册》（中华医学会编著，人民卫生出版社，2009年），《外科学（下册）》（8年制和7年制临床医学专用教材，赵玉沛、陈孝平主编，人民卫生出版社，2015年）。

1. 膝关节内翻畸形。
2. 膝关节内侧单间室轻度病变。
3. 膝关节屈曲活动>90°。
4. 膝关节屈曲挛缩<5°。
5. 年龄一般在60岁以下。
6. 可以选择钢板内固定，也可根据具体情况选择外固定或者其他内固定形式。

**释义**

■ 膝关节内翻畸形导致内侧间室过度受力，矫正力线有利于改善应力分布。如病变同时累及外侧间室或髌股关节，矫正力线并不能缓解关节疼痛症状，故不适合进行截骨手术。膝关节活动度较小的患者多数伴有骨赘形成、关节间隙明显狭窄等较严重骨关节炎表现，亦不适合进行截骨手术。截骨手术一般选择活动量较大、年龄较轻的患者，但年龄并非绝对标准。手术一般选择钢板内固定，也可视固定的稳定情况加用石膏或支具外固定，极少数情况下（如皮肤条件太差）用外固定架固定。对于存在患侧肢体明显短缩的病例，可选择外固定架固定，同时进行肢体延长，但存在角度丢失、截骨不愈合、神经血管损伤等风险。

**（四）标准住院日≤16 天**

**释义**

■ 有条件的医院可在征得患者同意后，在门诊完成术前检查以缩短住院时间，术后观察伤口无红肿渗液、复查 X 线片及内固定物位置良好即可出院。

**（五）进入路径标准**

1. 第一诊断必须符合 ICD-10：M21. 103 /Q74. 104/E64. 302 膝内翻畸形疾病编码。
2. 膝内翻畸形、膝关节单间室受累。
3. 除外膝关节及周围感染、严重的膝关节不稳、髌股关节骨关节炎、膝关节严重屈曲畸形。
4. 当患者合并其他疾病，但住院期间不需要特殊处理也不影响第一诊断的临床路径流程实施时，可以进入路径。
5. X 线正位片测量胫骨 MPTA≤85°。

**释义**

■ 如患者同时存在外侧间室或髌股关节病变，不适合行胫骨高位截骨术。活动感染为此类手术绝对禁忌。严重的膝关节不稳、髌股关节骨关节炎及膝关节屈曲畸形患者无法在术后得到无痛、稳定、功能良好的关节，故不适合截骨手术。如 MPTA＞85°，说明胫骨近端无明显关节外内翻畸形，故不适合行胫骨高位截骨术。

**（六）术前准备（术前评估）3~5 天**

1. 必需的检查项目
（1）血常规、血型（ABO 血型+Rh 因子）、尿常规。
（2）肝功能、肾功能、凝血功能检查、感染性疾病筛查（乙型肝炎、丙型肝炎、梅毒、艾滋病）。
（3）胸部 X 线平片、心电图。
（4）手术部位 X 线检查：患侧膝关节正侧位片及双下肢站立位全长片。
2. 根据患者病情可选择的检查项目：如手术部位 CT 检查、血气分析、肺功能检查、超声心动图、双下肢血管彩色超声等。

**释义**

■ 如膝关节存在复杂畸形或可疑存在骨缺损，可行CT检查。老年、活动量小或既往有心肺疾病或血栓性疾病病史患者需有针对性选择血气分析、肺功能检查、超声心动图、双下肢血管彩色超声等。术前双下肢站立位全长片检查非常重要，通过这项检查，可以评估下肢整体力线，也可明确是否合并下肢其他部位畸形，且通过下肢全长片进行截骨量或撑开角度的术前设计更为准确。

**（七）预防性抗菌药物选择与使用时机**

1. 按照《抗菌药物临床应用指导原则（2015年版）》（国卫办医发〔2015〕43号）执行，并根据患者的病情决定抗菌药物的选择与使用时间。建议使用第一、第二代头孢菌素类，如头孢唑林、头孢呋辛，对于感染高危患者或者其他药物过敏患者，也可以使用万古霉素进行预防。
2. 术前30分钟预防性用抗菌药物；手术超过3小时加用1次抗菌药物。

**释义**

■ 骨与关节手术感染多为革兰阳性球菌，故首选第一、第二代头孢菌素类作为预防用药，不需联合用药。

■ 抗菌药物应在术前30分钟、上止血带之前输注完毕，使手术切口暴露时局部组织中已达到足以杀灭手术过程中入侵切口细菌的药物浓度。

**（八）手术日为入院第4~6天**

1. 麻醉方式：椎管内麻醉或全身麻醉。
2. 手术方式：胫骨上端楔形截骨内固定或外固定术。
3. 手术内植物：T形钢板或角钢板、U形钢板内固定，或外固定支架固定、螺钉、异体骨、人工骨。
4. 术中用药：麻醉用药、抗菌药、术中止血药物等。
（1）抗菌药物使用：按照《抗菌药物临床应用指导原则（2015年版）》（国卫办医发〔2015〕43号）执行，并根据患者的病情决定抗菌药物的选择与使用时间。建议使用第一、第二代头孢菌素类，如头孢唑林、头孢呋辛，对于感染高危患者或者其他药物过敏患者，也可以使用万古霉素进行预防。
（2）氨甲环酸可以减少术中术后出血，可以静脉使用也可以局部使用。
5. 输血：视术中具体情况而定。

**释义**

■ 应根据患者具体情况选择麻醉方式，尽可能选择全身影响小的麻醉方式。

■ 截骨方式包括外侧闭合楔形截骨和内侧开放楔形截骨，内侧开放楔形截骨对固定材料要求更高，一般采用双平面截骨以增加截骨面接触面积，如撑开角度较大，可以选择取自体髂骨植骨或人工骨植骨。截骨后一般用钢板内固定，也可用外固定架固定。截骨要求尽可能保留对侧合页，如合页保留不好建议用锁定钢板固定。

■ 氨甲环酸可有效减少骨科手术术中或术后出血，但其应用方式目前并无统一的应用方法，可局部应用，也可静脉滴注，也可两种方式合用，且并不增加术后下肢深静脉血栓的风险，不需改变术后血栓预防策略。

**（九）术后住院恢复 6~10 天**

1. 必须复查的项目：血常规、手术部位 X 线检查。
2. 必要时复查的项目：肝功能、肾功能、D-二聚体、下肢深静脉 B 超等。
3. 术后用药

（1）抗菌药物使用：按照《抗菌药物临床应用指导原则（2015 年版）》（国卫办医发〔2015〕43 号）执行，并根据患者的病情决定抗菌药物的选择与使用时间。建议使用第一、第二代头孢菌素类，如头孢唑林、头孢呋辛，过敏者可使用克林霉素。

（2）术后镇痛：参照《骨科常见疼痛的处理专家建议》（《中华骨科杂志》2008 年 1 月 . 28 卷 . 1 期）。

（3）其他药物：消肿、促骨折愈合等。

4. 功能锻炼。

**释义**

■ 术后可根据恢复情况适当缩短住院天数。

■ 至少在术后第 1 天或第 2 天复查一次血常规，以了解有无明显贫血、白细胞计数增多等异常情况。术后必须复查手术部位正侧位 X 线片，重点检查下肢力线、截骨面对合情况、内固定位置等，有条件的医院可以加做下肢全长 X 线片以更好地判断下肢力线。

■ 如患者既往有肝病或肾病病史，或术后出现少尿、下肢或眼睑水肿等情况，应复查肝功能、肾功能。如术后患肢肿胀明显，应复查 D-二聚体或下肢深静脉彩超以除外血栓形成。

■ 选择抗菌药物时要根据手术部位的常见病原菌、患者病理生理状况、抗菌药物的抗菌谱、抗菌药物的药动学特点、抗菌药物的不良反应等综合考虑。原则上应选择相对抗菌谱广、效果肯定、安全及价格相对低廉的抗菌药物。

■ 多模式镇痛可有效缓解术后疼痛，包括局部冰敷、股神经置管、口服非甾体抗炎镇痛药或复方镇痛药、单次注射哌替啶等强效镇痛药等。值得关注的是术后口服非甾体抗炎镇痛药有诱发应激性溃疡的风险。

■ 如术后肿胀明显，可口服消肿药物 1~2 周。

■ 如固定良好，应鼓励患者早期非负重活动，包括肌肉收缩、屈伸关节。单侧手术如身体情况允许可拄双拐、患肢免负重行走，双侧同时手术建议至少 6 周后拄双拐行走。

**（十）出院标准**

1. 体温正常，血常规无明显异常。
2. 伤口无感染征象、外固定针道无渗液（或可在门诊处理的伤口情况）。
3. 术后 X 线片显示截骨矫形角度及固定满意。

4. 无需要住院处理的并发症和/或合并症。

**释义**

■ 体温高应首先应考虑有无感染可能，可结合血常规、局部伤口情况及患者主诉综合分析。应当注意明显贫血、伤口局部血肿吸收也是发热的原因，但体温一般不高于39℃。

■ 出院前应仔细观察伤口情况，确定伤口无明显红肿、持续渗液方可出院。出院前还应再次确认截骨角度和固定效果满意。

**（十一）变异及原因分析**

1. 并发症：伴有其他部位损伤，如腓总神经损伤、血肿引起体温增高或感染等，导致术前检查和准备时间延长。

2. 合并症：如术前存在一些合并症如骨质疏松、糖尿病、心脑血管疾病等，截骨后合并症可能加重，需同时治疗，导致住院时间延长和住院费用增加。

3. 内植物选择：根据畸形严重程度、截骨类型可选择适当的内植物或外固定器械，可能导致治疗费用的差别。

**释义**

■ 因并发症、合并症延长住院时间或明显增加治疗费用则归类为变异，如对住院时间和治疗费用无明显影响，则不应归类于变异。

## 五、膝内翻临床路径给药方案

**【用药选择】**

1. 术前治疗基础疾病的药物应继续规律应用。

2. 术中抗菌药物应于术前30分钟滴注，骨关节感染以革兰阳性球菌为主，故首选第一、第二代头孢菌素类，若皮试阴性可选用头孢曲松。

**【药学提示】**

已知对磺胺类药物过敏患者禁用帕瑞昔布。

**【注意事项】**

术后应避免注射用非甾类镇痛药与口服非甾类镇痛药合用，以免增加胃肠道不良事件风险。

## 六、膝内翻患者护理规范

1. 一般护理：监测生命体征。监测患者术后排尿情况，及时发现并处理尿潴留。协助患者翻身，防止压疮。

2. 手术部位护理：疼痛监测。观察敷料渗血情况，妥善固定引流管，防止脱落，记录引流量及引流液性状、颜色。观察患侧肢体肿胀情况，观察并记录患侧肢体末端血运，感觉和活动。

## 七、膝内翻患者营养治疗规范

1. 营养风险筛查：①NRS 2002评分＜3分者，需1周后复筛。NRS 2002评分≥3分者，应进

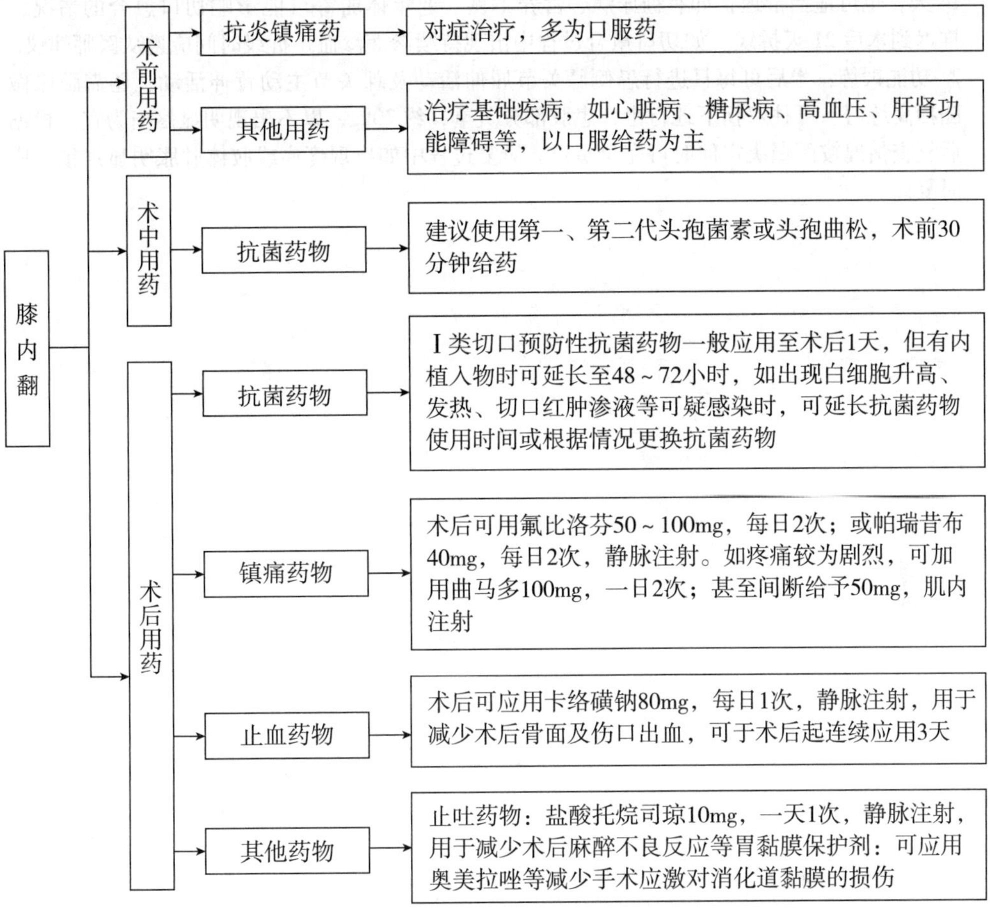


一步进行营养评估并给予积极的营养干预。②NRS 2002 评分＜3 分者，合理饮食，平衡膳食。如有内科合并症，应根据合并症的营养治疗原则给予相应治疗膳食，积极控制合并症。③NRS 2002评分≥3 分者，根据营养诊断，给予个体化营养干预。以适宜的热量、脂肪，充足的蛋白质、维生素和矿物质为原则。能量供给标准为 25～35kcal/kg 标准体重，建议根据患者年龄、性别、体重、身体活动水平个体化调整热量的摄入。碳水化合物供能比 45%～60%；蛋白质摄入量宜在 1.0～1.5g/kg 标准体重，若存在蛋白质代谢异常可酌情增加蛋白质摄入，最高至 2.0g/kg 标准体重，其中优质蛋白质不低于蛋白质总量的 1/3～1/2；脂肪供能比以 25%～35%为宜，适当提高膳食单不饱和脂肪酸及 ω-3 脂肪酸的摄入。如有内科合并症，营养素摄入应根据合并症的营养治疗原则进行调整。

2. 加速康复外科围手术期营养支持。术前予 12.5%碳水化合物饮品，术后早期恢复口服营养及补充蛋白质。推荐应用产品营养制剂以保证蛋白质摄入。术后饮食根据不同治疗时期选择饮食种类由流质饮食、半流质饮食逐步过渡至普通饮食等。饮食宜清淡，以温、热、软为佳，忌食生冷、肥甘、厚腻食物，限制刺激性食物、饮品及调味品。

3. 如经口进食量不足需要量的 50%～75%者，可提供口服营养营养补充剂，必要时给予管饲肠内营养补充或肠外营养补充。

## 八、膝内翻患者健康宣教

1. 切口管理：出院后应注意保持切口干燥，切口愈合过程中可能有少量渗血渗液，及时换药即可，如切口周围红肿疼痛，持续渗液或渗液量大，应回医院复诊。切口拆线不早于术后

14天，也可适当推迟，如有糖尿病、营养不良、老年体弱等可能影响切口愈合的情况，可推迟到术后21天拆线。如切口愈合过程中出现持续渗液渗血，拆线时间应遵从医师建议。

2. 功能锻炼：术后可每日进行患侧膝关节屈伸活动及踝关节主动背伸活动，还需卧床做直腿抬高练习。可拄双拐下地行走，患肢部分负重，约20kg，以不出现明显疼痛为宜。根据术后复查情况按医嘱决定何时可完全负重。康复过程中如出现疼痛或肢体肿胀明显加重，应及时复诊。

## 九、推荐表单

### （一）医师表单

**膝内翻胫骨高位截骨临床路径医师表单**

适用对象：第一诊断为膝内翻畸形（ICD-10：M21.104/Q74.101）

行胫骨上端楔形截骨内固定或外固定术（ICD-9-CM-3：77.27）

| 患者姓名： | 性别：　　年龄：　　门诊号： | 住院号： |
|---|---|---|
| 住院日期：　　年　月　日 | 出院日期：　　年　月　日 | 标准住院日：≤16 天 |

| 时间 | 住院第 1 天 | 住院第 2 天 | 住院第 3~5 天<br>（术前日） |
|---|---|---|---|
| 主要诊疗工作 | □ 询问病史及体格检查<br>□ 上级医师查房<br>□ 初步的诊断和治疗方案<br>□ 完成住院志、首次病程、上级医师查房等病历书写<br>□ 开检查单<br>□ 完成必要的相关科室会诊<br>□ 行患肢牵引或制动 | □ 上级医师查房与术前评估<br>□ 确定诊断和手术方案<br>□ 完成上级医师查房记录<br>□ 实施所有需要检查的项目<br>□ 收集检查结果并评估病情<br>□ 请相关科室会诊 | □ 上级医师查房，术前评估和决定手术方案<br>□ 完成上级医师查房记录等<br>□ 向患者和/或家属交代围手术期注意事项并签署手术知情同意书、输血同意书、委托书（患者本人不能签字时）、自费用品协议书<br>□ 麻醉医师查房并与患者和/或家属交代麻醉注意事项并签署麻醉知情同意书<br>□ 完成各项术前准备 |
| 重点医嘱 | **长期医嘱：**<br>□ 骨科护理常规<br>□ 一级/二级护理<br>□ 饮食<br>**临时医嘱：**<br>□ 血常规、血型、尿常规<br>□ 凝血功能<br>□ 肝功能、肾功能<br>□ 感染性疾病筛查<br>□ 患侧膝关节正侧位片及双下肢站立位全长片<br>□ 胸部 X 线平片、心电图<br>□ 股骨全长正侧位（必要时）<br>□ 根据病情：下肢血管超声、肺功能、超声心动图、血气分析 | **长期医嘱：**<br>□ 骨科护理常规<br>□ 一级/二级护理<br>□ 饮食<br>□ 患者既往内科基础疾病用药<br>**临时医嘱：**<br>□ 根据会诊科室要求安排检查和检验<br>□ 镇痛等对症处理 | **长期医嘱：**<br>同前日<br>□ **临时医嘱：**<br>□ 术前医嘱：明日在椎管内麻醉或全身麻醉下行胫骨上端楔形截骨内固定或外固定术<br>□ 术前禁食、禁水<br>□ 术前用抗菌药物皮试<br>□ 术前留置导尿管（必要时）<br>□ 术区备皮（必要时）<br>□ 配血（必要时）<br>□ 其他特殊医嘱 |
| 病情变异记录 | □ 无　□ 有，原因：<br>1.<br>2. | □ 无　□ 有，原因：<br>1.<br>2. | □ 无　□ 有，原因：<br>1.<br>2. |
| 医师签名 | | | |

| 时间 | 住院第 4~6 天<br>（手术日） | 住院第 5~7 天<br>（术后第 1 天） | 住院第 6~8 天<br>（术后第 2 天） |
| --- | --- | --- | --- |
| 主要诊疗工作 | □ 手术<br>□ 向患者和/或家属交代手术过程概况及术后注意事项<br>□ 术者完成手术记录<br>□ 完成术后病程<br>□ 上级医师查房<br>□ 麻醉医师查房<br>□ 观察有无术后并发症并作出相应处理 | □ 上级医师查房<br>□ 完成常规病程记录<br>□ 观察伤口、引流量、体温、生命体征情况等并作出相应处理 | □ 上级医师查房<br>□ 完成病程记录<br>□ 拔除引流管，伤口换药<br>□ 指导患者功能锻炼 |
| 重点医嘱 | **长期医嘱：**<br>□ 骨科术后护理常规<br>□ 一级护理<br>□ 饮食<br>□ 患肢抬高<br>□ 留置引流管并记引流量（病情需要时）<br>□ 抗菌药物<br>□ 其他特殊医嘱<br>**临时医嘱：**<br>□ 今日在椎管内麻醉或全身麻醉下行胫骨上端楔形截骨内固定或外固定术<br>□ 心电监测、吸氧（根据病情需要）<br>□ 补液<br>□ 胃黏膜保护剂（必要时）<br>□ 止吐、镇痛等对症处理<br>□ 急查血常规<br>□ 输血（根据病情需要） | **长期医嘱：**<br>□ 骨科术后护理常规<br>□ 一级护理<br>□ 饮食<br>□ 患肢抬高<br>□ 留置引流管并记引流量（必要时）<br>□ 抗菌药物<br>□ 其他特殊医嘱<br>**临时医嘱：**<br>□ 复查血常规（必要时）<br>□ 输血及/或补晶体、胶体液（根据病情需要）<br>□ 换药<br>□ 镇痛等对症处理 | **长期医嘱：**<br>□ 骨科术后护理常规<br>□ 一级护理<br>□ 饮食<br>□ 患肢抬高<br>□ 抗菌药物<br>□ 其他特殊医嘱<br>**临时医嘱：**<br>□ 复查血常规（必要时）<br>□ 输血及或补晶体、胶体液（必要时）<br>□ 换药，拔引流管<br>□ 镇痛等对症处理 |
| 病情变异记录 | □ 无　□ 有，原因：<br>1.<br>2. | □ 无　□ 有，原因：<br>1.<br>2. | □ 无　□ 有，原因：<br>1.<br>2. |
| 医师签名 | | | |

| 时间 | 住院第 7~9 天<br>（术后第 3 天） | 住院第 8~10 天<br>（术后第 4 天） | 住院第 9~16 天<br>（出院日） |
|---|---|---|---|
| 主要诊疗工作 | □ 上级医师查房<br>□ 住院医师完成病程记录<br>□ 伤口换药（必要时）<br>□ 指导/辅助患者床上功能锻炼<br>□ 指导/辅助患者坐床边<br>□ 指导/辅助患者下地站立（部分负重） | □ 上级医师查房<br>□ 住院医师完成病程记录<br>□ 伤口换药（必要时）<br>□ 指导/辅助患者从床上至下地功能锻炼 | □ 上级医师查房，进行手术及伤口评估，确定有无手术并发症和切口愈合不良情况，明确是否出院<br>□ 完成出院志、病案首页、出院诊断证明书等病历<br>□ 向患者交代出院后的康复锻炼及注意事项，如复诊的时间、地点，发生紧急情况时的处理等 |
| 重点医嘱 | **长期医嘱：**<br>□ 骨科术后护理常规<br>□ 二级护理<br>□ 饮食<br>□ 患肢抬高外展中立位<br>□ 抗菌药物：如体温正常，伤口情况良好，无明显红肿时可以停止抗菌药物治疗<br>□ 抗凝<br>□ 下肢静脉泵（酌情）<br>□ 其他特殊医嘱<br>**临时医嘱：**<br>□ 复查血常规、尿常规、生化（必要时）<br>□ 补液（必要时）<br>□ 换药（必要时）<br>□ 镇痛等对症处理 | **长期医嘱：**<br>□ 骨科术后护理常规<br>□ 二级护理<br>□ 饮食<br>□ 抗菌药物：如体温正常，伤口情况良好，无明显红肿时可以停止抗菌药物治疗<br>□ 抗凝<br>□ 其他特殊医嘱<br>□ **临时医嘱：**<br>□ 复查血常规、尿常规、生化（必要时）<br>□ 补液（必要时）<br>□ 换药（必要时）<br>□ 镇痛等对症处理 | **出院医嘱：**<br>□ 出院带药<br>□ 嘱____天后拆线换药（根据伤口愈合情况，预约拆线时间）<br>□ 1 个月后门诊或康复科复查<br>□ 不适随诊 |
| 病情变异记录 | □ 无　□ 有，原因：<br>1.<br>2. | □ 无　□ 有，原因：<br>1.<br>2. | □ 无　□ 有，原因：<br>1.<br>2. |
| 医师签名 | | | |

## （二）护士表单

### 膝内翻胫骨高位截骨临床路径护士表单

适用对象：第一诊断为膝内翻畸形（ICD-10：M21.104/Q74.101）
行胫骨上端楔形截骨内固定或外固定术（ICD-9-CM-3：77.27）

| | | |
|---|---|---|
| 患者姓名： | 性别： 年龄： 住院号： | 门诊号： |
| 住院日期： 年 月 日 | 出院日期： 年 月 日 | 标准住院日：≤16天 |

| 时间 | 住院第1天 | 住院第2天 | 住院第3~5天<br>（术前日） |
|---|---|---|---|
| 健康宣教 | 入院宣教：<br>□ 介绍主管医师、护士<br>□ 介绍环境、设施<br>□ 介绍住院注意事项<br>□ 介绍探视和陪伴制度<br>□ 介绍贵重物品制度 | □ 告知术前检查注意事项 | 术前宣教：<br>□ 告知术前准备及术后注意事项<br>□ 告知术后饮食<br>□ 加强沟通，减轻患者紧张情绪 |
| 护理处置 | □ 核对患者，佩戴腕带<br>□ 建立入院护理病历<br>□ 协助患者留取各种标本<br>□ 协助患者完成各项检查 | □ 协助患者完成各项检查<br>□ 遵医嘱监测血压、血糖 | □ 遵医嘱完成各项术前准备 |
| 基础护理 | 二级护理：<br>□ 晨晚间护理<br>□ 排泄管理<br>□ 患者安全管理 | 二级护理：<br>□ 晨晚间护理<br>□ 排泄管理<br>□ 患者安全管理 | 二级护理：<br>□ 晨晚间护理<br>□ 排泄管理<br>□ 患者安全管理 |
| 专科护理 | □ 护理查体<br>□ 病情观察<br>□ 需要时，填写跌倒及压疮防范表<br>□ 需要时，请家属陪伴<br>□ 确定饮食种类<br>□ 心理护理 | □ 病情观察<br>□ 遵医嘱完成相关检查<br>□ 心理护理<br>□ 指导手术切口周围皮肤清洁 | □ 护理查体<br>□ 心理护理 |
| 重点医嘱 | □ 详见医嘱执行单 | □ 详见医嘱执行单 | □ 详见医嘱执行单 |
| 病情变异记录 | □ 无 □ 有，原因：<br>1.<br>2. | □ 无 □ 有，原因：<br>1.<br>2. | □ 无 □ 有，原因：<br>1.<br>2. |
| 护士签名 | | | |

| 时间 | 住院第 4~6 天<br>(手术日) | 住院第 5~7 天<br>(术后第 1 天) | 住院第 6~8 天<br>(术后第 2 天) |
|---|---|---|---|
| 健康宣教 | **手术当日宣教:**<br>□ 告知患者术前及术后禁食要求<br>□ 指导患者开始术后功能锻炼 | **手术后宣教:**<br>□ 指导术后功能锻炼<br>□ 指导术后用药 | **手术后宣教:**<br>□ 指导术后功能锻炼<br>□ 指导术后用药 |
| 护理处置 | □ 送患者，核对患者资料及术中带药<br>□ 接患者，核对患者资料，监测生命体征，检查引流管通常情况 | □ 监测并记录生命体征<br>□ 记录引流量<br>□ 监测血糖（必要时） | □ 监测并记录生命体征<br>□ 记录引流量<br>□ 监测血糖（必要时） |
| 基础护理 | **一级护理:**<br>□ 晨晚间护理<br>□ 排泄管理<br>□ 患者安全管理 | **一级/二级护理:**<br>□ 晨晚间护理<br>□ 排泄管理<br>□ 患者安全管理 | **二级护理:**<br>□ 晨晚间护理<br>□ 排泄管理<br>□ 患者安全管理 |
| 专科护理 | □ 遵医嘱补液、抗炎等治疗<br>□ 检查肢体活动和血运 | □ 病情观察<br>□ 协助医师进行伤口管理<br>□ 护理查体<br>□ 心理护理 | □ 病情观察<br>□ 协助医师进行伤口管理<br>□ 护理查体<br>□ 心理护理 |
| 重点医嘱 | □ 详见医嘱执行单 | □ 详见医嘱执行单 | □ 详见医嘱执行单 |
| 病情变异记录 | □ 无 □ 有，原因:<br>1.<br>2. | □ 无 □ 有，原因:<br>1.<br>2. | □ 无 □ 有，原因:<br>1.<br>2. |
| 护士签名 | | | |

| 时间 | 住院第 7~9 天<br>（术后第 3 天） | 住院第 8~10 天<br>（术后第 4 天） | 住院第 9~16 天<br>（出院日） |
|---|---|---|---|
| 健康宣教 | **手术后宣教：**<br>□ 指导术后功能锻炼<br>□ 指导术后用药 | **手术后宣教：**<br>□ 指导术后功能锻炼<br>□ 指导术后用药 | **出院宣教：**<br>□ 告知复查时间及流程<br>□ 告知居家康复方法<br>□ 告知服药方法<br>□ 指导办理出院手续 |
| 护理处置 | □ 测量并记录生命体征<br>□ 监测血糖（必要时） | □ 测量并记录生命体征<br>□ 监测血糖（必要时） | □ 办理出院手续<br>□ 指导并协助患者转运 |
| 基础护理 | **二级护理：**<br>□ 晨晚间护理<br>□ 排泄管理<br>□ 患者安全管理 | **一级/二级护理：**<br>□ 晨晚间护理<br>□ 排泄管理<br>□ 患者安全管理 | **二级护理：**<br>□ 患者安全管理 |
| 专科护理 | □ 病情观察<br>□ 协助医生进行伤口管理<br>□ 护理查体<br>□ 心理护理 | □ 病情观察<br>□ 协助医生进行伤口管理<br>□ 护理查体<br>□ 心理护理 | □ 病情观察<br>□ 伤口愈合情况<br>□ 出院指导<br>□ 心理护理 |
| 重点医嘱 | □ 详见医嘱执行单 | □ 详见医嘱执行单 | □ 详见医嘱执行单 |
| 病情变异记录 | □ 无 □ 有，原因：<br>1.<br>2. | □ 无 □ 有，原因：<br>1.<br>2. | □ 无 □ 有，原因：<br>1.<br>2. |
| 护士签名 | | | |

## （三）患者表单

### 膝内翻胫骨高位截骨临床路径患者表单

适用对象：第一诊断为膝内翻畸形（ICD-10：M21.104/Q74.101）
行胫骨上端楔形截骨内固定或外固定术（ICD-9-CM-3：77.27）

| | | |
|---|---|---|
| 患者姓名： | 性别：　年龄：　住院号： | 门诊号： |
| 住院日期：　年　月　日 | 出院日期：　年　月　日 | 标准住院日：≤16 天 |

| 时间 | 入院 | 术前 | 手术日 |
|---|---|---|---|
| 医患配合 | □ 配合询问病史、收集资料，详细告知既往史、用药史、过敏史<br>□ 配合进行体格检查<br>□ 完成术前各项检查及抽血化验 | □ 医生与患者及家属交代病情、手术方案，签署手术同意书等相关文书 | □ 按医嘱禁食、禁水<br>□ 配合麻醉医师进行麻醉<br>□ 手术时配合医师摆体位<br>□ 术中及术后不适及时告知医师 |
| 护患配合 | □ 配合测量体温、脉搏、呼吸、血压、身高、体重<br>□ 配合完成入院护理评估单（简单询问病史、过敏史、用药史）<br>□ 接受入院宣教（环境介绍、病室规定、订餐制度、贵重物品保管等）<br>□ 配合执行探视和陪伴制度 | □ 配合完成各项术前准备，备皮、抗生素皮试等<br>□ 配合标记手术侧别<br>□ 配合护士进行术前心理护理 | □ 配合进行术后各项生命体征监测<br>□ 配合查看肢体血运、活动、感觉等情况<br>□ 配合查看敷料包扎情况 |
| 饮食 | □ 正常饮食，或遵医嘱低糖、低盐饮食 | □ 正常饮食，或遵医嘱低糖、低盐饮食 | □ 术前禁饮食，术后 6 小时内禁饮食 |
| 排泄 | □ 正常排尿便 | □ 正常排尿便 | □ 床上排尿便 |
| 活动 | □ 正常活动 | □ 正常活动 | □ 适当活动，注意休息 |

| 时间 | 术后 | 出院日 |
|---|---|---|
| 医患配合 | □ 配合进行伤口换药<br>□ 遵医嘱进行功能锻炼 | □ 接受出院指导、康复方案等<br>□ 知道复查时间和程序<br>□ 获取诊断证明书 |
| 护患配合 | □ 配合生命体征监测<br>□ 配合术后抽血化验<br>□ 完成术后 X 线检查<br>□ 完成下肢深静脉彩超检查（必要时） | □ 接受出院宣教<br>□ 办理出院手续<br>□ 获取出院带药<br>□ 了解服药方法、作用、注意事项<br>□ 知道病历复印程序 |
| 饮食 | □ 正常饮食，或遵医嘱低糖、低盐饮食，避免油腻食物 | □ 正常饮食，或遵医嘱低糖、低盐饮食，避免油腻食物 |
| 排泄 | □ 正常排尿便 | □ 正常排尿便 |
| 活动 | □ 拄拐活动，部分负重 | □ 拄拐活动，部分负重 |

## 附：原表单（2019 年版）

### 膝内翻胫骨高位截骨临床路径表单

适用对象：第一诊断为膝内翻畸形（ICD-10：M21.104/Q74.101）

行胫骨上端楔形截骨内固定或外固定术（ICD-9-CM-3：77.27）

| 患者姓名： | 性别：　　年龄：　　门诊号： | 住院号： |
|---|---|---|
| 住院日期：　　年　月　日 | 出院日期：　　年　月　日 | 标准住院日：≤16 天 |

| 时间 | 住院第 1 天 | 住院第 2 天 | 住院第 3~5 天<br>（术前日） |
|---|---|---|---|
| 主要诊疗工作 | □ 询问病史及体格检查<br>□ 上级医师查房<br>□ 初步的诊断和治疗方案<br>□ 完成住院志、首次病程、上级医师查房等病历书写<br>□ 开检查单<br>□ 完成必要的相关科室会诊<br>□ 行患肢牵引或制动 | □ 上级医师查房与术前评估<br>□ 确定诊断和手术方案<br>□ 完成上级医师查房记录<br>□ 实施所有需要检查的项目<br>□ 收集检查结果并评估病情<br>□ 请相关科室会诊 | □ 上级医师查房，术前评估和决定手术方案<br>□ 完成上级医师查房记录等<br>□ 向患者和/或家属交代围手术期注意事项并签署手术知情同意书、输血同意书、委托书（患者本人不能签字时）、自费用品协议书<br>□ 麻醉医师查房并与患者和/或家属交代麻醉注意事项并签署麻醉知情同意书<br>□ 完成各项术前准备 |
| 重点医嘱 | **长期医嘱：**<br>□ 骨科护理常规<br>□ 一级/二级护理<br>□ 饮食<br>**临时医嘱：**<br>□ 血常规、血型、尿常规<br>□ 凝血功能<br>□ 肝功能、肾功能<br>□ 感染性疾病筛查<br>□ 患侧膝关节正侧位片及双下肢站立位全长片<br>□ 胸部 X 线平片、心电图<br>□ 股骨全长正侧位（必要时）<br>□ 根据病情：下肢血管超声、肺功能、超声心动图、血气分析 | **长期医嘱：**<br>□ 骨科护理常规<br>□ 一级/二级护理<br>□ 饮食<br>□ 患者既往内科基础疾病用药<br>**临时医嘱：**<br>□ 根据会诊科室要求安排检查和检验<br>□ 镇痛等对症处理 | **长期医嘱：**<br>同前日<br>□ **临时医嘱：**<br>□ 术前医嘱：明日在椎管内麻醉或全身麻醉下行胫骨上端楔形截骨内固定或外固定术<br>□ 术前禁食、禁水<br>□ 术前用抗菌药物皮试<br>□ 术前留置导尿管（必要时）<br>□ 术区备皮（必要时）<br>□ 配血（必要时）<br>□ 其他特殊医嘱 |
| 主要护理工作 | □ 入院介绍（病房环境、设施等）<br>□ 入院护理评估 | □ 观察患者病情变化<br>□ 心理和生活护理 | □ 做好备皮等术前准备<br>□ 提醒患者术前禁食、禁水<br>□ 术前心理护理 |
| 病情变异记录 | □ 无　□ 有，原因：<br>1.<br>2. | □ 无　□ 有，原因：<br>1.<br>2. | □ 无　□ 有，原因：<br>1.<br>2. |
| 护士签名 | | | |
| 医师签名 | | | |

| 时间 | 住院第 4~6 天<br>（手术日） | 住院第 5~7 天<br>（术后第 1 天） | 住院第 6~8 天<br>（术后第 2 天） |
|---|---|---|---|
| 主要诊疗工作 | □ 手术<br>□ 向患者和/或家属交代手术过程概况及术后注意事项<br>□ 术者完成手术记录<br>□ 完成术后病程<br>□ 上级医师查房<br>□ 麻醉医师查房<br>□ 观察有无术后并发症并作出相应处理 | □ 上级医师查房<br>□ 完成常规病程记录<br>□ 观察伤口、引流量、体温、生命体征情况等并作出相应处理 | □ 上级医师查房<br>□ 完成病程记录<br>□ 拔除引流管，伤口换药<br>□ 指导患者功能锻炼 |
| 重点医嘱 | **长期医嘱：**<br>□ 骨科术后护理常规<br>□ 一级护理<br>□ 饮食<br>□ 患肢抬高<br>□ 留置引流管并记引流量（病情需要时）<br>□ 抗菌药物<br>□ 其他特殊医嘱<br>**临时医嘱：**<br>□ 今日在椎管内麻醉或全身麻醉下行胫骨上端楔形截骨内固定或外固定术<br>□ 心电监测、吸氧（根据病情需要）<br>□ 补液<br>□ 胃黏膜保护剂（必要时）<br>□ 止吐、镇痛等对症处理<br>□ 急查血常规<br>□ 输血（根据病情需要） | **长期医嘱：**<br>□骨科术后护理常规<br>□ 一级护理<br>□ 饮食<br>□ 患肢抬高<br>□ 留置引流管并记引流量（必要时）<br>□ 抗菌药物<br>□ 其他特殊医嘱<br>**临时医嘱：**<br>□ 复查血常规（必要时）<br>□ 输血及/或补晶体、胶体液（根据病情需要）<br>□ 换药<br>□ 镇痛等对症处理 | **长期医嘱：**<br>□ 骨科术后护理常规<br>□ 一级护理<br>□ 饮食<br>□ 患肢抬高<br>□ 抗菌药物<br>□ 其他特殊医嘱<br>**临时医嘱：**<br>□ 复查血常规（必要时）<br>□ 输血及或补晶体、胶体液（必要时）<br>□ 换药，拔引流管<br>□ 镇痛等对症处理 |
| 主要护理工作 | □ 观察患者病情变化并及时报告医师<br>□ 术后心理与生活护理<br>□ 指导术后患者功能锻炼 | □ 观察患者病情并做好引流量等相关记录<br>□ 术后心理与生活护理<br>□ 指导术后患者功能锻炼 | □ 观察患者病情变化<br>□ 术后心理与生活护理<br>□ 指导术后患者功能锻炼 |
| 病情变异记录 | □ 无 □ 有，原因：<br>1.<br>2. | □ 无 □ 有，原因：<br>1.<br>2. | □ 无 □ 有，原因：<br>1.<br>2. |
| 护士签名 | | | |
| 医师签名 | | | |

| 时间 | 住院第 7~9 天<br>（术后第 3 天） | 住院第 8~10 天<br>（术后第 4 天） | 住院第 9~16 天<br>（出院日） |
|---|---|---|---|
| 主要诊疗工作 | □ 上级医师查房<br>□ 住院医师完成病程记录<br>□ 伤口换药（必要时）<br>□ 指导/辅助患者床上功能锻炼<br>□ 指导/辅助患者坐床边<br>□ 指导/辅助患者下地站立（部分负重） | □ 上级医师查房<br>□ 住院医师完成病程记录<br>□ 伤口换药（必要时）<br>□ 指导/辅助患者从床上至下地功能锻炼 | □ 上级医师查房，进行手术及伤口评估，确定有无手术并发症和切口愈合不良情况，明确是否出院<br>□ 完成出院志、病案首页、出院诊断证明书等病历<br>□ 向患者交代出院后的康复锻炼及注意事项，如复诊的时间、地点，发生紧急情况时的处理等 |
| 重点医嘱 | **长期医嘱：**<br>□ 骨科术后护理常规<br>□ 二级护理<br>□ 饮食<br>□ 患肢抬高外展中立位<br>□ 抗菌药物：如体温正常，伤口情况良好，无明显红肿时可以停止抗菌药物治疗<br>□ 抗凝<br>□ 下肢静脉泵（酌情）<br>□ 其他特殊医嘱<br>**临时医嘱：**<br>□ 复查血常规、尿常规、生化（必要时）<br>□ 补液（必要时）<br>□ 换药（必要时）<br>□ 镇痛等对症处理 | **长期医嘱：**<br>□ 骨科术后护理常规<br>□ 二级护理<br>□ 饮食<br>□ 抗菌药物：如体温正常，伤口情况良好，无明显红肿时可以停止抗菌药物治疗<br>□ 抗凝<br>□ 其他特殊医嘱<br>**临时医嘱：**<br>□ 复查血常规、尿常规、生化（必要时）<br>□ 补液（必要时）<br>□ 换药（必要时）<br>□ 镇痛等对症处理 | **出院医嘱：**<br>□ 出院带药<br>□ 嘱____ 天后拆线换药（根据伤口愈合情况，预约拆线时间）<br>□ 1 月后门诊或康复科复查<br>□ 不适随诊 |
| 主要护理工作 | □ 观察患者病情变化<br>□ 术后心理与生活护理<br>□ 指导患者功能锻炼 | □ 观察患者病情变化<br>□ 指导患者功能锻炼<br>□ 术后心理和生活护理 | □ 指导患者办理出院手续<br>□ 出院宣教 |
| 病情变异记录 | □ 无　□ 有，原因：<br>1.<br>2. | □ 无　□ 有，原因：<br>1.<br>2. | □ 无　□ 有，原因：<br>1.<br>2. |
| 护士签名 | | | |
| 医师签名 | | | |

# 第二十七章

# 重度膝关节骨关节炎临床路径释义

【医疗质量控制指标】

指标一、实施手术前的评估与术前准备。

指标二、预防性抗菌药物选择与应用时机。

指标三、预防手术后深静脉血栓形成。

指标四、术后康复治疗。

指标五、内科原有疾病治疗。

指标六、手术后并发症治疗。

指标七、为患者提供膝关节置换术的健康教育。

指标八、切口Ⅰ/甲愈合。

指标九、患者住院天数与住院费用。

## 一、重度膝关节骨关节炎编码

疾病名称及编码：重度膝关节骨关节炎（ICD-10：M17）

手术操作名称及编码：全膝关节置换术（ICD-9-CM-3：81.54）

## 二、临床路径检索方法

M17 伴（81.54）

## 三、国家医疗保障疾病诊断相关分组（CHS-DRG）

MDCI　肌肉、骨骼疾病及功能障碍

IU1　骨病及其他关节病

IC2　髋、肩、膝、肘和踝关节置换术

## 四、重度膝关节骨关节炎临床路径标准住院流程

### （一）适用对象

第一诊断为重度膝关节骨关节炎（ICD-10：M17），行全膝关节置换术（ICD-9-CM-3：81.54）。

**释义**

■ 重度膝关节骨关节炎：膝关节是骨关节炎最常累及的大关节之一，该病可有关节面损伤、半月板撕裂、韧带不稳定、关节存在畸形等易感因素。当膝关节骨关节炎进一步进展，膝关节负重活动时出现明显的疼痛，有膝关节活动受限，伴有明显的膝内、外翻等畸形时，可诊断为重度膝关节骨关节炎。

■ 全膝关节置换术作为治疗膝关节骨关节炎的手术治疗方法之一，能为患者带来很可靠的治疗效果。

■ 适用对象需同时满足：①重度膝关节骨关节炎；②接受全膝关节置换术。

### （二）诊断依据

根据《临床诊疗指南·骨科分册》（中华医学会编著，人民卫生出版社，2009 年），《骨关节炎诊治指南（2018 年版）》[ 中华医学会骨科学分会关节外科学组. 中华骨科杂志，2018，6，38（12）]，《现代人工关节外科学》（吕厚山，人民卫生出版社，2006 年）。

1. 病史：膝关节间断疼痛多年，近期加重伴活动受限。

2. 体检有明确体征：膝关节肿胀、出现屈曲挛缩及内翻或者外翻畸形，膝关节活动度不同程度受限，过屈过伸时疼痛明显。

3. 辅助检查：膝关节负重位 X 线片可见明显的髌股关节病变，内侧、外侧或双侧关节间隙明显变窄或消失。

**释义**

■ 病史采集和骨科查体是诊断膝关节骨关节炎的初步依据。患者常有膝关节疼痛，常与活动相关，休息可缓解，但重度关节炎患者可有静息痛和夜间痛。

■ X 线片是诊断该病的必备检查，可根据以下几方面明确诊断：①膝关节内外侧关节间隙不对称狭窄；②软骨下骨硬化带形成；③软骨下骨囊性变；④骨赘形成。

■ 鉴别诊断：本病需与其他膝关节疾病，如类风湿关节炎、膝关节感染、痛风等相鉴别。

### （三）治疗方案的选择及依据

根据《临床诊疗指南·骨科分册》（中华医学会编著，人民卫生出版社，2009 年），《骨关节炎诊治指南（2018 年版）》[ 中华医学会骨科学分会关节外科学组. 中华骨科杂志，2018，6，38（12）]，《现代人工关节外科学》（吕厚山，人民卫生出版社，2006 年）。

1. 无全身或局部的近期感染。

2. 无严重的合并症。

3. 膝关节病变影响术前生活质量及活动水平。

**释义**

■ 膝关节骨关节炎的治疗包括 3 方面：一方面，患者首先需要改变生活方式，包括减少爬山、爬楼梯等对关节负担重的活动，也可以使用辅助助行器具，包括助行器、腋拐、手杖等。另一方面，可以口服营养软骨药、口服 NSAIDs、口服镇痛药、局部外敷药等对症治疗。如以上治疗均不能缓解患者症状，可考虑行全膝关节置换术。

■ 当患者存在全身感染或局部感染（如牙周炎、足癣等）时，致病菌可通过血液循环到达假体周围，造成灾难性的后果——假体周围感染。所以在选择治疗方案和手术时机时应除外全身或局部近期感染，必要时应延迟手术。

■ 膝关节置换术要求患者具备良好的全身情况，以耐受手术。如患者有严重的心、肺、肝、肾等重要脏器的基础疾病，则会大大增加手术的风险和术后并发症的发生率，故在选择治疗方案时应权衡利弊。

■ 由于膝关节骨关节炎的病理改变会对患者活动产生不同程度的影响，因而术前的生活质量和活动水平为选择治疗方案的重要参考因素，应客观评估，以明确手术的必要性。

### （四）标准住院日 14~20 天

**释义**

■ 重度膝关节骨关节炎患者入院后，术前准备 3~5 天，在第 4~6 日接受手术，术后恢复 10~14 天出院。总住院时间不超过 20 天均符合路径要求。

■ 如果具备条件，可以在患者入院前在门诊完善相关术前化验及影像学检查，并在麻醉科门诊评估患者全身情况，安排入院后尽早接受手术，以尽量减少患者住院时间。

### （五）进入路径标准

1. 第一诊断必须符合 ICD-10：M17 重度膝关节骨关节炎疾病编码。
2. 当患有其他疾病时，但在住院期间不需要特殊处理也不影响第一诊断的临床路径流程实施时，可以进入路径。

**释义**

■ 进入本路径的患者第一诊断为重度膝关节骨关节炎。

■ 入院后常规检查发现以往没有发现的疾病或既往有基础病（如高血压、冠心病、糖尿病、肝功能不全、肾功能不全等），经系统评估后对骨关节炎的诊断治疗无特殊影响，仅需要药物维持治疗者，可进入本路径。但可能会增加医疗费用，延长住院时间。

■ 经入院常规检查发现既往没有发现的疾病，而该疾病对患者健康的影响比膝关节骨关节炎更严重，或者该疾病可能影响手术实施，增加麻醉和手术风险，影响预后，则应优先考虑治疗该种疾病，暂且不宜进入路径。例如：较严重的高血压、糖尿病、心功能不全、肝功能不全、肾功能不全、凝血功能障碍等。

### （六）术前准备 3~5 天

1. 必需的检查项目
（1）血常规、尿常规。
（2）肝功能、肾功能、电解质、血糖、血脂。
（3）红细胞沉降率、C 反应蛋白。
（4）凝血功能。
（5）感染性疾病筛查（乙型肝炎、丙型肝炎、梅毒、艾滋病等）。
（6）X 线胸片、心电图。
（7）双侧膝关节正侧位 X 线片及髌骨轴位片。
2. 根据患者病情可选择
（1）必要时行负重位 X 线片或双下肢全长片。
（2）超声心动图、血气和肺功能、动态心电图和血压监测。
（3）腰椎或颈椎正侧位 X 线片、MRI 检查（病史或体检提示有脊柱病变者）。
（4）术前配血。
（5）有相关疾病者及时请相关科室会诊。

（6）术前药物治疗，如患者术前合并贫血，可提前使用促红细胞生成素（EPO）来减少术后输血率。

**释义**

■ 必查项目是确保手术治疗安全、有效开展的基础，在术前必须完成。相关人员应认真分析检查结果，以便及时发现异常情况并采取对应处置。

■ 血常规、尿常规是最基本的常规检查，每个进入本路径的患者均需完成；肝功能、肾功能、电解质、血糖、血脂、凝血功能、心电图、X 线胸片主要是评估有无基础病，可能会影响到住院时间、费用以及治疗预后；血型、Rh 因子、感染性疾病筛查主要用于输血前准备；红细胞沉降率、CRP 是骨关节感染的敏感指标，可以用于术前排除膝关节感染，或为术后评估感染情况提供基线值；双膝关节 X 线检查是评估病情严重程度的重要依据。

■ 目前，负重位 X 线片和双下肢全长片在一些医院已经作为术前的常规检查项目，可以更准确地了解病变程度、下肢力线等情况，并对于术中截骨角度的确定有重要意义。脊柱的影像学检查可以帮助排查膝关节的症状是否是脊柱疾病引起。

■ 通常年龄较大，或有明确心、肺等系统基础疾病的患者，术前应行超声心动图、动态心电图、动态血压、血气分析、肺功能等检查，以明确合并症的严重程度及对手术风险的影响，必要时需请相关科室会诊协助诊治。

■ 术前配血是为术中及术后输血做准备。对于术前检查血色素较低的患者可以给与术前促红细胞生成素提前进行贫血治疗，提升血色素，增加有效循环血量，减少术后输血率。

## （七）选择用药

1. 抗菌药物：按照《抗菌药物临床应用指导原则（2016 年版）》（国卫办医发〔2015〕43 号）执行。并根据患者的病情决定抗菌药物的选择与使用时间。建议使用第一、第二代头孢菌素类，如头孢唑林、头孢呋辛，如为高危患者，或者对头孢类抗菌药过敏，也可直接使用万古霉素。抗菌药使用时间一般为术前 30 分钟，如使用万古霉素一般为术前 1 小时。
2. 止血药物：氨甲环酸。目前的研究提示，氨甲环酸的使用可以显著减少出血，并且不增加术后血栓的风险。

**释义**

■ 人工全膝关节置换术属于I类切口手术，但该手术涉及关节内操作，且需要植入内植物，一旦发生感染可导致严重后果。因此需参照上述原则预防性应用抗菌药物。

■ 人工全膝关节置换术本身手术较大，术中出血及术后隐形失血总量高，因而根据既往大量询证医学证据，建议术中、术后使用氨甲环酸减少手术所造成的失血，在不增加术后血栓发生率的前提下，减少出血。

## （八）手术日为入院第 3~5 天

1. 麻醉方式：神经阻滞麻醉、椎管内麻醉或全身麻醉。
2. 手术方式：全膝关节置换术。

3. 手术内植物：人工膝关节假体、骨水泥、螺钉、金属填充块。
4. 输血：视术中放松止血带后出血情况而定。

**释义**

■ 麻醉方式需要根据医院的条件、患者的基础心肺功能、患者要求等情况进行选择。如果患者有严重的心肺基础合并症，应尽量选择椎管内麻醉等对患者全身影响较少的麻醉方式，并鼓励采用围手术期多模式镇痛的方式，减少吗啡等阿片类药物的用药量。

■ 手术内植物的选择需根据患者的病情、经济条件等情况。

■ 一般而言，人工全膝关节置换术后，可根据术中的出血量及术后患者血常规及有无贫血等情况，考虑术中及术后输血。

**（九）术后住院恢复 10~14 天**

1. 术后复查患侧膝关节正侧位 X 线片，有条件的医院复查负重位下肢全长 X 线片。
2. 术后复查的检查项目：血常规、肾功能、电解质、凝血功能、红细胞沉降率、CRP、D-二聚体、双下肢深静脉彩超/CTPA。
3. 术后处理

（1）抗菌药物：按照《抗菌药物临床应用指导原则（2015 年版）》（国卫办医发〔2015〕43 号）执行。根据患者的病情决定抗菌药物的选择与使用时间。建议使用第一、第二代头孢菌素类，如头孢唑林、头孢呋辛，如为高危患者，或者对头孢类抗菌药物过敏，也可直接使用万古霉素。

（2）术后预防静脉血栓栓塞症处理：参照《中国骨科大手术后静脉血栓栓塞症预防指南》[《中华骨科杂志》，2016，36（2）：65-71]。低分子肝素是最常用的抗凝药物，也可以选用其他的化学药物，或者评估患者的出凝血状态来综合决定采用物理方法还是药物疗法抗凝治疗。

（3）术后康复：以主动锻炼为主，被动锻炼为辅。

（4）术后镇痛：参照《骨科常见疼痛的处理专家建议》（《中华骨科杂志》.2008 年 1 月 .28 卷 .1 期）。

**释义**

■ 术后根据患者病情需要，开展相应的检查及治疗。检查内容不只限于路径中规定的必需复查项目，可根据需要增加，如血气分析、凝血功能分析等。必要时可增加同一项目的检查频次。

■ 术后血常规检查是判断是否需要输血的依据；术后双膝正侧位 X 线片是了解假体大小及假体位置等信息所必需的，有条件的医院可以拍摄负重位下肢全长 X 线片，以便更为准确地判断术后下肢力线。

■ 全膝关节置换术失血量大，贫血发生率高，会影响患者术后恢复、增加各种合并症的发生风险，故需要积极纠正贫血。例如，应用促红细胞生成素（EPO），补充铁剂、叶酸等，自体血回输，急性等容稀释等，以减少异体输血，促进患者术后恢复。

■ 如果患者术后有异常的发热、下肢肿胀等情况，应行红细胞沉降率、CRP 及双下肢深静脉彩超等检查，以便及时发现并处理可能的并发症。

■ 术后各种药物如抗菌、抗凝、镇痛药物的应用有各种相关的指南作为指导。

■ 术后康复鼓励患者进行主动的功能锻炼，而不应过分依赖 CPM 等被动锻炼的方式。

**（十）出院标准**

1. 体温正常，常规实验室检查指标无明显异常（红细胞沉降率、CRP 除外）。
2. 伤口愈合良好：引流管拔除，伤口无感染征象（或可在门诊处理的伤口情况）、无皮瓣坏死。
3. 膝关节功能改善。
4. 无需要住院处理的并发症和/或合并症。

**释义**

■ 患者出院前应完成必需复查项目，且复查项目应无明显异常。若检查结果有明显异常，主管医师应仔细分析并作出对应处置。

■ 术后红细胞沉降率及 CRP 的升高可能会持续一段时间，所以如果术后复查没有异常升高则可考虑患者出院，并在门诊密切随诊。

■ 如果患者伤口愈合在正常的情况之内，且没有明显的感染迹象，可以在门诊换药至拆线。

■ 患者术后在病床上开始膝关节屈伸锻炼，可开始下地活动，逐渐恢复膝关节负重功能。如果患者住院期间的膝关节功能恢复情况在医师的预期内，可考虑出院后继续进行功能锻炼。

■ 如果患者住院期间出现需要处理的并发症和/或合并症，暂不考虑出院，应请相关科室会诊，或将患者转科至相关科室进一步诊疗。

**（十一）变异及原因分析**

1. 内科合并症：晚期重度骨关节炎的患者常合并内科基础疾病，围手术期需要详细检查内科情况并请相关科室会诊，术前准备时间需延长；同时使用相关药物，将增加住院费用。
2. 围手术期并发症：患者骨质条件、畸形类型、关节炎病变的严重程度差异，有可能出现手术相关并发症，如骨折、韧带损伤、神经血管损伤、深静脉血栓形成、感染等。术后需要延长下地和康复时间，可能造成住院日延长和费用增加。
3. 人工膝关节假体的选择：目前可供选择的人工膝关节假体较多，适用于不同类型的关节病损，可导致住院费用存在差异。

**释义**

■ 变异是指入选临床路径的患者未能按路径流程完成医疗行为或未达到预期的医疗质量控制目标。这包含有 3 方面情况：①按路径流程完成治疗，但出现非预期结果，可能需要后续进一步处理，如人工髋关节置换术后出现了下肢较大深静脉的血栓，需要放置下腔静脉滤器；②按路径流程完成治疗，但超出了路径规定的时限或限定的费用，如实际住院日超出标准住院日要求，或未能在限定期限内接受手术等；③不能按路径流程完成治疗，患者需要中途退出路径，如治疗过程中出现严重并发症，导致必须终止路径或需要转入其他路径进行治疗等。对这些患者，主管医师应进行变异原因分析，并在临床路径的表单中予以说明。

■ 人工全膝关节置换术可能出现的并发症：人工关节感染、下肢深静脉血栓形成、伤口感染及延迟愈合、神经系统或其他重要脏器并发症等。

■ 因患者方面的主观原因导致执行路径出现变异，也需要医师在表单中予以说明。

## 五、重度膝关节骨关节炎临床路径给药方案

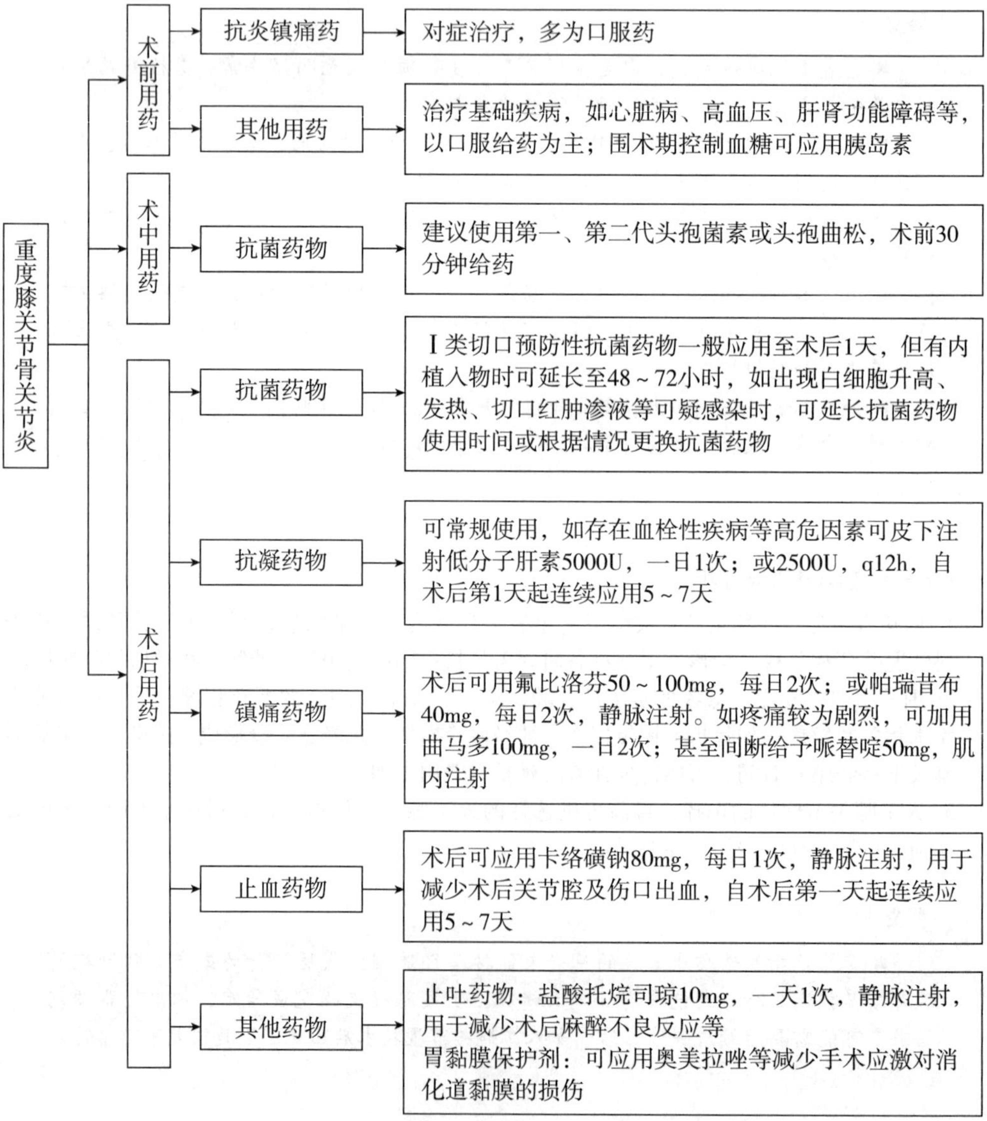

【用药选择】

1. 术前治疗基础疾病的药物应继续规律应用。

2. 术中抗菌药物应于术前30分钟滴注，骨关节感染以革兰阳性球菌为主，故首选第一、第二代头孢菌素类，若皮试阳性可选用头孢曲松。按照《抗菌药物临床应用指导原则（2015年版）》（国卫办医发〔2015〕43号）执行。选择药物时，首选判断是否为MRSA感染高危机构的高危患者，若是则选择（去甲）万古霉素；若不是则首选第一、第二代头孢菌素类。若头孢菌素皮试阳性，则选择克林霉素。

3. 根据病情需要选用镇痛药、消肿药、预防血栓、止血药、预防应激性溃疡、改善微循环等药物。术后镇痛药常用NSAIDs和阿片类镇痛药。消肿药物可根据情况酌情选择七叶皂苷钠等。预防血栓可根据相应指南选用低分子肝素、阿司匹林或利伐沙班（阿哌沙班）等。止血药物可选用氨甲环素、卡络磺钠等。预防应激性溃疡常选择奥美拉唑等抑酸剂。

【药学提示】

1. 第一、第二代头孢菌素类主要针对膝关节置换术中可能污染的金黄色葡萄球菌、凝固酶阴性葡萄球菌、链球菌属等。

2. 若为MRSA感染高危机构的高危患者，直接选择（去甲）万古霉素作为预防用抗菌药物。

3. 术前一剂预防用药最为重要，应根据抗菌药物的药代动力学作用的不同，提前输入。特别要在止血带充气前输完，并保证药物在体内有足够时间进行多次循环后再给止血带充气。

4. 已知对磺胺类药物过敏患者禁用帕瑞昔布。

【注意事项】

术后应避免注射用非甾类镇痛药与口服非甾类镇痛药合用，以免增加胃肠道不良事件风险。

## 六、重度膝关节骨关节炎患者护理规范

1. 术前护理

（1）术前宣教：宣教负重及功能锻炼循序渐进的重要性；宣教手术的目的、意义；讲解术后石膏、支具、矫形鞋、拐杖的使用。

（2）术前准备：皮肤准备、药敏试验、生命体征监测。

2. 术后护理

（1）常规护理：生命体征监测、饮食指导、专科护理。

（2）患肢护理：观察患侧膝关节渗血情况及远端血供情况，必要时给予更换敷料；术后患侧给予冰敷护理，抬高患肢，以缓解疼痛及肿胀。

（3）指导术后负重及功能锻炼：膝关节置换术后主张进行术后早期功能锻炼。住院期间在充分保护、支撑前提下鼓励下地，且早期患肢需部分负重，患者下地时可拄双拐。鼓励膝关节屈伸活动及抬高患肢，健侧可负重及正常活动，以预防深静脉血栓。

## 七、重度膝关节骨关节炎患者营养治疗规范

1. 正常饮食，保证蛋白质及维生素摄入。

2. 有内科基础病者注意调整饮食，如高血压病患者低盐饮食、肾病患者低蛋白饮食、糖尿病患者低糖饮食等。

## 八、重度膝关节骨关节炎患者健康宣教

1. 告知患者术后康复时间约3个月。

2. 为了提高人工膝关节使用寿命，减轻体重，避免跑步或跳跃等冲撞活动，避免对膝关节造成扭转的体育运动。

3. 术后住院期间或出院后早期，患肢不宜长时间下垂或下地，尽可能抬高患肢体以利于

消肿。

4. 术后关注伤口愈合情况，定期换药，一般于2~4周拆线。

5. 评估患者血栓风险，低风险患者建议多饮水、抬高患肢及踝关节活动物理预防，使用双下肢弹力袜，并给予药物预防。

## 九、推荐表单

### （一）医师表单

**重度膝关节骨关节炎临床路径医师表单**

适用对象：第一诊断为重度膝关节骨关节炎（ICD-10：M17）
行全膝关节置换术（ICD-9-CM-3：81.54）

| | | |
|---|---|---|
| **患者姓名：** | **性别：　　年龄：　　门诊号：** | **住院号：** |
| **住院日期：**　　年　月　日 | **出院日期：**　　年　月　日 | **标准住院日：**14~20 天 |

| 时间 | 住院第 1 天 | 住院第 2 天<br>（术前日） | 住院第 3~5 天<br>（手术日） |
|---|---|---|---|
| 主要诊疗工作 | □ 询问病史及体格检查<br>□ 完成住院志、首次病程记录、上级医师查房等病历书写<br>□ 完善术前检查<br>□ 上级医师查房与术前评估<br>□ 初步确定手术方式和日期 | □ 上级医师查房<br>□ 完成必要的相关科室会诊<br>□ 完成术前准备与术前评估<br>□ 根据症状、体检、膝关节 X 线片及术前各项化验行术前讨论，确定手术方案<br>□ 完成术前小结、上级医师查房记录等病历书写<br>□ 向患者及家属交代病情和围手术期注意事项，签署手术知情同意书、自费用品协议书、输血同意书等 | □ 手术<br>□ 术者完成手术记录<br>□ 向患者及家属交代手术过程概况及术后注意事项<br>□ 完成术后病程记录<br>□ 上级医师查房 |
| 重点医嘱 | **长期医嘱：**<br>□ 骨科护理常规<br>□ 饮食<br>□ 脚癣患者每日碘酊涂患处<br>**临时医嘱：**<br>□ 血常规、尿常规<br>□ 凝血功能<br>□ 感染性疾病筛查、肝功能、肾功能、电解质、血糖、血脂<br>□ 红细胞沉降率、CRP<br>□ X 线胸片、心电图<br>□ 双膝负重正侧位片及髌骨轴位片<br>□ 肺功能、超声心动（视患者情况而定）<br>□ 必要时行腰椎或颈椎 MRI | **长期医嘱：**<br>□ 患者既往内科疾病基础用药<br>**临时医嘱：**<br>□ 术前医嘱：常规准备明日在神经阻滞麻醉/椎管内麻醉/全身麻醉下行人工全膝关节置换术<br>□ 术前禁食、禁水<br>□ 抗菌药物（视病情）<br>□ 术前留置导尿管<br>□ 术前备皮<br>□ 术前灌肠<br>□ 其他特殊医嘱 | **长期医嘱：**<br>□ 骨科术后护理常规<br>□ 明日普通饮食<br>□ 引流管记引流量<br>□ 尿管记尿量<br>**临时医嘱：**<br>□ 今日在神经阻滞麻/椎管内麻醉/全身麻醉下进行人工全膝关节置换术<br>□ 心电监测、吸氧<br>□ 补液（视病情）<br>□ 胃黏膜保护剂<br>□ 抗菌药物<br>□ 术后抗凝 |
| 病情变异记录 | □ 无　□ 有，原因：<br>1.<br>2. | □ 无　□ 有，原因：<br>1.<br>2. | □ 无　□ 有，原因：<br>1.<br>2. |
| 医师签名 | | | |

| 时间 | 住院第4~7天<br>(术后第1~2天) | 住院第6~8天<br>(术后第3~4天) | 住院第8~20天<br>(术后第5~14天，出院日) |
|---|---|---|---|
| 主要诊疗工作 | □ 上级医师查房，注意病情变化<br>□ 完成常规病程记录<br>□ 注意引流量<br>□ 注意观察体温、血压等 | □ 上级医师查房<br>□ 完成常规病程记录<br>□ 根据引流情况决定是否拔除引流管<br>□ 观察伤口情况，是否存在渗出、红肿等情况<br>□ 复查血常规、凝血功能，如贫血严重及时输血<br>□ 开始CPM等功能康复练习 | □ 上级医师查房，进行手术及伤口评估，确定有无手术并发症和伤口愈合不良情况，明确能否出院<br>□ 完成出院记录、病案首页、出院诊断证明书等<br>□ 向患者交代出院后的注意事项，如复诊的时间、地点，发生紧急情况时处理等 |
| 重点医嘱 | **长期医嘱：**<br>□ 骨科术后护理常规<br>□ 普通饮食<br>□ 引流管记引流量<br>□ 尿管记尿量<br>□ 抗菌药物<br>□ 术后抗凝<br>**临时医嘱：**<br>□ 止吐<br>□ 镇痛<br>□ 伤口换药（必要时） | **长期医嘱：**<br>□ 骨科术后护理常规<br>□ 普通饮食<br>□ 停引流记量<br>□ 拔除尿管<br>□ 术后抗凝<br>**临时医嘱：**<br>□ 伤口换药<br>□ 抗菌药物（预防性使用1~3天）<br>□ 功能锻炼<br>□ 复查血常规、尿常规、肝功能、肾功能、电解质（必要时）<br>□ 双膝负重正侧位片及髌骨轴位片，有条件拍摄双下肢负重位全长片 | **出院医嘱：**<br>□ 出院带药<br>□ 嘱____日后拆线换药（根据出院时间决定）<br>□ 门诊复查<br>□ 如有不适，随时来诊 |
| 病情变异记录 | □ 无 □ 有，原因：<br>1.<br>2. | □ 无 □ 有，原因：<br>1.<br>2. | □ 无 □ 有，原因：<br>1.<br>2. |
| 医师签名 | | | |

## （二）护士表单

### 重度膝关节骨关节炎临床路径护士表单

适用对象：第一诊断为重度膝关节骨关节炎（ICD-10：M17）
行全膝关节置换术（ICD-9-CM-3：81.54）

| | | |
|---|---|---|
| 患者姓名： | 性别：　年龄：　门诊号： | 住院号： |
| 住院日期：　年　月　日 | 出院日期：　年　月　日 | 标准住院日：14~20 天 |

| 时间 | 住院第 1 天 | 住院第 2~3 天 | 住院第 4 天<br>（手术日） |
|---|---|---|---|
| 健康宣教 | 入院宣教：<br>□ 介绍主管医师、护士<br>□ 介绍病室环境、设施<br>□ 介绍规章制度及注意事项 | 术前宣教：<br>□ 宣教疾病知识、术前准备及手术过程<br>□ 指导术前保持良好睡眠<br>□ 告知准备物品<br>□ 告知术后饮食、活动及探视注意事项<br>□ 告知术后可能出现的情况及应对方式<br>□ 告知家属等候区位置 | 术后当日宣教：<br>□ 告知监护设备、管路功能及注意事项<br>□ 告知饮食、体位要求<br>□ 告知术后可能出现的情况及应对方式<br>□ 再次明确探视陪伴须知 |
| 护理处置 | □ 核对患者，佩戴腕带<br>□ 建立入院病历<br>□ 评估患者并书写护理评估单<br>□ 卫生处置：剪指（趾）甲、沐浴、更换病号服 | □ 协助医师完成术前检查化验<br>术前准备：<br>□ 配血<br>□ 抗菌药物皮试<br>□ 备皮<br>□ 药物灌肠<br>□ 禁食、禁水 | □ 术前监测生命体征<br>送手术：<br>□ 摘除患者各种活动物品<br>□ 核对患者资料及带药<br>□ 填写手术交接单，签字确认<br>接手术：<br>□ 核对患者及资料，签字确认 |
| 基础护理 | 二级/三级护理：<br>□ 晨晚间护理<br>□ 患者安全管理 | 二级护理：<br>□ 晨晚间护理<br>□ 患者安全管理 | 特级护理：<br>□ 晨晚间护理<br>□ 卧位护理：协助翻身、床上移动、预防压疮、保持功能体位<br>□ 排泄护理<br>□ 患者安全管理 |
| 专科护理 | □ 护理查体<br>□ 需要时填跌倒及压疮防范表<br>□ 遵医嘱指导康复锻炼<br>□ 训练深呼吸、咳嗽、助行器的使用、翻身<br>□ 遵医嘱通知化验检查<br>□ 给予患者及家属心理支持<br>□ 需要时请家属陪伴 | □ 遵医嘱完成相关检查<br>□ 遵医嘱指导康复锻炼<br>□ 训练深呼吸、咳嗽、助行器的使用、翻身<br>□ 给予患者及家属心理支持 | □ 病情观察，写特护记录：日间每 2 小时、夜间每 4 小时评估生命体征、意识、肢体感觉活动及血液循环、皮肤、伤口敷料、引流情况、出入量，如有病情变化随时记录<br>□ 遵医嘱予抗感染治疗<br>□ 遵医嘱指导康复锻炼<br>□ 给予患者及家属心理支持 |

续 表

| 时间 | 住院第 1 天 | 住院第 2~3 天 | 住院第 4 天<br>（手术日） |
| --- | --- | --- | --- |
| 重点医嘱 | □ 详见医嘱执行单 | □ 详见医嘱执行单 | □ 详见医嘱执行单 |
| 病情变异记录 | □ 无 □ 有，原因：<br>1.<br>2. | □ 无 □ 有，原因：<br>1.<br>2. | □ 无 □ 有，原因：<br>1.<br>2. |
| 护士签名 | | | |

| 时间 | 住院第 4~16 天<br>（术后第 1~9 天） | 住院第 16~20 天<br>（术后第 10~14 天） |
| --- | --- | --- |
| 健康宣教 | **术后宣教：**<br>□ 复查患者对术前宣教内容的掌握程度<br>□ 饮食、活动、安全指导<br>□ 药物作用及频率<br>□ 疾病恢复期注意事项<br>□ 拔尿管后注意事项 | **出院宣教：**<br>□ 复查时间<br>□ 服药方法<br>□ 活动休息<br>□ 指导饮食<br>□ 指导办理出院手续 |
| 护理处置 | □ 遵医嘱完成相关检查<br>□ 夹闭尿管，锻炼膀胱功能 | □ 办理出院手续<br>□ 书写出院小结 |
| 基础护理 | **一级/二级护理：**<br>□ 晨晚间护理<br>□ 协助进食、进水<br>□ 协助翻身、床上移动、预防压疮<br>□ 医嘱可下地时，协助或指导床旁活动<br>□ 排泄护理<br>□ 安全管理 | **二级护理：**<br>□ 晨晚间护理<br>□ 协助或指导进食、进水<br>□ 协助或指导床旁活动<br>□ 患者安全管理 |
| 专科护理 | □ 病情观察，写护理记录<br>□ 评估生命体征、意识、肢体感觉活动及血液循环、皮肤情况、伤口敷料、伤口引流情况、尿管情况<br>□ 评估患者术后疼痛及相关护理<br>□ 遵医嘱予抗感染治疗<br>□ 遵医嘱予防深静脉血栓治疗<br>□ 遵医嘱指导康复锻炼<br>□ 需要时，联系主管医师给予相关治疗及用药<br>□ 给予患者及家属心理支持 | □ 病情观察<br>□ 评估生命体征、意识、肢体感觉活动及血液循环情况<br>□ 评估患者术后疼痛及相关护理<br>□ 遵医嘱予防深静脉血栓治疗<br>□ 遵医嘱指导出院后康复锻炼<br>□ 给予患者及家属心理支持 |
| 重点医嘱 | □ 详见医嘱执行单 | □ 详见医嘱执行单 |
| 病情变异记录 | □ 无　□ 有，原因：<br>1.<br>2. | □ 无　□ 有，原因：<br>1.<br>2. |
| 护士签名 | | |

## （三）患者表单

### 重度膝关节骨关节炎临床路径患者表单

适用对象：第一诊断为重度膝关节骨关节炎（ICD-10：M17）

行全膝关节置换术（ICD-9-CM-3：81.54）

| 患者姓名： | 性别： 年龄： 门诊号： | 住院号： |
|---|---|---|
| 住院日期： 年 月 日 | 出院日期： 年 月 日 | 标准住院日：14~20天 |

| 时间 | 入院 | 手术前 | 手术日 |
|---|---|---|---|
| 医患配合 | □ 配合询问病史、收集资料，请务必详细告知既往史、用药史、过敏史<br>□ 如服用抗凝剂，请明确告知<br>□ 配合进行体格检查<br>□ 有任何不适请告知医师 | □ 配合完善术前相关检查、化验，如采血、留尿、心电图、B超、X线胸片等<br>□ 医师与患者及家属介绍病情及手术谈话、术前签字<br>□ 麻醉师与患者进行术前访视 | □ 如病情需要，配合术后转入监护病房<br>□ 配合评估手术效果<br>□ 配合检查意识、肢体活动<br>□ 有任何不适请告知医师 |
| 护患配合 | □ 配合测量体温、脉搏、呼吸、血压、体重1次<br>□ 配合完成入院护理评估（简单询问病史、过敏史、用药史）<br>□ 接受入院宣教（环境介绍、病室规定、订餐制度、贵重物品保管等）<br>□ 配合术前康复锻炼<br>□ 配合练习深呼吸、咳嗽、助行器的使用、翻身<br>□ 有任何不适请告知护士 | □ 接受术前宣教<br>□ 接受配血，以备术中需要时用<br>□ 接受备皮<br>□ 接受药物灌肠<br>□ 配合禁食、禁水<br>□ 需要时配合进行抗菌药物皮试<br>□ 沐浴<br>□ 准备好必要用物，吸水管、尿壶、便盆、尿垫、纸巾等<br>□ 取下义齿、饰品等，贵重物品交家属保管<br>□ 配合康复锻炼<br>□ 术前保持良好睡眠 | □ 清晨配合测量体温、脉搏、呼吸，遵医嘱测血压<br>□ 送手术室前，协助完成核对，脱去衣物，上手术车<br>□ 返回病房后，协助完成核对，配合过病床<br>□ 配合检查意识、肢体感觉活动及血液循环，询问出入量<br>□ 配合术后吸氧、监护仪监测、<br>□ 输液、尿管排尿（无尿管者自行排尿）、患肢可能有引流<br>□ 遵医嘱采取正确体位<br>□ 遵医嘱康复锻炼<br>□ 配合缓解疼痛<br>□ 有任何不适请告知护士 |
| 饮食 | □ 普通饮食或遵医嘱糖尿病膳食等 | □ 术前12小时禁食、禁水 | □ 局部麻醉或区域阻滞麻醉，在不恶心呕吐的情况下不影响进食、进水<br>□ 连硬外麻醉术后6小时少量进水，排气后可进流质饮食，逐渐过渡为普通饮食<br>□ 全身麻醉排气后可饮水，流质饮食逐渐过渡为普通饮食 |
| 排泄 | □ 正常排尿便 | □ 正常排尿便 | □ 保留尿管或自行排尿 |
| 活动 | □ 正常活动或遵医嘱活动<br>□ 注意安全 | □ 正常活动或遵医嘱活动<br>□ 注意安全 | □ 卧床休息，保护管路<br>□ 健肢自主活动，患肢遵医嘱完成康复锻炼<br>□ 注意安全 |

| 时间 | 手术后 | 出院日 |
|---|---|---|
| 医患配合 | □ 配合检查肢体感觉活动及血液循环<br>□ 需要时，配合伤口换药<br>□ 配合拔除引流管、尿管<br>□ 配合伤口拆线<br>□ 配合康复锻炼 | □ 接受出院前指导<br>□ 知道复查程序<br>□ 获取出院诊断书 |
| 护患配合 | □ 配合定时监测生命体征，每日询问排便次数<br>□ 配合检查意识、肢体感觉活动及血液循环<br>□ 遵医嘱配合监测出入量<br>□ 配合康复锻炼<br>□ 配合防深静脉血栓治疗<br>□ 接受输液、服药等治疗<br>□ 配合夹闭尿管，锻炼膀胱功能<br>□ 接受进食、进水、排便等生活护理<br>□ 配合活动，预防皮肤压力伤<br>□ 注意活动安全，避免坠床或跌倒<br>□ 配合执行探视及陪伴制度 | □ 接受出院宣教<br>□ 办理出院手续<br>□ 获取出院带药<br>□ 知道服药方法、作用、注意事项<br>□ 知道照顾伤口方法<br>□ 知道康复锻炼方法<br>□ 知道复印病历方法 |
| 饮食 | □ 根据医嘱，由流质饮食逐渐过渡到普通饮食或糖尿病饮食等 | □ 根据医嘱，普通饮食或糖尿病膳食等 |
| 排泄 | □ 保留尿管或正常排尿便<br>□ 避免便秘 | □ 正常排尿便<br>□ 避免便秘 |
| 活动 | □ 根据医嘱，头高位-半坐位-床边或下床活动<br>□ 注意保护管路，勿牵拉、脱出、打折等<br>□ 功能锻炼原则：循序渐进、持之以恒<br>□ 注意运动禁忌 | □ 遵医嘱适度活动，避免疲劳<br>□ 功能锻炼原则：循序渐进、持之以恒<br>□ 注意运动禁忌 |

# 附：原表单（2019年版）

## 重度膝关节骨关节炎临床路径表单

适用对象：第一诊断为重度膝关节骨关节炎（ICD-10：M17）
行全膝关节置换术（ICD-9-CM-3：81.54）

| | | |
|---|---|---|
| 患者姓名： | 性别： 年龄： 门诊号： | 住院号： |
| 住院日期： 年 月 日 | 出院日期： 年 月 日 | 标准住院日：14~20天 |

| 时间 | 住院第1~2天 | 住院第2~5天<br>（术前日） | 住院第3~5天<br>（手术日） |
|---|---|---|---|
| 主要诊疗工作 | □ 询问病史及体格检查<br>□ 完成住院志、首次病程、上级医师查房等病历书写<br>□ 完善术前检查<br>□ 上级医师查房与术前评估<br>□ 初步确定手术方式和日期 | □ 上级医师查房<br>□ 完成必要的相关科室会诊<br>□ 完成术前准备与术前评估<br>□ 根据症状、体检、膝关节X线片及术前各项实验室检查，行术前讨论，确定手术方案<br>□ 完成术前小结、上级医师查房记录等病历书写<br>□ 向患者及家属交代病情和围手术期注意事项，签署手术知情同意书、自费用品协议书、输血同意书等 | □ 手术<br>□ 术者完成手术记录<br>□ 向患者及家属交代手术过程概况及术后注意事项<br>□ 完成术后病程<br>□ 上级医师查房 |
| 重点医嘱 | **长期医嘱：**<br>□ 骨科护理常规<br>□ 二级护理<br>□ 饮食<br>**临时医嘱：**<br>□ 血常规、尿常规<br>□ 凝血功能<br>□ 感染性疾病筛查、肝功能、肾功能、电解质、血糖、血脂<br>□ 红细胞沉降率、CRP<br>□ X线胸片、心电图<br>□ 双膝负重正侧位片及髌骨轴位片<br>□ 肺功能、超声心动（视患者情况而定）<br>□ 必要时行腰椎或颈椎MRI | **长期医嘱：**<br>□ 患者既往内科疾病基础用药<br>**临时医嘱：**<br>□ 术前医嘱：常规准备明日在神经阻滞麻醉/椎管内麻醉/全身麻醉下行人工全膝关节置换术<br>□ 术前禁食、禁水<br>□ 抗菌药物（视病情）<br>□ 术前留置导尿管（必要时）<br>□ 术前备皮（必要时）<br>□ 其他特殊医嘱<br>□ 术前备血（必要时） | **长期医嘱：**<br>□ 骨科术后护理常规<br>□ 明日普通饮食<br>□ 引流管记引流量（必要时）<br>□ 尿管记尿量（必要时）<br>**临时医嘱：**<br>□ 今日在神经阻滞麻/椎管内麻醉/全身麻醉下进行人工全膝关节置换术<br>□ 心电监测、吸氧<br>□ 补液（视病情）<br>□ 胃黏膜保护剂<br>□ 抗菌药物<br>□ 术后抗凝 |
| 主要护理工作 | □ 入院宣教：介绍病房环境、设施和设备<br>□ 入院护理评估 | □ 宣教、备皮等术前准备<br>□ 提醒患者明晨禁水 | □ 观察患者病情变化<br>□ 术后心理与生活护理 |
| 病情变异记录 | □ 无 □ 有，原因：<br>1.<br>2. | □ 无 □ 有，原因：<br>1.<br>2. | □ 无 □ 有，原因：<br>1.<br>2. |
| 护士签名 | | | |
| 医师签名 | | | |

| 时间 | 住院第 4~7 天<br>（术后第 1~2 天） | 住院第 6~8 天<br>（术后第 3~4 天） | 住院第 8~20 天<br>（术后第 5~14 天，出院日） |
|---|---|---|---|
| 主要诊疗工作 | □ 上级医师查房，注意病情变化<br>□ 完成常规病程记录<br>□ 注意引流量<br>□ 注意观察体温、血压等 | □ 上级医师查房<br>□ 完成常规病程记录<br>□ 根据引流情况决定是否拔除引流管<br>□ 观察伤口情况，是否存在渗出、红肿等情况<br>□ 复查血常规、凝血功能，如贫血严重及时输血<br>□ 开始 CPM 等功能康复练习 | □ 上级医师查房，进行手术及伤口评估，确定有无手术并发症和伤口愈合不良情况，明确是否出院<br>□ 完成出院记录、病案首页、出院诊断证明书等<br>□ 向患者交代出院后的注意事项，如复诊的时间、地点，发生紧急情况时处理等 |
| 重点医嘱 | **长期医嘱：**<br>□ 骨科术后护理常规<br>□ 一级/二级护理<br>□ 普通饮食<br>□ 引流管记引流量（必要时）<br>□ 尿管记尿量（必要时）<br>□ 抗菌药物<br>□ 术后抗凝<br>**临时医嘱：**<br>□ 止吐<br>□ 镇痛<br>□ 伤口换药（必要时） | **长期医嘱：**<br>□ 骨科术后护理常规<br>□ 普通饮食<br>□ 二级护理<br>□ 停引流记量（如留置引流管）<br>□ 拔除尿管（如留置尿管）<br>□ 术后抗凝<br>**临时医嘱：**<br>□ 伤口换药<br>□ 抗菌药物（预防性使用 1~3 天）<br>□ 功能锻炼<br>□ 复查血常规、尿常规、肝功能、肾功能、电解质（必要时） | **出院医嘱：**<br>□ 出院带药<br>□ 嘱____日后拆线换药（根据出院时间决定）<br>□ 门诊复查<br>□ 如有不适，随时来诊 |
| 主要护理工作 | □ 观察患者情况<br>□ 术后心理与生活护理<br>□ 指导患者术后功能锻炼 | □ 观察患者情况<br>□ 术后心理与生活护理<br>□ 指导患者术后功能锻炼 | □ 指导患者办理出院手续 |
| 病情变异记录 | □ 无 □ 有，原因：<br>1.<br>2. | □ 无 □ 有，原因：<br>1.<br>2. | □ 无 □ 有，原因：<br>1.<br>2. |
| 护士签名 | | | |
| 医师签名 | | | |

# 第二十八章

# 半月板损伤临床路径释义

**【医疗质量控制指标】**

指标一、半月板切除或成形术后，屈伸旋转活动膝关节无弹响或交锁。

指标二、半月板缝合术后半月板组织对合良好。

指标三、半月板移植术后，移植物固定牢固。

指标四、监测 D-二聚体定量，预防下肢深静脉血栓。

## 一、半月板损伤编码

1. 原编码

疾病名称及编码：陈旧性膝内侧半月板损伤（ICD-10：M23.231）
陈旧性膝外侧半月板损伤（ICD-10：M23.261）
陈旧性膝半月板损伤（ICD-10：M23.291）
陈旧性桶柄状撕裂（ICD-10：M23.292）
膝半月板撕裂（ICD-10：S83.201）
膝外侧半月板桶柄状撕裂（ICD-10：S83.202）
膝内侧半月板桶柄状撕裂（ICD-10：S83.203）
膝半月板桶柄状撕裂（ICD-10：S83.204）
膝内侧半月板撕裂（ICD-10：S83.205）
膝外侧半月板撕裂（ICD-10：S83.206）

手术操作名称及编码：膝半月板部分切除术（ICD-9-CM-3：80.6001）
膝半月板切除术（ICD-9-CM-3：80.6002）
膝关节镜下内侧半月板部分切除术（ICD-9-CM-3：80.6004）
膝关节镜下半月板部分切除术（ICD-9-CM-3：80.6005）
膝关节镜下半月板切除术（ICD-9-CM-3：80.6006）
膝内侧半月板切除术（ICD-9-CM-3：80.6007）
膝外侧半月板切除术（ICD-9-CM-3：80.6008）
膝关节镜下外侧半月板部分切除术（ICD-9-CM-3：80.6009）
膝关节镜下外侧半月板切除术（ICD-9-CM-3：80.6010）
膝关节镜下内侧半月板切除术（ICD-9-CM-3：80.6011）
膝关节半月板成形术（ICD-9-CM-3：81.4700）
膝关节镜下半月板成形术（ICD-9-CM-3：81.47005）
膝关节镜下异体外侧半月板移植术（ICD-9-CM-3：81.47012）
膝关节镜下半月板缝合术（ICD-9-CM-3：81.47013）
膝关节镜下半月板移植术（ICD-9-CM-3：81.47014）

2. 修改编码

疾病名称及编码：半月板陈旧性损伤（ICD-10：M23.2）
半月板损伤（ICD-10：S83.2）

手术操作名称及编码：半月板切除术（ICD-9-CM-3：80.6）
膝关节修补术（ICD-9-CM-3：81.47）

## 二、临床路径检索方法

（M23.2／S83.2）伴（80.6／81.47）

## 三、国家医疗保障疾病诊断相关分组（CHS-DRG）

MDCI　肌肉、骨骼疾病及功能障碍

IS2　除前臂、腕、手足外的损伤

IC3　除置换/翻修外的髋、肩、膝、肘、踝的关节手术

## 四、半月板损伤临床路径标准住院流程

### （一）适用对象

第一诊断为半月板损伤，行膝关节镜下关节镜检，半月板成形、切除或缝合术，或含以下诊断和术式：

| | | | |
|---|---|---|---|
| M23.231 | 陈旧性膝内侧半月板损伤 | 80.6001 | 膝半月板部分切除术 |
| M23.261 | 陈旧性膝外侧半月板损伤 | 80.6002 | 膝半月板切除术 |
| M23.291 | 陈旧性膝半月板损伤 | 80.6004 | 膝关节镜下内侧半月板部分切除术 |
| M23.292 | 陈旧性桶柄状撕裂 | 80.6005 | 膝关节镜下半月板部分切除术 |
| S83.201 | 膝半月板撕裂 | 80.6006 | 膝关节镜下半月板切除术 |
| S83.202 | 膝外侧半月板桶柄状撕裂 | 80.6007 | 膝内侧半月板切除术 |
| S83.203 | 膝内侧半月板桶柄状撕裂 | 80.6008 | 膝外侧半月板切除术 |
| S83.204 | 膝半月板桶柄状撕裂 | 80.6009 | 膝关节镜下外侧半月板部分切除术 |
| S83.205 | 膝内侧半月板撕裂 | 80.6010 | 膝关节镜下外侧半月板切除术 |
| S83.206 | 膝外侧半月板撕裂 | 80.6011 | 膝关节镜下内侧半月板切除术 |
| | | 81.47001 | 膝关节半月板成形术 |
| | | 81.47005 | 膝关节镜下半月板成形术 |
| | | 81.47012 | 膝关节镜下异体外侧半月板移植术 |
| | | 81.47013 | 膝关节镜下半月板缝合术 |
| | | 81.47014 | 膝关节镜下半月板移植术 |

**释义**

■ 适用对象编码参见第一部分。

■ 本路径适用对象为临床诊断为膝关节半月板损伤的患者，需进行手术治疗时。

**（二）诊断依据**

1. 病史：膝关节常有外伤史，关节肿痛，活动受限，膝关节常有位置较固定的绞索及弹响。
2. 体检：股四头肌常常萎缩，半月板摇摆试验（+），K. S. 征（+），麦氏征（+），过伸过屈痛等。
3. 辅助检查：关节造影或磁共振可以确定半月板损伤的部位及程度。

**释义**

■ 本路径的制订主要参考国内权威参考书籍和诊疗指南。

■ 症状和体格检查是诊断膝关节半月板损伤的初步依据，MRI 检查是诊断半月板损伤的金标准。

**（三）治疗方案的选择及依据**

1. 诊断明确的半月板损伤，症状明显，持续不缓解，影响正常生活和运动。
2. 无手术禁忌证。

**释义**

■ 保守治疗效果不佳，严重的膝关节疼痛、肿胀和交锁，影响患者生活和运动时需考虑手术治疗。

■ 手术治疗包括半月板部分切除、全切除，半月板缝合和半月板移植。

**（四）标准住院日 4~6 天**

**释义**

■ 明确半月板损伤的患者入院后，术前检查 0~2 天，第 0~2 天行手术治疗，第 3~4 天主要观察切口情况和有无术后早期并发症，总住院时间不超过 4 天符合本路径要求。如果具备条件，可以在患者入院前在门诊完善相关术前化验及影像学检查，并在麻醉科门诊评估患者全身情况，安排入院后尽早接受手术，以尽量减少患者住院时间。

**（五）进入路径标准**

1. 第一诊断必须符合膝关节半月板损伤。
2. 当患者同时具有其他疾病诊断时，但在住院期间不需要特殊处理也不影响第一诊断的临床路径流程实施时，可以进入路径。

**释义**

■ 部分患者入院后常规检查发现有基础疾病，如高血压、糖尿病、肝功能不全、肾功能不全等，经系统评估后对膝关节半月板损伤诊断治疗无特殊影响者，可进入路径。但以上可能增加医疗费用，延长住院时间。

■ 半月板损伤常合并膝关节交叉韧带损伤，此时需进入其他路径。

■ 半月板移植手术更为复杂，术前需对患者进行更为详尽的检查以设计手术方式，术后也需要一定时间观察患者术区变化，因此，暂不进入半月板损伤临床路径。

■ 经入院常规检查发现既往没有发现的疾病，而该疾病对患者健康的影响比半月板损伤更严重，或者该疾病可能影响手术实施，增加麻醉和手术风险，影响预后，则应优先考虑治疗该种疾病，暂且不宜进入路径。例如较严重的高血压、糖尿病、心功能不全、肝功能不全、肾功能不全、凝血功能障碍等。

**（六）术前准备 1~2 天**

1. 术前检查项目

（1）血常规、尿常规。

（2）肝功能、肾功能、电解质、血糖。

（3）凝血功能。

（4）感染性疾病筛查（乙型肝炎、丙型肝炎、梅毒、艾滋病等）。

（5）膝关节正侧位 X 线。

（6）膝关节 MRI。

（7）X 线胸片、心电图。

2. 根据患者病情可选择

（1）超声心动图、血气分析和肺功能（高龄或既往有心、肺部病史者）。

（2）有相关疾病者必要时请相关科室会诊。

**释义**

■ 血常规、尿常规最基本的两个常规检查，进入路径的患者均需完成。肝功能、肾功能、电解质、血糖、凝血功能、心电图、X 线胸片可评估有无基础疾病，是否影响住院时间、费用及其治疗预后，也是进行麻醉手术的基础检查；感染性疾病筛查可指导对同病房患者、医护人员的防护、手术顺序的安排和术后手术器械的消毒；MRI 检查有助于明确损伤部位和合并损伤，指导制订手术计划。

■ 对年龄较大患者或基础检查发现异常的患者，可进行超声心动图、血气分析和肺功能，以进一步评估患者身体状况；对 D-二聚体升高的患者，可行双下肢深静脉彩超检查，以排除下肢深静脉血栓；对合并高血压、糖尿病或其他内科疾病的患者，可请相关科室会诊以确保患者围手术期安全。

**（七）选择用药**

抗菌药物：按照《抗菌药物临床应用指导原则（2015 年版）》（国卫办医发〔2015〕43 号）

执行。

**释义**

■ Ⅰ类切口手术抗菌药物使用不应超过术后24小时。

**（八）手术日为入院第2~3天**

1. 麻醉方式：神经阻滞麻醉、椎管内麻醉或全身麻醉。
2. 手术方式：膝关节镜下半月板成形、切除或缝合术。
3. 手术内植物：Fast-fix、半月板箭、Rapid-lock等。
4. 输血：无。

**释义**

■ 麻醉一般选择神经阻滞麻醉或椎管内麻醉，但对肥胖、既往腰椎手术史患者，可酌情选择全身麻醉。

**（九）术后住院恢复为第3~5天**

1. 必需复查的检查项目：无。
2. 必要时查血常规、红细胞沉降率、C反应蛋白、凝血功能、电解质。
3. 术后处理

（1）抗菌药物：按照《抗菌药物临床应用指导原则（2015年版）》（国卫办医发〔2015〕43号）执行。

（2）术后镇痛：参照《骨科常见疼痛的处理专家建议》。

（3）术后康复：根据手术状况按相应康复计划康复。

**释义**

■ 术后血常规、红细胞沉降率、C反应蛋白、凝血功能、电解质等检查可以观察患者有无感染、电解质紊乱等。下肢手术是导致术后患者下肢深静脉血栓的危险因素，对联合有其他高危因素的患者或术后出现小腿肿痛的患者，应行双下肢深静脉B超检查以排除深静脉血栓。

■ Ⅰ类切口手术抗菌药物使用不应超过术后24小时；术后根据患者疼痛情况进行疼痛管理；根据手术情况指导患者开始术后早期康复。

**（十）出院标准**

1. 体温正常，足趾活动正常。
2. 伤口愈合良好，伤口无感染征象（或可在门诊处理的伤口情况），关节无感染征象。
3. 没有需要住院处理的并发症和/或合并症。

释义

■ 患者出院前应完成所有必需检查项目，无发热，切口情况满意，且无明显术后并发症。

**（十一）变异及原因分析**

1. 围手术期并发症：深静脉血栓形成、伤口感染、关节感染、神经血管损伤等，造成住院日延长和费用增加。
2. 内科合并症：老年患者常合并内科疾病，如脑血管或心血管病、糖尿病、血栓等，手术可能导致基础疾病加重而需要进一步治疗，从而延长治疗时间，并增加住院费用。
3. 植入材料的选择：当半月板需要缝合时，由于缝合位置、大小和损伤性质不同，使用不同的内植物材料，可能导致住院费用存在差异。

释义

■ 深静脉血栓可能造成肺栓塞，是骨科手术后严重的并发症之一，此时需请相关科室协助处理深静脉血栓情况。

■ 认可的变异原因主要是指患者入选路径后，在检查及治疗过程中发现患者合并存在事前未预知的、对本路径治疗可能产生影响的情况，需要中止执行路径或延长治疗时间、增加治疗费用。医师需在表单中明确说明。

■ 因患者方面的主观原因导致执行路径出现变异，需医师在表单中予以说明。

## 五、半月板损伤临床路径给药方案

1. 术前用药：治疗基础疾病，如心脏病、高血压等，以口服给药为主；围手术期控制血糖可应用胰岛素。术前 30 分钟及术后 24 小时内可预防性应用抗菌药物。
2. 术中用药：无特殊。
3. 术后用药：术后可用非甾体类镇痛药，并按照患者疼痛程度进行阶梯镇痛。术后可根据患者具体情况进行抗凝用药。

**【用药选择】**

术前治疗基础疾病的药物应继续规律应用。

**【药学提示】**

应注意患者长时间服用药物与围手术期用药的药理作用，以及围手术期药物之间的相互作用。

**【注意事项】**

术后应避免注射用非甾类镇痛药与口服非甾类镇痛药合用，以免增加胃肠道不良事件风险。

## 六、半月板损伤患者护理规范

1. 术前护理

（1）术前宣教：宣教功能锻炼重要性；宣教手术的目的、意义；宣教术后护理用具的使用及注意事项。

（2）术前准备：皮肤准备、药敏试验、生命体征监测，术后骨科专科用具的试戴。

2. 术后护理

（1）常规护理：生命体征监测、饮食指导、专科护理。

（2）患肢护理：观察患肢渗血情况，手术部位敷料包扎松紧度是否适宜，必要时给予更换敷料；观察患肢是否发生肿胀，评估肿胀部位及程度，及时发现术后静脉血栓；评估患肢活动度及皮肤感觉，如发生患肢不能活动或患肢麻痹，需寻找原因及时处理。防止术后神经损伤；对半月板缝合或移植患者，评估膝关节支具佩戴是否正确，松紧度是否适宜，避免影响患肢肢端血运及活动。

（3）指导院内功能锻炼：指导患者进行床上踝泵及直腿抬高练习。指导行半月板部分切除术后患者在无助行器的情况下行走，遵循循序渐进的原则，逐步增加行走距离，行走速度，逐步增加患肢负重力量，注意保护患者勿发生跌倒，功能锻炼后即刻冰敷患肢膝关节，缓解运动后的关节内渗出及肿胀。指导半月板缝合或移植术后患者佩戴膝关节支具，并在助行器辅助下行走。患侧肢体不负重，逐步增加行走距离及行走速度，注意保护患者勿发生跌倒。功能锻炼后即刻冰敷患肢膝关节，缓解运动后的关节内渗出及肿胀。

## 七、半月板损伤患者营养治疗规范

1. 正常饮食，保证蛋白质及维生素摄入。

2. 有内科基础病者注意调整饮食，如高血压病患者低盐饮食、肾病患者低蛋白饮食、糖尿病患者低糖饮食等。

## 八、半月板损伤患者健康宣教

1. 尽早关节活动度锻炼，避免关节粘连。

2. 根据手术情况决定负重时间。

3. 预防下肢深静脉血栓，如出现下肢深静脉血栓需口服溶栓药物，必要时行下腔静脉滤器置入。

4. 重视下肢功能锻炼。

5. 术后按时换药、拆线。

6. 正确佩戴膝关节支具。

7. 定期门诊复查。

## 九、推荐表单

### （一）医师表单

**半月板损伤临床路径医师表单**

适用对象：第一诊断为半月板陈旧性损伤（ICD-10：M23.2），半月板损伤（ICD-10：S83.2）

行半月板切除术（ICD-9-CM-3：80.6），膝关节修补术（ICD-9-CM-3：81.47）

| | | | |
|---|---|---|---|
| 患者姓名： | 性别： 年龄： 门诊号： | | 住院号： |
| 住院日期： 年 月 日 | 出院日期： 年 月 日 | | 标准住院日：4~6天 |

| 时间 | 住院第1天 | 住院第1~2天<br>（术前日） | 住院第2~3天<br>（手术日） |
|---|---|---|---|
| 主要诊疗工作 | □ 完成住院志，询问病史、体格检查、初步诊断<br>□ 完成首次病程记录<br>□ 完成住院病历<br>□ 上级医师查房、术前评估、确定诊断、手术日期<br>□ 完成上级医师查房记录<br>□ 开医嘱：常规化验、检查单 | □ 上级医师查房<br>□ 继续完成检查及必要的会诊<br>□ 医师查房、手术前评估<br>□ 完成术前小结和上级医师查房记录<br>□ 签署手术知情同意书向患者及家属交代术前注意事项<br>□ 手术准备<br>□ 麻醉医师访视患者进行评估并签署麻醉同意书 | □ 手术：膝关节镜检，半月板成形、切除或缝合术<br>□ 完成手术记录和术后当天的病程记录<br>□ 交代术中情况及注意事项<br>□ 上级医师查房，完成手术日病程记录和上级医师查房记录<br>□ 麻醉医师术后随访<br>□ 交班前医师查看术后患者情况并记录交班 |
| 重点医嘱 | **长期医嘱：**<br>□ 运动医学科护理常规<br>□ 二级护理<br>□ 饮食<br>**临时医嘱：**<br>□ 血常规、尿常规；凝血功能；感染性疾病筛查；肝功能、肾功能+电解质+血糖；X线胸片、心电图<br>□ 膝关节正侧位X线片，等速运动测试、KT2000关节松弛度检查<br>□ 根据病情：双下肢深静脉B超、肺功能、超声心动、血气分析 | **长期医嘱：**<br>□ 运动医学科护理常规<br>□ 二级护理<br>□ 饮食<br>□ 既往内科基础疾病用药<br>**临时医嘱：**<br>□ 根据会诊要求开检查化验单<br>□ 术前医嘱：明日在____麻醉下行膝关节镜检，半月板成形、切除或缝合术<br>□ 术前禁食、禁水<br>□ 术前抗菌药物皮试<br>□ 术区备皮<br>□ 其他特殊医嘱 | **长期医嘱：**<br>□ 运动医学护理常规<br>□ 二级护理<br>□ 饮食<br>□ 患肢抬高、制动<br>□ 抗菌药物<br>□ 其他特殊医嘱<br>**临时医嘱：**<br>□ 今日在____麻醉下行膝关节镜检，半月板成形、切除或缝合术<br>□ 耗材计费<br>□ 补液（必要时）<br>□ 伤口换药（必要时） |
| 病情变异记录 | □ 无 □ 有，原因：<br>1.<br>2. | □ 无 □ 有，原因：<br>1.<br>2. | □ 无 □ 有，原因：<br>1.<br>2. |
| 医师签名 | | | |

| 时间 | 住院第3~5天<br>（术后） | 住院第6天<br>（出院日） |
|---|---|---|
| 主要诊疗工作 | □ 上级医师查房：进行患肢情况、感染、并发症的评估<br>□ 完成日常病程记录、上级医师查房记录及确定患者可以出院：完成出院总结、病历首页的填写<br>□ 向患者交代出院注意事项、复查时间及拆线时间 | □ 主管医师查房<br>□ 完成日常病程记录、上级医师查房记录，检查出院总结、病历首页的书写是否完善<br>□ 通知出院<br>□ 向患者及家属交代出院注意项、复查时间及拆线时间和康复程序 |
| 重点医嘱 | **长期医嘱：**<br>□ 运动医学术后护理常规<br>□ 二级护理<br>□ 饮食<br>□ 静脉抗菌药物下午停<br>**临时医嘱：**<br>□ 伤口换药<br>□ 膝关节正侧位平片<br>□ 双下肢深静脉 B 超<br>□ 出院带药<br>□ 明日出院 | |
| 病情变异记录 | □ 无 □ 有，原因：<br>1.<br>2. | □ 无 □ 有，原因：<br>1.<br>2. |
| 医师签名 | | |

### （二）护士表单

**半月板损伤临床路径护士表单**

适用对象：第一诊断为半月板陈旧性损伤（ICD-10：M23.2），半月板损伤（ICD-10：S83.2）

行半月板切除术（ICD-9-CM-3：80.6），膝关节修补术（ICD-9-CM-3：81.47）

| 患者姓名： | 性别：　　年龄：　　门诊号： | 住院号： |
|---|---|---|
| 住院日期：　　年　月　日 | 出院日期：　　年　月　日 | 标准住院日：4~6天 |

| 时间 | 住院第1天 | 住院第1~2天<br>（术前日） | 住院第2~3天<br>（手术日） |
|---|---|---|---|
| 健康宣教 | 入院宣教：<br>□ 介绍主管医师、护士<br>□ 介绍病室环境、设施<br>□ 介绍规章制度及注意事项 | 术前宣教：<br>□ 宣教疾病知识、术前准备及手术过程<br>□ 指导术前保持良好睡眠<br>□ 告知准备物品<br>□ 告知家属等候区位置 | 术后当日宣教：<br>□ 告知监护设备、管路功能及注意事项<br>□ 告知饮食、体位要求<br>□ 告知术后可能出现的情况及应对方式<br>□ 告知术后饮食、活动及探视注意事项 |
| 护理处置 | □ 核对患者，佩戴腕带<br>□ 建立入院病历<br>□ 评估患者并书写护理评估单 | □ 协助医师完成术前检查化验<br>术前准备：<br>□ 备皮<br>□ 禁食、禁水 | □ 术前监测生命体征<br>送手术：<br>□ 摘除患者各种活动物品<br>□ 核对患者资料及带药<br>□ 填写手术交接单，签字确认<br>接手术：<br>□ 核对患者及资料，签字确认 |
| 基础护理 | 二级/三级护理：<br>□ 晨晚间护理<br>□ 患者安全管理 | 二级护理：<br>□ 晨晚间护理<br>□ 患者安全管理 | 一级/二级护理：<br>□ 晨晚间护理<br>□ 体位护理：患者平卧，患肢抬高，以促进静脉和淋巴回流，防止患肢肿胀<br>□ 排泄护理<br>□ 患者安全管理 |
| 专科护理 | □ 需要时填跌倒及压疮防范表<br>□ 遵医嘱通知化验检查<br>□ 给予患者及家属心理支持 | □ 遵医嘱完成相关检查<br>□ 给予患者及家属心理支持 | □ 病情观察，写护理记录：日间及夜间评估生命体征、意识、肢体感觉活动及血液循环、皮肤、伤口敷料，如有病情变化随时记录<br>□ 石膏托或支具护理：注意压疮预防和石膏或支具护理常规<br>□ 给予患者及家属心理支持 |

续 表

| 时间 | 住院第1天 | 住院第1~2天<br>（术前日） | 住院第2~3天<br>（手术日） |
|---|---|---|---|
| 重点医嘱 | □ 详见医嘱执行单 | □ 详见医嘱执行单 | □ 详见医嘱执行单 |
| 病情变异记录 | □ 无 □ 有，原因：<br>1.<br>2. | □ 无 □ 有，原因：<br>1.<br>2. | □ 无 □ 有，原因：<br>1.<br>2. |
| 护士签名 | | | |

| 时间 | 住院第 3~5 天<br>（术后） | 住院第 6 天<br>（出院日） |
|---|---|---|
| 健康宣教 | 术后宣教：<br>□ 指导患者术后遵医嘱功能锻炼<br>□ 饮食、活动、安全指导<br>□ 药物作用及频率<br>□ 疾病恢复期注意事项 | 出院宣教：<br>□ 复查时间<br>□ 功能锻炼<br>□ 饮食指导：禁烟酒，忌生冷辛辣刺激性食物<br>□ 指导办理出院手续 |
| 护理处置 | □ 遵医嘱完成相关检查 | □ 办理出院手续<br>□ 完善护理记录 |
| 基础护理 | 二级护理：<br>□ 晨晚间护理<br>□ 协助进食、进水<br>□ 预防压疮<br>□ 医嘱可下地时，协助或指导床旁活动<br>□ 排泄护理<br>□ 安全管理 | 二级护理：<br>□ 晨晚间护理<br>□ 协助或指导进食、进水<br>□ 协助或指导床旁活动<br>□ 患者安全管理 |
| 专科护理 | □ 病情观察，写护理记录<br>□ 评估生命体征、意识、肢体感觉活动及血液循环、皮肤情况、伤口敷料情况<br>□ 疼痛护理：若患肢疼痛，可视情况遵医嘱合理使用镇痛药<br>□ 症状护理：告知术后出现肢体肿胀是手术的正常反应<br>□ 用药观察：告知术后药物应用意义<br>□ 给予患者及家属心理支持 | □ 协助指导功能锻炼<br>□ 出院指导<br>□ 告知随诊的意义<br>□ 告知出院流程 |
| 重点医嘱 | □ 详见医嘱执行单 | □ 详见医嘱执行单 |
| 病情变异记录 | □ 无　□ 有，原因：<br>1.<br>2. | □ 无　□ 有，原因：<br>1.<br>2. |
| 护士签名 | | |

## （三）患者表单

### 半月板损伤临床路径患者表单

适用对象：第一诊断为半月板陈旧性损伤（ICD-10：M23.2），半月板损伤（ICD-10：S83.2）
行半月板切除术（ICD-9-CM-3：80.6），膝关节修补术（ICD-9-CM-3：81.47）

| 患者姓名： | 性别： 年龄： 门诊号： | 住院号： |
|---|---|---|
| 住院日期： 年 月 日 | 出院日期： 年 月 日 | 标准住院日：4~6天 |

| 时间 | 住院第1天 | 住院第1~2天<br>（术前日） | 住院第2~3天<br>（手术日） |
|---|---|---|---|
| 医患配合 | □ 配合询问病史、收集资料，请务必详细告知既往史、用药史、过敏史<br>□ 如服用抗凝药物，请明确告知<br>□ 配合进行体格检查<br>□ 有任何不适请告知医师 | □ 配合完善术前相关检查、化验，如采血、留尿、心电图、B超、X线胸片等<br>□ 医师与患者及家属介绍病情及手术谈话、术前签字<br>□ 麻醉医师进行术前访视 | □ 配合评估手术效果<br>□ 配合检查意识、肢体活动<br>□ 有任何不适请告知医师 |
| 护患配合 | □ 配合测量体温、脉搏、呼吸、血压、体重1次<br>□ 配合完成入院护理评估（简单询问病史、过敏史、用药史）<br>□ 接受入院宣教（环境介绍、病室规定、订餐制度、贵重物品保管等）<br>□ 有任何不适请告知护士 | □ 接受术前宣教<br>□ 接受备皮<br>□ 配合禁食、禁水<br>□ 沐浴<br>□ 准备好必要用物，吸管、尿壶、便盆、尿垫、纸巾等<br>□ 取下义齿、饰品等，贵重物品交家属保管<br>□ 术前保持良好睡眠 | □ 清晨配合测量体温、脉搏、呼吸，遵医嘱测血压<br>□ 送手术室前，协助完成核对，脱去衣物，上手术车<br>□ 返回病房后，协助完成核对，配合过病床<br>□ 配合检查意识、肢体感觉活动及血液循环，询问出入量<br>□ 配合术后吸氧、监护仪监测、输液<br>□ 遵医嘱采取正确体位<br>□ 配合缓解疼痛<br>□ 有任何不适请告知护士 |
| 饮食 | □ 普通饮食或遵医嘱特殊膳食等 | □ 术前12小时禁食、禁水 | □ 局部麻醉或区域阻滞麻醉，在不恶心、呕吐的情况下不影响进食、进水<br>□ 连硬外麻醉或全身麻醉术后6小时可进食饮水 |
| 排泄 | □ 正常排尿便 | □ 正常排尿便 | □ 自行排尿 |
| 活动 | □ 正常活动 | □ 正常活动 | □ 床上活动 |

| 时间 | 住院第3~5天<br>（术后） | 住院第6天<br>（出院日） |
|---|---|---|
| 医患配合 | □ 配合检查肢体感觉活动及血液循环<br>□ 配合切口评估及换药 | □ 接受出院前指导<br>□ 知道复查程序<br>□ 获取出院诊断书 |
| 护患配合 | □ 配合定时监测生命体征，每日询问排便次数<br>□ 配合检查意识、肢体感觉活动及血液循环<br>□ 遵医嘱配合监测出入量<br>□ 接受输液、服药等治疗<br>□ 接受进食、进水、排便等生活护理<br>□ 配合活动，预防皮肤压疮<br>□ 注意活动安全，避免坠床或跌倒<br>□ 配合执行探视及陪伴制度 | □ 接受出院宣教<br>□ 办理出院手续<br>□ 获取出院带药<br>□ 知道服药方法、作用、注意事项<br>□ 知道照顾伤口方法<br>□ 知道复印病历方法 |
| 饮食 | □ 根据医嘱，由流质饮食逐渐过渡到普通饮食或糖尿病饮食等 | □ 根据医嘱，普通饮食或糖尿病膳食等 |
| 排泄 | □ 正常排尿便<br>□ 避免便秘 | □ 正常排尿便<br>□ 避免便秘 |
| 活动 | □ 下地活动，视手术情况决定患肢是否负重 | □ 下地活动，视手术情况决定患肢是否负重 |

# 附：原表单（2016年版）

## 半月板损伤临床路径表单

适用对象：第一诊断为半月板损伤

行膝关节镜检，半月板成形、损伤和缝合术

| 患者姓名： | 性别： 年龄： 门诊号： | 住院号： |
|---|---|---|
| 住院日期： 年 月 日 | 出院日期： 年 月 日 | 标准住院日：2~4天 |

| 时间 | 住院第1~2天<br>（包括术前日） | 住院第2~3天<br>（包括手术日） | 住院第3~4天 |
|---|---|---|---|
| 主要诊疗工作 | □ 询问病史及体格检查<br>□ 完成住院志、首次病程、上级医师查房等病历书写<br>□ 完善术前检查<br>□ 上级医师查房与术前评估<br>□ 初步确定手术方式和日期<br>□ 根据症状、体检、膝关节X线片及术前各项化验，行术前讨论，确定手术方案 | □ 上级医师查房<br>□ 完成必要的相关科室会诊<br>□ 完成术前准备与术前评估<br>□ 完成术前小结、上级医师查房记录等病历书写<br>□ 向患者及家属交代病情和围手术期注意事项，签署手术知情同意书、自费用品协议书等<br>□ 手术<br>□ 术者完成手术记录<br>□ 向患者及家属交代手术过程概况及术后注意事项<br>□ 完成术后病程记录 | □ 上级医师查房<br>□ 办理出院及康复指导<br>□ 预约门诊复查和伤口拆线时间 |
| 重点医嘱 | **长期医嘱：**<br>□ 骨科护理常规<br>□ 二级护理<br>□ 测血压每日2次（视情况）<br>□ 测血糖每日5次（视情况）<br>□ 饮食<br>□ 脚癣患者每日碘酊涂患处<br>**临时医嘱：**<br>□ 血常规、尿常规<br>□ 凝血功能<br>□ 感染性疾病筛查、肝功能、肾功能、电解质、血糖、血脂<br>□ 红细胞沉降率、CRP（必要时）<br>□ X线胸片、心电图<br>□ 患膝关节MRI（必要时）<br>□ 患膝正侧位片<br>□ 双膝髌骨轴位片（必要时）<br>□ 肺功能、超声心动（视患者情况而定）<br>□ 根据会诊情况进行必要检查<br>□ 双下肢动静脉彩超（必要时） | **临时医嘱：**<br>□ 患者既往内科疾病基础用药<br>□ 潜在感染疾病的控制（泌尿系，牙龈炎等）<br>□ 骨科术后护理常规<br>□ 麻醉后护理常规<br>□ 一级/二级护理<br>□ 测血压每日2次（视情况）<br>□ 测血糖每日5次（视情况）<br>□ 患者既往内科疾病基础用药<br>□ 饮食<br>□ 心电监测、吸氧（视病情）<br>□ 尿管记尿量（如有）<br>□ 冰敷<br>**临时医嘱：**<br>□ 术前医嘱：常规准备明日在神经阻滞麻醉/椎管内麻醉/全身麻醉下行膝关节镜检查术<br>□ 术前禁食、禁水<br>□ 领用术前0.5~2小时使用的抗菌药物（如有内植物）<br>□ 预估手术超过3小时，加领抗菌药物 | **出院医嘱：** |

续 表

| 时间 | 住院第 1~2 天<br>（包括术前日） | 住院第 2~3 天<br>（包括手术日） | 住院第 3~4 天 |
|---|---|---|---|
| 重点医嘱 | | □ 术前留置导尿管（必要时）<br>□ 术前备皮<br>□ 其他特殊医嘱<br>□ 相关科室会诊<br>□ 药物医嘱：<br>【1 级】抗菌药物（必要时）<br>【2 级】解热镇痛及非甾体抗炎药（必要时）<br>【2 级】镇痛药（必要时） | |
| 主要护理工作 | □ 入院宣教：介绍病房环境、设施和设备<br>□ 入院护理评估 | □ 宣教、备皮等术前准备<br>□ 提醒患者明晨禁水 | □ 观察患者病情变化<br>□ 术后心理与生活护理 |
| 病情变异记录 | □ 无 □ 有，原因：<br>1.<br>2. | □ 无 □ 有，原因：<br>1.<br>2. | □ 无 □ 有，原因：<br>1.<br>2. |
| 护士签名 | | | |
| 医师签名 | | | |

# 第二十九章

# 膝关节骨关节病关节镜下病灶清理临床路径释义

【医疗质量控制指标】

指标一、术后无关节内游离体残留。

指标二、监测 D-二聚体定量，预防下肢深静脉血栓。

## 一、膝关节骨关节病关节镜下病灶清理编码

1. 原编码

疾病名称及编码：膝关节骨关节病

手术操作名称及编码：膝关节病损切除术（ICD-9-CM-3：80.86003）

膝关节镜下病损切除术（ICD-9-CM-3：80.86005）

2. 修改编码

疾病名称及编码：膝关节骨关节病（ICD-10：M17）

手术操作名称及编码：关节镜膝关节病损切除术（ICD-9-CM-3：80.8602）

## 二、临床路径检索方法

M17 伴 80.8602

## 三、国家医疗保障疾病诊断相关分组（CHS-DRG）

MDCI　肌肉、骨骼疾病及功能障碍

IS2　除前臂、腕、手足外的损伤

IC3　除置换/翻修外的髋、肩、膝、肘、踝的关节手术

## 四、膝关节骨关节病关节镜下病灶清理临床路径标准住院流程

### （一）适用对象

第一诊断为膝关节骨关节病，行膝关节镜下关节镜检，病灶清理术，或含以下诊断和术式：

| | |
|---|---|
| 80.86003 | 膝关节病损切除术 |
| 80.86005 | 膝关节镜下病损切除术 |

**释义**

■ 适用对象编码参见第一部分。

■ 本路径适用对象为临床诊断为膝关节骨关节病的患者，进行关节镜下清理手术治疗时。

### （二）诊断依据

1. 病史：膝关节疼痛，保守治疗无效。

2. 体检：股四头肌常萎缩，关节间隙压痛，压髌试验阳性，过伸过屈痛等。
3. 辅助检查：X线片或磁共振可以确定关节退变、骨赘形成的部位及程度。

**释义**

■ 本路径的制订主要参考国内权威参考书籍和诊疗指南。

■ 症状和体格检查是诊断膝关节骨关节病的初步依据，X线检查可见关节间隙大小、游离体和骨赘形成程度等，MRI可以评估软骨和软骨下骨损伤程度、关节内合并损伤等。

### （三）治疗方案的选择及依据

1. 诊断明确的膝关节骨关节病，症状明显，保守治疗后持续不缓解，影响正常生活和运动。
2. 无手术禁忌证。

**释义**

■ 保守治疗效果不佳，严重的膝关节疼痛，影响患者生活和运动时需考虑手术治疗。

■ 手术治疗包括软骨损伤清理、半月板清理和滑膜清理术。

■ 关节镜下骨关节病清理仅适用于关节退变程度较轻的患者，对严重的骨关节病患者，可能考虑膝关节置换或融合手术，需进入其他路径。

### （四）标准住院日4~6天

**释义**

■ 明确膝关节骨关节病的患者入院后，术前检查1~2天，第2~3天行手术治疗，第3~5天主要观察切口情况和有无术后早期并发症，总住院时间不超过6天符合本路径要求。如果具备条件，可以在患者入院前在门诊完善相关术前化验及影像学检查，并在麻醉科门诊评估患者全身情况，安排入院后尽早接受手术，以尽量减少患者住院时间。

### （五）进入路径标准

1. 第一诊断必须符合膝关节骨关节病。
2. 当患者同时具有其他疾病诊断时，但在住院期间不需要特殊处理也不影响第一诊断的临床路径流程实施时，可以进入路径。

**释义**

■ 部分患者入院后常规检查发现有基础疾病，如高血压、糖尿病、肝功能不全、肾功能不全等，经系统评估后对膝关节骨关节病损伤诊断治疗无特殊影响者，可进入本路径。但以上可能增加医疗费用，延长住院时间。

■ 严重的骨关节病，可能考虑膝关节置换或融合手术，需进入其他路径。

■ 经入院常规检查发现既往没有发现的疾病，而该疾病对患者健康的影响比膝关节骨关节病更严重，或者该疾病可能影响手术实施，增加麻醉和手术风险，影响预后，则应优先考虑治疗该种疾病，暂且不宜进入路径。例如较严重的高血压、糖尿病、心功能不全、肝功能、肾功能不全、凝血功能障碍等。

**（六）术前准备1~2天**

1. 术前检查项目

（1）血常规、尿常规。

（2）肝功能、肾功能、电解质、血糖（可在门诊完成）。

（3）凝血功能。

（4）感染性疾病筛查（乙型肝炎、丙型肝炎、梅毒、艾滋病等，可在门诊完成）。

（5）膝关节正侧位X线片。

（6）膝关节MRI。

（7）X线胸片、心电图。

2. 根据患者病情可选择

（1）双下肢深静脉彩超、超声心动图、血气分析和肺功能（高龄或既往有心、肺部病史者）。

（2）有相关疾病者必要时请相关科室会诊。

**释义**

■ 血常规、尿常规最基本的两个常规检查，进入本路径的患者均需完成。肝功能、肾功能、电解质、血糖、凝血功能、心电图、X线胸片可评估有无基础疾病，是否影响住院时间、费用及其治疗预后，也是进行麻醉手术的基础检查；感染性疾病筛查可指导对同病房患者、医护人员的防护、手术顺序的安排和术后手术器械的消毒；膝关节X线和MRI检查有助于明确病变程度和合并损伤，指导制订手术计划。

■ 对年龄较大患者或基础检查发现异常的患者，可进行超声心动图、血气分析和肺功能，以进一步评估患者身体状况；对D-二聚体升高的患者，可行双下肢深静脉彩超检查，以排除下肢深静脉血栓；对合并高血压、糖尿病或其他内科疾病的患者，可请相关科室会诊以确保患者围手术期安全。

**（七）选择用药**

抗菌药物：按照《抗菌药物临床应用指导原则（2015年版）》（国卫办医发〔2015〕43号）执行。

**释义**

■ Ⅰ类切口手术抗菌药物使用不应超过术后24小时。

**（八）手术日为入院第 2~3 天**

1. 麻醉方式：神经阻滞麻醉、椎管内麻醉或全身麻醉。
2. 手术方式：膝关节镜下病灶清理术。
3. 手术内植物：无。
4. 输血：无。

**释义**

■ 麻醉一般选择神经阻滞麻醉或椎管内麻醉，但对肥胖、既往腰椎手术史患者，可酌情选择全身麻醉。

**（九）术后住院恢复 3~5 天**

1. 必需复查的检查项目：无。
2. 必要时查血常规、红细胞沉降率、C 反应蛋白、凝血、电解质。
3. 术后处理

（1）抗菌药物：按照《抗菌药物临床应用指导原则（2015 年版）》（国卫办医发〔2015〕43 号）执行。

（2）术后镇痛：参照《骨科常见疼痛的处理专家建议》。

（3）术后康复：根据手术状况按相应康复计划康复。

**释义**

■ 膝关节 X 线有助于评估关节清理术后的即刻效果。

■ 术后血常规、红细胞沉降率、C 反应蛋白、凝血功能、电解质等检查可以观察患者有无感染、电解质紊乱等。下肢手术是导致术后患者下肢深静脉血栓的危险因素，对联合有其他高危因素的患者，或术后出现小腿肿痛的患者，应行双下肢深静脉 B 超检查以排除深静脉血栓。

■ Ⅰ类切口手术抗菌药物使用不应超过术后 24 小时；术后根据患者疼痛情况进行疼痛管理；根据手术情况指导患者开始术后早期康复。

■ 膝关节骨关节炎患者保守治疗或关节镜下清理术治疗时，为减轻软骨破坏、抑制炎症反应，延缓病程，消肿镇痛，可使用鹿瓜多肽注射液等药物。如术后肿胀明显，可口服水肿药物 1~2 周。

■ 可使用软骨保护剂及改善病情的药物，如透明质酸钠、壮骨关节胶囊、恒古骨伤愈合剂、金乌骨通胶囊等，发挥抗炎、阵痛、保护关节软骨等作用。

**（十）出院标准**

1. 体温正常，足趾活动正常。
2. 伤口无感染征象（或可在门诊处理的伤口情况），关节无感染征象。
3. 没有需要住院处理的并发症和/或合并症。

**释义**

■ 患者出院前应完成所有必需检查项目，无发热，切口情况满意，且无明显术后并发症。

**（十一）变异及原因分析**

1. 围手术期并发症：深静脉血栓形成、伤口感染、关节感染、神经血管损伤等，造成住院日延长和费用增加。
2. 内科合并症：老年患者常合并内科疾病，如脑血管或心血管病、糖尿病、血栓等，手术可能导致基础疾病加重而需要进一步治疗，从而延长治疗时间，并增加住院费用。
3. 植入材料的选择：无。

**释义**

■ 深静脉血栓可能造成肺栓塞，是骨科手术后严重的并发症之一，此时需请相关科室协助处理深静脉血栓情况。

■ 认可的变异原因主要是指患者入选路径后，在检查及治疗过程中发现患者合并存在事前未预知的、对本路径治疗可能产生影响的情况，需要中止执行路径或延长治疗时间、增加治疗费用。医师需在表单中明确说明。

■ 因患者方面的主观原因导致执行路径出现变异，需医师在表单中予以说明

## 五、膝关节骨关节病关节镜下病灶清理临床路径给药方案

1. 术前用药：治疗基础疾病，如心脏病、高血压等，以口服给药为主；围手术期控制血糖可应用胰岛素。术前 30 分钟及术后 24 小时内可预防性应用抗菌药物。
2. 术中用药：无特殊。
3. 术后用药：术后可用非甾体类镇痛药，并按照患者疼痛程度进行阶梯镇痛。术后可根据患者具体情况进行抗凝用药。

**【用药选择】**

术前治疗基础疾病的药物应继续规律应用。

**【药学提示】**

应注意患者长时间服用药物与围手术期用药的药理作用，以及围手术期药物之间的相互作用。

**【注意事项】**

术后应避免注射用非甾类镇痛药与口服非甾类镇痛药合用，以免增加胃肠道不良事件风险。

## 六、膝关节骨关节病关节镜下病灶清理患者护理规范

1. 术前护理

（1）术前宣教：宣教功能锻炼重要性；宣教手术的目的、意义；宣教术后护理用具的使用及注意事项。

（2）术前准备：皮肤准备、药敏试验、生命体征监测，术后骨科专科用具的使用。

2. 术后护理

（1）常规护理：生命体征监测、饮食指导、专科护理。

（2）患肢护理：观察患肢渗血情况，手术部位敷料包扎松紧度是否适宜，必要时给予更换敷料；观察患肢是否发生肿胀，评估肿胀部位及程度，及时发现术后静脉血栓；评估患肢活动度及皮肤感觉，如发生患肢不能活动或患肢麻痹，需寻找原因及时处理。防止术后神经损伤。

（3）指导院内功能锻炼：指导患者进行床上踝泵及直腿抬高练习。指导行半月板部分切除术后患者在无助行器的情况下行走，遵循循序渐进的原则，逐步增加行走距离，行走速度，逐步增加患肢负重力量，注意保护患者勿发生跌倒，功能锻炼后即刻冰敷患肢膝关节，缓解运动后的关节内渗出及肿胀。

## 七、膝关节骨关节病关节镜下病灶清理患者营养治疗规范

1. 正常饮食，保证蛋白质及维生素摄入。

2. 有内科基础病者注意调整饮食，如高血压病患者低盐饮食、肾病患者低蛋白饮食、糖尿病患者低糖饮食等。

## 八、膝关节骨关节病关节镜下病灶清理患者健康宣教

1. 术后即刻开始关节活动度锻炼。

2. 患肢可完全负重。

3. 预防下肢深静脉血栓，如出现下肢深静脉血栓需口服溶栓药物，必要时行下腔静脉滤器置入。

4. 重视下肢功能锻炼。

5. 术后按时换药、拆线。

6. 定期门诊复查。

## 九、推荐表单

### （一）医师表单

**膝关节骨关节病关节镜下病灶清理临床路径医师表单**

适用对象：第一诊断为膝关节骨关节病（ICD-10：M17）

行关节镜膝关节病损切除术（ICD-9-CM-3：80.8602）

| 患者姓名： | 性别：　年龄：　门诊号： | 住院号： |
|---|---|---|
| 住院日期：　年　月　日 | 出院日期：　年　月　日 | 标准住院日：4~6天 |

| 时间 | 住院第1天 | 住院第1~2天<br>（术前日） | 住院第2~3天<br>（手术日） |
|---|---|---|---|
| 主要诊疗工作 | □ 完成住院志，询问病史、体格检查、初步诊断<br>□ 完成首次病程记录<br>□ 完成住院病历<br>□ 上级医师查房、术前评估、确定诊断、手术日期<br>□ 完成上级医师查房记录<br>□ 开医嘱：常规化验、检查单 | □ 上级医师查房<br>□ 继续完成检查及必要的会诊<br>□ 医师查房、手术前评估<br>□ 完成术前小结和上级医师查房记录<br>□ 签署手术知情同意书，向患者及家属交代术前注意事项<br>□ 手术准备<br>□ 麻醉医师访视患者进行评估，并签署麻醉同意书 | □ 手术：膝关节镜检，病灶清理术<br>□ 完成手术记录和术后当天的病程记录<br>□ 交代术中情况及注意事项<br>□ 上级医师查房，完成手术日病程记录和上级医师查房记录<br>□ 麻醉医师术后随访<br>□ 交班前医师查看术后患者情况并记录交班 |
| 重点医嘱 | **长期医嘱：**<br>□ 运动医学科护理常规<br>□ 二级护理<br>□ 饮食<br>**临时医嘱：**<br>□ 血常规、尿常规；凝血功能；感染性疾病筛查；肝功能、肾功能+电解质+血糖；X线胸片、心电图<br>□ 膝关节正侧位X线片<br>□ 膝关节MRI（视情况而定）<br>□ 根据病情：双下肢深静脉B超、肺功能、超声心动、血气分析 | **长期医嘱：**<br>□ 运动医学科护理常规<br>□ 二级护理<br>□ 饮食<br>□ 既往内科基础疾病用药<br>**临时医嘱：**<br>□ 根据会诊要求开检查化验单<br>□ 术前医嘱：明日在____麻醉下行膝关节镜下病灶清理术<br>□ 术前禁食、禁水<br>□ 术前抗菌药物皮试（必要时）<br>□ 术区备皮<br>□ 其他特殊医嘱 | **长期医嘱：**<br>□ 运动医学护理常规<br>□ 二级护理<br>□ 饮食<br>□ 患肢抬高、制动<br>□ 抗菌药物<br>□ 其他特殊医嘱<br>**临时医嘱：**<br>□ 今日在____麻醉下行膝关节镜下病灶清理术<br>□ 耗材计费<br>□ 补液（必要时）<br>□ 伤口换药（必要时） |
| 病情变异记录 | □ 无　□ 有，原因：<br>1.<br>2. | □ 无　□ 有，原因：<br>1.<br>2. | □ 无　□ 有，原因：<br>1.<br>2. |
| 医师签名 | | | |

| 时间 | 住院第 3~5 天<br>（术后） | 住院第 6 天<br>（出院日） |
|---|---|---|
| 主要诊疗工作 | □ 上级医师查房：进行患肢情况、感染、并发症的评估<br>□ 完成日常病程记录、上级医师查房记录及确定患者可以出院，完成出院总结、病历首页的填写<br>□ 向患者交代出院注意事项、复查时间及拆线时间 | □ 主管医师查房<br>□ 完成日常病程记录、上级医师查房记录，检查出院总结、病历首页的书写是否完善<br>□ 通知出院<br>□ 向患者及家属交代出院注意项、复查时间及拆线时间和康复程序 |
| 重点医嘱 | **长期医嘱：**<br>□ 运动医学术后护理常规<br>□ 二级护理<br>□ 饮食<br>□ 静脉抗菌药物下午停（必要时）<br>**临时医嘱：**<br>□ 伤口换药<br>□ 膝关节正侧位 X 线片<br>□ 双下肢深静脉 B 超<br>□ 出院带药<br>□ 明日出院 | |
| 病情变异记录 | □ 无　□ 有，原因：<br>1.<br>2. | □ 无　□ 有，原因：<br>1.<br>2. |
| 医师签名 | | |

### （二）护士表单

**膝关节骨关节病关节镜下病灶清理临床路径护士表单**

适用对象：第一诊断为膝关节骨关节病（ICD-10：M17）
行关节镜膝关节病损切除术（ICD-9-CM-3：80.8602）

| 患者姓名： | 性别：　年龄：　门诊号： | 住院号： |
|---|---|---|
| 住院日期：　年　月　日 | 出院日期：　年　月　日 | 标准住院日：4~6天 |

| 时间 | 住院第1天 | 住院第1~2天<br>（术前日） | 住院第2~3天<br>（手术日） |
|---|---|---|---|
| 健康宣教 | **入院宣教：**<br>□ 介绍主管医师、护士<br>□ 介绍病室环境、设施<br>□ 介绍规章制度及注意事项 | **术前宣教：**<br>□ 宣教疾病知识、术前准备及手术过程<br>□ 指导术前保持良好睡眠<br>□ 告知准备物品<br>□ 告知家属等候区位置 | **术后当日宣教：**<br>□ 告知监护设备、管路功能及注意事项<br>□ 告知饮食、体位要求<br>□ 告知术后可能出现的情况及应对方式<br>□ 告知术后饮食、活动及探视注意事项 |
| 护理处置 | □ 核对患者，佩戴腕带<br>□ 建立入院病历<br>□ 评估患者并书写护理评估单 | □ 协助医师完成术前检查化验<br>**术前准备：**<br>□ 备皮<br>□ 禁食、禁水 | □ 术前监测生命体征<br>**送手术：**<br>□ 摘除患者各种活动物品<br>□ 核对患者资料及带药<br>□ 填写手术交接单，签字确认<br>**接手术：**<br>□ 核对患者及资料，签字确认 |
| 基础护理 | **二级/三级护理：**<br>□ 晨晚间护理<br>□ 患者安全管理 | **二级护理：**<br>□ 晨晚间护理<br>□ 患者安全管理 | **一级/二级护理：**<br>□ 晨晚间护理<br>□ 体位护理：患者平卧，患肢抬高，以促进静脉和淋巴回流，防止患肢肿胀<br>□ 排泄护理<br>□ 患者安全管理 |
| 专科护理 | □ 需要时填跌倒及压疮防范表<br>□ 遵医嘱通知化验检查<br>□ 给予患者及家属心理支持 | □ 遵医嘱完成相关检查<br>□ 给予患者及家属心理支持 | □ 病情观察，写护理记录：日间及夜间评估生命体征、意识、肢体感觉活动及血液循环、皮肤、伤口敷料，如有病情变化随时记录<br>□ 石膏托或支具护理：注意压疮预防和石膏或支具常规护理<br>□ 给予患者及家属心理支持 |
| 重点医嘱 | □ 详见医嘱执行单 | □ 详见医嘱执行单 | □ 详见医嘱执行单 |
| 病情变异记录 | □ 无　□ 有，原因：<br>1.<br>2. | □ 无　□ 有，原因：<br>1.<br>2. | □ 无　□ 有，原因：<br>1.<br>2. |
| 护士签名 | | | |

| 时间 | 住院第 3~5 天<br>（术后） | 住院第 6 天<br>（出院日） |
| --- | --- | --- |
| 健康宣教 | **术后宣教：**<br>□ 指导患者术后遵医嘱功能锻炼<br>□ 饮食、活动、安全指导<br>□ 药物作用及频率<br>□ 疾病恢复期注意事项 | **出院宣教：**<br>□ 复查时间<br>□ 功能锻炼<br>□ 饮食指导：禁烟酒，忌生冷辛辣刺激性食物<br>□ 指导办理出院手续 |
| 护理处置 | □ 遵医嘱完成相关检查 | □ 办理出院手续<br>□ 完善护理记录 |
| 基础护理 | **二级护理：**<br>□ 晨晚间护理<br>□ 协助进食、进水<br>□ 预防压疮<br>□ 医嘱可下地时，协助或指导床旁活动<br>□ 排泄护理<br>□ 安全管理 | **二级护理：**<br>□ 晨晚间护理<br>□ 协助或指导进食、进水<br>□ 协助或指导床旁活动<br>□ 患者安全管理 |
| 专科护理 | □ 病情观察，写护理记录：评估生命体征、意识、肢体感觉活动及血液循环、皮肤情况、伤口敷料情况<br>□ 疼痛护理：若患肢疼痛，可视情况遵医嘱合理使用镇痛药<br>□ 症状护理：告知术后出现肢体肿胀是手术的正常反应<br>□ 用药观察：告知术后药物应用意义<br>□ 给予患者及家属心理支持 | □ 协助指导功能锻炼<br>□ 出院指导<br>□ 告知随诊的意义<br>□ 告知出院流程 |
| 重点医嘱 | □ 详见医嘱执行单 | □ 详见医嘱执行单 |
| 病情变异记录 | □ 无　□ 有，原因：<br>1.<br>2. | □ 无　□ 有，原因：<br>1.<br>2. |
| 护士签名 | | |

## （三）患者表单

### 膝关节骨关节病关节镜下病灶清理临床路径患者表单

适用对象：第一诊断为膝关节骨关节病（ICD-10：M17）

行关节镜膝关节病损切除术（ICD-9-CM-3：80.8602）

| 患者姓名： | 性别： 年龄： 门诊号： | 住院号： |
|---|---|---|
| 住院日期： 年 月 日 | 出院日期： 年 月 日 | 标准住院日：4~6天 |

| 时间 | 住院第1天 | 住院第1~2天<br>（术前日） | 住院第2~3天<br>（手术日） |
|---|---|---|---|
| 医患配合 | □ 配合询问病史、收集资料，请务必详细告知既往史、用药史、过敏史<br>□ 如服用抗凝药物，请明确告知<br>□ 配合进行体格检查<br>□ 有任何不适请告知医师 | □ 配合完善术前相关检查、化验，如采血、留尿、心电图、B超、X线胸片等<br>□ 医师与患者及家属介绍病情及手术谈话、术前签字<br>□ 麻醉医师进行术前访视 | □ 配合评估手术效果<br>□ 配合检查意识、肢体活动<br>□ 有任何不适请告知医师 |
| 护患配合 | □ 配合测量体温、脉搏、呼吸、血压、体重1次<br>□ 配合完成入院护理评估（简单询问病史、过敏史、用药史）<br>□ 接受入院宣教（环境介绍、病室规定、订餐制度、贵重物品保管等）<br>□ 有任何不适请告知护士 | □ 接受术前宣教<br>□ 接受备皮<br>□ 配合禁食、禁水<br>□ 沐浴<br>□ 准备好必要用物，如吸管、尿壶、便盆、尿垫、纸巾等<br>□ 取下义齿、饰品等，贵重物品交家属保管<br>□ 术前保持良好睡眠 | □ 清晨配合测量体温、脉搏、呼吸，遵医嘱测血压<br>□ 送手术室前，协助完成核对，脱去衣物，上手术车<br>□ 返回病房后，协助完成核对，配合过病床<br>□ 配合检查意识、肢体感觉活动及血液循环，询问出入量<br>□ 配合术后吸氧、监护仪监测、输液<br>□ 遵医嘱采取正确体位<br>□ 配合缓解疼痛<br>□ 有任何不适请告知护士 |
| 饮食 | □ 普通饮食或遵医嘱特殊膳食等 | □ 术前12小时禁食、禁水 | □ 局部麻醉或区域阻滞麻醉，在不恶心、呕吐的情况下不影响进食、进水<br>□ 连硬外麻醉或全身麻醉术后6小时可进食、饮水 |
| 排泄 | □ 正常排尿便 | □ 正常排尿便 | □ 自行排尿 |
| 活动 | □ 正常活动 | □ 正常活动 | □ 床上活动 |

| 时间 | 住院第3~5天<br>（术后） | 住院第6天<br>（出院日） |
|---|---|---|
| 医患配合 | □ 配合检查肢体感觉活动及血液循环<br>□ 配合切口评估及换药 | □ 接受出院前指导<br>□ 知道复查程序<br>□ 获取出院诊断书 |
| 护患配合 | □ 配合定时监测生命体征，每日询问排便次数<br>□ 配合检查意识、肢体感觉和活动及血液循环<br>□ 遵医嘱配合监测出入量<br>□ 接受输液、服药等治疗<br>□ 接受进食、进水、排便等生活护理<br>□ 配合活动，预防皮肤压疮<br>□ 注意活动安全，避免坠床或跌倒<br>□ 配合执行探视及陪伴制度 | □ 接受出院宣教<br>□ 办理出院手续<br>□ 获取出院带药<br>□ 知道服药方法、作用、注意事项<br>□ 知道照顾伤口方法<br>□ 知道复印病历方法 |
| 饮食 | □ 根据医嘱，由流质饮食逐渐过渡到普通饮食或糖尿病饮食等 | □ 根据医嘱，普通饮食或糖尿病膳食等 |
| 排泄 | □ 正常排尿便<br>□ 避免便秘 | □ 正常排尿便<br>□ 避免便秘 |
| 活动 | □ 可下地活动 | □ 可下地活动 |

## 附：原表单（2016年版）

### 膝关节骨关节病关节镜下病灶清理临床路径表单

适用对象：第一诊断为膝关节骨关节病

行膝关节镜检，病灶清理术

| | | | |
|---|---|---|---|
| 患者姓名： | 性别：　　年龄：　　门诊号： | | 住院号： |
| 住院日期：　　年　月　日 | 出院日期：　　年　月　日 | | 标准住院日：2~4天 |

| 时间 | 住院第1天 | 住院第1~2天<br>（术前日） | 住院第1~2天<br>（手术日） |
|---|---|---|---|
| 主要诊疗工作 | □ 完成住院志，询问病史、体格检查、初步诊断<br>□ 完成首次病程记录<br>□ 完成住院病历<br>□ 上级医师查房、术前评估、确定诊断、手术日期<br>□ 完成上级医师查房记录<br>□ 开医嘱：常规化验、检查单 | □ 上级医师查房<br>□ 继续完成检查及必要的会诊<br>□ 医师查房、手术前评估<br>□ 完成术前小结和上级医师查房记录<br>□ 签署手术知情同意书，向患者及家属交代术前注意事项<br>□ 手术准备<br>□ 麻醉医师访视患者进行评估，并签署麻醉同意书 | □ 手术：关节镜检，病灶清理术<br>□ 完成手术记录和术后当天的病程记录<br>□ 交代术中情况及注意事项<br>□ 上级医师查房完成手术日病程记录和上级医师查房记录<br>□ 麻醉医师术后随访<br>□ 交班前医师查看术后患者情况并记录交班 |
| 重点医嘱 | **长期医嘱：**<br>□ 运动医学科护理常规<br>□ 二级护理<br>□ 饮食<br>**临时医嘱：**<br>□ 血常规、尿常规；凝血功能；感染性疾病筛查；肝功能、肾功能+电解质+血糖；X线胸片、心电图<br>□ 膝关节正侧位X线片<br>□ 膝关节MRI（视情况而定）<br>□ 根据病情：血管超声、肺功能、超声心动、血气分析 | **长期医嘱：**<br>□ 运动医学科护理常规<br>□ 二级护理<br>□ 饮食<br>□ 既往内科基础疾病用药<br>**临时医嘱：**<br>□ 根据会诊要求开检查化验单<br>□ 术前医嘱：明日在____麻醉下行膝关节镜病灶清理术<br>□ 术前禁食、禁水<br>□ 术前抗菌药物皮试（必要时）<br>□ 术区备皮<br>□ 其他特殊医嘱 | **长期医嘱：**<br>□ 运动医学护理常规<br>□ 二级护理<br>□ 饮食<br>□ 患肢抬高、制动<br>□ 抗菌药物<br>□ 其他特殊医嘱<br>**临时医嘱：**<br>□ 今日在____麻醉下行膝关节镜下病灶清理术<br>□ 耗材计费<br>□ 补液（必要时）<br>□ 伤口换药（必要时） |
| 主要护理工作 | □ 入院介绍<br>□ 完成护理评估并记录<br>□ 处理医嘱、并执行<br>□ 健康宣教<br>□ 指导患者到相关科室进行检查心电图、X线胸片等<br>□ 按时巡视病房<br>□ 认真完成交接班 | □ 常规护理<br>□ 术前心理护理（紧张、焦虑）<br>□ 术前备皮、沐浴、更衣<br>□ 术前物品准备<br>□ 完成护理记录<br>□ 完成责任制护理记录<br>□ 认真完成交接班<br>□ 按时巡视病房 | □ 观察患者病情变化：生命体征足背动脉搏动，患肢皮肤温度、感觉，如有异常通知医师<br>□ 向患者交代术后注意事项<br>□ 术后生活及心理护理<br>□ 处理执行医嘱<br>□ 完成责任制护理<br>□ 按时巡视病房认真完成交接班 |
| 病情变异记录 | □ 无　□ 有，原因：<br>1.<br>2. | □ 无　□ 有，原因：<br>1.<br>2. | □ 无　□ 有，原因：<br>1.<br>2. |
| 护士签名 | | | |
| 医师签名 | | | |

| 时间 | 住院第 2~3 天<br>（术后第 1 天） | 住院第 3~4 天<br>（术后第 2 天） |
|---|---|---|
| 主要诊疗工作 | □ 上级医师查房：进行患肢情况、感染、并发症的评估<br>□ 完成日常病程记录、上级医师查房记录及确定患者可以出院，完成出院总结、病历首页的填写<br>□ 向患者交代出院注意事项、复查时间及拆线时间 | □ 主管医师查房<br>□ 完成日常病程记录、上级医师查房记录，检查出院总结、病历首页的书写是否完善<br>□ 通知出院<br>□ 向患者及家属交代出院注意项、复查时间及拆线时间和康复程序 |
| 重点医嘱 | **长期医嘱：**<br>□ 运动医学术后护理常规<br>□ 二级护理<br>□ 饮食<br>□ 静脉抗菌药物下午停（必要时）<br>**临时医嘱：**<br>□ 伤口换药<br>□ 出院带药<br>□ 明日出院 | |
| 主要护理工作 | □ 处理执行医嘱<br>□ 术后心理、生活护理<br>□ 康复医师指导训练<br>□ 完成病情观察护理记录<br>□ 出院指导<br>□ 协助患者持拐下地行走<br>□ 认真完成交接班<br>□ 协助医师伤口换药 | □ 协助家属办理出院手续<br>□ 出院单位处理 |
| 病情变异记录 | □ 无　□ 有，原因：<br>1.<br>2. | □ 无　□ 有，原因：<br>1.<br>2. |
| 护士签名 | | |
| 医师签名 | | |

# 第三十章

# 膝关节交叉韧带内固定异物反应临床路径释义

**【医疗质量控制指标】**

指标一、无内固定残留。

指标二、监测 D-二聚体定量，预防下肢深静脉血栓。

## 一、膝关节交叉韧带内固定异物反应编码

1. 原编码

疾病名称及编码：膝关节交叉韧带重建术后异物反应

手术操作名称及编码：膝关节镜下内固定物取出术（ICD-9-CM-3：78.66003）

关节内固定物取出术（ICD-9-CM-3：78.66002）

2. 修改编码

疾病名称及编码：膝关节交叉韧带重建术后异物反应（ICD-10：T84.8）

手术操作名称及编码：膝关节交叉韧带重建后股骨内固定物取出术（ICD-9-CM-3：78.6501）

膝关节交叉韧带重建后胫骨内固定物取出术（ICD-9-CM-3：78.6701）

## 二、临床路径检索方法

T84.8 伴（78.6501 / 78.6701）

## 三、国家医疗保障疾病诊断相关分组（CHS-DRG）

MDCI 肌肉、骨骼疾病及功能障碍

IS2 除前臂、腕、手足外的损伤

IC3 除置换/翻修外的髋、肩、膝、肘、踝的关节手术

## 四、膝关节交叉韧带内固定异物反应临床路径标准住院流程

### （一）适用对象

第一诊断为膝关节前交叉韧带重建术后异物反应或膝关节后交叉韧带重建术后异物反应，行膝关节镜下关节镜检，内固定物取出术，或含以下诊断和术式：

| | |
|---|---|
| 78.66003 | 膝关节镜下内固定物取出术 |
| 78.66002 | 膝关节内固定物取出术 |

**释义**

- 适用对象编码参见第一部分。
- 本路径适用对象为临床诊断前交叉韧带损伤的患者，需进行手术治疗时。

### （二）诊断依据

1. 病史：曾因膝关节前、后交叉韧带断裂进行手术，手术后内固定物出现异物反应，或要求取出内固定物。
2. 体检：膝关节切口下内固定物位置压痛或有肿胀。
3. 辅助检查：X 线片可见内固定。

**释义**

■ 既往交叉韧带重建手术史。交叉韧带重建手术胫骨隧道内固定螺钉可能出现异物反应，可取出内固定。

### （三）治疗方案的选择及依据

1. 诊断明确的前、后交叉韧带重建后内固定物异物反应，症状明显，持续不缓解，影响正常生活和运动。
2. 无手术禁忌证。

**释义**

■ 保守治疗效果不佳时考虑取出内固定。

### （四）标准住院日 4~6 天

**释义**

■ 明确交叉韧带内固定异物反应的患者入院后，术前检查 1~2 天，第 2~3 天行手术治疗，第 3~5 天主要观察切口情况和有无术后早期并发症，总住院时间不超过 6 天符合本路径要求。如果具备条件，可以在患者入院前在门诊完善相关术前化验及影像学检查，并在麻醉科门诊评估患者全身情况，安排入院后尽早接受手术，以尽量减少患者住院时间。

### （五）进入路径标准

1. 第一诊断必须符合膝关节前、后交叉韧带重建术后内固定物异物反应。
2. 当患者同时具有其他疾病诊断时，但在住院期间不需要特殊处理也不影响第一诊断的临床路径流程实施时，可以进入路径。

**释义**

■ 部分患者入院后常规检查发现有基础疾病，如高血压、糖尿病、肝功能不全、肾功能不全等，经系统评估后对踝关节软骨损伤诊断治疗无特殊影响者，可进入路径。但以上可能增加医疗费用，延长住院时间。

■ 经入院常规检查发现既往没有发现的疾病，而该疾病对患者健康的影响比交叉韧带内固定异物反应更严重，或者该疾病可能影响手术实施，增加麻醉和手术风险，影响预后，则应优先考虑治疗该种疾病，暂且不宜进入路径。例如较严重的高血压、糖尿病、心功能不全、肝功能不全、肾功能不全、凝血功能障碍等。

**（六）术前准备 1~2 天**

1. 术前检查项目
（1）血常规、尿常规。
（2）肝功能、肾功能、血糖。
（3）凝血功能。
（4）感染性疾病筛查（乙型肝炎、丙型肝炎、梅毒、艾滋病等）。
（5）膝关节正侧位 X 线片。
（6）X 线胸片、心电图。
2. 根据患者病情可选择
（1）超声心动图、血气分析和肺功能（高龄或既往有心、肺部病史者）。
（2）有相关疾病者必要时请相关科室会诊。

**释义**

■ 血常规、尿常规最基本的两个常规检查，进入路径的患者均需完成。肝功能、肾功能、电解质、血糖、凝血功能、心电图、X 线胸片可评估有无基础疾病，是否影响住院时间、费用及其治疗预后，也是进行麻醉手术的基础检查；感染性疾病筛查可指导对同病房患者、医护人员的防护、手术顺序的安排和术后手术器械的消毒；膝关节 X 线可见内固定螺钉。

■ 对年龄较大患者或基础检查发现异常的患者，可进行超声心动图、血气分析和肺功能检查，以进一步评估患者身体状况；对 D-二聚体升高的患者，可行双下肢深静脉彩超检查，以排除下肢深静脉血栓；对合并高血压、糖尿病或其他内科疾病的患者，可请相关科室会诊以确保患者围手术期安全。

**（七）选择用药**

抗菌药物：按照《抗菌药物临床应用指导原则（2015 年版）》（国卫办医发〔2015〕43 号）执行。

**释义**

■ Ⅰ类切口手术抗菌药物使用不应超过术后 24 小时，无内植物植入者可以不使用抗菌药物。

**（八）手术日为入院第 2~3 天**

1. 麻醉方式：神经阻滞麻醉、椎管内麻醉或全身麻醉。

2. 手术方式：膝关节探查，病灶清理，滑膜切除，内固定物取出。
3. 手术内植物：无。
4. 输血：无。

**释义**

■ 麻醉一般选择神经阻滞麻醉或椎管内麻醉，但对肥胖、既往腰椎手术史患者可酌情选择全身麻醉。

■ 行内固定取出手术的同时可行关节镜下膝关节清理术。

### （九）术后住院恢复为 3~5 天

1. 必需复查的检查项目：无。
2. 必要时查血常规、红细胞沉降率、C 反应蛋白、凝血功能、电解质。
3. 术后处理

（1）抗菌药物：按照《抗菌药物临床应用指导原则（2015 年版）》（国卫办医发〔2015〕43 号）执行。

（2）术后镇痛：参照《骨科常见疼痛的处理专家建议》。

（3）术后康复：根据手术状况按相应康复计划康复。

**释义**

■ 术后血常规、红细胞沉降率、C 反应蛋白、凝血功能、电解质等检查可以观察患者有无感染、电解质紊乱等。下肢手术是导致术后患者下肢深静脉血栓的危险因素，对联合有其他高危因素的患者，或术后出现小腿肿痛的患者，应行双下肢深静脉 B 超检查以排除深静脉血栓。

■ Ⅰ类切口手术抗菌药物使用不应超过术后 24 小时；术后根据患者疼痛情况进行疼痛管理；根据手术情况指导患者开始术后早期康复。

### （十）出院标准

1. 体温正常，足趾活动正常。
2. 伤口无感染征象（或可在门诊处理的伤口情况），关节无感染征象。
3. 没有需要住院处理的并发症和/或合并症。

**释义**

■ 患者出院前应完成所有必需检查项目，无发热，切口情况满意，且无明显术后并发症。

### （十一）变异及原因分析

1. 围手术期并发症：深静脉血栓形成、伤口感染、关节感染、神经血管损伤等，造成住院日延长和费用增加。

2. 内科合并症：老年患者常合并内科疾病，如脑血管或心血管病、糖尿病、血栓等，手术可能导致基础疾病加重而需要进一步治疗，从而延长治疗时间，并增加住院费用。
3. 膝关节出现其他疾病：半月板损伤，交叉韧带再次断裂，严重的膝关节滑膜炎，膝关节感染，切口感染。

**释义**

■ 深静脉血栓可能造成肺栓塞，是骨科手术后严重的并发症之一，此时需请相关科室协助处理深静脉血栓情况。

■ 认可的变异原因主要是指患者入选路径后，在检查及治疗过程中发现患者合并存在事前未预知的、对本路径治疗可能产生影响的情况，需要终止执行路径或延长治疗时间、增加治疗费用。医师需在表单中明确说明。

■ 因患者方面的主观原因导致执行路径出现变异，需医师在表单中予以说明。

## 五、膝关节交叉韧带内固定异物反应临床路径给药方案

1. 术前用药：治疗基础疾病，如心脏病、高血压等，以口服给药为主；围手术期控制血糖可应用胰岛素。术前 30 分钟及术后 24 小时内可预防性应用抗菌药物。
2. 术中用药：无特殊。
3. 术后用药：术后可用非甾体类镇痛药，并按照患者疼痛程度进行阶梯镇痛。术后可根据患者具体情况进行抗凝用药。

**【用药选择】**

术前治疗基础疾病的药物应继续规律应用。

**【药学提示】**

应注意患者长时间服用药物与围手术期用药的药理作用，以及围手术期药物之间的相互作用。

**【注意事项】**

术后应避免注射用非甾类镇痛药与口服非甾类镇痛药合用，以免增加胃肠道不良事件风险。

## 六、膝关节交叉韧带内固定异物反应患者护理规范

1. 术前护理
(1) 术前宣教：宣教功能锻炼重要性；宣教手术的目的、意义；宣教术后护理用具的使用及注意事项。
(2) 术前准备：皮肤准备（注意避开伤口）、药敏试验、生命体征监测。
2. 术后护理
(1) 常规护理：生命体征监测、饮食指导、专科护理。
(2) 患肢护理：观察患肢渗血、渗出分泌物颜色情况，手术部位敷料包扎松紧度是否适宜，必要时给予更换敷料；观察患肢是否发生肿胀，评估肿胀部位及程度，及时发现术后静脉血栓；评估患肢活动度及皮肤感觉，如发生患肢不能活动或患肢麻痹，需寻找原因及时处理。防止术后神经损伤；如使用 VSD 时，注意维持负压压力，观察负压管路是否通畅，VSD 是否有漏气情况，及时反馈给医生。并且记录 24 小时负压引流量。
(3) 指导院内功能锻炼：指导患者进行床上踝泵练习。VSD 拆除后，遵循循序渐进的原则，逐步增加行走距离，行走速度，逐步增加患肢负重力量，注意保护患者勿发生跌倒，功能锻

炼后即刻冰敷患肢膝关节，缓解运动后的关节内渗出及肿胀。

## 七、膝关节交叉韧带内固定异物反应患者营养治疗规范

1. 正常饮食，保证蛋白质及维生素摄入。

2. 有内科基础病者注意调整饮食，如高血压病患者低盐饮食、肾病患者低蛋白饮食、糖尿病患者低糖饮食等。

## 八、膝关节交叉韧带内固定异物反应患者健康宣教

1. 术后即刻开始关节活动度锻炼。

2. 患肢可完全负重。

3. 预防下肢深静脉血栓，如出现下肢深静脉血栓需口服溶栓药物，必要时行下腔静脉滤器置入。

4. 重视下肢功能锻炼。

5. 术后按时换药、拆线。

6. 定期门诊复查。

## 九、推荐表单

### （一）医师表单

**膝关节前、后交叉韧带重建术后内固定物异物反应临床路径医师表单**

适用对象：第一诊断为膝关节交叉韧带重建术后异物反应（ICD-10：T84.8）
行膝关节交叉韧带重建后股骨内固定物取出术（ICD-9-CM-3：78.6501），膝关节交叉韧带重建后胫骨内固定物取出术（ICD-9-CM-3：78.6701）

| | | |
|---|---|---|
| 患者姓名： | 性别： 年龄： 门诊号： | 住院号： |
| 住院日期： 年 月 日 | 出院日期： 年 月 日 | 标准住院日：4~6天 |

| 时间 | 住院第1天 | 住院第1~2天<br>（术前日） | 住院第2~3天<br>（手术日） |
|---|---|---|---|
| 主要诊疗工作 | □ 完成住院志，询问病史、体格检查、初步诊断<br>□ 完成首次病程记录<br>□ 完成住院病历<br>□ 上级医师查房、术前评估、确定诊断、手术日期<br>□ 完成上级医师查房记录<br>□ 开医嘱：常规化验、检查单 | □ 上级医师查房<br>□ 继续完成检查及必要的会诊<br>□ 医师查房、手术前评估<br>□ 完成术前小结和上级医师查房记录<br>□ 签署手术知情同意书，向患者及家属交代术前注意事项<br>□ 手术准备<br>□ 麻醉医师访视患者进行评估，并签署麻醉同意书 | □ 手术：膝关节镜检，内固定取出术<br>□ 完成手术记录和术后当天的病程记录<br>□ 交代术中情况及注意事项<br>□ 上级医师查房，完成手术日病程记录和上级医师查房记录<br>□ 麻醉医师术后随访<br>□ 交班前医师查看术后患者情况并记录交班 |
| 重点医嘱 | **长期医嘱：**<br>□ 运动医学科护理常规<br>□ 二级护理<br>□ 饮食<br>**临时医嘱：**<br>□ 血常规、尿常规；凝血功能；感染性疾病筛查；肝功能、肾功能+电解质+血糖；X线胸片、心电图<br>□ 膝关节正侧位X线片、等速运动测试、KT2000关节松弛度检查<br>□ 根据病情：双下肢深静脉B超、肺功能、超声心动、血气分析 | **长期医嘱：**<br>□ 运动医学科护理常规<br>□ 二级护理<br>□ 饮食<br>□ 既往内科基础疾病用药<br>**临时医嘱：**<br>□ 根据会诊要求开检查化验单<br>□ 术前医嘱：明日____麻醉下行内固定取出术<br>□ 术前禁食、禁水<br>□ 术前抗菌药物皮试<br>□ 术区备皮<br>□ 其他特殊医嘱 | **长期医嘱：**<br>□ 运动医学护理常规<br>□ 二级护理<br>□ 饮食<br>□ 患肢抬高、制动<br>□ 抗菌药物<br>□ 其他特殊医嘱<br>**临时医嘱：**<br>□ 今日____麻醉下行内固定取出术<br>□ 耗材计费<br>□ 补液（必要时）<br>□ 伤口换药（必要时） |
| 病情变异记录 | □ 无 □ 有，原因：<br>1.<br>2. | □ 无 □ 有，原因：<br>1.<br>2. | □ 无 □ 有，原因：<br>1.<br>2. |
| 医师签名 | | | |

| 时间 | 住院第 3~5 天<br>（术后） | 住院第 6 天<br>（出院日） |
|---|---|---|
| 主要诊疗工作 | □ 上级医师查房：进行患肢情况、感染、并发症的评估<br>□ 完成日常病程记录、上级医师查房记录及确定患者可以出院：完成出院总结、病历首页的填写<br>□ 向患者交代出院注意事项、复查时间及拆线时间 | □ 主管医师查房<br>□ 完成日常病程记录、上级医师查房记录，检查出院总结、病历首页的书写是否完善<br>□ 通知出院<br>□ 向患者及家属交代出院注意项、复查时间及拆线时间和康复程序 |
| 重点医嘱 | **长期医嘱：**<br>□ 运动医学术后护理常规<br>□ 二级护理<br>□ 饮食<br>□ 静脉用抗菌药物下午停<br>**临时医嘱：**<br>□ 伤口换药<br>□ 膝关节正侧位平片<br>□ 双下肢深静脉 B 超<br>□ 出院带药<br>□ 明日出院 | |
| 病情变异记录 | □ 无　□ 有，原因：<br>1.<br>2. | □ 无　□ 有，原因：<br>1.<br>2. |
| 医师签名 | | |

### （二）护士表单

**膝关节前、后交叉韧带重建术后内固定物异物反应临床路径护士表单**

适用对象：第一诊断为膝关节交叉韧带重建术后异物反应（ICD-10：T84.8）

行膝关节交叉韧带重建后股骨内固定物取出术（ICD-9-CM-3：78.6501），膝关节交叉韧带重建后胫骨内固定物取出术（ICD-9-CM-3：78.6701）

| | | |
|---|---|---|
| **患者姓名：** | **性别：　　年龄：　　门诊号：** | **住院号：** |
| **住院日期：**　　年　月　日 | **出院日期：**　　年　月　日 | **标准住院日：**4~6天 |

| 时间 | 住院第1天 | 住院第1~2天<br>（术前日） | 住院第2~3天<br>（手术日） |
|---|---|---|---|
| 健康宣教 | **入院宣教：**<br>□ 介绍主管医师、护士<br>□ 介绍病室环境、设施<br>□ 介绍规章制度及注意事项 | **术前宣教：**<br>□ 宣教疾病知识、术前准备及手术过程<br>□ 指导术前保持良好睡眠<br>□ 告知准备物品<br>□ 告知家属等候区位置 | **术后当日宣教：**<br>□ 告知监护设备、管路功能及注意事项<br>□ 告知饮食、体位要求<br>□ 告知术后可能出现的情况及应对方式<br>□ 告知术后饮食、活动及探视注意事项 |
| 护理处置 | □ 核对患者，佩戴腕带<br>□ 建立入院病历<br>□ 评估患者并书写护理评估单 | □ 协助医师完成术前检查化验<br>**术前准备：**<br>□ 备皮<br>□ 禁食、禁水 | □ 术前监测生命体征<br>**送手术：**<br>□ 摘除患者各种活动物品<br>□ 核对患者资料及带药<br>□ 填写手术交接单，签字确认<br>**接手术：**<br>□ 核对患者及资料，签字确认 |
| 基础护理 | **二级/三级护理：**<br>□ 晨晚间护理<br>□ 患者安全管理 | **二级护理：**<br>□ 晨晚间护理<br>□ 患者安全管理 | **一级/二级护理：**<br>□ 晨晚间护理<br>□ 体位护理：患者平卧，患肢抬高，以促进静脉和淋巴回流，防止患肢肿胀<br>□ 排泄护理<br>□ 患者安全管理 |
| 专科护理 | □ 需要时填跌倒及压疮防范表<br>□ 遵医嘱通知化验检查<br>□ 给予患者及家属心理支持 | □ 遵医嘱完成相关检查<br>□ 给予患者及家属心理支持 | □ 病情观察，写护理记录：日间及夜间评估生命体征、意识、肢体感觉活动及血液循环、皮肤、伤口敷料，如有病情变化随时记录<br>□ 石膏托或支具护理：注意压疮预防和石膏或支具常规护理<br>□ 给予患者及家属心理支持 |
| 重点医嘱 | □ 详见医嘱执行单 | □ 详见医嘱执行单 | □ 详见医嘱执行单 |
| 病情变异记录 | □ 无　□ 有，原因：<br>1.<br>2. | □ 无　□ 有，原因：<br>1.<br>2. | □ 无　□ 有，原因：<br>1.<br>2. |
| 护士签名 | | | |

| 时间 | 住院第 3~5 天<br>（术后） | 住院第 6 天<br>（出院日） |
| --- | --- | --- |
| 健康宣教 | 术后宣教：<br>□ 指导患者术后遵医嘱功能锻炼<br>□ 饮食、活动、安全指导<br>□ 药物作用及频率<br>□ 疾病恢复期注意事项 | 出院宣教：<br>□ 复查时间<br>□ 功能锻炼<br>□ 饮食指导：禁烟酒，忌生冷辛辣刺激性食物<br>□ 指导办理出院手续 |
| 护理处置 | □ 遵医嘱完成相关检查 | □ 办理出院手续<br>□ 完善护理记录 |
| 基础护理 | 二级护理：<br>□ 晨晚间护理<br>□ 协助进食、进水<br>□ 预防压疮<br>□ 医嘱可下地时，协助或指导床旁活动<br>□ 排泄护理<br>□ 安全管理 | 二级护理：<br>□ 晨晚间护理<br>□ 协助或指导进食、进水<br>□ 协助或指导床旁活动<br>□ 患者安全管理 |
| 专科护理 | □ 病情观察，写护理记录：评估生命体征、意识、肢体感觉活动及血液循环、皮肤情况、伤口敷料情况<br>□ 疼痛护理：若患肢疼痛，可视情况遵医嘱合理使用镇痛药<br>□ 症状护理：告知术后出现肢体肿胀是手术的正常反应<br>□ 用药观察：告知术后药物应用意义<br>□ 给予患者及家属心理支持 | □ 协助指导功能锻炼<br>□ 出院指导<br>□ 告知随诊的意义<br>□ 告知出院流程 |
| 重点医嘱 | □ 详见医嘱执行单 | □ 详见医嘱执行单 |
| 病情变异记录 | □ 无　□ 有，原因：<br>1.<br>2. | □ 无　□ 有，原因：<br>1.<br>2. |
| 护士签名 | | |

## （三）患者表单

### 膝关节前、后交叉韧带重建术后内固定物异物反应临床路径患者表单

适用对象：第一诊断为膝关节交叉韧带重建术后异物反应（ICD-10：T84.8）
行膝关节交叉韧带重建后股骨内固定物取出术（ICD-9-CM-3：78.6501），膝关节交叉韧带重建后胫骨内固定物取出术（ICD-9-CM-3：78.6701）

| | | |
|---|---|---|
| 患者姓名： | 性别： 年龄： 门诊号： | 住院号： |
| 住院日期： 年 月 日 | 出院日期： 年 月 日 | 标准住院日：4~6天 |

| 时间 | 住院第1天 | 住院第1~2天<br>（术前日） | 住院第2~3天<br>（手术日） |
|---|---|---|---|
| 医患配合 | □ 配合询问病史、收集资料，请务必详细告知既往史、用药史、过敏史<br>□ 如服用抗凝药物，请明确告知<br>□ 配合进行体格检查<br>□ 有任何不适请告知医师 | □ 配合完善术前相关检查、化验，如采血、留尿、心电图、B超、X线胸片等<br>□ 医师与患者及家属介绍病情及手术谈话、术前签字<br>□ 麻醉医师进行术前访视 | □ 配合评估手术效果<br>□ 配合检查意识、肢体活动<br>□ 有任何不适请告知医师 |
| 护患配合 | □ 配合测量体温、脉搏、呼吸、血压、体重1次<br>□ 配合完成入院护理评估（简单询问病史、过敏史、用药史）<br>□ 接受入院宣教（环境介绍、病室规定、订餐制度、贵重物品保管等）<br>□ 有任何不适请告知护士 | □ 接受术前宣教<br>□ 接受备皮<br>□ 配合禁食、禁水<br>□ 沐浴<br>□ 准备好必要用物，如吸管、尿壶、便盆、尿垫、纸巾等<br>□ 取下义齿、饰品等，贵重物品交家属保管<br>□ 术前保持良好睡眠 | □ 清晨配合测量体温、脉搏、呼吸，遵医嘱测血压<br>□ 送手术室前，协助完成核对，脱去衣物，上手术车<br>□ 返回病房后，协助完成核对，配合过病床<br>□ 配合检查意识、肢体感觉和活动及血液循环，询问出入量<br>□ 配合术后吸氧、监护仪监测、输液<br>□ 遵医嘱采取正确体位<br>□ 配合缓解疼痛<br>□ 有任何不适请告知护士 |
| 饮食 | □ 普通饮食或遵医嘱特殊膳食等 | □ 术前12小时禁食、禁水 | □ 局部麻醉或区域阻滞麻醉，在不恶心、呕吐的情况下不影响进食、进水<br>□ 连硬外麻醉或全身麻醉术后6小时可进食、饮水 |
| 排泄 | □ 正常排尿便 | □ 正常排尿便 | □ 自行排尿 |
| 活动 | □ 正常活动 | □ 正常活动 | □ 床上活动 |

| 时间 | 住院第 3~5 天<br>（术后） | 住院第 6 天<br>（出院日） |
| --- | --- | --- |
| 医患配合 | □ 配合检查肢体感觉活动及血液循环<br>□ 配合切口评估及换药 | □ 接受出院前指导<br>□ 知道复查程序<br>□ 获取出院诊断书 |
| 护患配合 | □ 配合定时监测生命体征，每日询问排便次数<br>□ 配合检查意识、肢体感觉活动及血液循环<br>□ 遵医嘱配合监测出入量<br>□ 接受输液、服药等治疗<br>□ 接受进食、进水、排便等生活护理<br>□ 配合活动，预防皮肤压疮<br>□ 注意活动安全，避免坠床或跌倒<br>□ 配合执行探视及陪伴制度 | □ 接受出院宣教<br>□ 办理出院手续<br>□ 获取出院带药<br>□ 知道服药方法、作用、注意事项<br>□ 知道照顾伤口方法<br>□ 知道复印病历方法 |
| 饮食 | □ 根据医嘱，由流质饮食逐渐过渡到普通饮食或糖尿病饮食等 | □ 根据医嘱，普通饮食或糖尿病膳食等 |
| 排泄 | □ 正常排尿便<br>□ 避免便秘 | □ 正常排尿便<br>□ 避免便秘 |
| 活动 | □ 可下地活动，患肢完全负重 | □ 可下地活动，患肢完全负重 |

## 附：原表单（2016 年版）

### 膝关节前、后交叉韧带重建术后内固定物异物反应临床路径表单

适用对象：第一诊断为膝关节前、后交叉韧带重建术后异物反应
行膝关节镜检，病灶清理，滑膜切除，内固定取出术

| 患者姓名： | 性别：　年龄：　门诊号： | 住院号： |
|---|---|---|
| 住院日期：　年　月　日 | 出院日期：　年　月　日 | 标准住院日：3~4 天 |

| 时间 | 住院第 1~2 天<br>（包括术前日） | 住院第 2~3 天<br>（包括手术日） | 住院第 3~4 天 |
|---|---|---|---|
| 主要诊疗工作 | □ 询问病史及体格检查<br>□ 完成住院志、首次病程记录、上级医师查房等病历书写<br>□ 完善术前检查<br>□ 上级医师查房与术前评估<br>□ 初步确定手术方式和日期<br>□ 根据症状、体检、膝关节 X 线片及术前各项化验行术前讨论，确定手术方案 | □ 上级医师查房<br>□ 完成必要的相关科室会诊<br>□ 完成术前准备与术前评估<br>□ 完成术前小结、上级医师查房记录等病历书写<br>□ 向患者及家属交代病情和围手术期注意事项，签署手术知情同意书、自费用品协议书等<br>□ 手术<br>□ 术者完成手术记录<br>□ 向患者及家属交代手术过程概况及术后注意事项<br>□ 完成术后病程 | □ 上级医师查房<br>□ 办理出院及康复指导<br>□ 预约门诊复查和伤口拆线时间 |
| 重点医嘱 | **长期医嘱：**<br>□ 骨科护理常规<br>□ 二级护理<br>□ 测血压每日 2 次（视情况）<br>□ 测血糖每日 5 次（视情况）<br>□ 饮食<br>□ 脚癣患者每日碘酊涂患处<br>**临时医嘱：**<br>□ 血常规、尿常规<br>□ 凝血功能<br>□ 感染性疾病筛查、肝功能、肾功能、电解质、血糖、血脂<br>□ 红细胞沉降率<br>□ C 反应蛋白（必要时）<br>□ X 线胸片、心电图<br>□ 患膝关节 MRI（必要时）<br>□ 患膝正侧位片<br>□ 双膝髌骨轴位片（必要时）<br>□ 肺功能、超声心动（视患者情况而定）<br>□ 根据会诊情况进行必要检查<br>□ 双下肢动静脉彩超（必要时） | **长期医嘱：**<br>□ 患者既往内科疾病基础用药<br>□ 潜在感染疾病的控制（泌尿系感染、牙龈炎等）<br>□ 骨科术后护理常规<br>□ 麻醉后护理常规<br>□ 一级/二级护理<br>□ 测血压每日 2 次（视情况）<br>□ 测血糖每日 5 次（视情况）<br>□ 患者既往内科疾病基础用药<br>□ 饮食<br>□ 心电监测、吸氧（视病情）<br>□ 放置尿管者需记尿量（如有）<br>□ 冰敷<br>**临时医嘱：**<br>□ 术前医嘱：常规准备明日在神经阻滞麻醉/椎管内麻醉/全身麻醉下行膝关节镜检查术<br>□ 术前禁食、禁水<br>□ 领用术前 0.5~2 小时使用的抗菌药物（如有内植物）<br>□ 预估手术超过 3 小时，加抗菌药物 | **出院医嘱：** |

续 表

| 时间 | 住院第 1~2 天<br>（包括术前日） | 住院第 2~3 天<br>（包括手术日） | 住院第 3~4 天 |
|---|---|---|---|
| 重点医嘱 | | □ 术前留置导尿管（必要时）<br>□ 术前备皮<br>□ 其他特殊医嘱<br>□ 相关科室会诊<br>□ 药物医嘱：<br>【1 级】抗菌药物（必要时）<br>【2 级】解热镇痛及非甾体抗炎药（必要时）<br>【2 级】镇痛药（必要时） | |
| 主要护理工作 | □ 入院宣教：介绍病房环境、设施和设备<br>□ 入院护理评估 | □ 宣教、备皮等术前准备<br>□ 提醒患者明晨禁水 | □ 观察患者病情变化<br>□ 术后心理与生活护理 |
| 病情变异记录 | □ 无 □ 有，原因：<br>1.<br>2. | □ 无 □ 有，原因：<br>1.<br>2. | □ 无 □ 有，原因：<br>1.<br>2. |
| 护士签名 | | | |
| 医师签名 | | | |

# 第二篇

# 骨科

## 临床路径释义药物信息表

Therapeutic Drugs

# 第一章

# 解热镇痛及非甾体抗炎药

| ■ 药品名称 | 阿司匹林　Aspirin |
|---|---|
| 适应证 | 抑制下列情况下的血小板黏附和聚集：不稳定型心绞痛，急性心肌梗死，动脉血管术后，预防大脑一过性血流减少。也用于解热镇痛（常用于感冒、流感及各种原因的发热、头痛、牙痛、月经痛、神经痛、肌肉痛、术后钝痛等）抗炎、抗风湿（急性风湿热、风湿性关节炎和类风湿关节炎） |
| 制剂与规格 | 阿司匹林肠溶片[保(甲)]：①25mg；②50mg；③100mg<br>阿司匹林肠溶胶囊[保(甲)]：①75mg；②100mg；③150mg<br>阿司匹林精氨酸盐粉针：①0.5g（相当于阿司匹林0.25g）；②1g（相当于阿司匹林0.5g）。（用于解热镇痛）<br>阿司匹林赖氨酸盐粉针：①0.25g（相当于阿司匹林0.14g）；②0.5g（相当于阿司匹林0.28g）；③0.9g（相当于阿司匹林0.5g）。（用于解热镇痛） |
| 用法与用量 | 心脑血管疾病一级预防：一次75~100mg，一日1次<br>心脑血管疾病二级预防：一次75~150mg，一日1次<br>急性心肌梗死、冠状动脉内药物洗脱支架植入术后：一个月内，建议一次300mg，一日1次。以上肠溶片不可掰开或嚼服<br>急性冠状动脉综合征急诊PCI术前：顿服300mg，应使用非肠溶片或嚼服肠溶片。用于解热、镇痛，一次0.3~0.6g，一日3次，必要时每4小时1次；用于抗炎、抗风湿，一日3~6g，分4次服用 |
| 注意事项 | 1. 交叉过敏，对本药过敏也可能对其他非甾体抗炎药过敏<br>2. 下列情况慎用：对其他镇痛剂、抗炎药或抗风湿药过敏；花粉性鼻炎（花粉症）、鼻息肉或慢性呼吸道感染（特别是过敏性症状）者；同时使用抗凝药物（低剂量肝素治疗除外）；支气管哮喘；慢性或复发性胃或十二指肠病变；肾损害；严重的肝功能障碍；葡萄糖-6-磷酸脱氢酶缺陷者（偶见引起溶血性贫血）；痛风（可影响排尿酸药的作用，小剂量时可能引起尿酸滞留） |
| 禁忌 | 对本品或含水杨酸的物质过敏，胃十二指肠溃疡，出血倾向（出血体质）禁用 |
| 不良反应 | 1. 消化系统：恶心、呕吐、上腹部不适、疼痛、溃疡、胃肠出血、ALT及AST升高<br>2. 血液系统：凝血酶原减少、凝血时间延长、贫血、粒细胞减少、血小板减少、出血倾向<br>3. 中枢神经系统：头晕、头痛、耳鸣、听力下降、精神障碍等<br>4. 呼吸系统：呼吸困难（阿司匹林哮喘）、鼻息肉、肺水肿<br>5. 内分泌系统：血尿酸增高<br>6. 皮肤：过敏、味觉异常、脱发、皮疹<br>7. 水杨酸中毒 |
| 特殊人群用药 | 肝功能、肾功能不全患者：慎用或禁用<br>儿童：儿童或青少年服用可能发生少见但致命的Reye综合征<br>老年人：老年患者肾功能下降时容易出现不良反应 |

续 表

| | |
|---|---|
| | 妊娠与哺乳期妇女：尽量避免使用 |
| **药典** | Chin. P.、USP、BP、Jpn. P. |
| **国家处方集** | CNF |
| **其他推荐依据** | |
| **■ 药品名称** | **布洛芬 Ibuprofen** |
| **适应证** | 缓解各种慢性关节炎的关节肿痛症状，治疗各种软组织风湿性疼痛如肩痛、腱鞘炎、滑囊炎、肌痛及运动后损伤性疼痛等，急性疼痛如手术后、创伤后、劳损后、原发性痛经、牙痛、头痛等，有解热作用 |
| **制剂与规格** | 布洛芬片[基,保(甲)]：①0.1g；②0.2g<br>布洛芬胶囊[保(甲)]：①0.1g；②0.2g[基]<br>布洛芬缓释胶囊[基,保(乙)]：0.3g<br>布洛芬口服液[保(乙)]：10ml：0.1g<br>布洛芬混悬液[基,保(乙)]：100ml：2g<br>布洛芬滴剂[保(乙)]：15ml：600mg<br>布洛芬软膏[保(乙)]：20克/支 |
| **用法与用量** | 成人：布洛芬片（胶囊）：①抗风湿：一次0.4~0.6g，一日3~4次，类风湿关节炎比骨关节炎用量大些；②轻中度疼痛：一次0.2~0.4g，每4~6小时1次。一日最大剂量为2.4g。缓释剂型一次0.3g，一日2次。软膏：外用，一日3次<br>儿童：一次5~10mg/kg（按体重），一日3次。口服。儿童日最大剂量为2.0g |
| **注意事项** | 1. 对阿司匹林或其他非甾体抗炎药过敏者对本品可有交叉过敏反应<br>2. 本品可能增加胃肠道出血的风险并导致水钠潴留<br>3. 避免本品与小剂量阿司匹林同用以防后者减效<br>4. 有消化道溃疡病史、支气管哮喘、心功能不全、高血压、血友病或其他出血性疾病、有骨髓功能减退病史的患者慎用<br>5. 长期用药时应定期检查血象及肝功能、肾功能 |
| **禁忌** | 1. 活动性消化性溃疡禁用<br>2. 对阿司匹林或其他非甾体抗炎药过敏者禁用<br>3. 服用此类药物诱发哮喘、鼻炎或荨麻疹患者禁用<br>4. 严重肝病患者及中重度肾功能不全者禁用 |
| **不良反应** | 消化道症状包括消化不良、胃烧灼感、胃痛、恶心、呕吐。少见胃溃疡和消化道出血，以及头痛、嗜睡、晕眩、耳鸣，皮疹，支气管哮喘发作，肝酶升高，血压升高、白细胞计数减少，水肿等。罕见肾功能不全 |
| **特殊人群用药** | 肝功能、肾功能不全患者：轻度肾功能不全者可使用最小有效剂量并密切监测肾功能和水钠潴留情况<br>妊娠与哺乳期妇女：尽量避免使用 |
| **药典** | Chin. P.、USP、BP、Jpn. P.、Eur. P. |
| **国家处方集** | CNF |
| **其他推荐依据** | |

续 表

| ■ 药品名称 | 去痛片 Compund Aminopyrine Phenacetin Tablets |
|---|---|
| 适应证 | 用于发热，轻、中度疼痛 |
| 制剂与规格 | 去痛片[保(甲)]：每片含氨基比林 0.15g、非那西丁 0.15g、咖啡因 0.05g、苯巴比妥 0.015g |
| 用法与用量 | 口服：成人，必要时一次 1~2 片，一日 1~3 次；5 岁以上儿童，一次 1/2~1 片 |
| 注意事项 | 1. 氨基比林在胃酸下与食物发生作用，可形成致癌性亚硝基化合物，特别是亚硝胺，因此有潜在的致癌性<br>2. 长期服用可造成依赖性，并产生耐受<br>3. 对各种创伤性剧痛和内脏平滑肌绞痛无效 |
| 禁忌 | 对氨基比林、非那西丁、咖啡因或苯巴比妥类药物过敏者禁用 |
| 不良反应 | 本复方所含氨基比林和非那西丁均有明显不良反应。服用氨基比林可引起呕吐、皮疹、发热、大量出汗及发生口腔炎等，少数可致中性粒细胞缺乏、再生障碍性贫血、渗出性红斑、剥脱性皮炎、龟头糜烂等。长期服用非那西丁可引起肾乳头坏死、间质性肾炎并发生急性肾衰竭，甚至可能诱发肾盂癌和膀胱癌，还可造成对药物的依赖性。非那西丁还易使血红蛋白形成高铁血红蛋白，使血液的携氧能力下降，导致发绀，还可引起溶血、肝脏损害，并对视网膜有一定毒性 |
| 特殊人群用药 | 肝功能、肾功能不全患者：不宜长久使用，以免发生中性粒细胞缺乏，用药超过 1 周要定期检查血象，妊娠及哺乳期妇女慎用 |
| 药典 | Chin. P. |
| 国家处方集 | CNF |
| 其他推荐依据 | |
| ■ 药品名称 | 氟比洛芬 Flurbiprofen |
| 适应证 | 术后及癌症的镇痛 |
| 制剂与规格 | 氟比洛芬酯注射液[保(乙)]：5ml：50mg |
| 用法与用量 | 通常成人每次静脉给予氟比洛芬酯 50mg，尽可能缓慢给药（1 分钟以上），根据需要使用镇痛泵，必要时可重复应用。并根据年龄、症状适当增减用量。一般情况下，本品应在不能口服药物或口服药物效果不理想时应用 |
| 注意事项 | 1. 尽量避免与其他的非甾体抗炎药合用<br>2. 不能用于发热患者的解热和腰痛症患者的镇痛<br>3. 本品的给药途径为静脉注射，不可以肌内注射<br>4. 本品应避免长期使用，在不得已需长期使用时，要定期监测血尿常规和肝功能，及时发现异常情况，给予减量或停药<br>5. 在用药过程中要密切注意患者的情况，及时发现不良反应，并作适当的处理 |
| 禁忌 | 消化道溃疡患者，严重的肝、肾及血液系统功能障碍患者，严重的心力衰竭、高血压患者，对本制剂成分有过敏史的患者，阿司匹林哮喘或有既往史的患者，正在使用依洛沙星、洛美沙星、诺氟沙星的患者禁用 |

续 表

| | |
|---|---|
| 不良反应 | 1. 严重不良反应：罕见休克、急性肾衰竭、肾病综合征、胃肠道出血、伴意识障碍的抽搐<br>2. 在氟比洛芬的其他制剂的研究中还观察到以下严重不良反应：罕见再生障碍性贫血、中毒性表皮坏死症（Lyell 综合征）、剥脱性皮炎<br>3. 一般的不良反应：注射部位：偶见注射部位疼痛及皮下出血；消化系统：有时出现恶心、呕吐，转氨酶升高，偶见腹泻，罕见胃肠出血；精神和神经系统：有时出现发热，偶见头痛、倦怠、嗜睡、畏寒；循环系统：偶见血压上升、心悸；皮肤：偶见瘙痒、皮疹等过敏反应；血液系统：罕见血小板减少，血小板功能低下 |
| 特殊人群用药 | 肝功能、肾功能不全患者：慎用<br>儿童：安全性尚未确定，不宜使用<br>老年人：要特别当心老年患者出现不良反应，要从小剂量开始慎重给药<br>妊娠与哺乳期妇女：妊娠妇女应用的安全性尚未确立，妊娠或可能妊娠的妇女必须在治疗的有益性大于危险性时才能应用；尽量不在妊娠末期应用（动物试验中发现在妊娠末期的大鼠用药后可导致分娩延迟及胎儿的动脉导管收缩）。应用本品过程中避免授乳（可能会转移到母乳中） |
| 药典 | Chin. P. 、USP、BP、Jpn. P. 、Eur. P. |
| 国家处方集 | CNF |
| 其他推荐依据 | |
| ■ 药品名称 | 洛索洛芬 Loxoprofen |
| 适应证 | 1. 类风湿关节炎、骨性关节炎、腰痛症、肩关节周围炎、颈肩腕综合征等疾病的抗炎和镇痛<br>2. 手术后，外伤后及拔牙后的镇痛和抗炎<br>3. 急性上呼吸道炎（包括伴有急性支气管炎的急性上呼吸道炎）下述疾患的解热和镇痛 |
| 制剂与规格 | 洛索洛芬钠片[保(乙)]：60mg<br>洛索洛芬钠胶囊[保(乙)]：60mg |
| 用法与用量 | 口服：不宜空腹服药<br>1. 用于适应证“1”或“2”时，成人一次 60mg，一日 3 次。出现症状时，可 1 次口服 60~120mg，应随年龄及症状适宜增减或遵医嘱<br>2. 用于适应证“3”时，成人一次顿服 60mg，应随年龄及症状适宜增减。但原则上一日 2 次，一日最大剂量不超过 180mg，或遵医嘱 |
| 注意事项 | 1. 长期用药时，应定期查尿常规、血常规及肝功能，若出现异常应减量或停止用药<br>2. 用于急性疾患时，应考虑急性炎症、疼痛及发热程度而给药；原则上避免长期使用同一药物<br>3. 伴有高热的高龄者或合并消耗性疾患的患者，密切观察病情<br>4. 用于感染引起的炎症时，应合用适当抗菌药物，慎重给药<br>5. 避免与其他非甾体抗炎药合用<br>6. 有长期使用非甾体抗炎药可导致女性暂时性的不育的报道 |
| 禁忌 | 有消化性溃疡、严重血液学异常和肝肾功能损害、心功能不全者，对本品成分有过敏反应，阿司匹林哮喘者，妊娠晚期妇女禁用 |

续 表

| | |
|---|---|
| 不良反应 | 1. 严重不良反应：休克、溶血性贫血、皮肤黏膜眼综合征、急性肾衰竭、肾病综合征、间质性肺炎、消化道出血、肝功能障碍、黄疸、哮喘发作<br>2. 其他不良反应：皮疹、瘙痒感、荨麻疹、腹痛胃部不适感、食欲减退、恶心及呕吐、腹泻、便秘、胃灼热、口内炎、消化不良、嗜睡、头痛、贫血白细胞计数减少、血小板减少、嗜酸性粒细胞增加、肝酶升高、水肿、心悸、面部潮红 |
| 特殊人群用药 | 肝功能、肾功能不全患者：慎用<br>妊娠与哺乳期妇女：妊娠期妇女用药应权衡利弊，哺乳期妇女用药时停止授乳 |
| 药典 | Chin. P.、Jpn. P. |
| 国家处方集 | CNF |
| 其他推荐依据 | |
| ■ 药品名称 | 对乙酰氨基酚 Paracetamol |
| 适应证 | 用于中重度发热。缓解轻度至中度疼痛，如头痛、肌痛、关节痛等的对症治疗。为轻中度骨性关节炎的首选药物 |
| 制剂与规格 | 对乙酰氨基酚片[保(甲)]：①0.1g；②0.3g；③0.5g[基]<br>对乙酰氨基酚控释片[保(乙)]：0.65g<br>对乙酰氨基酚混悬液[基,保(乙)]：15ml∶1.5g |
| 用法与用量 | 1. 退热镇痛：口服，①成人：一次0.3~0.6g，一日3~4次；一日量不超过2g，退热疗程一般不超过3天，镇痛不宜超过10天；②儿童：按体重一次10mg~15mg/kg，每4~6小时1次。或按体表面积一天1.5g/$m^2$，分次服，每4~6小时1次；12岁以下的小儿每24小时不超过5次量。解热用药一般不超过3天，镇痛遵医嘱<br>2. 骨性关节炎：成人常用量 口服缓释片，一次0.65~1.30g，每8小时1次。一日最大量不超过4g，疗程按医嘱 |
| 注意事项 | 1. 对阿司匹林过敏者，一般对本品不发生过敏反应，但有报告在因阿司匹林过敏发生哮喘的患者中，少数（<5%）可于服用本品后发生轻度支气管痉挛性反应<br>2. 长期大剂量用药应定期进行肝肾功能和血象检查<br>3. 不宜大量或长期用药以防引起造血系统和肝肾功能损害 |
| 禁忌 | 严重肝肾功能不全患者及对本品过敏者禁用 |
| 不良反应 | 常规剂量下的不良反应很少，少见恶心、呕吐、出汗、腹痛、皮肤苍白等；罕见过敏性皮炎（皮疹、皮肤瘙痒等）、粒细胞缺乏、血小板减少、高铁血红蛋白血症、贫血、肝肾功能损害和胃肠道出血等 |
| 特殊人群用药 | 肝功能、肾功能不全患者：肝病者尽量避免长期使用。肾功能不全者长期大量使用本品有增加肾脏毒性的危险，故建议减量使用<br>儿童：3岁以下儿童因其肝、肾功能发育不全慎用<br>妊娠与哺乳期妇女：慎用 |
| 药典 | Chin. P.、BP、Eur. P. |
| 国家处方集 | CNF |
| 其他推荐依据 | |

续 表

| ■ 药品名称 | 双氯芬酸 Diclofenac |
|---|---|
| 适应证 | 用于各种急慢性关节炎和软组织风湿所致的疼痛，以及创伤后、术后的急性疼痛、牙痛、头痛等。对成年人和儿童的发热有解热作用。双氯芬酸钾起效迅速，可用于痛经及拔牙后镇痛用 |
| 制剂与规格 | 双氯芬酸钠肠溶片[保(甲)]：①25mg[基]；②50mg<br>双氯芬酸钠缓释胶囊[基,保(甲)]：①50mg；②100mg<br>双氯芬酸钠二乙胺盐乳胶[保(乙)]：20g<br>双氯芬酸钠栓[保(乙)]：①50mg；②100mg |
| 用法与用量 | 肠溶片：成人：①关节炎：一次 25~50mg，一日 3 次；②急性疼痛：首次 50mg，以后25~50mg，每 6~8 小时 1 次。儿童：一日 0.5~2.0mg/kg，一日最大量为 3mg/kg，分 3 次服用<br>缓释胶囊：成人，关节炎，一次 75~100mg，一日 1~2 次。一日最大剂量为 150mg<br>栓剂直肠给药：成人，一次 50mg，一日 50~100mg。肛门塞入<br>乳胶剂：外用，一日 3 次 |
| 注意事项 | 1. 本品可增加胃肠道出血的风险并导致水钠潴留，血压上升<br>2. 本品有使肝酶升高倾向，故使用期间宜监测肝功能<br>3. 胃肠道溃疡史者避免使用。有心功能不全病史、肝功能损害、肾功能损害和老年患者及服用利尿剂或任何原因细胞外液丢失的患者慎用<br>4. 有眩晕史或其他中枢神经疾病史的患者服用本品期间应禁止驾车或操纵机器<br>5. 长期用药应定期进行肝肾功能、血象、血压监测 |
| 禁忌 | 对本品或同类药品有过敏史、活动性消化性溃疡患者、中重度心血管病变者禁用 |
| 不良反应 | 常见上腹部疼痛以及恶心、呕吐、腹泻、腹部痉挛、消化不良、腹部胀气、畏食。少见头痛、头晕、眩晕、皮疹、血清 AST（GPT）及 ALT（GOT）升高、血压升高。罕见过敏反应以及水肿、胃肠道溃疡、出血、穿孔和出血性腹泻 |
| 特殊人群用药 | 肝功能、肾功能不全患者：轻度肾功能不全者可使用最小有效剂量并密切监测肾功能和水钠潴留情况<br>妊娠与哺乳期妇女：尽量避免使用 |
| 药典 | Chin. P.、USP、BP、Jpn. P.、Eur. P. |
| 国家处方集 | CNF |
| 其他推荐依据 | |
| ■ 药品名称 | 吲哚美辛 Indometacin |
| 适应证 | 用于缓解轻、中、重度风湿病的炎症疼痛以及急性骨骼肌肉损伤、急性痛风性关节炎、痛经等的疼痛。亦用于高热的对症解热 |
| 制剂与规格 | 吲哚美辛胶囊[保(乙)]：25mg<br>吲哚美辛缓释胶囊[保(乙)]：30mg<br>吲哚美辛控释胶囊[保(乙)]：①25mg；②75mg<br>吲哚美辛栓[基,保(甲)]：①25mg；②50mg；③100mg<br>吲哚美辛乳膏：1% |

续　表

| | |
|---|---|
| 用法与用量 | 1. 成人口服：①抗风湿：首次剂量一次 25~50mg，一日 2~3 次，饭时或餐后立即服，一日最大量不超过 150mg。关节炎患者如有持续性夜间疼痛或晨起时关节发作，可在睡前给予本品栓剂 50~100mg，塞入肛门；②抗痛风：首次剂量一次 25~50mg，继之 25mg，一日 3 次，直到疼痛缓解，可停药；③痛经：一次 25mg，一日 3 次。④退热：口服一次 12.5~25.0mg，一日不超过 3 次<br>2. 成人直肠给药：一日 50~100mg，睡前塞入肛门内<br>3. 口服与直肠联合用药：一日最大剂量 150~200mg |
| 注意事项 | 1. 消化性溃疡、溃疡性结肠炎及其他上消化道疾病病史者慎用<br>2. 癫痫、帕金森病和精神病患者，使用后可使病情加重<br>3. 本品能导致水钠潴留，心功能不全及高血压患者应慎用<br>4. 本品可使出血时间延长，加重出血倾向，故血友病及其他出血性疾病患者应慎用<br>5. 本品对造血系统有抑制作用，再生障碍性贫血、粒细胞减少等患者慎用<br>6. 长期用药注意定期检查血压、肝肾功能和血象并定期做眼科检查<br>7. 有直肠炎和出血，应避免直肠给药 |
| 禁忌 | 对阿司匹林及其他非甾体抗炎药过敏者、上消化道出血或活动性消化性溃疡及溃疡性结肠炎的患者、孕妇和哺乳期妇女、有血管性水肿和支气管哮喘者禁用 |
| 不良反应 | 常见胃肠道消化不良、腹泻、严重者上消化道出血和溃疡；神经系统：头痛、头晕、焦虑、和失眠等。少见血压升高、困倦、意识模糊、失眠、惊厥、精神行为障碍、抑郁、晕厥；影响血三系：白细胞计数或血小板减少，甚至再生障碍性贫血；血尿、水肿、肾功能不全；各型皮疹过敏反应、哮喘、休克。偶有肠道狭窄。直肠用药有可能导致直肠激惹和出血 |
| 特殊人群用药 | 肝功能、肾功能不全患者：慎用<br>老年人：易发生毒性反应，应慎用 |
| 药典 | Chin. P.、BP、Jpn. P.、Eur. P. |
| 国家处方集 | CNF |
| 其他推荐依据 | |
| ■ 药品名称 | 安乃近　Metamizole |
| 适应证 | 用于高热时的解热，也可用于头痛、偏头痛、肌肉痛、关节痛、痛经等。本品亦有较强的抗风湿作用，可用于急性风湿性关节炎，但因本品有可能引起严重的不良反应，很少在风湿性疾病中应用 |
| 制剂与规格 | 安乃近片[保(乙)]：①0.25g；②0.5g<br>安乃近滴鼻液：10%~20% |
| 用法与用量 | 1. 成人，口服：一次 0.25~0.50g，一日 0.75~1.25g<br>2. 小儿，滴鼻：小儿退热常以 10%~20%溶液滴鼻，5 岁以下每侧鼻孔一次 1~2 滴，必要时重复用 1 次 |
| 注意事项 | 1. 本品与阿司匹林有交叉过敏反应<br>2. 本品一般不作首选用药，仅在急性高热、病情急重，又无其他有效解热药可用的情况下用于紧急退热<br>3. 本品用药超过 1 周时应定期检查血象，一旦发生粒细胞减少，应立即停药 |

续 表

| | |
|---|---|
| 禁忌 | 对本品或氨基比林有过敏史者禁用 |
| 不良反应 | 本品对胃肠道的刺激虽较小，但可引起以下各种不良反应：<br>1. 血液方面，可引起粒细胞缺乏症，发生率约 1.1%，急性起病，重者有致命危险，亦可引起自身免疫性溶血性贫血、血小板减少性紫癜、再生障碍性贫血等<br>2. 皮肤方面，可引起荨麻疹、渗出性红斑等过敏性表现，严重者可发生剥脱性皮炎、表皮松解症等<br>3. 个别病例可发生过敏性休克，甚至导致死亡 |
| 特殊人群用药 | 妊娠与哺乳期妇女：不宜应用 |
| 药典 | Chin. P. 、Eur. P. |
| 国家处方集 | CNF |
| 其他推荐依据 | |
| ■ 药品名称 | 美洛昔康 Meloxicam |
| 适应证 | 用于慢性关节病，包括缓解急慢性脊柱关节病、类风湿关节炎、骨性关节炎等的疼痛、肿胀及软组织炎性、创伤性疼痛、手术后疼痛 |
| 制剂与规格 | 美洛昔康片[保(乙)]：7.5mg<br>美洛昔康栓：15mg |
| 用法与用量 | 口服。骨性关节炎：一日 7.5mg，1 次服用，一日最大剂量为 15mg；强直性脊柱炎和类风湿关节炎：一日 15mg，2 次服用，也可减量至一日 7.5mg。成人，一日最大剂量为 15mg；老年人，一日 7.5mg |
| 注意事项 | 本品出现胃肠道溃疡和出血风险略低于其他传统非甾体抗炎药。服用时宜从最小有效剂量开始。有消化性溃疡史者慎用 |
| 禁忌 | 妊娠及哺乳期妇女、对本品过敏者、对使用阿司匹林或其他非甾体类抗炎药物后出现哮喘、鼻腔息肉、血管水肿或荨麻疹者、活动性消化性溃疡或消化性溃疡出血者、严重肝功能不全者、非透析性严重肾功能不全者、胃肠道出血、脑出血或其他出血和严重心衰者均禁用 |
| 不良反应 | 常见贫血、轻微头晕、头痛、消化不良、恶心、呕吐、腹痛、便秘、胀气、腹泻、瘙痒、皮疹、肝药酶短暂升高，停药即消失。少见白细胞计数减少、血小板减少、粒细胞缺乏、眩晕、耳鸣、嗜睡、心悸、胃肠道出血、消化性溃疡、食管炎、口炎、短暂肝肾功能轻度异常、荨麻疹。罕见过敏样反应、哮喘发作、胃炎、结肠炎、消化性溃疡、穿孔或胃肠道出血、肝炎、史-约综合征和中毒性表皮坏死松解症、血管性水肿、多形红斑和感光过敏及肾衰竭等 |
| 特殊人群用药 | 儿童：15 岁以下儿童不推荐使用<br>老年人：65 岁以上老年患者服药时，需定期检查其肝功能、肾功能 |
| 药典 | Chin. P. 、USP、BP、Eur. P. |
| 国家处方集 | CNF |
| 其他推荐依据 | |

续 表

| ■ 药品名称 | 塞来昔布 Celecoxib |
|---|---|
| 适应证 | 缓解骨关节炎、类风湿关节炎、强直性脊柱炎的肿痛症状，也用于缓解手术前后、软组织创伤等的急性疼痛 |
| 制剂与规格 | 塞来昔布胶囊[保(乙)]：①100mg；②200mg |
| 用法与用量 | 口服：<br>1. 骨关节炎：一日 200mg，1 次服用，如有必要，可增加剂量。最大剂量为：一次 200mg，一日 2 次，儿童不推荐使用<br>2. 类风湿关节炎及强直性脊柱炎：可增加到一次 200mg，一日 1~2 次，儿童不推荐使用<br>3. 镇痛：成人一次 400 mg，一日 1 次，疗程不超过 7 天 |
| 注意事项 | 1. 本品属非甾体抗炎药中选择性 COX-2 抑制剂类。它导致胃肠黏膜损伤而引起消化性溃疡和出血的风险较其他传统非甾体抗炎药为少。适用于有消化性溃疡、肠道溃疡、胃肠道出血病史者<br>2. 本品有引起心血管栓塞事件的风险，且与剂量及疗程（1 年以上连续服用）相关。有心血管风险者慎用<br>3. 本品的心血管栓塞事件的风险与其他传统非甾体抗炎药相似<br>4. 本品长期服用可引起血压升高、水钠潴留、水肿等。故长期服用宜监测血压、血象、肝肾功能<br>5. 本品化学结构中一个芳基为苯磺酰胺，故与磺胺类药有交叉过敏反应，因此在使用本品前要询问患者是否对磺胺类药过敏<br>6. 有支气管哮喘病史、过敏性鼻炎、荨麻疹病史者慎用<br>7. 服用本品时不能停服因防治心血管病所需服用的小剂量阿司匹林，但两者同服会增加胃肠道不良反应 |
| 禁忌 | 对磺胺过敏者、对阿司匹林或其他非甾体抗炎药物过敏或诱发哮喘者及对本品过敏者、有心肌梗死史或脑卒中史者、严重心功能不全者及重度肝功能损害、孕妇及哺乳期妇女均禁用本品 |
| 不良反应 | 1. 常见胃肠胀气、腹痛、腹泻、消化不良、咽炎、鼻窦炎；由于水钠潴留可出现下肢水肿、头痛、头晕、嗜睡、失眠<br>2. 少见口炎、便秘、心悸、疲乏、四肢麻木、肌肉痉挛、血压升高<br>3. 偶见 ALT、AST 升高<br>4. 罕见味觉异常、脱发<br>5. 非常罕见癫痫恶化 |
| 特殊人群用药 | 肝功能、肾功能不全患者：有中度肝肾损害者，本品剂量应减少且慎用 |
| 药典 | Chin. P. 、USP、BP、Eur. P. |
| 国家处方集 | CNF |
| 其他推荐依据 | |
| ■ 药品名称 | 萘普生 Naproxen |
| 适应证 | 用于类风湿关节炎、骨关节炎、强直性脊柱炎、急性痛风性关节炎、肌腱炎、腱鞘炎等的肿胀、疼痛、活动受限均有缓解症状作用。亦可用于缓解肌肉骨骼扭伤、挫伤、损伤以及痛经等所致疼痛 |

续 表

| | |
|---|---|
| 制剂与规格 | 萘普生片[保(乙)]：①0.1g；②0.125g；③0.25g<br>萘普生胶囊[保(乙)]：0.25g<br>萘普生缓释胶囊[保(乙)]：0.5g<br>萘普生注射液：①2ml∶0.1g；②2ml∶0.2g<br>萘普生栓剂：0.25g |
| 用法与用量 | 成人口服：①抗风湿，一次0.25~0.50g，一日2次，必要时每6~8小时1次。一日最大剂量为1.5g。缓释剂型一次0.5g，一日1次；②镇痛，普通片，首次0.5g，必要时重复，以后一次0.25g，每6~8小时1次。疗程不超过10天<br>成人直肠给药：一次0.25g，睡前肛内塞入<br>儿童：抗风湿一日10mg/kg，分2次口服，一日最大剂量750mg |
| 注意事项 | 1. 对阿司匹林或其他非甾体抗炎药过敏者对本品可有交叉过敏反应<br>2. 本品有增加胃肠道出血的风险并导致水钠潴留<br>3. 有凝血机制或血小板功能障碍、哮喘、心功能不全或高血压者慎用。长期用药应定期进行肝肾功能、血象、血压及眼科检查 |
| 禁忌 | 对本品或同类药品过敏者、活动性消化性溃疡患者、严重肝肾功能不全者禁用 |
| 不良反应 | 常见胃烧灼感、消化不良、胃痛或不适、恶心及呕吐，严重者有胃肠出血甚至穿孔。久服者有血压升高、头晕、嗜睡、头痛等。少见视物模糊或视觉障碍、听力减退、腹泻、口腔刺激或痛感、心悸及多汗、下肢水肿、肾脏损害（过敏性肾炎、肾病、肾乳头坏死及肾衰竭等）、荨麻疹、过敏性皮疹、精神抑郁、肌肉无力、粒细胞减少及肝功损害等 |
| 特殊人群用药 | 肝功能、肾功能不全患者：轻度肾功能不全者可使用最小有效剂量并密切监测肾功能和水钠潴留情况<br>妊娠与哺乳期妇女：尽量避免使用 |
| 药典 | Chin. P.、USP、BP、Jpn. P.、Eur. P. |
| 国家处方集 | CNF |
| 其他推荐依据 | |
| ■ 药品名称 | 尼美舒利 Nimesulide |
| 适应证 | 可用于慢性关节炎症（如类风湿关节炎和骨关节炎等）；手术和急性创伤后的疼痛和炎症；耳鼻咽部炎症引起的疼痛；痛经；上呼吸道感染引起的发热等症状的治疗 |
| 制剂与规格 | 尼美舒利片[保(甲)]：①50mg；②100mg<br>尼美舒利栓：0.2g |
| 用法与用量 | 本品仅用于成人：<br>1. 口服：一次50~100mg，一日2次，餐后服用。按照病情的轻重和患者的需要，可以增加到200mg，一日2次。老年人的服药剂量应严格遵照医师规定，医师可以根据情况适当减少以上所列的剂量<br>2. 直肠给药：一次200mg，一日2次 |
| 注意事项 | 1. 尼美舒利对以下患者要慎重使用：具有出血症病史的患者，具有胃肠道疾病的患者，接受抗凝血剂治疗或是服用抗血小板凝集药物的患者 |

续　表

| | |
|---|---|
| | 2. 对药物胃耐受性差的患者服用本品应被置于严密的观察之下，因本品主要通过肾脏系统排除体外，如果肾功能不全，就必须根据肾小球的滤过率，来减少服药的剂量。如果有用了其他非甾体抗炎药之后，出现视力下降的症状，为了证实视力是否受到影响，最好停止治疗，进行眼科检查 |
| **禁忌** | 对本品、阿司匹林或其他非甾体抗炎药过敏者禁用。正处于胃肠出血的患者或消化道溃疡活动期的患者禁用。严重肾功能不全者禁用 |
| **不良反应** | 主要有胃灼热、恶心、胃痛，但症状轻微、短暂，很少需要中断治疗。极少情况下，患者出现过敏性皮疹。即使使用尼美舒利未产生上述不良反应，也应注意到本品如同其他非甾体抗炎药一样可能产生头晕、欲睡、胃溃疡或肠胃出血及史-约综合征 |
| **特殊人群用药** | 妊娠与哺乳期妇女：不建议应用 |
| **药典** | Chin. P. 、BP、Eur. P. |
| **国家处方集** | CNF |
| **其他推荐依据** | |
| **■ 药品名称** | **可待因　Codeine** |
| **适应证** | 1. 镇咳，用于较剧的频繁干咳，如痰液量较多宜并用祛痰药<br>2. 镇痛，用于中度以上的疼痛<br>3. 镇静，用于辅助局麻或全麻 |
| **制剂与规格** | 磷酸可待因片[基,保(甲)]：①15mg；②30mg<br>磷酸可待因缓释片：①15mg；②30mg<br>磷酸可待因糖浆：①10ml；②100ml<br>磷酸可待因注射液[保(乙)]：①1ml：15mg；②1ml：30mg<br>磷酸可待因/双氯芬酸钠复方片（氯芬待因片）：每片含磷酸可待因 15mg，双氯芬酸钠 25mg |
| **用法与用量** | 口服：<br>1. 成人：口服，一次 15~30mg，一日 2~3 次；极量一次 100mg，一日 250mg。皮下注射，一次 15~30mg（仅供手术中使用）<br>2. 儿童：①镇痛，口服，一次按体重 0.5~1.0mg/kg，一日 3 次；②镇咳，用量按镇痛量的 1/2~1/3 |
| **注意事项** | 1. 下列情况应慎用：支气管哮喘、急腹症；在诊断未明确时，可能因掩盖真相造成误诊；胆结石，可引起胆管痉挛；原因不明的腹泻，可使肠道蠕动减弱、减轻腹泻症状而误诊；颅脑外伤或颅内病变，本品可引起瞳孔变小，模糊临床体征；前列腺肥大病因本品易引起尿潴留而加重病情<br>2. 重复给药可产生耐药性，久用有成瘾性，也可引起便秘<br>3. 本品为国家特殊管理的麻醉药品，务必严格遵守国家对麻醉药品的管理条例的使用和管理<br>4. 磷酸可待因缓释片必须整片吞服，不可截开或嚼碎 |
| **禁忌** | 对本品过敏的患者禁用；多痰患者禁用，以防因抑制咳嗽反射，使大量痰液阻塞呼吸道，继发感染而加重病情。婴幼儿、未成熟新生儿禁用 |

续 表

| | |
|---|---|
| 不良反应 | 较多见的不良反应有幻想、呼吸微弱/缓慢或不规则、心率或快或慢；少见的不良反应：惊厥、耳鸣、震颤或不能自控的肌肉运动，荨麻疹、瘙痒、皮疹或脸肿等过敏反应；长期应用引起依赖性，常用量引起依赖性的倾向较其他吗啡类为弱。典型的症状为食欲减退、腹泻、牙痛、恶心呕吐、流涕、寒战、打喷嚏、打哈欠、睡眠障碍、胃痉挛、多汗、衰弱无力、心率增速、情绪激动或原因不明的发热 |
| 特殊人群用药 | 妊娠与哺乳期妇女：本品可透过胎盘使婴儿成瘾，引起新生儿的戒断症状如过度啼哭、打喷嚏、打呵欠、腹泻、呕吐等，妊娠妇女慎用。分娩应用本品可引起新生儿呼吸抑制。本品可自乳汁排出，哺乳期妇女慎用 |
| 药典 | Chin. P. 、USP、BP、Jpn. P. 、Eur. P. |
| 国家处方集 | CNF |
| 其他推荐依据 | |
| ■ 药品名称 | 氨酚待因 Paracetamol and Codeine Phosphate Tablets |
| 适应证 | 中等强度镇痛药。适用于各种手术后疼痛、骨折、中度癌症疼痛、骨关节疼痛、牙痛、头痛、神经痛、全身痛、软组织损伤及痛经等 |
| 制剂与规格 | 氨酚待因片（Ⅰ）[保(乙)]：每片含对乙酰氨基酚 0.5g，磷酸可待因 8.4mg<br>氨酚待因片（Ⅱ）[保(乙)]：每片含对乙酰氨基酚 0.3g，磷酸可待因 15mg |
| 用法与用量 | 口服：规格分为氨酚待因片（Ⅰ）和氨酚待因片（Ⅱ）<br>1. 氨酚待因片（Ⅰ）：①成人，一次 1~2 片，一日 3 次；中度癌症疼痛一次 2 片，一日 3 次；②7~12 岁儿童一次 1/2~1 片，一日 3 次（一日不超过 2~4 片）<br>2. 氨酚待因片（Ⅱ）：①成人，一次 1 片，一日 3 次，中度癌症疼痛必要时可由医师决定适当增加；②7~12 岁儿童按体重相应减量，连续使用一般不超过 5 天 |
| 注意事项 | 1. 长期大量应用时，特别是肝功能异常者，应定期测定肝功能及血象<br>2. 下列情况慎用：乙醇中毒、肝病或病毒性肝炎、肾功能不全、支气管哮喘、胆结石、颅脑外伤或颅内病变、前列腺肥大、哺乳期妇女及妊娠期妇女、老年患者<br>3. 长期使用后身体可产生一定程度的耐受性。本品属于二类精神药管理<br>4. 不明原因的急腹症、腹泻，应用本品后可能掩盖真相造成误诊，故应慎重 |
| 禁忌 | 对本品过敏者，呼吸抑制及有呼吸道梗阻性疾病，尤其是哮喘发作的患者禁用；多痰患者禁用，以防因抑制咳嗽反射，使大量痰液阻塞呼吸道，继发感染而加重病情 |
| 不良反应 | 偶有头晕、出汗、恶心、嗜睡等反应，停药后可自行消失。超剂量或长期使用可产生药物依赖性 |
| 特殊人群用药 | 肝功能、肾功能不全患者：肝病或病毒性肝炎、肾功能不全者慎用<br>儿童：7 岁以下儿童不宜使用<br>妊娠与哺乳期妇女：慎用 |
| 药典 | Chin. P. |
| 国家处方集 | CNF |
| 其他推荐依据 | |

续 表

| ■ 药品名称 | 双氢可待因 Dihydrocodeine |
| --- | --- |
| 适应证 | 用于缓解中度以上疼痛 |
| 制剂与规格 | 酒石酸双氢可待因片[保(乙)]：30mg<br>酒石酸双氢可待因控释片：60mg |
| 用法与用量 | 口服：常释片，一次30~60mg，一日3次或遵医嘱，餐后服用。需依据临床症状调节用量，如全日用量超过240mg镇痛不佳时，需改用更强效的镇痛药。控释片，一次60~120mg，一日2次 |
| 注意事项 | 下列情况应慎重使用：心功能不全者，肺功能不全者，肝功能不全、肾功能不全患者，脑器质性病变者，处于休克状态者，代谢性酸中毒者，甲状腺功能低下者，肾上腺皮质功能低下者，既往有药物依赖史者，老年患者，身体衰弱者，因前列腺肥大所致的排尿不全、尿道狭窄及尿路手术后者，器质性幽门狭窄、麻痹性肠梗阻及近期进行了胃肠道手术者，有抽搐既往史者，胆囊病变及胆结石者，严重的炎性肠道疾病者 |
| 禁忌 | 下列情况禁用：呼吸抑制，呼吸道阻塞性疾病，慢性肺功能障碍者，因本品可引起组胺释放，支气管哮喘发作时禁用，诊断不明确的急腹症患者禁用，休克、昏迷或心力衰竭患者禁用，对本品种任何成分过敏者禁用，抽搐状态，急性乙醇中毒，对阿片类生物碱过敏者，失血性大肠炎及细菌性痢疾 |
| 不良反应 | 主要为便秘、恶心、呕吐、胃部不适、皮肤瘙痒 |
| 特殊人群用药 | 肝功能、肾功能不全患者：慎用<br>儿童：12岁以下儿童不推荐使用或遵医嘱<br>老年人：慎用<br>妊娠与哺乳期妇女：不宜使用 |
| 药典 | Chin. P.、USP、BP、Jpn. P.、Eur. P. |
| 国家处方集 | CNF |
| 其他推荐依据 | |
| ■ 药品名称 | 布桂嗪 Bucinnazine |
| 适应证 | 本品为中等强度的镇痛药。适用于偏头痛，三叉神经痛，牙痛，炎症性疼痛，神经痛，月经痛，关节痛，外伤性疼痛，手术后疼痛，以及癌症痛（属二阶梯镇痛药）等 |
| 制剂与规格 | 盐酸布桂嗪片：①30mg；②60mg<br>盐酸布桂嗪注射液：①1ml：50mg；②2ml：100mg |
| 用法与用量 | 1. 口服：①成人，一次30~60mg，一日3~4次；②儿童，一次1mg/kg，疼痛剧烈时用量可酌增<br>2. 皮下或肌内注射：成人，一次50~100mg，一日1~2次。疼痛剧烈时用量可酌增。对于慢性中重度癌痛患者，剂量可逐渐增加。首次及总量可以不受常规剂量的限制 |
| 注意事项 | 本品为国家特殊管理的麻醉药品，必须严格遵守国家对麻醉药品的管理条例，按规定开写麻醉药品处方和供应、管理本类药品，防止滥用 |
| 禁忌 | 对本品过敏者禁用 |

续 表

| | |
|---|---|
| 不良反应 | 少数患者可见有恶心、眩晕或困倦、黄视、全身发麻感等，停药后可消失。本品引起依赖性的倾向与吗啡类药相比为低，连续使用本品，可耐受和成瘾，故不可滥用 |
| 特殊人群用药 | 尚不明确 |
| 药典 | Chin. P. |
| 国家处方集 | CNF |
| 其他推荐依据 | |
| ■ 药品名称 | 曲马多 Tramadol |
| 适应证 | 用于中度至重度疼痛 |
| 制剂与规格 | 曲马多缓释片[保(乙)]：100mg<br>曲马多注射液[保(乙)]：2ml：100mg<br>注射用曲马多[保(乙)]：①50mg；②100mg |
| 用法与用量 | 1. 注射剂：成人及12岁以上儿童，肌内注射，一次100mg，必要时可重复。一般情况下一日总量为400mg，但在治疗癌痛和重度术后疼痛时可应用更高日剂量<br>2. 缓释片：整片吞服，一般从一次50mg开始，12小时服用1次，根据患者疼痛程度可调整用药剂量。一般成人及14岁以上中度疼痛的患者，单剂量为50～100mg；体重不低于25kg的1岁以上儿童的服用剂量为每千克体重1～2mg。本品最低剂量为50mg（半片），最高日剂量通常不超过400mg，治疗癌性痛时也可考虑使用较大剂量。肝功能、肾功能不全患者，应酌情使用。老年患者用量，应有所减少。2次服药的时间间隔，不得少于8小时 |
| 注意事项 | 1. 以下情况慎用：对阿片类药物敏感者、有心脏疾患者及老年人<br>2. 当使用超过推荐的日使用剂量的上限（400mg）时有出现惊厥的危险，合并应用能降低痉挛阈值或其本身可诱发惊厥的药物（如抗抑郁剂，神经阻滞剂等）时惊厥出现的危险性增加<br>3. 禁止作为对阿片类有依赖性患者的代替品<br>4. 有药物滥用或依赖性倾向的患者不宜使用。本品属于第二类精神药品，应按有关规定使用和管理<br>5. 本品有可影响患者的驾驶和机械操作能力，尤其是与乙醇同时服用时更为严重<br>6. 突然撤药可能导致戒断症状，建议缓慢减药<br>7. 过量时呼吸抑制可用纳洛酮解救，曲马多过量不能单纯应用血液透析和血液滤过治疗 |
| 禁忌 | 对曲马多及其赋形剂过敏者；妊娠期妇女；1岁以下儿童；乙醇、镇静剂、镇痛剂、阿片类或者精神类药物急性中毒患者；正在接受单胺氧化酶抑制剂治疗或在过去14天服用过此类药物者；本品不得用于戒毒治疗 |
| 不良反应 | 常见恶心、呕吐、便秘、口干、头晕、嗜睡、出汗。少见过敏反应、低血压、心动过速、胃肠功能紊乱、头痛、视觉异常、情绪不稳、欣快、活动减退、功能亢进、认知和感觉障碍、惊厥、精神混乱、药物依赖性、幻觉、戒断症状、瘙痒、皮疹、荨麻疹、血管神经性水肿、排尿障碍、尿潴留、呼吸困难、支气管痉挛、呼吸抑制，罕见高血压和心动过缓 |
| 特殊人群用药 | 肝功能、肾功能不全患者：慎用<br>老年人：对阿片类药依赖、有头部损伤、休克、不明原因的神志模糊、呼吸中枢及呼吸功能异常、颅内压升高的患者，应用本品应特别小心<br>妊娠与哺乳期妇女：哺乳期妇女使用时约有0.1%剂量可经乳汁分泌，故单次应用不必中断授乳 |

续 表

| | |
|---|---|
| 药典 | Chin. P. 、USP、BP、Eur. P. |
| 国家处方集 | CNF |
| 其他推荐依据 | |
| ■ 药品名称 | 对乙酰氨基酚/羟考酮复方片 Oxycodone and Acetaminophen |
| □ 其他名称 | 氨酚羟考酮片 |
| 适应证 | 用于中、重度急、慢性疼痛 |
| 制剂与规格 | 对乙酰氨基酚/羟考酮复方片[保(乙)]：本品每片含羟考酮 5mg，对乙酰氨基酚 325mg（或 500mg） |
| 用法与用量 | 口服：成人术后疼痛，一次 1~2 片，间隔 4~6 小时可重复用药 1 次；癌症、慢性疼痛，一次 1~2 片，一日 3 次 |
| 注意事项 | 勿空腹服用 |
| 禁忌 | 对羟考酮、对乙酰氨基酚过敏者禁用 |
| 不良反应 | 最常见的不良反应包括轻微的头痛，头晕、嗜睡、恶心、呕吐，运动时加重，休息时减轻。偶见精神亢奋、烦躁不安、便秘，皮疹和皮肤瘙痒。大剂量应用时，会产生与吗啡类似的不良反应，包括呼吸抑制等 |
| 特殊人群用药 | 尚不明确 |
| 药典 | Chin. P. |
| 国家处方集 | CNF |
| 其他推荐依据 | |
| ■ 药品名称 | 吗啡 Morphine |
| 适应证 | 本品为强效镇痛药。吗啡注射液及普通片剂用于其他镇痛药无效的急性锐痛，如严重创伤、战伤、烧伤、晚期癌症等疼痛；心肌梗死而血压尚正常者，可使患者镇静，并减轻心脏负担；用于心源性哮喘可使肺水肿症状暂时有所缓解；麻醉和手术前给药可保持患者宁静进入嗜睡；不能单独用于内脏绞痛（如胆绞痛等），而应与阿托品等有效的解痉药合用。吗啡缓、控释片则主要适用于重度癌痛患者镇痛 |
| 制剂与规格 | 盐酸吗啡注射液[基,保(甲)]：①0.5ml：5mg；②1ml：10mg<br>盐酸吗啡片[基,保(甲)]：①5mg；②10mg；③20mg；④30mg；⑤50mg<br>盐酸吗啡缓释片[基,保(甲)]：30mg<br>盐酸吗啡控释片[保(甲)]：①10mg；②30mg；③60mg |
| 用法与用量 | 1. 皮下注射：成人，常用量一次 5~15mg，一日 15~40mg；极量，一次 20mg，一日 60mg<br>2. 静脉注射：成人镇痛时常用量 5~10mg；用作静脉全麻不得超过 1mg/kg（按体重），不够时加用作用时效短的本类镇痛药，以免苏醒迟延、术后发生血压下降和长时间呼吸抑制<br>3. 手术后镇痛注入硬膜外间隙，成人自腰脊部位注入，一次极限 5mg，胸脊部位应减为 2~3mg，按一定的间隔可重复给药多次。注入蛛网膜下腔，一次 0.1~0.3mg。原则上不再重复给药<br>4. 对于重度癌痛患者，首次剂量范围较大，一日 3~6 次，以预防癌痛发生及充分缓解癌痛 |

续 表

| | |
|---|---|
| **注意事项** | 1. 以下情况慎用：有药物滥用史；颅内压升高；低血容量性低血压；胆道疾病或胰腺炎；老年人；严重肾衰；严重慢性阻塞性肺部疾患；严重肺源性心脏病；严重支气管哮喘或呼吸抑制；婴幼儿（普通片剂及注射液）<br>2. 未明确诊断的疼痛，尽可能不用本品，以免掩盖病情，贻误诊断<br>3. 可干扰对脑脊液压升高的病因诊断<br>4. 本品可能引起胆管系的内压上升，可升高血浆淀粉酶和脂肪酶<br>5. 对血清碱性磷酸酶、丙氨酸氨基转移酶、门冬氨酸氨基转移酶、胆红素、乳酸脱氢酶等测定有一定影响，可能出现假阳性<br>6. 对有癫痫病史的患者，吗啡可降低癫痫发作的阈值<br>7. 吗啡可削弱驾驶和操作机械的能力<br>8. 控、缓释片必须整片吞服<br>9. 不经胃肠途径滥用口服药物有可能导致严重的不良反应，甚至致死<br>10. 本品使用3~5天会产生对药物的耐受性，长期应用可成瘾，治疗突然停止时会发生戒断综合征。本品按麻醉药品严格管理和使用<br>11. 对于重度癌痛患者，吗啡使用量不受药典中吗啡极量的限制<br>12. 中毒解救：除一般中毒处理外，还可静脉注射纳洛酮0.005~0.010mg/kg，成人0.4mg。亦可用烯丙吗啡作为拮抗药 |
| **禁忌** | 已知对吗啡过敏者、婴幼儿（缓、控释片）、未成熟新生儿、妊娠期妇女、临盆产妇、哺乳期妇女、呼吸抑制已显示发绀、颅内压增高和颅脑损伤、支气管哮喘、肺源性心脏病代偿失调、甲状腺功能减退、皮质功能不全、前列腺肥大、排尿困难及严重肝功能不全、休克尚未纠正控制前、麻痹性肠梗阻等患者 |
| **不良反应** | 1. 注射剂连续3~5天即产生耐受性，1周以上可成瘾；但对于晚期中重度癌痛患者，如果治疗适当，少见依赖及成瘾现象<br>2. 常见：腹痛，食欲减退，便秘，口干，消化不良 ，恶心 ，呕吐，思维混乱，头痛，失眠，肌肉不自主收缩，嗜睡，支气管痉挛，咳嗽减少，皮疹，寒战，瘙痒，出汗 |
| **特殊人群用药** | 肝功能、肾功能不全患者：严重肾衰竭患者慎用<br>儿童：婴幼儿慎用<br>老年人：慎用 |
| **药典** | Chin. P. 、USP、BP、Jpn. P. 、Eur. P. |
| **国家处方集** | CNF |
| **其他推荐依据** | |
| **■ 药品名称** | **芬太尼透皮贴剂　Fentanyl Transdermal Patches** |
| **适应证** | 中度到重度慢性疼痛以及那些只能依靠阿片类镇痛药治疗的难以消除的疼痛 |
| **制剂与规格** | 芬太尼透皮贴剂[保(乙)]：①25μg/h，4.2毫克/贴；②50μg/h，8.4毫克/贴；③5μg/h，12.6毫克/贴 |
| **用法与用量** | 本品的剂量应根据患者的个体情况而决定，并应在给药后定期进行剂量评估。本品应贴于躯干或上臂未受刺激及未受辐射的平整皮肤表面（最好选择无毛发部位）。用药前可用清水清洗贴用部位，在皮肤完全干燥后再用药。本品应在开封后立即使用。使用时用手掌用力按压30秒钟，以确保贴剂与皮肤完全接触<br>本品可以持续贴用72小时，在更换贴剂时，应更换粘贴部位 |

续　表

| | |
|---|---|
| 注意事项 | 1. 以下情况慎用：阿片类药物不耐受者、慢性肺部疾病、呼吸抑制、颅内压升高、心脏疾病、肝肾疾病、老年患者、甲状腺功能减退、肾上腺皮质功能减退、原因不详的腹痛综合征、发热患者或应用外部发热源者、前列腺癌、急性乙醇中毒者<br>2. 用本品时应避免进行精细操作<br>3. 出现严重不良反应的患者应在停止使用本品后继续观察 24 小时<br>4. 不能将本品分拆、切割或以任何其他方式损坏<br>5. 复诊时须将用过的贴剂对折放入原包装袋，交回医疗机构 |
| 禁忌 | 已知对芬太尼或对本贴剂中黏附剂敏感者、急性或手术后疼痛的治疗、40 岁以下非癌性慢性疼痛患者（艾滋病、截瘫患者疼痛治疗不受年龄及疼痛病史的限制） |
| 不良反应 | 常见恶心，呕吐，便秘，低血压，嗜睡，头晕，失眠。较常见焦虑，忧郁，食欲减退，不自主肌收缩，心悸，感觉减退，呵欠，鼻炎，腹痛，消化不良，口干，瘙痒，体温变化，多汗，疲乏，不适，流感样症状，外周水肿，瘙痒，尿潴留，戒断症状。罕见过敏性休克，过敏反应，意识模糊，惊厥，震颤，记忆减退，性功能障碍，呼吸抑制。与所有的强效阿片类制剂相同，最严重的不良反应为肺通气不足。反复使用可能出现耐药，身体依赖和心理依赖 |
| 特殊人群用药 | 肝功能、肾功能不全患者：减量使用<br>老年人：慎用<br>妊娠与哺乳期妇女：除非确实需要，否则不应在妊娠期使用本品；不建议在分娩过程中使用。哺乳期妇女不宜用本品 |
| 药典 | Chin. P. |
| 国家处方集 | CNF |
| 其他推荐依据 | |
| ■ 药品名称 | 氯诺昔康　Lornoxica |
| 适应证 | 用于急性轻度至中度疼痛和由某些类型的风湿性疾病引起的关节疼痛和炎症 |
| 制剂与规格 | 氯诺昔康片：8mg |
| 用法与用量 | 1. 急性轻度或中度疼痛：一日 8～16mg。如需反复用药，一日最大剂量为 16mg<br>2. 风湿性疾病引起的关节疼痛和炎症：一日剂量为 12～16mg |
| 注意事项 | 以下情况慎用：哮喘患者、有胃肠道出血或十二指肠溃疡病史者，凝血障碍者 |
| 禁忌 | 已知对非甾体抗炎药（如阿司匹林）过敏者、由水杨酸诱发的支气管哮喘者、急性胃肠出血或急性胃或肠溃疡者、严重心功能不全者、严重肝功能不全者、血小板计数明显减低者、妊娠和哺乳期患者、年龄小于 18 岁者 |
| 不良反应 | 常见头晕、头痛、胃肠功能障碍（如胃痛、腹泻、消化不良、恶心和呕吐） |
| 特殊人群用药 | 肝功能、肾功能不全患者：肝功能、肾功能受损者慎用<br>老年人：慎用 |
| 药典 | |
| 国家处方集 | CNF |
| 其他推荐依据 | |

续 表

| ■ 药品名称 | 萘丁美酮 Nabumetone |
|---|---|
| 适应证 | 用于骨性关节炎、类风湿关节炎、强直性脊柱炎的关节肿痛和脊柱痛的对症治疗。亦用于软组织风湿病、运动性软组织损伤及手术后、外伤后等镇痛 |
| 制剂与规格 | 萘丁美酮片[保(甲)]：①0.25g；②0.5g；③0.75g<br>萘丁美酮胶囊[保(甲)]：0.25g |
| 用法与用量 | 成人：口服，每晚1g，一次服用。一日最大量为2g，分2次服。老年人每晚0.5g，一次服用 |
| 注意事项 | 1. 对阿司匹林过敏者对本品可能有相似反应<br>2. 具有消化性溃疡病史的患者使用后，应对其症状进行定期检查<br>3. 有心力衰竭、水肿或高血压的患者应慎用本品<br>4. 在餐中服用本品可使吸收率增加，应在餐后或晚间服用。服用本品的剂量一日超过2g时腹泻发生率增加 |
| 禁忌 | 活动性消化性溃疡或出血、严重肝功能异常、对本品及其他非甾体类药物过敏者禁用，孕妇和哺乳期妇女禁用 |
| 不良反应 | 1. 较常见：①胃肠道：恶心、呕吐、消化不良、腹痛、腹泻、便秘、胃肠胀气、便隐血试验阳性、胃炎、口干和口腔炎、上消化道出血；②神经系统：头痛、头晕、疲劳、耳鸣、多汗、失眠、多梦、嗜睡和紧张；③皮肤：皮疹和瘙痒及皮肤水肿<br>2. 少见：黄疸、食欲增加或减退、吞咽困难、肠胃炎、肝功能异常、大便隐血阳性、肝衰竭、衰弱、兴奋、焦虑、多疑、抑郁、震颤和眩晕、大疱性皮疹、荨麻疹、光敏感、风疹、中毒性表皮坏死松解症、多形性红斑、史-约综合征、血管炎、体重增加、呼吸困难、过敏性肺炎、蛋白尿、氮质血症、高尿酸血症、肾病综合征、阴道出血、血管神经性水肿<br>3. 罕见：胆红素尿、十二指肠炎、嗳气、胆结石、舌炎、胰腺炎和直肠出血；噩梦、味觉异常、脱发、心绞痛、心律失常、高血压、心肌梗死、心悸、晕厥、血栓性静脉炎、哮喘和咳嗽、排尿困难、血尿、阳痿和肾结石、发热、寒战、贫血、白细胞计数减少、粒细胞减少症、血糖升高、低钾血症和体重减轻 |
| 特殊人群用药 | 肝功能、肾功能不全患者：肾功能损害的患者，应考虑减少剂量或禁用 |
| | 老年人：用本品应该维持最低有效剂量<br>儿童：不推荐使用 |
| 药典 | |
| 国家处方集 | CNF |
| 其他推荐依据 | |
| ■ 药品名称 | 帕瑞昔布 Parecoxib |
| 适应证 | 用于手术后疼痛的短期治疗。在决定使用选择性COX-2抑制剂前，应评估患者的整体风险 |
| 制剂与规格 | 注射用帕瑞昔布钠[保(乙)]：①20mg；②40mg（以帕瑞昔布钠计） |

续　表

| | |
|---|---|
| 用法与用量 | 1. 静脉或肌内注射推荐剂量为 40mg，随后视需要间隔 6～12 小时给予 20mg 或 40mg，每天总剂量不超过 80mg。可直接进行快速静脉推注，或通过已有静脉通路给药。肌内注射应选择深部肌肉缓慢推注。疗程不超过 3 天<br>2. 本品可使用氯化钠溶液 9mg/ml（0.9%）、葡萄糖注射液 50g/L（5%）、氯化钠 4.5mg/ml（0.45%）和葡萄糖 50g/L（5%）注射液作为溶媒<br>3. 对于老年患者（≥65 岁）不必进行剂量调整。但是，对于体重低于 50kg 的老年患者，本品的初始剂量应减至常规推荐剂量的一半且每日最高剂量应减至 40mg<br>4. 肝功能、肾功能损伤者：对于轻度肝功能损伤者不必调整剂量。中度肝功能损伤者应慎用，剂量应减至常规用量的一半，且每日最高剂量降至 40mg。对肾功能损伤者不必调整剂量，但对肾功能损伤的患者以及有体液潴留倾向的患者应密切观察 |
| 注意事项 | 以下情况慎用：<br>1. 具有发生心血管事件的高危因素者（如高血压、高血脂、糖尿病、吸烟等）、老年人、服用其他非甾体抗炎药或阿司匹林或有过胃肠道疾病病史者（如溃疡或胃肠道出血）、脱水患者、口服华法林或其他口服抗凝血药者<br>2. 由于应用本品超过 3 天的临床经验有限，建议临床连续使用不超过 3 天<br>3. 由于选择性 COX-2 抑制剂缺少抗血小板聚集作用，故本品不可替代阿司匹林用于预防心血管血栓栓塞类疾病，治疗期间不能中止抗血小板治疗 |
| 禁忌 | 对本品有过敏史者；有严重药物过敏反应史，尤其是皮肤反应，如史-约综合征、中毒性表皮坏死松解症，多形性红斑等，或已知对磺胺类药物超敏者；活动性消化道溃疡或胃肠道出血；支气管痉挛、急性鼻炎、鼻息肉、血管神经性水肿、荨麻疹以及服用阿司匹林或非甾体抗炎药（包括 COX-2 抑制剂）后出现其他过敏反应的患者；处于妊娠后 1/3 孕程或正在哺乳者；严重肝功能损伤（血清白蛋白< 25g/L 或 Child-Pugh 评分≥10）；炎症性肠病；充血性心力衰竭（NYHA Ⅱ~Ⅳ）；冠状动脉搭桥术（冠脉移植旁路术）后用于治疗术后疼痛；已确定的缺血性心脏疾病，外周动脉血管和/或脑血管疾病 |
| 不良反应 | 常见：术后贫血、低钾血症、焦虑，失眠、感觉减退、高血压，低血压、呼吸功能不全、咽炎、干槽症，消化不良，胃肠气胀、瘙痒、背痛、少尿、外周水肿、肌酐升高<br>少见：胸骨伤口异常浆液状引流物，伤口感染、血小板减少、脑血管疾病、心动过缓、高血压加重、胃及十二指肠溃疡、淤斑、SGOT 升高，SGPT 升高，血液尿素氮升高<br>罕见：急性肾衰竭、肾衰竭、心肌梗死、充血性心力衰竭、腹痛、恶心、呕吐、呼吸困难、心动过速和史-约综合征<br>非常罕见：多样型红斑，剥脱性皮炎及超敏反应（包括过敏反应和血管性水肿） |
| 特殊人群用药 | 肝功能、肾功能不全患者：轻度肝功能损伤的患者（Child-Pugh 评分：5~6）不必进行剂量调整。中度肝功能损伤的患者（Child-Pugh 评分：7~9）应慎用本品，剂量应减至常规推荐剂量的一半且每日最高剂量降至 40mg。目前尚无严重肝功能损伤患者（Child-Pugh 评分：≥10）的临床用药经验，因此禁用于本类患者。不必对轻度至中度（肌酐清除率：30～80ml/min）、或重度（肌酐清除率：< 30ml/min）肾功能损伤的患者进行剂量调整。但肾功能损伤的患者以及具有液体潴留倾向的患者用药时应密切观察<br>儿童：不推荐使用<br>妊娠与哺乳期妇女：妊娠期妇女，除非必需，否则不推荐在妊娠期前 2/3 阶段或分娩期使用本品；哺乳期妇女不宜使用本品 |
| 药典 | |
| 国家处方集 | CNF |
| 其他推荐依据 | |

续 表

| ■ 药品名称 | 美洛昔康 Meloxicam |
| --- | --- |
| 适应证 | 片剂：骨关节炎症状加重时的短期症状、类风湿关节炎和强直性脊柱炎的长期症状<br>针剂：莫比可针剂适用于以下疾病的初始与短期症状性（类风湿关节炎）、疼痛性骨关节炎（关节病、退行性关节病）、强直性脊柱炎 |
| 制剂与规格 | 美洛昔康片[保(乙)]：7.5mg<br>美洛昔康注射液：1.5ml：15mg |
| 用法与用量 | 1. 片剂：口服。①骨关节炎症状加重时：一次1片，一日1次，如果症状没有改善，需要时，剂量可增至一次2片，一日1次；每片7.5mg；②类风湿关节炎、强直性脊柱炎：一次2片，一日1次，根据治疗后反应，剂量可减至一次1片，一日1次；每片7.5mg（参见“特殊人群用药”）每日剂量不得超过15mg/d，每天的总剂量应一次性服用，用水或其他流体与食物一起送服<br>2. 针剂：仅在治疗的最初几天使用肌内注射。持续治疗时，应当口服给药（片剂或胶囊）。依据疼痛强度和炎症的严重程度，本品的推荐注射剂量为7.5mg或15mg，每日1次。本品应当经深部肌内注射给药。因为可能具有配伍禁忌，不应在同一注射器内混合本品与其他药物。进行血液透析的严重肾衰竭患者的本品每日最大剂量不应高于7.5mg。本品严禁用于静脉给药。因为尚未确定儿童和青少年的剂量，注射液应当限用于成人<br>3. 联合用药：美洛昔康胶囊、片剂、栓剂、口服混悬液和注射液的每日总剂量不应超过15mg |
| 注意事项 | 1. 有消化性溃疡史者应慎用，出现胃肠症状或出血者立即停用<br>2. 对中度心、肝、肾病者剂量宜酌情调整<br>3. 服药者宜定期随诊其肝肾功能，尤其是65岁以上老年患者<br>4. 过量服用本品，可口服考来烯胺，以加快本药排出 |
| 禁忌 | 1. 对本品阿司匹林或其他非甾体类抗炎药过敏的患者禁用<br>2. 对活动性消化性溃疡，严重肝功能、肾功能不全者禁用<br>3. 妊娠、哺乳期妇女禁用 |
| 不良反应 | 1. 胃肠道：消化不良、腹痛、恶心、腹泻等最为常见，严重胃肠道反应如溃疡、出血、穿孔约0.1%<br>2. 肝酶升高：见于约10%患者，停药恢复<br>3. 水肿、血压升高：见于1%患者<br>4. 肾损害：见于约0.4%患者，出现轻度血肌酐或尿素氮异常，停药消失。偶有出现急性肾衰竭<br>5. 其他不良反应：有头晕、头痛、皮疹，极少出现多形性红斑、毒性上皮坏死、史-约综合征 |
| 特殊人群用药 | 肝功能、肾功能不全患者：①严重肾衰竭需透析的患者-剂量不应超过7.5mg/d；②轻度和中度肝肾功能不全患者无需调整剂量（如患者肌酐清除率>25ml/min）；③严重肝功能不全的患者，禁用；④严重肾衰竭无需透析的患者，禁用<br>儿童：故15岁以下的儿童和青少年禁用<br>老年人：推荐老年患者使用小剂量，即每日7.5mg<br>妊娠与哺乳期妇女：禁用 |
| 药典 | Chin. P. |
| 国家处方集 | CNF |

续 表

| | |
|---|---|
| 其他推荐依据 | 中华医学会风湿病学分会. 骨关节炎诊断及治疗指南［J］. 中华风湿病学杂志，2010，14（6）：316-419. |
| ■ 药品名称 | 美索巴莫注射液 Methocarbamol Injection |
| 适应证 | 主要用于急性骨骼肌疼痛或不适症状的辅助治疗 |
| 制剂与规格 | 美索巴莫注射液：10ml：1g |
| 用法与用量 | 静脉推注：患者在静卧条件下，缓缓推注，给药速度每分钟不得超过3ml，注射后应至少休息10~15分钟。静脉滴注：配于0.9%氯化钠或5%葡萄糖注射液中静脉滴注，滴速不宜过快，1.0g的稀释量不应超过250ml。稀释后的混合液不能冷藏<br>使用剂量和次数根据病情和治疗效果来决定，成人一次使用剂量为1.0g，一日最大剂量为3.0g，连续使用不得超过3天。轻度病例静注后应改为口服给药以维持治疗。严重病例或手术后不适合口服给药时，每8小时给药1次，达每日3g的最大剂量，连续使用不能超过3天。若病情持续，在停药48小时后可再重复给予1个疗程 |
| 注意事项 | 1. 本品性状发生改变时，禁止使用<br>2. 本品在加入0.9%氯化钠注射液或5%葡萄糖溶液中稀释后不得冷藏<br>3. 注射时需仔细操作避免药液渗出血管外引起不必要的伤害<br>4. 用药期间不得从事操作机械或驾驶车辆等<br>5. 静脉注射速度不宜过快 |
| 禁忌 | 1. 本品以聚乙二醇300为溶媒，它可以加重肾功能不全患者原有的酸中毒症和尿素的积蓄，因此禁用于肝功能、肾功能障碍者<br>2. 孕妇及哺乳期妇女禁用<br>3. 对本品过敏者禁用 |
| 不良反应 | 1. 主要不良反应：过敏反应、发热、头痛<br>2. 心血管系统：心动过缓、面部潮红、低血压、晕厥、血栓性静脉炎，多数昏厥的病例可自然恢复，另外，肾上腺素、注射用类固醇激素和/或抗组胺制剂能促进恢复<br>3. 消化系统：消化不良、黄疸（包括胆源性黄疸）、恶心、呕吐<br>4. 血液和淋巴系统：白细胞计数减少<br>神经系统：健忘、混乱、复视、头晕、嗜睡、失眠、共济失调、眼球震颤（包括癫痫大发作）、眩晕<br>5. 皮肤和特殊感觉：视物模糊、鼻充血、金属味、瘙痒、皮疹、风疹<br>6. 其他：疼痛、注射部位蜕皮 |
| 特殊人群用药 | 肝功能、肾功能不全患者：禁用<br>儿童：本品在治疗儿科患者的安全性和有限性尚不明确，经验剂量和管理，可专门用于儿科的破伤风患者<br>老年人：未进行该项实验且无可靠参考文献<br>妊娠与哺乳期妇女：禁用 |
| 药典 | |
| 国家处方集 | |
| 其他推荐依据 | 帅波，杨艳萍，沈霖，等. 美索巴莫注射液超前镇痛在小针刀联合推拿治疗肩周炎中的应用［J］. 中国中医骨伤科杂志，2014，22（12）：41-42. |

# 第二章

## 镇痛辅助治疗药物

| | |
|---|---|
| ■ 药品名称 | 阿米替林　Amitriptyline |
| 适应证 | 用于焦虑症，也用于内源性、迟发性、精神性、耗竭性、反应性和神经性及激越性抑郁症 |
| 制剂与规格 | 盐酸阿米替林片[基,保(甲)]：25mg |
| 用法与用量 | 口服：成人常用量开始一日 75mg，分 2~3 次服用，然后根据病情和耐受情况逐渐增至一日 150~250mg。最高不超过一日 300mg。老年人、儿童应减量使用 |
| 注意事项 | 1. 癫痫患者或有癫痫发作倾向者、甲状腺功能亢进、精神分裂症、前列腺炎、膀胱炎患者、支气管哮喘患者慎用或禁用<br>2. 用药前后及用药时应监测白细胞计数、肝功能及心电图等<br>3. 过量时可引起兴奋、口干、瞳孔扩大、心动过速、尿潴留、肠梗阻等抗胆碱作用的症状。严重时可致意识障碍、惊厥、肌阵挛、反射亢进、低血压、代谢性酸中毒、呼吸心跳抑制等。即使恢复后仍有可能发生致命的心律失常以及谵妄、意识障碍、激惹和幻觉等 |
| 禁忌 | 对本品过敏者、严重心脏病、高血压、肝肾功能不全、青光眼、排尿困难、尿潴留以及同时服用单胺氧化酶抑制剂患者禁用 |
| 不良反应 | 常见恶心、呕吐、心动过速、震颤、多汗、视物模糊、口干、便秘、排尿困难、直立性低血压、心电图异常、困倦、头痛、体重增加、性功能障碍；偶见谵妄、心脏传导阻滞、心律失常、粒细胞缺乏、猝死等；少见激越、失眠、精神症状加重、青光眼加剧、麻痹性肠梗阻、尿潴留、抽搐、迟发性运动障碍、男性乳房增大、闭经、肝功能异常、胆汁淤积性黄疸、过敏反应等 |
| 特殊人群用药 | 肝功能、肾功能不全患者：禁用<br>儿童：5 岁以下儿童慎用<br>老年人：酌减剂量，需格外注意防止直立性低血压的发生<br>妊娠与哺乳期妇女：慎用 |
| 药典 | Chin. P. 、USP、BP、Jpn. P. 、Eur. P. |
| 国家处方集 | CNF |
| 其他推荐依据 | |
| ■ 药品名称 | 丙米嗪　Imipramine |
| 适应证 | 用于各种类型的抑郁症，但对精神分裂症伴发的抑郁状态几乎无效或疗效差，也用于小儿遗尿症 |
| 制剂与规格 | 盐酸丙米嗪片[保(甲)]：①12. 5mg；②25mg |

续　表

| | |
|---|---|
| **用法与用量** | 口服：<br>1. 成人：初始剂量为一次 25～50mg，一日 2 次，早上与中午服。以后逐渐增至一日 100～250mg，维持量为一日 50～150mg。一日极量为 300mg。老年人剂量应从小剂量开始，视病情酌减用量<br>2. 儿童，用于小儿遗尿症，6 岁以上儿童一日 25～50mg，睡前 1 小时顿服 |
| **注意事项** | 1. 对其他三环类抗抑郁药过敏者，也可对本药过敏<br>2. 对有癫痫发作倾向者、精神分裂症患者、严重抑郁症患者、前列腺炎、膀胱炎患者慎用<br>3. 用药前后及用药时应监测血细胞计数、血压、心肝肾功能<br>4. 停用单胺氧化酶抑制剂 2 周后才能使用本药，禁止两者合用<br>5. 宜在餐后服药，以减少胃部刺激。对易发生头晕等不良反应者，可在晚间顿服，以免影响白天工作<br>6. 开始用药时时常先出现镇静作用，抗抑郁的疗效需再 2～3 周后才出现<br>7. 骤然停药可产生头痛、恶心等反应，宜在 1～2 个月逐渐减量停药、停药后，本药的作用至少可持续 7 日，故停药期间仍应继续观察服药期间内的所有反应 |
| **禁忌** | 对三环类抗抑郁药过敏者、癫痫、谵妄患者、粒细胞减少者、高血压、严重心脏病、青光眼、甲状腺功能亢进、排尿困难、尿潴留、支气管哮喘、肝肾功能不全者、妊娠妇女及 6 岁以下儿童禁用 |
| **不良反应** | 1. 偶见骨髓抑制、白细胞减少，严重时可见异常出血、巩膜或皮肤黄染等<br>2. 心动过速、心肌损害、直立性低血压<br>3. 便秘、口干、腹泻、恶心、呕吐、食欲减退、麻痹性肠梗阻。偶见中毒性肝损害<br>4. 焦虑、精神紊乱、震颤、视物模糊、眩晕、失眠、嗜睡、疲劳、虚弱及激动不安。严重者可有惊厥、意识障碍、手足麻木。偶见癫痫发作<br>5. 尿潴留、性功能减退、乳房肿痛（包括男性）<br>6. 可能发生变态反应。还可导致机体的光敏感增加<br>7. 体重增加、体液潴留、脱发、皮疹、多汗、发声或吞咽困难、运动障碍等 |
| **特殊人群用药** | 肝功能、肾功能不全患者：禁用<br>儿童：对本药较敏感，6 岁以下儿童禁用<br>老年人：代谢和排泄下降，对本药的敏感性增强，服药后产生不良反应（如头晕、排尿困难等）的危险性增大，用药时尤应防止出现直立性低血压<br>妊娠与哺乳期妇女：本品可分泌进入乳汁，哺乳期妇女在试用期间应停止授乳 |
| **药典** | Chin. P.、USP、BP、Jpn. P.、Eur. P. |
| **国家处方集** | CNF |
| **其他推荐依据** | |
| **■ 药品名称** | **多塞平　Doxepin** |
| **适应证** | 用于抑郁症及焦虑性神经症 |
| **制剂与规格** | 盐酸多塞平片[基,保(甲)]：25mg |
| **用法与用量** | 口服：开始一次 25mg，一日 2～3 次，根据病情逐渐增加至一日 150～300mg |

续　表

| | |
|---|---|
| 注意事项 | 1. 以下情况慎用：支气管哮喘、心血管疾病、癫痫、青光眼、肝功能异常、甲状腺功能亢进、前列腺肥大、精神分裂症、尿潴留患者；有自杀倾向者、卟啉代谢障碍患者、孕妇及哺乳期妇女<br>2. 用药前后及治疗期应监测血细胞计数、血压、心电图、肝功能等<br>3. 突然停药时可产生头痛、恶心等不适，宜在1~2个月期间逐渐减少用量 |
| 禁忌 | 1. 严重心脏病、近期有心肌梗死发作史、癫痫、青光眼、尿潴留、甲状腺功能亢进、肝功能损害、谵妄、粒细胞减少、对三环类药物过敏者<br>2. 其他禁忌参考“阿米替林” |
| 不良反应 | 常见便秘、口干、体重变化、性功能障碍等；严重不良反应可见粒细胞缺乏、心搏骤停、震颤谵妄、癫痫发作、5-HT综合征等；少见白细胞与血小板计数减少、贫血、躁狂、冲动、溢乳、分泌抗利尿激素、尿潴留、色素沉着、过敏反应等 |
| 特殊人群用药 | 肝功能、肾功能不全患者：肝功能损害者禁用<br>儿童：儿童对本品较敏感，宜从小剂量开始，逐渐加大至最适剂量<br>老年人：老年人对本品敏感性增强，用量应减小<br>妊娠与哺乳期妇女：慎用 |
| 药典 | Chin. P.、USP、BP、Eur. P. |
| 国家处方集 | CNF |
| 其他推荐依据 | |
| ■ 药品名称 | 氯米帕明　Clomipramine |
| 适应证 | 用于抑郁症、强迫症、恐怖症 |
| 制剂与规格 | 盐酸氯米帕明片[基,保(甲)]：25mg |
| 用法与用量 | 口服：<br>1. 成人：一次25mg，一日2~3次，然后根据需要和耐受情况调整用量。一日不超过150mg<br>2. 老年人：开始一日10mg，根据耐受情况调整用药剂量，一日不超过30~50mg为宜<br>3. 儿童：开始一日10mg，10天后5~7岁者增至20mg，8~14岁增至20~25mg，14岁增至50mg，分次服用 |
| 注意事项 | 参考“多塞平” |
| 禁忌 | 1. 对本品过敏者、苯二氮䓬类药、三环抗抑郁药过敏者<br>2. 同时服用单胺氧化酶抑制剂治疗者<br>3. 心肌梗死急性发作期者 |
| 不良反应 | 参考“多塞平” |
| 特殊人群用药 | 肝功能、肾功能不全患者：肝功能异常者慎用<br>儿童：对本品较敏感，宜从小剂量开始，逐渐加大至最适剂量<br>老年人：对本品敏感性增强，用量应减小<br>妊娠与哺乳期妇女：慎用 |
| 药典 | Chin. P.、USP、BP、Jpn. P.、Eur. P. |
| 国家处方集 | CNF |

续　表

| | |
|---|---|
| 其他推荐依据 | |
| ■ 药品名称 | 西酞普兰　Citalopram |
| 适应证 | 用于各种类型的抑郁症 |
| 制剂与规格 | 氢溴酸西酞普兰片[保(乙)]：①10mg；②20mg；③40mg |
| 用法与用量 | 口服：一次 20mg，一日 1 次，早晚服用，通常有效剂量为一日 20～40mg，最大量为一日 60mg。长期用药者应根据疗效调整剂量，并维持在最低有效治疗剂量。老年人及肝肾功能不全者应适当减少剂量，最大量为一日 40mg。肝功能不全者一日剂量不超过 30mg |
| 注意事项 | 1. 使用本药时应注意：癫痫（如癫痫控制不良，请避免使用，如有惊厥发作，停止使用）、心脏病、糖尿病、闭角型青光眼、有躁狂病史、出血性疾病（尤其是胃肠道出血）、正在服用增加出血风险药物的患者慎用。驾驶车辆、高空作业、操纵机器人员应慎用。目前尚无有关和电休克联合治疗的有效资料，有少量报道称服用选择性 5-HT 再摄取抑制药（SSRIs）患者可延长 ECT 治疗诱发的癫痫发作和/或继发癫痫。药品安全委员会（CSM）建议在使用该类药物时应密切观察患者的自杀观念和自伤行为<br>2. 如迅速停用本药，可出现胃肠道紊乱、头晕、感觉障碍、睡眠障碍、恶心、出汗、激惹、震颤、意识模糊等，其中出汗是突然停药或大剂量减药的最常见症状。建议在停止治疗前逐渐减量<br>3. 本药与单胺氧化酶抑制剂合用可引起 5-HT 综合征，表现为不安、肌阵挛、腱反射亢进、多汗、震颤、腹泻、高热、抽搐和精神错乱，严重者可致死。因此服用本药至少停药 2 周后才可服用单胺氧化酶抑制剂 |
| 禁忌 | 对选择性 5-HT 再摄取抑制剂及其赋形剂过敏者、正在服用单胺氧化酶抑制剂的患者禁用 |
| 不良反应 | 1. 常见恶心、多汗、口干、头痛、失眠等<br>2. 少见癫痫发作、过敏反应 |
| 特殊人群用药 | 肝功能、肾功能不全患者：轻中度肝功能不全者应减少初始剂量，根据反应逐渐将剂量加大；明显肝功能不全患者慎用；明显肾功能不全患者慎用<br>妊娠与哺乳期妇女：不宜服用，除非在利大于弊时方可使用 |
| 药典 | Chin. P. 、USP、BP、Eur. P. |
| 国家处方集 | CNF |
| 其他推荐依据 | |
| ■ 药品名称 | 艾司西酞普兰　Escitalopram |
| 适应证 | 用于抑郁症、广泛性焦虑障碍 |
| 制剂与规格 | 草酸艾司西酞普兰片[基,保(甲)]：10mg |
| 用法与用量 | 口服：用于抑郁症及广泛性焦虑，起始剂量一次 10mg，一日 1 次，1 周后可以增至一次 20mg，一日 1 次，早晚服用。一般情况下应持续几个月甚至更长时间的治疗。老年患者或肝功能不全者建议一日 10mg，轻度或中度肾功能不全者无需调节剂量 |
| 注意事项 | 见“西酞普兰” |
| 禁忌 | 见“西酞普兰” |

续 表

| | |
|---|---|
| 不良反应 | 1. 常见失眠、阳痿、恶心、便秘、多汗、口干、疲劳、嗜睡<br>2. 少见头痛、上呼吸道感染、背痛、咽炎和焦虑等；偶见躁狂或轻度躁狂或低钠血症 |
| 特殊人群用药 | 见“西酞普兰” |
| 药典 | Chin. P. 、USP、BP、Eur. P. |
| 国家处方集 | CNF |
| 其他推荐依据 | |
| ■ 药品名称 | 氟西汀 Fluoxetine |
| 适应证 | 用于抑郁症、强迫症、神经性贪食症 |
| 制剂与规格 | 氟西汀片[基,保(甲)]：10mg<br>氟西汀胶囊[基,保(甲)]：20mg |
| 用法与用量 | 口服：用于抑郁症，成人一次 20mg，一日 1 次，如必要 3~4 周后加量，最大量不超过一日 60mg。用于神经性贪食症，成人一次 60mg，一日 1 次。老年人减量或减少给药次数。用于强迫症，一次 20mg，一日 1 次；如疗效欠佳，2 周后逐渐加至最大量 60mg |
| 注意事项 | 见“西酞普兰” |
| 禁忌 | 见“西酞普兰” |
| 不良反应 | 常见畏食、焦虑、腹泻、倦怠、头痛、失眠、恶心等；偶见诱发癫痫发作；少见咳嗽、胸痛、味觉改变、呕吐、胃痉挛、食欲减退或体重下降、便秘、视力改变、多梦、注意力涣散、头晕、口干、心率加快、乏力、震颤、尿频、痛经、性功能下降及皮肤潮红等；偶见皮肤过敏反应、低血糖等 |
| 特殊人群用药 | 见“西酞普兰” |
| 药典 | Chin. P. 、USP、BP、Eur. P. |
| 国家处方集 | CNF |
| 其他推荐依据 | |
| ■ 药品名称 | 帕罗西汀 Paroxetine |
| 适应证 | 抑郁症、强迫症、惊恐障碍及社交恐怖障碍等 |
| 制剂与规格 | 盐酸帕罗西汀片[基,保(甲)]：20mg |
| 用法与用量 | 口服：用于抑郁症、社交恐怖障碍，成人一次 20mg，一日 1 次，早上服用，根据临床反应增减剂量，一次增减 10mg，间隔不得少于 1 周，最大量一日 50mg。老年人或肝肾功能不全者，可从一日 10mg 开始，一日最高剂量不得超过 40mg。用于强迫症，初始剂量一次 20mg，一日 1 次，早上服用，每周增加 10mg，一般剂量为一日 40mg，一日最高剂量不得超过 60mg。用于惊恐障碍，初始剂量一次 10mg，一日 1 次，早上服用，每周增加 10mg，一般剂量为一日 40mg，一日最高剂量不得超过 50mg |
| 注意事项 | 见“西酞普兰” |
| 禁忌 | 见“西酞普兰” |

续　表

| | |
|---|---|
| 不良反应 | 常见乏力、便秘、腹泻、头晕、多汗、失眠、性功能减退、震颤、尿频、呕吐等。少见焦虑、食欲改变、心悸、感觉异常、味觉改变、体重变化、肌痛、肌无力、直立性低血压等；罕见锥体外系反应、瞳孔扩大和精神运动性兴奋。此外，锥体外系反应（包括口面肌障碍）和戒断综合征比其他 SSRIs 常见 |
| 特殊人群用药 | 见“西酞普兰” |
| 药典 | Chin. P. 、USP、BP、Jpn. P. 、Eur. P. |
| 国家处方集 | CNF |
| 其他推荐依据 | |
| ■ 药品名称 | 舍曲林　Sertraline |
| 适应证 | 用于抑郁症、强迫症 |
| 制剂与规格 | 盐酸舍曲林片[保(乙)]：50mg |
| 用法与用量 | 口服：成人初始剂量一次 50mg，一日 1 次，数周后增加 50mg，最大剂量为一日 200mg |
| 注意事项 | 见“西酞普兰” |
| 禁忌 | 见“西酞普兰” |
| 不良反应 | 常见恶心、腹泻、便秘、畏食、消化不良、心悸、震颤、头晕、失眠、困倦、多汗、口干、性功能障碍。少见 AST（GPT）及 ALT（GOT）升高、低钠血症、高血压、低血压、心动过速、心电图异常、体重改变、静坐不能、痛经、闭经等；偶见凝血障碍、水肿、精神运动性兴奋、溢乳、男性乳房增大、呼吸困难、阴茎异常勃起、皮疹、脱发、光过敏反应 |
| 特殊人群用药 | 见“西酞普兰” |
| 药典 | Chin. P. 、USP、BP、Eur. P. |
| 国家处方集 | CNF |
| 其他推荐依据 | |
| ■ 药品名称 | 文拉法辛　Venlafaxine |
| 适应证 | 用于各种类型抑郁障碍、广泛性焦虑障碍 |
| 制剂与规格 | 盐酸文拉法辛缓释胶囊[基,保(甲)]：①75mg；②150mg<br>盐酸文拉法辛胶囊[基,保(甲)]：25mg<br>文拉法辛片[保(甲)]：①37. 5mg；②25mg[基] |
| 用法与用量 | 口服：起始推荐剂量为一日 75mg，分 2~3 次服用（缓释制剂一日 1 次），必要时一日可增加至 225mg |
| 注意事项 | 1. 以下情况慎用：近期心肌梗死、不稳定型心绞痛、血液病、癫痫、躁狂、青光眼、有出血倾向者慎用；司机和机械操纵者、儿童、孕期及哺乳期妇女<br>2. 用药前、后及用药期间应定期测量血压<br>3. 用药过量时给予对症支持治疗 |
| 禁忌 | 对文拉法辛及其赋形剂过敏者及在服单胺氧化酶抑制剂的患者禁用 |

续 表

| | |
|---|---|
| 不良反应 | 常见恶心、呕吐、口干、畏食、腹泻、便秘、消化不良、嗜睡、失眠、头痛、头晕、紧张、焦虑、出汗、打哈欠、性功能障碍等。严重不良反应有粒细胞缺乏、紫癜；少见无力、震颤、激越、腹泻、腹胀、鼻炎、心悸、高血压、躁狂、惊厥、体重下降、AST（GPT）及ALT（GOT）升高、视物模糊等。偶见抗利尿激素分泌异常、皮疹和瘙痒等 |
| 特殊人群用药 | 肝功能、肾功能不全患者：慎用<br>儿童：慎用<br>妊娠与哺乳期妇女：慎用 |
| 药典 | Chin. P.、USP、BP、Eur. P. |
| 国家处方集 | CNF |
| 其他推荐依据 | |
| ■ 药品名称 | 阿普唑仑 Alprazolam |
| 适应证 | 用于抗焦虑、紧张、激动、惊恐，也可用于催眠、抗抑郁及抗惊厥的辅助用药 |
| 制剂与规格 | 阿普唑仑片[基,保(甲)]：0.4mg |
| 用法与用量 | 口服：成人常用量，①抗焦虑，开始一次0.4mg，一日3次，用量按需递增。最大限量一日可达4mg；②镇静催眠，0.4~0.8mg，睡前服。老年和体弱患者开始用小量，一次0.2mg，一日3次，逐渐递增至最大耐受量。抗恐惧，0.4mg，一日3次，需要时逐渐增加剂量，一日最大量可达10mg；儿童常用量，18岁以下，用量尚未确定 |
| 注意事项 | 1. 精神抑郁者用本品时可出现躁狂或轻度躁狂<br>2. 停药和减药需逐渐进行<br>3. 在治疗恐惧症过程中发生晨起焦虑症状，表示有耐受性或两次间隔期的血药浓度不够，可考虑增加服药次数<br>4. 长期应用本品有明显的依赖性，应特别注意 |
| 禁忌 | 对本品及其他苯二氮䓬类药过敏者、青光眼者、睡眠呼吸暂停综合征患者、严重呼吸功能不全者、严重肝功能不全者，妊娠期妇女及哺乳期妇女禁用 |
| 不良反应 | 常见嗜睡、乏力等；大剂量可有共济失调、震颤。罕见皮疹、白细胞计数减少；个别患者发生兴奋、多语、睡眠障碍甚至幻觉；本品有依赖性；长期应用后停药，可能发生撤药症状，表现为激动或抑郁，精神症状恶化，甚至惊厥；本品静脉注射速度宜慢，否则可引起心脏停搏和呼吸抑制；本品静脉注射用于口腔内镜检查时，若有咳嗽、呼吸抑制、喉头痉挛等反射活动，应同时应用局部麻醉药 |
| 特殊人群用药 | 肝功能、肾功能不全患者：严重肝功能不全者禁用<br>妊娠与哺乳期妇女：禁用 |
| 药典 | Chin. P.、USP、BP、Jpn. P.、Eur. P. |
| 国家处方集 | CNF |
| 其他推荐依据 | |
| ■ 药品名称 | 地西泮 Diazepam |
| 适应证 | 用于焦虑、镇静催眠、抗癫痫和抗惊厥，并缓解炎症所引起的反射性肌肉痉挛等；也可用于治疗惊恐症、肌紧张性头痛，家族性、老年性和特发性震颤，或麻醉前给药 |

续　表

| | |
|---|---|
| **制剂与规格** | 地西泮片[基,保(甲)]：①2.5mg；②5mg<br>地西泮注射液[基,保(甲)]：2ml：10mg |
| **用法与用量** | 口服：<br>（1）成人常用量：①抗焦虑，一次2.5~10mg，一日2~4次；②癫痫发作，一次2.5~10mg，一日2~4次；③镇静、催眠、急性乙醇戒断，第一日1次10mg，一日3~4次，以后按需要减少到一次5mg，一日3~4次。老年或体弱患者应减量<br>（2）儿童常用量：6个月以下不用；6个月以上儿童，一次1.0~2.5mg或按体重40~200μg/kg或体表面积1.17~6mg/$m^2$，一日3~4次，用量根据情况酌量增减。最大剂量不超过10mg（4片）<br>肌内或静脉注射：<br>（1）成人常用量：①基础麻醉或静脉全麻，10~30mg；②镇静、催眠或急性乙醇戒断，开始10mg，以后按需每隔3~4小时加5~10mg，24小时总量以40~50mg为限；③癫痫持续状态和严重复发性癫痫，开始静注10mg，每间隔10~15分钟可按需增加甚至达最大量；④破伤风时可能需要较大剂量；⑤老年和体弱患者，肌内注射或静注时用量减半；⑥静脉注射宜缓慢，每分钟2~5mg<br>（2）儿童常用量：①抗癫痫、癫痫持续状态和严重复发性癫痫时，常用方法为：小于5岁的儿童，肌内或静脉注射（以静脉注射为宜），每2~5分钟0.2~0.5mg，最大限用量5mg。5岁以上儿童，肌内或静脉注射（以静脉注射为宜），每2~5分钟1mg，最大限用量10mg。如需要，在2~4小时内可重复上述剂量治疗；②重症破伤风解痉时，小于5岁1~2mg，必要时3~4小时重复注射，5岁以上注射5~10毫克/次；③儿童静注宜缓慢，3分钟内按体重不超过0.25mg/kg，间隔15~30分钟后可重复。新生儿应慎用 |
| **注意事项** | 1. 对某一苯二氮䓬类药过敏者，对其他同类药也可能过敏<br>2. 中枢神经系统处于抑制状态的急性乙醇中毒、昏迷或休克时注射地西泮可延长半衰期，有药物滥用或依赖史；肝功能、肾功能损害可延长半衰期；严重的精神抑郁可使病情加重，甚至产生自杀倾向，应采取预防措施；本品可使伴呼吸困难的重症肌无力患者的病情加重；急性或隐性闭角型青光眼发作，因本品可能有抗胆碱效应；严重慢性阻塞性肺部病变，可加重通气衰竭<br>3. 静脉注射易发生静脉血栓或静脉炎<br>4. 静注过快给药可导致呼吸暂停、低血压、心动过缓或心脏停搏<br>5. 治疗癫痫时，可能增加癫痫大发作的频度和严重度，需要增加其他抗癫痫药的用量，突然停用也可使癫痫发作的频度和严重度增加<br>6. 原则上不应作连续静脉滴注，但在癫痫持续状态时例外<br>7. 本品有可能沉淀在静脉输液器管壁上，或吸附在塑料输液袋的容器和导管上<br>8. 分次注射时，总量应从初量算起<br>9. 长期使用本品，停药前应逐渐减量，不可骤停<br>10. 超量指征有：持续的精神紊乱，嗜睡深沉，震颤，持续的言语不清，站立不稳，心动过缓，呼吸短促或困难，严重的肌无力。氟马西尼是本类药的拮抗药，遇有超量或中毒，可使用本品拮抗，并宜及早进行对症处理，包括催吐或洗胃等，以及呼吸和循环方面支持疗法 |
| **禁忌** | 对本品过敏者、妊娠及妊娠期妇女、新生儿禁用 |
| **不良反应** | 见“阿普唑仑” |
| **特殊人群用药** | 儿童：新生儿禁用<br>老年人：慎用<br>妊娠与哺乳期妇女：禁用 |
| **药典** | Chin. P.、USP、BP、Jpn. P.、Eur. P. |

续　表

| | |
|---|---|
| 国家处方集 | CNF |
| 其他推荐依据 | |
| ■ 药品名称 | 氯硝西泮　Clonazepam |
| 适应证 | 用于各种类型癫痫及焦虑状态 |
| 制剂与规格 | 氯硝西泮片[基,保(甲)]：2mg |
| 用法与用量 | 口服：<br>1. 成人：应从小剂量开始，每次 0.5mg，一日 2~3 次，根据病情逐渐增加剂量，最大剂量不超过一日 20mg<br>2. 儿童：10 岁或体重小于 30kg：开始一日 0.01~0.03mg/kg，分 2~3 次服用；以后每 3 日增加 0.25~0.5mg/kg，至达到 0.1~0.3mg/kg，疗程 3~6 个月 |
| 注意事项 | 见“地西泮” |
| 禁忌 | 急性窄角型青光眼、过敏严重、肝脏疾病患者禁用 |
| 不良反应 | 见“地西泮” |
| 特殊人群用药 | 儿童：慎用<br>老年人：慎用<br>妊娠与哺乳期妇女：慎用 |
| 药典 | Chin. P.、USP、BP、Jpn. P.、Eur. P. |
| 国家处方集 | CNF |
| 其他推荐依据 | |
| ■ 药品名称 | 劳拉西泮　Lorazepam |
| 适应证 | 1. 抗焦虑，包括伴有精神抑郁的焦虑<br>2. 镇静催眠<br>3. 缓解由于激动诱导的自主症状，如头痛、心悸、胃肠不适、失眠等<br>4. 抗惊厥 |
| 制剂与规格 | 劳拉西泮片[保(甲)]：①0.5mg[基]；②1mg[基]；③2mg<br>劳拉西泮注射液：①1ml：2mg；②1ml：4mg |
| 用法与用量 | 1. 口服：用于抗焦虑，成人一次 1~2mg，一日 2~3 次；用于镇静催眠，睡前服 2mg。年老体弱者应减量。12 岁以下儿童安全性与剂量尚未确定<br>2. 肌内注射：抗焦虑、镇静催眠，按体重 0.05mg/kg，总量不超过 4mg<br>3. 静脉注射：用于癌症化疗止吐，在化疗前 30 分钟注射 2~4mg，与奋乃静合用效果更佳，必要时重复给药；癫痫持续状态，0.05mg/kg（按体重），一次不超过 4mg，如 10~15 分钟后发作仍继续或再发，可重复注射 0.05mg/kg，如再经 10~15 分钟仍无效，需采用其他措施，12 小时内用量一般不超过 8mg |
| 注意事项 | 1. 本品不推荐用于原发性抑郁障碍的精神病患者<br>2. 服用本品者不能驾车或操纵精密机器<br>3. 服用本品对酒精及其他中枢神经抑制药的耐受性降低 |

续 表

| | |
|---|---|
| | 4. 连续服用的患者突然停药，会出现戒断症状（抽搐、震颤、腹部和肌肉痉挛、呕吐、多汗），故应先减量后再逐渐停药<br>5. 有药物或酒精依赖倾向的患者服用本品时应严密监测，防止产生依赖性<br>6. 对体弱的患者应酌情减少用量 |
| **禁忌** | 对苯二氮䓬类药物过敏者、青光眼患者、重症肌无力者禁用 |
| **不良反应** | 常见镇静、眩晕、乏力，步态不稳；少见头痛、恶心、激越、皮肤症状，一过性遗忘。一般发生在治疗之初，随着治疗的继续而逐渐减轻或消失。静脉注射可发生静脉炎或形成静脉血栓 |
| **特殊人群用药** | 肝功能、肾功能不全患者：偶可引起本品清除半衰期的延长<br>儿童：12 岁以下儿童安全性与剂量尚未确定<br>老年人：年老体弱者应减量 |
| **药典** | Chin. P. 、USP、BP、Jpn. P. 、Eur. P. |
| **国家处方集** | CNF |
| **其他推荐依据** | |
| **■ 药品名称** | 奥沙西泮 Oxazepam |
| **适应证** | 用于短期缓解焦虑、紧张、激动，也可用于催眠，焦虑伴有精神抑郁的辅助用药，并能缓解急性酒精戒断症状 |
| **制剂与规格** | 奥沙西泮片[保(乙)]：15mg |
| **用法与用量** | 口服：用于抗焦虑，成人一次 15~30mg，一日 3~4 次。镇静催眠、急性酒精戒断症状，一次 15~30mg，一日 3~4 次。一般性失眠，15mg，睡前服。老年或体弱患者抗焦虑时开始用小量，一次 7. 5mg，一日 3 次，按需增至 15mg，一日 3~4 次。儿童常用量：6~12 岁量尚未有具体规定<br>1. 以下情况慎用：①严重急性乙醇中毒，可加重中枢神经系统抑制作用；②重症肌无力，病情可能被加重；③急性或隐性闭角型青光眼可因本品的抗胆碱能效应而使病情加重；④低蛋白血症时，可致易嗜睡难醒；⑤多动症者可有反常反应；⑥严重慢性阻塞性肺部病变，可加重呼吸衰竭；⑦外科或长期卧床患者，咳嗽反射可受到抑制；⑧有药物滥用和依赖史者<br>2. 癫痫患者突然停药可引起癫痫持续状态<br>3. 严重的精神抑郁可使病情加重，甚至产生自杀倾向，应采取预防措施<br>4. 避免长期大量使用而依赖，如长期使用应逐渐减量，不宜骤停<br>5. 对本类药耐受量小的患者初用量宜小 |
| **禁忌** | 对本品及苯二氮䓬药过敏者、妊娠及哺乳期妇女、新生儿及 6 岁以下儿童禁用 |
| **不良反应** | 见“阿普唑仑” |
| **特殊人群用药** | 肝功能、肾功能不全患者：本品的血浆消除半衰期延长<br>儿童：新生儿及 6 岁以下儿童禁用<br>老年人：中枢神经系统对本品较敏感<br>妊娠与哺乳期妇女：禁用 |
| **药典** | Chin. P. 、USP、BP、Eur. P. |

续 表

| | |
|---|---|
| 国家处方集 | CNF |
| 其他推荐依据 | |
| ■ 药品名称 | 艾司唑仑 Estazolam |
| 适应证 | 用于失眠、焦虑、紧张、恐惧，也可用于抗癫痫和抗惊厥 |
| 制剂与规格 | 艾司唑仑片[基,保(甲)]：①1mg；②2mg |
| 用法与用量 | 口服：成人用于镇静，一次 1~2mg，一日 3 次；用于失眠，1~2mg，睡前服；用于抗癫痫、抗惊厥，一次 2~4mg，一日 3 次 |
| 注意事项 | 以下情况慎用：<br>1. 中枢神经系统处于抑制状态的急性乙醇中毒<br>2. 重症肌无力<br>3. 急性或易于发生的闭角型青光眼发作<br>4. 严重慢性阻塞性肺部病变。其他参考“地西泮” |
| 禁忌 | 对本品或其他苯二氮䓬类药物过敏者、重症肌无力者、急性闭角型青光眼患者禁用 |
| 不良反应 | 服用量过大可出现轻微乏力、口干、嗜睡。持续服用后亦可出现依赖，但程度较轻 |
| 特殊人群用药 | 肝功能、肾功能不全患者：慎用<br>老年人：慎用<br>妊娠与哺乳期妇女：妊娠期妇女慎用 |
| 药典 | Chin. P. 、USP、Jpn. P. |
| 国家处方集 | CNF |
| 其他推荐依据 | |
| ■ 药品名称 | 氟西泮 Flurazepam |
| 适应证 | 用于各种失眠，如入睡困难、夜间多梦、早醒，对反复发作的失眠或睡眠障碍以及需睡眠休息的急慢性疾病均有疗效 |
| 制剂与规格 | 氟西泮胶囊：①15mg；②30mg |
| 用法与用量 | 成人常用量：口服 15~30mg，睡前服用。老年或体弱患者，从小量 7.5mg 开始，后按需调整。15 岁以下儿童的效果和安全性尚未确定 |
| 注意事项 | 见“地西泮” |
| 禁忌 | 呼吸抑制者、显著的神经肌肉呼吸无力，包括不稳定的重症肌无力，急性肺动脉关闭不全、严重肝损害、睡眠呼吸暂停综合征，不能单一用于治疗抑郁（或者与抑郁相关的焦虑）或慢性精神疾病 |
| 不良反应 | 嗜睡、宿醉、头晕、视物模糊、呼吸抑制、意识障碍、共济失调（尤其在老年人中）；儿童大量服用可有黏液和唾液分泌增多；长期使用可有轻度依赖性；服用一段时间后突然停药，可出现反跳性失眠；可出现记忆减退 |
| 特殊人群用药 | 儿童：大量服用可有黏液和唾液分泌增多；15 岁以下儿童的效果和安全性尚未确定<br>老年人：慎用<br>妊娠与哺乳期妇女：妊娠期妇女禁用 |

续 表

| | |
|---|---|
| 药典 | Chin. P. 、USP、BP、Jpn. P. 、Eur. P. |
| 国家处方集 | CNF |
| 其他推荐依据 | |
| ■ 药品名称 | 丁螺环酮 Buspirone |
| 适应证 | 用于各种焦虑症 |
| 制剂与规格 | 盐酸丁螺环酮片[基,保(甲)]：5mg |
| 用法与用量 | 口服：开始时一次 5mg，一日 2~3 次。以后根据病情和耐受情况调整剂量，每隔 2~3 日增加 5mg 至一日 20~40mg |
| 注意事项 | 与苯二氮䓬类药无交叉耐受性，换用本品时不能减轻苯二氮䓬类戒断症状。应告之患者本品显效较慢，约需 2~4 周，不应自行加量或停药 |
| 禁忌 | 对本品过敏者，癫痫患者，重症肌无力患者，急性闭角型青光眼患者及儿童禁用 |
| 不良反应 | 常见恶心、乏力、烦躁不安；少见失眠、兴奋、头痛、头晕、震颤、共济失调、麻木、疲乏、感觉异常、胃肠不适；大剂量时能升高催乳素、生长激素浓度；可能诱发轻躁狂或躁狂；有轻度抗抑郁作用，大剂量可出现心境恶劣 |
| 特殊人群用药 | 肝功能、肾功能不全患者：剂量应减少<br>儿童：禁用<br>老年人：剂量应减少<br>妊娠与哺乳期妇女：慎用 |
| 药典 | Chin. P. 、USP、BP、Eur. P. |
| 国家处方集 | CNF |
| 其他推荐依据 | |
| ■ 药品名称 | 谷维素 Oryzanol |
| 适应证 | 用于神经官能症、经前期紧张综合征、更年期综合征的镇静助眠 |
| 制剂与规格 | 谷维素片[保(乙)]：10mg |
| 用法与用量 | 口服：成人一次 10~30mg，一日 3 次 |
| 注意事项 | 胃及十二指肠溃疡患者慎用 |
| 禁忌 | 对本品过敏者禁用 |
| 不良反应 | 偶见胃部不适、恶心、呕吐、口干、疲乏、皮疹、乳房肿胀、油脂分泌过多、脱发、体重增加等不良反应。停药后均可消失 |
| 特殊人群用药 | 无特殊规定 |
| 药典 | Chin. P. |
| 国家处方集 | CNF |
| 其他推荐依据 | |

# 第三章

# 脑血管疾病用药

| ■ 药品名称 | 降纤酶 Defibrase |
| --- | --- |
| 适应证 | 用于血栓栓塞性疾病，改善微循环，如脑血栓形成、脑栓塞、四肢动静脉血栓形成、视网膜静脉栓塞等 |
| 制剂与规格 | 注射用降纤酶[保(乙)]：①5BU；②10BU<br>降纤酶注射液[保(乙)]：①5BU；②10BU |
| 用法与用量 | 用药前应进行皮肤过敏试验，以本品 0.1ml 加 0.9%氯化钠注射液稀释至 1ml，皮内注射 0.1ml，15 分钟后观察结果，皮试阴性者方可使用<br>静脉滴注：成人一般首次剂量 10BU，维持量为 5BU，隔日 1 次，加入 0.9%氯化钠注射液 100~200ml 中，持续静脉滴注 1~2 小时，连续 3~4 次为 1 个疗程，通常疗程为 1 周，必要时可增至 3 周，慢性治疗可增至 6 周，但在延长期间内每次用量减至 5BU 隔日点滴。急性脑梗死患者，首次剂量为 10BU，另两次各为 5BU，隔日 1 次，共 3 次。使用前用 250ml 生理盐水稀释静脉点滴 1 小时以上 |
| 注意事项 | 1. 有药物过敏史、消化道溃疡史、脑血管病后遗症、70 岁以上老年人慎用<br>2. 用药时不要进行大血管手术、穿刺<br>3. 本品稀释后应立即使用，静脉滴注速度宜慢<br>4. 用药后 5~10 日内应尽量少活动，以防意外创伤 |
| 禁忌 | 对本品及蛇毒过敏者禁用。有出血史、出血性病灶和凝血功能低下者禁用。对正在使用抗凝药、抗血小板药者、治疗前及治疗期间应对患者进行血纤维蛋白原和血小板凝集情况的检查，并密切注意临床症状 |
| 不良反应 | 1. 常见有出血，但一般轻微，如胃肠道、泌尿生殖道、腹膜后或颅内出血、浅层的或表面的出血<br>2. 少数人有头晕、疲乏、齿龈出血、皮下出血点、淤斑，极个别严重者可发生过敏性休克 |
| 特殊人群用药 | 肝功能、肾功能不全患者：重度肝肾功能不全者禁用<br>儿童：制剂对儿童用药后的安全性尚未进行试验研究<br>老年人：慎用<br>妊娠与哺乳期妇女：应在治疗上有益性大于危险性时才能使用。使用本品时应避免与水杨酸类药物（如阿司匹林）合用；哺乳期一般应避免使用本制剂，如果必须使用本制剂时应停止授乳 |
| 药典 | Chin. P. |
| 国家处方集 | CNF |
| 其他推荐依据 | |

续　表

| ■ 药品名称 | 巴曲酶　Batroxobin |
|---|---|
| 适应证 | 1. 急性脑梗死<br>2. 改善各种闭塞性血管病（如血栓闭塞性脉管炎、深部静脉炎、肺栓塞等）引起的缺血性症状<br>3. 改善末梢及微循环障碍（如突发性聋、振动病） |
| 制剂与规格 | 巴曲酶注射液[保(乙)]：0.5ml：5BU |
| 用法与用量 | 成人首次剂量通常为10BU，维持量可视患者情况酌情给予，一般为5BU，隔日1次，药液用灭菌注射用水适量溶解，然后用100ml以上的0.9%氯化钠注射液稀释，静脉滴注1小时以上。下列情况首次使用量应为20BU，以后维持量可减为5BU：①给药前血纤维蛋白原浓度达400mg/dl以上；②突发性聋的重症患者。通常疗程为1周，必要时可增至3周；慢性治疗可增至6周，但在延长期内每次用量减至5BU，隔日静脉滴注。急性脑梗死患者，首次剂量为10BU，隔日1次，共3次，另两次各为5BU。使用前用250ml 0.9%氯化钠注射液稀释，静脉滴注1小时以上。此后应有其他治疗脑梗死药物继续治疗 |
| 注意事项 | 1. 用药后可能有出血或止血延缓现象，治疗前及治疗期间应对患者进行血纤维蛋白原和血小板凝集情况的检查，并密切注意临床症状。首次用药后血纤维蛋白原< 100mg/dl者，给药治疗期间出现出血或可疑出血时，应终止给药，并采取输血或其他措施<br>2. 该药有可能引起血肿，使用后，临床上应避免进行穿刺检查或治疗。对于浅表静脉穿刺部位有止血延缓现象发生时，应采用压迫止血法<br>3. 用药前出现以下情况应告知医师：①手术或拔牙时；②到其他医院或部门就诊时；③用药期间应避免从事可能造成创伤的工作<br>4. 有药物过敏史、消化道溃疡史、患有脑血管病后遗症、70岁以上高龄患者、血管病介入治疗、心脏手术者慎用 |
| 禁忌 | 有出血患者、新近手术患者、有出血可能的患者、正在使用具有抗凝作用及抑制血小板功能药物（如阿司匹林）者和正在使用抗纤溶制剂者、用药前血纤维蛋白原浓度< 100mg/dl者及其他（如乳头断裂、心室中隔穿孔、心源性休克、多脏器衰竭）患者、对本制剂有过敏史者禁用 |
| 不良反应 | 多为轻度，主要为注射部位出血、创面出血、头痛、头晕耳鸣；偶有轻度皮下淤斑，鼻出血，恶心，呕吐，上腹不适，皮疹，发热，ALT（GOT）、AST（GPT）、BUN、Cr升高及尿隐血阳性；罕有引起休克的情况，故应仔细观察病情，发现异常时终止给药，并采取输血等妥当的措施 |
| 特殊人群用药 | 肝功能、肾功能不全患者：重度肝或肾功能障碍患者禁用<br>儿童：尚未进行对儿童用药后的安全性试验研究，慎用<br>老年人：70岁以上高龄患者慎用<br>妊娠与哺乳期妇女：妊娠或有妊娠可能性的妇女，应在治疗上的有益性大于危险性时才能使用，使用本品时应避免与水杨酸类药物（如阿司匹林）合用。哺乳期，一般应避免使用本制剂，如果必须使用本制剂则应停止授乳 |
| 药典 | Chin. P. |
| 国家处方集 | CNF |
| 其他推荐依据 | |

续 表

| ■ 药品名称 | 依达拉奉 Edaravone Injection |
|---|---|
| 适应证 | 依达拉奉是一种脑细胞保护剂，可清除自由基，抑制脂质过氧化，从而减缓脑细胞、血管内皮细胞的氧化损伤。用于脑梗死，改善急性脑梗死所致的神经症状、日常生活能力和功能障碍 |
| 制剂与规格 | 依达拉奉注射液：5ml：10mg |
| 用法与用量 | 静脉滴注：一次 30mg，一日 2 次，稀释于氯化钠注射液 100~250ml 静脉滴注，于 30 分钟内滴毕，连续 14 日为 1 个疗程，并尽可能在发病 24 小时内开始给药 |
| 注意事项 | 1. 因有加重急性肾功能不全或肾衰竭的病例报道，因此在给药过程中应进行多次肾功能检测，同时结束后继续密切观察，如出现肾功能下降的表现或少尿等症状，应立即停药，进行适当处理<br>2. 本品必须用氯化钠注射液稀释（与各种含糖注射液混合时，可使依达拉奉的浓度降低）。不可与高能量输液、氨基酸注射剂混合或由同一容器内静脉滴注（混合后可致本品的浓度降低）<br>3. 与抗癫痫药（如地西泮、苯妥英钠等）和坎利酸钾混合可产生混浊 |
| 禁忌 | 有过敏史的患者禁用。与头孢唑啉、哌拉西林、头孢替安等抗生素合用时，有加重肾衰竭的可能，因此合并用药时需多次进行肾功能监测 |
| 不良反应 | 常见肝功能异常、皮疹、AST（GPT）及 ALT（GOT）升高 |
| 特殊人群用药 | 肝功能不全、肾功能不全患者：轻、中度肾功能损害者慎用；重度肾衰竭者禁用<br>儿童：尚不能确定儿童用药的安全性，不建议使用本药<br>老年人：因老年生理功能低下，出现不良反应出现时应停止给药并适当处理；高龄（80 岁以上）患者慎用<br>妊娠与哺乳期妇女：孕妇或有妊娠可能的妇女禁用；哺乳期妇女禁用 |
| 药典 | Chin. P. 、Jpn. P. |
| 国家处方集 | CNF |
| 其他推荐依据 | |
| ■ 药品名称 | 尼莫地平 Nimodipine |
| 适应证 | 缺血性脑血管病、偏头痛、轻度蛛网膜下腔出血所致脑血管痉挛，急性脑血管病恢复期的血液循环改善，突发性耳聋，轻中度高血压 |
| 制剂与规格 | 尼莫地平片[保(甲)]：①20mg[基]；②30mg<br>尼莫地平胶囊[基,保(甲)]：20mg<br>尼莫地平缓释片：60mg<br>尼莫地平缓释胶囊：60mg<br>注射用尼莫地平[保(乙)]：①2mg；②4mg；③8mg<br>尼莫地平注射液[保(乙)]：①10ml：2mg；②20ml：4mg；③40ml：8mg；④50ml：10mg；⑤100ml：20mg |

续 表

| | |
|---|---|
| 用法与用量 | 1. 口服：<br>急性脑血管病恢复期：一次 30~40mg，一日 4 次<br>缺血性脑血管病：普通制剂一日 30~120mg，分 3 次服用，连续 1 个月。缓释制剂一次 60~120mg，一日 2 次，连续 1 个月<br>偏头痛：一次 40mg，一日 3 次，12 周为一疗程<br>蛛网膜下腔出血所致脑血管痉挛：一次 40~60mg，一日 3~4 次，3~4 周为一疗程<br>突发性耳聋：一日 40~60mg，分 3 次服用，5 天为一疗程，一般用药 3~4 个疗程<br>轻中度高血压：一次 40mg，一日 3 次，一日最大剂量为 240mg<br>2. 静脉注射：用于动脉瘤性蛛网膜下腔出血后脑血管痉挛引起的缺血性神经损伤<br>体重低于 70kg 或血压不稳定，开始 2 小时 0.5mg/h，耐受良好，2 小时后可增至 1mg/h；体重大于 70kg，开始 1mg/h，耐受良好，2 小时后可增至 2mg/h |
| 注意事项 | 1. 动物实验提示本品具有致畸性<br>2. 下列情况慎用：脑水肿、颅内压增高、低血压<br>3. 本品可影响驾车和操作器械的能力<br>4. 伴有严重心、肾功能不全者应定期随访检查，颅内压升高或脑水肿患者应密切监测<br>5. 禁与利福平及抗癫痫药苯巴比妥、苯妥英钠、卡马西平合用 |
| 禁忌 | 对本品成分过敏者，严重肝功能不全禁用 |
| 不良反应 | 头晕，头痛，中枢兴奋；血压下降，心动过速，心动过缓；面潮红，出汗，热感，皮肤刺痛；胃肠道不适，胃肠道出血，偶见肠梗阻；肝功能损害，血小板减少 |
| 特殊人群用药 | 肝功能、肾功能不全患者：慎用<br>妊娠与哺乳期妇女：哺乳期妇女不宜应用 |
| 药典 | Chin. P.、USP、BP、Eur. P. |
| 国家处方集 | CNF |
| 其他推荐依据 | |
| ■ 药品名称 | 桂利嗪 Cinnarizine |
| 适应证 | 用于脑血栓形成、脑栓塞、脑动脉硬化、脑出血恢复期、蛛网膜下腔出血恢复期、脑外伤后遗症、内耳眩晕症、冠状动脉硬化及由于末梢循环不良引起的疾病等治疗。也可用于慢性荨麻疹，老年性皮肤瘙痒等过敏性皮肤病，前庭性疾病，诸如眩晕，耳鸣，恶心，呕吐及运动病 |
| 制剂与规格 | 桂利嗪片：15mg |
| 用法与用量 | 一次 25~50mg，一日 3 次 |
| 注意事项 | 1. 患有帕金森病等锥体外系疾病时，应当慎用本品。驾车和机械操作者慎用，以免发生意外<br>2. 疲惫症状逐步加重者应当减量或停药<br>3. 长期应用出现锥体外系症状时，应当减量或停服药 |
| 禁忌 | 本品过敏史，或有抑郁症病史的患者禁用此药 |

续 表

| | |
|---|---|
| 不良反应 | 1. 常见嗜睡、疲乏、某些患者可出现体重增加（一般为一过性）出汗、扁平苔藓、狼疮等皮肤性反应<br>2. 长期服用偶见抑郁和锥体外系反应，如运动徐缓、强直、静坐不能、口干、肌肉疼痛及皮疹 |
| 特殊人群用药 | 妊娠与哺乳期妇女：原则上不用此药 |
| 药典 | Chin. P. 、BP、Eur. P. |
| 国家处方集 | CNF |
| 其他推荐依据 | |
| ■ 药品名称 | 氟桂利嗪 Flunarizine |
| 适应证 | 用于有先兆或无先兆偏头痛的防治，由前庭功能紊乱引起的眩晕的对症治疗 |
| 制剂与规格 | 盐酸氟桂利嗪片[保(甲)]：①5mg[基]；②6mg<br>盐酸氟桂利嗪胶囊[保(甲)]：①3mg；②5mg[基] |
| 用法与用量 | 偏头痛的防治：起始剂量每晚 10mg（65 岁以上 5mg），维持治疗时每 7 天连续给药 5 天，剂量同上。眩晕：控制症状后停药，剂量同上<br>65 岁以上血管性偏头痛患者起始剂量为一日 5mg，每晚口服。如在治疗 2 个月后未见明显改善，应停止用药；维持治疗为一日 10mg，每周给药 5 日。治疗 6 个月后也应停药，复发时重新使用起始剂量 |
| 注意事项 | 1. 口服对预防偏头痛有效，静脉用药对治疗急性偏头痛有效<br>2. 治疗过程中疲惫现象逐渐加剧，应停止本品治疗<br>3. 服药期间不宜驾车或操作机械 |
| 禁忌 | 对氟桂利嗪或桂利嗪过敏、有抑郁病史者及其他锥体外系疾病患者。孕妇及哺乳期妇女禁用 |
| 不良反应 | 1. 嗜睡和疲乏最常见，为一过性<br>2. 长期服用可出现抑郁，以女性患者较常见<br>3. 可见锥体外系症状，表现为运动迟缓、静坐不能、下颌运动障碍、震颤、强直等。多在用药 3 周后出现，停药后消失。老年人较易发生<br>4. 少数患者可出现失眠、焦虑等。少见口干、恶心、胃部烧灼感、胃痛、便秘<br>5. 部分患者还可出现体重增加或伴有食欲增加，为一过性<br>6. 另可见 ALT（GOT）及 AST（GPT）、乳酸脱氢酶（LDH）升高<br>7. 少数患者可出现皮疹、溢乳、肌酸痛等症状，多为短暂性的 |
| 特殊人群用药 | 肝功能、肾功能不全患者：慎用<br>儿童：慎用<br>老年人：慎用并酌情减量<br>妊娠与哺乳期妇女：禁用 |
| 药典 | Chin. P. 、BP、Eur. P. |
| 国家处方集 | CNF |
| 其他推荐依据 | |

续　表

| ■ 药品名称 | 环扁桃酯　Cyclandelate |
|---|---|
| 适应证 | 用于缺血性脑血管疾病、脑动脉硬化症、脑外伤后遗症、肢端动脉痉挛症、手足发绀、闭塞性动脉内膜炎、内耳眩晕症等。 |
| 制剂与规格 | 环扁桃酯胶囊：本品为胶囊剂，内容物为白色或类白色无定形粉末，规格 0.1g |
| 用法与用量 | 800～1200mg/d。一次 100～200mg，一日 3～4 次。症状改善后可减量至一日 300～400mg。脑血管疾病，一般每次服 200～400mg，一日 3 次 |
| 注意事项 | 严重闭塞性冠状动脉和脑血管疾病、青光眼、出血或有出血倾向的患者慎用 |
| 禁忌 | 脑血管意外重症急性期、妊娠及哺乳期妇女禁用 |
| 不良反应 | 可引起恶心、呕吐、食欲缺乏、上腹部不适，有时面部潮红、眩晕、头痛、皮疹、瘙痒症、口干、心悸、低血压、麻木感、震颤、心动过速、出汗等 |
| 特殊人群用药 | 妊娠与哺乳期妇女：禁用 |
| 药典 | Chin. P. |
| 国家处方集 | |
| 其他推荐依据 | |
| ■ 药品名称 | 尼麦角林　Nicergoline |
| 适应证 | 急慢性脑血管、周围循环障碍，脑代谢功能不良和头痛；也用于慢性脑部功能不全综合征，慢性下肢闭塞性动脉病引起的间歇性跛行的辅助治疗，由于改善某些老人病理性智力减退的症状，用于有头晕感的老年人 |
| 制剂与规格 | 尼麦角林片[保(乙)]：①10mg；②30mg<br>尼麦角林胶囊[保(乙)]：30mg |
| 用法与用量 | 口服：一日 30mg，早晨服用<br>智力衰退和有头晕感的老年人，每早 30mg 或遵医嘱 |
| 注意事项 | 1. 慎用于高尿酸血症者或有痛风史者<br>2. 通常在治疗剂量时对血压无影响，但对敏感患者可能会逐渐降低血压<br>3. 服药期间禁止饮酒<br>4. 正在使用抗凝药、抗血小板聚集药物者慎用，如果合用应当密切监测凝血功能<br>5. 肾功能不全者应调整剂量 |
| 禁忌 | 近期心肌梗死、急性出血、严重的心动过缓、直立性调节功能障碍、出血倾向和对尼麦角林过敏者禁用 |
| 不良反应 | 常见低血压、头晕、胃痛、潮热、面部潮红、嗜睡、失眠等、突然的直立性血管舒张性阵热或头晕 |
| 特殊人群用药 | 肝功能、肾功能不全患者：肾功能不全者应减量<br>妊娠与哺乳期妇女：妊娠期妇女慎用 |
| 药典 | Chin. P.、BP、Jpn. P.、Eur. P. |
| 国家处方集 | CNF |

续 表

| | |
|---|---|
| 其他推荐依据 | |
| ■ 药品名称 | 罂粟碱 Papaverine |
| 适应证 | 用于治疗脑、心及外周血管痉挛所致的缺血，肾、胆、胃肠道等内脏痉挛 |
| 制剂与规格 | 盐酸罂粟碱片[保(乙)]：30mg<br>罂粟碱肠溶片[保(乙)]：100mg<br>盐酸罂粟碱注射液[保(乙)]：30mg |
| 用法与用量 | 1. 肌内注射：一次 30mg，一日 90~120mg<br>2. 静脉注射：一次 30~120mg，每间隔 3 小时 1 次。缓慢注射，时间不少于 1~2 分钟。用于心脏停搏时，两次给药应间隔 10 分钟 |
| 注意事项 | 1. 用药期间出现肝功能不全时应即停药<br>2. 新近出现的心肌梗死，心功能不全及心肌抑制，脑卒中及青光眼患者慎用<br>3. 用药期间需检查肝功能，尤其是患者有胃肠道症状或黄疸时<br>4. 青光眼患者应定期监测眼压<br>5. 静脉注射时应充分稀释后缓慢推入（不少于 1~2 分钟），以避免导致房室传导阻滞、心室颤动，甚至死亡<br>6. 静脉输注本品时，如果颅内压明显升高，应减少用量 |
| 禁忌 | 对本品过敏、完全性房室传导阻滞、帕金森病、颅内高压者禁用 |
| 不良反应 | 1. 可因肝功能受损而出现黄疸（表现为眼及皮肤黄染等），丙氨酸氨基转移酶、碱性磷酸酶、门冬氨酸氨基转移酶、胆红素增高，嗜酸性粒细胞增多<br>2. 有胃肠道不适、恶心、呕吐、食欲缺乏、便秘、头痛、嗜睡等<br>3. 胃肠道外给药可引起注射部位红肿或疼痛。注射过快可出现呼吸加深、面色潮红、心跳加快、低血压伴眩晕等，严重时可致房室传导阻滞、心室颤动，甚至死亡 |
| 特殊人群用药 | 妊娠与哺乳期妇女：慎用 |
| 药典 | Chin. P. 、USP、BP、Jpn. P. 、Eur. P. |
| 国家处方集 | CNF |
| 其他推荐依据 | |
| ■ 药品名称 | 己酮可可碱 Pentoxifylline |
| 适应证 | 改善缺血性卒中后脑循环，亦可用于周围血管病，如伴有间歇性的跛行的慢性闭塞性脉管炎等 |
| 制剂与规格 | 己酮可可碱肠溶片[保(乙)]：0. 1g<br>己酮可可碱缓释片[保(乙)]：400mg<br>己酮可可碱组注射液[保(乙)]：①2ml∶100mg；②5ml∶100mg；③5ml∶300mg；④15ml∶300mg |
| 用法与用量 | 1. 口服：肠溶片，一次 0. 2~0. 4g，1 日 2~3 次。缓释片，一次 400mg，一日 1 次<br>2. 静脉注射：一次 100~200mg 缓慢注射（超过 5 分钟）<br>3. 静脉滴注：初始剂量为 100mg，加入 5%葡萄糖注射液 250~500ml 中滴注，最大滴速不超过每小时 100mg，输液时间应大于 90~180 分钟，以后根据患者耐受性，一日可增加 50mg（但一次量不超过 300mg），一日 1~2 次<br>4. 动脉滴注：一次 100~300mg，用氯化钠注射液 20~50ml 稀释后于 10~30 分钟滴完 |

续 表

| | |
|---|---|
| | 严重肾功能不全时（肌酐清除率低于每分钟 10ml）应减量，严重肝功能损害者依据个体耐受性减少剂量 |
| **注意事项** | 1. 对有出血倾向或新近有过出血史者不予应用，以免又发出血<br>2. 动物实验中提示长期应用有增加纤维瘤发生机会，但没有明显致畸<br>3. 严重冠心病，低血压患者慎用 |
| **禁忌** | 急性心肌梗死、严重冠状动脉硬化、严重高血压患者、妊娠期妇女禁用 |
| **不良反应** | 1. 常见头晕、头痛、畏食、腹胀、呕吐等<br>2. 少见心血管系统的血压降低、呼吸不规则、水肿；神经系统的焦虑、抑郁、抽搐；消化系统的便秘、口干、口渴；皮肤的血管性水肿、皮疹、指甲发亮；视物模糊、结膜炎、中央盲点扩大，以及味觉减退、涎液增多、白细胞计数减少、肌肉酸痛、颈部腺体肿大和体重改变等<br>3. 偶见心绞痛、心律失常、黄疸、肝炎、肝功能异常、纤维蛋白原降低、再生障碍性贫血和白血病等 |
| **特殊人群用药** | 肝功能、肾功能不全患者：严重肾功能不全时（肌酐清除率低于每分钟 10ml）应减量，严重肝功能损害者依据个体耐受性减少剂量<br>妊娠与哺乳期妇女：由于尚无足够的孕妇及哺乳期妇女用药资料，本品禁用于妊娠和哺乳期妇女 |
| **药典** | Chin. P. 、USP、BP、Eur. P. |
| **国家处方集** | CNF |
| **其他推荐依据** | |
| **■ 药品名称** | **丁咯地尔 Buflomedil** |
| **适应证** | 1. 外周血管疾病：间歇性跛行、雷诺综合征、血管闭塞性脉管炎等<br>2. 慢性脑血管供血不足引起的症状：眩晕、耳鸣、智力减退、记忆力或注意力减退、定向障碍等 |
| **制剂与规格** | 盐酸丁咯地尔片：0. 15g<br>盐酸丁咯地尔注射液：5ml：50mg |
| **用法与用量** | 本品使用有一定的危险性，必须考虑患者的肾功能情况使用，并严格遵守下列使用方法：<br>1. 口服：肾功能正常者，一日 300～600mg，至少分 2 次服用，一日最多不可超过 600mg；轻度和中度肾功能不全者（肌酐消除率为每分钟 30～80ml），用量须减半，一次 150mg，早晚各 1 次，一日用量不得超过 300mg<br>2. 肌内注射：一次 50mg，一日 3 次，连续 14 日为 1 个疗程<br>3. 静脉滴注：一次 0. 2～0. 4g，稀释于 5%葡萄糖或氯化钠注射液 250ml 中，缓慢滴注 |
| **注意事项** | 1. 丁咯地尔使用有一定的危险性，不能超过最大用量使用<br>2. 由于本品通过肾脏排泄，因此使用前必须检查肌酐清除率，使用中进行定期检查；①肾功能正常者至少每年检查 1 次；②肌酐清除率低于正常的患者、65 岁以上和体重不足 50kg 患者至少每年 2 次<br>3. 正在服用降压药患者慎用<br>4. 本品可引起头晕、嗜睡等症状，驾驶车辆及操作机械者不宜服用本品 |
| **禁忌** | 1. 对本品中任何成分过敏者禁用<br>2. 急性心肌梗死、心绞痛、甲状腺功能亢进、阵发性心动过速者禁用<br>3. 脑出血及有出血倾向或近期有大量失血者禁用；分娩后产妇和严重动脉出血的患者禁用 |

续 表

| | |
|---|---|
| | 4. 严重肾功能不全者（肌酐清除率小于每分钟 30ml）禁用 5. 孕妇（尤其是妊娠 3 个月孕妇）、哺乳期妇女及儿童禁用 |
| 不良反应 | 常见胃肠不适、头痛、头晕和四肢皮肤刺痛灼热感等。过量使用或肾功能不全者使用会导致严重的神经和心血管不良反应。神经系统不良反应有痉挛、癫痫发作、肌阵挛等。心血管系统的不良反应有心动过速、低血压、心律失常、血液循环停止 |
| 特殊人群用药 | 肝功能、肾功能不全患者：慎用，必须使用本品时应减少剂量或遵医嘱；严重肾功能不全者（肌酐清除率小于每分钟 30ml）禁用<br>儿童：禁用<br>老年人：老年用药未进行相关试验且无可靠参考文献<br>妊娠与哺乳期妇女：孕妇（尤其是妊娠 3 个月孕妇）、哺乳期妇女禁用 |
| 药典 | Chin. P. 、BP、Eur. P. |
| 国家处方集 | |
| 其他推荐依据 | |
| ■ 药品名称 | 维生素 E 烟酸酯　Vitamin E Nicotinate |
| 适应证 | 用于高脂血症，防治动脉粥样硬化 |
| 制剂与规格 | 维生素 E 烟酸酯胶囊：0. 1g<br>维生素 E 烟酸酯胶丸：0. 1g |
| 用法与用量 | 口服。一次 0. 1~0. 2g，一日 3 次 |
| 注意事项 | 以下情况慎用：动脉出血、糖尿病、青光眼、痛风、高尿酸血症、肝病、溃疡病、低血压、肝功能不全 |
| 禁忌 | 对本品过敏者禁用 |
| 不良反应 | 颈、面部感觉温热，皮肤发红，头痛等，严重皮肤潮红，瘙痒，胃肠道不适 |
| 特殊人群用药 | 儿童：尚不明确。烟酸在儿童中降血脂作用未经临床试验，2 岁以下小儿胆固醇为正常发育所需，不推荐应用烟酸降低血脂<br>老年人：尚不明确<br>妊娠与哺乳期妇女：孕妇忌服 |
| 药典 | Chin. P. |
| 国家处方集 | CNF |
| 其他推荐依据 | |
| ■ 药品名称 | 奥扎格雷　Ozagrel |
| 适应证 | 用于治疗急性血栓性脑梗死和脑梗死所伴随的运动障碍 |
| 制剂与规格 | 奥扎格雷钠注射液[保(乙)]：2ml : 40mg<br>奥扎格雷钠氯化钠注射液（250ml）[保(乙)]：奥扎格雷钠 80mg，氯化钠 2. 25g<br>奥扎格雷钠葡萄糖注射液（250ml）[保(乙)]：奥扎格雷钠 80mg，葡萄糖 12. 5g |
| 用法与用量 | 成人常用量：一次 40~80mg，一日 1~2 次，溶于 500ml 氯化钠注射液或 5%葡萄糖溶液中，连续静脉滴注，1~2 周为一疗程。另外根据年龄、症状适当增减用量 |

续　表

| | |
|---|---|
| 注意事项 | 避免与含钙注射液混合使用 |
| 禁忌 | 出血性脑梗死或大面积脑梗死深昏迷，严重心、肺、肝功能、肾功能不全，血液病或出血倾向，严重高血压（收缩压≥200mmHg），对本品过敏 |
| 不良反应 | 常见胃肠道反应，过敏反应。少见 GPT、BUN 升高，血小板减少 |
| 特殊人群用药 | 肝功能、肾功能不全患者：禁用<br>妊娠与哺乳期妇女：妊娠期妇女慎用 |
| 药典 | Chin. P. 、Jpn. P. |
| 国家处方集 | CNF |
| 其他推荐依据 | |
| ■ 药品名称 | 氯吡格雷　Clopidegrel |
| 适应证 | 用于心肌梗死（从几天到小于 35 天），缺血性脑卒中（从 7 天到小于 6 个月），确诊的外周动脉性疾病，急性冠状动脉综合征 |
| 制剂与规格 | 硫酸氯吡格雷片[基,保(乙)]：①25mg；②75mg |
| 用法与用量 | 口服：一次 75mg，一日 1 次<br>1. 非 ST 段抬高性急性冠状动脉综合征（不稳定型心绞痛或非 Q 波心肌梗死）：单次负荷量 300mg 开始，然后一日 1 次 75mg 连续服药（联合阿司匹林一日 75~325mg），推荐阿司匹林不超过 100mg。最佳疗程尚未确定<br>2. ST 段抬高性急性心肌梗死：以负荷量氯吡格雷开始，然后一日 1 次 75mg 连续服药，合用阿司匹林，可合用或不合用溶栓剂。年龄超过 75 岁时，不使用负荷剂量。症状出现后尽早开始联合治疗，至少用药 4 周<br>3. 冠状动脉内药物支架植入后，应持续服用一日 1 次，每次 75mg，不少于 1 年，并应与阿司匹林 100mg/d 联合应用 |
| 注意事项 | 1. 下列情况慎用：创伤、外科手术或其他病理状态使出血危险性增加者，接受阿司匹林、非甾体抗炎药、肝素、血小板糖蛋白Ⅱb/Ⅲa 抑制剂与规格或溶栓药物治疗者，出血性疾病（尤其是胃肠及眼内疾病）者<br>2. 用药期间监测异常的出血情况、白细胞和血小板计数。择期手术且无需抗血小板治疗者，术前 1 周停用本药 |
| 禁忌 | 对本品过敏，严重肝功损害患者，活动性病理性出血（如活动性消化性溃疡或颅内出血），哺乳期妇女禁用 |
| 不良反应 | 偶见胃肠道反应（腹痛、消化不良、便秘或腹泻），皮疹，皮肤黏膜出血；罕见白细胞计数减少和粒细胞缺乏 |
| 特殊人群用药 | 肝功能、肾功能不全患者：肾功能不全时不需要调整剂量，但经验有限，需慎用。严重肝功能损害患者禁用<br>妊娠与哺乳期妇女：禁用 |
| 药典 | Chin. P. |
| 国家处方集 | CNF |
| 其他推荐依据 | |

续 表

| ■ 药品名称 | 胞磷胆碱 Citicoline |
|---|---|
| 适应证 | 用于急性颅脑外伤和脑手术后意识障碍；也用于急性中毒、感染、大面积脑梗死所致的昏迷和意识障碍、帕金森病、急性胰腺炎；也有助于脑卒中后遗症、卒中偏瘫者上、下肢体功能的恢复 |
| 制剂与规格 | 胞磷胆碱注射液[保(乙)]：①2ml：100mg；②2ml：200mg；③2ml：250mg<br>注射用胞磷胆碱钠[保(乙)]：250mg |
| 用法与用量 | 1. 静脉注射或肌内注射：用于脑外伤，一次100~500mg，一日1~2次<br>2. 静脉滴注：用于脑梗死急性期一次1000mg，一日1次，应用5%~10%葡萄糖注射液或氯化钠注射液稀释后滴注，连用2周；用于偏瘫，一日250~1000mg，连用4周，如出现改善倾向再继续用药4周；用于帕金森病，一日500mg，连用3~4周，若与抗胆碱药连续并用达2周仍未见效应停药；用于急性胰腺炎一日1000mg，连用2周 |
| 注意事项 | 1. 对急性重症，严重脑水肿、头部外伤及脑手术所伴意识障碍者，应同时使用止血、降颅内压药及低温疗法处理<br>2. 若颅内出血仍然存在，应避免给予大剂量（1次>500mg），因其可加速大脑血流，建议给予较小剂量（1次100~200mg，1日2~3次）<br>3. 对脑梗死急性期意识障碍者，应在脑卒中发作后2周内给药<br>4. 尽量少用肌内注射，特别不宜在同一部位反复注射。当注射出现剧痛时应立即拔出，改换部位。静脉给药的速度应尽量缓慢<br>5. 用药中若出现胸闷、血压下降、呼吸困难等反应，应立即停药 |
| 禁忌 | 对过敏者禁用。偶可诱发癫痫大发作，对有癫痫史者禁用或慎用 |
| 不良反应 | 1. 中枢神经系统：偶见有失眠、发热、头痛、眩晕、兴奋、痉挛等；罕见一过性复视。用于脑卒中偏瘫时，偶见麻痹肢体出现麻木感<br>2. 消化系统：偶见有恶心；罕见食欲减退等<br>3. 循环系统：罕见休克症状，若出现血压下降、胸闷、呼吸困难等应立即停药。罕见一过性血压变化<br>4. 偶见肝功能监测值异常 |
| 特殊人群用药 | 尚不明确 |
| 药典 | Chin. P.、Jpn. P. |
| 国家处方集 | CNF |
| 其他推荐依据 | |
| ■ 药品名称 | 川芎嗪 Ligustrazine |
| 适应证 | 用于闭塞性脑血管疾病如脑供血不全、脑血栓形成、脑栓塞 |
| 制剂与规格 | 磷酸川芎嗪注射液[保(乙)]：50mg<br>盐酸川芎嗪注射液[保(乙)]：40mg/2ml |
| 用法与用量 | 静脉滴注：以本品40~80mg，稀释于5%葡萄糖注射液或氯化钠注射液250~500ml中静脉滴注。速度不宜过快，一日1次，10日为1个疗程，一般使用1~2个疗程 |
| 注意事项 | 1. 对少量出血与闭塞性脑血管病鉴别诊<br>2. 不适于大剂量肌内注射。静脉滴注速度不宜过快 |

续　表

| | |
|---|---|
| 禁忌 | 脑出血及有出血倾向者，对本品过敏者禁用 |
| 不良反应 | 本品酸性较强，穴位注射刺激性较强 |
| 特殊人群用药 | 妊娠与哺乳期妇女：慎用 |
| 药典 | Chin. P. |
| 国家处方集 | CNF |
| 其他推荐依据 | |
| ■ 药品名称 | 丁苯酞　Butylphthalide |
| 适应证 | 用于轻、中度急性缺血性脑卒中 |
| 制剂与规格 | 丁苯酞软胶囊[保(乙)]：0.1g |
| 用法与用量 | 口服：一次 0.2g，一日 4 次，空腹服用，连续 10~12 日为 1 个疗程，或遵医嘱。本品应与复方丹参注射液联合使用一次 0.2g，一日 3 次，20 天为一疗程，或遵医嘱 |
| 注意事项 | 1. 于餐后服用可影响药物吸收，建议餐前服用本品<br>2. 在用药过程中需注意监测肝功能变化<br>3. 因本品尚未进行出血性脑卒中临床研究，故不推荐出血性脑卒中患者使用<br>4. 有精神症状或有幻觉者慎用。对吞咽功能障碍者不宜服用 |
| 禁忌 | 对本品或芹菜过敏者禁用。有严重出血倾向者禁用 |
| 不良反应 | 本品不良反应较少，主要为 ALT（GOT）及 AST（GPT）轻度升高，根据部分随访观察的病例，停药后可恢复正常；偶见恶心、腹部不适、皮疹及精神症状等 |
| 特殊人群用药 | 肝功能、肾功能不全患者：肝肾功能受损者慎用<br>妊娠与哺乳期妇女：安全性尚不明确 |
| 药典 | Chin. P. |
| 国家处方集 | CNF |
| 其他推荐依据 | |
| ■ 药品名称 | 长春胺　Vincamine |
| 适应证 | 本品用于治疗衰老期心理行为障碍（如警觉性和记忆力丧失、头晕、耳鸣、时间与空间定向力障碍、失眠）。也可用于急性脑血管病及脑外伤后综合征。眼科方面：可用于治疗缺血性视网膜疾病。耳、鼻、喉科治疗方面，可用于治疗耳蜗前庭疾病 |
| 制剂与规格 | 长春胺缓释胶囊：本品为硬胶囊，内容物为白色球形微丸，规格 30mg |
| 用法与用量 | 口服：一次 1 粒，一日 2 次，早晚各服 1 粒，最好饭后服用 |
| 注意事项 | 本品不具有长期抗高血压作用，因此不能代替抗高血压治疗。心律失常或低血钾患者慎用 |
| 禁忌 | 颅内高压患者禁用 |
| 不良反应 | 尚未有关不良反应的报道 |

续 表

| | |
|---|---|
| 特殊人群用药 | 妊娠与哺乳期妇女：禁用<br>老年人、儿童：未进行该实验且无可靠参考文献 |
| 药典 | Chin. P. |
| 国家处方集 | |
| 其他推荐依据 | |
| ■ 药品名称 | 长春西汀 Vinpocetine |
| 适应证 | 用于改善脑梗死后遗症、脑出血后遗症、脑动脉硬化症等诱发的各种症状 |
| 制剂与规格 | 长春西汀注射液：①2ml∶10mg；②2ml∶20mg；③5ml∶30mg |
| 用法与用量 | 静脉滴注：开始剂量一日 20mg，以后根据病情可增至一日 30mg。将本品加入 500ml 5%葡萄糖注射液或 0.9%氯化钠注射液内，缓慢滴注 |
| 注意事项 | 1. 本品不可肌内注射，未经稀释不可静脉使用<br>2. 输液中长春西汀的浓度不得超过 0.06mg/ml，否则有溶血的可能<br>3. 本品含山梨醇，糖尿病患者应用时注意控制血糖水平 |
| 禁忌 | 对本品过敏者、颅内出血后尚未完全止血者、严重缺血性心脏病者、严重心律失常者、孕妇或已有妊娠可能的妇女禁用 |
| 不良反应 | 可出现皮疹，偶见荨麻疹、瘙痒、头痛、眩晕、困倦感、侧肢的麻木感、脱力感加重；恶心、呕吐、食欲缺乏、腹痛、腹泻、面部潮红、头晕、白细胞计数减少、AST（GPT）及 ALT（GOT）、碱性磷酸酶升高，血尿素氮升高 |
| 特殊人群用药 | 妊娠与哺乳期妇女：孕妇或已有妊娠可能的妇女禁用；哺乳期妇女慎用，必须使用时应停止授乳 |
| 药典 | Chin. P. |
| 国家处方集 | CNF |
| 其他推荐依据 | |
| ■ 药品名称 | 七叶皂苷钠 Sodium Aescinate |
| 适应证 | 注射剂：用于脑水肿，创伤或手术所致肿胀，也用于静脉回流障碍性疾病<br>片剂：各种原因所致的软组织肿胀、静脉性水肿 |
| 制剂与规格 | 注射用七叶皂苷钠[保(乙)]：①5mg；②10mg；③15mg<br>七叶皂苷钠片[保(乙)]：30mg |
| 用法与用量 | 1. 口服：饭后口服。成人用量：每次 1~2 片，早、晚各 1 次，20 天为 1 疗程。或遵医嘱<br>2. 静脉注射或静脉滴注：成人按体重一日 0.1~0.4mg/kg，或取本品 5~10mg，溶于 10%葡萄糖注射液或 0.9%氯化钠注射液 250ml 中供静脉滴注。也可取本品 5~10mg 溶于 10~20ml 的 10%葡萄糖注射液或 0.9%氯化钠注射液中供静脉推注。重症患者可多次给药，但一日总量不得超过 20mg，疗程 7~10 天 |

续　表

| | |
|---|---|
| 注意事项 | 1. 本品应严格限制日用量。若一旦出现肾功能受损，应立即停止用药，并作全面的肾功能检查，根据检查结果，按受损伤程度进行治疗<br>2. 本品只能用于静脉注射和静脉滴注，禁用于动脉、肌内或皮下注射<br>3. 注射时宜选用较粗静脉，切勿漏出血管外，如出现红肿，用0.25%普鲁卡因封闭或热敷<br>4. 用药前后须检查肾功能<br>5. 放置在儿童不易触及的地方 |
| 禁忌 | 1. 肾损伤、肾衰竭、肾功能不全患者禁用<br>2. 孕妇禁用<br>3. 对本品任何成分过敏者禁用 |
| 不良反应 | 1. 可见注射部位局部疼痛、肿胀，经热敷可使症状消失<br>2. 偶有过敏反应，可按药物过敏处理原则治疗<br>3. 服用片剂个别情况下出现轻微胃肠道不适，不需要停药 |
| 特殊人群用药 | 肝功能、肾功能不全者：肾损伤、肾衰竭、肾功能不全患者禁用<br>儿童：不宜用于治疗儿童心脏手术后肿胀（注射剂）。片剂尚缺乏儿童用药的安全性研究资料<br>老年人：尚不明确<br>妊娠与哺乳期妇女：孕妇禁用，哺乳期妇女慎用 |
| 药典 | BP |
| 国家处方集 | CNF（注射剂） |
| 其他推荐依据 | 中国国家处方集：化学药品与生物制品卷［M］. 北京：人民军医出版社，2011. |
| ■ 药品名称 | 葛根素　Puerarin |
| 适应证 | 用于辅助治疗冠心病、心绞痛、心肌梗死、视网膜动静脉阻塞、突发性聋及缺血性脑血管病、小儿病毒性心肌炎、糖尿病等 |
| 制剂与规格 | 葛根素注射液[保(乙)]：2ml：100mg |
| 用法与用量 | 静脉滴注：一次0.2~0.4g，加入5%葡萄糖注射液500ml中，一日1次，10~20天为1个疗程，可连续使用2~3个疗程 |
| 注意事项 | 1. 血容量不足者应在短期内不足血容量后使用本品<br>2. 有出血倾向者慎用<br>3. 葛根素在低温下易析出，使用前仔细检查，如有析出物，室温25℃左右溶解澄清后使用 |
| 禁忌 | 严重肝肾损害、心力衰竭及其他严重器质性疾病患者禁用<br>对本药过敏或者过敏体质者禁用 |
| 不良反应 | 少数患者在用药开始时出现暂时性腹胀、恶心等反应，继续用药可自行消失；极少数患者用药后有皮疹、发热等过敏现象，立即停药或对症治疗后，可恢复正常；偶见急性血管内溶血：寒战、发热、黄疸、腰痛、尿色加深等 |
| 特殊人群用药 | 肝功能、肾功能不全患者：严重肝肾损害患者禁用 |
| 药典 | Chin. P. |
| 国家处方集 | CNF |

续　表

| | |
|---|---|
| 其他推荐依据 | |
| ■ 药品名称 | 倍他司汀　Betahistine |
| 适应证 | 用于伴发的眩晕和头晕感：梅尼埃病、眩晕症、梅尼埃综合征 |
| 制剂与规格 | 盐酸倍他司汀片[基,保(甲)]：4mg<br>甲磺酸倍他司汀片[保(甲)]：6mg<br>盐酸倍他司汀口服液：4mg |
| 用法与用量 | 口服：一次4~8mg，一日3次 |
| 注意事项 | 有消化性溃疡史和活动期消化性溃疡、支气管哮喘、肾上腺髓质瘤者慎用 |
| 禁忌 | 对本品过敏者禁用 |
| 不良反应 | 1. 可有口干、食欲缺乏、恶心、呕吐、胃部不适、心悸等，偶有头晕、头痛、头胀、多汗<br>2. 偶见出血性膀胱炎、发热。偶可出现过敏反应，如皮疹、皮肤瘙痒等 |
| 特殊人群用药 | 老年人：使用本品时应注意调整剂量<br>妊娠与哺乳期妇女：慎用 |
| 药典 | Chin. P. 、USP、BP、Jpn. P. 、Eur. P. |
| 国家处方集 | CNF |
| 其他推荐依据 | |
| ■ 药品名称 | 地芬尼多　Difenidol |
| 适应证 | 用于防治多种原因或疾病所引起的眩晕、恶心、呕吐，如乘车、船、飞机时的晕动病等，也用于椎基底动脉供血不足、梅尼埃病等 |
| 制剂与规格 | 盐酸地芬尼多片[保(甲)]：①25mg[基]；②50mg<br>盐酸地芬尼多注射液：1ml∶10mg |
| 用法与用量 | 1. 口服：一次25~50mg，一日3次。6个月以上12岁以下儿童按体重一次0.9mg/kg，一日3次或遵医嘱<br>2. 肌内注射：一次20~40mg，一日4次<br>3. 静脉注射：每次20mg，必要时每小时重复1次<br>4. 直肠给药：每次50mg，每4~6小时1次 |
| 注意事项 | 1. 肾功能不全者、妊娠期妇女、青光眼、胃溃疡、胃肠道及泌尿生殖道梗阻性疾病者、窦性心动过速者慎用<br>2. 用于预防晕动病或用于预防乘车、坐船、飞机等眩晕时，应在出发前30分钟服用<br>3. 如服用过量、出现精神紊乱者或严重不良反应者，请立即停药，及时就医 |
| 禁忌 | 对本品过敏者及6个月以内婴儿禁用。严重肾功能不全的患者禁用 |
| 不良反应 | 常见口干、心悸、头晕、头痛、嗜睡、不安、心动过速、视物模糊、轻度胃肠不适，停药后即可消失；偶见幻听、幻视、定向力障碍、精神错乱、忧郁等，偶见皮疹、一过性低血压反应 |

续　表

| | |
|---|---|
| 特殊人群用药 | 肝功能、肾功能不全患者：肾功能不全者慎用，严重肾功能不全者禁用<br>儿童：见“用法与用量”<br>妊娠与哺乳期妇女：慎用 |
| 药典 | Chin. P. 、Jpn. P. |
| 国家处方集 | CNF |
| 其他推荐依据 | |
| ■ 药品名称 | 麦角胺咖啡因　Ergotamine and Caffein |
| 适应证 | 用于治疗偏头痛，能减轻其症状，无预防和根治作用，只宜在头痛发作时短期使用 |
| 制剂与规格 | 麦角胺咖啡因片：每片含酒石酸麦角胺 1mg，咖啡因 100mg |
| 用法与用量 | 口服：一次 1~2 片，如无效可间隔 0.5~1 小时后再服 1~2 片，一日总量不超过 6 片 |
| 注意事项 | 本品在偏头痛刚发作时即服效果最佳，在有先兆时服用效果更佳，在偏头痛发作后不宜服用 |
| 禁忌 | 对本品过敏者、活动期溃疡病、甲状腺功能亢进、严重高血压、冠心病、闭塞性血栓性脉管炎禁用 |
| 不良反应 | 常见手、趾、面部麻木和刺痛、足部和下肢肿胀、肌痛；少见焦虑或精神错乱、幻视、胸痛、胃痛、气胀等。大剂量可出现暂时性心律失常、局部水肿、瘙痒 |
| 特殊人群用药 | 肝功能、肾功能不全患者：禁用<br>老年人：慎用<br>妊娠与哺乳期妇女：禁用 |
| 药典 | Chin. P. 、USP、BP、Jpn. P. 、Eur. P. |
| 国家处方集 | CNF |
| 其他推荐依据 | |
| ■ 药品名称 | 曲克芦丁　Troxerutin |
| 适应证 | 本品有防止血管通透性异常升高引起的水肿，抑制红细胞及血小板凝集，改善微循环等作用。可用于闭塞性脑血管病、中心性视网膜炎、动脉硬化、冠心病、梗死前综合征、血栓性静脉炎，慢性静脉功能不全所致的静脉曲张 |
| 制剂与规格 | 曲克芦丁片[保(乙)]：60mg<br>曲克芦丁注射液[保(乙)]：10ml：300mg |
| 用法与用量 | 1. 口服：一次 120~180mg，一日 3 次<br>2. 肌内注射：一次 60~150mg，一日 2 次。20 天为 1 疗程，可用 1~3 个疗程，每疗程间隔 3~7 天<br>3. 静脉滴注：一次 240~360mg，一日 1 次。用 5%~10%葡萄糖注射液或低分子右旋糖酐注射液稀释后滴注 |
| 注意事项 | 服药期间避免阳光直射、高温及过久站立 |
| 禁忌 | 对本品过敏者禁用 |

续 表

| | |
|---|---|
| 不良反应 | 偶见有胃肠道反应，表现为恶心、呕吐及便秘 |
| 特殊人群用药 | 妊娠与哺乳期妇女：慎用 |
| 药典 | Chin. P. 、USP、BP、Jpn. P. 、Eur. P. |
| 国家处方集 | CNF |
| 其他推荐依据 | |
| ■ 药品名称 | 银杏叶提取物　Ginkgo Biloba Leaf Extract |
| 适应证 | 主要用于脑部、周边等血液循环障碍：急慢性脑功能不全及其后遗症如卒中、注意力不集中、记忆力衰退、痴呆。耳部血流及神经障碍如耳鸣、眩晕、听力减退、耳迷路综合征。眼部血流及神经障碍如糖尿病引起的视网膜病变及神经障碍、老年黄斑变性、视物模糊、慢性青光眼。末梢循环障碍如各种动脉闭塞症、间歇性跛行症、手脚麻痹冰冷、四肢酸痛 |
| 制剂与规格 | 银杏叶片[基,保(乙)]：大多数为 40mg（内含总黄酮醇 9. 6mg、萜类内酯 2. 4mg）<br>银杏叶提取物注射液[保(乙)]：5ml：17. 5mg |
| 用法与用量 | 1. 口服：一次 80mg，一日 3 次或遵医嘱<br>2. 静脉滴注：一次 35~70mg，一日 1~2 次；若必要时可视情况调整剂量至一次 87. 5mg，一日 2 次。病情改善缓和后，可改以片剂或滴剂口服给药。注射液静脉给药时可添加于氯化钠注射液、葡萄糖注射液或低分子右旋糖酐输液中，混合比例为 1：10。若输液为 500ml，静脉滴注速度应控制在 2~3 小时 |
| 注意事项 | 高乳酸血症、甲醇中毒者、果糖、山梨醇耐受性不佳者及 1，6-二磷酸果糖酶缺乏者，给药剂量一次不可超过 25ml |
| 禁忌 | 对过敏体质者不建议使用此药 |
| 不良反应 | 1. 罕见胃肠道不适、头痛、血压降低、过敏反应等现象<br>2. 长期静脉注射时，应改变注射部位以减少静脉炎的发生 |
| 特殊人群用药 | 妊娠与哺乳期妇女：慎用 |
| 药典 | Chin. P. 、USP、BP、Jpn. P. 、Eur. P. |
| 国家处方集 | CNF |
| 其他推荐依据 | |

# 第四章

# 骨骼肌松弛药

| ■ 药品名称 | 巴氯芬　Baclofen |
|---|---|
| 适应证 | 用于缓解由以下疾病引起的骨骼肌痉挛：①多发性硬化、脊髓空洞症、脊髓肿瘤、横贯性脊髓炎、脊髓外伤和运动神经元病；②脑血管病、脑性瘫痪、脑膜炎、颅脑外伤 |
| 制剂与规格 | 巴氯芬片[保(乙)]：①10mg；②25mg |
| 用法与用量 | 口服：<br>成人：初始剂量为一次 5mg，一日 3 次，应逐渐增加剂量，每隔 3 日增加 5mg，直至所需剂量，但应根据患者的反应具体调整剂量。对本品作用敏感的患者初始剂量应为一日 5~10mg，分 1~2 次服，剂量递增应缓慢。常用剂量为一日 30~75mg，分 3 次服。最大剂量为 80mg，分 3~4 次服。停药前应逐渐减量<br>儿童：初始剂量一日 0.3mg/kg（按体重），维持量一日 0.75~2mg/kg（按体重）。对 10 岁以上儿童，一日最大剂量可达 2.5mg/kg。通常治疗开始时一次 2.5mg，一日 4 次。大约每隔 3 天小心增加剂量，直至达到儿童个体需要量。推荐的一日维持治疗量如下：12 个月~2 岁儿童，10~20mg；2~6 岁儿童，20~30mg；6~10 岁儿童，30~60mg（最大量 70mg） |
| 注意事项 | 1. 肝肾功能不全、有癫痫病史或惊厥发作、溃疡病、脑卒中、伴有精神障碍、精神分裂症或意识错乱的患者慎用<br>2. 应逐渐减量，否则易出现幻觉和癫痫发作<br>3. 服药期间避免驾车和操作机器<br>4. 中风患者对本品耐受性差 |
| 禁忌 | 1. 对本品过敏者禁用<br>2. 癫痫、帕金森病、风湿性疾病引起的骨骼肌痉挛患者禁用<br>3. 妊娠初期 3 个月内禁用 |
| 不良反应 | 主要是见于治疗开始时、剂量增加过快、剂量过大的患者，一般为轻微的暂时性症状。精神病史患者、伴脑血管病患者和老年患者不良反应可能较为严重<br>1. 中枢神经系统：治疗开始时常出现日间镇静、嗜睡和恶心等，偶见口干、呼吸抑制、头晕、无力、精神错乱、眩晕、呕吐、头痛和失眠<br>2. 神经精神病学：偶有或罕见欣快感、抑郁、感觉异常、肌痛、肌无力、共济失调、震颤、眼球震颤、调节紊乱、幻觉、噩梦。可能会降低惊厥阈，并引起惊厥发作，癫痫患者尤应注意<br>3. 消化系统：偶有轻度的胃肠功能紊乱、便秘、腹泻、腹痛、恶心、食欲减退、味觉失常、大便隐血阳性等<br>4. 心血管系统：偶见低血压、心功能不全<br>5. 泌尿生殖系统：偶见或罕见排尿困难、尿频、遗尿，其他尚有阳痿、射精不佳等<br>6. 其他：罕见视力障碍、膝关节肿胀、多汗、体重增加、皮疹、肝肾及骨髓功能损害。某些患者对药物可显有反常的表现反应而出现痉挛状态加重、肌张力过低，通常在调节剂量后可缓解（如减少日间剂量，尽可能增加夜间剂量） |

续 表

| | |
|---|---|
| 特殊人群用药 | 肝功能、肾功能不全患者：慎用 |
| | 儿童：12 岁以下儿童不宜使用<br>老年人：低剂量用药<br>妊娠与哺乳期妇女：本品可透过胎盘屏障，妊娠期用药的安全性尚未被证实，用药请权衡利弊；妊娠初期 3 个月内禁用；哺乳期妇女慎用 |
| 药典 | Chin. P. 、USP、BP、Jpn. P. 、Eur. P. |
| 国家处方集 | CNF |
| 其他推荐依据 | |
| ■ 药品名称 | 替扎尼定 Tizanidine |
| 适应证 | 本品为中枢性骨骼肌松弛药，用于：①颈、肩及腰部疼痛等局部疼痛综合征等疾病造成的骨骼肌紧张状态的改善；②脑血管障碍、痉挛性脊髓麻痹、颈椎病、小儿麻痹症、手术后遗症（脊髓损伤、大脑损伤）、脊髓小脑变性症、多发性硬化症、肌萎缩性侧索硬化症等引起中枢性肌痉挛 |
| 制剂与规格 | 盐酸替扎尼定片[保(乙)]：4mg |
| 用法与用量 | 口服：①用于疼痛性肌痉挛，一次 2mg，一日 3 次，并根据年龄、症状酌情增减；②用于中枢性肌痉挛，应根据患者需要而做剂量调整。初始剂量不应超过一日 6mg（分 3 次服用），并可每隔半周或 1 周渐增 2~4mg。通常一日 12~24mg（分 3~4 次服用）的用量已可获得良好的疗效；一日总量不能超过 36mg |
| 注意事项 | 1. 服药初期可能伴有血压急剧下降，当合用抗高血压药时更要警惕，不应与其他的 $\alpha_2$ 受体激动药合用<br>2. 在治疗早期，须告诫发生嗜睡的患者，应避免做需要高度警觉的活动，如驾驶或操作机械 |
| 禁忌 | 对本品过敏的患者禁用 |
| 不良反应 | 应用所推荐的低剂量盐酸替扎尼定片来解除疼痛性肌痉挛时，不良反应极少，且通常为轻微和短暂的，包括嗜睡、疲乏、头晕、口干、恶心、胃肠道功能紊乱及血压轻度降低。应用所推荐的高剂量盐酸替扎尼定片治疗中枢性肌痉挛时，上述不良反应较常见且明显，不过严重到需要终止治疗者极少。导致终止治疗的最常见的不良事件有疲乏、嗜睡、口干、痉挛程度或张力增加和头晕，并有剂量依赖性。还可能导致低血压、脉搏缓慢、肌无力、失眠、睡眠障碍、幻觉、肝炎等 |
| 特殊人群用药 | 肝功能、肾功能不全患者：肝功能不全者慎用。在肾功能不全（肌酐清除率< 25ml/min）或肝功能严重损害的患者中，推荐的初始剂量为 2mg，一日 1 次。若需加大剂量，则应根据患者的耐受性和疗效缓慢地进行增加剂量<br>儿童：安全性尚未充分评价<br>老年人：本品可使血药浓度持续升高并有降压作用，故应减量并慎用<br>妊娠与哺乳期妇女：应充分权衡利弊后，方可考虑应用 |
| 药典 | Chin. P. 、USP、BP、Jpn. P. 、Eur. P. |
| 国家处方集 | CNF |
| 其他推荐依据 | |

续　表

| ■ 药品名称 | 乙哌立松　Eperisone |
|---|---|
| 适应证 | 1. 改善下列疾病的肌紧张状态：颈肩臂综合征、肩周炎、腰痛症<br>2. 改善下列疾病引起的痉挛性麻痹：脑血管障碍、痉挛性脊髓麻痹、颈椎症、手术后遗症（包括脑、脊髓肿瘤）、外伤后遗症（脊髓损伤、头部外伤）、肌萎缩性侧索硬化症、小儿脑性瘫痪，小脑变性症、脊髓血管障碍、亚急性视神经脊髓病（SMON）及其他脑脊髓疾病 |
| 制剂与规格 | 盐酸乙哌立松片[保(乙)]：50mg |
| 用法与用量 | 口服：成人，一次 1 片 50mg，一日 3 次，餐后服用。剂量可视年龄、症状酌情增减，或遵医嘱 |
| 注意事项 | 1. 服用本品时，有时会出现四肢无力、站立不稳、困倦等症状。当出现这些症状时，应减少用量或停止用药<br>2. 用药期间不宜从事驾驶车辆等有危险性的机械操作 |
| 禁忌 | 对本品过敏者禁用 |
| 不良反应 | 1. 严重的不良反应：有可能发生休克现象，故应注意观察，当出现异常症状时，应停止用药，并采取适当措施<br>2. 其他不良反应：AST（GPT）及 ALT（GOT）、ALP 等的上升，尿蛋白、BUN 上升，贫血、皮疹、瘙痒、困倦、失眠、头痛、四肢麻木、身体僵硬、四肢发颤、呕吐、食欲减退、胃部不适、腹痛、腹泻、便秘、口渴、口腔炎、腹胀感、尿潴留、尿失禁、残尿感、无力感、站立不稳、全身怠倦感、肌紧张减退、头晕、热感、出汗、水肿等。当出现异常症状时应停药并采取适当措施 |
| 特殊人群用药 | 肝功能、肾功能不全患者：慎用<br>儿童：慎用<br>老年人：一般情况下应减量<br>妊娠与哺乳期妇女：慎用 |
| 药典 | Chin. P. 、Jpn. P. |
| 国家处方集 | CNF |
| 其他推荐依据 | |
| ■ 药品名称 | 氯唑沙宗　Chlorzoxazone |
| 适应证 | 用于各种急、慢性软组织扭伤，中枢神经病变引起的肌肉痉挛，慢性筋膜炎等 |
| 制剂与规格 | 氯唑沙宗片：0. 2g<br>复方氯唑沙宗片[保(乙)]：每片含氯唑沙宗 125mg、对乙酰氨基酚 150mg，两者对镇痛有协同作用 |
| 用法与用量 | 口服。成人，一次 0. 2~0. 4g，一日 3 次，症状严重者酌加；儿童，一日 20mg/kg，分 3~4 次服用。复方氯唑沙宗片，一次 2 片，一日 3~4 次 |
| 注意事项 | 1. 应用本品时饮酒，能增强本品药效，剂量应酌减<br>2. 服用本剂期间应避免进行注意力需高度集中得活动，如驾驶、登高、操作精密仪器等 |
| 禁忌 | 对本品过敏者禁用 |

续 表

| | |
|---|---|
| 不良反应 | 常见恶心、呕吐、腹泻、便秘等消化道症状为主，偶见嗜睡、眩晕、轻度头痛；极少见胃肠出血症、肝功能损害、皮疹、血管神经水肿等 |
| 特殊人群用药 | 肝功能、肾功能不全患者：慎用<br>儿童：见“用法与用量”<br>妊娠与哺乳期妇女：慎用 |
| 药典 | Chin. P. |
| 国家处方集 | CNF |
| 其他推荐依据 | |
| ■ 药品名称 | 辣椒碱乳膏　CapsaicinCream |
| 适应证 | 用于骨关节炎、其他慢/急性发作的关节炎或软组织损伤性疼痛病变的局部治疗 |
| 制剂与规格 | 辣椒碱软膏[保(乙)]：10g |
| 用法与用量 | 取适量均匀涂抹于关节疼痛部位，并进行搓揉数分钟以保证药物透入皮内，一日 3~4 次 |
| 注意事项 | 为外用镇痛膏。避免用于皮肤损伤或开放性创面。勿接触眼和黏膜 |
| 禁忌 | 对本品及其成分过敏者，有开放伤口者 |
| 不良反应 | 偶可发生皮疹、皮肤瘙痒、发红和刺痛 |
| 特殊人群用药 | |
| 药典 | Chin. P. |
| 国家处方集 | CNF |
| 其他推荐依据 | |

# 第五章

# 抗老年痴呆药

| ■ 药品名称 | 多奈哌齐　Donepezil |
|---|---|
| 适应证 | 轻度或中度阿尔茨海默病痴呆症状 |
| 制剂与规格 | 盐酸多奈哌齐片[保(乙)]：①5mg；②10mg |
| 用法与用量 | 口服：开始时一日睡前服用5mg，如需要1个月后可将剂量增加到最大为一日10mg |
| 注意事项 | 病窦综合征或其他室上性心脏传导阻滞，消化道溃疡者，哮喘、慢性阻塞性肺病者慎用 |
| 禁忌 | 孕妇及对本品过敏者 |
| 不良反应 | 常见感冒症状、畏食、腹泻、呕吐、恶心、皮疹、瘙痒、幻觉、易激惹、攻击行为、昏厥、眩晕、失眠、胃肠功能紊乱、肌肉痉挛、尿失禁、头痛、疲劳、疼痛、意外伤害；少见癫痫、心动过缓、胃肠道出血、胃、十二指肠溃疡、血肌酸激酶浓度的轻微增高；罕见锥体外系症状、窦房传导阻滞、房室传导阻滞、肝功能异常（包括肝炎）、潜在的膀胱流出道梗阻 |
| 特殊人群用药 | 肝功能、肾功能不全患者：轻中度肝功能不全者宜适当调整剂量<br>妊娠与哺乳期妇女：禁用 |
| 药典 | Chin. P.、USP、Jpn. P. |
| 国家处方集 | CNF |
| 其他推荐依据 | |

| ■ 药品名称 | 利斯的明（卡巴拉汀）　Rivastigmine |
|---|---|
| 适应证 | 轻、中度阿尔茨海默病痴呆的症状 |
| 制剂与规格 | 重酒石酸卡巴拉汀胶囊[保(乙)]：①1.5mg；②3mg；③4.5mg；④6mg |
| 用法与用量 | 口服：起始剂量为一次1.5mg，一日2次，以后根据疗效和耐受每隔至少2周一次增加1.5mg，直到最高剂量为一次6mg，一日2次 |
| 注意事项 | 1. 以下情况慎用：胃或十二指肠溃疡（或溃疡易感者）、病态窦房结综合征、心脏传导阻滞、哮喘或慢性阻塞性肺病、癫痫、膀胱流出道梗阻<br>2. 如停药数日后再次服用，应从起始剂量重新开始服用 |
| 禁忌 | 对本品及其他氨基甲酸衍生物过敏者及严重肝损害者禁用 |
| 不良反应 | 1. 常见恶心、呕吐、腹泻、消化不良、畏食、腹痛、眩晕、头痛、嗜睡、震颤、虚弱、乏力、兴奋、意识模糊、出汗、体重减轻；少见晕厥、抑郁、失眠；罕见胃或十二指肠溃疡、心绞痛、癫痫<br>2. 非常罕见消化道出血、胰腺炎、心律失常、心动过缓、高血压、幻觉、锥体外系症状、皮疹 |

续 表

| | |
|---|---|
| 特殊人群用药 | 肝功能、肾功能不全患者：慎用；严重肝损害者禁用<br>儿童：慎用<br>妊娠与哺乳期妇女：慎用 |
| 药典 | Chin. P.、USP、BP、Eur. P. |
| 国家处方集 | CNF |
| 其他推荐依据 | |
| ■ 药品名称 | 加兰他敏 Galanthamine |
| 适应证 | 用于良性记忆障碍，提高患者指向记忆、联想学习、图像回忆、无意义图形再认及人像回忆等能力。对痴呆患者和脑器质性病变引起的记忆障碍亦有改善作用 |
| 制剂与规格 | 氢溴酸加兰他敏片[保(乙)]：5mg<br>氢溴酸加兰他敏注射液[保(乙)]：①1ml：1mg；②1ml：2.5mg；③1ml：5mg |
| 用法与用量 | 1. 口服：一次5mg，一日4次；3日后改为一次10mg，一日4次或遵医嘱<br>2. 肌内注射：一次2.5~10mg，一日1次，2~6周为1个疗程<br>3. 静脉注射：按体重0.5mg/kg，可迅速逆转注射氢溴酸东莨菪碱所致中枢抗胆碱作用 |
| 注意事项 | 有消化性溃疡病史或同时使用非甾体类抗炎药的患者慎用 |
| 禁忌 | 1. 对本品中任一成分过敏者禁用<br>2. 在麻醉的情况下禁用<br>3. 心绞痛和心动过缓的患者禁用<br>4. 严重哮喘或肺功能障碍的患者禁用<br>5. 重度肝脏损害患者禁用<br>6. 重度肾脏损害者禁用<br>7. 机械性肠梗阻的患者禁用 |
| 不良反应 | 1. 神经系统：常见疲劳、头晕眼花、头痛、发抖、失眠、梦幻。罕见张力亢进、感觉异常、失语症和动力功能亢进等<br>2. 胃肠系统：腹胀、反胃、呕吐、腹痛、腹泻、畏食及体重减轻、消化不良等<br>3. 心血管系统：可见心动过缓、心律不齐；罕见低血压<br>4. 血液系统：可见贫血；偶见血小板减少症<br>5. 内分泌和代谢系统：偶见血糖增高，曾有低钾血症的报道 |
| 特殊人群用药 | 肝功能、肾功能不全患者：中度肝脏损害或中度肾脏损害的患者慎用，必要时应适当减量使用；重度肝肾损害的患者禁用 |
| 药典 | Chin. P. |
| 国家处方集 | CNF |
| 其他推荐依据 | |
| ■ 药品名称 | 石杉碱甲 Huperzine A |
| 适应证 | 良性记忆障碍，对痴呆患者和脑器质性病变引起的记忆障碍也有改善作用 |
| 制剂与规格 | 石杉碱甲片[基,保(甲)]：0.05mg |

续 表

| | |
|---|---|
| 用法与用量 | 口服：一次 0.1~0.2mg，一日 2 次，最大剂量一日 0.45mg |
| 注意事项 | 1. 心动过缓、支气管哮喘者慎用<br>2. 治疗应从小剂量开始，逐渐增量 |
| 禁忌 | 癫痫、肾功能不全、机械性肠梗阻、心绞痛者 |
| 不良反应 | 偶见头晕、恶心、胃肠道不适、乏力、视物模糊 |
| 特殊人群用药 | 肝功能、肾功能不全患者：肾功能不全者禁用 |
| 药典 | Chin. P. |
| 国家处方集 | CNF |
| 其他推荐依据 | |
| ■ 药品名称 | 美金刚　Memantine |
| 适应证 | 中、重度阿尔茨海默病 |
| 制剂与规格 | 盐酸美金刚片[保(乙)]：10mg |
| 用法与用量 | 口服：起始剂量为每早 5mg，每周增加 5mg 直到达到最大剂量为一次 10mg，一日 2 次；一旦剂量超过一日 5mg，则应分 2 次服用 |
| 注意事项 | 1. 肌酐清除率在 10~60ml/min 者，应减量至一日 10mg，建议肌酐清除率< 10ml/min 的患者应避免使用本品<br>2. 动物研究发现可能出现胎儿宫内发育迟缓，故孕妇慎用<br>3. 癫痫患者、惊厥史患者慎用 |
| 禁忌 | 过敏者，哺乳期妇女禁用 |
| 不良反应 | 常见便秘、高血压、头痛、眩晕、嗜睡；少见呕吐、血栓、意识模糊、疲倦、幻觉、步态异常；罕见癫痫、胰腺炎、精神病反应、抑郁和自杀倾向 |
| 特殊人群用药 | 肝功能、肾功能不全患者：肾功能不全者减量或禁用<br>妊娠与哺乳期妇女：孕妇慎用，哺乳期妇女禁用 |
| 药典 | Chin. P. 、USP |
| 国家处方集 | CNF |
| 其他推荐依据 | |
| ■ 药品名称 | 双氢麦角毒碱　Dihydroergotoxine |
| □ 其他名称 | 二氢麦角碱 |
| 适应证 | 1. 主要用于脑动脉硬化、脑卒中后遗症、脑震荡后遗症、老年人退化性脑循环障碍及老年痴呆等疾病引起的头痛、头晕、眩晕、记忆力下降、注意力不集中、定向力障碍、情绪不安、抑郁、孤僻、疲劳感、轻度精神错乱、食欲缺乏等<br>2. 用于周围血管疾病，如雷诺综合征、血栓闭塞性脉管炎、动脉内膜炎，糖尿病引起的微循环障碍及其引起的间歇性跛行、手足发绀、冻疮、动脉硬化、肢端动脉痉挛、动脉血栓栓塞、血管性头痛等 |

续 表

| | |
|---|---|
| | 3. 用于高血压，仅适用于以下患者（因本药降压作用轻微）：老年患者、脑动脉硬化及脑卒中患者、服用利尿药降压无效者（可与本药联用） |
| **制剂与规格** | 甲磺酸双氢麦角毒碱片：①1mg；②1.5mg<br>甲磺酸双氢麦角毒碱舌下含片：①0.5mg；②1mg<br>甲磺酸双氢麦角毒碱注射液：1ml：0.3 mg<br>甲磺酸双氢麦角毒碱缓释胶囊：5mg |
| **用法与用量** | 1. 口服：①片剂，一次 1~2mg，一日 3 次，12 周为 1 个疗程；②缓释胶囊，一次 2.5mg，一日 2 次，于早、晚进餐时服用<br>2. 舌下给药：含片，一次 0.5~2.0mg，每 4~6 小时 1 次<br>3. 肌内注射：一次 0.3~0.6mg，一日 1 次或隔日 1 次<br>4. 皮下注射：同肌内注射<br>5. 静脉注射：一次 0.3mg，用 20ml 5%葡萄糖注射液或氯化钠注射液稀释后静脉注射，一日 1~2 次<br>6. 静脉滴注：一次 0.3mg，用 5%葡萄糖注射液或氯化钠注射液 250ml 或 500ml 稀释后静脉滴注，一日 2 次 |
| **注意事项** | 心率稍慢者慎用 |
| **禁忌** | 对本药过敏者，急慢性精神病患者，低血压、严重的动脉硬化、严重心动过缓、心脏器质性损害者，严重肝功能、肾功能不全患者禁用 |
| **不良反应** | 1. 中枢神经系统：失眠、眩晕等，极少患者可出现视物模糊，罕见耳鸣<br>2. 心血管系统：①心动过缓；②管收缩，偶见血管痉挛和血栓栓塞并发症；③严重者可出现直立性低血压；④罕见心前区疼痛<br>3. 胃肠道：可见口干、口腔炎、恶心、呕吐、腹胀、腹痛、便秘、畏食、胃灼热，少数患者可出现舌感觉异常<br>4. 呼吸系统：鼻塞、鼻充血、呼吸道分泌物增多、呼吸困难等，罕见鼻狭窄<br>5. 肝：ALT（GOT）、AST（GPT）升高<br>6. 泌尿系统：可引起肾病发作<br>7. 皮肤：可见皮疹、面部潮红，罕见瘙痒等过敏反应 |
| **特殊人群用药** | 肝功能、肾功能不全患者：严重肝功能、肾功能不全患者禁用<br>老年人：适当调整给药剂量<br>妊娠与哺乳期妇女：不宜用药 |
| **药典** | Chin. P.、Jpn. P. |
| **国家处方集** | CNF |
| **其他推荐依据** | |
| **■ 药品名称** | **尼莫地平　Nimodipine** |
| **适应证** | 缺血性脑血管病、偏头痛、蛛网膜下腔出血所致脑血管痉挛，急性脑血管病恢复期的血液循环改善，突发性耳聋，轻中度高血压 |
| **制剂与规格** | 尼莫地平片[基,保(甲)]：①20mg；②30mg<br>尼莫地平胶囊[基,保(甲)]：20mg<br>尼莫地平缓释片：60mg<br>尼莫地平缓释胶囊：60mg |

续　表

| | |
|---|---|
| | 注射用尼莫地平[保(乙)]：①2mg；②4mg；③8mg<br>尼莫地平注射液[保(乙)]：①10ml：2mg；②20ml：4mg；③40ml：8mg；④50ml：10mg；⑤100ml：20mg |
| 用法与用量 | 1. 口服：<br>急性脑血管病恢复期：一次30~40mg，一日4次<br>缺血性脑血管病：普通制剂一日30~120mg，分3次服用，连续1个月。缓释制剂一次60~120mg，一日2次，连续1个月<br>偏头痛：一次40mg，一日3次，12周为一疗程<br>蛛网膜下腔出血所致脑血管痉挛：一次40~60mg，一日3~4次，3~4周为1个疗程<br>突发性耳聋：一日40~60mg，分3次服用，5天为一疗程，一般用药3~4个疗程<br>轻中度高血压：一次40mg，一日3次，一日最大剂量为240mg<br>2. 静脉注射：用于动脉瘤性蛛网膜下腔出血后脑血管痉挛引起的缺血性神经损伤。体重低于70kg或血压不稳定，开始2小时0.5mg/h，耐受良好，2小时后可增至1mg/h；体重大于70kg，开始1mg/h，耐受良好，2小时后可增至2mg/h |
| 注意事项 | 1. 动物实验提示本品具有致畸性<br>2. 下列情况慎用：脑水肿、颅内压增高、低血压<br>3. 本品可影响驾车和操作器械的能力<br>4. 伴有严重心、肾功能不全者应定期随访检查，颅内压升高或脑水肿患者应密切监测<br>5. 禁与利福平及抗癫痫药苯巴比妥、苯妥英钠、卡马西平合用 |
| 禁忌 | 对本品成分过敏者，严重肝功能不全 |
| 不良反应 | 头晕，头痛，中枢兴奋；血压下降，心动过速，心动过缓；面潮红，出汗，热感，皮肤刺痛；胃肠道不适，胃肠道出血，偶见肠梗阻；肝功能损害，血小板减少 |
| 特殊人群用药 | 肝功能、肾功能不全患者：肝功能不全者慎用，严重肝功能不全者禁用<br>妊娠与哺乳期妇女：哺乳期妇女不宜应用 |
| 药典 | Chin. P.、USP、BP、Eur. P. |
| 国家处方集 | CNF |
| 其他推荐依据 | |
| ■ 药品名称 | 银杏叶提取物　Ginkgo Biloba Leaf Extract |
| 适应证 | 主要用于脑部、周边等血液循环障碍：急慢性脑功能不全及其后遗症如脑卒中、注意力不集中、记忆力衰退、痴呆。耳部血流及神经障碍如耳鸣、眩晕、听力减退、耳迷路综合征。眼部血流及神经障碍如糖尿病引起的视网膜病变及神经障碍、老年黄斑变性、视物模糊、慢性青光眼。末梢循环障碍如各种动脉闭塞症、间歇性跛行症、手脚麻痹冰冷、四肢酸痛 |
| 制剂与规格 | 银杏叶片[基,保(乙)]：大多数为40mg（内含总黄酮醇9.6mg、萜类内酯2.4mg）<br>银杏叶提取物注射液[保(乙)]：5ml：17.5mg |
| 用法与用量 | 1. 口服：一次80mg，一日3次或遵医嘱<br>2. 静脉滴注：一次35~70mg，一日1~2次；若必要时可视情况调整剂量至一次87.5mg，一日2次。病情改善缓和后，可改以片剂或滴剂口服给药。注射液静脉给药时可添加于氯化钠注射液、葡萄糖注射液或低分子右旋糖酐输液中，混合比例为1：10。若输液为500ml，静脉滴注速度应控制在2~3小时 |

续 表

| | |
|---|---|
| 注意事项 | 高乳酸血症、甲醇中毒者、果糖、山梨醇耐受性不佳者及1，6-二磷酸果糖酶缺乏者，给药剂量一次不可超过25ml |
| 禁忌 | 对过敏体质者不建议使用此药 |
| 不良反应 | 1. 罕见胃肠道不适、头痛、血压降低、过敏反应等现象<br>2. 长期静脉注射时，应改变注射部位以减少静脉炎的发生 |
| 特殊人群用药 | 妊娠与哺乳期妇女：慎用 |
| 药典 | Chin. P. |
| 国家处方集 | CNF |
| 其他推荐依据 | |
| ■ 药品名称 | 吡拉西坦 Piracetam |
| 适应证 | 适用于脑外伤、脑动脉硬化、脑血管病等多种原因所致的记忆及思维功能减退 |
| 制剂与规格 | 吡拉西坦片[保(乙)]：0.4g<br>吡拉西坦氯化钠注射液[保(乙)]：250ml∶8g |
| 用法与用量 | 1. 口服：一次0.8~1.6g，一日3次，4~8周为一疗程。儿童用量减半<br>2. 静脉滴注：一次8g，一日1次或遵医嘱 |
| 注意事项 | 老年人、大多数外科术后者，有严重出血倾向及肝肾功能不全者慎用；避免突然停药 |
| 禁忌 | 对本品过敏者、妊娠期妇女、新生儿禁用 |
| 不良反应 | 1. 常见恶心、腹部不适、食欲减退、腹胀、兴奋、易激动、头晕和失眠等<br>2. 偶见轻度肝功能损害，表现为轻度AST（GPT）及ALT（GOT）升高。还有体重增加、幻觉、共济失调、皮疹 |
| 特殊人群用药 | 肝功能、肾功能不全患者：慎用<br>儿童：新生儿禁用<br>老年人：慎用<br>妊娠与哺乳期妇女：妊娠期妇女禁用；哺乳期妇女慎用 |
| 药典 | Chin. P.、BP、Eur. P. |
| 国家处方集 | CNF |
| 其他推荐依据 | |
| ■ 药品名称 | 茴拉西坦 Aniracetam |
| 适应证 | 中老年记忆减退；脑血管病后的记忆减退 |
| 制剂与规格 | 茴拉西坦片：50mg<br>茴拉西坦胶囊：100mg<br>茴拉西坦口服液：①10ml∶100mg；②10ml∶200mg |
| 用法与用量 | 口服：一次0.2g，一日3次 |

续 表

| | |
|---|---|
| 注意事项 | 1. 肝功能异常者应适当调整剂量<br>2. 儿童、妊娠及哺乳期妇女慎用 |
| 禁忌 | 对本品过敏者或对其他吡咯烷酮类不耐受者禁用 |
| 不良反应 | 常见口干、食欲减退、便秘、头晕、嗜睡、全身皮疹 |
| 特殊人群用药 | 肝功能、肾功能不全患者：肝功能异常者应适当调整剂量<br>儿童：慎用<br>妊娠与哺乳期妇女：慎用 |
| 药典 | Chin. P. |
| 国家处方集 | CNF |
| 其他推荐依据 | |
| ■ 药品名称 | 奥拉西坦 Oxiracetam |
| 适应证 | 主要用于轻中度血管性痴呆、老年性痴呆及脑外伤等引起的记忆与智能障碍 |
| 制剂与规格 | 奥拉西坦胶囊：①400mg；②800mg<br>奥拉西坦片：①200mg；②400mg；③800mg<br>奥拉西坦注射液：5ml∶1g |
| 用法与用量 | 1. 口服给药：一次 800mg，一日 2~3 次<br>2. 静脉滴注：一次 4g，一日 1 次。加入 5%葡萄糖注射液 100~250ml 或 0.9%氯化钠注射液 100~250ml 中，神经功能缺失疗程为 2 周，记忆与智能障碍疗程为 3 周 |
| 注意事项 | 如患者出现精神兴奋和睡眠紊乱时应酌减剂量 |
| 禁忌 | 对本品过敏者及严重肾功能不全者禁用 |
| 不良反应 | 偶见恶心、前胸和腹部有发热感、肝肾功能异常等不良反应 |
| 特殊人群用药 | 肝功能、肾功能不全患者：严重肾功能不全者禁用<br>儿童：慎用<br>老年人：用药期间如出现不良反应须减量<br>妊娠与哺乳期妇女：慎用 |
| 药典 | Chin. P. |
| 国家处方集 | CNF |
| 其他推荐依据 | |
| ■ 药品名称 | 吡硫醇 Pyritiniol |
| 适应证 | 用于改善脑外伤后遗症、脑炎及脑膜炎后遗症等的头晕胀痛、失眠、记忆力减退、注意力不集中、情绪变化，及脑动脉硬化或老年痴呆性精神症状 |
| 制剂与规格 | 盐酸吡硫醇片：①100mg；②200mg<br>注射用盐酸吡硫醇：0.2g |

续 表

| | |
|---|---|
| 用法与用量 | 1. 口服：成人一次0.1~0.2g，一日3次；儿童一次0.05~0.10g，一日3次<br>2. 静脉滴注：一日0.2~0.4g。临用前，用适量注射用水溶解后，加入5%或10%葡萄糖注射液500~1000ml中滴注 |
| 注意事项 | 滴注速度不宜过快，不能静脉快速注射 |
| 禁忌 | 对本品过敏者禁用。因动物实验有引起第二代动物唇裂的倾向，哺乳期妇女禁用 |
| 不良反应 | 偶见皮疹、恶心等，停药后即可恢复 |
| 特殊人群用药 | 肝功能不全、肾功能不全患者：肝功能不全者慎用<br>妊娠与哺乳期妇女：哺乳期妇女禁用 |
| 药典 | Chin. P. |
| 国家处方集 | CNF |
| 其他推荐依据 | |
| ■ 药品名称 | 艾地苯醌 Idebenone |
| 适应证 | 慢性脑血管病及脑外伤等所引起的脑功能损害。能改善主观症状、语言、焦虑、抑郁、记忆减退、智能下降等精神行为障碍 |
| 制剂与规格 | 艾地苯醌片：每片30mg |
| 用法与用量 | 口服：成人，每次30mg（1片），每日3次，饭后服用 |
| 注意事项 | 长期服用，要注意检查AST（GOT）、ALT（GPT）等肝功能 |
| 禁忌 | 尚不明确 |
| 不良反应 | 不良反应发生率3%左右，主要有过敏反应、皮疹、恶心、食欲缺乏、腹泻、兴奋、失眠、头晕等。偶见白细胞计数减少、肝功能损害 |
| 特殊人群用药 | 妊娠与哺乳期妇女：孕妇禁用，哺乳期妇女慎用 |
| 药典 | Chin. P. |
| 国家处方集 | |
| 其他推荐依据 | |
| ■ 药品名称 | 脑蛋白水解物 Cerebrolysin |
| 适应证 | 用于尤以注意及记忆障碍的器质性脑病性综合征，原发性痴呆（如老年性痴呆）、血管性痴呆（如多发梗死性痴呆），混合型痴呆，卒中，颅脑手术后的脑功能障碍，脑挫伤或脑震荡后遗症，脑血管代偿功能障碍，神经衰弱及衰竭症状 |
| 制剂与规格 | 脑蛋白水解物片：每片13mg（按氨基氮计算）<br>脑蛋白水解物口服液：10ml∶50mg<br>脑蛋白水解物注射液：①2ml；②5ml；③10ml |

**续 表**

| | |
|---|---|
| **用法与用量** | 1. 口服，一日3次，成人一次2~4片，儿童酌减或遵医嘱<br>2. 注射液：成人常用10~30ml稀释于5%葡萄糖或生理盐水250ml中缓慢滴注，约60~120分钟滴完，每日1次。每疗程注射10~20次，依病情而定。轻微病例或经大剂量用药后为保存疗效者，可用肌注、皮下或者静注，每次1~5ml：皮下注射不超过每次2ml，肌内注射不超过每次5ml，静脉注射不超过每次10ml。应用10~20次，以后每周2~3次，可重复几个疗程，直至临床表现不再改善为止 |
| **注意事项** | 1. 过敏体质者慎用<br>2. 当药品性状发生改变时禁止使用 |
| **禁忌** | 1. 癫痫状态或癫痫大发作期间禁用：此时用药可能增加发作频率<br>2. 严重肾功能不良者禁用<br>3. 对本品过敏者禁用 |
| **不良反应** | 尚未发现有关不良反应报道 |
| **特殊人群用药** | 肝功能、肾功能不全患者：严重肾功能不良者禁用<br>妊娠与哺乳期妇女：使用时应权衡利弊 |
| **药典** | Chin. P. |
| **国家处方集** | |
| **其他推荐依据** | |

# 第六章

# 促凝血药（止血药）

| ■ 药品名称 | 亚硫酸氢钠甲萘醌　Menadione Sodium Bisulfite |
|---|---|
| □ 其他名称 | 维生素 $K_3$ |
| 适应证 | 1. 用于维生素 K 缺乏所引起的出血性疾病，如新生儿出血、肠道吸收不良所致维生素 K 缺乏及低凝血酶原血症等<br>2. 镇痛：用于胆石症、胆道蛔虫症引起的胆绞痛<br>3. 解救杀鼠药“敌鼠钠”中毒：宜用大剂量 |
| 制剂与规格 | 亚硫酸氢钠甲萘醌注射液[保(甲)]：①1ml：2mg；②1ml：4mg<br>亚硫酸氢钠甲萘醌片[保(乙)]：2mg |
| 用法与用量 | 1. 止血：①肌内注射，一次 2~4mg，一日 4~8mg；防止新生儿出血，可在产前 1 周给孕妇肌内注射，一日 2~4mg；②成人口服：每次 2~4mg，每日 6~20mg<br>2. 解痉镇痛：肌内注射，每次 8~16mg |
| 注意事项 | 1. 维生素 K 有过敏反应的危险<br>2. 当患者因维生素 K 依赖因子缺乏而发生严重出血时，短期应用常不足以即刻生效，可先静脉输注凝血酶原复合物、血浆或新鲜血<br>3. 用于纠正口服抗凝剂引起的低凝血酶原血症时，应先试用最小有效剂量，通过凝血酶原时间测定再予以调整；过量的维生素 K 可给以后持续的抗凝治疗带来困难<br>4. 肝硬化或晚期肝病患者出血，以及肝素所致出血使用本品无效 |
| 禁忌 | 对本品过敏者禁用 |
| 不良反应 | 1. 局部可见红肿和疼痛<br>2. 较大剂量可致新生儿、早产儿溶血性贫血、高胆红素血症及黄疸。在红细胞 6~磷酸脱氢酶缺乏症患者可诱发急性溶血性贫血<br>3. 大剂量使用可致肝损害 |
| 特殊人群用药 | 肝功能、肾功能不全患者：肝功能不全患者可改用维生素 $K_1$<br>儿童：较大剂量维生素 $K_3$ 可在新生儿特别是早产儿引起溶血性贫血、高胆红素血症及胆红素脑病症，但维生素 $K_1$ 则较少见<br>妊娠与哺乳期妇女：尚不明确 |
| 药典 | Chin. P. |
| 国家处方集 | |
| 其他推荐依据 | |

续　表

| ■ 药品名称 | 维生素 $K_1$　Vitamin $K_1$ |
|---|---|
| 适应证 | 用于维生素 K 缺乏引起的出血，如梗阻性黄疸、胆瘘、慢性腹泻等所致出血，香豆素类、水杨酸钠等所致的低凝血酶原血症，新生儿出血以及长期应用广谱抗生素所致的体内维生素 K 缺乏 |
| 制剂与规格 | 维生素 $K_1$ 片[保(乙)]：10mg<br>维生素 $K_1$ 注射液[基,保(甲)]：1ml：10mg |
| 用法与用量 | 1. 口服：一次 10mg，一日 3 次或遵医嘱<br>2. 注射：①低凝血酶原血症：肌内或深部皮下注射，一次 10mg，一日 1~2 次，24 小时内总量不超过 40mg；②预防新生儿出血：可于分娩前 12~24 小时给母亲肌内注射或缓慢静脉注射 2~5mg。也可在新生儿出生后肌内或皮下注射 0.5~1.0mg，8 小时后可重复 |
| 注意事项 | 1. 对肝素引起的出血倾向无效<br>2. 静脉注射宜缓慢，给药速度不应超过 1mg/min<br>3. 对严重梗阻性黄疸、小肠吸收不良所致腹泻者等，不宜使用 |
| 禁忌 | 肝脏疾患或肝功能不良者禁用 |
| 不良反应 | 静脉注射偶可发生过敏样反应，速度过快可出现面部潮红、出汗、支气管痉挛，心动过速、低血压等，曾有因快速静注致死的报道；肌内注射可引起局部红肿和疼痛；新生儿可能出现高胆红素血症、黄疸和溶血性贫血 |
| 特殊人群用药 | 肝功能、肾功能不全患者：肝脏疾患或肝功能不良者禁用 |
| 药典 | Chin. P. |
| 国家处方集 | CNF |
| 其他推荐依据 | |
| ■ 药品名称 | 氨基己酸　Aminocaproic Acid |
| 适应证 | 适用于预防及治疗纤维蛋白溶解亢进引起的各种出血。①前列腺、尿道、肺、肝、胰、脑、子宫、肾上腺、甲状腺等富有纤溶酶原激活物脏器的外伤或手术出血，组织纤溶酶原激活物（t-PA）、链激酶或尿激酶过量引起的出血；②弥散性血管内凝血（DIC）晚期，以防继发性纤溶亢进症；③可作为血友病患者拔牙或口腔手术后出血或月经过多的辅助治疗；④可用于上消化道出血、咯血、原发性血小板减少性紫癜和白血病等各种出血的对症治疗，对一般慢性渗血效果显著 |
| 制剂与规格 | 氨基己酸片[保(乙)]：0.5g<br>氨基己酸注射液[保(乙)]：①10ml：2g；②20ml：4g |
| 用法与用量 | 1. 口服：①成人，一次 2g，一日 3~4 次，依病情用 7~10 日或更久；②儿童，一次 0.1g/kg，一日 3~4 次<br>2. 静脉滴注：本品在体内的有效抑制纤维蛋白溶解的浓度至少为 130μg/ml。对外科手术出血或内科大量出血者，迅速止血，要求迅速达到上述血液浓度。初量 4~6g 溶于 100ml 氯化钠注射液或 5%~10%葡萄糖溶液中，于 15~30 分钟滴完。持续剂量为每小时 1g，可滴注也可口服<br>3. 局部应用：0.5%溶液冲洗膀胱用于术后膀胱出血；拔牙后可用 10%溶液漱口和蘸药的棉球填塞伤口；亦可用 5%~10%溶液纱布浸泡后敷贴伤口 |

续 表

| | |
|---|---|
| 注意事项 | 1. 本品排泄快，需持续给药，否则难以维持稳定的有效血浓度<br>2. 对凝血功能异常引起的出血疗效差；对严重出血、伤口大量出血及癌肿出血等无止血作用<br>3. 链激酶或尿激酶的作用可被氨基己酸对抗，故前者过量时亦可使用氨基己酸对抗<br>4. 本品不能阻止小动脉出血，术中有活动性动脉出血，仍需结扎止血<br>5. 使用避孕药或雌激素的妇女，服用氨基己酸时可增加血栓形成的倾向<br>6. 本品静脉注射过快可引起明显血压降低、心律失常<br>7. 尿道手术后出血的患者慎用。本品从尿排泄快，尿浓度高，能抑制尿激酶的纤溶作用，可形成血凝块，阻塞尿路。因此，泌尿科术后有血尿的患者慎用<br>8. 心功能、肝功能、肾功能损害者慎用 |
| 禁忌 | 有血栓形成倾向或过去有血管栓塞者，弥散性血管内凝血高凝期患者禁用 |
| 不良反应 | 常见恶心、呕吐和腹泻；其次为眩晕、瘙痒、头晕、耳鸣、全身不适、鼻塞、皮疹等。当一日剂量超过16g时，尤易发生。快速静脉滴注可出现低血压、心律失常，少数人可发生惊厥及心脏或肝脏损害。大剂量或疗程超过四周可产生肌痛、软弱、疲劳、肌红蛋白尿，甚至肾衰竭等，停药后可缓解恢复 |
| 特殊人群用药 | 肝功能、肾功能不全患者：慎用<br>妊娠与哺乳期妇女：妊娠期妇女慎用 |
| 药典 | Chin. P. 、USP、BP、Eur. P. |
| 国家处方集 | CNF |
| 其他推荐依据 | |
| ■ 药品名称 | 氨甲苯酸 Aminomethylbenzoic Acid |
| 适应证 | 用于纤维蛋白溶解过程亢进所致出血，如肺、肝、胰、前列腺、甲状腺、肾上腺等手术时的异常出血，妇产科和产后出血及肺结核咯血或痰中带血、血尿、前列腺肥大出血、上消化道出血等。此外，尚可用于由链激酶或尿激酶过量所引起的出血 |
| 制剂与规格 | 氨甲苯酸片[保(甲)]：①0.125g；②0.25g<br>氨甲苯酸注射液[基,保(甲)]：①5ml：0.05g；②10ml：0.1g |
| 用法与用量 | 1. 口服：成人，一次0.25~0.5g，一日3次，一日最大剂量为2g；5岁以下儿童，一次0.1~0.125g，一日2~3次<br>2. 静脉注射：成人，一次0.1~0.3g，用5%葡萄糖注射液或氯化钠注射液10~20ml稀释后缓慢注射，一日最大用量0.6g。新生儿，一次0.02~0.03g；5岁以下儿童，一次0.05~0.10g |
| 注意事项 | 1. 本品用量过大可促进血栓形成，有血栓形成倾向者、心肌梗死者慎用<br>2. 肾功能不全者、肾盂实质性病变发生大量血尿者、血友病者慎用<br>3. 本品对一般慢性渗血效果较显著，但对癌症出血以及创伤出血者无止血作用 |
| 禁忌 | 对有血栓栓塞病史者禁用 |
| 不良反应 | 常见腹泻、恶心、呕吐；偶见用药过量导致血栓形成倾向 |
| 特殊人群用药 | 肝功能、肾功能不全患者：肾功能不全者慎用 |
| 药典 | Chin. P. 、BP、Eur. P. |
| 国家处方集 | CNF |

续　表

| | |
|---|---|
| 其他推荐依据 | |
| ■ 药品名称 | 血凝酶　Hemocoagulase |
| 适应证 | 用于需减少流血或用于止血的各种医疗情况，如外科、内科、妇产科、眼科、耳鼻喉科、口腔科等临床科室的出血及出血性疾病；也可用来预防出血，如手术前用药，可避免或减少手术部位及手术后出血 |
| 制剂与规格 | 注射用血凝酶[保(乙)]：1U |
| 用法与用量 | 灭菌注射用水溶解，静脉、肌内或皮下注射，也可局部用药<br>1. 一般出血：成人 1~2U；儿童 0.3~0.5U<br>2. 紧急出血：立即静注 0.25~0.5U，同时肌内注射 1U<br>3. 外科手术：术前 1 天晚肌内注射 1U，术前 1 小时肌内注射 1U，术前 15 分钟静注 1U，术后 3 天，每天肌内注射 1U<br>4. 咯血：每 12 小时皮下注射 1U，必要时，开始时再加静注 1U，最好是加入 10ml 的 0.9%氯化钠注射液中注射<br>5. 异常出血：剂量加倍，间隔 6 小时肌内注射 1U，至出血完全停止<br>6. 局部外用：本药溶液可直接以注射器喷射于血块清除后的创面局部，并酌情以敷料压迫（如拔牙、鼻出血等） |
| 注意事项 | 1. 弥散性血管内凝血及血液病所致的出血不宜使用<br>2. 血中缺乏血小板或某些凝血因子时，宜在补充血小板或缺乏的凝血因子或输注新鲜血液的基础上应用<br>3. 原发性纤溶系统亢进的情况下宜与抗纤溶酶的药物合用<br>4. 防止用药过量，否则其止血作用会降低<br>5. 用药期间应监测患者的出、凝血时间<br>6. 血凝酶含有两种有效成分，矛头蝮蛇巴曲酶和磷脂依赖性凝血因子X激活酶 |
| 禁忌 | 1. 对本药或同类药物过敏者禁用<br>2. 有血栓病史者禁用 |
| 不良反应 | 偶见过敏样反应 |
| 特殊人群用药 | 妊娠与哺乳期妇女：妊娠期妇女不宜使用 |
| 药典 | Chin. P. |
| 国家处方集 | CNF |
| 其他推荐依据 | |
| ■ 药品名称 | 酚磺乙胺　Etamsylate |
| 适应证 | 用于防治各种手术前后的出血，也可用于血小板功能不良、血管脆性而引起的出血 |
| 制剂与规格 | 注射用酚磺乙胺[保(乙)]：0.5g |
| 用法与用量 | 肌内注射、静脉注射或静脉滴注。用氯化钠注射液 2ml 溶解后使用，也可稀释于氯化钠注射液或 5%葡萄糖注射液中使用<br>1. 肌内注射或静脉注射：一次 0.5g，一日 0.5~1.5g。静脉滴注：一次 0.5g，一日 2~3 次，或遵医嘱<br>2. 预防手术后出血：术前 15~30 分钟静脉滴注或肌内注射 0.5g，必要时 2 小时后再注射 0.25g，或遵医嘱 |

续 表

| | |
|---|---|
| 注意事项 | 1. 本品可与维生素 K 注射液混合使用，但不可与氨基己酸注射液混合使用<br>2. 血栓栓塞性疾病（缺血性卒中、肺栓塞、深静脉血栓形成）患者或有此病史者慎用<br>3. 不得与碳酸氢钠注射液配伍使用，以免引起变色反应<br>4. 勿与氨基酸混合注射，以免引起中毒 |
| 禁忌 | 1. 对本品及其中任何成分过敏者禁用<br>2. 急性卟啉病患者禁用 |
| 不良反应 | 可有恶心、头痛、皮疹、暂时性低血压等，静脉注射后偶可发生过敏性休克 |
| 特殊人群用药 | 肝功能、肾功能不全患者：肾功能不全者慎用<br>儿童：慎用<br>老年人：慎用<br>妊娠与哺乳期妇女：慎用 |
| 药典 | Chin. P.、BP、Eur. P. |
| 国家处方集 | CNF |
| 其他推荐依据 | |
| ■ 药品名称 | 卡巴克络 Carbazochrome |
| 适应证 | 用于因毛细血管损伤及通透性增加所致的出血，如鼻出血、视网膜出血、咯血、胃肠出血、血尿、痔疮及子宫出血等 |
| 制剂与规格 | 卡巴克络水杨酸钠片（卡络柳钠片）：①2.5mg；②5mg<br>卡巴克络水杨酸钠注射液（卡络柳钠注射液）：①1ml：5mg；②2ml：10mg<br>卡巴克络磺酸钠注射液（卡络磺钠注射液）：①1ml：5mg；②2ml：10mg |
| 用法与用量 | 1. 口服：卡巴克络水杨酸钠盐片，成人一次 2.5~5.0mg，一日 3 次<br>2. 肌内注射：卡巴克络水杨酸钠盐注射液，成人一次 5~10mg，一日 2~3 次<br>3. 静脉滴注：卡巴克络磺酸钠盐注射液，成人一次 60~80mg，临用前，加灭菌注射用水或 0.9%氯化钠注射液适量使溶解 |
| 注意事项 | 1. 有癫痫史及精神病史的患者慎用<br>2. 本品水杨酸钠盐不能用于静脉注射 |
| 禁忌 | 1. 对本品过敏者禁用<br>2. 对水杨酸过敏者禁用本品水杨酸钠盐 |
| 不良反应 | 本品毒性低，可产生水杨酸样反应，如恶心、呕吐、头晕、耳鸣、视力减退等。对癫痫患者可引起异常脑电活动。注射部位有痛感 |
| 特殊人群用药 | 妊娠与哺乳期妇女：慎用 |
| 药典 | Chin. P.、Jpn. P. |
| 国家处方集 | CNF |
| 其他推荐依据 | |

续 表

| ■ 药品名称 | 人凝血因子Ⅷ Human Blood CoagulationFactorⅧ |
|---|---|
| 适应证 | 防治甲型血友病和获得性因子Ⅷ缺乏症伴发的出血（包括该类患者手术中及手术后出血）。其冷沉淀物亦可用于治疗血管性血友病、低纤维蛋白原血症及因子Ⅷ缺乏症。并可作为纤维蛋白原的来源用于弥散性血管内凝血 |
| 制剂与规格 | 人凝血因子Ⅷ[保(甲)]：①50U；②100U；③200U；④250U；⑤300U；⑥400U；⑦500U；⑧1000U<br>注射用人血浆因子Ⅷ浓缩剂[保(甲)]：①200U；②250U；③500U；④750U；⑤1000U；⑥1500U<br>注射用基因重组因子Ⅷ浓缩剂[保(甲)]：①250U；②500U；③1000U |
| 用法与用量 | 1. 静脉注射，其用量视病情、患者体重、出血类型、需要提高的因子Ⅷ血浆浓度及体内是否存在抗体而定。以人血浆制品为例，输注剂量参考下列公式：<br>所需因子Ⅷ剂量（U）= 患者体重（kg）×需提高的因子Ⅷ浓度×0.5<br>按世界卫生组织（WHO）标准，1U 因子约相当于1ml 新鲜血浆中因子Ⅷ的活性，可提高血浆因子Ⅷ浓度 2%<br>2. 预防自发性出血：25~40U/kg，一周 3 次<br>3. 治疗出血<br>（1）轻度出血：8~15U/kg 或将血浆因子Ⅷ水平提高到正常人水平的 20%~40%的剂量。多数单次用药即可有效。若出血不止，可每 8~120 小时重复上述剂量，根据需要维持 1~3 日<br>（2）中度出血：首次剂量 15~25U/kg 或将血浆因子Ⅷ浓度提高到正常人水平的 30%~50%。如需要，每隔 8~12 小时注射 10~15U/kg<br>（3）严重出血或出血累及重要器官：首次 30~50U/kg 或血浆因子Ⅷ浓度提高到正常人水平的 60%~100%的剂量，然后每 8~12 小时注射 20~25U/kg<br>4. 控制围手术期的出血<br>（1）拔牙：术前 1 小时注射使血浆因子Ⅷ浓度提高至正常人 30%~50%的剂量。术后若发生出血，可重复上述剂量<br>（2）小型手术：术前 1 小时注射相当于上述治疗中度出血的剂量。必要时 8~12 小时后再给予 10~15U/kg<br>（3）大型手术：术前 1 小时注射相当于上述治疗重度出血的剂量。5 小时再给半量。术后 10~14 天应将血浆因子Ⅷ浓度维持在正常的 30%或以上 |
| 注意事项 | 对蛋白过敏者可能发生过敏反应；用药过程中定期作抗体测定和定期监测血浆因子Ⅷ浓度；大量或多次使用时监测血细胞比容；用药前及给药中监测脉搏；使用猪血浆纯化的因子Ⅷ时，监测血小板计数 |
| 禁忌 | 对本品过敏者禁用 |
| 不良反应 | 可能出现过敏反应，严重者血压下降及休克；由纯化猪血浆制备的产品可引起血小板减少及出血；注射局部烧灼感或炎症；偶见头晕、疲乏、口干、鼻出血、恶心及呕吐等；A、B或 AB 血型患者大量输注时偶见溶血；可能出现高纤维蛋白原血症或血栓形成 |
| 特殊人群用药 | |
| 药典 | Chin. P. |
| 国家处方集 | CNF |
| 其他推荐依据 | |

续 表

| ■ 药品名称 | 重组人血小板生成素 Recombinant Human Thrombopoietin |
|---|---|
| 适应证 | 用于治疗实体瘤化疗后所致的血小板减少症，适用对象为血小板低于 $50\times10^9$/L 且医师认为有必要升高血小板治疗的患者 |
| 制剂与规格 | 重组人血小板生成素注射液[保(乙)]：①1ml：7500U；②1ml：15 000U |
| 用法与用量 | 恶性实体肿瘤化疗时，预计药物剂量可能引起血小板减少及诱发出血且需要升高血小板时，可于给药结束后 6~24 小时皮下注射本品，剂量为一日 300U/kg，一日 1 次，连续应用 14 日；用药过程中待血小板计数恢复至 $100\times10^9$/L 以上，或血小板计数绝对值升高 ≥ $50\times10^9$/L 时即应停用。当化疗中伴发白细胞严重减少或出现贫血时，本品可分别与重组人粒细胞集落刺激因子（rhG-CSF）或重组人红细胞生成素（rhEPO）合并使用 |
| 注意事项 | 1. 本品过量应用或常规应用于特异体质者可造成血小板过度升高<br>2. 本品应在化疗结束后 6~24 小时开始使用<br>3. 使用本品过程中应定期检查血常规，一般应隔日 1 次，密切注意外周血小板计数的变化，血小板计数达到所需指标时，应及时停药 |
| 禁忌 | 1. 对本品及其中成分过敏者禁用<br>2. 严重心、脑血管疾病者禁用<br>3. 患有其他血液高凝状态疾病者，近期发生血栓病患者禁用<br>4. 合并严重感染者，宜控制感染后再使用本品 |
| 不良反应 | 偶有发热、寒战、肌肉酸痛、膝关节痛、头晕、头痛、血压升高等，一般不需处理，多可自行恢复 |
| 特殊人群用药 | 妊娠与哺乳期妇女：不宜应用 |
| 药典 | Chin. P. |
| 国家处方集 | CNF |
| 其他推荐依据 | |
| ■ 药品名称 | 白细胞介素-2 Interleukin-2 |
| 适应证 | 1. 用于肾细胞癌、黑色素瘤、乳腺癌、膀胱癌、肝癌、直肠癌、淋巴癌、肺癌等恶性肿瘤的治疗，癌性胸腹水的控制，淋巴因子激活的杀伤细胞的培养<br>2. 用于手术、放疗及化疗后的肿瘤患者的治疗，可增强机体免疫功能<br>3. 用于先天或后天免疫缺陷症的治疗，提高患者细胞免疫功能和抗感染能力<br>4. 各种自身免疫病的治疗，如类风湿关节炎、系统性红斑狼疮、干燥综合征等<br>5. 对某些病毒性、杆菌性疾病、胞内寄生菌感染性疾病，如乙型肝炎、麻风病、肺结核、白念珠菌感染等具有一定的治疗作用 |
| 制剂与规格 | 注射用重组人白介素-2：①10 万 IU；②20 万 IU；③50 万 IU；④100 万 IU；⑤150 万 IU；⑥200 万 IU |
| 用法与用量 | 用灭菌注射用水溶解，具体用法、剂量和疗程因病而异，一般采用下述几种方法（或遵医嘱）<br>1. 皮下注射：重组人白介素-2（125Ala）60 万~100 万 IU/$m^2$ 加 2ml 注射用水溶解，皮下注射 3 次/周，6 周为一疗程 |

续　表

| | |
|---|---|
| | 2. 静脉注射：40 万~80 万 IU/m$^2$加 0.9%氯化钠注射液 500ml，滴注时间不少于 4 小时，每周 3 次，6 周为一疗程<br>3. 介入动脉灌注：50 万~100 万 IU/次，2~4 周 1 次，2~4 次为一疗程<br>4. 区域与局部给药：①胸腔注入：用于癌性胸腔积液，重组人白介素-2（125Ala）100 万~200 万 IU/m$^2$，尽量抽去腔内积液后注入，1~2 次/周，2~4 周（或积液消失）为一疗程；②肿瘤病灶局部给药：根据瘤体大小决定用药剂量，一次用量不少于 10 万 IU，隔日 1 次，4~6 次为一疗程 |
| **注意事项** | 1. 本品必须在有经验的专科医师指导下慎重使用<br>2. 药瓶有裂缝、破损者不能使用。本品加 0.9%氯化钠注射液溶解后为透明液体，如遇有浑浊、沉淀等现象，不宜使用。药瓶开启后，应一次使用完，不得多次使用<br>3. 使用本品应从小剂量开始，逐渐增大剂量。应严格掌握安全剂量。使用本品低剂量、长疗程可降低毒性，并且可维持抗肿瘤活性<br>4. 药物过量可引起毛细血管渗漏综合征，表现为低血压、末梢水肿、暂时性肾功能不全等，应立即停用，对症处理 |
| **禁忌** | 禁用于：对本品成分有过敏史的患者。高热、严重心脏病、低血压者，严重心肾功能不全者，肺功能异常或进行过器官移植者。重组人白介素~2 既往用药史中出现过与之相关的毒性反应：包括持续性室性心动过速；未控制的心率失常；胸痛并伴有心电图改变、心绞痛或心肌梗死；肾衰竭需透析> 72 小时；昏迷或中毒性精神病> 48 小时；顽固性或难治性癫痫；肠局部缺血或穿孔；消化道出血需外科手术 |
| **不良反应** | 各种不良反应中最常见发热、寒战，与用药剂量有关。一般是一过性发热（38℃左右），亦可有寒战高热，停药后 3~4 小时体温可自行恢复正常。个别患者可出现恶心、呕吐、类感冒症状。皮下注射者局部可出现轻度红肿、硬结、疼痛，各种不良反应停药后均可自行恢复。使用较大剂量时，本品可能会引起毛细血管渗漏综合征，表现为低血压、末梢水肿、暂时性肾功能不全等。使用本品应严格掌握安全剂量，出现上述反应可对症治疗 |
| **特殊人群用药** | 肝功能、肾功能不全患者：严重心肾功能不全者禁用<br>儿童：慎用<br>老年人：有严重心脑肾等合并症的老年人慎用<br>妊娠与哺乳期妇女：慎用 |
| **药典** | Chin. P. |
| **国家处方集** | CNF |
| **其他推荐依据** | |
| **■ 药品名称** | **氨甲环酸　Tranexamic Acid** |
| **适应证** | 用于急性或慢性、局限性或全身性原发性纤维蛋白溶解亢进所致的各种出血。包括：①前列腺、尿道、肺、脑、子宫、肾上腺、甲状腺、肝等富有纤溶酶原激活物脏器的外伤或手术出血；②用作组织型纤溶酶原激活物（t-PA）、链激酶及尿激酶的拮抗物；③人工终止妊娠、胎盘早期剥落、死胎和羊水栓塞引起的纤溶性出血；④局部纤溶性增高的月经过多，眼前房出血及严重鼻出血；⑤防止或减轻因子Ⅷ或因子Ⅸ缺乏的血友病患者拔牙或口腔手术后的出血；⑥中枢动脉瘤破裂所致的轻度出血；⑦治疗遗传性血管神经性水肿，可减少其发作次数和严重度；⑧血友病患者发生活动性出血，可联合应用本药 |
| **制剂与规格** | 氨甲环酸片[保(乙)]：①0.125g；②0.25g<br>氨甲环酸注射液[保(甲)]：①2ml：0.1g；②5ml：0.25g[基]；③2ml：0.2g；④5ml：0.5g[基] |

续 表

| | |
|---|---|
| 用法与用量 | 1. 口服：一次1.0~1.5g，一日2~6g<br>2. 静脉注射或静脉滴注：一次0.25~0.50g，一日0.75~2g。以葡萄糖注射液或氯化钠注射液稀释后使用 |
| 注意事项 | 1. 以下情况慎用：血友病或肾盂实质病变发生大量血尿时，心功能损害者，肝功能、肾功能损害者和妊娠及哺乳期妇女<br>2. 本品与其他凝血因子（如因子Ⅸ）等合用，应警惕血栓形成。一般认为在凝血因子使用后8小时再用本品较为妥当<br>3. 弥散性血管内凝血所致的继发性纤溶性出血，应在肝素化的基础上应用本品<br>4. 前列腺手术出血时，用量应减少<br>5. 长时间用本品，应做眼科检查监护（如视力测验、视觉、视野和眼底）<br>6. 蛛网膜下腔出血和颅内动脉瘤出血应用本品止血时优于其他抗纤溶药，但必须注意并发脑水肿或脑梗死的危险性，至于重症有手术指征患者，本品仅可作辅助用药 |
| 禁忌 | 1. 对本品过敏者禁用<br>2. 有血栓形成倾向或有纤维蛋白沉积时禁用 |
| 不良反应 | 偶有药物过量所致颅内血栓形成和出血；尚有腹泻、恶心及呕吐；较少见经期不适；注射后少见视物模糊、头痛、头晕、疲乏等 |
| 特殊人群用药 | 肝功能、肾功能不全患者：慎用<br>妊娠与哺乳期妇女：慎用 |
| 药典 | Chin. P.、USP、BP、Jpn. P.、Eur. P. |
| 国家处方集 | CNF |
| 其他推荐依据 | |
| ■ 药品名称 | 鱼精蛋白 Protamine |
| 适应证 | 用于因注射肝素过量所引起的出血 |
| 制剂与规格 | 硫酸鱼精蛋白注射液[基,保(甲)]：①5ml：50mg；②10ml：100mg |
| 用法与用量 | 成人：静脉注射，抗肝素过量，用量与最后1次肝素使用量相当（本品1mg可中和100单位肝素），但一次用量不超过50mg。缓慢静注。一般以每分钟0.5ml的速度静注，在10分钟内注入量以不超过50mg为度。2小时内（即本品作用有效持续时间内）不宜超过100mg。除非另有确凿依据，不得加大剂量<br>儿童：①静脉滴注，抗自发性出血，一日5~8mg/kg，分2次，间隔6小时，每次以300~500ml氯化钠注射液稀释后使用，3日后改用半量。一次用量不超25mg；②缓慢静注，抗肝素过量，用量与最后1次肝素使用量相当。一般用其1%溶液，每次不超过2.5ml（25mg） |
| 注意事项 | 1. 本品易破坏，口服无效。禁与碱性物质接触<br>2. 静脉注射速度过快可致热感、皮肤发红、低血压、心动过缓等<br>3. 对鱼类过敏者应用时应注意 |
| 禁忌 | 对本品过敏者 |
| 不良反应 | 可见心动过缓、胸闷、呼吸困难及血压降低；肺动脉高压或高血压；恶心、呕吐、面部潮红、潮热及倦怠；极个别对鱼类食物过敏患者发生过敏反应；用鱼精蛋白锌胰岛素患者偶可发生严重过敏反应；可加重心脏手术体外循环所致的血小板减少 |

续 表

| | |
|---|---|
| 特殊人群用药 | 儿童：见“用法与用量” |
| 药典 | Chin. P. 、USP、BP、Jpn. P. 、Eur. P. |
| 国家处方集 | CNF |
| 其他推荐依据 | |
| ■ 药品名称 | 凝血酶　Thrombin |
| 适应证 | 用于手术中不易结扎的小血管止血、消化道出血及外伤出血等 |
| 制剂与规格 | 凝血酶冻干粉[保(甲)]：① 200U[基]；② 500U[基]；③ 1000U；④ 2000U[基]；⑤ 5000U；⑥10 000U |
| 用法与用量 | 1. 局部止血：用0.9%氯化钠注射液溶解成50~200U/ml的溶液喷雾或用本品干粉喷洒于创面<br>2. 消化道止血：用0.9%氯化钠注射液或温开水（不超37℃）溶解成10~100U/ml的溶液，口服或局部灌注，也可根据出血部位及程度增减浓度、次数 |
| 注意事项 | 1. 严禁注射。如误入血管可导致血栓形成、局部坏死危及生命<br>2. 必须直接与创面接触，才能起止血作用<br>3. 应新鲜配制使用 |
| 禁忌 | 对本品有过敏史或过敏体质者 |
| 不良反应 | 偶可致过敏反应；外科止血中应用本品曾有致低热反应的报道 |
| 特殊人群用药 | 妊娠与哺乳期妇女：妊娠期妇女仅在具有明显指征下病情必需时才能使用 |
| 药典 | Chin. P. 、USP、BP、Jpn. P. 、Eur. P. |
| 国家处方集 | CNF |
| 其他推荐依据 | |
| ■ 药品名称 | 凝血酶原复合物　Prothrombin Complex |
| 适应证 | 预防和治疗因凝血因子Ⅱ、Ⅶ、Ⅸ、Ⅹ缺乏导致的出血，如乙型血友病、严重肝病及弥散性血管内凝血（DIC）等；用于逆转抗凝药如双香豆素类及茚满二酮等诱导的出血；预防和治疗已产生因子Ⅷ抑制性抗体的甲型血友病患者 |
| 制剂与规格 | 冻干人凝血酶原复合物[保(乙)]：①100PE；②200PE；③300PE；④400PE |
| 用法与用量 | 用法：①用前应先将本品和灭菌注射用水或5%葡萄糖注射液预温至20~25℃，按瓶签标示量注入预温的灭菌注射用水或5%葡萄糖注射液，轻轻转动直至本品完全溶解（注意勿使产生很多泡沫）；②可用0.9%氯化钠注射液或5%葡萄糖注射液稀释成50~100ml，然后用带有滤网装置的输血器进行静脉滴注。滴注速度开始要缓慢，15分钟后稍加快滴注速度，一般每瓶200ml血浆当量单位（PE）在30~60分钟滴毕；③静脉滴注时，医师要随时注意使用情况，若发现弥散性血管内凝血或血栓的临床症状和体征，要立即终止使用，并用肝素拮抗<br>用量：①静脉滴注，根据患者体重、出血类型及需要提高的凝血因子血浆浓度而定其用量。一般每kg体重输注10~20血浆当量单位，以后凝血因子Ⅶ缺乏者每隔6~8小时，凝血因子Ⅸ缺乏者每隔24小时，凝血因子Ⅱ和凝血因子Ⅹ缺乏者，每隔24~48小时，可减少或酌情减少剂量输用，一般历时2~3天；②在出血量较大或大手术时可根据病情适当增加剂量；③凝血酶原时间延长患者如拟作脾切除者要先于手术前用药，术中和术后根据病情决定 |

续 表

| | |
|---|---|
| 注意事项 | 1. 除肝病出血患者外，一般在用药前应确诊患者是缺乏凝血因子Ⅱ、Ⅶ、Ⅸ、Ⅹ方能对症下药<br>2. 用药期间应定期进行活化部分凝血活酶时间、纤维蛋白原、血小板及凝血酶原时间监测，以早期发现血管内凝血等合并症<br>3. 乙型血友病用药期间应一日检测因子Ⅸ血浆浓度，并据此调整用量<br>4. 近期接受外科手术者应权衡利弊，斟酌使用 |
| 禁忌 | 在严格控制适应证的情况下，无已知禁忌证 |
| 不良反应 | 少数患者会出现面部潮红、眼睑水肿、皮疹及呼吸急促等过敏反应，严重者甚至血压下降或过敏性休克；偶可伴发血栓形成；快速滴注可出现发热、寒战、头痛、潮红、恶心、呕吐及气短；A、B、或 AB 血型患者大量输注时，偶可发生溶血 |
| 特殊人群用药 | 肝功能、肾功能不全患者：肝脏疾病者应权衡利弊，斟酌使用<br>儿童：婴幼儿慎用<br>妊娠与哺乳期妇女：慎用 |
| 药典 | Chin. P. 、BP、Eur. P. |
| 国家处方集 | CNF |
| 其他推荐依据 | |
| ■ 药品名称 | 甲萘氢醌 Menadiol |
| 适应证 | 用于维生素 K 缺乏所致的凝血障碍性疾病 |
| 制剂与规格 | 醋酸甲萘氢醌片[保(甲)]：①2mg[基]；②4mg[基]；③5mg<br>醋酸甲萘氢醌注射液：①1ml：5mg；②1ml：10mg |
| 用法与用量 | 1. 口服：一次 2~4mg，一日 3 次<br>2. 肌内或皮下注射：①成人，一次 5~15mg，一日 1~2 次 g；②儿童，一次 5~10mg，一日 1~2 次 |
| 注意事项 | 1. 对葡萄糖-6-磷酸脱氢酶缺陷者谨慎用药<br>2. 对肝素引起的出血倾向及凝血酶原时间延长无效。外伤出血无必要使用本品<br>3. 用药期间应定期测定凝血酶原时间<br>4. 肠道吸收不良患者，以采用注射途径给药为宜<br>5. 肝功能损害时疗效不明显，盲目加量，反而加重肝脏损害 |
| 禁忌 | 对本品过敏者、严重肝脏疾患或肝功能不全者、妊娠晚期患者禁用 |
| 不良反应 | 常见恶心、呕吐等胃肠道反应；偶见过敏反应 |
| 特殊人群用药 | 肝功能、肾功能不全患者：肝功能损害时疗效不明显，盲目加量，反而加重肝脏损害；严重肝脏疾患或肝功能不全者禁用<br>妊娠与哺乳期妇女：妊娠晚期禁用 |
| 药典 | Chin. P. |
| 国家处方集 | CNF |
| 其他推荐依据 | |

续　表

| ■ 药品名称 | 人纤维蛋白原　HumanFibrinogen |
|---|---|
| 适应证 | 1. 先天性纤维蛋白原减少或缺乏症<br>2. 获得性纤维蛋白原减少症：严重肝脏损伤、肝硬化、弥散性血管内凝血、产后大出血、因大手术（外伤或内出血等）引起的纤维蛋白原缺乏而造成的凝血障碍 |
| 制剂与规格 | 冻干人纤维蛋白原[基,保(乙)]：2.0g |
| 用法与用量 | 用法：使用前先将本品及灭菌注射用水预温至30~37℃，然后按瓶签标示量注入预温的灭菌注射用水，置30~37℃水浴中，轻轻摇动使制品全部溶解（切忌剧烈振摇以免蛋白变性）。用带有滤网装置的输液器进行静脉滴注。滴注速度一般以60滴/分左右为宜<br>用量：应根据病情及临床检验结果决定，一般首次给药1~2g，如需要可遵照医嘱继续给药 |
| 注意事项 | 1. 本品专供静脉输注<br>2. 本品溶解后为澄清略带乳光的溶液，允许有少量细小的蛋白颗粒存在，为此用于输注的输血器应带有滤网装置，但如发现有大量或大块不溶物时，不可使用<br>3. 在寒冷季节溶解本品或制品刚从冷处取出温度较低的情况下，应特别注意先使制品和溶解液的温度升高到30~37℃，然后进行溶解，温度过低往往会造成溶解困难并导致蛋白变性<br>4. 本品一旦溶解应尽快使用（2小时内滴注完毕） |
| 禁忌 | 无已知禁忌证 |
| 不良反应 | 少数过敏体质患者会出现变态反应，如出现皮疹、发热等；严重反应者应采取应急处理措施 |
| 特殊人群用药 | 妊娠与哺乳期妇女：慎用 |
| 药典 | Chin. P. |
| 国家处方集 | CNF |
| 其他推荐依据 | |
| ■ 药品名称 | 卡络磺钠氯化钠注射液　Carbazochrome Sodium Sulfonate and Sodium Chloride Injection |
| 适应证 | 用于泌尿系统、上消化道、呼吸道和妇产科出血疾病。对泌尿系统疗效较显著，亦可用于手术出血的预防及治疗等 |
| 制剂与规格 | 卡络磺钠氯化钠注射液[保(乙)]：100ml：卡络磺钠80mg、氯化钠0.9g |
| 用法与用量 | 静脉滴注，每次80mg |
| 注意事项 | 尚不明确 |
| 禁忌 | 对本品过敏者禁用 |
| 不良反应 | 个别患者出现恶心、眩晕及注射部红、痛，未见严重不良反应 |
| 特殊人群用药 | 尚不明确 |
| 药典 | Chin. P.、Jpn. P. |
| 国家处方集 | |
| 其他推荐依据 | 陈新谦，金有豫，汤光．新编药物学［M］．17版．北京：人民卫生出版社，2011：529. |

# 第七章

# 抗凝血药（活血药）

| | |
|---|---|
| ■ 药品名称 | 枸橼酸钠 Sodium Citrate |
| 适应证 | 抗凝血药，用于体外抗凝血 |
| 制剂与规格 | 注射用枸橼酸钠：本品为无色结晶或白色结晶性粉末；无臭，味咸；规格：①0.25g；②0.4g |
| 用法与用量 | 输血时防止血凝，每100ml全血中加入2.5%枸橼酸钠溶液10ml，可使血液不再凝固 |
| 注意事项 | 为预防枸橼酸盐中毒反应，大量输血时可静脉注射适量葡萄糖酸钙或氯化钙。一般每输注1000ml含枸橼酸钠血可静脉注射10%葡萄糖酸钙10ml或5%氯化钙10ml，以中和输入的大量枸橼酸钠，防止低钙血症发生。钙剂应单独注射，不能加入血液中，以免发生凝血 |
| 禁忌 | 当肝功能、肾功能不全或新生儿酶系统发育不全，不能充分代谢枸橼酸钠，即使缓慢输血也可能出现血钙过低现象，应特别注意 |
| 不良反应 | 在正常输血速度下，本品不会出现不良反应，当输血速度太快或输血量太大（1000ml以上）时，因枸橼酸盐不能及时被氧化，可致低钙血症，引起抽搐和心肌收缩抑制 |
| 特殊人群用药 | |
| 药典 | Chin. P. |
| 国家处方集 | |
| 其他推荐依据 | |
| ■ 药品名称 | 肝素钠 Heparin Sodium |
| 适应证 | 用于防治血栓形成或栓塞性疾病（如心肌梗死、血栓性静脉炎、肺栓塞等）；各种原因引起的弥散性血管内凝血（DIC）；也用于血液透析、体外循环、导管术、微血管手术等操作中及某些血液标本或器械的抗凝处理 |
| 制剂与规格 | 肝素钠注射液[保(甲)]：①2ml：1000U；②2ml：5000U[基]；③2ml：12 500U[基] |
| 用法与用量 | 1. 深部皮下注射：首次5000~10 000U，以后每8小时8000~10 000U或每12小时15 000~20 000U；每24小时总量约30 000~40 000U，一般均能达到满意的效果<br>2. 静脉注射：首次5000~10 000U之后，或按体重每4小时100U/kg，用氯化钠注射液稀释后应用<br>3. 静脉滴注：每日20 000~40 000U，加至氯化钠注射液1000ml中持续滴注。滴注前可先静脉注射5000U作为初始剂量<br>4. 预防性治疗：高危血栓形成患者，大多是用于腹部手术之后，以防止深部静脉血栓。在外科手术前2小时先给5000U肝素皮下注射，但麻醉方式应避免硬膜外麻醉，然后每隔8~12小时5000U，共约7天 |

续 表

| | |
|---|---|
| 注意事项 | 1. 以下情况慎用：有过敏性疾病及哮喘病史，要进行易致出血的操作（如口腔手术等）者，已口服足量的抗凝血药者，月经量过多者，肝肾功能不全；出血性器质性病变；视网膜血管疾患；妊娠期妇女<br>2. 不可肌内注射给药<br>3. 用药期间定期检测凝血时间，避免肌内注射其他药物 |
| 禁忌 | 禁用于：对本品过敏；有自发出血倾向者；血液凝固迟缓者（如血友病，紫癜，血小板减少）；外伤或术后渗血；先兆流产或产后出血者；亚急性感染性心内膜炎；海绵窦细菌性血栓形成；胃、十二指肠溃疡；严重肝肾功能不全；重症高血压；胆囊疾患及黄疸 |
| 不良反应 | 自发性出血倾向：有黏膜、伤口、齿龈渗血，皮肤淤斑或紫癜，月经量过多等；严重时有内出血征象、麻痹性肠梗阻、咯血、呕血、血尿、血便及持续性头痛；偶见过敏反应，逾量甚至可使心脏停搏。肌内注射可引起局部血肿，静脉注射可致短暂血小板减少症［肝素诱导血小板减少症（HST）］；长期使用有时反可形成血栓；ALT（GOT）、AST（GPT）升高 |
| 特殊人群用药 | 肝功能、肾功能不全患者：慎用，严重肝功能、肾功能不全禁用<br>妊娠与哺乳期妇女：妊娠期妇女慎用 |
| 药典 | Chin. P. 、USP、BP、Jpn. P. 、Eur. P. |
| 国家处方集 | CNF |
| 其他推荐依据 | |
| ■ 药品名称 | 肝素钙 Heparin Calcium |
| 适应证 | 抗凝血药，可阻抑血液的凝固过程。用于防止血栓的形成 |
| 制剂与规格 | 肝素钙注射液[基,保(甲)]：本品为无色或淡黄色的澄明液体，1ml：1 万单位 |
| 用法与用量 | 皮下注射：<br>1. 成人剂量：①深部皮下注射，首次 5000～10 000U，以后每 8 小时 5000～10 000U 或每 12 小时 10 000～20 000U，或根据凝血试验监测结果调整；②静脉注射，首次 5000～10000U，以后按体重每 4 小时 50～100U/kg，或根据凝血试验监测结果确定。用前先以氯化钠注射液50～100ml 稀释；③静脉滴注，每日 20 000～40 000U，加至氯化钠注射液 1000ml 中 24 小时持续点滴，之前常先以 5000U 静脉注射作为初始剂量；④预防性应用，术前 2 小时深部皮下注射 5000U，之后每 8～12 小时重复上述剂量，持续 7 天<br>2. 儿童剂量：①静脉注射，首次剂量按体重 50U/kg，之后每 4 小时 50～100U/kg，或根据凝血试验监测结果调整；②静脉滴注，首次 50U/kg，之后 50～100U/kg，每 4 小时 1 次，或按体表面积 10 000～20 000U/$m^2$，24 小时持续点滴，亦可根据部分凝血活酶时间（APTT 或 KPTT）试验结果确定<br>对于心血管外科手术，其首次剂量及持续 60 分钟以内的手术用量同成人常用量。对于弥散性血管内凝血，每 4 小时 25～50U/kg 持续静脉点滴。若 4～8 小时后病情无好转即应停用 |
| 注意事项 | 肝功能、肾功能不全，出血性器质性病变，视网膜血管疾患，孕妇，服用抗凝血药者及老年人应慎用 |
| 禁忌 | 对本品过敏者禁用 |
| 不良反应 | 1. 局部刺激，可见注射局部小结节和血肿，数日后自行消失<br>2. 长期用药可引起出血，血小板减少及骨质疏松等<br>3. 过敏反应较少见 |

续 表

| | |
|---|---|
| **特殊人群用药** | 肝功能、肾功能不全患者：慎用<br>儿童：见“用法与用量”<br>老年人：慎用<br>妊娠与哺乳期妇女：孕妇慎用 |
| **药典** | Chin. P. 、USP |
| **国家处方集** | CNF |
| **其他推荐依据** | |
| **■ 药品名称** | **低分子量肝素 Low Molecular Heparin** |
| **适应证** | 1. 预防深部静脉血栓形成和肺栓塞<br>2. 治疗已形成的急性深部静脉血栓<br>3. 在血液透析或血液透过时，防止体外循环系统中发生血栓或血液凝固<br>4. 治疗不稳定性心绞痛及非 ST 段抬高心肌梗死 |
| **制剂与规格** | 达肝素钠注射液[保(乙)]：①0. 2ml：2500U 抗Ⅹa；②0. 2ml：5000U 抗Ⅹa；③0. 3ml：7500U 抗Ⅹa<br>依诺肝素钠注射注[保(乙)]：①0. 2ml：2000U 抗Ⅹa；②0. 4ml：4000U 抗Ⅹa；③0. 6ml：6000U 抗Ⅹa；④0. 8ml：8000U 抗Ⅹa；⑤1. 0ml：10000U 抗Ⅹa<br>那曲肝素钙注射液[保(乙)]：1ml：9500U 抗Ⅹa |
| **用法与用量** | 1. 达肝素钠，用于：①治疗急性深静脉血栓：皮下注射 200U/kg，每日 1 次，一日用量不超过 18 000U。出血危险性较高的患者可给予 100U/kg，一日 2 次。使用本品同时可立即口服维生素 K 拮抗剂，联合治疗至少持续 5 天；②预防术后深静脉血栓的形成：术前 1~2 小时皮下注射 2500U，术后 12 小时注射 2500U，继而每日 1 次，每次注射 2500U，持续 5~10 天；③不稳定性心绞痛和非 ST 段抬高心肌梗死：皮下注射 120U/kg，每日 2 次，最大剂量为每 12 小时 10000U，用药持续 5~10 天。持续同时使用低剂量阿司匹林（70~165mg/d）；④血液透析和血液过滤期间预防凝血：慢性肾衰竭，无已知出血危险可快速静脉注射 30~40U/kg，继以每小时 10~15U/kg，静脉输注；急性肾衰竭有高度出血危险者，快速静脉注射 5~10U/kg，继以每小时 4~5U/kg 静脉滴注<br>2. 依诺肝素钠，用于：①治疗深静脉血栓：每日 1 次，皮下注射 150U/kg，或每日 2 次，每次 100U/kg。疗程一般为 10 天，并应在适当时候开始口服抗凝剂治疗；②预防静脉血栓栓塞性疾病：外科患者有中度的血栓形成危险时，皮下注射 2000U 或 4000U，每日 1 次，首次注射于前 2 小时给予；有高度血栓形成倾向的外科患者，可于术前 12 小时开始给药，每日 1 次，每日 4000U，皮下注射；内科患者预防应用，每日 1 次皮下注射 4000U，连用 6~14 天；③治疗不稳定性心绞痛或非 ST 段抬高心肌梗死：每日 100U/kg，12 小时给药 1 次，应同时应用阿司匹林，一般疗程为 2~8 天；④防止血液透析体外循环的血栓形成：100U/kg，于透析开始时由动脉血管通路给予<br>3. 那曲肝素钙，用于：①治疗血栓栓塞性疾病：皮下注射，每次可根据患者的体重范围按 0. 1ml/10kg 的剂量，间隔 12 小时注射，治疗的时间不应超过 10 天。除非禁忌，应尽早使用口服抗凝药物；②预防血栓栓塞性疾病：皮下注射。普外手术每日 1 次，每次 0. 3ml，通常至少持续 7 日，首剂在术前 2 小时用药；骨科手术使用剂量应根据患者的体重进行调节，每日一次，至少持续 10 日，首剂于术前 12 小时及术后 12 小时给予；③血液透析时预防凝血：通过血管注射。透析开始时通过动脉端单次给药，体重＜51kg，每次 0. 3ml；体重在 51~70kg，每次 0. 4ml；体重＞70kg，每次 0. 6ml |

续 表

| | |
|---|---|
| **注意事项** | 1. 宜皮下注射，不能肌内注射。皮下注射时，注射部位为前外侧或后外侧腹壁的皮下组织内，左右交替，针头应垂直进入捏起的皮肤皱褶，应用拇指与示指捏住皮肤皱褶至注射完成<br>2. 给药过量时，可用鱼精蛋白拮抗，1mg 硫酸鱼精蛋白可中和 100IU 本品<br>3. 有出血倾向者、妊娠期妇女、产后妇女慎用<br>4. 不同的低分子肝素制剂特性不同，并不等效，切不可在同一疗程中使用两种不同产品。使用时，须遵守各自产品的使用说明书的规定 |
| **禁忌** | 禁用于严重出凝血疾患，组织器官损伤出血，细菌性心内膜炎，急性消化道和脑出血，对本品过敏者 |
| **不良反应** | 可能出现的不良反应为皮肤黏膜、牙龈出血，偶见血小板减少，肝氨基转移酶升高及皮肤过敏 |
| **特殊人群用药** | 妊娠与哺乳期妇女：慎用 |
| **药典** | Chin. P. |
| **国家处方集** | CNF |
| **其他推荐依据** | 陈新谦，金有豫，汤光．新编药物学［J］．17 版．北京：人民卫生出版社，2011. |
| **药品名称** | 达比加群酯　Dabigatran Etexilate |
| **适应证** | 预防存在以下一个或多个危险因素的成人非瓣膜性房颤患者的卒中和全身性栓塞（SEE）：<br>1. 先前曾有卒中、短暂性脑缺血发作或全身性栓塞<br>2. 左心室射血分数< 40%<br>3. 伴有症状的心力衰竭，纽约心脏病协会（NYHA）心功能分级≥2 级<br>4. 年龄≥75 岁<br>5. 年龄≥65 岁，且伴有以下任一疾病：糖尿病、冠心病或高血压 |
| **制剂与规格** | 达比加群酯胶囊[基,保(乙)]：①110mg（以达比加群酯计）；②150mg（以达比加群酯计） |
| **用法与用量** | 用水送服，餐时或餐后服用均可。请勿打开胶囊<br>成人的推荐剂量为每日口服 300mg，即每次 1 粒 150mg 的胶囊，每日 2 次。应维持终身治疗<br>特殊人群：<br>（1）存在出血风险的患者：可考虑将患者的每日剂量减少为 220mg，即每次 1 粒 110mg 的胶囊，每日 2 次<br>（2）肾功能不全患者：不推荐重度肾功能受损患者使用本品；轻、中度肾功能受损患者无需调整剂量，对于中度肾功能受损患者，应当每年至少进行 1 次肾功能评估。在治疗过程中，当存在肾功能可能出现下降或恶化的临床状况时（如血容量不足、脱水，以及有一些特定的合并用药），应当对肾功能进行评估。达比加群可经透析清除，但临床经验有限<br>（3）老年患者：80 岁及以上年龄的患者治疗剂量为每日 220mg，即每次 1 粒 110mg 的胶囊，每日 2 次。年龄相关的肾功能下降的患者中，药物暴露会增加，治疗前应通过计算肌酐清除率对肾功能进行评估排除重度肾功能受损的患者，并参见肾功能受损患者的用法用量<br>（4）与其他药物的转换治疗：①从本品转换为肠道外抗凝治疗，应在本品末次给药 12 小时之后进行；从肠道外抗凝治疗转换为本品治疗，应在下一次治疗时间前 2 小时内服用本品，如果患者正在接受维持治疗（如静脉给予普通肝素），则应在停药时服用本品；②从维生素 K 拮抗剂（VKA）转换为本品治疗，应停用 VKA，当 INR（凝血酶原国际 |

续 表

| | |
|---|---|
| | 标准化比值）＜2.0时，可立即给予本品治疗；从本品转换为VKA治疗，应当根据患者的肌酐清除率决定何时开始VKA治疗（当肌酐清除率≥50ml/min时，在达比加群酯停药前3天开始给予VKA治疗；当30ml/min≤肌酐清除率＜50ml/min时，在达比加群酯停药前2天给予VKA治疗）<br>（5）其他：①心脏复律过程中，可维持本品治疗；②遗漏服药，若距下次用药时间大于6小时，仍能服用本品漏服的剂量；如果距下次用药不足6小时，则应忽略漏服的剂量；不可为弥补漏服剂量而使用双倍剂量的药物 |
| **注意事项** | 1. 肝功能受损：房颤相关性卒中和SEE预防的临床试验中排除了肝酶增高＞2ULN（正常值上限）的患者，不推荐该人群使用本品<br>2. 出血风险增高时，应谨慎使用达比加群酯。在接受达比加群酯治疗的过程中，任何部位都可能发生出血。如果出现难以解释的血红蛋白和/或血细胞比容或血压的下降，应注意寻找出血部位。建议在整个治疗期内进行密切临床监测（监测出血或贫血的体征），尤其是当存在合并危险因素时，需谨慎地进行风险获益评估。本品仅用于获益大于出血风险时<br>3. 本品不需要常规抗凝监测，但是，达比加群相关抗凝作用检测可能有助于避免在其他危险因素存在时达比加群的过高暴露。服用本品可能会有INR升高的假阳性报告，因此不应进行INR检测。稀释凝血酶时间（dTT），蛇静脉酶凝结时间（ECT）和活化部分凝血活酶时间（aPTT）可能提供有效的信息，但这些检查未标准化，解释结果时应谨慎<br>4. 发生急性肾衰竭或严重出血应停用本品<br>5. 若使用的其他药物或进行的操作可能导致出血风险增加，需慎用本品<br>6. 本品可能引起心肌梗死。本品硬胶囊包含着色剂日落黄（E110），可能引起过敏反应<br>7. 对驾驶和操作机器能力的影响尚不明确 |
| **禁忌** | 禁用于：已知对活性成分或本品任一辅料过敏者。重度肾功能不全（CrCl 30ml/min）患者。临床上显著的活动性出血。有大出血显著风险的病变或状况。联合应用任何其他抗凝药物，除非在由该种治疗转换至本品或反之，以及UFH用于维持中心静脉或动脉置管通畅的必要剂量的情况下。有预期会影响存活时间的肝功能不全或肝病。联合使用环孢菌素、全身性酮康唑、伊曲康唑、他克莫司和决奈达隆。机械人工瓣膜 |
| **不良反应** | 1. 最常报告的不良反应是出血，大约16.5%接受卒中和SEE预防治疗的房颤患者发生不同程度的出血<br>2. 虽然临床试验中发生频率很低，但大出血或严重出血仍有可能发生，任何位置出血有可能导致残疾、危及生命或致命性结果<br>3. 可能出现心肌梗死 |
| **特殊人群用药** | 肝功能、肾功能不全患者：见“用法与用量”及“注意事项”<br>儿童：不适用于非瓣膜性房颤患者的卒中和SEE预防。不推荐本品用于18岁以下患者<br>老年人：见“用法与用量”<br>妊娠与哺乳期妇女：接受达比加群酯治疗的育龄女性应避免妊娠；除非确实必需，否则妊娠女性不应接受本品治疗。使用本品治疗期间应停止授乳 |
| **药典** | USP、BP |
| **国家处方集** | |
| **其他推荐依据** | |

续　表

| ■ 药品名称 | 磺达肝癸钠　Fondaparinux |
|---|---|
| 适应证 | 本品用于进行下肢重大骨科手术（如髋关节骨的、重大膝关节手术或者髋关节置换术的等）患者预防静脉血栓栓塞事件的发生。无指征进行紧急（< 120 分钟）介入性治疗（PCI）的不稳定型心绞痛或非 ST 段抬高心肌梗死（UA/NSTEMI）患者使用溶栓或初始不接受其他形式再灌注治疗的 ST 段抬高心肌梗死患者的治疗 |
| 制剂与规格 | 磺达肝癸钠注射液[保(乙)]：0. 5ml：2. 5mg |
| 用法与用量 | 1. 接受重大骨科手术的患者：磺达肝癸钠的推荐剂量为 2. 5mg，一日 1 次，手术后皮下注射给药。假设手术后已经止血，初始剂量应在手术结束 6 小时后给予。治疗应持续直到静脉血栓栓塞的风险已减少，通常直至患者起床走动，至少术后 5~9 日。在接受髂关节手术的患者中，应延长预防使用磺达肝癸钠的时间，需再增加 24 日<br>2. 不稳定型心绞痛/非 ST 抬高心肌梗死（US/NSTEMI）治疗：磺达肝癸钠的推荐剂量为 2. 5mg，一日 1 次，皮下注射给药。做出诊断后应尽早开始治疗，治疗持续最长为 8 日。如果不到 8 日出院，则直至出院为止<br>3. ST 段抬高心肌梗死的治疗（STEMI）：磺达肝癸钠推荐剂量为 2. 5mg，一日 1 次。磺达肝癸钠首剂应静脉内给药，随后剂量通过皮下注射给药。治疗应在诊断确立后尽早给药，治疗持续最长为 8 日，如果不到 8 日就出院则直至出院为止。在 ST 段抬高心肌梗死或不稳定型心绞痛/非 ST 抬高心肌梗死患者中，那些将接受冠状动脉旁路移植术（CABG）的患者中，如果可能的话，在手术前的 24 小时内不应该给予磺达肝癸钠，可以在手术后 48 小时再次开始给药 |
| 注意事项 | 1. 不能通过肌内注射给予<br>2. 出血风险增加的患者，如先天性或获得性出血异常（如血小板计数< 50 000/$mm^3$）、胃肠道活动性溃疡疾病以及近期颅内出血或脑、脊髓或眼科手术后不久患者，应谨慎使用<br>3. 对于静脉血栓栓塞的防治，不应与任何能增加出血风险的药物合用。如地西卢定（Desirudin）溶栓药物、GP $Ⅱ_b$/$Ⅲ_α$受体阻断药、肝素或低分子肝素。其他抗血小板药物（乙酰水杨酸、双嘧达莫、噻氯匹定或氯吡格雷）及非甾体抗炎药物应慎用<br>4. 对于不稳定型心绞痛/非 ST 段抬高心肌梗死和 ST 段抬高心肌梗死的患者，正在同时接受其他能增加出血风险的药物治疗（如 GP $Ⅱ_b$/$Ⅲ_α$受体拮抗药或溶栓药）时，应慎用本药<br>5. 预防静脉血栓栓塞，肌酐清除率< 50ml/min 的患者出血风险增加，应谨慎使用 |
| 禁忌 | 禁用于：已知对磺达肝癸钠或本品中任何赋形剂成分过敏；具有临床意义的活动性出血；急性细菌性心内膜炎；肌酐清除率< 20ml/min 的严重肾脏损害 |
| 不良反应 | 常见出血（血肿，血尿，咯血，齿龈出血）。不常见贫血，呼吸困难，皮疹，瘙痒 |
| 特殊人群用药 | 肝功能、肾功能不全患者：严重肝功能受损使用本药不需要进行剂量调整。肌酐清除率< 20ml/min 的严重肾脏损害患者禁用<br>儿童：17 岁以下患者中安全性和疗效尚没有研究<br>老年人：慎用<br>妊娠与哺乳期妇女：除非明确需要，不应用于孕妇及哺乳期妇女 |
| 药典 | USP |
| 国家处方集 | CNF |
| 其他推荐依据 | |

续 表

| ■ 药品名称 | 利伐沙班 Rivaroxaban |
|---|---|
| 适应证 | 用于择期髋关节或膝关节置换手术成年患者，以预防静脉血栓形成（VTE） |
| 制剂与规格 | 利伐沙班片[基,保(乙)]：10mg |
| 用法与用量 | 口服：推荐剂量为一次 10mg，一日 1 次。如伤口已止血，应在手术后 6~10 小时首次用药。治疗疗程长短依据每个患者发生静脉血栓栓塞事件的风险而定，即由患者所接受的骨科手术类型而定。对于接受髋关节大手术的患者，推荐 1 个疗程服药 5 周。对于接受膝关节大手术的患者，推荐 1 个疗程服药 2 周。如果发生漏服 1 次，患者应立即补服，并于次日继续一天服药 1 次。患者可以在进餐时服用，也可以单独服用 |
| 注意事项 | 1. 一些亚群的患者的出血风险较高。治疗开始后，要对这些患者实施密切监测，观察是否有出血并发症征象<br>2. 伴有出血风险的患者应慎用<br>3. 有罕见的遗传性半乳糖不耐受、Lapp 乳糖酶缺乏或葡萄糖-半乳糖吸收不良问题的患者不能服用该药<br>4. 可能影响驾车和使用机械能力 |
| 禁忌 | 对本品或其中任何成分过敏者、有临床明显活动性出血的患者、具有凝血异常和临床相关出血风险的肝病患者、妊娠及哺乳期妇女禁用 |
| 不良反应 | 常见术后出血、贫血、恶心、ALT（GOT）、AST（GPT）升高。少见晕厥、头晕、头痛、心动过速、胃功能损害。罕见过敏性皮炎、痛痒、荨麻疹等 |
| 特殊人群用药 | 肝功能、肾功能不全患者：在重度肾损害（肌酐清除率< 30ml/min）患者中，本品的血药浓度可能显著升高，不建议用于肌酐清除率< 15ml/min 的患者。肌酐清除率为 15~29ml/min 的患者应慎用<br>儿童：18 岁以下不推荐使用<br>妊娠与哺乳期妇女：禁用 |
| 药典 | Chin. P. |
| 国家处方集 | CNF |
| 其他推荐依据 | |
| ■ 药品名称 | 链激酶 Streptokinase |
| 适应证 | 用于急性心肌梗死等血栓性疾病 |
| 制剂与规格 | 注射用重组链激酶[保(甲)]：①10 万 U；②50 万 U；③150 万 U |
| 用法与用量 | 急性心肌梗死静脉溶栓治疗：150 万 U 溶解于 5%葡萄糖 100ml，静脉滴注 1 小时。应尽早开始，争取发病 12 小时内开始治疗。对于特殊患者（如体重过低或明显超重），可根据具体情况适当增减剂量（按 2 万 U/kg 体重计） |
| 注意事项 | 用本品治疗血管再通后，发生再梗死，可用其他溶栓药 |
| 禁忌 | 禁用于：对本品过敏者；2 周内有出血、手术、外伤史、心肺复苏或不能实施压迫止血的血管穿刺等者；近 2 周内有溃疡出血病史、食管静脉曲张、溃疡性结肠炎或出血性视网膜病变者；未控制的高血压（血压> 180/110mmHg）；不能排除主动脉夹层者；凝血障碍及出血性疾病患者；严重肝肾功能障碍患者；二尖瓣狭窄合并心房颤动伴左房血栓者；感染性心内膜炎患者；链球菌感染者；妊娠及哺乳期妇女 |

续 表

| | |
|---|---|
| 不良反应 | 可见发热，寒战，恶心，呕吐，肩背痛，过敏性皮疹；低血压（静脉滴注）；罕见过敏性休克；出血（穿刺部位出血，皮肤淤斑，胃肠道、泌尿道或呼吸道出血；脑出血）；再灌注心律失常，偶见缓慢心律失常、加速性室性自搏性心率、室性早搏或室颤等；偶见溶血性贫血，黄疸及 ALT（GOT）升高；溶栓后继发性栓塞（肺栓塞、脑栓塞或胆固醇栓塞等） |
| 特殊人群用药 | 肝功能、肾功能不全患者：严重肝肾功能障碍患者禁用<br>妊娠与哺乳期妇女：禁用 |
| 药典 | Chin. P.、BP、Eur. P.、IP |
| 国家处方集 | CNF |
| 其他推荐依据 | |
| ■ 药品名称 | 尿激酶 Urokinase |
| 适应证 | 用于血栓栓塞性疾病的溶栓治疗（包括急性广泛性肺栓塞、胸痛 6~12 小时内的冠状动脉栓塞和心肌梗死、症状短于 3~6 小时的急性期脑血管栓塞、视网膜动脉栓塞和其他外周动脉栓塞症状严重的髂股静脉血栓形成者）；人工心瓣手术后预防血栓形成；保持血管插管和胸腔及心包腔引流管的通畅 |
| 制剂与规格 | 注射用尿激酶[保(甲)]：①500U；②5000U；③1 万 U；④2 万 U；⑤5 万 U；⑥10 万 U；⑦20 万 U；⑧25 万 U[基]；⑨50 万 U；⑩150 万 U；⑪250 万 U |
| 用法与用量 | 本品临用前应以氯化钠注射液或 5%葡萄糖注射液配制<br>1. 肺栓塞：初次剂量按体重 4400U/kg，以氯化钠注射液或 5%葡萄糖注射液配制，以 90ml/h 速度 10 分钟内滴完；其后以每小时 4400U 的给药速度，连续静脉滴注 2 小时或 12 小时。也可按体重 15000U/kg，氯化钠注射液配制后肺动脉内注入；必要时，可根据情况调整剂量，间隔 24 小时重复 1 次，最多使用 3 次<br>2. 心肌梗死：建议以氯化钠注射液配制后，按 6000U/min 冠状动脉内连续滴注 2 小时，滴注前应先行静脉给予肝素 2500~10000U。也可将本品 150 万 U 配制后静脉滴注，30 分钟滴完<br>3. 外周动脉血栓：以氯化钠注射液配制本品（浓度 2500U/ml），4000U/min 速度经导管注入血凝块。每 2 小时夹闭导管 1 次；可调整滴入速度为 1000U/min，直至血块溶解<br>4. 防治心脏瓣膜替换术后的血栓形成：可用本品 4400U/kg，0.9%氯化钠注射液配制后 10 分钟到 15 分钟滴完。然后以每小时 4400U/kg 静脉滴注维持。当瓣膜功能正常后即停止用药；如用药 24 小时仍无效或发生严重出血倾向应停药<br>5. 脓胸或心包积脓：常用抗生素和脓液引流术治疗。引流管常因纤维蛋白形成凝块而阻塞引流管。此时可胸腔或心包腔内注入灭菌注射用水配制（5000U/ml）的本品 10000~250000U。既可保持引流管通畅，又可防止胸膜或心包粘连或形成心包缩窄<br>6. 眼科应用：用于溶解眼内出血引起的前房血凝块。使血块崩解，有利于手术取出。常用量为 5000U 用 2ml 氯化钠注射液配制冲洗前房 |
| 注意事项 | 1. 下列情况应权衡利弊后慎用：近 10 天内分娩、进行过组织活检、静脉穿刺、大手术的患者及严重胃肠道出血患者；极有可能出现左心血栓者（如二尖瓣狭窄伴心房纤颤）；亚急性感染性心内膜炎患者；继发于肝肾疾病而有出血倾向或凝血障碍者；妊娠及哺乳期妇女；脑血管病患者；糖尿病性出血性视网膜病者<br>2. 溶栓的疗效均需后继的肝素抗凝加以维持 |

续 表

| | |
|---|---|
| | 3. 应用本品前，应对患者进行血细胞比容、血小板计数、凝血酶时间（TT）、凝血酶原时间（PT）、激活的部分凝血活酶时间（APTT）及优球蛋白溶解时间（ELT）的测定。TT和APTT应小于2倍延长的范围内<br>4. 用药期间应密切观察患者反应，如脉率、体温、呼吸频率和血压、出血倾向等，至少每4小时记录1次<br>5. 静脉给药时，要求穿刺一次成功，以避免局部出血或血肿<br>6. 动脉穿刺给药时，给药结束应在穿刺局部加压至少30分钟，并用无菌绷带和敷料加压包扎，以免出血 |
| 禁忌 | 急性内脏出血，急性颅内出血，陈旧性脑梗死，近2个月内进行过颅内或脊髓内外科手术，颅内肿瘤，动静脉畸形或动脉瘤，血液凝固异常、严重难控制的高血压患者，主动脉夹层，感染性心内膜炎。相对禁忌证包括延长的心肺复苏术，严重高血压，近4周内的外伤，3周内手术或组织穿刺，分娩后10天，活动性溃疡病，重症肝脏疾患禁用 |
| 不良反应 | 常见出血；其他有头痛，恶心，呕吐，食欲缺乏；少见有发热、过敏等 |
| 特殊人群用药 | |
| 药典 | Chin. P. |
| 国家处方集 | CNF |
| 其他推荐依据 | |
| ■ 药品名称 | 阿替普酶 Alteplase |
| 适应证 | 用于急性心肌梗死的溶栓治疗，血流不稳定的急性大面积肺栓塞的溶栓治疗，急性缺血性脑卒中的溶栓治疗 |
| 制剂与规格 | 注射用阿替普酶[保(乙)]：①10mg；②20mg；③50mg |
| 用法与用量 | 静脉注射：使用注射用水配制浓度为1mg/ml或2mg/ml。配制溶液可用氯化钠注射液稀释至0.2mg/ml的最小浓度 |
| | 1. 急性心肌梗死：<br>（1）国外推荐用法：①对于发病后6小时内给予治疗的患者，采取90分钟加速给药法：15mg静脉注射，其后30分钟内静脉滴注50mg，其后60分钟给予35mg静脉滴注，直至最大剂量达100mg。体重低于65kg者，给予15mg静脉注射，以后30分钟内按0.75mg/kg静脉滴注，而后60分钟按0.5mg/kg；②发病后6~12小时内给予治疗的患者，采取3小时给药法：10mg静脉推注，其后1小时持续静脉滴注50mg，剩余剂量每30分钟静脉滴注10mg，至3小时滴完，最大剂量100mg。体重低于65kg者，总剂量不超过1.5mg/kg，最大剂量为100mg。<br>（2）国内TUCC试验建议：用量为50mg（首先8mg静脉注射，后42mg在90分钟内静脉滴注）。配合肝素静脉应用（给药前肝素5000U静注，继之以1000U/h速率维持静脉滴注，以APTT结果调整肝素剂量，使APTT维持在50~70秒）<br>2. 肺栓塞：剂量为100mg，2小时滴完。常用方法为：10mg在1~2分钟内静脉注射，90mg在2小时内静脉滴注。体重低于65kg者，总剂量不超过1.5mg/kg<br>3. 急性缺血性脑卒中：必须经适当的影像学检查排除颅内出血之后，在急性缺血性脑卒中症状发生的3小时内进行治疗。推荐剂量为0.9mg/kg，最大剂量为90mg，总剂量的10%先从静脉注射，剩余剂量在随后60分钟持续静脉滴注 |

续　表

| | |
|---|---|
| 注意事项 | 见“尿激酶”<br>本药不宜与其他药物作配伍静脉滴注 |
| 禁忌 | 出血体质；口服抗凝血药；目前或近期有严重的或危险的出血；已知有颅内出血史或疑有颅内出血；疑有蛛网膜下腔出血或处于因动脉瘤而导致蛛网膜下腔出血状态；有中枢神经系统病变史或创伤史（如肿瘤、动脉瘤以及颅内或椎管内手术）；最近（10 天内）曾进行有创的心外按压、分娩或非压力性血管穿刺（如锁骨下或颈静脉穿刺）；严重的未得到控制的动脉高血压；主动脉夹层；感染性心内膜炎或心包炎；急性胰腺炎；最近 3 个月有胃肠溃疡史、食管静脉曲张、动脉瘤或动脉/静脉畸形史；出血倾向的肿瘤；严重的肝病，包括肝衰竭、肝硬化、门静脉高压（食管静脉曲张）及活动性肝炎；最近 3 个月内有严重的创伤或大手术。治疗急性心肌梗死、急性肺栓塞时的补充禁忌证：有脑卒中史。治疗急性缺血性脑卒中时的补充禁忌证：缺血性脑卒中症状发作已超过 3 小时尚未开始静脉滴注治疗或无法确知症状发作时间；开始静脉滴注治疗前神经学指征不足或症状迅速改善；经临床（NIHSS＞25）和/或影像学检查评定为严重脑卒中；脑卒中发作时伴随癫痫发作；CT 扫描显示有颅内出血迹象；尽管 CT 扫描未显示异常，仍怀疑蛛网膜下腔出血；48 小时内曾使用肝素且凝血酶原时间高于实验室正常值上限；有脑卒中史并伴有糖尿病；近 3 个月内有脑卒中发作；血小板计数低于 $100\times10^9$/L；收缩压大于 185mmHg 或舒张压大于 110mmHg，或需要强力（静脉内用药）治疗手段以控制血压；血糖低于 2. 8mmol/L 或高于 22. 2mmol/L |
| 不良反应 | 见“尿激酶” |
| 特殊人群用药 | 儿童：不适用<br>老年人：不适用 |
| 药典 | USP、BP、Eur. P. |
| 国家处方集 | CNF |
| 其他推荐依据 | |
| ■ 药品名称 | 瑞替普酶　Reteplase |
| □ 其他名称 | 重组人组织型纤溶酶原激酶衍生物　Recombinant Reteplase |
| 适应证 | 瑞替普酶是野生型组织型纤溶酶激活剂（t-PA）缺失突变物，能催化内源性纤溶酶原转变为纤溶酶，从而溶解纤维蛋白细丝，发挥溶栓作用，达到疏通血管，迅速缓解症状。用于成人由冠状动脉血栓形成引起的急性心肌梗死的溶栓治疗 |
| 制剂与规格 | 注射用重组人组织型纤溶酶原激酶衍生物：每瓶 5. 0MU |
| 用法与用量 | 静脉注射：一次 10MU 双弹丸注射给药，每次注射时间 2 分钟，两次注射时间宜间隔 30 分钟 |
| 注意事项 | 1. 应用剂量较大时，少数患者可出现出血，若发生严重出血应即停药，并输入新鲜血液<br>2. 为防止效价降低，溶解时宜用少量注射用水溶解，不宜与葡萄糖溶液或注射用水稀释<br>3. 注射时应使用单独的静脉通路，不宜与其他药物配伍应用，避免剧烈振摇。水溶液不稳定，需新鲜配制，已配制的注射液在室温（25℃）下不能超过 8 小时，低温（2～5℃）不可超过 24 小时<br>4. 少数有过敏反应，如头痛、恶心、呕吐、食欲缺乏等，严重者应立即停药，对发热者可口服对乙酰氨基酚退热，但不能应用阿司匹林和其他有抗血小板作用的退热药<br>5. 用药期间宜监测患者心电图，出现心律不齐时应即停药，并采取抢救措施<br>6. 本品应在出现症状后尽早应用，给药后备用治疗心动过缓、室性兴奋性增高的抗心律失常药 |

续　表

| | |
|---|---|
| 禁忌 | 近期内有严重出血、消化道溃疡、结肠炎、食管静脉曲张、主动脉瘤、出血性疾病和出血倾向、近期在2周内有过手术、外伤、穿刺、活体组织检查者、严重高血压、近期6个月内发生中风者禁用。妊娠期妇女、临产前2周内和产后14日内者禁用。70岁以上老年患者、严重肝功能不全者禁用 |
| 不良反应 | 常见出血（颅内、腹膜后、消化道、泌尿道、呼吸道、穿刺或破损部位）、过敏、恶心、呕吐、发热、呼吸困难、低血压；罕见胆固醇栓塞 |
| 特殊人群用药 | 肝功能、肾功能不全患者：严重肝功能不全者禁用<br>老年人：70岁上禁用<br>妊娠与哺乳期妇女：妊娠期、临产前2周内和产后14日内禁用 |
| 药典 | Chin. P. |
| 国家处方集 | CNF |
| 其他推荐依据 | |
| ■ 药品名称 | 蚓激酶　Lumbrokinase |
| 适应证 | 用于缺血性脑血管病中纤维蛋白原增高及血小板凝集率增高的患者 |
| 制剂与规格 | 蚓激酶肠溶胶囊[保(乙)]：30万U |
| 用法与用量 | 口服：一次60万U，一日3次，或遵医嘱。饭前半小时服用。3~4周为1个疗程，可连服2~3个疗程，也可连续服用至症状好转 |
| 注意事项 | 1. 本品必须饭前服用<br>2. 有出血倾向者慎用 |
| 禁忌 | 对本品过敏者禁用 |
| 不良反应 | 极少数患者可出现轻度头痛、头晕、便秘、恶心等 |
| 特殊人群用药 | 儿童：慎用<br>妊娠与哺乳期妇女：慎用 |
| 药典 | Chin. P. |
| 国家处方集 | CNF |
| 其他推荐依据 | |
| ■ 药品名称 | 华法林　Warfarin |
| 适应证 | 用于预防及治疗深静脉血栓及肺栓塞，预防心肌梗死后血栓栓塞并发症（卒中或体循环栓塞），预防心房颤动、心瓣膜疾病或人工瓣膜置换术后引起的血栓栓塞并发症（卒中或体循环栓塞） |
| 制剂与规格 | 华法林钠片[基,保(甲)]：①1mg；②2.5mg；③3mg；④5mg |
| 用法与用量 | 口服：成人常用量，第1~3天一日3~4mg（年老体弱及糖尿病患者半量即可），3天后可给维持量一日2.5~5.0mg |

续 表

| | |
|---|---|
| **注意事项** | 1. 少量华法林可由乳汁分泌，常规剂量对婴儿影响较小<br>2. 老年人及妇女经期慎用<br>3. 严格掌握适应证，在无凝血酶原测定的条件时，切不可滥用本品<br>4. 本品个体差异较大，治疗期间应严密观察病情及出血，并依据凝血酶原时间、INR 值调整用量，理想的应维持 INR 在 2~3 之间<br>5. 严重出血可静注维生素 K，必要时可输全血、血浆或凝血酶原复合物<br>6. 本品起效缓慢，如需快速抗凝，先用肝素治疗后，开始华法林和肝素同时延续肝素最少 5~7 日直至 INR 在目标范围内 2 日以上，才可停用肝素 |
| **禁忌** | 禁用于：肝肾功能不全；未经治疗或不能控制的高血压；近期手术者；中枢神经系统或眼部手术；凝血功能障碍；最近颅内出血；活动性溃疡；感染性心内膜炎、心包炎或心包积液；活动性溃疡；外伤；先兆流产；妊娠期妇女 |
| **不良反应** | 出血；早期表现有淤斑、紫癜、牙龈出血、鼻出血、伤口出血经久不愈、月经量过多等；肠壁血肿可致亚急性肠梗阻，硬膜下颅内血肿和穿刺部位血肿；偶见恶心、呕吐、腹泻、瘙痒性皮疹、过敏反应及皮肤坏死；罕见双侧乳房坏死，微血管病或溶血性贫血以及大范围皮肤坏疽 |
| **特殊人群用药** | 肝功能、肾功能不全患者：禁用<br>老年人：慎用<br>妊娠与哺乳期妇女：妊娠期禁用 |
| **药典** | USP、BP、Eur. P.、Jpn. P.、IP |
| **国家处方集** | CNF |
| **其他推荐依据** | |

# 第八章

# 免疫抑制剂

| ■ 药品名称 | 来氟米特　Leflunomide |
| --- | --- |
| 适应证 | 用于类风湿关节炎，减缓骨质破坏，减轻症状和体征 |
| 制剂与规格 | 来氟米特片[基,保(乙)]：10mg |
| 用法与用量 | 口服：①成人常用量，一日 20~50mg，一次口服。连续 3 天后，维持量一日 10~20mg，一次口服；②儿童常用量：国内产品尚未建立。国外产品如下：体重< 20kg：10mg，隔日 1 次；20~40kg：10mg，一日一次；> 40kg：同成人量 |
| 注意事项 | 1. 本品可抑制骨髓，可出现周围血白细胞计数减少，停药后可恢复<br>2. 本品可导致 AST（GPT）及 ALT（GOT）升高，停药后可恢复<br>3. 本品可引起胃肠反应，与药物剂量相关<br>4. 本品有致畸作用<br>5. 应用本品期间不宜使用免疫活疫苗<br>6. 拟生育者必须停药 3 个月以上<br>7. 免疫缺陷、未控制感染、活动性胃肠道疾病、肾功能不全、骨髓发育不良者不宜用本品。有高血压患者在用药过程中应监测血压<br>8. 用药期间检测肝功能、血象，每 1~3 个月 1 次 |
| 禁忌 | 对本品过敏者、妊娠及哺乳期妇女、拟在近期内生育者、肝肾功能重度不全者禁用 |
| 不良反应 | 1. 胃肠道：口腔溃疡、消化不良、恶心、呕吐、腹泻，腹泻严重者宜停药<br>2. 肝酶升高：AST（GPT）及 ALT（GOT）升高达正常值 3 倍者宜停药，低于 3 倍则减量<br>3. 血白细胞计数下降至 $3.0\times10^9$/L 时宜停药，（3.0~3.5）$\times10^9$/L 则减量<br>4. 其他：脱发、乏力、血压升高、头晕、皮疹、瘙痒、呼吸道感染 |
| 特殊人群用药 | 肝功能、肾功能不全患者：肝肾功能重度不全者禁用<br>妊娠与哺乳期妇女：禁用 |
| 药典 | USP、BP、Eur. P. |
| 国家处方集 | CNF |
| 其他推荐依据 | |
| ■ 药品名称 | 泼尼松　Prednisone |
| 适应证 | 本品适用于过敏性与自身免疫性炎症性疾病<br>1. 重症多发性皮肌炎、严重支气管哮喘、风湿病、皮肌炎、血管炎、溃疡性结肠炎、肾病综合征等<br>2. 治疗各种急性严重性细菌感染、重症肌无力<br>3. 血小板减少性紫癜、粒细胞减少症、急性淋巴性白血病、各种肾上腺皮质功能不足症 |

续　表

| | |
|---|---|
| | 4. 用于器官移植的抗排斥反应<br>5. 过敏性疾病、胶原性疾病（如系统性红斑狼疮、结节性动脉周围炎等）、剥脱性皮炎、药物性皮炎、天疱疮、神经性皮炎、荨麻疹、湿疹等皮肤疾病<br>6. 用于肿瘤如急性淋巴性白血病、恶性淋巴瘤<br>7. 滴眼用于睑球结膜炎、角膜炎和眼前段组织炎症 |
| **制剂与规格** | 泼尼松片[基,保(甲)]：5mg<br>泼尼松滴眼剂：①0.5%，5ml；②0.5%，10ml<br>泼尼松眼膏：0.5%，3g |
| **用法与用量** | 1. 口服：一般一次5~10mg，一日2~3次，一日10~60mg。用于系统性红斑狼疮、溃疡性结肠炎、肾病综合征、自身免疫性贫血等，一日40~60mg，病情稳定后逐渐减量。用于药物性皮炎、支气管哮喘、荨麻疹等过敏性疾病，一日20~40mg，症状减轻后逐渐减量，每间隔1日减少5mg。用于急性淋巴性白血病及恶性淋巴瘤，一日60~80mg，待症状缓解后减量<br>2. 滴眼：一次1~2滴，一日2~4次<br>3. 外用：用于过敏性皮炎、湿疹，用量依病变大小和用药部位而定，一日1~2次 |
| **注意事项** | 1. 患有高血压、糖尿病、胃肠溃疡、精神病、青光眼者等慎用<br>2. 对长期应用本品者，在手术时及术后3~4日内常需酌增用量，以防肾上腺皮质功能不足。一般外科患者应尽量不用，以免影响伤口的愈合<br>3. 与抗菌药物并用于细菌感染疾病时，应在抗菌药使用之后使用，而停药则应在停用抗菌药物之前，以免掩盖症状，延误治疗 |
| **禁忌** | 1. 对糖皮质激素过敏者禁用<br>2. 活动性肺结核者禁用<br>3. 严重精神疾病者、癫痫、活动性消化性溃疡、糖尿病、新近胃肠吻合手术、骨折、创伤修复期、角膜溃疡、未能控制的感染者、较重的骨质疏松者禁用<br>4. 未进行抗感染治疗的急性化脓性眼部感染者禁用<br>5. 泼尼松滴眼剂对急性化脓性眼部感染、急性单纯疱疹病毒性角膜炎，牛痘、水痘及其他大多数角膜病毒感染者禁用 |
| **不良反应** | 1. 长期超生理剂量的应用，可出现并发感染、向心性肥胖、满月脸、紫纹、皮肤变薄、肌无力、肌萎缩、低血钾、水肿、恶心、呕吐、高血压、糖尿、痤疮、多毛、感染、胰腺炎、伤口愈合不良、骨质疏松、诱发或加重消化道溃疡、儿童生长抑制、诱发精神症状等<br>2. 滴眼可引起眼压升高，导致视神经损害、视野缺损、后囊膜下白内障、继发性真菌或病毒感染等<br>其他不良反应同“氢化可的松” |
| **特殊人群用药** | 妊娠与哺乳期妇女：慎用 |
| **药典** | Chin. P.、USP、BP、Eur. P.、IP |
| **国家处方集** | CNF |
| **其他推荐依据** | |
| **药品名称** | **硫唑嘌呤　Azathioprine** |
| **适应证** | 用于系统性红斑狼疮，皮肌炎，系统性血管炎及其他自身免疫性结缔组织病及难治性特发性血小板减少性紫癜 |
| **制剂与规格** | 硫唑嘌呤片[基,保(甲)]：①50mg；②100mg |

续 表

| | |
|---|---|
| 用法与用量 | 口服：用于自身免疫性疾病：①成人常用量一次100mg，一日1次。病情缓解后一次50mg，一日1次；②小儿常用量，一次按体重1~3mg/kg，一日1次。用于难治性特发性血小板减少性紫癜：一日1~3mg/kg，1次或分次服用，有效后酌减 |
| 注意事项 | 1. 周围全血细胞计数检查以监测骨髓抑制征象，监测频率在最初服用时，需每4周1次，之后可减少至每3个月1次。大剂量用药和肝肾功能损伤患者可增加监测频率，出现出血现象、感染、肝功能损伤时应立即减量或停药<br>2. 原有肝肾功能不全患者或老年人降低用药剂量<br>3. 发生非霍奇金淋巴瘤、皮肤癌、肉瘤和原位子宫颈癌的危险性增加 |
| 禁忌 | 对硫唑嘌呤和巯嘌呤过敏者，妊娠或准备妊娠的妇女及哺乳期妇女禁用 |
| 不良反应 | 1. 生殖系统：对精子、卵子亦有一定的损伤，使用时应注意<br>2. 消化系统：畏食、恶心、呕吐等常见。偶可致胰腺炎。肝脏毒性亦较常见，用药后，患者可见肝中心及小叶静脉消失，出现黄疸、肝大、腹痛、腹水、肝性脑病、胆汁淤积、AST（GPT）及ALT（GOT）升高、肝实质细胞坏死、肝细胞纤维化、肝硬化等<br>3. 血液：可出现白细胞计数及血小板减少、巨红细胞血症、贫血。大剂量及用药过久时可有严重骨髓抑制，甚至出现再生障碍性贫血<br>4. 其他：可继发感染、脱发、黏膜溃疡、腹膜出血、视网膜出血、肺水肿等。另外，长期用药可增加风湿病患者发生肿瘤的危险性 |
| 特殊人群用药 | 肝功能、肾功能不全患者：减量或停药<br>老年人：降低用药剂量<br>妊娠与哺乳期妇女：禁用 |
| 药典 | Chin. P.、USP、BP、Eur. P.、Jpn. P.、KP |
| 国家处方集 | CNF |
| 其他推荐依据 | |
| 药品名称 | 甲氨蝶呤 Methotrexate |
| 适应证 | 类风湿关节炎、银屑病及银屑病关节炎、强直性脊柱炎的周围关节炎 |
| 制剂与规格 | 甲氨蝶呤片剂[基,保(甲)]：2.5mg<br>注射用甲氨蝶呤[基,保(甲)]：5mg |
| 用法与用量 | 1. 类风湿关节炎：口服，一周1次，7.5~15mg，最高剂量一周1次25mg。胃肠道症状严重者可皮下注射。与其他免疫抑制药合用时一周量可减<br>2. 银屑病关节炎：口服，一周1次，15~20mg<br>3. 强直性脊柱炎的周围关节炎：口服，一周1次，7.5~10mg |
| 注意事项 | 1. 本品是治疗类风湿关节炎的标准药，有大量临床资料证明它对类风湿关节炎的有效性和安全性<br>2. 治疗银屑病关节炎（包括银屑病皮损）有疗效<br>3. 低剂量，一周7.5~15mg，未见有明显细胞毒作用<br>4. 接受本品治疗过程中可出现肝酶上升，若肝酶上升到正常值的3倍，需停药。至停药后4周内肝酶可恢复<br>5. 长期服用出现感染的机会增多 |

续　表

| | |
|---|---|
| | 6. 本品可导致周围血白细胞计数和/或血小板减少，轻者停药恢复，严重者骨髓受抑<br>7. 因其对胎儿有致畸作用故应停药3个月以上方可考虑生育<br>8. 服用本品者禁酒，初始时每月查血象及肝肾功能，逐渐过渡到每3个月检测1次 |
| 禁忌 | 对本品高度过敏者，妊娠及哺乳期妇女，肾功能已受损害，营养不良，肝肾功能不全或伴有血液疾病者禁用 |
| 不良反应 | 1. 血液系统：可见白细胞计数减少、血小板减少、贫血、丙种球蛋白减少、多部位出血、败血症<br>2. 消化系统：可见口腔炎、口唇溃疡、咽喉炎、恶心、呕吐、食欲减退、畏食、腹痛、腹泻、黑粪、消化道溃疡和出血、肠炎、急性肝萎缩和坏死、黄疸、ALT（GOT）及AST（GPT）升高、碱性磷酸酶升高、γ-谷氨酸转肽酶升高、脂肪变性、肝门静脉纤维化<br>3. 泌尿系统：可见肾衰竭、氮质血症、膀胱炎、血尿、蛋白尿、少尿、尿毒症<br>4. 呼吸系统：可见咳嗽、气短、肺炎、肺纤维化<br>5. 皮肤及软组织：可见红斑、瘙痒、皮疹、光敏感、脱色、淤斑、毛细血管扩张、痤疮、疖病、脱发<br>6. 中枢神经系统：可见眩晕、头痛、视物模糊，失语症，轻度偏瘫和惊厥<br>7. 生殖系统：短期精液减少、月经不调、不育、终止妊娠、胎儿先天缺陷和严重肾病，并发感染、代谢改变、糖尿病加重、骨质疏松、组织细胞异常改变<br>8. 其他：鞘内注射后可出现惊厥、麻痹症、吉兰-巴雷综合征或脑脊液压力增加 |
| 特殊人群用药 | 肝功能、肾功能不全患者：肾功能受损者禁用；严重肾功能不全者禁用<br>妊娠与哺乳期妇女：哺乳期妇女禁用；推荐用于妊娠妇女，禁用于患银屑病的孕妇 |
| 药典 | Chin. P.、USP、BP、Eur. P.、Jpn. P.、KP |
| 国家处方集 | CNF |
| 其他推荐依据 | |
| ■ 药品名称 | 羟基脲　Hydroxycarbamide |
| 适应证 | 慢性粒细胞白血病（CML），黑色素瘤，肾癌，头颈部癌，联合放疗治疗头颈部及宫颈鳞癌 |
| 制剂与规格 | 羟基脲片[基,保(甲)]：0.5g |
| 用法与用量 | 口服：常规用药CML，一日20~60mg/kg，一周2次，连续6周为一疗程；头颈癌、宫颈鳞癌等一次80mg/kg，间隔3日1次，需与放疗合用 |
| 注意事项 | 1. 本品可抑制免疫功能，用药期间避免接种病毒疫苗<br>2. 服用本品时应适当增加液体的摄入量，以增加尿量及尿酸的排泄<br>3. 定期监测白细胞、血小板、血中尿素氮、尿酸及肌酐浓度<br>4. 下列情况应慎用：严重贫血未纠正前，骨髓抑制，肾功能不全，痛风，尿酸盐结石史等 |
| 禁忌 | 水痘、带状疱疹及各种严重感染者，妊娠及哺乳期妇女禁用 |
| 不良反应 | 骨髓抑制，白细胞和血小板减少，胃肠道反应，致睾丸萎缩和致畸胎，中枢神经系统症状，脱发，药物性发热 |
| 特殊人群用药 | 肝功能、肾功能不全：肾功能不全慎用<br>老年人：适当减少剂量<br>妊娠与哺乳期妇女：禁用 |

续 表

| | |
|---|---|
| 药典 | Chin. P.、BP、Eur. P. |
| 国家处方集 | CNF |
| 其他推荐依据 | |
| ■ 药品名称 | 环磷酰胺 Cyclophosphamide |
| 适应证 | 活动性系统性红斑狼疮、狼疮肾炎、精神神经性狼疮、系统性血管炎 |
| 制剂与规格 | 环磷酰胺片[基,保(甲)]：50mg<br>复方环磷酰胺片：环磷酰胺 50mg，人参茎叶总皂苷 50mg<br>注射用环磷酰胺粉针剂[基,保(甲)]：①0.1g；②0.2g；③0.5g |
| 用法与用量 | 成人常用量：活动性系统性红斑狼疮、狼疮肾炎：①静脉注射，按体表面积一次 500~1000mg/m$^2$，每 3~4 周 1 次；或静脉注射一次 200mg，隔日 1 次，疗程约 6 个月，以后每 3 个月 1 次；②口服，一日 100mg，一次服，维持期量减半。疗程遵医嘱。系统性血管炎活动期：静脉注射，一次 200mg，一日或隔日 1 次。疗程遵医嘱<br>儿童常用量：口服，一日 1~3mg/kg |
| 注意事项 | 1. 下列情况慎用：周围血白细胞计数和/或血小板低下、骨髓抑制、感染尚未控制、肝肾功能损害、痛风病史、泌尿道结石史、放化疗病史。<br>2. 本品的代谢产物对泌尿系统有刺激性，为预防肾及膀胱毒性，应鼓励患者用药后大量饮水，必要时静脉补液，也可给予尿路保护剂美司钠<br>3. 用药期间定期监测血尿常规、肝肾功能和血清尿酸水平<br>4. 环磷酰胺水溶液仅能稳定 2~3 小时，需现用现配<br>5. 一次静脉滴注前需查血常规。白细胞计数< 3.0×10$^9$/L 或血小板< 50.0×10$^9$/L 者停用 |
| 禁忌 | 白细胞计数和/或血小板低下者、肝肾功能中重度损害者、对本品过敏者禁用。妊娠妇女（本品有致突变、致畸作用，可造成胎儿死亡或先天畸形）与哺乳妇女（本品可由乳汁排出）禁用 |
| 不良反应 | 1. 心血管系统：本品常规剂量不产生心脏毒性，大剂量（120~240mg/kg）可能引起出血性心肌坏死（包括病灶部位出血、冠状血管炎等），甚至在停药后 2 周仍可出现心力衰竭<br>2. 胃肠道：可有食欲减退、恶心、呕吐，停药后 2~3 日可消失。也可见口腔炎<br>3. 肝脏：可造成肝脏损害，因本品的主要代谢物丙烯醛具肝毒性，引起肝细胞坏死、肝小叶中心充血，并伴 AST（GPT）及 ALT（GOT）升高<br>4. 泌尿生殖系统：大剂量给药时，本品的代谢产物丙烯醛可以引起肾出血、膀胱纤维化及出血性膀胱炎、肾盂积水、膀胱尿道反流。用于白血病或淋巴瘤治疗时，易发生高尿酸血症及尿酸性肾病。此外，本品可引起生殖毒性，如停经或精子缺乏<br>5. 呼吸系统：偶有肺纤维化，个别报道有肺炎<br>6. 皮肤：可有皮肤及指甲色素沉着、黏膜溃疡、荨麻疹、脱发、药物性皮炎。偶见指甲脱落<br>7. 可有视物模糊<br>8. 长期使用本品可致继发性肿瘤<br>9. 本品对骨髓抑制的严重程度与使用剂量相关。白细胞计数多于给药后 10~14 日达最低值，停药后 21 日左右恢复正常，血小板减少比其他烷化剂少见<br>10. 代谢/内分泌系统：大剂量给药（50mg/kg）并同时给予大量液体时，可产生水中毒<br>11. 其他：用药后偶见发热、过敏反应 |

续　表

| | |
|---|---|
| 特殊人群用药 | 肝功能、肾功能不全患者：肾功能中重度损害者禁用<br>妊娠与哺乳期妇女：禁用 |
| 药典 | Chin. P. 、USP、BP、Eur. P. 、IP、Jpn. P. 、KP |
| 国家处方集 | CNF |
| 其他推荐依据 | |
| ■ 药品名称 | 曲妥珠单抗　Trastuzumab |
| 适应证 | HER2 过度表达的转移性乳腺癌，已接受过 1 个或多个化疗方案的转移性乳腺癌，联合紫杉类药物治疗未接受过化疗的转移性乳腺癌 |
| 制剂与规格 | 注射用曲妥珠单抗[基,保(乙)]：440mg |
| 用法与用量 | 静脉滴注：初次剂量一次 4mg/kg，90 分钟内输入；维持剂量，一次 2mg/kg，一周 1 次，如初次剂量可耐受，则维持剂量可于 30 分钟内输完。治疗持续到疾病进展为止 |
| 注意事项 | 1. 必须在有经验的医师监测下用药<br>2. 观察到有心脏功能症状和体征。与蒽环类药物和环磷酰胺合用时心脏不良事件风险增加。治疗前应进行全面的基础心脏评价，治疗中应评估左室功能，若出现显著的左室功能减退应考虑停药。监测并不能全部发现将发生心功能减退的患者<br>3. 在灭菌注射水中，苯甲醇作为防腐剂，对新生儿和 3 岁以下的儿童有毒作用。用于对苯甲醇过敏的患者，应用注射用水重新配制<br>4. 不能使用 5%葡萄糖注射液为溶剂，因其可使蛋白凝固，不可与其他药物混合输注 |
| 禁忌 | 对本品或其他成分过敏者，妊娠及哺乳期妇女禁用 |
| 不良反应 | 1. 血液系统：可见白细胞计数减少、血小板减少、贫血<br>2. 消化系统：可见肝毒性、畏食、便秘、腹泻、消化不良、腹胀、恶心、呕吐<br>3. 循环系统：可见周围水肿、心功能不全、血管扩张、低血压<br>4. 中枢神经系统：可见焦虑、抑郁、眩晕、失眠、感觉异常、嗜睡、疲乏、寒战、发热、关节痛和肌肉痛<br>5. 呼吸系统：可见哮喘、咳嗽增多、感冒样症状、感染、呼吸困难、鼻出血、肺部疾病、胸腔积液、咽炎、鼻炎、鼻窦炎<br>6. 皮肤系统：可见瘙痒及皮疹 |
| 特殊人群用药 | 儿童：在灭菌注射水中，作为防腐剂的苯甲醇对新生儿和 3 岁以下的儿童有毒作用<br>妊娠与哺乳期妇女：禁用 |
| 药典 | |
| 国家处方集 | CNF |
| 其他推荐依据 | |
| ■ 药品名称 | 利妥昔单抗　Rituximab |
| 适应证 | 用于难治性系统性红斑狼疮、经 TNF-α 拮抗剂治疗无效的类风湿关节炎 |
| 制剂与规格 | 利妥昔单抗注射液[基,保(乙)]：①10ml∶100mg；②50ml∶500mg |

续 表

| | |
|---|---|
| 用法与用量 | 静脉滴注：成人推荐量，①按体表面积 375mg/㎡，一周静脉滴注 1 次，在 22 天内使用 4 次；②1000mg 静脉滴注，2 周后重复<br>初次滴注推荐起始滴注速度为 50mg/h；最初 60 分钟过后，可每 30 分钟增加 50mg/h，直至最大速度 400mg/h。利妥昔单抗滴注的开始速度可为 100mg/h，每 30 分钟增加 100mg/h，直至最大速度 400mg/h |
| 注意事项 | 1. 置于无菌无致热原的含 0.9%氯化钠注射液或 5%葡萄糖注射液的输液袋中，稀释到利妥昔单抗的浓度为 1mg/ml。轻柔地颠倒注射袋使溶液混合并避免产生泡沫。由于本品不含抗微生物的防腐剂或抑菌制剂，必须检查无菌技术。静脉使用前应观察注射液有无微粒或变色<br>2. 一次滴注利妥昔单抗开始前 30~60 分钟前应预先使用镇痛剂（如对乙酰氨基酚）、抗组胺药（如苯海拉明）或糖皮质激素<br>3. 对出现严重反应的患者，特别是有严重呼吸困难，支气管痉挛和低氧血症的患者应立即停止滴注，并迅速进行抢救治疗 |
| 禁忌 | 已知对本品的任何组分和鼠蛋白过敏的患者 |
| 不良反应 | 1. 输液相关不良反应主要包括轻微的流感样反应、发热、畏寒和寒战，其他症状有脸部潮红、血管性水肿、荨麻疹/皮疹、头痛、咽喉刺激、鼻炎、恶心、呕吐，约 10%的病例有低血压和支气管痉挛。偶尔会出现原有的心脏疾病如心绞痛和心衰的加重。偶可出现呼吸衰竭和急性肾衰竭等多器官衰竭<br>2. 血液学不良反应包括严重的血小板减少症、中性粒细胞减少症和严重的贫血<br>3. 感染机会增多，包括严重的细菌、病毒和真菌感染<br>4. 心脏不良反应有心律失常、直立性低血压、滴注期间有心绞痛和心肌梗死病史的患者中出现了心肌梗死<br>5. 消化系统有腹泻、消化不良和畏食症<br>6. 神经系统有头晕、焦虑、感觉异常、感觉过敏、易激惹、失眠和脱髓鞘病变 |
| 特殊人群用药 | |
| 药典 | |
| 国家处方集 | CNF |
| 其他推荐依据 | |
| ■ 药品名称 | 白芍总苷 Total Glucosides of Paeony |
| 适应证 | 用于类风湿关节炎 |
| 制剂与规格 | 白芍总苷胶囊[保(乙)]：0.3g（含芍药苷不少于 104mg） |
| 用法与用量 | 口服：①成人一次 0.6g，一日 2~3 次，餐后用水冲服，或遵医嘱。4 周为一疗程，连服 2~3 个疗程效更佳。建议首期 3 个月，一次 0.6g，一日 3 次，起效后一次 0.6g，一日 2 次，维持；②儿童推荐用量，一日按体重 30mg/kg，分 2 次早晚服 |
| 注意事项 | 少数患者服药初期出现大便性状改变，可从小剂量开始，一次 0.2g，一日 2 次，1 周后加到常规量 |
| 禁忌 | 对白芍及其相关成分过敏者禁用 |
| 不良反应 | 偶有软便，大便次数增多，不需处理，可自行消失。其他可少见腹胀、腹痛、食欲减退、恶心和头晕等 |

续 表

| | |
|---|---|
| **特殊人群用药** | 儿童：见“用法与用量” |
| **药典** | Chin. P. |
| **国家处方集** | CNF |
| **其他推荐依据** | |
| **■ 药品名称** | **氯喹 & 羟氯喹 Chloroquine & Hydroxychloroquine** |
| **适应证** | 用于盘状红斑狼疮、系统性红斑狼疮伴皮损和/或关节病变、类风湿关节炎、青少年慢性关节炎舍格伦综合征以及由阳光引发或加剧的皮肤病变 |
| **制剂与规格** | 磷酸氯喹片[基,保(甲)]：0.25g<br>硫酸羟氯喹片[基,保(乙)]：①0.1g；②0.2g |
| **用法与用量** | 口服：用于治疗红斑狼疮或类风湿关节炎<br>1. 成人：氯喹，开始一次0.25g，一日1~2次或一日3.5~4mg/kg，一次性服用。经过2~3周后可改为一日1次，一次0.25g，长期维持。羟氯喹，一日0.2~0.4g，分1~2次服用，或一日≤6mg/kg分次服。疗程持续数周或数月。长期维持治疗一日0.2g<br>2. 儿童：氯喹，按体重，一日5~10mg/kg，一次或分次服用。羟氯喹，一日5~7mg/kg，分次服用 |
| **注意事项** | 1. 长期应用可致视网膜黄斑病变，发生率很低，氯喹服用者较羟氯喹更多见。因此在连续服用1年者应做眼底及视野筛查，视网膜病变与超剂量服用有关<br>2. 本品引起葡萄糖-6-磷酸脱氢酶缺乏者溶血性贫血<br>3. 羟氯喹有降低血糖作用，有助于糖尿病控制<br>4. 吸烟可影响抗疟药的疗效 |
| **禁忌** | 1. 因任何4-氨基喹啉化合物治疗而有视网膜或视野改变的患者<br>2. 眼睛有黄斑病变的患者<br>3. 已知对4-氨基喹啉化合物过敏的患者和银屑病患者<br>4. 妊娠及哺乳期妇女禁用 |
| **不良反应** | 1. 口服可能出现较轻消化道反应，包括食欲减退、恶心、呕吐、腹痛、腹泻，停药或不停药均可自行消失<br>2. 久服后可能出现眼黄斑水肿、萎缩、异常色素沉着。检眼镜可见视力减退，影响视力，发生率约0.1%。其他罕见眼底反应有视盘萎缩及视网膜小动脉变细<br>3. 氯喹影响听力，妊娠妇女大量服用可造成儿童先天性耳聋、智力迟钝、四肢缺陷等<br>4. 羟氯喹可导致心律失常<br>5. 其他如血细胞减少、皮炎、皮肤色素沉着、脱发、药物性精神异常均较罕见 |
| **特殊人群用药** | 儿童：见“用法与用量”<br>妊娠与哺乳期妇女：禁用 |
| **药典** | Chin. P. |
| **国家处方集** | CNF |
| **其他推荐依据** | |

续 表

| ■ 药品名称 | 青霉胺 Penicillamine |
| --- | --- |
| 适应证 | 用于系统性硬化患者的皮肤肿胀和硬化、类风湿关节炎 |
| 制剂与规格 | 青霉胺片[保(甲)]：①125mg[基]；②250mg<br>青霉胺胶囊[保(甲)]：①125mg；②250mg |
| 用法与用量 | 口服：初始剂量一次0.125g，一日1次，逐渐加至一日0.75~1g，分3次服。常规维持量为0.25g |
| 注意事项 | 1. 对青霉素过敏者，也可能对本品交叉过敏<br>2. 本品对肝肾及血液系统均有不良影响，宜密切观察<br>3. 65岁以上的老年人用药后易出现血液系统毒性反应<br>4. 用药前后及用药时应当检查或监测血尿常规、肝肾功能。在开始服药的6个月内，应每2周检查1次血尿常规，以后每月检查1次。治疗期间应每1~2个月检查肝肾功能1次，以便早期发现中毒性肝病和胆汁潴留及肾损伤 |
| 禁忌 | 对本品过敏者、孕妇禁用 |
| 不良反应 | 1. 过敏反应：可出现全身瘙痒、皮疹、荨麻疹、发热、关节疼痛和淋巴结肿大等过敏反应。重者可发生狼疮样红斑和剥脱性皮炎<br>2. 消化系统：可有恶心、呕吐、食欲减退、腹痛、腹泻、味觉减退、口腔溃疡、舌炎、牙龈炎及溃疡病复发等。少数患者出现肝功异常（AST（GPT）及ALT（GOT）升高）<br>3. 泌尿生殖系统：部分患者出现蛋白尿，少数患者可出现肾病综合征<br>4. 血液系统：可致骨髓抑制，主要表现为血小板和白细胞计数减少、粒细胞缺乏，严重者可出现再生障碍性贫血。也可见嗜酸性粒细胞增多、溶血性贫血<br>5. 神经系统：可有眼睑下垂、斜视、动眼神经麻痹等。少数患者在用药初期可出现周围神经病变。长期服用可引起视神经炎<br>6. 内分泌代谢系统：本品可与多种金属形成和复合物，可能导致铜、铁、锌或其他微量元素的缺乏<br>7. 呼吸系统：可能加重或诱发哮喘发作 |
| 特殊人群用药 | 肝功能、肾功能不全患者：本品对肝肾有不良影响，宜密切观察<br>老年人：65岁以上的老年人用药后易出现血液系统毒性反应<br>妊娠与哺乳期妇女：建议哺乳期妇女服药期间停止授乳；孕妇禁用 |
| 药典 | Chin. P. |
| 国家处方集 | CNF |
| 其他推荐依据 | |
| ■ 药品名称 | 沙利度胺 Thalidomide |
| 适应证 | 用于强直性脊柱炎、皮肤黏膜血管炎 |
| 制剂与规格 | 沙利度胺片[保(乙)]：①25mg；②50mg |
| 用法与用量 | 口服：睡前一次50mg，1周后递增至一日150mg，分2~3次服用或睡前服 |
| 注意事项 | 1. 原用于治疗麻风病和血液系统肿瘤，目前小范围材料证明对强直性脊柱炎有控制病情的作用<br>2. 本品致畸作用强，用药期间应该严格采取有效避孕措施以防止胎儿畸形<br>3. 一旦出现手足末端麻木和/或感觉异常，应立即停药<br>4. 驾驶员和机器操纵者慎用 |

续　表

| | |
|---|---|
| 禁忌 | 对本品过敏者、妊娠及哺乳期妇女、儿童禁用 |
| 不良反应 | 口鼻黏膜干燥、头晕、倦怠、嗜睡、恶心、腹痛、便秘、面部水肿、面部红斑、过敏反应及多发性周围神经炎、深静脉血栓 |
| 特殊人群用药 | 儿童：禁用<br>妊娠与哺乳期妇女：禁用 |
| 药典 | Chin. P. |
| 国家处方集 | CNF |
| 其他推荐依据 | |
| ■ 药品名称 | 金诺芬　Auranofin |
| 适应证 | 用于类风湿关节炎，控制活动性，保持其病情稳定 |
| 制剂与规格 | 金诺芬片：3mg |
| 用法与用量 | 口服：一日 6mg，一日 1 次或分 2 次餐后服用。或初始剂量一次 3mg，一日 1 次，2 周后增至一日 6mg，分 2 次服。服用 6 个月后，如餐后疗效不显著，剂量可增加至 9mg，分 3 次服用；一日 9mg 连服 3 个月，效果仍不显著者应停药，病情稳定者维持剂量为一日 3~6mg |
| 注意事项 | 1. 本品起效慢，疗效判定需在服药后至少 3 个月<br>2. 本品作用不强，现较少单独用于治疗类风湿关节炎，必要时与另一缓解病情的抗风湿药并用<br>3. 本品在治疗前和疗程中定期（1~3 个月）监测血尿常规及肝功能、肾功能 |
| 禁忌 | 对金诺芬片有过敏反应、坏死性小肠结肠炎，肺纤维化，剥脱性皮炎，骨髓再生障碍，进行性肾病，严重肝病和其他血液系统疾病禁用。妊娠及哺乳期妇女禁用 |
| 不良反应 | 1. 常见腹泻、稀便，偶见有腹痛、恶心或其他胃肠道不适，通常较轻微短暂，无需停药。必要时可用对症治疗<br>2. 其他常见皮疹、瘙痒，严重的皮疹需停药。偶见口腔炎、结膜炎、肾病综合征<br>3. 有资料显示，少数患者在用药期间可出现白细胞计数和血小板数下降、紫癜、纯红细胞性再生障碍性贫血、肝肾功能异常 |
| 特殊人群用药 | 肝功能、肾功能不全患者：进行性肾病、严重肝病禁用<br>妊娠与哺乳期妇女：禁用 |
| 药典 | Chin. P. |
| 国家处方集 | CNF |
| 其他推荐依据 | |

# 第九章

## 维生素AD属药物

| ■ 药品名称 | 维生素 A　Vitamin A |
|---|---|
| 适应证 | 用于防治维生素 A 缺乏症，如角膜软化、干眼病、夜盲症、皮肤角质粗糙等 |
| 制剂与规格 | 维生素 A 胶囊[保(乙)]：①2500U；②5000U<br>维生素 A 注射液：①0.5ml∶25 000U；② 1ml∶25 000U<br>水溶性维生素 A 注射液：1ml∶50 000U |
| 用法与用量 | 成人：口服。①用于预防，一日 5000U；②用于严重维生素缺乏的治疗，成人一日 10 万 U，3 日后改为一日 5 万 U，给药 2 周后一日 1 万~2 万 U，再用 2 个月；③用于轻度维生素缺乏的治疗，一日 3 万 50 000U，分 2~3 次服用后，症状改善后减量；④用于干眼病，成人一日 2.5 万~5 万 U，服用 1~2 周。肌内注射：一日 6 万~10 万 U，连续 3 日，以后一日 5 万 U，共用 2 周<br>儿童：口服。①用于预防，0~3 岁儿童一日 2000U，4~6 岁一日 2500U，7~10 岁一日 3500U；②用于治疗，一日 5000U。肌内注射：用于维生素 A 缺乏，一日 2.5 万~5 万 U，连续给药至症状及体征好转；③有恶心、呕吐、吸收不良综合征、眼损害较严重或于手术前后时，大于 1 岁儿童一日 0.5 万~1 万 U，共 10 日，大于 8 岁以上儿童剂量同成人 |
| 注意事项 | 1. 大量或长期服用维生素 A 可能引起齿龈出血，唇干裂<br>2. 长期服用，应随访监测；暗适应试验，眼震颤，血浆胡萝卜素及维生素 A 含量测定 |
| 禁忌 | 维生素 A 过多症患者禁用 |
| 不良反应 | 过量可引起慢性中毒。急性中毒可见异常激动、嗜睡、复视、颅内压增高等症状 |
| 特殊人群用药 | 肝功能、肾功能不全患者：慢性肾功能减退时慎用<br>儿童：婴幼儿慎用<br>老年人：长期服用可能因视黄醛廓清延迟而致维生素 A 过量<br>妊娠与哺乳期妇女：妊娠期一日用量不宜超过 6000U |
| 药典 | Chin. P.、USP、BP、Eur. P.、IP、Jpn. P.、KP |
| 国家处方集 | CNF |
| 其他推荐依据 | |

| ■ 药品名称 | 倍他胡萝卜素　Beta-Carotene |
|---|---|
| 适应证 | 用于各种原因所致的倍他胡萝卜素不足、缺乏症或需求增加 |
| 制剂与规格 | 倍他胡萝卜素胶囊：6 毫克/粒 |
| 用法与用量 | 口服，一日 1 次，一次 1 粒。或遵医嘱 |
| 注意事项 | 1. 有严重肝功能、肾功能损害者慎用<br>2. 服用本品期间不宜再服维生素 A |
| 禁忌 | 对本品过敏者禁用 |

**续　表**

| | |
|---|---|
| 不良反应 | 服药期间可能出现不同程度的皮肤黄染、稀便，个别患者有淤斑和关节痛，停药后可自行消失 |
| 特殊人群用药 | 肝功能、肾功能不全患者：慎用<br>儿童：在医师指导下使用<br>老年人：遵医嘱<br>妊娠与哺乳期妇女：在医师指导下使用 |
| 药典 | USP |
| 国家处方集 | |
| 其他推荐依据 | |
| ■ 药品名称 | 骨化三醇　Calcitriol |
| 适应证 | 绝经后骨质疏松、慢性肾衰竭尤其是接受血液透析患者之肾性骨营养不良症、术后甲状旁腺功能减退、特发性甲状旁腺功能减退、假性甲状旁腺功能减退、维生素 D 依赖性佝偻病、低血磷性维生素 D 抵抗型佝偻病等 |
| 制剂与规格 | 骨化三醇软胶囊[保(乙)]：①0. 25μg；②0. 5μg<br>骨化三醇胶囊[保(乙)]：0. 25μg<br>骨化三醇注射液[保(乙)]：①1ml：1μg；②1ml：2μg |
| 用法与用量 | 口服：<br>1. 成人：①绝经后骨质疏松：推荐剂量为一次 0. 25μg，一日 2 次。服药后分别于第 4 周、第 3 个月、第 6 个月监测血钙和血肌酐浓度，以后每 6 个月监测 1 次；②肾性骨营养不良（包括透析患者）：起始阶段的一日剂量为 0. 25μg。血钙正常或略有降低的患者隔日 0. 25μg 即可。如 2~4 周内生化指标及病情未见明显改善，则每隔 2~4 周将本品的一日用量增加 0. 25μg，在此期间至少每周测定血钙两次。大多数患者最佳用量为一日 0. 5~1. 0μg；③甲状旁腺功能低下和佝偻病：推荐起始剂量为一日 0. 25μg，晨服。如生化指标和病情未见明显改善，则每隔 2~4 周增加剂量。在此期间，每周至少测定血钙浓度 2 次。甲状旁腺功能低下者，偶见吸收不佳现象，因此这种患者需要较大剂量。如果医师决定对患有甲状旁腺功能低下的孕妇用本品治疗时，在妊娠后期应加大剂量，在产后及哺乳期应减小剂量<br>2. 婴儿及儿童：如同成人一样，应在测定血钙水平的基础上确定一日最佳剂量。2 岁以内的儿童，推荐的一日参考剂量按体重为 0. 01~0. 1μg/kg |
| 注意事项 | 1. 血钙升高易诱发心律失常，故对应用洋地黄类药物的患者应慎用，并严密监控血钙浓度<br>2. 肾功能正常患者应用本品，应保持适量水摄入，不能引起脱水<br>3. 青年患者应用仅限于特发性和糖皮质激素过多引起的骨质疏松症 |
| 禁忌 | 高钙血症有关的疾病、已知对本品或同类药品及其任何赋形剂过敏者、有维生素 D 中毒迹象者禁用 |
| 不良反应 | 长期或大剂量口服可引起软弱无力、嗜睡、头痛、恶心、呕吐、肌肉酸痛、骨痛、口腔金属味等 |
| 特殊人群用药 | 见“用法与用量” |
| 药典 | USP、BP、Eur. P. 、IP、KP |
| 国家处方集 | CNF |
| 其他推荐依据 | |

# 第十章

## 骨质疏松、骨质增生用药

| | |
|---|---|
| ■ 药品名称 | 依替膦酸二钠 Etidronate Sodium |
| □ 其他名称 | 羟乙磷酸钠 |
| 适应证 | 用于骨质疏松症、绝经后和增龄性骨质疏松症、高钙血症和变形性骨炎 |
| 制剂与规格 | 依替膦酸二钠片：200mg<br>依替膦酸二钠注射液：6ml∶300mg |
| 用法与用量 | 1. 口服：用于骨质疏松，一次 0.2g，一日 2 次，两餐间服用<br>2. 静脉滴注：用于高钙血症，一日 7.5mg/kg，连续 3 日，若需重复则应间隔 7 日；血钙下降后可改为口服一日 20mg/kg，服 30 天，最长不超过 90 天 |
| 注意事项 | 1. 若出现皮肤瘙痒、皮疹等过敏症状时应停止用药<br>2. 肾功能减退者慎用<br>3. 服药 2 小时内，避免食用高钙食品（如牛奶或奶制品）以及含矿物质的维生素或抗酸药<br>4. 本品需间歇、周期服药，服药 2 周后需停药 11 周为 1 周期，然后又重新开始第二周期。长期大剂量（按体重一日 10~20 mg/kg）应用可引起骨矿化障碍，导致骨软化和骨折<br>5. 可能影响骨生长，曾有长期服用引起佝偻病样症状的报告，儿童应慎用。老年患者用药适量减量<br>6. 体内钙和维生素 D 不足者用药后可引起低钙血症<br>7. 有症状性食管反流症、裂孔疝者服药后易出现食管黏膜刺激症 |
| 禁忌 | 中重度肾衰竭、骨软化症患者、妊娠及哺乳妇女禁用 |
| 不良反应 | 常见口腔炎、咽喉灼烧感、头痛、腹部不适、皮肤瘙痒、有症状的食管反流症、恶心、腹泻；静脉注射过程中或注药后可引起短暂味觉改变或丧失；皮疹、瘙痒等过敏反应 |
| 特殊人群用药 | 肝功能、肾功能不全患者：慎用或禁用<br>儿童：慎用<br>老年人：适量减量<br>妊娠与哺乳期妇女：禁用 |
| 药典 | Chin. P. 、BP |
| 国家处方集 | CNF |
| 其他推荐依据 | |
| ■ 药品名称 | 帕米膦酸二钠 Pamidronate Disodium |
| 适应证 | 肿瘤引起的高钙血症，乳腺癌溶骨性骨转移和多发性骨髓瘤骨质溶解<br>根据影像学标准，帕米膦酸二钠可延缓骨溶解性病变的发展，对相关合并症（如骨折，死亡率）没有影响 |

续 表

| | |
|---|---|
| 制剂与规格 | 注射用帕米膦酸二钠[保(乙)]：①15mg；②30mg |
| 用法与用量 | 本品干粉剂溶解后，应使用无钙注射液（如生理盐水或5%葡萄糖溶液）稀释并缓慢滴注 |
| 注意事项 | 本品不应静脉推注，而应在稀释后缓慢静脉滴注，本品不应与其他二膦酸盐同时给药，因为其联合效应尚未研究。给予本品前，必须确保患者有足够的补液量。这对正在服用利尿药治疗的患者特别重要。本品治疗开始后，应监测患者血清电解质、血钙和磷水平。甲状腺术后患者因引起相应的甲状旁腺功能减退，可能对低钙血症非常敏感。钙剂和维生素 D 补充，无高钙血症情况下，溶骨性骨转移或多发性骨髓瘤患者，若存在钙或维生素 D 缺乏的风险以及 Paget 病患者，应口服钙剂和维生素 D，避免低钙血症 |
| 禁忌 | 本品禁用于：已知对本品、其他二膦酸盐或本品任何组分过敏者。孕妇、哺乳期妇女 |
| 不良反应 | 本品的不良反应多为轻度和一过性的。最常见不良反应是无症状性低钙血症和发热（体温升高约 2℃）。通常发生在滴注后最初 48 小时内。发热一般不需处理而自行消退。全身症状，非常常见：发热和类流感症状（接近 9%），有时合并全身不适、寒战、疲劳及面部发红；常见：注射部位的反应：疼痛、红、肿、硬结、静脉炎、血栓性静脉炎。肌肉骨骼系统，常见：暂时性骨痛、关节痛、肌痛、全身痛。胃肠道，常见：恶心、呕吐、畏食、腹痛、腹泻、便秘、胃炎。中枢神经系统，常见：有症状的低钙血症（周围神经感觉异常、抽搐）、头痛、失眠、嗜睡。血液系统，常见：贫血、血小板减少症、淋巴细胞减少。生化改变，非常常见：低钙血症、低磷血症；常见：低钾血症、低镁血症、血清肌酐升高 |
| 特殊人群用药 | 肝功能、肾功能不全患者：肾功能损伤者慎用<br>儿童：一般不用，可能影响骨骼成长<br>老年人：适当减量<br>妊娠与哺乳期妇女：孕妇应权衡利弊用药，哺乳期妇女慎用 |
| 药典 | Chin. P. 、USP、BP、Eur. P. |
| 国家处方集 | CNF |
| 其他推荐依据 | |
| ■ 药品名称 | 阿仑膦酸钠 Alendronate Sodium |
| 适应证 | 1. 适用于治疗绝经后妇女的骨质疏松症，以预防髋部和脊柱骨折<br>2. 适用于治疗男性骨质疏松症以预防髋部和脊椎骨折 |
| 制剂与规格 | 阿仑膦酸钠片[基,保(乙)]：①10mg；②70mg |
| 用法与用量 | 口服：用于骨质疏松症，一次 10mg，一日 1 次，一日早餐前至少 30 分钟空腹用 200ml 温开水送服；或一次 70mg，一周 1 次。连续 6 个月为一疗程 |
| 注意事项 | 1. 有消化不良、吞咽困难、上消化道疾病的患者慎用<br>2. 咖啡、橘子汁可使本品的生物利用度降低约 60%，在服药 2 小时内，不宜服用钙剂、牛奶、咖啡、橘子汁等<br>3. 服用 30 分钟内及当日首次进食前，避免躺卧，以防引起食管不良反应（食管炎、食管溃疡、糜烂、食管狭窄） |
| 禁忌 | 导致食管排空延迟的食管异常，如食管弛缓不能、食管狭窄者禁用。不能站立或坐直至少 30 分钟者禁用。对本品任何成分过敏者禁用。低钙血症者禁用 |

续　表

| | |
|---|---|
| 不良反应 | 腹痛、腹泻、恶心、便秘、消化不良、食管炎、食管溃疡；无症状性血钙降低、短暂血白细胞增多、尿红细胞和白细胞增多 |
| 特殊人群用药 | 肝功能、肾功能不全患者：轻、中度肾功能减退者慎用<br>儿童：禁用<br>妊娠与哺乳期妇女：禁用 |
| 药典 | Chin. P. 、USP、Jpn. P. |
| 国家处方集 | CNF |
| 其他推荐依据 | |
| ■ 药品名称 | 伊班膦酸钠　Sodium Ibandronate |
| 适应证 | 适用于伴有或不伴有骨转移的恶性肿瘤引起的高钙血症：用于治疗恶性肿瘤溶骨性骨转移引起的骨痛 |
| 制剂与规格 | 伊班膦酸钠注射液[保(乙)]：①1ml：1mg（以伊班膦酸计）；②2ml：2mg（以伊班膦酸计） |
| 用法与用量 | 本品应在医院内使用<br>1. 用于高钙血症：在用本品治疗前应适当给予生理盐水进行水化治疗。用量应依据高血钙的程度及肿瘤种类决定。在大多数重度高血钙的患者（经白蛋白纠正后血钙≥3mmol/L或12mg/dl），可单剂量给予4mg；在中度高血钙的患者（经白蛋白纠正后血钙< 3mmol/L或< 12mg/dl），2mg即为有效剂量；国外临床研究最高剂16mg，但本剂量并未使疗效进一步增加。应将本品稀释于不含钙离子的生理盐水或50%葡萄糖溶液500~700ml中，静脉缓慢滴注，滴注时间不少于2小时。一般情况下本品只做一次使用，如有需要可遵医嘱重复使用。在高钙血症复发或疗效不好的患者可考虑再次给药治疗<br>2. 用于治疗骨痛：4mg稀释于不含钙离子的生理盐水或5%葡萄糖溶液500ml，滴注时间不少于4小时 |
| 注意事项 | 本品不得与其他种类二膦酸盐类药物合并使用。肝功能、肾功能损伤者慎用。使用本品过程中，应注意监测血清钙、磷、镁等电解质水平及肝、肾功能。有心力衰竭危险的患者应避免过度水化治疗。对司机及使用机器者的反应能力及警觉性的影响尚不明确 |
| 禁忌 | 对本品或其他二膦酸盐过敏者禁用。儿童、孕妇及哺乳期妇女禁用。严重肾功能不全者（血清肌酐> 5440 μmol/L）禁用 |
| 不良反应 | 少数患者可出现体温升高，有时也会出现类似流感的症状，如发热、寒战、类似骨骼和/或肌肉疼痛的情况，多数无需专门治疗。偶见胃肠道不适。由于肾脏钙的排泄减少，常伴有血清磷酸盐水平降低（通常不需治疗）。血清钙的水平可能会降至正常以下 |
| 特殊人群用药 | 肝功能、肾功能不全患者：慎用或禁用<br>儿童、老年人：尚不明确<br>妊娠与哺乳期妇女：禁用 |
| 药典 | Chin. P. |
| 国家处方集 | |
| 其他推荐依据 | |

续　表

| ■ 药品名称 | 利塞膦酸钠　Risedronate Sodium |
|---|---|
| □ 其他名称 | 利塞屈钠 |
| 适应证 | 肿瘤引起的高钙血症，肿瘤癌溶骨性骨转移和多发性骨髓瘤骨质溶解 |
| 制剂与规格 | 粉针剂：5mg |
| 用法与用量 | 本品干粉剂溶解后，应使用无钙注射液（如生理盐水或 5% 葡萄糖溶液）稀释并缓慢滴注。滴注速度不应超过 60mg/h（1mg/min）。本品滴注液的最大浓度为 90mg/250 ml滴注液，正常情况下，90mg 剂量稀释于 250ml 注射液，应滴注 2 小时以上。治疗多发性骨髓瘤和肿瘤引起的高钙血症时，药物推荐浓度不应超过 90mg/500ml，滴注时间应超过 4 小时<br>为减少注射部位局部反应，注射针头应小心插入相对较粗的静脉中 |
| 注意事项 | 本品不应静脉推注，而应在稀释后缓慢静脉滴注，本品不应与其他二膦酸盐同时给药，因为其联合效应尚未研究。给予本品前，必须确保患者有足够的补液量。这对正在服用利尿药治疗的患者特别重要。本品治疗开始后，应监测患者血清电解质、血钙和磷水平。甲状腺术后患者因引起相应的甲状旁腺功能减退，可能对低钙血症非常敏感 |
| 禁忌 | 本品禁用于：已知对本品、其他二膦酸盐或本品任何组分过敏者。孕妇哺乳期妇女 |
| 不良反应 | 本品的不良反应多为轻度和一过性的。最常见不良反应是无症状性低钙血症和发热（体温升高 1~2℃），通常发生在滴注后最初 48 小时内。发热一般不需处理而自行消退。全身症状，非常常见：发热和类流感症状（接近 9%），有时合并全身不适、寒战、疲劳及面部发红；常见：注射部位的反应，如疼痛、红、肿、硬结、静脉炎、血栓性静脉炎。肌肉骨骼系统，常见：暂时性骨痛、关节痛、肌痛、全身痛。胃肠道，常见：恶心、呕吐、畏食、腹痛、腹泻、便秘、胃炎。中枢神经系统，常见：有症状的低钙血症（周围神经感觉异常、抽搐）、头痛、失眠、嗜睡。血液系统，常见：贫血、血小板减少症、淋巴细胞减少。心血管系统，常见：高血压。皮肤，常见：皮疹。生化改变，非常常见：低钙血症、低磷血症；常见：低钾血症、低镁血症、血清肌酐升高。特殊感觉系统，常见：结膜炎。上述一些不良反应可能与原发病有关 |
| 特殊人群用药 | 肝功能、肾功能不全患者：重度肾功能损害者慎用<br>儿童：对哺乳婴儿有严重不良反应<br>老年人：不排除老年人个体对本品具有高敏性<br>妊娠与哺乳期妇女：妊娠期妇女应权衡利弊后决定是否应用；哺乳期妇女应停药或停止授乳 |
| 药典 | USP、BP、Eur. P. |
| 国家处方集 | |
| 其他推荐依据 | |
| ■ 药品名称 | 降钙素　Calcitonin |
| 适应证 | 1. 骨质疏松症 早期和晚期绝经后骨质疏松，为防止骨质进行性丢失，应根据个体的需要给予足量的钙和维生素 D<br>2. 变形性骨炎<br>3. 高钙血症和高钙血症危象<br>4. 痛性神经营养不良症 |

续 表

| | |
|---|---|
| 制剂与规格 | 鲑鱼降钙素注射液[保(乙)]：①1ml：200IU；②1ml：100IU；③1ml：50IU<br>注射用鲑鱼降钙素[保(乙)]：①50IU；②100IU<br>鲑鱼降钙素鼻喷剂[保(乙)]：①鼻喷剂 50（每喷 50IU）；②鼻喷剂 100（每喷 100IU）；③鼻喷剂（每喷 120IU） |
| 用法与用量 | 1. 皮下或肌内注射：①骨质疏松症，标准维持量，一次 50IU，一日 1 次，或 100IU 隔日 1 次；②变形性骨炎，一次 100IU，一日 1 次，治疗时间应至少持续 3 个月或更长；③高钙血症，高钙血症危象时，一日 5~10IU/kg，溶于 500ml 0.9%葡萄糖注射液中，静脉滴注至少 6 小时。慢性高钙血症，一日 5~10IU/kg，1 次或分 2 次，皮下或肌内注射；④痛性神经营养不良症或 Sudeck 病，一次 100IU，一日 1 次，皮下或肌内注射，持续 2~4 周，以后一周 3 次，一次 100IU，维持 6 周以上<br>2. 鼻喷给药：①骨质疏松症，一次 100IU，一日 1 次，或 200IU 隔日 1 次；②Paget 病，一次 200IU，一日 1 次或分次给药，治疗时间应至少持续 3 个月或更长；③高钙血症，慢性高钙血症，一日 200~400IU，单次给药最高剂量为 200IU，需要更大剂量时应分次给药；④痛性神经营养不良症或 Sudeck 病，一次 200IU，一日 1 次，持续 2~4 周，以后隔日一次 200IU，连续 6 周 |
| 注意事项 | 1. 部分患者在用药中会出现抗体而对治疗产生抵抗性<br>2. 鼻炎可加强鼻喷剂的吸收<br>3. 鼻喷剂的全身不良反应少于针剂<br>4. 可疑对本品或蛋白质过敏者，用药前需做皮试 |
| 禁忌 | 对本品过敏者、14 岁以下儿童禁用 |
| 不良反应 | 常见面部潮红、头晕、头痛、面部及耳部刺痛、手足刺痛、腹泻、恶心、呕吐、胃痛、过敏、皮疹、荨麻疹、注射部位红肿及胀痛；少见尿频、高血压、视觉障碍；偶见 AST（GPT）及 ALT（GOT）异常、耳鸣、抽搐、低钠血症、出汗、哮喘发作；极少见过敏反应、皮疹、寒战、胸闷、鼻塞、呼吸困难、血糖升高 |
| 特殊人群用药 | 儿童：14 岁以下禁用<br>妊娠与哺乳期妇女：禁用 |
| 药典 | Chin. P.、USP、BP、Eur. P.、Jpn. P. |
| 国家处方集 | CNF |
| 其他推荐依据 | |
| ■ 药品名称 | 依普黄酮 Ipriflavone |
| 适应证 | 改善骨质疏松症的骨量减少 |
| 制剂与规格 | 依普黄酮片：200mg<br>依普黄酮胶囊：0.2g |
| 用法与用量 | 通常成人一次 200mg，一日 3 次，饭后口服。此剂量应根据年龄及患者的症状进行调整 |
| 注意事项 | 本品在给予高龄患者长期应用时，用药过程应仔细观察患者的情况，若出现消化系统的不良反应症状时，要进行适当处理。重度食管炎、胃炎、十二指肠炎、溃疡病和胃肠功能紊乱患者慎用。中重度肝肾功能不全者慎用。服药期间需补钙。对男性骨质疏松症无用药经验 |
| 禁忌 | 对本品过敏者禁用；低钙血症者禁用 |

续 表

| | |
|---|---|
| 不良反应 | 1. 重要的不良反应：①消化性溃疡、胃肠道出血：罕见出现消化道溃疡、胃肠道出血或恶化症状。当出现这种情况时，应立即停药，并给予适当的处理。故有消化道溃疡以及有消化道溃疡病史者应慎用；②黄疸：罕见出现黄疸，故应密切观察。如有异常状况，立即停用该药，并进行适当处理<br>2. 其他不良反应：①过敏反应：出疹、瘙痒等症状偶见，此时应停药；②消化系统：偶见恶心、呕吐、食欲缺乏、胃部不适、胃灼热、腹痛、腹部胀满、腹泻、便秘、口腔炎、口干、舌炎、味觉异常等。偶见胆红素、ALT（GOT）、AST（GPT）、ALP、LDH 上升，罕见 γ-GT 上升；③神经系统：偶见眩晕、轻微头痛等；④血液：罕见粒细胞减少，偶见贫血等；⑤肾脏：罕见尿素氮、肌酐上升；⑥其他：罕见男子女性型乳房，若此情况出现，应停药。罕见舌唇麻木，偶见水肿 |
| 特殊人群用药 | 儿童：禁用<br>老年人：高龄慎用<br>妊娠与哺乳期妇女：禁用 |
| 药典 | Chin. P.、Jpn. P. |
| 国家处方集 | |
| 其他推荐依据 | |
| ■ 药品名称 | 骨化三醇软胶囊　Calcitriol Soft Capsules |
| 适应证 | 1. 绝经后和老年性骨质疏松<br>2. 慢性肾衰竭尤其是接受血液透析患者之肾性骨营养不良症<br>3. 术后甲状旁腺功能低下<br>4. 特发性甲状旁腺功能低下<br>5. 假性甲状旁腺功能低下<br>6. 维生素 D 依赖性佝偻病<br>7. 低血磷性维生素 D 抵抗型佝偻病等 |
| 制剂与规格 | 骨化三醇软胶囊[保(乙)]：①0.25μg；②0.5μg；③1.0μg |
| 用法与用量 | 用法：口服，应根据每个患者血钙水平小心制定本品的每日最佳剂量。开始以本品治疗时，应尽可能使用最小剂量，并且不能在没有监测血钙水平的情况下增加用量<br>1. 绝经后和老年性骨质疏松：推荐剂量为每次 0.25μg，每日 2 次。服药后分别于第 4 周、第 3 个月、第 6 个月监测血钙和血肌酐浓度，以后每 6 个月监测 1 次<br>2. 肾性骨营养不良（包括透析患者）：起始阶段的每日剂量为 0.25μg。血钙正常或略有降低的患者隔日 0.25μg 即可。如 2~4 周内生化指标及病情未见明显改善，则每隔 2~4 周将本品的每日用量增加 0.25μg，在此期间至少每周测定血钙两次。大多数患者最佳用量为每日 0.5~1.0μg<br>3. 甲状旁腺功能低下和佝偻病：推荐起始剂量为每日 0.25μg，晨服。如生化指标和病情未见明显改善，则每隔 2~4 周增加剂量。在此期间，每周至少测定血钙浓度 2 次。甲状旁腺功能低下者，偶见吸收不佳现象，因此这种患者需要较大剂量。或遵医嘱 |
| 注意事项 | 1. 饮食改变以至钙摄入量迅速增加或不加控制的服用钙制剂均可导致高血钙。应告知患者及其家属，必须严格遵守处方饮食，并教会他们如何识别高钙血症的症状<br>2. 骨化三醇能增加血无机磷水平，这对低磷血症的患者是有益的。但对肾衰竭的患者来说则要小心不正常的钙沉淀所造成的危险。在这种情况下，要通过口服适量的磷结合剂或减少磷质摄入量将血磷保持在正常水平<br>3. 由于骨化三醇是现有的最有效的维生素 D 代谢产物，故不需其他维生素 D 制剂与其合用，从而避免高维生素 D 血症 |

续 表

| | |
|---|---|
| | 4. 肾功能正常的患者服用本品时必须避免脱水，故应保持适当的水摄入量 |
| **禁忌** | 禁用于与高血钙有关的疾病，亦禁用于已知对本品或同类药品及其任何赋形剂过敏的患者；禁用于有维生素D中毒迹象的患者 |
| **不良反应** | 由于骨化三醇能产生维生素D的作用，所以可能发生的不良反应与维生素D过量相似。如高血钙综合征或钙中毒（取决于高血钙的严重程度及持续时间） |
| **特殊人群用药** | 儿童：应遵医嘱<br>老年人：老年患者无需特殊剂量，但建议监测血钙和血肌酐浓度<br>妊娠与哺乳期妇女：孕妇使用本品，需权衡利弊。哺乳期妇女在服用骨化三醇期间不应授乳 |
| **药典** | Eur. P. |
| **国家处方集** | CNF |
| **其他推荐依据** | 中华医学会骨科学分会骨质疏松学组．骨质疏松骨折诊疗指南［J］．中华骨科杂志，2017，37（1）：1-10. |
| **■ 药品名称** | **阿法骨化醇　Alfacalcidol** |
| **适应证** | 佝偻病和软骨病；肾性骨病；骨质疏松症；甲状旁腺功能减退症 |
| **制剂与规格** | 阿法骨化醇片[基,保(乙)]：0.25μg<br>阿法骨化醇胶囊[基,保(乙)]：①0.25μg；②0.5μg |
| **用法与用量** | 口服：用于慢性肾功能不全和骨质疏松症，成人一次0.5μg，一日1次，或遵医嘱；儿童遵医嘱 |
| **注意事项** | 见“骨化三醇” |
| **禁忌** | 对维生素D及其类似物过敏、具有高钙血症、有维生素D中毒征象者禁用 |
| **不良反应** | 见“骨化三醇” |
| **特殊人群用药** | 只有在妊娠期需要用药而又无其他替代品时可以使用阿法骨化醇。哺乳期用药的安全性尚未最后确定，故哺乳期应考虑停药 |
| **药典** | BP、Eur. P.、KP |
| **国家处方集** | CNF |
| **其他推荐依据** | |
| **■ 药品名称** | **葡萄糖酸钙　Calcium Gluconate** |
| **适应证** | 用于预防和治疗钙缺乏症，如骨质疏松、手足抽搐症、骨发育不全，佝偻病以及儿童、妊娠和哺乳期妇女、绝经期妇女、老年人钙的补充 |
| **制剂与规格** | 葡萄糖酸钙含片：0.1g<br>葡萄糖酸钙颗粒[保(乙)]：3.5g∶1.0g（以葡萄糖酸钙计）<br>葡萄糖酸钙口服溶液：10%<br>葡萄糖酸钙片[基,保(甲)]：0.5g |
| **用法与用量** | 口服：葡萄糖酸钙口服溶液，一次1~2支，一日3次；葡萄糖酸钙颗粒剂，一日2-12g，分次服用。葡萄糖酸钙含片：一日3~5片，一日3次 |

续 表

| | |
|---|---|
| 注意事项 | 心肾功能不全者慎用。对本品过敏者禁用，过敏体质者慎用 |
| 禁忌 | 高钙血症、高钙尿症、含钙肾结石或有肾结石病史患者禁用 |
| 不良反应 | 偶见胃肠不适 |
| 特殊人群用药 | 尚无明确数据 |
| 药典 | BP、Eur. P. 、KP |
| 国家处方集 | CNF |
| 其他推荐依据 | |
| ■ 药品名称 | 唑来膦酸 Zoledronic Acid |
| 适应证 | 用于治疗绝经期妇女的骨质疏松症。用于治疗 Paget 病（畸形性骨炎） |
| 制剂与规格 | 唑来膦酸注射液[保(乙)]：100mg∶5mg |
| 用法与用量 | 对于骨质疏松症的治疗，推荐剂量为一次静脉滴注 5mg 唑来膦酸，每年 1 次。目前尚无足够证据支持可连续用药 3 年以上。对于 Paget 病的治疗，推荐剂量为一次静脉滴注 5mg 唑来膦酸 |
| 注意事项 | 本品给药至少 15 分钟以上。由于缺乏充分临床使用数据，不推荐严重肾功能不全患者使用（肌酐清除率小于 35ml/min）。在给予本品前，应对患者的血清肌酐水平进行评估。给药前必须对患者进行适当的补水，对于老年患者和接受利尿剂治疗的患者尤为重要。在给予本品治疗前，患有低钙血症的患者需服用足量的钙和维生素 D。对于其他矿物质代谢异常也应给予有效治疗（例如副甲状腺贮备降低、肠内钙吸收不良）。医师应当对该类患者进行临床检测 |
| 禁忌 | 对唑来膦酸或其他二膦酸盐或药品成分中任何一种辅料过敏者禁用。低钙血症患者慎用。妊娠和哺乳期妇女禁用 |
| 不良反应 | 本品最常见的用药后症状包括：发热、肌痛、流感样症状、关节痛、头痛，绝大多数出现于用药后 3 天内。这些症状绝大多数为轻到中度，并在出现不良事件后 3 天内缓解。之后再使用本品时，这些症状的发生率显著下降。静脉给予二膦酸盐（含唑来膦酸），会导致肾功能损害（血清清除率增加）或罕见情况下出现急性肾衰竭 |
| 特殊人群用药 | 儿童：一般情况下不用于儿童<br>老年人：老年患者与年轻人具有相似的生物利用度、药物分布和清除，因此无需调整给药剂量<br>妊娠与哺乳期妇女：禁用 |
| 药典 | Chin. P. 、USP、BP、Eur. P. 、Jpn. P. 、KP |
| 国家处方集 | CNF |
| 其他推荐依据 | |
| ■ 药品名称 | 结合雌激素 Conjugated Estrogen |
| 适应证 | 1. 治疗中、重度与绝经相关的血管舒缩症状<br>2. 治疗外阴和阴道萎缩<br>3. 预防和控制骨质疏松症。当仅为预防和控制骨质疏松症时，应仅对有明显骨质疏松危险的妇女和被认为不适合非雌激素疗法的妇女才考虑使用 |

续　表

| | |
|---|---|
| | 4. 治疗因性腺功能减退、去势或原发性卵巢功能衰退所致的雌激素低下症<br>5. 治疗某些女性和男性的转移性乳腺癌（仅作症状缓解用）<br>6. 治疗晚期雄激素依赖性前列腺癌（仅作症状缓解用） |
| **制剂与规格** | 结合雌激素片[保(乙)]：①0.3mg；②0.625mg<br>结合雌激素注射液：1ml：25mg<br>结合雌激素乳膏：1g：0.625mg |
| **用法与用量** | 1. 口服：①用于与绝经相关的中、重度血管舒缩状态，一次0.625mg，一日1次；②外阴和阴道萎缩，一次0.3~1.25mg，一日1次；③女性性腺功能减退，一次0.3~0.625mg，一日1次，按用药3周，停药1周的周期性服用；④女性去势或原发性卵巢衰竭，一次1.25mg，一日1次，周期性服用，维持量调整至能有效控制病情的最小剂量；⑤乳腺癌，一次10mg，一日3次，至少3个月为1个疗程；⑥雄激素依赖的前列腺癌，一次1.25~2.5mg，一日3次；⑦预防骨质疏松，一次0.625mg，一日1次，可以连续用药，或按用药25天，停药5天的周期用药<br>2. 肌内注射或静脉注射：体内激素水平失衡引起的异常子宫出血，一次25mg，必要时6~12小时重复1次<br>3. 阴道内给药：外阴和阴道萎缩，一日0.5g~2.0g，通过给药器将乳膏推入阴道深处。乳膏阴道内给药应该短期、周期性使用，如连续使用3周，停用1周。对于症状特别明显的患者，可以首先接受短期口服治疗（如结合雌激素一日0.625mg服用，10天左右），以便使阴道黏膜能够适应乳膏涂敷 |
| **注意事项** | 1. 在雌激素应用周期中加用孕激素10天或10天以上，较单用雌激素治疗可减少子宫内膜增生<br>2. 对绝经后妇女，雌激素替代治疗与心血管疾病减少的因果关系尚未证实<br>3. 在开始用雌激素治疗之前，要取得完整的病史及家族史。治疗前及周期性的体格检查必须特别注意包括血压、乳房、腹部和盆腔器官，以及巴氏涂片试验作为常规，在未对患者复查时，开具雌激素处方不能超过1年<br>4. 用雌激素替代治疗的妇女有高凝状态，主要与抗凝血酶活性下降有关<br>5. 有家族性脂蛋白代谢缺陷的患者，雌激素治疗会大量增加三酰甘油而导致胰腺炎和其他并发症<br>6. 雌激素可致某种程度的体液潴留，加重下列病情，如哮喘、癫痫、偏头痛、心肾功能不全，必须密切观察<br>7. 有些患者可出现意外的雌激素刺激症状，如异常子宫出血和乳房痛<br>8. 肝功能损害的患者可能影响雌激素的代谢，应慎用<br>9. 在雌激素应用期间，使用前已经存在的子宫平滑肌瘤的体积可增大<br>10. 在患有与骨代谢疾病相关的严重低钙血症的患者，应慎用雌激素<br>11. 在进行可能增加血栓栓塞疾患危险性的手术前4周或长期不活动时，应停止使用雌激素<br>12. 在动物，长期持续使用天然或合成雌激素可使乳腺癌、子宫癌、宫颈癌、阴道癌、睾丸癌及肝癌发生率增加 |
| **禁忌** | 1. 已知或怀疑妊娠的患者<br>2. 未确诊的异常生殖器出血患者<br>3. 已知或怀疑患有乳腺癌患者（治疗某些转移性癌的患者除外）<br>4. 已知或怀疑患有雌激素依赖性肿瘤的患者<br>5. 活动性血栓性静脉炎或血栓栓塞性疾病患者<br>6. 以前患有与使用雌激素相关的血栓性疾病患者 |

续　表

| | |
|---|---|
| 不良反应 | 1. 诱发恶性肿瘤<br>2. 在绝经期后接受雌激素治疗的妇女中，患需手术治疗的胆囊疾病的危险性增加 2~4 倍<br>3. 雌激素替代治疗（单用雌激素或与孕激素联用），可增加患血栓性静脉炎和/或血栓栓塞性疾病的危险性<br>4. 在雌激素替代治疗期间通常血压维持正常或下降，偶有血压升高<br>5. 乳腺癌和骨转移患者应用雌激素可能会导致严重的高钙血症<br>6. 阴道出血形式改变、异常撤退性出血、点状出血、子宫平滑肌瘤体积增大；阴道念珠菌病、宫颈分泌物量的改变<br>7. 乳房触痛、增大<br>8. 恶心、呕吐、腹绞痛、腹胀、胆汁淤积性黄疸、胆囊疾病发生率增加、胰腺炎<br>9. 停药后黄褐斑或黑斑病持续存在、多形红斑、红斑结节、红斑疹、头发脱落、妇女多毛症<br>10. 静脉血栓栓塞、肺栓塞<br>11. 眼角膜弯曲度变陡、对隐形眼镜耐受性下降<br>12. 头痛、偏头痛、头晕、精神抑郁、舞蹈病<br>13. 体重增加或减轻、糖耐量下降、卟啉症加重、水肿、性欲改变 |
| 特殊人群用药 | 雌激素不应用于怀孕妇女。儿童用药长时间的大量、重复给予的雌激素会加速骨骺闭合，对于正常发育中的儿童，如果在生理的青春期完成之前用药，可能导致身材矮小 |
| 药典 | USP、BP、Eur. P. |
| 国家处方集 | CNF |
| 其他推荐依据 | |
| ■ 药品名称 | 雌二醇　Estradiol |
| 适应证 | 1. 补充雌激素不足。常用于治疗女性性腺功能不良、双侧卵巢切除术后、萎缩性阴道炎、外阴干燥、更年期综合征如潮热、出汗和精神、神经症状等<br>2. 治疗晚期转移性乳腺癌，缓解症状<br>3. 治疗晚期前列腺癌，缓解症状<br>4. 用于停经早期预防由于雌激素缺乏而引起的骨质快速丢失<br>5. 治疗痤疮（粉刺），在男性可用于较重的病例，在女性可选用雌、孕激素复合制剂<br>6. 用于恶性肿瘤经化疗或放疗引起的白细胞减少症<br>7. 用作事后避孕药<br>8. 退奶 |
| 制剂与规格 | 雌二醇片[保(乙)]：1mg<br>雌二醇凝胶[保(乙)]：40g：24mg<br>雌二醇控释贴片：①周效片：4.0cm×2.6cm，含 2.5mg；②3~4 日效片：4.0cm×2.6cm，含 4mg |
| 用法与用量 | 1. 口服：雌二醇片，一次 lmg，一日 1 次。如有子宫，应加用孕激素<br>2. 外用：①雌二醇凝胶，一次 1.25~2.5g，一日 1 次，涂抹下腹部、臀部、上臂、大腿等处皮肤；②雌二醇控释贴片，揭除贴片上的保护膜后立即贴于清洁干燥、无外伤的下腹部或臀部皮肤。人体皮肤平均渗透量为每日 50μg。周效片，一次 1 片，一周 1 次（每 7 天更换 1 片）；3~4 天片，一次 1 片，一周 2 次（每 3.5 天更换 1 片）。连用 3 周，停药 1 周。每疗程于使用贴片的最后 5 日加用醋酸孕酮，一次 4~5mg，一日 1 次，连服 5 日。贴片的部位应经常更换 |

续 表

| | |
|---|---|
| 注意事项 | 1. 皮肤涂抹或使用贴片时：①勿涂抹或贴在乳房或外阴；②患有皮肤病和皮肤过敏者不宜使用；③应注意贴片脱落。不宜在热水盆浴浸泡时间过长，避免直接搓擦贴片部位皮肤，脱落后应换新片。贴用时间与脱落片时间一致，按原定日期换片；④凝胶使用时间最好在每日早晨或晚间沐浴后，涂药后稍等片刻，等药物干后再穿内衣<br>2. 应与孕激素联合应用，以对抗单纯雌激素引起的子宫内膜过度增生而导致腺癌。联合应用方法有两种：序贯连续应用和联合连续应用。绝经时间较短的妇女可用前种方法，绝经较久的妇女可用后种方法以减少前种方法引起的子宫周期性出血 |
| 禁忌 | 严重的肝功能异常、黄疸、妊娠期间持续瘙痒史、杜宾-约翰逊综合征、罗托综合征、曾患或正患肝脏肿瘤、曾患或正患血栓栓塞性疾病（如卒中、心肌梗死）、镰刀状红细胞性贫血症、患有或疑有子宫或乳房的激素依赖性肿瘤、子宫内膜异位症、严重糖尿病、脂肪代谢的先天性异常、耳硬化症史等患者 |
| 不良反应 | 1. 不常见或罕见的但应注意的不良反应：不规则阴道出血、点滴出血，突破性出血、长期出血不止或闭经；困倦；尿频或小便疼痛；严重的或突发的头痛；行为突然失去协调，不自主的急动作（舞蹈病）；胸、上腹（胃）、腹股沟或腿痛，尤其是腓肠肌痛，臂或腿无力或麻木；呼吸急促，突然发生，原因不明；突然语言或发音不清；视力突然改变（眼底出血或血块）；血压升高；乳腺出现小肿块；精神抑郁；眼结膜或皮肤黄染，注意肝炎或胆道阻塞；皮疹；黏稠的白色凝乳状阴道分泌物（念珠菌病）<br>2. 较常发生，但常在继续用药后减少：腹部绞痛或胀气；胃纳不佳；恶心；踝及足水肿；乳房胀痛或/和肿胀；体重增加或减少<br>3. 应用贴片时，贴片局部皮肤可发生瘙痒、充血潮红、皮疹或水疱，重时可脱皮 |
| 特殊人群用药 | 已知或可能怀孕时不应使用。哺乳与用本品无关，但是乳汁中会含有雌激素。老年用药本品可用于绝经后妇女 |
| 药典 | Chin. P. 、USP、BP、Eur. P. 、KP |
| 国家处方集 | CNF |
| 其他推荐依据 | |
| ■ 药品名称 | 雷洛昔芬　Raloxifene |
| 适应证 | 主要用于预防绝经后妇女的骨质疏松症 |
| 制剂与规格 | 盐酸雷洛昔芬片[保(乙)]：60mg |
| 用法与用量 | 口服。推荐剂量是每日 1 次，每次 60mg（1 片）。可以在一天中的任何时候服用且不受进餐的限制。老年人无需调整剂量。由于疾病的自然过程，雷洛昔芬需要长期使用。通常建议饮食钙摄入量不足的妇女服用钙剂和维生素 D。或遵医嘱 |
| 注意事项 | 见“禁忌” |
| 禁忌 | 1. 可能妊娠的妇女禁用<br>2. 患有或既往患有静脉血栓栓塞性疾病者（VTE），包括深静脉血栓、肺栓塞和视网膜静脉血栓者禁用<br>3. 对雷洛昔芬或片中所含的任何赋形剂成分过敏者禁用<br>4. 肝功能减退包括胆汁淤积者禁用<br>5. 严重肾功能减退者禁用<br>6. 原因不明的子宫出血者禁用<br>7. 雷洛昔芬不能用于有子宫内膜癌症状和体征的患者，因为对这类患者的安全性尚未充分研究 |

续 表

| | |
|---|---|
| 不良反应 | 1. 临床试验阶段出现的不良反应：①血管异常：血管舒张（潮热）；静脉血栓栓塞事件，包括深静脉血栓、肺栓塞、视网膜静脉血栓、浅静脉血栓性静脉炎；②骨骼肌肉和结缔组织异常：小腿痛性痉挛；③全身异常和给药部位状况：流感症状，外周水肿<br>2. 上市后报告的不良反应：①血液和淋巴系统异常：血小板减少；②肠胃异常：恶心，呕吐，腹痛，消化不良；③一般异常和给药部位状况：外周水肿；④检查：血压升高；⑤神经系统异常：头痛，包括偏头痛；⑥皮肤和皮下组织异常：皮疹；⑦生殖系统和乳腺异常：轻度乳腺症状，如疼痛、增大和压痛；⑧血管异常：动、静脉血栓栓塞反应 |
| 特殊人群用药 | 肝功能、肾功能不全患者：严重肾功能减退者禁用<br>妊娠与哺乳期妇女：禁用 |
| 药典 | USP、BP、Eur. P. |
| 国家处方集 | CNF |
| 其他推荐依据 | |
| ■ 药品名称 | 氨基葡萄糖　Glucosamine |
| 适应证 | 用于原发性和继发性各部位的骨性关节炎 |
| 制剂与规格 | 硫酸氨基葡萄糖胶囊[保(乙)]：0.25g<br>盐酸氨基葡萄糖胶囊[保(乙)]：0.24g |
| 用法与用量 | 口服：一次0.25~0.50g（硫酸氨基葡萄糖），一日3次，最好在进食时服用。持续服用4~12周或根据需要延长。每年可重复治疗2~3个疗程 |
| 注意事项 | 有严重肝功能、肾功能不全患者慎用。妊娠初期3个月内妇女应避免使用 |
| 禁忌 | 对本品过敏者 |
| 不良反应 | 少见为轻度的胃肠不适，如恶心、便秘、腹胀和腹泻；偶见轻度嗜睡；罕见过敏反应，包括皮疹、瘙痒和皮肤红斑 |
| 特殊人群用药 | 肝功能、肾功能不全患者：慎用<br>妊娠与哺乳期妇女：妊娠初期3个月禁用 |
| 药典 | USP、BP、Eur. P. |
| 国家处方集 | CNF |
| 其他推荐依据 | |
| ■ 药品名称 | 骨肽　Ossotide |
| 适应证 | 用于骨性关节炎；风湿、类风湿关节炎；骨折 |
| 制剂与规格 | 骨肽片：0.3g<br>骨肽注射液：2ml：10mg |
| 用法与用量 | 口服。一次1~2片，一日3次。饭后服用，15天为1个疗程 |
| 注意事项 | 避免与氨基酸类药物，碱类药物同时使用。当药品性状发生改变时禁止使用 |
| 禁忌 | 对本品过敏者禁用 |

续 表

| | |
|---|---|
| **不良反应** | 偶见胃部不适 |
| **特殊人群用药** | 本品对妊娠及哺乳期妇女安全有效 |
| **药典** | Chin. P. |
| **国家处方集** | |
| **其他推荐依据** | |

# 第十一章

# 抗癫痫药

| ■ 药品名称 | 苯巴比妥　Phenobarbital |
|---|---|
| 适应证 | 用于治疗焦虑、失眠、癫痫及运动障碍 |
| 制剂与规格 | 苯巴比妥片[基,保(甲)]：①15mg；②30mg；③100mg<br>注射用苯巴比妥钠[保(甲)]：①50mg；②100mg[基]；③200mg |
| 用法与用量 | 1. 口服：①成人：催眠，30～100mg，晚上一次顿服。镇静，一次 15～30mg，一日 2～3 次。抗癫痫，一次 15～30mg，一日 3 次。抗惊厥，一日 90～180mg，晚上一次顿服；或一次 30～60mg，一日 3 次。极量一次 250mg，一日 500mg。老年人或虚弱患者应减量；②儿童：用药应个体化。镇静，一次 2mg/kg（按体重），或 60mg/$m^2$（按体表面积），一日 2～3 次。抗癫痫，按体重一次 2mg/kg，一日 2 次。抗惊厥，按体重一次 3～5mg/kg<br>2. 肌内注射：①成人常用量：催眠，一次 100mg；极量一次 250mg，一日 500mg；②儿童常用量：镇静、抗癫痫，一次 16～100mg<br>3. 静脉注射：癫痫持续状态，成人，一次 100～250mg，必要时 6 小时重复 1 次。剂量一次 250mg，一日 500mg，注射应缓慢 |
| 注意事项 | 1. 新生儿服用本品可发生低凝血酶原血症及出血，维生素 K 有治疗或预防作用<br>2. 神经衰弱者、甲状腺功能亢进、糖尿病、严重贫血、发热、临产及产后、轻微脑功能障碍、低血压、高血压、肾上腺功能减退、高空作业、精细和危险作业者、老年患者慎用<br>3. 作为催眠治疗，应以几种作用机制不同的药物交替服用，长期服用者不可突然停药<br>4. 过敏体质者服用后可出现荨麻疹、血管神经性水肿、皮疹及哮喘等，甚至可发生剥脱性皮炎 |
| 禁忌 | 严重肺功能不全、肝硬化、卟啉病、贫血、未控制的糖尿病、过敏等禁用 |
| 不良反应 | 可有过敏性皮疹、环形红斑，眼睑、口唇、面部水肿；严重者发生剥脱性皮炎和史-约综合征；老年、儿童和糖尿病患者可发生意识模糊，抑郁或逆向反应（兴奋）；也可见粒细胞减少、低血压、血栓性静脉炎、血小板减少、黄疸、骨骼疼痛、肌肉无力等、笨拙或行走不稳、眩晕或头晕、恶心、呕吐、语言不清；突然停药后发生惊厥或癫痫发作、昏厥、幻觉、多梦、梦魇、震颤、不安、入睡困难等，则提示可能为停药综合征 |
| 特殊人群用药 | 儿童：可能引起反常的兴奋，应注意<br>老年人：对本药的常用量可引起兴奋神经错乱或抑郁，因此用量宜较小<br>妊娠与哺乳期妇女：本药可通过胎盘，妊娠期长期服用，可引起依赖性及致新生儿停药综合征；可能由于维生素 K 含量减少引起新生儿出血；妊娠晚期或分娩期应用，由于胎儿肝功能尚未成熟引起新生儿（尤其是早产儿）的呼吸抑制；可能对胎儿产生致畸作用。哺乳期应用可引起婴儿的中枢神经系统抑制 |
| 药典 | Chin. P. 、USP、BP、Jpn. P. |
| 国家处方集 | CNF |
| 其他推荐依据 | |

续 表

| ■ 药品名称 | 苯妥英钠 Phenytoin Sodium |
|---|---|
| 适应证 | 用于治疗全身强直阵挛性发作（精神运动性发作、颞叶癫痫）、单纯及复杂部分性发作（局限性发作）、继发性全面发作和癫痫持续状态。可用于治疗三叉神经痛，隐性营养不良性大疱性表皮松解，发作性舞蹈手足徐动症，发作性控制障碍（包括发怒、焦虑和失眠的兴奋过度等的行为障碍疾患），肌强直症及三环类抗抑郁药过量时心脏传导障碍等；本品也适用于洋地黄中毒所致的室性及室上性心律失常 |
| 制剂与规格 | 苯妥英钠片[基,保(甲)]：①50mg；②100mg<br>注射用苯妥英钠[基]：①100mg；②250mg |
| 用法与用量 | 口服：<br>成人常用量：一日 250～300mg，开始时 100mg，一日 2 次，1～3 周内增加至一日 250～300mg，分 3 次口服，极量一次 300mg，一日 500mg。由于个体差异，用药需个体化。应用达到控制发作和血药浓度达稳态后，可改用长效（控释）制剂顿服。如发作频繁，可按体重 12～15mg/kg，分 2～3 次服用，每 6 小时 1 次，第二天开始给予 100mg（或按体重 1.5～2.0mg/kg），一日 3 次，直到调整至恰当剂量为止<br>小儿常用量：开始一日 5mg/kg，分 2～3 次服用，按需调整，一日不超过 250mg，维持量为 4～8mg/kg或 250mg/$m^2$（按体表面积），分 2～3 次服用 |
| 注意事项 | 1. 嗜酒者、贫血、心血管病、糖尿病、肝肾功能损害、甲状腺功能异常者慎用<br>2. 用药期间须监测血常规、肝功能、血钙、脑电图和甲状腺功能等，静脉使用本品时应进行持续的心电图、血压监测 |
| 禁忌 | 对本品过敏者、阿-斯综合征、二度至三度房室传导阻滞、窦房结阻滞、窦性心动过缓等心功能损害、妊娠及哺乳期妇女禁用 |
| 不良反应 | 常见行为改变、笨拙、步态不稳、思维混乱、持续性眼球震颤、小脑前庭症状、发作次数增多、精神改变、肌力减弱、发音不清、手抖；长期应用可引起的中枢神经系统或小脑中毒所致的非正常兴奋、神经质、烦躁、易激惹、牙龈增生、出血、多毛；少见颈部或腋部淋巴结肿大、发热 |
| 特殊人群用药 | 肝功能、肾功能不全患者：慎用<br>儿童：儿童应经常检测血药浓度，以决定用药次数和用量<br>老年人：慎用，用量宜小，并监测血浆浓度<br>妊娠与哺乳期妇女：哺乳期妇女应停止授乳 |
| 药典 | Chin. P. 、USP、BP、Eur. P. 、IP、Jpn. P. 、KP |
| 国家处方集 | CNF |
| 其他推荐依据 | |
| ■ 药品名称 | 扑米酮 Primidone |
| 适应证 | 用于癫痫阵挛性发作、单纯部分性发作和复杂部分性发作的单方或联合用药治疗，也用于特发性震颤和老年性震颤的治疗 |
| 制剂与规格 | 扑米酮片[保(乙)]：①50mg；②100mg；③250mg |
| 用法与用量 | 口服：<br>成人常用量：初始剂量一次 50mg，睡前服用，3 日后改为一日 2 次，1 周后改为一日 3 次，第 10 日改为一次 250mg，一日 3 次，一日总量不超过 1.5g；维持量一般为 250mg，一日 3 次 |

续　表

| | |
|---|---|
| | 儿童常用量：8岁以下儿童，初始剂量一次50mg，睡前服用，3日后改为一次50mg，一日2次，1周后一次100mg，一日2次，10日后可增至一次125~250mg，一日3次，或一日10~25mg/kg（按体重），分次服用。8岁以上同成人 |
| 注意事项 | 1. 对巴比妥类药过敏者对本品也可能过敏<br>2. 个体间血药浓度差异很大，因此治疗需要个体化<br>3. 治疗期间应按时服药，漏服应尽快补服，但距下次服药前1小时不必补服，不可一次服双倍量<br>4. 停药时应逐渐减量<br>5. 肝功能、肾功能不全、哮喘、肺气肿或其他可能加重呼吸困难或气道不畅等呼吸系统疾患者、轻微脑功能障碍者慎用<br>6. 用药期间应监测血细胞计数，监测扑米酮及其化合物苯巴比妥的血浆浓度 |
| 禁忌 | 对本品及苯巴比妥过敏者禁用 |
| 不良反应 | 可见视力改变、复视、眼球震颤、共济失调、情感障碍、精神恍惚。呼吸短促或障碍；少见儿童和老人异常兴奋或不安等反应。偶见过敏反应、粒细胞减少、再生障碍性贫血、红细胞发育不良、巨细胞性贫血；有些不良反应，如眩晕、嗜睡、头痛、食欲减退、恶心、呕吐，继续服药后会减缓或消失 |
| 特殊人群用药 | 肝功能、肾功能不全患者：慎用<br>妊娠与哺乳期妇女：用药应权衡利弊 |
| 药典 | Chin. P.、USP、BP、Eur. P.、Jpn. P.、KP |
| 国家处方集 | CNF |
| 其他推荐依据 | |
| ■ 药品名称 | 乙琥胺　Ethosuximid |
| 适应证 | 用于癫痫失神发作（小发作） |
| 制剂与规格 | 乙琥胺胶囊：0.25g<br>乙琥胺糖浆：100ml：5g。 |
| 用法与用量 | 口服：<br>成人常用量：初始剂量一次0.25g，一日2次，以后每4~7日增加0.25g，直至控制癫痫发作，一日最大剂量不超过1.5g<br>儿童常用量：①6岁以下，初始剂量为一次0.25g，一日1次，以后每4~7日增加0.25g，直至控制癫痫发作，一日最大剂量不超过1g，分次服用；②6岁以上儿童，用法用量同成人 |
| 注意事项 | 1. 不宜突然停药<br>2. 有大发作和小发作的混合型癫痫发作的患者，注意联合应用抗大癫痫发作药物<br>3. 肝肾功能不全、贫血者、妊娠及哺乳期妇女慎用<br>4. 用药期间须监测肝、肾功能和尿常规 |
| 禁忌 | 对本品及其他琥珀酰亚胺类药过敏者禁用 |
| 不良反应 | 常见恶心、呕吐、上腹不适、食欲减退；少见头晕、头痛、眩晕、嗜睡、疲乏、精神状态改变、发热、血小板减少、皮疹等；偶见粒细胞减少、再生障碍性贫血及肝肾功能损害；个别患者出现过敏反应 |

续 表

| | |
|---|---|
| **特殊人群用药** | 肝功能、肾功能不全患者：慎用<br>妊娠与哺乳期妇女：慎用 |
| **药典** | Chin. P. 、USP、BP、Eur. P. 、IP、Jpn. P. 、KP |
| **国家处方集** | CNF |
| **其他推荐依据** | |
| **■ 药品名称** | **卡马西平　Carbamazepine** |
| **适应证** | 用于治疗癫痫（部分性发作、复杂部分性发作、简单部分性发作和继发性全身发作。全身性发作：强直发作、阵挛发作、强直-阵挛发作）、躁狂症、三叉神经痛、神经源性尿崩症、糖尿病神经病变引起的疼痛；预防或治疗躁郁症 |
| **制剂与规格** | 卡马西平片[保(甲)]：①100mg[基]；②200mg[基]；③400mg<br>卡马西平缓释片[保(乙)]：①200mg；②400mg<br>卡马西平溶液：5ml：100mg<br>卡马西平栓剂：①125mg；②250mg |
| **用法与用量** | 口服：<br>成人：①癫痫治疗 初始剂量一次100~200mg，一日1~2次，逐渐增加剂量至最佳疗效（通常为一日400mg，一日2~3次）。某些患者需增加至一日1600mg甚至2000mg；②躁狂症的治疗和躁郁症的预防治疗 剂量约一日400~1600mg，通常剂量为一日400~600mg，分2~3次服；③三叉神经痛：初始剂量为一次100mg，一日2~3次，逐渐增加剂量至疼痛缓解（通常为一次200mg，一日3~4次）；④乙醇戒断症状：一次200mg，一日3~4次；⑤中枢性尿崩症：平均剂量一次200mg，一日2~3次；⑥糖尿病神经病变引起的疼痛：平均剂量一次200mg，一日2~4次<br>儿童：一日10~20mg/kg，1岁以下一日100~200mg，1~5岁一日200~400mg，6~10岁一日400~600mg，11~15岁一日600~1000mg，分3~4次服用。维持量调整到血药浓度为4~12μg/ml |
| **注意事项** | 1. 乙醇中毒、冠状动脉硬化等心脏病、肝脏疾病、肾脏疾病或尿潴留者、糖尿病、青光眼、使用其他药物有血液系统不良反应史者（本品诱发骨髓抑制的危险性增加）、ADH分泌异常或有其他内分泌紊乱慎用<br>2. 用药前、后及用药时应监测全血细胞计数（血小板、网织红细胞）及血清铁检查。在给药前检查1次，治疗开始后应经常复查达2~3年、尿常规、血尿素氮、肝功能检查、血药浓度监测、眼科检查（包括裂隙灯、眼底镜和眼压检查）有条件者应检查人体白细胞抗原等位基因 |
| **禁忌** | 对本品或三环类抗抑郁药过敏、房室传导阻滞、血常规及血清铁严重异常、骨髓抑制等病史者或急性间歇性卟啉症者、严重肝功能不全者禁用。本品可透过胎盘屏障，妊娠期妇女使用本品，可致胎儿脊柱裂等先天畸形，尤其在妊娠早期，孕妇应禁用。本品可通过乳汁分泌，乳汁中浓度约为血药浓度的60%，哺乳期妇女应禁用 |
| **不良反应** | 常见中枢神经系统反应，表现为头晕、共济失调、嗜睡、视物模糊、复视、眼球震颤。少见变态反应、史-约综合征、儿童行为障碍、严重腹泻、稀释性低钠血症或水中毒、中毒性表皮坏死溶解症、红斑狼疮样综合征。罕见腺体瘤或淋巴瘤、粒细胞减少、骨髓抑制、心律失常、房室传导阻滞等、中枢神经毒性反应、过敏性肝炎、低血钙症等 |

续　表

| | |
|---|---|
| 特殊人群用药 | 肝功能、肾功能不全患者：慎用或禁用<br>老年人：老年人对本品较为敏感，可引起认知功能障碍、精神错乱、激动、不安、焦虑、房室传导阻滞或心动过缓，也可引起再生障碍性贫血<br>妊娠与哺乳期妇女：禁用 |
| 药典 | Chin. P.、USP、BP、Eur. P.、IP、Jpn. P.、KP |
| 国家处方集 | CNF |
| 其他推荐依据 | |
| ■ 药品名称 | 丙戊酸钠　Sodium Valproate |
| 适应证 | 用于各种类型的癫痫包括失神发作、肌阵挛发作、强直阵挛发作、失张力发作及混合型发作、特殊类型癫痫（west，Lennox-Gastaut 综合征），也用于部分性发作，如局部癫痫发作，尚可用于双相情感障碍相关的躁狂发作 |
| 制剂与规格 | 丙戊酸钠片[基,保(甲)]：①100mg；②200mg<br>丙戊酸钠肠溶片[保(甲)]：①250mg；②500mg<br>丙戊酸钠胶囊[保(甲)]：①200mg；②250mg<br>丙戊酸钠糖浆[保(乙)]：①5ml：200mg；②5ml：500mg<br>丙戊酸钠口服溶液[基,保(乙)]：300ml：12g<br>注射用丙戊酸钠[基,保(乙)]：400mg<br>丙戊酸钠注射液[保(乙)]：4ml：400mg |
| 用法与用量 | 1. 口服：<br>（1）成人常用量：一日 15mg/kg（按体重）或一日 600~1200mg，分 2~3 次服用。开始时按 5~10mg/kg，1 周后递增，至发作控制为止。当一日用量超过 250mg 时应分次服用，以减少胃肠刺激。一日最大剂量为按体重不超过 30mg/kg 或一日 1.8~2.4g<br>（2）儿童常用量：按体重计与成人相同，也可一日 20~30mg/kg，分 2~3 次服或一日 15mg/kg，按需每隔 1 周增加 5~10mg/kg，至有效或不能耐受为止<br>2. 静脉滴注：用于临时替代时（例如等待手术时）末次口服给药 4~6 小时后静脉给药。本品静脉注射溶于 0.9%氯化钠注射液，或持续静脉滴注超过 24 小时。或在最大剂量范围内［通常平均剂量 20~30mg/（kg·d）］一日分 4 次静脉滴注，一次时间需超过 1 小时。需要快速达到有效血药浓度并维持时，以 15mg/kg 剂量缓慢静脉注射，超过 5 分钟，然后以每小时 1mg/kg 的速度静脉滴注，使血浆丙戊酸浓度达到 75mg/L，并根据临床情况调整静脉滴注速度。一旦停止静脉滴注，需要立即口服给药，以补充有效成分，口服剂量可以用以前的剂量或调整后的剂量 |
| 注意事项 | 1. 用药前、后及用药时应监测全血细胞计数、出凝血时间、肝肾功能，肝功能在最初半年内宜每 1~2 个月复查 1 次，半年后复查间隔酌情延长；必要时监测血浆丙戊酸钠浓度<br>2. 服用本品患者出现腹痛、恶心、呕吐时应及时检查血清淀粉酶<br>3. 用药期间禁止饮酒<br>4. 停药时应逐渐减量 |
| 禁忌 | 对本品过敏，急慢性肝炎，严重肝炎病史及家族史，特别是与药物相关的肝卟啉病患者，患有尿素循环障碍疾病的患者禁用 |
| 不良反应 | 常见恶心、呕吐、腹痛、腹泻、消化不良、胃肠痉挛、月经周期改变；少见脱发、眩晕、疲乏、头痛、共济失调、异常兴奋、不安和烦躁；偶见过敏、听力下降、可逆性听力损坏，长期服用偶见胰腺炎及急性肝坏死 |

续 表

| | |
|---|---|
| 特殊人群用药 | 儿童：3岁以下儿童使用本品发生肝功能损害的危险较大，且本品可蓄积在发育的骨骼内，需引起注意<br>妊娠与哺乳期妇女：孕妇用药应权衡利弊，哺乳妇女慎用 |
| 药典 | Chin. P.、BP、Eur. P.、IP、Jpn. P.、KP |
| 国家处方集 | CNF |
| 其他推荐依据 | |
| ■ 药品名称 | 氯硝西泮　Clonazepam |
| 适应证 | 用于各种类型癫痫及焦虑状态 |
| 制剂与规格 | 氯硝西泮片[基,保(甲)]：2mg |
| 用法与用量 | 口服。成人：应从小剂量开始，每次0.5mg，一日2~3次，根据病情逐渐增加剂量，最大剂量不超过一日20mg。儿童：10岁或体重小于30kg，开始一日0.01~0.03mg/kg，分2~3次服用；以后每3日增加0.25~0.5mg/kg，至达到0.1~0.3mg/kg，疗程3~6个月 |
| 注意事项 | 见"地西泮" |
| 禁忌 | 急性窄角型青光眼、过敏严重、肝脏疾病 |
| 不良反应 | 见"地西泮" |
| 特殊人群用药 | 儿童：慎用<br>老年人：慎用<br>妊娠与哺乳期妇女：慎用 |
| 药典 | Chin. P.、USP、BP、Eur. P.、Jpn. P. |
| 国家处方集 | CNF |
| 其他推荐依据 | |
| ■ 药品名称 | 唑尼沙胺　Zonisamide |
| 适应证 | 用于部分性发作及全面性发作。亦可用于婴儿痉挛 |
| 制剂与规格 | 唑尼沙胺片[保(乙)]：100mg |
| 用法与用量 | 口服，每分1~2次服用。初始剂量为每日100mg（1片），2周后可增至每天200mg（2片），持续2周后再增加至每天300mg（3片）甚至400mg（4片）。每种剂量都要至少持续2周时间以达到稳态 |
| 注意事项 | 1. 连续用药中不可急剧减量或突然停药<br>2. 服药过程中应定期检查肝功能、肾功能及血象<br>3. 本品可引起注意力及反射运动能力降低，故司机、操作机器者慎用 |
| 禁忌 | 对本品过敏者及孕妇禁用 |
| 不良反应 | 常见的有嗜睡、畏食、眩晕、头痛、恶心以及焦虑或急躁 |

续　表

| | |
|---|---|
| 特殊人群用药 | 儿童：尚不明确<br>老年人：尚不明确<br>妊娠与哺乳期妇女：孕妇禁用；哺乳期妇女慎用 |
| 药典 | USP |
| 国家处方集 | |
| 其他推荐依据 | |
| ■ 药品名称 | 拉莫三嗪　Lamotrigine |
| 适应证 | 用于简单及复杂部分性发作及继发性全身强直-阵性发作性患者单药治疗以及也可用于治疗合并有 Lennox-Gastaut 综合征的癫痫发作 |
| 制剂与规格 | 拉莫三嗪片[保(乙)]：①25mg[基]；②100mg[基]；③150mg；④200mg |
| 用法与用量 | 口服：成人推荐量，对单药治疗（不与丙戊酸钠合用）者，第 1~2 周一次 25mg，一日 1 次，第 3~4 周一次 50mg，一日 1 次，通常维持量一日 100~200mg，一日 1 次或分 2 次服用。对联合服用丙戊酸钠者，第 1~2 周一次 25mg，隔日 1 次；第 3~4 周一次 25mg，一日 1 次。以后每 1~2 周增加 25~50mg，直至达到维持量一日 100~200mg，分次服用 |
| 注意事项 | 1. 孕妇、心功能不全者、严重肝功能不全者及肾衰竭者慎用<br>2. 年老人及体弱者剂量宜减半<br>3. 不宜突然停药，以避免引起癫痫反弹发作<br>4. 出现皮疹等过敏反应，应即停药<br>5. 服药期间应避免驾车或操纵机器<br>6. 在初始剂量用药的第 1 个月，应严密观察，防止出现自杀行为 |
| 禁忌 | 对本品过敏者或过敏体质者禁用 |
| 不良反应 | 早期可有皮疹、发热、淋巴结病变、颜面水肿、血液系统及肝功能的异常等过敏反应的表现，还可有头痛、眩晕、疲乏、嗜睡、失眠、抽搐、不安、共济失调、易激惹、攻击行为、自杀倾向、焦虑、精神错乱、幻觉、体重减轻、肝功能异常、恶心、呕吐、便秘、腹泻、腹胀、食欲减退、白细胞、中性粒细胞、血小板减少，贫血，全血细胞减少、复视、视物模糊。有出现锥体外系症状、舞蹈症、手足徐动症的个案报道。也有使用本品加重帕金森病症状的报道。罕见肝衰竭、再生障碍性贫血、粒细胞缺乏、史-约综合征、中毒性表皮坏死溶解（Lyell 综合征）、弥散性血管内凝血、多器官衰竭 |
| 特殊人群用药 | 肝功能、肾功能不全患者：慎用<br>老年人：剂量减半<br>妊娠与哺乳期妇女：慎用 |
| 药典 | Chin. P. 、USP、BP、Eur. P. 、IP |
| 国家处方集 | CNF |
| 其他推荐依据 | |
| ■ 药品名称 | 加巴喷丁　Gabapentin |
| 适应证 | 疱疹感染后神经痛：用于成人疱疹后神经痛的治疗。癫痫：用于成人和 12 岁以上儿童伴或不伴继发性全身发作的部分性发作的辅助治疗。也可用于 3~12 岁儿童的部分性发作的辅助治疗 |

续　表

| | |
|---|---|
| 制剂与规格 | 加巴喷丁胶囊[保(乙)]：0.1g |
| 用法与用量 | 疱疹感染后神经痛：第一天一次性服用加巴喷丁 0.3g（3 粒）；第二天服用 0.6g（6 粒），分 2 次服完；第三天服用 0.9g（9 粒），分 3 次服完。随后，根据缓解疼痛的需要，可逐渐增加剂量至每天 1.8g（18 粒），分 3 次服用 |
| 注意事项 | 撤药促使癫痫发作以及癫痫持续状态，抗癫痫药物不应该突然停止服用，因为可能增加癫痫发作的频率 |
| 禁忌 | 已知对该药中任一成分过敏的人群、急性胰腺炎的患者禁用。本药对于原发性全身发作，如失神发作的患者无效 |
| 不良反应 | 疱疹感染后神经痛：主要是眩晕，嗜睡，以及周围性水肿，全身：衰弱、感染、头痛、意外外伤、腹痛。消化系统：腹泻、便秘、口干、恶心、呕吐、胃肠胀气。代谢和营养紊乱：体重增加、高血糖。神经系统：共济失调、思维异常、异常步态、不配合、感觉迟钝。呼吸系统：咽炎。皮肤和附属器官：皮疹。特殊感官：弱视、复视、结膜炎、中耳炎<br>癫痫：最常见的不良事件是嗜睡、疲劳、眩晕、头痛、恶心、呕吐、体重增加、紧张、失眠、共济失调、眼球震颤、感觉异常及畏食 |
| 特殊人群用药 | 妊娠与哺乳期妇女：目前尚无孕期妇女使用本品的经验，只有在充分评估利益/风险后，才可以使用本品。哺乳期妇女在必须使用本品时，应停止授乳或停止使用本品（考虑到对母亲进行抗癫痫治疗的必要性） |
| 药典 | Chin. P.、USP、BP、Eur. P. |
| 国家处方集 | CNF |
| 其他推荐依据 | |
| ■ 药品名称 | 苯丙氨酯　Phenprobamate |
| 适应证 | 用于一般焦虑及肌肉痉挛、肌肉强直等肌肉异常紧张引起的疼痛 |
| 制剂与规格 | 苯丙氨酯片：0.2g |
| 用法与用量 | 口服：成人常用量一次 0.2~0.4g，每日 3 次。抗焦虑，每次 0.4~0.8g，每日 3 次。宜饭后服用 |
| 注意事项 | 尚不明确 |
| 禁忌 | 对本品过敏者禁用 |
| 不良反应 | 偶有嗜睡、头晕、全身乏力、步态不稳、恶心、胃胀、腹痛、胃不适感及胃部钝痛 |
| 特殊人群用药 | 肝功能、肾功能不全患者：尚不明确<br>儿童：尚不明确<br>老年人：尚不明确<br>妊娠与哺乳期妇女：尚不明确 |
| 药典 | Chin. P. |
| 国家处方集 | |
| 其他推荐依据 | |

续　表

| ■ 药品名称 | 托吡酯　Topiramate |
|---|---|
| 适应证 | 用于成人及2岁以上儿童癫痫发作的辅助治疗，初诊为癫痫的患者的单药治疗或曾经合并用药现转为单药治疗的癫痫患者 |
| 制剂与规格 | 托吡酯片[保(乙)]：①25mg；②50mg；③100mg<br>托吡酯胶囊[保(乙)]：①100mg；②300mg；③400mg |
| 用法与用量 | 口服：<br>1. 抗癫痫治疗：①成人常用量由一日50mg开始，每周增加剂量1次，每次增加25mg，至症状控制为止。维持量为一日100~200mg，分2次服用；②儿童剂量由一日0.5~1.0mg/kg开始，每周增加一日0.5~1.0mg/kg，维持剂量为一日3~6mg/kg<br>2. 用于偏头痛的预防性治疗：宜从小剂量开始，一日15~25mg，睡前服用，以后酌情逐增剂量，可达一日100~200mg，分3次服用 |
| 注意事项 | 1. 行为障碍及认知缺陷者、泌尿道结石、感觉异常者、易发生酸中毒者、哺乳期妇女、肝肾功能不全者慎用<br>2. 停药时应逐渐减量 |
| 禁忌 | 对本品过敏者禁用 |
| 不良反应 | 可有恶心、食欲减退、味觉异常、头晕、头痛、疲乏、嗜睡、感觉异常、共济失调、语言障碍、注意力障碍、意识模糊、情绪不稳、抑郁、焦虑、失眠；可有复视、眼球震颤、视觉异常。也可能引起假性近视及继发性闭角型青光眼、肾结石、体重减轻 |
| 特殊人群用药 | 肝功能、肾功能不全患者：慎用<br>妊娠与哺乳期妇女：慎用 |
| 药典 | USP、Eur. P.、IP |
| 国家处方集 | CNF |
| 其他推荐依据 | |
| ■ 药品名称 | 奥卡西平　Oxcarbazepine |
| 适应证 | 用于治疗成年人和5岁及5岁以上儿童的原发性全面性强直-阵挛发作伴有或不伴继发性全面发作和部分性发作 |
| 制剂与规格 | 奥卡西平片[保(甲)]：①150mg[基]；②300mg[基]；③600mg |
| 用法与用量 | 口服：<br>用于癫痫的辅助治疗，起始量为一日600mg，分2次服用。此后根据临床需要，一周增加1次剂量，一周最大增量为600mg，维持剂量为一日1200mg，分2次服用（剂量超过1200mg时中枢神经系统不良反应增加）<br>癫痫的单独治疗，由其他抗癫痫药物改为单用本品治疗时，起始剂量为一日600mg，分2次给药，同时其他抗癫痫药开始减量。可根据临床指征一周增加1次剂量，增量最大为一日600mg，直至最大剂量一日2400mg。2~4周达本品的最大剂量，而其他抗癫痫药应在3~6周内逐渐减完。未用过任何抗癫痫药治疗者，本品的起始剂量为一日600mg，分2次给药。每3日增加300mg，直到一日1200mg<br>肾功能不全时，对肌酐清除率小于30ml/min者，起始剂量为一日300mg，且增加剂量时间间隔不少于1周。肝功能不全时剂量：轻至中度肝功能不全患者，无须调整剂量；重度肝功能不全患者用药还需进一步研究 |

续 表

| | |
|---|---|
| | 儿童用于癫痫辅助治疗：起始剂量按体重 8~10mg/kg，分 2 次服，一日不超过 600mg，在 2 周内达到维持剂量，体重为 20~29kg 时，维持量为一日 900mg；体重为 29.1~39kg 时，维持量为一日 1200mg；体重大于 39kg 时，维持量为一日 1800mg |
| **注意事项** | 1. 本品与卡马西平可能存在交叉过敏<br>2. 停用本品治疗时应逐减剂量，以避免诱发癫痫发作（发作加重或癫痫持续状态）<br>3. 本品可引起眩晕及嗜睡，导致反应能力下降，服药期间应避免驾驶和操纵机器<br>4. 出现低钠血症时，可减少本品用量、限制液体的摄入量或停药。多在停药几日后，血清钠浓度可恢复正常，无需其他治疗 |
| **禁忌** | 对本品过敏者、房室传导阻滞者禁用 |
| **不良反应** | 常见恶心、呕吐、便秘、腹泻、腹痛、头痛、头晕、嗜睡、意识模糊、抑郁、感情淡漠、激动、情感不稳定、健忘、共济失调、注意力不集中、眼球震颤、复视和疲劳。少见白细胞减少、AST（GPT）及 ALT（GOT）升高、碱性磷酸酶升高。罕见过敏反应、关节肿胀、肌痛、关节痛、呼吸困难、哮喘、肺水肿、支气管痉挛 |
| **特殊人群用药** | 肝功能、肾功能不全患者：肝功能损害者慎用 |
| | 老年人：老年人用药易发生低钠血症<br>妊娠与哺乳期妇女：孕妇应权衡利弊后使用，哺乳妇女使用本品时应暂停授乳 |
| **药典** | Chin. P.、USP、BP、Eur. P.、IP |
| **国家处方集** | CNF |
| **其他推荐依据** | |
| **■ 药品名称** | **左乙拉西坦　Levetiracetam** |
| **适应证** | 用于成人及 4 岁以上儿童癫痫患者部分性发作的加用治疗 |
| **制剂与规格** | 左乙拉西坦片[保(乙)]：①0.25 g；②0.5 g；③1.0g |
| **用法与用量** | 给药途径：口服。需以适量的水吞服，服用不受进食影响。给药方法和剂量：成人（>18 岁）和青少年（12~17 岁）体重≥50 kg 起始治疗剂量为每次 500mg，每日 2 次。根据临床效果及耐受性，每日剂量可增加至每次 1500mg，每日 2 次。剂量的变化应每 2~4 周增加或减少 500 毫克/次。每日 2 次 |
| **注意事项** | 根据当前的临床实践，如需停止服用本品，建议逐渐停药。对驾驶和应用机器有影响，不推荐操作需要技巧的机器，如驾驶汽车或者操纵机械 |
| **禁忌** | 对左乙拉西坦过敏或者对吡咯烷酮衍生物或者其他任何成分过敏的患者禁用 |
| **不良反应** | |
| **特殊人群用药** | 妊娠与哺乳期妇女：目前没有孕妇服用本品的资料，动物试验证明该药有一定的生殖毒性。对于人类潜在的危险目前尚不明确。如非必要，孕妇请勿应用左乙拉西坦。突然中断抗癫痫治疗，可能使病情恶化，对母亲和胎儿同样有害。动物试验表明左乙拉西坦可以从乳汁中排出，所以，不建议患者在服药同时授乳 |
| **药典** | USP、BP、Eur. P. |
| **国家处方集** | CNF |
| **其他推荐依据** | |

# 第十二章

# 抑酸药

| ■ 药品名称 | 艾司奥美拉唑　Esomeprazole |
|---|---|
| 适应证 | 胃及十二指肠溃疡、反流性食管炎、佐林格-埃利森综合征、消化性溃疡急性出血、急性胃黏膜病变出血；应激状态时并发的急性胃黏膜损害、非甾体抗炎药物引起的急性胃黏膜损伤；预防重症疾病（如脑出血、严重创伤等）应激状态及胃手术后引起的上消化道出血等；全身麻醉或大手术后以及衰弱昏迷患者防止胃酸反流合并吸入性肺炎；与抗菌药物联合用于幽门螺杆菌根除治疗、不能口服的反流性食管病 |
| 制剂与规格 | 艾司奥美拉唑镁肠溶片[保(甲)]：①20mg[基]；②40mg<br>注射用艾司奥美拉唑钠[保(乙)]：①20mg；②40mg[基] |
| 用法与用量 | 1. 口服：①糜烂性食管炎一次 40mg，一日 1 次，疗程 4 周，如食管炎未治愈或症状持续的患者建议再治疗 4 周；②食管炎维持治疗一次 20mg，一日 1 次；胃食管反流，一次 20mg，一日 1 次，如果用药 4 周后症状未得到控制，应对患者进一步检查，一旦症状消除，即按需治疗<br>2. 注射：①对于不能口服用药的胃食管反流病患者，推荐每日 1 次静脉注射或静脉滴注本品 20~40mg。反流性食管炎患者应使用 40mg，每日 1 次；本品通常应短期用药（不超过 7 天），一旦可能，转为口服治疗；②静脉注射：一次 40mg，用 5ml 的 0.9%氯化钠溶液溶解后缓慢静脉注射（长于 3 分钟）；③静脉滴注：通常成人一次 40mg，用 100ml 的 0.9%氯化钠溶液溶解后，每日 2 次，静脉滴注时间应在 30 分钟内，疗程 5 天。应激性黏膜病变的预防：对高危人群的预防，应在危险因素出现后静脉注射或滴注艾司奥美拉唑 40mg，每日 2 次；对择期复杂手术患者，如果合并应激性黏膜病变危险因素，可在围手术期应用本品（40mg，2 次/日），预防应激性黏膜病变的发生；④静脉滴注：出血量大时可首剂 80mg 静脉滴注，之后改为每小时 8mg 静脉输注 72 小时，并可适当延长大剂量疗程，然后改为标准剂量静脉滴注，2 次/日，3~5 天，此后口服标准剂量至溃疡愈合 |
| 注意事项 | 1. 当患者被怀疑患有胃溃疡或已患有胃溃疡时，如果出现异常症状（如明显的非有意识的体重减轻、反复呕吐、吞咽困难、呕血或黑便），应先排除恶性肿瘤的可能性。因为使用本品治疗可减轻症状，延误诊断<br>2. 使用质子泵抑制剂可能会使胃肠道感染（如沙门菌和弯曲菌）的危险略有增加<br>3. 不推荐本品与阿扎那韦联合使用。如果阿扎那韦与质子泵抑制剂必须联合使用，阿扎那韦剂量需增至 400mg（同时辅以利托那韦 100mg）；建议配合密切的临床监测，且本品剂量不应超过 20mg<br>4. 轻到中度肾功能损害的患者无需调整剂量，由于严重肾功能不全的患者使用本品的经验有限，治疗时应慎重<br>5. 轻到中度肝功能损害的患者无需调整剂量，严重肝功能损害的患者每日剂量不应超过 20mg<br>6. 对驾驶和使用机器能力的影响：尚未观察到这方面的影响 |
| 禁忌 | 1. 已知对艾司奥美拉唑、其他苯并咪唑类化合物或本品的任何其他成分过敏者禁用<br>2. 本品禁止与奈非那韦联合使用；不推荐与阿扎那韦、沙奎那韦联合使用 |

续 表

| | |
|---|---|
| **不良反应** | 偶见视物模糊、眩晕、皮炎、瘙痒、皮疹、荨麻疹、髋部、腕部或脊柱骨折、腹痛、便秘、腹泻、腹胀、恶心/呕吐、肝酶升高等 |
| **特殊人群用药** | 儿童：尚不明确，故禁用<br>老年人：无需调整剂量<br>妊娠与哺乳期妇女：妊娠期妇女使用艾司奥美拉唑应慎重，哺乳期间禁用 |
| **药典** | USP、BP、Chin. P. |
| **国家处方集** | CNF |
| **其他推荐依据** | 中华医学会消化病学分会. 2017 中国慢性胃炎共识意见［J］. 胃肠病学，2017，22（11）：670-687. |
| **■ 药品名称** | **注射用盐酸罗沙替丁醋酸酯　Roxatidine Acetate Hydrochloride for Injection** |
| **适应证** | 上消化道出血（有消化道溃疡、急性应激性溃疡，出血性胃炎等引起）的低危患者 |
| **制剂与规格** | 注射用盐酸罗沙替丁醋酸酯：75mg |
| **用法与用量** | 成人，一日 2 次（间隔 12 小时），每次 75mg，用 20ml 的生理盐水或葡萄糖注射液溶解，缓慢静脉推注或用输液混合后的静脉滴注，一般可在 1 周内显示疗效，能够口服后改用口服药物治疗<br>由于肾功能障碍患者的药物血药浓度可能持续，因此减少计量或者延长给药间隔 |
| **注意事项** | 1. 下列患者应慎重给药：①有药物过敏既往史的患者；②有肝功能障碍的患者；③有肾功能障碍的患者：由于此类患者药物血药浓度可能持续时间长，因此应减少剂量或延长给药间隔；④老年患者：老年患者用药应减少给药剂量或延长给药间隔<br>2. 重要的基本注意事项：在治疗期间应密切观察，使用的剂量应为治疗所需的最低剂量，并在本品治疗无效时改用其他药物。另外还应注意患者的肝功能、肾功能及血象的变化<br>3. 静脉给药会导致注射部位一过性疼痛，因此应十分注意注射部位、注射方法等。另外应注意注射时不要漏到血管外<br>4. 给予本品时，每支药物用 20ml 稀释液稀释后应缓慢给予患者，注入时间应在 2 分钟以上<br>5. 应用本品可能掩盖胃癌的症状，因此给药前应首先排除恶性肿瘤的可能性 |
| **禁忌** | 本品对药物过敏者禁用 |
| **不良反应** | 严重的不良反应（<0.1%）：偶见休克，再生障碍性贫血、全血细胞减少症、粒细胞缺乏症、血小板减少，史-约综合征、中毒性表皮松解坏死松解症（Lyell 综合征），肝功能障碍、黄疸，横纹肌溶解等 |
| **特殊人群用药** | 肝功能、肾功能不全患者：肝功能、肾功能异常者慎用<br>老年人：慎用 |
| **药典** | CNF |
| **国家处方集** | |
| **其他推荐依据** | 文爱东，毕琳琳，罗晓星，等. 注射用盐酸罗沙替丁醋酸酯在健康人体内的药动学研究［J］. 中国新药杂志，2006，15（18）：1589-1592. |

# 第十三章

# 其他治疗药物

| 药品名称 | 洛伐他汀　Lovastatin |
|---|---|
| 适应证 | 用于高胆固醇血症，混合型高脂血症 |
| 制剂与规格 | 洛伐他汀片[保(乙)]：20mg<br>洛伐他汀分散片：20mg<br>洛伐他汀胶囊[保(乙)]：①2mg；②4mg；③10mg；④20mg |
| 用法与用量 | 口服：成人常用量一次10～20mg，一日1次。晚餐时服用。剂量可按需要调整，但最大剂量不超过一日80mg |
| 注意事项 | 1. 大量饮酒者慎用<br>2. 血清AST（GPT）及ALT（GOT）升高至正常上限3倍时，需停止本品治疗<br>3. 对于有弥漫性的肌痛、肌软弱及肌酸激酶（CK）升高至大于正常值10倍以上的情况应考虑为肌病，需立即停止本品的治疗 |
| 禁忌 | 禁用于：对本品过敏，有活动性肝病患者，不明原因血氨基转移酶持续升高。妊娠及哺乳期妇女 |
| 不良反应 | 常见胃肠道不适，腹泻，胀气，头痛，皮疹，头晕，视物模糊，味觉障碍；偶见血氨基转移酶可逆性升高；少见阳痿，失眠；罕见肌炎，肌痛，横纹肌溶解（表现为肌肉疼痛，乏力，发热，并伴有血肌酸磷酸激酶升高，肌红蛋白尿等） |
| 特殊人群用药 | 肝功能、肾功能不全患者：肝病及肝病史患者慎用。中度肾功能不全患者不必调整剂量；对于严重肾功能不全的患者（肌酐清除率<30ml/min），可适当考虑降低剂量，使用剂量超过一日10mg时应慎重考虑，并小心使用<br>儿童：长期安全性未确立<br>妊娠与哺乳期妇女：禁用 |
| 药典 | Chin. P.、USP、BP、Eur. P. |
| 国家处方集 | CNF |
| 其他推荐依据 | |
| ■ 药品名称 | 曲克芦丁脑蛋白水解物注射液　Troxerutin and Cerebroprotein Hydrolysate Injection |
| 适应证 | 用于治疗脑血栓、脑出血、脑痉挛等急慢性脑血管疾病，以及颅脑外伤及脑血管疾病（脑供血不全、脑梗死、脑出血）所引起的脑功能障碍等后遗症；闭塞性周围血管疾病、血栓性静脉炎、毛细血管出血以及血管通透性升高引起的水肿 |
| 制剂与规格 | 曲克芦丁脑蛋白水解物注射液：①2ml；②5ml |

续 表

| | |
|---|---|
| **用法与用量** | 成人：①肌内注射，一次 2~4ml，一日 2 次，或遵医嘱；②静脉滴注，一次 5~20ml，加入 0.9%氯化钠注射液或 5%葡萄糖注射液 250ml 中缓慢滴注，一日 1 次，2 周为一疗程，或遵医嘱<br>儿童患者：①肌内注射，儿童按体重，一次 0.04~0.08ml/kg，一日 2 次，或遵医嘱；②静脉滴注，儿童按体重，一次 0.1~0.4mg/kg，加入 0.9%氯化钠注射液或 5%葡萄糖注射液 250ml 中缓慢滴注，一日 1 次，2 周为一疗程，或遵医嘱 |
| **注意事项** | 1. 过敏体质者慎用<br>2. 本品不能与平衡氨基酸注射液在同一瓶中输注，当同时应用氨基酸输液时，应注意可能出现氨基酸不平衡 |
| **禁忌** | 1. 对本品过敏者禁用<br>2. 严重肾功能不全者禁用<br>3. 癫痫持续状态或癫痫大发作患者禁用 |
| **不良反应** | 1. 偶可发生寒战、轻度发热等反应<br>2. 个别病例可引起过敏性皮疹。调慢滴速或停药后症状可自行消失 |
| **特殊人群用药** | 肝功能、肾功能不全患者：尚不明确<br>儿童：尚不明确<br>老年人：尚不明确<br>妊娠与哺乳期妇女：尚不明确 |
| **药典** | Chin. P. |
| **国家处方集** | |
| **其他推荐依据** | 唐榕，桑纳，向帆，等. 曲克芦丁脑蛋白水解物治疗急性脑梗死的系统评价［J］. 世界临床药物，2017（1）：28-35. |
| **药品名称** | **脑苷肌肽注射液　Cattle Encephalon Glycoside and Lgnotin Injection** |
| **适应证** | 用于治疗脑卒中、老年性痴呆、新生儿缺氧缺血性脑病、颅脑损伤、脊髓损伤及其他原因引起的中枢神经损伤。用于治疗创伤性周围神经损伤、糖尿病周围神经病变、压迫性神经病变等周围神经损伤 |
| **制剂与规格** | 脑苷肌肽注射液：①2ml；②5ml；③10ml |
| **用法与用量** | 1. 成人患者：肌内注射，一次 2~4ml，一日 2 次，或遵医嘱。静脉滴注，一次 5~20ml，加入 0.9%氯化钠注射液或 5%葡萄糖注射液 250ml 中缓慢滴注，一日 1 次，2 周为一疗程，或遵医嘱<br>2. 儿童患者：肌内注射，儿童一次 0.04~0.08ml/kg（按体重），一日 2 次，或遵医嘱。静脉滴注，儿童一次 0.1~0.4ml/kg（按体重），加 0.9%氯化钠注射液或 5%葡萄糖注射液 250ml 中，缓慢滴注，一日 1 次，2 周为一疗程，或遵医嘱 |
| **注意事项** | 1. 肾功能不全者慎用<br>2. 当药品性状发生改变时禁止使用 |
| **禁忌** | 对本产品过敏者、神经节苷脂累积病（如家族性黑矇性痴呆）患者禁用 |
| **不良反应** | 有个别患者静点 3~4 小时出现畏寒、体温略有升高、头晕、烦躁；个别病例可引起过敏性皮疹，调慢滴速或停药后症状可自行消失 |

续　表

| | |
|---|---|
| 特殊人群用药 | 儿童：临床应用中，儿童患者使用推荐剂量的本品，其疗效及安全性与普通人群比较未发现显著差异<br>老年人：临床应用中，老年患者使用推荐剂量的本品，其疗效及安全性与普通人群比较未发现显著差异<br>妊娠与哺乳期妇女：目前尚无有关妊娠妇女使用本品的临床资料，尚不足以对妇女妊娠期间应用的安全性进行评价。该药及其代谢产物是否在人乳中分泌尚无研究资料，因此，接受本品治疗的妇女不应授乳 |
| 药典 | Chin. P. |
| 国家处方集 | CNF |
| 其他推荐依据 | |
| ■ 药品名称 | 小牛血清去蛋白肠溶胶囊　Deproteinised Calf Serum Enteric Capsules |
| 适应证 | 用于改善脑供血不足、颅脑外伤引起的神经功能缺损 |
| 制剂与规格 | 小牛血清去蛋白肠溶胶囊：每粒装 5.0mg（以多肽计） |
| 用法与用量 | 口服。一日 3 次，一次 20mg（4 粒），持续 2 周。此后为维持剂量，一日 3 次，一次 10mg（2 粒），疗程视病情持续 2~4 周 |
| 注意事项 | 1. 如果存在禁忌或出现不良反应，请通知医师<br>2. 如果在使用本品期间妊娠也请通知医师<br>3. 注意防止儿童误服 |
| 禁忌 | 1. 严重肾功能障碍者禁用<br>2. 对同类药物有过敏反应者禁用 |
| 不良反应 | 1. 有过敏体质的患者，在罕见情况下可能出现过敏反应（如荨麻疹、皮肤潮红、药物热、休克等）<br>2. 如服用本品期间，发生任何不良事件和/或不良反应，请与医师联络 |
| 特殊人群用药 | 肝功能、肾功能不全患者：严重肾功能障碍者禁用，轻中度肾功能不全及肝功能不全患者用药的安全有效性尚未确定<br>儿童：儿童患者用药的安全有效性尚未确定<br>老年人：请遵医嘱<br>妊娠与哺乳期妇女：慎用 |
| 药典 | Chin. P. |
| 国家处方集 | |
| 其他推荐依据 | 梁静涛，郭强，杨东东，等．小牛血清去蛋白注射液治疗脑梗死疗效与安全性的 Meta 分析［J］．中国药房，2016（6）：785-788. |
| ■ 药品名称 | 注射用胰蛋白酶　Trypsin for Injection |
| 适应证 | 1. 用于清除血凝块、脓液、坏死组织及炎性渗出物，用于坏死性创伤．溃疡、血肿、脓肿及炎症等的辅助治疗<br>2. 本品还可应用于毒蛇咬伤，使毒素分解破坏 |

续　表

| | |
|---|---|
| 制剂与规格 | 注射用胰蛋白酶[保(乙)]：冻干粉针剂，1.25万单位/瓶；2.5万单位/瓶 |
| 用法与用量 | 1. 肌内注射：一次1.25万单位~5万单位，一日1次<br>2. 结膜下注射：一次1250~5000单位，每日或隔日1次。<br>3. 滴眼：浓度250单位/毫升，每日4~6次<br>4. 泪道冲洗：浓度250单位/毫升<br>5. 毒蛇咬伤：以0.25%~0.5%盐酸普鲁卡因注射液溶解成5000单位/毫升浓度的溶液以牙痕为中心，在伤口周围做浸润注射或在肿胀部位上方做环状封闭．每次用量5万~10万单位。 |
| 注意事项 | 1. 用药前先用针头蘸本品溶液作皮肤划痕试验。显示阴性反应，方可注射<br>2. 本品在水溶液中不稳定，溶解后效价下降较快．故应在临用前配制溶液 |
| 禁忌 | 1. 不可用于急性炎症部位、出血空腔、肺出血1周以内<br>2. 肝功能、肾功能不全、血凝机制异常和有出血情况的患者禁用 |
| 不良反应 | 1. 注射局部疼痛、硬结<br>2. 本品可引起组胺释放，产生全身反应。有寒战、发热、头痛、头晕、胸痛、腹痛、皮疹、血管神经性水肿、呼吸困难、眼压升高、白细胞减少等。症状轻时不影响继续治疗，给予抗组胺药和对症药物即可控制，严重时应即停药<br>3. 本品偶可致过敏性休克 |
| 特殊人群用药 | 儿童：未进行该项实验且无可靠参考文献<br>老年人：未进行该项实验且无可靠参考文献<br>妊娠与哺乳期妇女：未进行该项实验且无可靠参考文献 |
| 药典 | Martindale. P. 、Chin. P. |
| 国家处方集 | |
| 其他推荐依据 | |
| ■ 药品名称 | 注射用盐酸平阳霉素　Bleomycin A5 Hydrochloride for Injection |
| 适应证 | 主治唇癌、舌癌、齿龈癌、鼻咽癌等头颈部鳞癌。亦可用于治疗皮肤癌、乳腺癌、宫颈癌、食管癌、阴茎癌、外阴癌、恶性淋巴癌和坏死性肉芽肿等。对肝癌也有一定疗效。对翼状胬肉有显著疗效 |
| 制剂与规格 | 注射用盐酸平阳霉素[基,保(甲)]：8mg（以盐酸平阳霉素计） |
| 用法与用量 | 1. 静脉内注射：用生理盐水或葡萄糖溶液等适合静脉用之注射液5~20ml溶解本品4~15mg（效价）/ml的浓度注射<br>2. 肌内注射：用生理盐水5ml以下溶解本品4~15mg（效价）/ml的浓度注射<br>3. 动脉内注射：用3~25ml添加抗凝血剂（如肝素）的生理盐水溶解本品4~8mg（效价）作一次动脉内注射或持续动脉内注射<br>4. 成人每次剂量为8mg（效价），通常每周给药2~3次。根据患者情况可增加或减少至每日1次到每周1次。显示疗效的剂量一般为80~160mg（效价）。一个疗程的总剂量为240mg（效价）<br>5. 肿瘤消失后，应适当加给药，如每周1次8mg（效价）静注10次左右 |

续 表

| | |
|---|---|
| | 6. 治疗血管瘤及淋巴管瘤：平阳霉素瘤体内注射治疗淋巴管瘤：每次4~8mg，溶入注射用水2~4ml，有囊者尽可能抽尽囊内液后注药，间歇期至少1月，5次为1个疗程。3个月以下新生儿暂不使用或减量使用。治疗血管瘤：每次注射平阳霉素4~8mg，用生理盐水或利多可因注射液3~5ml稀释。注入瘤体内，注射1次未愈者，间歇7~10天重复注射，药物总量一般不超过70mg（效价）<br>7. 治疗鼻息肉：取平阳霉素1支（含8mg）用生理盐水4ml溶解，用细长针头行息肉内注射，每次息肉注射2~4ml，即一次注射1~2个息肉。观察15~30分钟有无过敏反应，每周1次，5次为1个疗程，一般1~2个疗程 |
| **注意事项** | 1. 发热，给药后如患者出现发热现象，可给予退热药。对出现高热的患者，在以后的治疗中应减少剂量，缩短给药时间，并在给药前后给予解热药或抗过敏药剂<br>2. 患者出现皮疹等过敏症状时应停止给药，停药后症状可自然消失<br>3. 患者如出现咳嗽、咳痰、呼吸困难等肺炎样症状，同时胸部X线片出现异常，应停止给药，并给予甾体激素和适当的抗菌药物<br>4. 偶尔出现休克样症状（血压低下，发冷发热、喘鸣、意识模糊等），应立即停止给药，对症处理<br>5. 局部用药的用法用量供临床医师参考<br>6. 需按医师处方，指示用药 |
| **禁忌** | 1. 对博来霉素类抗菌药物有过敏史的患者禁用<br>2. 对有肺、肝、肾功能障碍的患者慎用 |
| **不良反应** | 平阳霉素的不良反应主要有发热、胃肠道反应（恶心、呕吐、食欲缺乏等）、皮肤反应（色素沉着、角化增厚、皮炎、皮疹等）、脱发，肢端麻痛和口腔炎症等，肺部症状（肺炎样病变或肺纤维化）出现率低于博来霉素 |
| **特殊人群用药** | 肝功能、肾功能不全患者：慎用<br>儿童、老年人、妊娠与哺乳期妇女：未进行该项实验且无可靠参考文献 |
| **药典** | Chin. P. |
| **国家处方集** | CNF |
| **其他推荐依据** | 罗博文，卢雄才，乔飞．平阳霉素联合微波热凝治疗小儿体表血管瘤的临床疗效观察［J］．广西医科大学学报，2017，34（5）：759-761. |
| **■ 药品名称** | **参芎葡萄糖注射液** Salivae Miltiorrhizae Ligustrazine Hydrochloride and Glucose Injection |
| **适应证** | 用于闭塞性脑血管疾病及其他缺血性血管疾病；有文献报道本品可用于椎动脉型颈椎病、骨折术后等 |
| **制剂与规格** | 参芎葡萄糖注射液：100ml：丹参素20mg、盐酸川芎嗪100mg |
| **用法与用量** | 静脉滴注，每天1次，每次100~200ml，或遵医嘱，儿童及老年患者应遵医嘱 |
| **注意事项** | 1. 静脉滴注速度不宜过快<br>2. 糖尿病患者用药可在医生指导下使用<br>3. 本品不宜与碱性注射剂一起配伍 |
| **禁忌** | 1. 对本品过敏者禁用<br>2. 脑出血及有出血倾向的患者忌用 |
| **不良反应** | 未发现明显的不良反应，偶见有皮疹 |

续　表

| | |
|---|---|
| 特殊人群用药 | 妊娠与哺乳期妇女、儿童：尚不明确<br>老年人：老年不稳定心绞痛患者按规定使用一疗程（14天），治疗前后血尿常规、血糖、血脂、肝功能无明显变化；30例平均年龄66岁慢性肺心病患者按规定使用本品10~14天未见不良反应。其他疾病的老年患者在使用本品的过程中，按规定用法用量均未见有明显不良反应报道，建议老年患者应在医生的指导下使用 |
| 药典 | |
| 国家处方集 | |
| 其他推荐依据 | 洪英杰，杨雪芹，张二力，等．参芎葡萄糖注射液治疗老年椎动脉型颈椎病的疗效及对血液流变学的影响［J］．中国老年学杂志，2015，35（8）：2106-2107. |
| ■ 药品名称 | 酮咯酸氨丁三醇注射液　Ketorolac Tromethamine Injection |
| 适应证 | 适用于需要阿片水平镇痛药的急性较严重疼痛的短期治疗，通常用于手术后镇痛，不适用于轻度或慢性疼痛的治疗 |
| 制剂与规格 | 酮咯酸氨丁三醇注射液[保(乙)]：1ml：30mg |
| 用法与用量 | 成年患者：肌内注射剂量，65岁以下，一次60mg；65岁或以上、肾损伤或体重低于50kg，一次30mg。静脉注射剂量，65岁以下，30mg；65岁或以上、肾损伤或体重低于50kg，一次15mg<br>儿科患者（2~16岁）：肌内注射剂量，一次1mg/kg，最大剂量不超过30mg；静脉注射剂量，一次0.5mg/kg，最大剂量不超过15mg<br>成人多次给药：静脉注射或肌内注射，65岁以下，建议每6小时静脉注射或肌内注射30mg，最大日剂量不超过120 mg；65岁或以上、肾损伤或体重低于50kg，建议每6小时静脉注射或肌内注射15mg，最大日剂量不超过60 mg<br>对于反跳性疼痛，无需增大给药剂量或者频率。除非属于禁忌，应考虑同时给予低剂量阿片类药物来消除疼痛 |
| 注意事项 | 1. 避免与其他非甾体抗炎药，包括选择性COX-2抑制剂合用用药<br>2. 最短治疗时间内使用最低有效剂量，可使不良反应降到最低<br>3. 治疗过程中的任何时候，都可能出现胃肠道出血、溃疡和穿孔的不良反应<br>4. 临床试验提示，本品可能引起严重心血管血栓性不良事件、心肌梗死和中风的风险增加，其风险可能是致命的<br>5. 可导致新发高血压或使已有的高血压症状加重，其中的任何一种都可导致心血管事件的发生率增加。同时服用噻嗪类或髓袢利尿剂时，可能会影响这些药物的疗效<br>6. 有高血压和/或心力衰竭（如液体潴留和水肿）病史的患者应慎用 |
| 禁忌 | 1. 已知对本品过敏的患者禁用<br>2. 服用阿司匹林或其他非甾体类抗炎药后诱发哮喘、荨麻疹或过敏反应的患者禁用<br>3. 禁用于冠状动脉搭桥手术（CABG）围手术期疼痛的治疗<br>4. 有应用非甾体抗炎药后发生胃肠道出血或穿孔病史的患者禁用<br>5. 有活动性消化道溃疡/出血，或者既往曾复发溃疡/出血的患者禁用<br>6. 重度心力衰竭患者禁用 |
| 不良反应 | 治疗过程中可能的并发症：胃肠道溃疡、出血、穿孔，术后出血，肾功能衰竭，过敏及过敏样反应和肝衰竭（详见说明书） |

续　表

| | |
|---|---|
| 特殊人群用药 | 儿童：不推荐2岁以下儿童使用。仅单次静注或肌注给药，肌注剂量不超过30mg，静注剂量不超过15mg<br>老年人：老年人使用时需特别慎重或减少用量<br>妊娠与哺乳期妇女：禁用 |
| 药典 | |
| 国家处方集 | |
| 推荐依据 | Masoumi B, Farzaneh B, Ahmadi O, et al. Effect of Intravenous Morphine and Ketorolac on Pain Control in Long Bones Fractures [J]. Advanced Biomedical Research, 2017, 6 (1): 91. |
| ■ 药品名称 | 复方骨肽注射液　Compound Ossotide Injection |
| 适应证 | 用于治疗风湿、类风湿关节炎、骨质增生、骨折 |
| 制剂与规格 | 复方骨肽注射液：2ml：30mg |
| 用法与用量 | 1. 肌内注射：一次2~4ml，一日1次<br>2. 静脉滴注：一次4~10ml，15~30天为一疗程<br>3. 亦可在痛点或穴位注射 |
| 注意事项 | 1. 如果本品出现浑浊，即停止使用<br>2. 过敏体质者慎用<br>3. 当药品性状发生改变时禁止使用 |
| 禁忌 | 对本品过敏者、严重肾功能不全者、孕妇禁用 |
| 不良反应 | 偶有发热、皮疹等过敏反应 |
| 特殊人群用药 | 肝功能、肾功能不全患者：严重肾功能不全者禁用<br>儿童：未进行该项实验且无可靠参考文献<br>老年人：尚不明确<br>妊娠与哺乳期妇女：孕妇禁用 |
| 药典 | |
| 国家处方集 | |
| 其他推荐依据 | 祝雁冰．复方骨肽注射液治疗胸腰椎骨质疏松性骨折临床分析 [J]．实用药物与临床，2013，16 (5)：454-455. |
| ■ 药品名称 | 琥珀酰明胶注射液　Succinylated Gelatin Injection |
| □ 其他名称 | 长源雪安 |
| 适应证 | 本品为胶体血浆代用品。适用于下述情况：<br>1. 低血容量时的胶体性容量补充剂<br>2. 血液稀释<br>3. 体外循环（心肺机、人工肾）<br>4. 预防脊髓或硬膜外麻醉后可能出现的低血压 |
| 制剂与规格 | 琥珀酰明胶注射液[保(乙)]：500ml：20g |

续 表

| | |
|---|---|
| 用法与用量 | 经静脉输注，剂量和速度取决于患者的实际情况，如脉搏、血压、外周组织灌注量、尿量等，必要时可加压输注。快速输注时应加温液体，但不超过37℃。如果血液或血浆丢失不严重，或术前或术中预防性治疗，一般1~3小时内输注500~1000ml；低血容量休克，容量补充和维持时，可在24小时内输注10~15L（但红细胞压积不应低于25%，年龄大者不应低于30%，同时避免血液稀释引起的凝血异常）；严重急性失血致生命垂危时，可在5~10分钟内加压输注500ml，进一步输注量视缺乏程度而定 |
| 注意事项 | 1. 心力衰竭可能伴有循环超负荷者，此时输液时应缓慢进行<br>2. 对水分过多、肾衰、有出血倾向、肺水肿、钠或钾缺乏以及对输液成分过敏等患者要慎用<br>3. 失血量超过总量25%时，应输全血或红细胞<br>4. 使用本品不会干扰交叉配血<br>5. 本品含钙量、含钾量低，可用于洋地黄化的患者或肾功能较差的患者<br>6. 输注本品期间下列化验指标可能不稳定：血糖、血沉、尿液比重、蛋白、双缩脲、脂肪酸、胆固醇、果糖、山梨醇脱氢酶<br>7. 容器如有破裂或液体出现混浊应丢弃不用，插入输液器前进针处应消毒<br>8. 本品一旦封口开启，应在4小时内使用，任何未用完之药液均不可再用 |
| 禁忌 | 1. 对本品有过敏反应的患者<br>2. 有循环超负荷、水潴留、严重肾衰竭、出血倾向、肺水肿情况者 |
| 不良反应 | 偶有过敏反应，可出现轻微荨麻疹。本品引起严重不良反应的发生率在1/6000和1/13000之间，由血管活性物质释放引起。患者通常表现为变态反应。如患者已处于过敏状态，如哮喘，则出现反应的机会增加，程度也会加重，应慎用。一旦出现过敏反应，应立即停止输注，并根据患者情况做相应处理 |
| 特殊人群用药 | 儿童：需遵医嘱。应将药品放在儿童不能触及之处<br>老年人：应控制经细胞压积不低于30%，并注意防止循环超负荷<br>妊娠与哺乳期妇女：有关妊娠或哺乳妇女应用本品的资料不多，不过迄今尚未观察到对胎儿有影响。但是仍存在很低的过敏反应危险，故应用时应权衡利弊 |
| 药典 | |
| 国家处方集 | |
| 其他推荐依据 | 司建洛，宋绍团．小剂量高渗氯化钠羟乙基淀粉40预扩容对全髋关节置换中凝血功能的影响［J］．中国组织工程研究与临床康复，2011，15（17）：3067-3070. |
| ■ 药品名称 | 蔗糖铁注射液 Iron Sucrose Injection |
| □ 其他名称 | 森铁能 |
| 适应证 | 适用于口服铁剂效果不好而需要静脉铁剂治疗的患者 |
| 制剂与规格 | 蔗糖铁注射液[保(乙)]：5ml：100mg（铁）；10ml：200mg（铁） |
| 用法与用量 | 用法：本品只能与生理盐水混合使用，不能与其他的治疗药品混合使用。本品应以滴注或缓慢注射的方式静脉给药，或直接注射到透析器的静脉端，该药不适合肌内注射或按照患者需要铁的总量一次全剂量给药。在新患者第一次治疗前，应按照推荐的方法先给予一个小剂量进行测试，成人用1.0~2.5ml（20~50mg铁），体重＞14kg的儿童用1ml（20mg铁），体重＜14kg的儿童用日剂量的一半（1.5mg/kg）。应备有心肺复苏设备。如果在给药15分钟后未出现任何不良反应，继续给予余下的药液 |

续　表

| | |
|---|---|
| | 输液：本品的首选给药方式是滴注（为了减少低血压发生和静脉外注射的危险）。1ml 本品最多只能稀释到 20ml 生理盐水中，稀释液配好后应立即使用（如 5ml 本品最多稀释到 100ml 生理盐水中，而 25ml 本品最多稀释到 500ml 生理盐水中）。药液的滴注速度应为：100mg 铁至少滴注 15 分钟；200mg 至少滴注 30 分钟；300mg 至少滴注 1.5 小时；400mg 至少滴注 2.5 小时；500mg 至少滴注 3.5 小时<br>静脉注射：本品可不经稀释缓慢静脉注射，推荐速度为每分钟 1ml 本品（5ml 本品至少注射 5 分钟），每次的最大注射剂量是 10ml 本品（200mg 铁）。静脉注射后，应伸展患者的胳膊<br>往透析器里注射：本品可直接注射到透析器的静脉端，情况同前面的"静脉注射"<br>用量【详细描述见说明书】：<br>根据下列公式计算总的缺铁量，以此确定每个患者的给药量：<br>总缺铁量［mg］=体重［kg］×（Hb 目标值-Hb 实际值）［g/L］×0.24 * +贮存铁量［mg］；本品总给药量（ml）= 总缺铁量［mg］/（20mg·ml）<br>计算失血和支持自体捐血的患者铁补充的剂量<br>根据下列公式计算补偿铁缺乏所需要的本品的剂量：<br>—如果已知失血量，需补充的铁量［mg］=失血单位量×200 或所需本品的量［ml］=失血单位量×10<br>—如果 Hb 值下降：使用前面的公式，而且假设贮存铁不需要再储存。<br>补充铁量［mg］=体重［kg］×0.24×（Hb 目标值-Hb 实际值）［g/L］ |
| **注意事项** | 1. 本品只能用于已通过适当的检查、适应证得到完全确认的患者（如血清铁蛋白，血红蛋白，红细胞压积，红细胞计数，红细胞指数-MCV，MCH，MCHC）<br>2. 非肠道使用的铁剂会引起具有潜在致命性的过敏反应或过敏样反应。轻度过敏反应应服用抗组胺类药物；重度过敏反应应立即给予肾上腺素<br>3. 有支气管哮喘、铁结合率低和/或叶酸缺乏症的患者，应特别注意过敏反应或过敏样反应的发生<br>4. 有严重肝功能不良、急性感染、有过敏史或慢性感染的患者在使用本品时应小心<br>5. 如果本品注射速度太快，会引发低血压<br>6. 谨防静脉外渗漏 |
| **禁忌** | 1. 非缺铁性贫血<br>2. 铁过量或铁利用障碍<br>3. 已知对单糖或二糖铁复合物过敏者 |
| **不良反应** | 1. 高浓度可使正常冠状动脉扩张，引起窃血<br>2. 深麻醉下可出现低血压和呼吸抑制<br>3. 术后可出现寒战、恶心和呕吐、分泌物增加等，还可出现房性心律失常和室性心律失常<br>4. 高浓度时能使子宫肌松弛，并使宫缩药减效，产妇分娩时应慎用<br>5. 偶见恶性高热<br>6. 罕见脑电图改变和伴发惊厥，极少引起肝功能损害 |
| **特殊人群用药** | 儿童：非肠道使用的铁剂对有感染的儿童会产生不利影响<br>老年人：见说明书【用法用量】项的详细描述<br>妊娠与哺乳期妇女用药：动物的生殖毒理学研究表明：本品对非贫血的动物不会导致畸形和流产。然而，在头 3 个月不建议使用非肠道铁剂。在第二期和第三期应慎用。任何本品代谢物都不会进入到母乳中 |
| **药典** | USP |
| **国家处方集** | |
| **其他推荐依据** | 中国骨科手术围手术期贫血诊疗指南（2019 版）. 中华骨与关节外科杂志，2019，12（11）：833-840. |

# 第十四章

# 骨科中成药治疗用药

| | |
|---|---|
| ■ 药品名称 | 血塞通软胶囊　Xuesaitong Ruanjiaonang |
| □ 其他名称 | 理洫王 |
| 药物组成 | 三七总皂苷 |
| 功能与主治 | 活血祛瘀、通脉活络。用于瘀血闭脉络证的中风中经络恢复期，症见偏瘫，半身不遂，口舌歪斜，舌强言蹇或不语。或用于心血瘀阻型冠心病心绞痛，证见胸闷，胸痛，心悸，舌紫暗或有瘀斑 |
| 临床应用 | 1. 中风：用于瘀阻脑络所致的中风，症见偏瘫，半身不遂，口舌歪斜，偏身麻木，舌强言蹇或不语，舌质暗，脉涩；脑卒中见上述证候者<br>2. 胸痹：用于瘀阻心脉所致的胸痹心痛，症见胸闷，胸痛，甚则胸痛彻背，痛处固定不移，入夜尤甚，心悸气短，舌紫暗，或有瘀斑，脉弦涩；冠心病、心绞痛见上述证候者 |
| 制剂与规格 | 血塞通软胶囊[保(乙)]：每粒装 0. 33g（含三七总皂苷 60mg） |
| 用法与用量 | 口服，一次 2 粒，一日 2 次 |
| 注意事项 | 尚不明确 |
| 禁忌 | 孕妇禁用 |
| 不良反应 | 尚不明确 |
| 特殊人群用药 | 肝功能、肾功能不全患者：尚不明确<br>儿童：尚不明确<br>老年人：尚不明确<br>妊娠与哺乳期妇女：妊娠妇女禁用，哺乳期妇女用药尚不明确 |
| 药典 | |
| 国家处方集 | |
| 其他推荐依据 | 王健，张佐伦，张伟，等．血塞通软胶囊辅助治疗髌骨软骨病 38 列［J］．中国中西医结合杂志，2015（3）：235. |
| ■ 药品名称 | 五虎口服液　Wuhu Koufuye |
| 药物组成 | 当归、红花、防风、天南星（制）、白芷 |
| 功能与主治 | 活血散瘀，消肿止痛。用于跌打损伤，瘀血肿痛，扭伤等病症 |
| 临床应用 | 跌打损伤：因各种暴力因素如闪挫、外力打击、跌倒、扭转过度等导致肌肉、韧带或关节的损伤，症见局部青紫肿胀、疼痛剧烈、功能活动受限；急性腰扭伤、急性肩部扭挫伤、踝关节扭挫伤，陈旧性踝部损伤见上述证候者<br>另外，有共识提出慢性腰背痛可考虑使用五虎口服液 |

续　表

| | |
|---|---|
| 制剂与规格 | 五虎口服液[保(乙)]：10ml/支（相当于饮片6g） |
| 用法与用量 | 口服。每次10ml，一日2次，10天为一个疗程 |
| 注意事项 | 孕妇慎用 |
| 禁忌 | 有肝病及酒精过敏者应忌服 |
| 不良反应 | 偶见胃肠道不适 |
| 特殊人群用药 | 肝、肾功能不全患者：有肝病应忌服<br>儿童：尚不明确<br>老年人：尚不明确<br>妊娠与哺乳期妇女：孕妇慎用 |
| 药典 | |
| 其他推荐依据 | 国家卫生健康委能力建设和继续教育中心疼痛病诊疗专项能力培训项目专家组，刘堂华，刘庆，刘延青，等．慢性腰背痛康复中国疼痛科专家共识［J］．中华疼痛学杂志，2021，17(6)：10. |
| ■ 药品名称 | 云南白药胶囊　Yunnanbaiyao Jiaonang |
| 药物组成 | 国家保密方，本品含草乌（制），其余成分略 |
| 功能与主治 | 化瘀止血，活血镇痛，解毒消肿。用于跌打损伤，瘀血肿痛，吐血，咯血，便血，痔血，崩漏下血，手术出血，疮疡肿毒及软组织挫伤，闭合性骨折，支气管扩张及肺结核咯血，溃疡病出血，以及皮肤感染性疾病 |
| 临床应用 | 1. 软组织挫伤：因软组织损伤所致瘀血阻滞，症见伤处青红紫斑，痛如针刺，焮肿闷胀，不敢触摸，活动受限，舌质紫暗；可用于闭合性骨折辅助治疗<br>2. 非心脑血管手术的围手术期出血 |
| 制剂与规格 | 云南白药胶囊[基,保(甲)]：每粒装0.25g |
| 用法与用量 | 刀、枪、跌打诸伤，无论轻重，出血者用温开水送服；瘀血肿痛与未流血者用酒送服；妇科各症，用酒送服；但月经过多、红崩，用温水送服。毒疮初起，服1粒，另取药粉，用酒调匀，敷患处，如已化脓，只需内服。其他内出血各症均可内服<br>口服。一次1~2粒，一日4次（2~5岁按1/4剂量服用；6~12岁按1/2剂量服用）<br>凡遇较重的跌打损伤可先服保险子1粒，轻伤及其他病症不必服 |
| 注意事项 | 1. 服药1日内，忌食蚕豆、鱼类及酸冷食物<br>2. 外用前务必清洁创面<br>3. 临床上确需使用大剂量给药，一定要在医师的安全监控下应用<br>4. 用药后若出现过敏反应，应立即停用，视症状轻重给予抗过敏治疗，若外用可先清除药物<br>5. 运动员慎用<br>6. 保险子放置在泡罩的中间处<br>7. 本品所含草乌（制）为炮制后的乌头属类药材，通过独特的炮制、生产工艺，其毒性成分可基本消除，在安全范围内 |
| 禁忌 | 孕妇忌用；过敏体质及有用药过敏史的患者应慎用 |

续 表

| | |
|---|---|
| 不良反应 | 极少数患者服药后导致过敏性药疹，出现胸闷、心悸、腹痛、恶心呕吐、全身奇痒、躯干及四肢等部位出现荨麻疹 |
| 特殊人群用药 | 肝功能、肾功能不全患者、儿童、老年人：尚不明确<br>妊娠与哺乳期妇女：孕妇禁用 |
| 药典 | Chin. P. |
| 国家处方集 | |
| 其他推荐依据 | 国家药典委员会．中华人民共和国药典临床用药须知（2010年版）［M］．北京：中国医药科技出版社，2011. |
| ■ 药品名称 | 雷公藤多苷 TripterygiumGlycosides |
| 药物组成 | 雷公藤多苷 |
| 功能与主治 | 祛风解毒、除湿消肿、舒筋通络。有抗炎及抑制细胞免疫和体液免疫等作用 |
| 临床应用 | 用于风湿热瘀、毒邪阻滞所致的类风湿关节炎、肾病综合征、贝赫切特三联症、麻风反应、自身免疫性肝炎等 |
| 制剂与规格 | 雷公藤多苷片[基,保(甲)]：10mg |
| 用法与用量 | 口服。按体重每1kg每日1.0~1.5mg，分3次饭后服用，或遵医嘱 |
| 注意事项 | 1. 服药期间可引起月经紊乱，精子活力及数目减少，白细胞和血小板减少，停药后可恢复<br>2. 有严重心血管病和老年患者慎用<br>3. 孕妇忌用<br>4. 本品在医师指导下严格按照说明书规定剂量用药，不可超量使用<br>5. 用药期间应注意定期随诊并检查血、尿常规及心电图和肝肾功能，必要时停药并给予相应处理<br>6. 连续用药一般不宜超过3个月。如继续用药，应由医师根据患者病情及治疗需要决定 |
| 禁忌 | 1. 儿童、育龄期有孕育要求者、孕妇和哺乳期妇女禁用<br>2. 心功能、肝功能、肾功能不全患者禁用；严重贫血、白细胞和血小板降低者禁用<br>3. 胃、十二指肠溃疡活动期患者禁用<br>4. 严重心律失常者禁用 |
| 不良反应 | 1. 消化系统：口干、恶心、呕吐、乏力、食欲缺乏、腹胀、腹泻、黄疸、转氨酶升高；严重者可出现急性中毒性肝损伤、胃出血<br>2. 血液系统：白细胞、血小板计数下降；严重者可出现粒细胞缺乏和全血细胞减少<br>3. 泌尿系统：少尿或多尿、水肿、肾功能异常甚至急性肾衰竭<br>4. 心血管系统：心悸、胸闷、心律失常、血压升高或下降、心电图异常生殖、内分泌系统：女子月经紊乱、月经量少或闭经；男子精子数量减少、活力下降<br>5. 神经系统：头晕、头晕、嗜睡、失眠、神经炎、复视<br>6. 其他：皮疹、瘙痒、脱发、面部色素沉着 |
| 特殊人群用药 | 肝功能、肾功能不全患者：禁用<br>儿童：慎用<br>老年人：慎用<br>妊娠与哺乳期妇女：禁用 |

续　表

| | |
|---|---|
| 药典 | Chin. P. |
| 国家处方集 | CNF |
| 其他推荐依据 | |
| ■ 药品名称 | 三花接骨散　Sanhuajiegu San |
| 药物组成 | 三七、西红花、当归、川芎、血竭、桂枝、大黄、地龙、马钱子粉、煅自然铜、土鳖虫、续断、牛膝、烫骨碎补、木香、沉香、冰片、白芷 |
| 功能与主治 | 活血化瘀，消肿镇痛，接骨续筋。用于骨折筋伤，瘀血肿痛等 |
| 临床应用 | 1. 跌打损伤：因外伤、扭挫而致，症见伤处青红紫斑，痛如针刺，焮肿闷胀，不敢触摸，活动受限，舌质紫黯，脉弦涩；软组织损伤、挨伤见上述证候者<br>2. 筋骨折伤：由外伤而致，症见伤处剧烈疼痛，肢体畸形，活动受限，焮肿疼痛，青紫斑块，舌红或黯，脉弦或弦数；骨折、脱臼见上述证候者 |
| 制剂与规格 | 三花接骨散：每袋装 5g |
| 用法与用量 | 口服，一次 5g，一日 2 次。14 日为一疗程，可连续服用 2 疗程或遵医嘱 |
| 注意事项 | 1. 本品为含马钱子制剂，不宜超量服用<br>2. 个别患者出现稀便，不妨碍用药 |
| 禁忌 | 孕妇禁用 |
| 不良反应 | 尚不明确 |
| 特殊人群用药 | 肝功能、肾功能不全患者、儿童、老人：尚不明确<br>妊娠与哺乳期妇女：孕妇禁用 |
| 药典 | |
| 国家处方集 | |
| 其他推荐依据 | 国家药典委员会．中华人民共和国药典临床用药须知：中药成方制剂卷（2010 年版）［M］．北京：中国医药科技出版社，2010. |
| ■ 药品名称 | 痹祺胶囊　Biqi Jiaonang |
| 药物组成 | 马钱子粉、地龙、党参、茯苓、白术、川芎、丹参、三七、牛膝、甘草 |
| 功能与主治 | 益气养血，祛风除湿，活血镇痛。用于气血不足，风湿瘀阻，肌肉关节酸痛，关节肿大、僵硬变形或肌肉萎缩，气短乏力；风湿、类风湿关节炎，腰肌劳损，软组织损伤属上述证候者 |
| 临床应用 | 痹病：因气血不足，风湿瘀阻所致。症见肌肉关节酸楚疼痛，抬举无力，局部肿胀，僵硬，变形，甚则肌肉挛缩，不能屈伸，或见皮肤结节瘀斑，伴倦怠乏力，心悸，气短，汗出，舌胖苔少或无苔，脉细无力或细数无力；类风湿关节炎、风湿性关节炎、骨性关节炎软组织损伤见上述证候者 |
| 制剂与规格 | 痹祺胶囊[保(乙)]：每粒装 0.3g |
| 用法与用量 | 口服，一次 4 粒，一日 2~3 次 |

续 表

| | |
|---|---|
| 注意事项 | 孕妇禁服；运动员慎用 |
| 禁忌 | 尚不明确 |
| 不良反应 | 尚不明确 |
| 特殊人群用药 | 妊娠与哺乳期妇女：孕妇禁服 |
| 药典 | Chin. P. |
| 国家处方集 | |
| 其他推荐依据 | 中国中西医结合学会风湿病专业委员会．常见风湿病中西医结合诊疗指南（草案）骨关节炎中西医结合诊疗指南［J］．中药药理与临床，2013（6）：150-155. |
| ■ 药品名称 | 复方伤痛胶囊　Fufangshangtong Jiaonang |
| 药物组成 | 大黄（酒炙）、当归、柴胡、天花粉、桃仁（去皮）、红花、醋延胡索、甘草 |
| 功能与主治 | 活血化瘀，行气止痛。用于急性胸壁扭挫伤之瘀滞证。也可用于急性软组织损伤血瘀气滞证，症见局部疼痛、肿胀、瘀斑，舌质紫暗或有瘀斑、脉弦涩 |
| 临床应用 | 1. 急性筋伤：多因外力诸如跌打、扭挫，使瘀血阻滞、经络不通所致。症见局部疼痛，皮肤青肿，活动受限，舌质紫暗，脉弦涩；急性软组织损伤见上述证候者<br>2. 急性胸壁扭挫伤：多因外力诸如搬物屏气、扭挫致经络气血运行不畅。症见胸胁疼痛，痛呈走窜，胸闷气急，说话呼吸时有牵掣痛；急性胸部软组织损伤见上述证候者 |
| 制剂与规格 | 复方伤痛胶囊：每粒装 0. 3g |
| 用法与用量 | 口服。一次 3 粒，一日 3 次，疗程为 10 天 |
| 注意事项 | 长期慢性腹泻者慎用。年老体弱者慎用 |
| 禁忌 | 孕妇忌用 |
| 不良反应 | 个别患者服用后出现大便频次增加 |
| 特殊人群用药 | 肝功能、肾功能不全患者，儿童，老年人：尚不明确<br>妊娠与哺乳期妇女：孕妇忌用，哺乳期妇女用药尚不明确 |
| 药典 | |
| 国家处方集 | |
| 其他推荐依据 | 徐创龙，张根印，余红超．复方伤痛胶囊治疗急性软组织损伤 80 例［J］．西部中医药，2011，24（8）：12-14. |
| ■ 药品名称 | 金乌骨通胶囊　Jinwu Gutong Jiaonang |
| 药物组成 | 金毛狗脊、乌梢蛇、葛根、淫羊藿、木瓜、土牛膝、土党参、姜黄、威灵仙、补骨脂 |
| 功能与主治 | 滋补肝肾，祛风除湿，活血通络。用于肝肾不足，风寒湿痹、骨质疏松、骨质增生引起的腰腿酸痛，肢体麻木等症 |
| 临床应用 | 痹病：因寒湿阻络所致。症见肢体关节疼痛，喜温畏寒，或关节肿胀，局部僵硬，肢体麻木，活动不利，或颈肩腰背疼痛，遇寒痛增，苔白腻，脉弦紧；类风湿关节炎、骨质疏松、骨质增生见上述证候者 |

续　表

| | |
|---|---|
| 制剂与规格 | 金乌骨通胶囊[保(乙)]：0.5克/粒 |
| 用法与用量 | 口服。一次3粒，一日3次；或遵医嘱 |
| 注意事项 | 1. 忌寒凉及油腻食物<br>2. 本品宜饭后服用<br>3. 不宜在服药期间同时服用其他泻火及滋补性中药<br>4. 热痹者不适用，主要表现为关节肿痛如灼、痛处发热，疼痛窜痛无定处，口干唇燥<br>5. 有高血压、心脏病、肝病、糖尿病、肾病等慢性病严重者应在医师指导下服用<br>6. 服药7天症状无缓解，应去医院就诊<br>7. 严格按照用法用量服用，年老体弱者应在医师指导下服用<br>8. 过敏体质者慎用<br>9. 本品性状发生改变时禁止使用<br>10. 请将本品放在儿童不能接触的地方<br>11. 如正在使用其他药品，使用木品前请咨询医师或药师 |
| 禁忌 | 孕妇忌服；对本品过敏者禁用 |
| 不良反应 | 尚不明确 |
| 特殊人群用药 | 肝功能、肾功能不全患者：在医师指导下服用<br>儿童：尚不明确<br>老年人：在医师指导下服用<br>妊娠与哺乳期妇女：孕妇禁用 |
| 药典 | |
| 国家处方集 | |
| 其他推荐依据 | 葛京化，侯宝兴，沈卫东，等．金乌骨通胶囊治疗骨性关节炎临床观察［J］．上海中医药杂志，2004，38（9）：38-39. |
| ■ 药品名称 | 祛风止痛胶囊　Qufeng Zhitong Jiaonang |
| 药物组成 | 老鹳草、槲寄生、续断、威灵仙、独活、制草乌、红花 |
| 功能与主治 | 祛风寒，补肝肾，壮筋骨。用于风寒湿邪闭阻，肝肾亏虚所致的痹病，症见关节肿胀、腰膝疼痛、四肢麻木 |
| 临床应用 | 痹病：因感受风寒湿邪，兼肝肾亏虚所致。症见关节疼痛，重着，或麻木，局部畏寒，遇阴寒天气疼痛加重，腰膝疼痛，头晕，耳鸣，舌苔白，脉弦；类风湿关节炎、骨关节炎见上述证候者 |
| 制剂与规格 | 祛风止痛胶囊[保(乙)]：0.3g |
| 用法与用量 | 口服，一次6粒，一日2次 |
| 注意事项 | 尚不明确 |
| 禁忌 | 孕妇忌服 |
| 不良反应 | 尚不明确 |
| 特殊人群用药 | 尚不明确 |

续 表

| | |
|---|---|
| 药典 | Chin. P. |
| 国家处方集 | |
| 其他推荐依据 | 李晓强，贾春颖，辛宁．祛风止痛胶囊辅助治疗类风湿关节炎的临床分析［J］．中国实用医药，2010，5（7）：137-138. |
| ■ 药品名称 | 藤黄健骨胶囊　Tenghuangjiangu Jiaonang |
| 药物组成 | 熟地黄、鹿衔草、骨碎补（烫）、肉苁蓉、淫羊藿、鸡血藤、莱菔子（炒） |
| 功能与主治 | 补肾，活血，止痛。用于肥大性脊椎炎，颈椎病，跟骨刺，增生性关节炎，大骨节病 |
| 临床应用 | 1. 骨痹：多由骨髓空虚，邪气乘隙侵袭，血气衰弱，肝肾不足所致。症见肢体麻木无力，骨骼疼痛，关节僵硬变形，活动受限等；骨关节炎、肥大性脊椎炎、跟骨刺、大骨节病见上述证候者<br>2. 项痹：因长期伏案，年老正虚，经气不利所致。症见颈部疼痛麻木，连及头、肩、上肢，并可伴有眩晕等；颈椎病见上述证候者 |
| 制剂与规格 | 藤黄健骨胶囊[保(乙)]：每粒装 0.25g |
| 用法与用量 | 口服。一次 4~6 粒，一日 2 次 |
| 注意事项 | 尚不明确 |
| 禁忌 | 尚不明确 |
| 不良反应 | 尚不明确 |
| 特殊人群用药 | 尚不明确 |
| 药典 | |
| 国家处方集 | |
| 其他推荐依据 | 胡新阳．藤黄健骨胶囊治疗膝关节骨关节炎疗效观察［J］．浙江创伤外科，2014（2）：225-226. |
| ■ 药品名称 | 云南白药膏　Yunnanbaiyao Gao |
| 药物组成 | 国家保密方，本品含草乌（制）、雪上一支蒿（制），其余成分略 |
| 功能与主治 | 活血散瘀，消肿镇痛，祛风除湿。用于跌打损伤，瘀血肿痛，风湿疼痛等症 |
| 临床应用 | 1. 跌打损伤：因软组织损伤所致瘀血阻滞，症见伤处青红紫斑，痛如针刺，焮肿闷胀，不敢触摸，活动受限，舌质紫黯<br>2. 痹病：因风湿瘀阻经络而致关节疼痛，痛处不移或痛而重着，肢体麻木，筋骨拘急 |
| 制剂与规格 | 云南白药膏[基,保(甲)]：橡胶膏剂，6.5cm×10cm |
| 用法与用量 | 贴患处 |
| 注意事项 | 1. 皮肤破伤处不宜使用<br>2. 皮肤过敏者停用，过敏体质者慎用<br>3. 每次贴于皮肤的时间少于 12 小时，使用中发生皮肤发红，瘙痒等轻微反应时可适当减少粘贴时间<br>4. 本品性状发生改变时禁止使用<br>5. 请将本品放在儿童不能接触的地方 |

续　表

| | |
|---|---|
| | 6. 如正在使用其他药品，使用本品前请咨询医师或药师<br>7. 本品为外用制剂，所含草乌（制）、雪上一支蒿（制）分别为中药炮制品，通过炮制，毒性降低，请仔细阅读说明书并按说明使用或在药师指导下购买和使用 |
| **禁忌** | 孕妇禁用；对本品过敏者禁用 |
| **不良反应** | 过敏性体质患者可能有胶布过敏反应或药物接触性瘙痒反应 |
| **特殊人群用药** | 肝功能、肾功能不全患者：尚不明确<br>儿童、老年人：在医师指导下使用，儿童必须在成人的监护下使用<br>妊娠与哺乳期妇女：孕妇禁用 |
| **药典** | |
| **国家处方集** | |
| **其他推荐依据** | 非创伤性出血急诊处理专家组．非创伤性出血的急诊处理专家共识/意见［J］．中华急诊医学杂志，2017，26（8）：850-856. |
| **■ 药品名称** | **云南白药气雾剂　Yunnanbaiyao Qiwuji** |
| **药物组成** | 国家保密方，本品含草乌（制）、雪上一支蒿（制）、其余成分略 |
| **功能与主治** | 活血散瘀，消肿镇痛。用于跌打损伤，瘀血肿痛，肌肉酸痛及风湿疼痛 |
| **临床应用** | 1. 跌打损伤：因软组织损伤所致瘀血阻滞，症见伤处青红紫斑，痛如针刺，焮肿闷胀，不敢触摸，活动受限，舌质紫黯<br>2. 痹病：因风湿瘀阻经络而致关节疼痛，痛处不移或痛而重着，肢体麻木，筋骨拘急 |
| **制剂规格** | 云南白药气雾剂[基,保(甲)]：云南白药气雾剂 50 克/瓶；云南白药气雾剂保险液 60 克/瓶 |
| **用法与用量** | 外用，喷于伤患处。使用云南白药气雾剂，一日 3~5 次。凡遇较重闭合性跌打损伤者，先喷云南白药气雾剂保险液，若剧烈疼痛仍不缓解，可间隔 1~2 分钟重复给药，一天使用不得超过 3 次。喷云南白药气雾剂保险液间隔 3 分钟后，再喷云南白药气雾剂 |
| **注意事项** | 1. 本品只限于外用，切勿喷入口、眼、鼻<br>2. 皮肤过敏者停用<br>3. 使用云南白药气雾剂保险液时先振摇，喷嘴离皮肤 5~10cm，喷射时间应限制在 3~5 秒，以防局部冻伤<br>4. 皮肤受损者勿用<br>5. 使用时勿近明火，切勿受热，应置于阴凉处保存<br>6. 对酒精及本品过敏者禁用，过敏体质者慎用<br>7. 本品形状发生改变时禁止使用<br>8. 儿童必须在成人监护下使用<br>9. 请将本品放在儿童不能接触的地方<br>10. 如正在使用其他药品，使用本品前请咨询医师或药师<br>11. 本品为外用制剂，所含草乌（制）、雪上一支蒿（制）分别为中药炮制品，通过炮制，毒性降低，请仔细阅读说明书并按说明使用或在药师指导下购买和使用 |
| **禁忌** | 孕妇禁用；对云南白药过敏者忌用 |
| **不良反应** | 极少数患者用药后导致过敏性药疹，出现全身奇痒、躯干及四肢等部位出现荨麻疹，停药即消失 |

续 表

| | |
|---|---|
| 特殊人群用药 | 肝功能、肾功能不全患者：尚不明确<br>儿童、老年人：在医师指导下使用<br>妊娠与哺乳期妇女：孕妇禁用 |
| 药典 | |
| 国家处方集 | |
| 其他推荐依据 | 非创伤性出血急诊处理专家组．非创伤性出血的急诊处理专家共识/意见［J］．中华急诊医学杂志，2017，26（8）：850-856. |
| ■ 药品名称 | 金天格胶囊 Jintiange Jiaonang |
| 药物组成 | 人工虎骨粉 |
| 功能与主治 | 具有健骨作用。用于腰背疼痛，腰膝酸软，下肢痿弱，步履艰难等症状的改善 |
| 临床应用 | 骨痿：因肝肾不足，筋骨失养所致，症见背痛，腰痛膝软，骨脆易折；骨质疏松症见上述证候者 |
| 制剂与规格 | 金天格胶囊[保(乙)]：每粒装 0.4g |
| 用法与用量 | 口服：一次 3 粒，一日 3 次。1 个疗程为 3 个月 |
| 注意事项 | 服药期间多饮水 |
| 禁忌 | 尚不明确 |
| 不良反应 | 未发现明显不良反应。偶见个别患者服药后出现口干 |
| 特殊人群用药 | 尚不明确 |
| 药典 | |
| 国家处方集 | |
| 其他推荐依据 | 中华医学会骨质疏松和骨矿盐疾病分会．原发性骨质疏松症诊疗指南（2017）［J］．中华骨质疏松和骨矿盐疾病杂志，2017，10（5）：413-443. |
| ■ 药品名称 | 壮骨关节胶囊 Zhuangguguanjie Jiaonang |
| 药物组成 | 狗脊、淫羊藿、独活、骨碎补、续断、补骨脂、桑寄生、鸡血藤、熟地黄、木香、乳香、没药 |
| 功能与主治 | 补益肝肾，养血活血，舒筋活络，理气止痛。用于肝肾不足，气滞血瘀，经络痹阻所致的退行性骨关节病，腰肌劳损 |
| 临床应用 | 1. 骨痹：因肝肾不足、风寒湿邪凝滞于经络所致，症见颈、腰、膝部痛有定处，重着而痛，遇风寒湿邪加重，得温热减轻，苔白腻，脉沉而迟缓；骨性关节炎、强直性脊柱炎、脊柱骨关节病、骨质疏松症见上述证候者<br>2. 腰痛：因肝肾不足、血瘀气滞、脉络痹阻所致，症见腰部酸软疼痛，屈伸不利，遇劳加重，舌淡，脉沉细；腰肌劳损见上述证候者 |
| 制剂与规格 | 壮骨关节胶囊[保(乙)]：每粒装 0.45g |
| 用法与用量 | 口服：一次 2 粒，一日 2 次，早晚饭后服用。疗程为 1 个月 |

续 表

| | |
|---|---|
| 注意事项 | 1. 肝功能异常者慎用，定期检查肝功能<br>2. 孕妇或哺乳期妇女尚无临床研究资料<br>3. 30 天为一疗程。目前尚未长期服用的临床资料 |
| 禁忌 | 严重肝功能损害患者禁用 |
| 不良反应 | 偶见个别病例转氨酶升高，停药后恢复正常。偶有轻度恶心、胃痛等胃肠道反应、胸闷、口干 |
| 特殊人群用药 | 肝功能、肾功能不全患者：严重肝功能损害患者禁用，肝功能异常者慎用<br>儿童：尚不明确<br>老年人：尚不明确<br>妊娠与哺乳期妇女：尚无临床研究资料 |
| 药典 | |
| 国家处方集 | |
| 其他推荐依据 | Zhang XL，Yang J，Yang L，et al. Efficacy and Safety of Zhuanggu Joint Capsules in Combination with Celecoxib in Knee Osteoarthritis：A Multi－center，Randomized，Double－blind，Double－dummy，and Parallel Controlled Trial［J］. Chinese Medical Journal，2016，129（8）：891-897. |
| ■ 药品名称 | 跌打七厘片 Dieda Qili Pian |
| 药物组成 | 人工麝香、三七、血竭、醋没药、红花、冰片、朱砂、醋乳香、酒当归、儿茶 |
| 功能与主治 | 活血，散瘀，消肿，止痛。用于跌打损伤，外伤出血 |
| 临床应用 | 跌打七厘片具有活血、散瘀、消肿、止痛的功效，临床用于急性软组织损伤、骨折等，也有用于骨关节炎和腰椎间盘突出症的临床研究文献报道 |
| 制剂与规格 | 跌打七厘片[保(乙)]：每片重 0.31g |
| 用法与用量 | 口服。一次 1~3 片，一日 3 次；亦可用酒送服 |
| 注意事项 | 1. 本品含朱砂，不宜长期服用；本品为处方药，需在医生指导下使用<br>2. 服用本品应定期检查血、尿中汞离子浓度，检查肝功能、肾功能，如超过规定限度者立即停用<br>3. 运动员慎用 |
| 禁忌 | 肝功能、肾功能不全，造血系统疾病，妊娠与哺乳期妇女禁用 |
| 不良反应 | 尚不明确 |
| 特殊人群用药 | 尚不明确 |
| 药典 | Chin. P.（2020 版） |
| 国家处方集 | |
| 其他推荐依据 | 刘伟．跌打七厘片治疗急性软组织损伤的临床效果［J］．临床医学研究与实践，2019，4（29）：144-145. |
| ■ 药品名称 | 风湿骨痛片 Fengshi Gutong Pian |
| 药物组成 | 制川乌、制草乌、麻黄、木瓜、红花、乌梅、甘草 |

续 表

| | |
|---|---|
| 功能与主治 | 温经散寒，通络止痛。用于寒湿闭阻络所致的痹病，症见腰脊疼痛、四肢关节冷痛；风湿性关节炎见上述证候者 |
| 临床应用 | 痹病：由寒湿阻络所致。症见肢体关节疼痛，喜温畏寒，关节肿胀，局部僵硬，肢体麻木，活动不利，苔白腻，脉弦紧；类风湿关节炎、膝骨关节炎见上述证候者 |
| 制剂与规格 | 风湿骨痛片[基,保(甲)]：每片重 0.36g |
| 用法与用量 | 口服，一次 4~6 片，一日 2 次 |
| 注意事项 | 1. 含制川乌、制草乌<br>2. 含乌头碱，应严格在医生指导下按规定量服用。不得任意增加服用量及服用时间。服药后如果出现唇舌发麻、头痛头昏、腹痛腹泻、心烦欲呕、呼吸困难等情况，应立即停药并到医院救治 |
| 禁忌 | 1. 孕妇及哺乳期妇女禁服<br>2. 严重心脏病，高血压，肝、肾疾病忌服 |
| 不良反应 | 尚不明确 |
| 特殊人群用药 | 妊娠与哺乳期妇女：禁服 |
| 药典 | Chin. P. |
| 国家处方集 | |
| 其他推荐依据 | 王善娟，朱军．风湿骨痛片联合羟氯喹治疗类风湿关节炎的临床研究［J］．现代药物与临床，2019，34（04）：1153-1156. |
| ■ 药品名称 | 恒古骨伤愈合剂　Henggu Gushang Yuheji |
| 药物组成 | 陈皮、红花、三七、杜仲、人参、黄芪、洋金花、钻地风、鳖甲 |
| 功能与主治 | 活血益气、补肝肾、接骨续筋、消肿止痛，促进骨折愈合。用于新鲜骨折及陈旧骨折、股骨头坏死、骨关节病、腰椎间盘突出症 |
| 临床应用 | 1. 痹病：肝肾不足，经络瘀阻所致，四肢麻木，腰腿疼痛，头晕，耳鸣舌淡，脉沉细；骨关节病见上述证候者<br>2. 骨折：因外力损伤所致，新鲜骨折或陈旧骨折。症见伤处剧烈疼痛，肢体畸形，活动受限，焮肿疼痛，青紫斑块，舌红或暗，脉弦或弦数<br>3. 股骨头坏死：肝肾不足，气血两虚所致髋部疼痛、关节僵硬活动受限、跛行甚至站立行走不能；股骨头坏死见上述症侯者<br>4. 腰腿痛：肝肾不足，气血虚弱，经络痹阻所致，腰酸腿软，关节作痛，肢体麻木，劳累尤甚；或腰腿疼痛，步履艰难，舌淡，脉沉细；腰椎间盘突出症见上述症候者 |
| 制剂与规格 | 恒古骨伤愈合剂[保(乙)]：口服合剂，每瓶装 12.5ml；每瓶装 25ml；每瓶装 50ml |
| 用法与用量 | 口服。成人一次 25ml，6~12 岁一次 12.5ml，每二日服用 1 次。饭后 1 小时服用，12 天为一个疗程 |
| 注意事项 | 1. 骨折患者需固定复位后再用药<br>2. 心功能、肺功能、肾功能不全者慎用<br>3. 骨质疏松症患者服用此药谨遵医嘱 |
| 禁忌 | 精神病史者、青光眼、孕妇忌用 |

续　表

| | |
|---|---|
| 不良反应 | 上市后不良反应监测发现有服药后出现口干、轻微头晕、恶心、呕吐、腹泻、胃不适、腹痛、皮疹、瘙痒、心机、乏力等病例 |
| 特殊人群用药 | 儿童：6~12 岁用量减半<br>老年人：遵医嘱<br>妊娠与哺乳期妇女：孕妇忌用 |
| 药典 | Chin. P. |
| 国家处方集 | |
| 其他推荐依据 | 中华医学会．中国开放性骨折诊断与治疗指南（2019 年版）．中华创伤骨科杂志，2019，21（11）：921-928. |
| ■ 药品名称 | 麝香追风止痛膏　Shexiang Zhuifeng Zhitong Gao |
| 药物组成 | 麝香追风止痛流浸膏、樟脑、冰片、水杨酸甲酯、薄荷脑、芸香浸膏、颠茄流浸膏 |
| 功能与主治 | 祛风除湿，散寒止痛。用于寒湿痹症所致，关节、肌肉疼痛，扭伤疼痛 |
| 临床应用 | 1. 寒湿痹阻：四肢大小关节疼痛、肿胀、僵紧挛缩变形，遇寒痛甚，得热痛缓，伴有腰膝酸软，疲倦乏力；骨关节炎、类风湿关节炎、风湿性关节炎、肩关节周围炎、颈椎病、腰椎间盘突出症、纤维组织炎、腱鞘炎、脊柱关节炎等见上述证候者<br>2. 肢体扭伤：皮肤、肌腱、韧带、血管等损伤，而无骨折、脱臼、皮肉破损的损伤证候。受伤部位肿胀疼痛，局部肿胀青紫，疼痛难忍，关节活动障碍等；四肢关节或躯体部的软组织损伤见上述症候者 |
| 制剂与规格 | 麝香追风止痛膏[基,保(甲)]：橡胶膏剂，每片 7cm×10cm |
| 用法与用量 | 外用，贴患处。一次 1 贴，一日 1 次 |
| 注意事项 | 1. 有出血倾向者慎用<br>2. 糖尿病严重者慎用，以防止使用不当引起皮肤损伤<br>3. 运动员慎用，且应在医师指导下使用<br>4. 青光眼、前列腺肥大患者应在医师指导下使用 |
| 禁忌 | 1. 孕妇、儿童禁用<br>2. 皮肤破溃、皮损或感染处禁用 |
| 不良反应 | 本品可能引起瘙痒、刺痛、皮疹（如红斑、丘疹、水疱）等 |
| 特殊人群用药 | 儿童：禁用<br>妊娠与哺乳期妇女：孕妇禁用，哺乳期妇女慎用 |
| 药典 | |
| 国家处方集 | |
| 其他推荐依据 | 陈犁，吕姗珊，周年华，等．麝香追风止痛膏治疗肩关节周围炎临床研究［J］．世界中西医结合杂志．2016，11（1）：89-92. |

# 第十五章

# 手术预防用抗菌药物

## 第一节　抗菌药物预防性应用的基本原则*

### 一、非手术患者抗菌药物的预防性应用

#### （一）预防用药目的

预防特定病原菌所致的或特定人群可能发生的感染。

#### （二）预防用药基本原则

1. 用于尚无细菌感染征象但暴露于致病菌感染的高危人群。

2. 预防用药适应证和抗菌药物选择应基于循证医学证据。

3. 应针对一种或二种最可能细菌的感染进行预防用药，不宜盲目地选用广谱抗菌药或多药联合预防多种细菌多部位感染。

4. 应限于针对某一段特定时间内可能发生的感染，而非任何时间可能发生的感染。

5. 应积极纠正导致感染风险增加的原发疾病或基础状况。可以治愈或纠正者，预防用药价值较大；原发疾病不能治愈或纠正者，药物预防效果有限，应权衡利弊决定是否预防用药。

6. 以下情况原则上不应预防使用抗菌药物：普通感冒、麻疹、水痘等病毒性疾病；昏迷、休克、中毒、心力衰竭、肿瘤、应用肾上腺皮质激素等患者；留置导尿管、留置深静脉导管以及建立人工气道（包括气管插管或气管切口）患者。

#### （三）对某些细菌性感染的预防用药指征与方案

在某些细菌性感染的高危人群中，有指征的预防性使用抗菌药物，预防对象和推荐预防方案，见附录 1：抗菌药物在预防非手术患者某些特定感染中的应用。此外，严重中性粒细胞缺乏（$ANC \leqslant 0.1 \times 10^9/L$）持续时间超过 7 天的高危患者和实体器官移植及造血干细胞移植的患者，在某些情况下也有预防用抗菌药物的指征，但由于涉及患者基础疾病、免疫功能状态、免疫抑制剂等药物治疗史等诸多复杂因素，其预防用药指征及方案需参阅相关专题文献。

### 二、围手术期抗菌药物的预防性应用

围手术期抗菌药物预防用药，应根据手术切口类别（表 1-1）、手术创伤程度、可能的污染细菌种类、手术特续时间、感染发生机会和后果严重程度、抗菌药物预防效果的循证医学证据、对细菌耐药性的影响和经济学评估等因素，综合考虑决定是否预防用抗菌药物。但抗菌药物的预防性应用并不能代替严格的消毒、灭菌技术和精细的无菌操作，也不能代替术中保温和血糖控制等其他预防措施。

---

* 内容引自：《关于印发抗菌药物临床应用指导原则（2015 年版）的通知》（国卫办医发〔2015〕43 号）

1. 清洁手术（Ⅰ类切口）：手术脏器为人体无菌部位，局部无炎症、无损伤，也不涉及呼吸道、消化道、泌尿生殖道等人体与外界相通的器官。手术部位无污染，通常不需预防用抗菌药物。但在下列情况时可考虑预防用药：①手术范围大、手术时间长、污染机会增加；②手术涉及重要脏器，一旦发生感染将造成严重后果者，如头颅手术、心脏手术等；③异物植入手术，如人工心瓣膜植入、永久性心脏起搏器放置、人工关节置换等；④有感染高危因素如高龄、糖尿病、免疫功能低下（尤其是接受器官移植者）、营养不良等患者。

2. 清洁-污染手术（Ⅱ类切口）：手术部位存在大量人体寄殖菌群，手术时可能污染手术部位引致感染，故此类手术通常需预防用抗菌药物。

3. 污染手术（Ⅲ类切口）：已造成手术部位严重污染的手术。此类手术需预防用抗菌药物。

4. 污秽-感染手术（Ⅳ类切口）：在手术前即已开始治疗性应用抗菌药物，术中、术后继续，此不属预防应用范畴。

**表 1-1　手术切口类别**

| 切口类别 | 定义 |
|---|---|
| Ⅰ类切口（清洁手术） | 手术不涉及炎症区，不涉及呼吸道、消化道、泌尿生殖道等人体与外界相通的器官 |
| Ⅱ类切口（清洁-污染手术） | 上、下呼吸道，上、下消化道，泌尿生殖道手术，或经以上器官的手术，如经口咽部手术、胆道手术、子宫全切除术、经直肠前列腺手术，以及开放性骨折或创伤手术等 |
| Ⅲ类切口（污染手术） | 造成手术部位严重污染的手术，包括：手术涉及急性炎症但未化脓区域；胃肠道内容物有明显溢出污染；新鲜开放性创伤但未经及时扩创；无菌技术有明显缺陷如开胸、心脏按压者 |
| Ⅳ类切口（污秽-感染手术） | 有失活组织的陈旧创伤手术；已有临床感染或脏器穿孔的手术 |

注：1. 本指导原则均采用以上分类。而目前我国在病案首页中将手术切口分为Ⅰ类、Ⅱ类、Ⅲ类，其Ⅰ类与本指导原则中Ⅰ类同，Ⅱ类相当于本指导原则中Ⅱ类、Ⅲ类，Ⅲ类相当于本指导原则中Ⅳ类。参考本指导原则时应注意两种分类的区别。

2. 病案首页 0 类系指体表无切口或经人体自然腔道进行的操作以及经皮腔镜操作，其预防用药参考附录 3。

**（一）抗菌药物品种选择**

1. 根据手术切口类别、可能的污染菌种类及其对抗菌药物敏感性、药物能否在手术部位达到有效浓度等综合考虑。

2. 选用对可能的污染菌针对性强、有充分的预防有效的循证医学证据、安全、使用方便及价格适当的品种。

3. 应尽量选择单一抗菌药物预防用药，避免不必要的联合使用。预防用药应针对手术路径中可能存在的污染菌。如心血管、头颈、胸腹壁、四肢软组织手术和骨科手术等经皮肤的手术，通常选择针对金黄色葡萄球菌的抗菌药物。结肠、直肠和盆腔手术，应选用针对肠道革兰阴性菌和脆弱拟杆菌等厌氧菌的抗菌药物。

4. 头孢菌素过敏者，针对革兰阳性菌可用万古霉素、去甲万古霉素、克林霉素；针对革兰阴性杆菌可用氨曲南、磷霉素或氨基糖苷类。

5. 对某些手术部位感染会引起严重后果者，如心脏人工瓣膜置换术、人工关节置换术等，若术前发现有耐甲氧西林金黄色葡萄球菌（MRSA）定植的可能或者该机构 MRSA 发生率高，可选用万古霉素、去甲万古霉素预防感染，但应严格控制用药持续时间。

6. 不应随意选用广谱抗菌药物作为围手术期预防用药。鉴于国内大肠埃希菌对氟喹诺酮类药物耐药率高，应严格控制氟喹诺酮类药物作为外科围手术期预防用药。

7. 常见围手术期预防用抗菌药物的品种选择，见附录 2：抗菌药物在围手术期预防应用的品种选择。

（二）给药方案

1. 给药方法：给药途径大部分为静脉输注，仅有少数为口服给药。静脉输注应在皮肤、黏膜切开前0.5~1小时内或麻醉开始时给药，在输注完毕后开始手术，保证手术部位暴露时局部组织中抗菌药物已达到足以杀灭手术过程中沾染细菌的药物浓度。万古霉素或氟喹诺酮类等由于需输注较长时间，应在手术前1~2小时开始给药。

2. 预防用药维持时间：抗菌药物的有效覆盖时间应包括整个手术过程。手术时间较短（＜2小时）的清洁手术术前给药一次即可。如手术时间超过3小时或超过所用药物半衰期的2倍以上，或成人出血量超过1500ml，术中应追加一次。清洁手术的预防用药时间不超过24小时，心脏手术可视情况延长至48小时。清洁-污染手术和污染手术的预防用药时间亦为24小时，污染手术必要时延长至48小时。过度延长用药时间并不能进一步提高预防效果，且预防用药时间超过48小时，耐药菌感染机会增加。

### 三、侵入性诊疗操作患者的抗菌药物的预防应用

随着放射介入和内镜诊疗等微创技术的快速发展和普及，我国亟待规范诊疗操作患者的抗菌药物预防应用。根据现有的循证医学证据、国际有关指南推荐和国内专家的意见，对部分常见特殊诊疗操作的预防用药提出了建议，见附录3：特殊诊疗操作抗菌药物预防应用的建议。

## 第二节　第一代头孢菌素类

| ■ 药品名称 | 头孢唑林　Cefazolin |
|---|---|
| 抗菌谱与适应证 | 本品为第一代头孢菌素。除肠球菌、MRSA外，对其他革兰阳性球菌均有良好抗菌活性；对部分大肠埃希菌、奇异变形杆菌、肺炎克雷伯菌有抗菌活性。也用于外科手术预防用药 |
| 制剂与规格 | 注射用头孢唑林钠[保(甲)]：①0.5g[基]；②1g[基]；③1.5g；④2g |
| 用法与用量 | 静脉给药，常规单次剂量：1~2g |
| 注意事项 | 青霉素过敏者、有胃肠道疾病史者慎用 |
| 禁忌 | 对头孢菌素类药物过敏者及有青霉素过敏性休克或即刻反应史者禁用 |
| 不良反应 | 不良反应有肝肾功能损害、药物热、药疹等 |
| 特殊人群用药 | 肝功能、肾功能不全患者：肝功能、肾功能不全者慎用；肾功能减退者首剂量0.5g，并应按肌酐清除率调节用量和给药间隔<br>儿童：不推荐用于新生儿<br>老年人：老年患者宜适当减量或延长给药间隔<br>妊娠与哺乳期妇女：孕期、哺乳期用药需权衡利弊 |
| 药典 | USP、Eur. P.、Chin. P. |
| 国家处方集 | CNF |
| 其他推荐依据 | |

续　表

| ■ 药品名称 | 头孢拉定　Cefradine |
|---|---|
| 抗菌谱与适应证 | 第一代头孢菌素，适用于外科手术预防用药 |
| 制剂与规格 | 注射用头孢拉定：①0.5g；②1.0g |
| 用法与用量 | 静脉给药，常规单次剂量：1~2g |
| 注意事项 | 应用头孢拉定的患者以硫酸铜法测定尿糖时可出现假阳性反应 |
| 禁忌 | 对头孢菌素类药物过敏者及有青霉素过敏性休克或即刻反应史者禁用 |
| 不良反应 | 恶心、呕吐、腹泻、上腹部不适等胃肠道反应较为常见 |
| 特殊人群用药 | 肝功能、肾功能不全患者：头孢拉定主要经肾排出，肾功能减退者需减少剂量或延长给药间期<br>儿童：慎用<br>老年人：肾功能减退的老年患者应适当减少剂量或延长给药时间<br>妊娠与哺乳期妇女：孕妇及哺乳期妇女慎用，妊娠安全性分级为B级，哺乳期妇女应用时需权衡利弊 |
| 药典 | USP、Eur. P.、Chin. P. |
| 国家处方集 | CNF |
| 其他推荐依据 | |
| ■ 药品名称 | 头孢硫脒　Cefathiamidine |
| 抗菌谱与适应证 | 第一代头孢菌素，适用于外科手术预防用药 |
| 制剂与规格 | 注射用头孢硫脒[保(乙)]：①0.5g；②1.0g；③2.0g |
| 用法与用量 | 静脉滴注，一次2g，一日2~4次 |
| 注意事项 | 1. 有胃肠道疾病史者，特别是溃疡性结肠炎、局限性肠炎或抗生素相关性结肠炎者应慎用<br>2. 应用本品的患者抗球蛋白试验可出现阳性 |
| 禁忌 | 对头孢菌素类抗生素过敏者或对青霉素过敏性休克者禁用 |
| 不良反应 | 偶见荨麻疹、哮喘、瘙痒、寒战、高热、血管神经性水肿、非蛋白氮、ALT（GOT）及AST（GPT）升高 |
| 特殊人群用药 | 肝功能、肾功能不全患者：肾功能减退者须适当减量<br>老年人：老年患者肾功能减退，应用时须适当减量<br>妊娠与哺乳期妇女：妊娠早期妇女慎用；哺乳妇女使用需权衡利弊 |
| 药典 | Chin. P. |
| 国家处方集 | CNF |
| 其他推荐依据 | |

续 表

| ■ 药品名称 | 头孢西酮钠 Cefazedone Sodium |
|---|---|
| 抗菌谱与适应证 | 第一代头孢菌素，适用于外科手术预防用药。本品对金黄色葡萄球菌、凝固酶阴性葡萄球菌、肺炎链球菌、β-溶血链球菌等革兰阳性菌具有良好的抗菌活性 |
| 制剂与规格 | 注射用头孢西酮钠：①0.5g；②1.0g |
| 用法与用量 | 静脉给药，成人一日 1~4g，分2~3 次用药。4 周以上儿童一日 50mg/kg，分 2~3 次，静脉注射或静脉滴注 |
| 注意事项 | 青霉素过敏者慎用 |
| 禁忌 | 对本品或其他头孢菌素类抗生素过敏者禁用；早产儿及新生儿禁用 |
| 不良反应 | 发热、皮疹、红斑等过敏反应 |
| 特殊人群用药 | 肝功能、肾功能不全患者：肾功能不全者慎用<br>儿童：早产儿及新生儿禁用<br>妊娠与哺乳期妇女：孕妇、哺乳期妇女用药要权衡利弊 |
| 药典 | |
| 国家处方集 | 韩国抗生物质医药品基准（韩抗基） |
| 其他推荐依据 | |
| ■ 药品名称 | 头孢替唑钠 Ceftezole Sodium |
| 抗菌谱与适应证 | 第一代头孢菌素，适用于外科手术预防用药。本品对革兰阳性菌，尤其是球菌，包括产青霉素酶和不产生青霉素酶的金黄色葡萄球菌、化脓性链球菌、肺炎球菌、B 组溶血性链球菌、草绿色链球菌、表皮葡萄球菌，以及白喉杆菌、炭疽杆菌皆比较敏感 |
| 制剂与规格 | 注射用头孢替唑钠：①0.5g；②0.75g；③1.0g；④1.5g；⑤2.0g |
| 用法与用量 | 静脉给药，成人一次 0.5~4g，一日 2 次。儿童日用量为 20~80mg/kg 体重，分 1~2 次静脉给药 |
| 注意事项 | 青霉素过敏者慎用 |
| 禁忌 | 对本品或其他头孢菌素类抗生素过敏者禁用；对利多卡因或酰基苯胺类局部麻醉剂有过敏史者禁用本品肌注 |
| 不良反应 | 少见过敏反应，如皮疹、荨麻疹、皮肤发红、瘙痒、发热等；偶见血肌酐升高；罕见严重肾功能异常、粒细胞减少、白细胞减少等 |
| 特殊人群用药 | 肝功能、肾功能不全患者：肾功能不全者慎用<br>妊娠与哺乳期妇女：孕妇、哺乳期妇女用药要权衡利弊 |
| 药典 | Chin. P. |
| 国家处方集 | 日本抗生物质医药品基准（日抗基） |
| 其他推荐依据 | |

# 第三节　第二代头孢菌素类

| ■ 药品名称 | 头孢呋辛钠　Cefuroxime Sodium |
|---|---|
| 抗菌谱与适应证 | 第二代头孢菌素，适用于颅脑手术，周围血管外科手术，胃十二指肠手术，阑尾手术，结、直肠手术，肝胆系统手术，胸外科手术、心脏大血管手术，泌尿外科手术，应用人工植入物的骨科手术，妇科手术的预防用药 |
| 制剂与规格 | 注射用头孢呋辛钠：①0.25g[基]；②0.5g[基]；③0.75g[基]；④1.0g；⑤1.5g[基]；⑥2.0g；⑦2.25g；⑧2.5g；⑨3.0g |
| 用法与用量 | 静脉给药，常规单次剂量：1.5g |
| 注意事项 | 1. 对青霉素类药物过敏者，慎用<br>2. 使用时应注意监测肾功能，特别是对接受高剂量的重症患者<br>3. 肾功能不全者应减少一日剂量<br>4. 头孢呋辛能引起抗生素相关性肠炎，应警惕。抗生素相关性肠炎诊断确立后，应给予适宜的治疗。轻度者停药即可，中、重度者应给予液体、电解质、蛋白质补充，并需选用对梭状芽孢杆菌有效的抗生素类药物治疗<br>5. 有报道少数患儿使用本品时出现轻、中度听力受损 |
| 禁忌 | 对头孢菌素类药物过敏者及有青霉素过敏性休克史者禁用 |
| 不良反应 | 过敏反应（皮疹、瘙痒、荨麻疹等），局部反应（血栓性静脉炎），胃肠道反应（腹泻，恶心、抗生素相关性肠炎等）等 |
| 特殊人群用药 | 肝功能、肾功能不全患者：严重肝功能、肾功能不全者慎用<br>儿童：5岁以下小儿禁用<br>老年人：老年患者口服本药，不必根据年龄调整剂量<br>妊娠与哺乳期妇女：妊娠安全性分级为B级；哺乳妇女用药应权衡利弊，如需使用，应暂停授乳 |
| 药典 | USP、Eur. P.、Chin. P. |
| 国家处方集 | CNF |
| 其他推荐依据 | |

| ■ 药品名称 | 头孢替安　Cefotiam |
|---|---|
| 抗菌谱与适应证 | 第二代头孢菌素，适用于颅脑手术，周围血管外科手术，胃十二指肠手术，阑尾手术，结、直肠手术，肝胆系统手术，胸外科手术、心脏大血管手术，泌尿外科手术，应用人工植入物的骨科手术，妇科手术的预防用药 |
| 制剂与规格 | 注射用盐酸头孢替安[保(乙)]：①0.5g；②1g |
| 用法与用量 | 静脉给药，常规单次剂量：1~2g |
| 注意事项 | 1. 有胃肠道疾病史者，特别是溃疡性结肠炎、局限性肠炎或抗生素相关性结肠炎者慎用<br>2. 本品可引起血象改变，严重时应立即停药 |

续 表

| | |
|---|---|
| 禁忌 | 对头孢菌素类药物过敏者及有青霉素过敏性休克史者禁用 |
| 不良反应 | 偶见过敏、胃肠道反应、血象改变及一过性 AST（GPT）及 ALT（GOT）升高；可致肠道菌群改变，造成维生素 B 和维生素 K 缺乏；偶可致继发感染；大量静脉注射可致血管和血栓性静脉炎 |
| 特殊人群用药 | 肝功能、肾功能不全患者：肾功能不全者应减量并慎用<br>儿童：早产儿和新生儿使用本药的安全性尚未确定<br>老年人：老年患者用药剂量应按其肾功能减退情况酌情减量<br>妊娠与哺乳期妇女：孕妇或可能已妊娠的妇女、哺乳妇女应权衡利弊后用药 |
| 药典 | USP、Eur. P.、Chin. P. |
| 国家处方集 | CNF |
| 其他推荐依据 | |
| ■ 药品名称 | 头孢西丁 Cefoxitin |
| 抗菌谱与适应证 | 第二代头霉素类，性能近似第二代头孢菌素，适用于颅脑手术，周围血管外科手术，胃十二指肠手术，阑尾手术，结、直肠手术，肝胆系统手术，胸外科手术、心脏大血管手术，泌尿外科手术，应用人工植入物的骨科手术，妇科手术的预防用药 |
| 制剂与规格 | 注射用头孢西丁钠[保(乙)]：①1g；②2g |
| 用法与用量 | 静脉给药，常规单次剂量：1~2g |
| 注意事项 | 1. 青霉素过敏者慎用<br>2. 肾功能损害者及有胃肠疾病史（特别是结肠炎）者慎用<br>3. 本品与氨基糖苷类抗生素配伍时，会增加肾毒性 |
| 禁忌 | 对头孢菌素过敏者及有青霉素过敏性休克史者禁用 |
| 不良反应 | 最常见的为局部反应，静脉注射后可出现血栓性静脉炎，肌内注射后可有局部硬结压痛；偶见变态反应、低血压、腹泻等 |
| 特殊人群用药 | 儿童：3 个月以内婴儿不宜使用本药<br>妊娠与哺乳期妇女：妊娠安全性分级为 B 级；哺乳妇女应权衡利弊后用药 |
| 药典 | USP、Eur. P.、Chin. P. |
| 国家处方集 | CNF |
| 其他推荐依据 | |
| ■ 药品名称 | 头孢美唑 Cefmetazole |
| 抗菌谱与适应证 | 第二代头孢菌素，适用于颅脑手术，周围血管外科手术，胃十二指肠手术，阑尾手术，结、直肠手术，肝胆系统手术，胸外科手术、心脏大血管手术，泌尿外科手术，应用人工植入物的骨科手术，妇科手术的预防用药 |
| 制剂与规格 | 注射用头孢美唑钠[保(乙)]：①1g；②2g |
| 用法与用量 | 静脉给药，常规单次剂量：1~2g |

续　表

| | |
|---|---|
| **注意事项** | 1. 下述患者慎用：对青霉素类抗生素有过敏史者，或双亲、兄弟姐妹等亲属属于过敏体质者，严重肾损害者（有可能出现血药浓度升高、半衰期延长），经口摄食不足患者或非经口维持营养者、全身状态不良者（通过摄食，可能出现维生素 K 缺乏）等<br>2. 给药期间及给药后至少 1 周内避免饮酒 |
| **禁忌** | 对本品有过敏性休克史者禁用 |
| **不良反应** | 过敏反应（如皮疹、瘙痒、荨麻疹、红斑、发热），罕见休克、肝功能异常等 |
| **特殊人群用药** | 肝功能、肾功能不全患者：严重肝功能、肾功能障碍者慎用<br>儿童：早产儿、新生儿慎用<br>老年人：慎用<br>妊娠与哺乳期妇女：慎用 |
| **药典** | USP、Eur. P.、Chin. P. |
| **国家处方集** | CNF |
| **其他推荐依据** | |

# 第四节　第三代头孢菌素类

| ■ 药品名称 | 头孢曲松　Ceftriaxone |
|---|---|
| **抗菌谱与适应证** | 第三代头孢菌素，适用于颅脑手术，结、直肠手术，有反复感染史患者的肝胆系统手术，胸外科手术，应用人工植入物的骨科手术，妇科手术的预防用药 |
| **制剂与规格** | 注射用头孢曲松钠[保(甲)]：①0.25g；②0.5g；③0.75g；④1.0g；⑤1.5g；⑥2.0g；⑦3.0g；⑧4.0g |
| **用法与用量** | 静脉给药，成人：每 24 小时 1~2g 或每 12 小时 0.5~1g，最高剂量一日 4g。小儿常用量，按体重一日 20~80mg/kg |
| **注意事项** | 1. 对青霉素过敏患者应用本品时应根据患者情况充分权衡利弊后决定。有青霉素过敏性休克或即刻反应者，不宜再选用头孢菌素类<br>2. 有胃肠道疾病史者，特别是溃疡性结肠炎、局限性肠炎或抗生素相关性结肠炎（头孢菌素类很少产生抗生素相关性肠炎）者应慎用 |
| **禁忌** | 1. 禁用于对本品及其他头孢菌素类抗生素过敏的患者。有青霉素过敏性休克史的患者避免应用本品<br>2. 头孢曲松不得用于高胆红素血症的新生儿和早产儿的治疗。体外研究显示头孢曲松可从血清蛋白结合部位取代胆红素，从而引起这些患者的胆红素脑病<br>3. 在新生儿中，不得与补钙治疗同时进行，否则可能导致头孢曲松的钙盐沉降的危险 |
| **不良反应** | 胃肠道反应、过敏反应等 |
| **特殊人群用药** | 儿童：出生体重< 2kg 的新生儿使用本药的安全性尚未确定。本药可将胆红素从血清白蛋白上置换下来，患有高胆红素血症的新生儿（尤其是早产儿），应避免使用本药 |

续 表

| | |
|---|---|
| | 老年人：除非患者虚弱、营养不良或有重度肾功能损害时，老年人应用头孢曲松一般不需调整剂量<br>妊娠与哺乳期妇女：妊娠安全性分级为 B 级；哺乳期妇女权衡利弊后应用 |
| **药典** | USP、Eur. P.、Chin. P. |
| **国家处方集** | CNF |
| **其他推荐依据** | |
| **■ 药品名称** | **头孢噻肟 Cefotaxime** |
| **抗菌谱与适应证** | 第三代头孢菌素，适用于颅脑手术，结、直肠手术，有反复感染史患者的肝胆系统手术，胸外科手术，应用人工植入物的骨科手术，妇科手术的预防用药 |
| **制剂与规格** | 注射用头孢噻肟钠[保(甲)]：①0.5g；②1g；③2g |
| **用法与用量** | 静脉给药<br>成人：一日 2~6g，分 2~3 次给药<br>儿童：新生儿，一次 50mg/kg；7 日内新生儿，每 12 小时 1 次；7~28 日新生儿，每 8 小时 1 次 |
| **注意事项** | 1. 有胃肠道疾病者慎用<br>2. 用药前须确定是否需进行过敏试验<br>3. 本品与氨基糖苷类抗生素不可同瓶滴注 |
| **禁忌** | 对头孢菌素类药物过敏者及有青霉素过敏性休克史者禁用 |
| **不良反应** | 不良反应发生率低（3%~5%），包括皮疹和药物热、静脉炎、腹泻、恶心、呕吐、食欲缺乏等 |
| **特殊人群用药** | 肝功能、肾功能不全患者：严重肾功能减退患者应用本药时需根据肌酐清除率调整剂量<br>儿童：婴幼儿不宜做肌内注射<br>老年人：老年患者应根据肾功能适当减量<br>妊娠与哺乳期妇女：妊娠安全性分级为 B 级；哺乳期妇女用药时宜暂停授乳 |
| **药典** | USP、Eur. P.、Chin. P. |
| **国家处方集** | CNF |
| **其他推荐依据** | |
| **■ 药品名称** | **头孢哌酮 Cefoperazone** |
| **抗菌谱与适应证** | 第三代头孢菌素，适用于有反复感染史患者的肝胆系统手术的预防用药 |
| **制剂与规格** | 注射用头孢哌酮钠：①0.5g；②1.0g；③1.5g；④2.0g |
| **用法与用量** | 成人：一次 1~2g，每 12 小时 1 次<br>儿童：一日 50~200mg/kg，分 2~3 次给药 |
| **注意事项** | 1. 肝病、胆道梗阻严重或同时有肾功能减退者，用药剂量应予以适当调整<br>2. 部分患者可引起维生素 K 缺乏和低凝血酶原血症，用药期间应进行出血时间、凝血酶原时间监测 |
| **禁忌** | 对头孢菌素类药物过敏者及有青霉素过敏性休克史者禁用 |

续　表

| | |
|---|---|
| 不良反应 | 皮疹较为多见；少数患者尚可发生腹泻、腹痛；嗜酸性粒细胞增多，轻度中性粒细胞减少；暂时导性 AST（GPT）及 ALT（GOT）、碱性磷酸酶、尿素氮或血肌酐升高等 |
| 特殊人群用药 | 儿童：新生儿和早产儿用药须权衡利弊<br>妊娠与哺乳期妇女：妊娠安全性分级为 B 级；哺乳期妇女用药时宜暂停授乳 |
| 药典 | USP、Eur. P.、Chin. P. |
| 国家处方集 | CNF |
| 其他推荐依据 | |
| ■ 药品名称 | 头孢哌酮舒巴坦 |
| 抗菌谱与适应证 | 第三代头孢菌与含 β-内酰胺酶抑制剂适用于有反复感染史患者的肝胆系统手术的预防用药 |
| 制剂与规格 | 注射用头孢哌酮钠舒巴坦钠（1∶1）[保(乙)]：①1.0g；②2.0g |
| 用法与用量 | 成人：一次 2~4g，每 12 小时 1 次 |
| 注意事项 | 接受 β-内酰胺类或头孢菌素类抗生素治疗的患者可发生严重的及偶可发生的致死性过敏反应。一旦发生过敏反应，应立即停药并给予适当的治疗 |
| 禁忌 | 对头孢菌素过敏者及有青霉素过敏性休克史者禁用 |
| 不良反应 | 皮疹较为多见；少数患者尚可发生腹泻、腹痛；嗜酸性粒细胞增多，轻度中性粒细胞减少；暂时性 AST（GPT）及 ALT（GOT）、碱性磷酸酶、尿素氮或血肌酐升高等 |
| 特殊人群用药 | 肝功能、肾功能不全患者：根据患者情况调整用药剂量<br>儿童：新生儿和早产儿用药必须权衡利弊<br>老年人：老年人呈生理性的肝、肾功能减退，因此应慎用本药并需调整剂量<br>妊娠与哺乳期妇女：妊娠安全性分级为 B 级；哺乳期妇女用药时宜暂停授乳 |
| 药典 | USP、Eur. P.、Chin. P. |
| 国家处方集 | CNF |
| 其他推荐依据 | |

## 第五节　其他类别抗菌药

| | |
|---|---|
| ■ 药品名称 | 环丙沙星　Ciprofloxacin |
| 抗菌谱与适应证 | 适用于泌尿外科手术预防用药 |
| 制剂与规格 | 环丙沙星注射液[保(甲)]：100ml∶0.2g<br>环丙沙星葡萄糖注射液[保(乙)]：100ml∶0.2g<br>乳酸环丙沙星注射液：①100ml∶0.1g；②100ml∶0.2g；③250ml∶0.25g<br>乳酸环丙沙星 0.9%氯化钠注射液：①100ml∶0.2g；②200ml∶0.4g<br>注射用乳酸环丙沙星：①0.2g；②0.4g |

续 表

| | |
|---|---|
| 用法与用量 | 一次 0.1~0.2g，每 12 小时 1 次 |
| 注意事项 | 1. 宜空腹服用<br>2. 患中枢神经系统疾病者（如癫痫、脑动脉硬化患者）慎用 |
| 禁忌 | 对环丙沙星及任何一种氟喹诺酮类药过敏的患者禁用；孕妇、哺乳期妇女及 18 岁以下者禁用 |
| 不良反应 | 胃肠道反应较为常见，可表现为腹部不适或疼痛、腹泻、恶心或呕吐；中枢神经系统反应可有头晕、头痛、嗜睡或失眠；过敏反应有皮疹、皮肤瘙痒、面部潮红、胸闷等 |
| 特殊人群用药 | 肝功能、肾功能不全患者：慎用<br>儿童：18 岁以下患者禁用<br>老年人：应减量给药<br>妊娠与哺乳期妇女：禁用 |
| 药典 | USP、Eur. P.、Chin. P. |
| 国家处方集 | CNF |
| 其他推荐依据 | |
| ■ 药品名称 | 甲硝唑　Metronidazole |
| 抗菌谱与适应证 | 适用于经口咽部黏膜切口的大手术，阑尾手术，结、直肠手术，涉及阴道的妇科手术 |
| 制剂与规格 | 甲硝唑注射液[保(甲)]：①20ml∶100mg；②100ml∶0.2g；③100ml∶0.5g；④250ml∶0.5g；⑤250ml∶1.25g<br>甲硝唑葡萄糖注射液[保(乙)]：250ml，内含甲硝唑 0.5g、葡萄糖 12.5g<br>注射用甲硝唑磷酸二钠：0.915g |
| 用法与用量 | 静脉给药，常规单次剂量：0.5g |
| 注意事项 | 1. 出现运动失调或其他中枢神经系统症状时应停药<br>2. 用药期间应戒酒，饮酒后出现腹痛、呕吐、头痛等症状 |
| 禁忌 | 对本药或其他硝基咪唑类药物过敏或有过敏史者、活动性中枢神经系统疾病者、血液病者、孕妇及哺乳期妇女禁用 |
| 不良反应 | 1. 消化系统：恶心、呕吐、食欲缺乏、腹部绞痛，一般不影响治疗<br>2. 神经系统：头痛、眩晕，偶有感觉异常、肢体麻木、共济失调、多发性神经炎等，大剂量可致抽搐<br>3. 少数病例发生荨麻疹、面部潮红、瘙痒、膀胱炎、排尿困难、口中金属味及白细胞减少等，均属可逆性，停药后自行恢复 |
| 特殊人群用药 | 肝功能、肾功能不全患者：肝功能不全患者慎用<br>老年人：老年患者应注意监测血药浓度并调整剂量<br>妊娠与哺乳期妇女：孕妇及哺乳期妇女禁用，妊娠安全性分级为 B 级 |
| 药典 | USP、Eur. P.、Chin. P. |
| 国家处方集 | CNF |
| 其他推荐依据 | |

续　表

| ■ 药品名称 | 克林霉素　Clindamycin |
|---|---|
| 抗菌谱与适应证 | 适用于对 β-内酰胺类抗菌药物过敏者，预防葡萄球菌、链球菌感染的外科手术 |
| 制剂与规格 | 盐酸克林霉素注射液[保(甲)]：①4ml：0.3g；②8ml：0.6g；③2ml：0.3g<br>注射用盐酸克林霉素[保(甲)]：0.5g<br>克林霉素磷酸酯注射液[保(甲)]：①2ml：0.3g；②4ml：0.6g<br>注射用克林霉素磷酸酯[保(甲)]：①0.3g；②0.6g；③1.2g |
| 用法与用量 | 静脉给药，常规单次剂量：0.6~0.9g |
| 注意事项 | 1. 有胃肠疾病或病史者，特别是溃疡性结肠炎、克罗恩病或假膜性肠炎患者、有哮喘或其他过敏史者慎用<br>2. 本品不能透过血-脑脊液屏障，故不能用于脑膜炎<br>3. 不同细菌对本品的敏感性可有相当大的差异，故药敏试验有重要意义 |
| 禁忌 | 本品与林可霉素有交叉耐药性，对克林霉素或林可霉素有过敏史者禁用 |
| 不良反应 | 1. 消化系统：恶心、呕吐、食欲缺乏、腹部绞痛，一般不影响治疗<br>2. 血液系统：偶可发生白细胞减少、中性粒细胞减少、嗜酸性粒细胞增多和血小板减少等<br>3. 少数病例发生荨麻疹、潮红、瘙痒、膀胱炎、排尿困难、口中金属味及白细胞减少等，均属可逆性，停药后自行恢复 |
| 特殊人群用药 | 肝功能、肾功能不全患者：肝功能不全者、严重肾功能障碍者慎用<br>儿童：新生儿禁用，4 岁以内儿童慎用，16 岁以内儿童应用应注意重要器官功能监测<br>老年人：老年患者用药时需密切观察<br>妊娠与哺乳期妇女：孕妇应用需充分权衡利弊，FDA 妊娠安全性分级为 B 级；哺乳期妇女慎用，用药时宜暂停授乳 |
| 药典 | USP、Eur. P.、Chin. P. |
| 国家处方集 | CNF |
| 其他推荐依据 | |
| ■ 药品名称 | 氨曲南　Aztreonam |
| 抗菌谱与适应证 | 适用于对 β-内酰胺类抗菌药物过敏者，预防革兰阴性杆菌感染的外科手术 |
| 制剂与规格 | 注射用氨曲南[保(乙)]：①0.5g；②1.0g；③2.0g |
| 用法与用量 | 静脉给药，常规单次剂量：1~2g |
| 注意事项 | 1. 氨曲南与青霉素之间无交叉过敏反应，但对青霉素、头孢菌素类药物过敏及过敏体质者仍需慎用<br>2. 有不同程度的抗生素相关性肠炎 |
| 禁忌 | 对氨曲南有过敏史者禁用 |
| 不良反应 | 常见为恶心、呕吐、腹泻及皮肤过敏反应等 |
| 特殊人群用药 | 老年人：老年人用药剂量应按其肾功能减退情况酌情减量<br>妊娠与哺乳期妇女：妊娠安全性分级为 B 级，哺乳期妇女使用时应暂停授乳 |

续 表

| | |
|---|---|
| 药典 | USP、Eur. P.、Chin. P. |
| 国家处方集 | CNF |
| 其他推荐依据 | |
| ■ 药品名称 | 万古霉素 Vancomycin |
| 抗菌谱与适应证 | 适用于耐甲氧西林葡萄球菌检出率高的医疗机构进行工人材料植入手术（如人工心脏瓣膜置换、永久性心脏起搏器置入、人工关节置换等）预防感染 |
| 制剂与规格 | 注射用盐酸万古霉素[保(乙)]：①0.5g（50万U）；②1.0g（100万U） |
| 用法与用量 | 静脉给药，一次1g，每12小时给药1次 |
| 注意事项 | 1. 听力减退或有耳聋病史者慎用<br>2. 不宜肌内注射，静脉滴注时尽量避免药液外漏，且应经常更换注射部位，滴速不宜过快<br>3. 在治疗过程中应监测血药浓度 |
| 禁忌 | 对万古霉素过敏者，严重肝功能、肾功能不全者，孕妇及哺乳期妇女禁用 |
| 不良反应 | 休克、过敏样症状、急性肾功能不全等 |
| 特殊人群用药 | 肝功能、肾功能不全患者：严重肝功能、肾功能不全者禁用<br>儿童：儿童（尤其是低体重出生儿、新生儿）应监测血药浓度，慎重给药<br>老年人：老年患者确有指征使用时必须调整剂量或调整用药间隔<br>妊娠与哺乳期妇女：禁用 |
| 药典 | USP、Eur. P.、Chin. P. |
| 国家处方集 | CNF |
| 其他推荐依据 | |
| ■ 药品名称 | 去甲万古霉素 Norvancomycin |
| 抗菌谱与适应证 | 适用于耐甲氧西林葡萄球菌检出率高的医疗机构进行工人材料植入手术（如人工心脏瓣膜置换、永久性心脏起搏器置入、人工关节置换等）预防感染 |
| 制剂与规格 | 注射用盐酸去甲万古霉素[保(乙)]：①0.4g（40万U）；②0.8g（80万U） |
| 用法与用量 | 静脉给药，一次400~800mg，每12小时给药1次 |
| 注意事项 | 1. 听力减退或有耳聋病史者慎用<br>2. 不可肌内注射或静脉注射<br>3. 治疗期间应定期检查听力，检查尿液中蛋白、管型、细胞数及测定尿相对密度等 |
| 禁忌 | 对本药或万古霉素类抗生素过敏者禁用 |
| 不良反应 | 可出现皮疹、恶心、静脉炎等；可引致耳鸣、听力减退、肾功能损害等 |
| 特殊人群用药 | 肝功能、肾功能不全患者：肾功能不全患者慎用，如有应用指征时需在治疗药物浓度监测下，根据肾功能减退程度减量应用<br>儿童：新生儿、婴幼儿用药必须充分权衡利弊<br>老年人：用于老年患者有引起耳毒性与肾毒性的危险（听力减退或丧失）。老年患者即使肾功能测定在正常范围内，使用时应采用较小治疗剂量 |

**续　表**

| | |
|---|---|
| | 妊娠与哺乳期妇女：妊娠期患者避免应用；哺乳期妇女慎用 |
| **药典** | Chin. P. |
| **国家处方集** | CNF |
| **其他推荐依据** | |

注：1. Ⅰ类切口手术常用预防抗菌药物为第一代头孢菌素：头孢唑林或头孢拉定等

2. Ⅰ类切口手术常用预防抗菌药物单次使用剂量：头孢唑林1~2g；头孢拉定1~2g；头孢呋辛1.5g；头孢曲松1~2g；甲硝唑0.5g；其他详见具体药品表单。头孢菌素应在30分钟内滴完

3. 对β-内酰胺类抗菌药物过敏者，可选用克林霉素预防葡萄球菌、链球菌感染，可选用氨曲南预防革兰阴性杆菌感染。必要时可联合使用

4. 耐甲氧西林葡萄球菌检出率高的医疗机构，如进行人工材料植入手术（如人工心脏瓣膜置换、永久性心脏起搏器置入、人工关节置换等），也可选用万古霉素或去甲万古霉素预防感染

# 第十六章

# 治疗用抗感染药物

## 第一节 青霉素类

| ■ 药品名称 | 青霉素 Benzylpenicillin |
|---|---|
| 抗菌谱与适应证 | 适用于溶血性链球菌、肺炎链球菌、不产青霉素酶葡萄球菌的感染；炭疽、破伤风、气性坏疽等梭状芽胞杆菌感染及梅毒、钩端螺旋体病、回归热、白喉。与氨基糖苷类药物联合用于治疗草绿色链球菌心内膜炎。亦可用于流行性脑脊髓膜炎、放线菌病、淋病、樊尚咽峡炎、莱姆病、鼠咬热、李斯特菌病、除脆弱拟杆菌以外的厌氧菌感染。风湿性心脏病或先天性心脏病患者手术前预防用药 |
| 制剂与规格 | 注射用青霉素钠[保(甲)]：①0.12g（2 万 U）；②0.24g（40 万 U）[基]；③0.48g（80 万 U）[基]；④0.6g（100 万 U）；⑤0.96g（160 万 U）[基]；⑥2.4g（400 万 U）<br>注射用青霉素钾[保(甲)]：①0.125g（20 万 U）；②0.25g（40 万 U）[基]；③0.5g（80 万 U）[基]；④0.625g（100 万 U） |
| 用法与用量 | 1. 肌内注射：成人，一日（80～200）万 U，分 3～4 次给药；小儿，2.5 万 U/kg（按体重），每 12 小时给药 1 次<br>2. 静脉滴注：成人，一日（200～2000）万 U，分 2～4 次给药；小儿每日（5～20）万 U/kg（按体重），分 2～4 次给药 |
| 注意事项 | 1. 应用前询问药物过敏史并进行青霉素皮肤试验<br>2. 对一种青霉素过敏者可能对其他青霉素类药物、青霉胺过敏，有哮喘、湿疹、花粉症、荨麻疹等过敏性疾病患者应慎用<br>3. 大剂量使用时应定期检测电解质 |
| 禁忌 | 有青霉素类药物过敏史或青霉素皮肤试验阳性患者禁用 |
| 不良反应 | 青霉素过敏反应较常见，包括荨麻疹等各类皮疹、白细胞减少、间质性肾炎、哮喘发作等和血清病样反应 |
| 特殊人群用药 | 肝功能、肾功能不全患者：轻、中度肾功能损害者使用常规剂量不需减量，严重肾功能损害者应延长给药间隔或调整剂量<br>妊娠与哺乳期妇女：妊娠期妇女给药属 FDA 妊娠风险 B 级；哺乳期妇女用药时宜暂停授乳 |
| 药典 | USP、Eur. P.、Chin. P. |
| 国家处方集 | CNF |
| 其他推荐依据 | |

续　表

| ■ 药品名称 | 青霉素 V　Phenoxymethylpenicillin |
|---|---|
| 抗菌谱与适应证 | 1. 青霉素敏感菌株所致的轻、中度感染，包括链球菌所致的扁桃体炎、咽喉炎、猩红热、丹毒等<br>2. 肺炎球菌所致的支气管炎、肺炎、中耳炎、鼻窦炎及敏感葡萄球菌所致的皮肤软组织感染等<br>3. 螺旋体感染和作为风湿热复发和感染性心内膜炎的预防用药 |
| 制剂与规格 | 青霉素 V 钾片[保(甲)]：①100 万 U；②60 万 U；③0.25g（40 万 U）；④0.5g（80 万 U） |
| 用法与用量 | 口服<br>成人：链球菌感染，一次 125~250mg，每 6~8 小时 1 次，疗程 10 日；肺炎球菌感染，一次 250~500mg，每 6 小时 1 次，疗程至退热后至少 2 日；葡萄球菌感染、螺旋体感染，一次 250~500mg，每6~8 小时 1 次；预防风湿热复发：一次 250mg，一日 2 次；预防心内膜炎，在拔牙或上呼吸道手术前 1 小时口服 2g，6 小时后再加服 1g（27kg 以下小儿剂量减半）<br>小儿：一次 2.5~9.3mg/kg（按体重），每 4 小时 1 次；或一次 3.75~14mg/kg，每 6 小时 1 次；或一次 5~18.7mg/kg，每 8 小时 1 次 |
| 注意事项 | 1. 对头孢菌素类药物过敏者及有哮喘、湿疹、花粉症、荨麻疹等过敏性疾病患者应慎用<br>2. 患者一次开始服用前，必须先进行青霉素皮试<br>3. 长期或大剂量服用者，应定期检查肝、肾、造血系统功能和检测血清钾或钠 |
| 禁忌 | 青霉素皮试阳性反应者、对青霉素类药物过敏者及传染性单核细胞增多症患者禁用 |
| 不良反应 | 常见恶心、呕吐、上腹部不适、腹泻等胃肠道反应及黑毛舌；皮疹、荨麻疹等过敏反应 |
| 特殊人群用药 | 肝功能、肾功能不全患者：肾功能减退者应根据血浆肌酐清除率调整剂量或给药间期<br>老年人：老年患者应根据肾功能情况调整用药剂量或用药间期<br>妊娠与哺乳期妇女：妊娠期妇女给药属 FDA 妊娠风险 B 级；哺乳期妇女慎用或用药时暂停授乳 |
| 药典 | USP、Eur. P. |
| 国家处方集 | CNF |
| 其他推荐依据 | |
| ■ 药品名称 | 普鲁卡因青霉素　Procaine Benzylpenicillin |
| 抗菌谱与适应证 | 1. 与青霉素相仿，但由于血药浓度较低，故仅限于青霉素高度敏感病原体所致的轻、中度感染，如 A 组链球菌所致的扁桃体炎、猩红热、肺炎链球菌肺炎、青霉素敏感金黄色葡萄球菌所致皮肤软组织感染、樊尚咽峡炎等<br>2. 可用于治疗钩端螺旋体病、回归热和早期梅毒等 |
| 制剂与规格 | 注射用普鲁卡因青霉素[保(乙)]：①40 万 U［普鲁卡因青霉素 30 万 U，青霉素钠（钾）10 万 U］；②80 万 U［普鲁卡因青霉素 60 万 U，青霉素钠（钾）20 万 U］ |
| 用法与用量 | 肌内注射，每次（40~80）万 U，每日 1~2 次 |
| 注意事项 | 1. 哮喘、湿疹、花粉症、荨麻疹等过敏性疾病患者应慎用本品<br>2. 应用前需详细询问药物过敏史并进行青霉素、普鲁卡因皮肤试验 |
| 禁忌 | 有青霉素类药物或普鲁卡因过敏史者禁用；青霉素或普鲁卡因皮肤试验阳性患者禁用 |

续 表

| | |
|---|---|
| 不良反应 | 过敏反应（如荨麻疹、间质性肾炎、白细胞减少等）；赫氏反应和治疗矛盾；二重感染等 |
| 特殊人群用药 | 妊娠与哺乳期妇女：妊娠期妇女给药属 FDA 妊娠风险 B 级；哺乳期妇女用药时宜暂停授乳 |
| 药典 | USP、Eur. P.、Chin. P. |
| 国家处方集 | CNF |
| 其他推荐依据 | |
| ■ 药品名称 | 苄星青霉素 Benzathine Benzylpenicillin |
| 抗菌谱与适应证 | 用于预防风湿热、治疗各期梅毒也可用于控制链球菌感染的流行 |
| 制剂与规格 | 注射用苄星青霉素[基,保(甲)]：①30 万 U；②60 万 U；③120 万 U |
| 用法与用量 | 肌内注射：成人，一次（60~120）万 U，2~4 周 1 次；小儿，一次（30~60）万 U，2~4 周 1 次 |
| 注意事项 | 同青霉素 |
| 禁忌 | 有青霉素类药物过敏史者或青霉素皮肤试验阳性患者禁用 |
| 不良反应 | 过敏反应（同青霉素）；二重感染等 |
| 特殊人群用药 | 妊娠与哺乳期妇女：妊娠期妇女给药属 FDA 妊娠风险 B 级；哺乳期妇女用药时宜暂停哺乳 |
| 药典 | USP、Eur. P.、Chin. P. |
| 国家处方集 | CNF |
| 其他推荐依据 | |
| ■ 药品名称 | 阿莫西林 Amoxicillin |
| 抗菌谱与适应证 | 适用于治疗敏感菌所致的下列感染：①中耳炎、鼻窦炎、咽炎、扁桃体炎等上呼吸道感染；②急性支气管炎、肺炎等下呼吸道感染；③泌尿、生殖道感染；④皮肤、软组织感染；⑤适用于治疗急性单纯性淋病；⑥尚可用于治疗伤寒、伤寒带菌者及钩端螺旋体病；⑦亦可与克拉霉素、兰索拉唑联合治疗幽门螺杆菌感染 |
| 制剂与规格 | 阿莫西林片[基,保(甲)]：①0.125g；②0.25g<br>阿莫西林胶囊[基,保(甲)]：①0.125g；②0.25g<br>阿莫西林干混悬剂[基,保(甲)]：袋装，①0.125g；②0.25g。瓶装，①1.25g；②2.5g<br>阿莫西林颗粒[保(甲)]：125mg<br>注射用阿莫西林钠：①0.5g；②2g |
| 用法与用量 | 1. 口服：成人，一次 0.5g，每 6~8 小时 1 次，日剂量不超过 4g；小儿，每日 20~40mg/kg（按体重），每 8 小时 1 次；3 个月以下婴儿，一日 30mg/kg，每 12 小时 1 次<br>2. 肌内注射或稀释后静脉滴注：成人，一次 0.5~1.0g，每 6~8 小时 1 次；小儿，一日 50~100mg/kg，分3~4 次给药<br>肾功能不全时剂量：肌酐清除率为 10~30ml/min 者，一次 0.25~0.50g，每 12 小时 1 次；肌酐清除率< 10ml/min 者，一次 0.25~0.5g，每 24 小时 1 次<br>透析时剂量：每次血液透析后应补充给予 1g 剂量 |

续 表

| | |
|---|---|
| 注意事项 | 1. 巨细胞病毒感染、淋巴细胞白血病、淋巴瘤等患者不宜使用<br>2. 传染性单核细胞增多症患者应避免使用<br>3. 哮喘、湿疹、花粉症、荨麻疹等过敏性疾病史者慎用 |
| 禁忌 | 有青霉素类药物过敏史者或青霉素皮肤试验阳性患者禁用 |
| 不良反应 | 恶心、呕吐、腹泻及抗生素相关性肠炎等胃肠道反应；皮疹、药物热和哮喘等过敏反应；贫血、血小板减少、嗜酸性粒细胞增多等 |
| 特殊人群用药 | 肝功能、肾功能不全患者：肾功能严重损害者慎用<br>老年人：老年人用药时可能需要调整剂量<br>妊娠与哺乳期妇女：妊娠期妇女应仅在确有必要时应用本品；由于乳汁中可分泌少量阿莫西林，哺乳期妇女服用后可能导致婴儿过敏 |
| 药典 | Eur. P、Chin. P. |
| 国家处方集 | CNF |
| 其他推荐依据 | |
| ■ 药品名称 | 磺苄西林　Sulbenicillin |
| 抗菌谱与适应证 | 适用于敏感的铜绿假单胞菌、某些变形杆菌属以及其他敏感革兰阴性菌所致肺炎、尿路感染、复杂性皮肤软组织感染和败血症等。对本品敏感菌所致腹腔感染、盆腔感染宜与抗厌氧菌药物联合应用 |
| 制剂与规格 | 注射用磺苄西林钠：1.0g：100 万 U |
| 用法与用量 | 静脉滴注或静脉注射。成人：中度感染，一日剂量 8g，重症感染或铜绿假单胞菌感染时剂量需增至一日 20g，分 4 次静脉给药。儿童：根据病情每日 80~300mg/kg（按体重），分 4 次给药 |
| 注意事项 | 1. 使用本品前需详细询问药物过敏史并进行青霉素皮肤试验，呈阳性反应者禁用<br>2. 对一种青霉素过敏者可能对其他青霉素类药物、青霉胺过敏 |
| 禁忌 | 有青霉素类药物过敏史者或青霉素皮肤试验阳性患者禁用 |
| 不良反应 | 过敏反应较常见，包括皮疹、发热等，偶见过敏性休克，一旦发生须就地抢救，保持气道畅通、吸氧并给予肾上腺素、糖皮质激素等治疗措施；恶心、呕吐等胃肠道反应；实验室检查异常包括白细胞或中性粒细胞减少，ALT（GOT）及 AST（GPT）一过性增高等 |
| 特殊人群用药 | 肝功能、肾功能不全患者：严重肝功能、肾功能不全者慎用<br>妊娠与哺乳期妇女：妊娠期妇女仅在确有必要时应用本品 |
| 药典 | Chin. P. |
| 国家处方集 | CNF |
| 其他推荐依据 | |
| ■ 药品名称 | 替卡西林　Ticarcillin |
| 抗菌谱与适应证 | 对大肠埃希菌、奇异变形杆菌、普通变形杆菌等肠杆菌属、流感嗜血杆菌、沙门菌属、铜绿假单胞菌等具有良好的抗菌活性。①适用于治疗敏感菌所致的下呼吸道感染、骨和骨关节感染、皮肤及软组织感染、尿路感染及败血症等；②与氨基糖苷类、喹诺酮类等抗菌药联用，可用于治疗铜绿假单胞菌所致感染 |

续 表

| | |
|---|---|
| 制剂与规格 | 注射用替卡西林钠：①0.5g；②1g；③3g；④6g |
| 用法与用量 | 成人：肌内注射：泌尿系统感染，一次1g，一日4次；静脉给药：一日200~300mg/kg，分次给药<br>儿童：静脉给药，一日200~300mg/kg，分次给药。婴儿，一日225mg/kg，分次给药。7日龄以下新生儿，一日150mg/kg，分次给药 |
| 注意事项 | 对头孢菌素类药物过敏者、凝血功能异常者慎用 |
| 禁忌 | 对本品或其他青霉素类过敏者禁用 |
| 不良反应 | 低钾血症及出血时间延长；皮疹、瘙痒、药物热等过敏反应较多见 |
| 特殊人群用药 | 肝功能、肾功能不全患者：严重肝功能、肾功能不全者慎用<br>妊娠与哺乳期妇女：妊娠期妇女慎用，妊娠安全性分级为B级；哺乳期妇女慎用 |
| 药典 | USP、Eur. P. |
| 国家处方集 | CNF |
| 其他推荐依据 | |
| ■ 药品名称 | 注射用哌拉西林 Piperacillin for Injection |
| 抗菌谱与适应证 | 1. 治疗铜绿假单胞菌和敏感革兰阴性杆菌所致的各种感染，如败血症、尿路感染、呼吸道感染、胆道感染、腹腔感染、盆腔感染以及皮肤、软组织感染等<br>2. 与氨基糖苷类药联用治疗粒细胞减少症免疫缺陷患者的感染 |
| 制剂与规格 | 注射用哌拉西林钠（按哌拉西林计）[基,保(甲)]：①0.5g；②1g；③2g |
| 用法与用量 | 成人：中度感染，一日8g，分2次给药；严重感染，一次3~4g，每6小时1次。一日最大剂量不可超过24g<br>儿童：①婴幼儿和12岁以下儿童，一日100~200mg/kg；②新生儿：体重<2kg者：出生后第1周内，一次50mg/kg，每12小时1次；1周以上，一次50mg/kg，每8小时1次；体重2kg以上者：出生后第1周内，一次50mg/kg，每8小时1次；1周以上，一次50mg/kg，每6小时1次 |
| 注意事项 | 1. 有出血史者，溃疡性结肠炎、克罗恩病或假膜性肠炎者，体弱者慎用<br>2. 哌拉西林不可加入碳酸氢钠溶液中静脉滴注 |
| 禁忌 | 对青霉素、头孢菌素或其他β-内酰胺类抗生素过敏或有过敏史者禁用 |
| 不良反应 | 青霉素类药物过敏反应较常见；局部注射部位疼痛、血栓性静脉炎等；腹泻、稀便、恶心、呕吐等 |
| 特殊人群用药 | 肝功能、肾功能不全患者：慎用<br>儿童：12岁以下儿童的用药安全性剂量尚未正式确定，应慎用<br>老年人：慎用<br>妊娠与哺乳期妇女：妊娠期妇女应仅在确有必要时才能使用本药，妊娠安全性分级为B级；哺乳期妇女用药应权衡利弊或暂停授乳 |
| 药典 | USP、Eur. P.、Chin. P. |
| 国家处方集 | CNF |
| 其他推荐依据 | |

续 表

| ■ 药品名称 | 注射用阿洛西林 Azlocillin for Injection |
|---|---|
| 抗菌谱与适应证 | 敏感的革兰阳性及革兰阴性菌（包括铜绿假单胞菌）所致的呼吸道、泌尿道、生殖器官、胆道、胃肠道、败血症、脑膜炎、心内膜炎等严重感染，手术、烧伤后感染，骨、皮肤及软组织感染 |
| 制剂与规格 | 注射用阿洛西林钠[保(乙)]：①0.5g；②1g；③2g；④3g |
| 用法与用量 | 成人：一日 6~10g，严重病例可增至 10~16g，分 2~4 次滴注<br>儿童：一次 75mg/kg，一日2~4 次。婴儿及新生儿，一次 100mg/kg，一日 2~4 次 |
| 注意事项 | 参见药品说明书 |
| 禁忌 | 对青霉素类抗生素过敏者禁用 |
| 不良反应 | 恶心、呕吐、腹泻及抗生素相关性肠炎等胃肠道反应；皮疹，药物热和哮喘等过敏反应 |
| 特殊人群用药 | 肝功能、肾功能不全患者：肾功能减退患者应适当降低用量<br>老年人：老年患者肾功能减退，须调整剂量<br>妊娠与哺乳期妇女：妊娠安全性分级为 B 级；哺乳期妇女应权衡利弊用药 |
| 药典 | Pol. P. |
| 国家处方集 | CNF |
| 其他推荐依据 | |

# 第二节 头孢菌素类

## 一、第一代头孢菌素类

| ■ 药品名称 | 注射用头孢唑林钠 Cefazolin Sodium for Injection |
|---|---|
| 抗菌谱与适应证 | 第一代头孢菌素。除肠球菌、MRSA 外，对其他革兰阳性球菌均有良好抗菌活性；对部分大肠埃希菌、奇异变形杆菌、肺炎克雷伯菌有抗菌活性。临床用于敏感菌所致的呼吸道、尿路感染，皮肤软组织、骨和关节、肝胆系统感染，心内膜炎、败血症，眼、耳、鼻、咽喉部感染；也用于外科手术预防用药 |
| 制剂与规格 | 注射用头孢唑林钠：①0.5g；②1g；③1.5g；④2g |
| 用法与用量 | 1. 肌内注射、静脉注射、静脉滴注：一次 0.5~1.0g，一日 2~4 次。严重感染可增至一日 6g，分2~4 次静脉给予。儿童，一日量为 50~100mg/kg，分 2~3 次给予<br>2. 外科手术预防用药：术前 0.5~1 小时给药 1g，手术超过 6 小时者术中加用 0.5~1.0g，术后每 6~8 小时给药 0.5~1.0g 致术后 24 小时 |
| 注意事项 | 1. 对青霉素过敏或过敏体质者慎用<br>2. 交叉过敏反应：患者对一种头孢菌素或头霉素过敏者对其他头孢菌素或头霉素也可能过敏。患者对青霉素、青霉素衍生物或青霉胺过敏者也可能对头孢菌素或头霉素过敏<br>3. 头孢唑林与庆大霉素或其他肾毒性抗生素合用有增加肾损害的危险性 |

续 表

| | |
|---|---|
| | 4. 静脉滴注：将本品用灭菌注射用水、氯化钠注射用水或葡萄糖注射液溶解后使用，当静脉滴注体积超过 100ml 时不用注射用水<br>5. 配置后的溶液应避光保存。室温保存不得超过 48 小时 |
| 禁忌 | 对头孢菌素类药物过敏者及有青霉素过敏性休克或即刻反应者禁用 |
| 不良反应 | 1. 静脉注射发生的血栓性静脉炎和肌内注射区疼痛均较头孢噻吩少而轻<br>2. 药疹发生率为 1.1%，嗜酸性粒细胞增多的发生率为 1.7%，偶有药物热 |
| 特殊人群用药 | 肝功能、肾功能不全患者：肝功能、肾功能不全者慎用。肾功能减退者首剂量 0.5g，并应按肌酐清除率调节用量和给药间隔<br>儿童：不推荐用于新生儿<br>老年人：老年患者宜适当减量或延长给药间隔<br>妊娠与哺乳期妇女：用药需权衡利弊 |
| 药典 | USP、Eur. P.、Chin. P. |
| 国家处方集 | CNF |
| 其他推荐依据 | |
| ■ 药品名称 | 头孢拉定 Cefradine |
| 抗菌谱与适应证 | 第一代头孢菌素。适用于治疗敏感菌所致的轻、中度感染，如急性咽炎、扁桃体炎、中耳炎、支气管炎急性发作、肺炎等呼吸道感染、泌尿生殖道感染及皮肤软组织感染等 |
| 制剂与规格 | 头孢拉定胶囊[基,保(甲)]：①0.25g；②0.5g<br>头孢拉定片[基,保(甲)]：①0.25g；②0.5g<br>头孢拉定颗粒[保(乙)]：①0.125g；②0.25g<br>头孢拉定干混悬剂：①0.125g；②0.25g；③1.5g；④3g<br>注射用头孢拉定[保(乙)]：①0.5g；②1g |
| 用法与用量 | 1. 成人：口服给药，一次 0.25~0.50g，每 6 小时 1 次；严重感染时可增至一次 1g，一日最高剂量为 4g。肌内注射及静脉给药，一次 0.5~1.0g，每 6 小时 1 次。一日最高剂量为 8g<br>2. 儿童：口服给药，一次 6.25~12.5mg/kg，每 6 小时 1 次。肌内注射及静脉给药，1 周岁以上小儿，一次 12.5~25mg/kg，每 6 小时 1 次<br>3. 肌酐清除率> 20ml/min 时，其推荐剂量为每 6 小时 0.5g；肌酐清除率为 5~20ml/min 时，其剂量为每 6 小时 0.25g；肌酐清除率< 5ml/min 时，其剂量为每 12 小时 0.25g |
| 注意事项 | 应用头孢拉定的患者以硫酸铜法测定尿糖时可出现假阳性反应 |
| 禁忌 | 对头孢菌素类药物过敏者及有青霉素过敏性休克或即刻反应史者禁用 |
| 不良反应 | 恶心、呕吐、腹泻、上腹部不适等胃肠道反应较为常见 |
| 特殊人群用药 | 肝功能、肾功能不全患者：头孢拉定主要经肾排出，肾功能减退者需减少剂量或延长给药间期<br>儿童：慎用<br>老年人：肾功能减退的老年患者应适当减少剂量或延长给药时间<br>妊娠与哺乳期妇女：慎用。妊娠安全性分级为 B 级，哺乳期妇女应用时需权衡利弊 |
| 药典 | USP、Eur. P.、Chin. P. |
| 国家处方集 | CNF |

续 表

| | |
|---|---|
| 其他推荐依据 | |
| ■ 药品名称 | 注射用头孢硫脒 Cefathiamidine for Injection |
| 抗菌谱与适应证 | 第一代头孢菌素。用于敏感菌所引起呼吸系统、肝胆系统、五官、尿路感染及心内膜炎、败血症 |
| 制剂与规格 | 注射用头孢硫脒[保(乙)]：①0.5g；②1g；③2g |
| 用法与用量 | 1. 成人：肌内注射，一次1.5~1g，一日4次；静脉滴注，一次2g，一日2~4次<br>2. 儿童：肌内注射，一日50~150mg/kg，分3~4次给药；静脉滴注，一日50~100mg/kg，分2~4次给药 |
| 注意事项 | 1. 有胃肠道疾病史者，特别是溃疡性结肠炎、局限性肠炎或抗生素相关性结肠炎者应慎用<br>2. 应用本品的患者抗球蛋白试验可出现阳性 |
| 禁忌 | 对头孢菌素类抗生素过敏者或对青霉素过敏性休克者禁用 |
| 不良反应 | 偶见荨麻疹、哮喘、瘙痒、寒战、高热、血管神经性水肿、非蛋白氮、ALT（GOT）及AST（GPT）升高 |
| 特殊人群用药 | 肝功能、肾功能不全患者：肾功能减退者必须适当减量<br>老年人：老年患者肾功能减退，应用时必须适当减量<br>妊娠与哺乳期妇女：妊娠早期妇女慎用；哺乳期妇女慎用，用药需权衡利弊 |
| 药典 | |
| 国家处方集 | CNF |
| 其他推荐依据 | |
| ■ 药品名称 | 头孢氨苄 Cefalexin |
| 抗菌谱与适应证 | 第一代口服头孢菌素。用于金黄色葡萄球菌、大肠埃希菌、肺炎杆菌、流感杆菌等敏感菌所致的下列感染：<br>1. 扁桃体炎、扁桃体周炎、咽喉炎、支气管炎、肺炎、支气管扩张感染以及手术后胸腔感染<br>2. 急性及慢性肾盂肾炎、膀胱炎、前列腺炎及泌尿生殖系感染<br>3. 中耳炎、外耳炎、鼻窦炎<br>4. 上颌骨周炎、上颌骨骨膜炎、上颌骨骨髓炎、急性腭炎、牙槽脓肿、根尖性牙周炎、智齿周围炎、拔牙后感染<br>5. 睑腺炎、睑炎、急性泪囊炎<br>6. 毛囊炎、疖、丹毒、蜂窝织炎、脓疱、痈、痤疮感染、皮下脓肿、创伤感染、乳腺炎、淋巴管炎等 |
| 制剂与规格 | 头孢氨苄胶囊[基,保(甲)]：①125mg；②250mg<br>头孢氨苄片[基,保(甲)]：①125mg；②250mg<br>头孢氨苄颗粒[基,保(甲)]：①50mg；②125mg<br>头孢氨苄干混悬剂：1.5g<br>头孢氨苄泡腾片：125mg |

续 表

| | |
|---|---|
| **用法与用量** | 1. 成人：口服，一般剂量一次250~500mg，每6小时1次。一日最高剂量为4g。单纯性膀胱炎、单纯皮肤软组织感染以及链球菌咽峡炎一次500mg，每12小时1次<br>2. 儿童：口服，一日25~50mg/kg，一日4次。皮肤软组织感染及链球菌咽峡炎一次12.5~50mg/kg，每12小时1次 |
| **注意事项** | 有胃肠道疾病史者，特别是溃疡性结肠炎、局限性肠炎或抗生素相关性结肠炎者应慎用 |
| **禁忌** | 对头孢菌素类药物过敏者及有青霉素过敏性休克或即刻反应史者禁用 |
| **不良反应** | 恶心、呕吐、腹泻和腹部不适较为多见；皮疹、药物热等过敏反应 |
| **特殊人群用药** | 肝功能、肾功能不全患者：慎用<br>儿童：6岁以下小儿慎用<br>老年人：老年患者应根据肾功能情况调整用药剂量或用药间期<br>妊娠与哺乳期妇女：妊娠早期妇女慎用；哺乳妇女慎用，用药需权衡利弊 |
| **药典** | USP、Eur. P.、Chin. P. |
| **国家处方集** | CNF |
| **其他推荐依据** | |
| **■ 药品名称** | **头孢羟氨苄 Cefadroxil** |
| **抗菌谱与适应证** | 第一代口服头孢菌素。主要用于敏感菌所致的尿路感染，呼吸道感染，皮肤软组织感染，骨关节感染 |
| **制剂与规格** | 头孢羟氨苄胶囊[保(乙)]：①0.125g；②0.25g；③0.5g<br>头孢羟氨苄片[保(乙)]：①0.125g；②0.25g<br>头孢羟氨苄颗粒[保(乙)]：①0.125g；②0.25g |
| **用法与用量** | 1. 成人：口服，一次0.5~1.0g，一日2次。肾功能不全者首次给予1g负荷剂量，然后根据肌酐清除率（Ccr）调整剂量。Ccr为25~50ml/min者，一次0.5g，每12小时1次；Ccr为10~25ml/min者，一次0.5g，每24小时1次；Ccr为0~10ml/min者，一次0.5g，每36小时1次<br>2. 儿童：口服，一次15~20mg/kg，一日2次。A组溶血性链球菌咽炎或扁桃体炎：一次15mg/kg，每12小时1次，共10日 |
| **注意事项** | 有胃肠道疾病史者，特别是溃疡性结肠炎、局限性肠炎或抗生素相关性结肠炎者应慎用 |
| **禁忌** | 对头孢菌素过敏者及有青霉素过敏性休克或即刻反应史者禁用 |
| **不良反应** | 以恶心、上腹部不适等胃肠道反应为主；少数患者尚可发生皮疹等过敏反应 |
| **特殊人群用药** | 肝功能、肾功能不全患者：慎用<br>老年人：老年患者肾功能减退，用药时需调整剂量<br>妊娠与哺乳期妇女：妊娠安全性分级为B级；哺乳期妇女需权衡利弊后应用 |
| **药典** | USP |
| **国家处方集** | CNF |
| **其他推荐依据** | |

## 二、第二代头孢菌素类

| ■ 药品名称 | 头孢呋辛　Cefuroxim |
| --- | --- |
| 抗菌谱与适应证 | 第二代注射用头孢菌素。对革兰阳性球菌的活性与第一代头孢菌素相似或略差，但对葡萄球菌和革兰阴性杆菌产生的β-内酰胺酶显得相当稳定。适用于治疗敏感菌或敏感病原体所致的下列感染：①呼吸系统感染；②泌尿生殖系统感染；③骨和关节感染；④皮肤软组织感染；⑤预防手术感染；⑥其他，如败血症、脑膜炎等严重感染 |
| 制剂与规格 | 注射用头孢呋辛钠[保(甲)]：①0. 25g[基]；②0. 5g[基]；③0. 75g[基]；④1. 0g；⑤1. 5g[基]；⑥2. 0g；⑦2. 25g；⑧2. 5g；⑨3. 0g |
| 用法与用量 | 深部肌内注射，静脉注射或滴注<br>1. 成人为每 8 小时 0. 75～1. 50g，疗程 5～10 日。对于生命受到威胁的感染或罕见敏感菌所引起的感染，每 6 小时 1. 5g<br>2. 预防手术感染：术前 0. 5～1 小时静脉注射 1. 5g，若手术时间过长，则每隔 8 小时静脉或肌内注射 0. 75g<br>3. 儿童：3 个月以上患儿，按体重一日 50～100mg/kg，分 3～4 次给药。重症感染，按体重一日用量不低于 0. 1g/kg，但不能超过成人使用的最高剂量<br>4. 肾功能不全患者应根据肌酐清除率调整 |
| 注意事项 | 1. 对青霉素药物过敏者慎用<br>2. 使用时应注意监测肾功能，特别是对接受高剂量的重症患者 |
| 禁忌 | 对头孢菌素类药物过敏者及有青霉素过敏性休克史者禁用 |
| 不良反应 | 过敏反应（皮疹、瘙痒、荨麻疹等），局部反应（血栓性静脉炎），胃肠道反应（腹泻、恶心、抗生素相关性肠炎等）等 |
| 特殊人群用药 | 肝功能、肾功能不全患者：严重肝功能、肾功能不全者慎用<br>儿童：5 岁以下小儿禁用<br>老年人：老年患者口服本药，不必根据年龄调整剂量<br>妊娠与哺乳期妇女：妊娠安全性分级为 B 级；哺乳妇女用药应权衡利弊，如需使用，应暂停授乳 |
| 药典 | USP、Eur. P.、Chin. P. |
| 国家处方集 | CNF |
| 其他推荐依据 | |
| ■ 药品名称 | 注射用头孢替安　Cefotiam for Injection |
| 抗菌谱与适应证 | 第二代注射用头孢菌素。用于敏感菌所致的肺炎、支气管炎、胆道感染、腹膜炎、尿路感染以及手术和外伤所致的感染和败血症 |
| 制剂与规格 | 注射用盐酸头孢替安[保(乙)]：①0. 5g；②1g |
| 用法与用量 | 肌内注射或静脉给药。成人：一日 1～2g，分 2～4 次给予；败血症时可增至一日 4g。儿童：一日 40～80mg/kg，分 3～4 次给予，重症感染时可增至一日 160mg/kg。肌酐清除率≥16. 6ml/min 者，不需调整剂量；肌酐清除率＜16. 6ml/min 者，每 6～8 小时用量应减为常用剂量的 75% |

续 表

| | |
|---|---|
| 注意事项 | 1. 有胃肠道疾病史者，特别是溃疡性结肠炎、局限性肠炎或抗生素相关性结肠炎者慎用<br>2. 本品可引起血象改变，严重时应立即停药 |
| 禁忌 | 对头孢菌素类药物过敏者及有青霉素过敏性休克史者禁用 |
| 不良反应 | 偶见过敏、胃肠道反应、血象改变及一过性 AST（GPT）及 ALT（GOT）升高；可致肠道菌群改变，造成维生素 B 和维生素 K 缺乏；偶可致继发感染；大量静脉注射可致血管和血栓性静脉炎 |
| 特殊人群用药 | 肝功能、肾功能不全患者：肾功能不全者应减量并慎用<br>儿童：早产儿和新生儿使用本药的安全性尚未确定<br>老年人：老年患者用药剂量应按其肾功能减退情况酌情减量<br>妊娠与哺乳期妇女：孕妇或可能妊娠的妇女、哺乳妇女应权衡利弊后用药 |
| 药典 | USP、Jpn. P. |
| 国家处方集 | CNF |
| 其他推荐依据 | |
| ■ 药品名称 | 头孢丙烯 Cefprozil |
| 抗菌谱与适应证 | 第二代口服头孢菌素。用于敏感菌所致的下列轻、中度感染：<br>1. 呼吸道感染，如化脓性链球菌性咽炎或扁桃体炎；肺炎链球菌、流感嗜血杆菌和卡他莫拉菌引起的中耳炎或急性鼻窦炎、急性支气管炎继发细菌感染和慢性支气管炎急性发作<br>2. 金黄色葡萄球菌（包括产青霉素酶菌株）和化脓性链球菌等引起的非复杂性皮肤和皮肤软组织感染 |
| 制剂与规格 | 头孢丙烯片[保(乙)]：①0. 25；②0. 5g<br>头孢丙烯分散片[保(乙)]：0. 25g<br>头孢丙烯咀嚼片[保(乙)]：0. 25g<br>头孢丙烯胶囊[保(乙)]：①0. 125g；②0. 25g<br>头孢丙烯颗粒[保(乙)]：0. 125g<br>头孢丙烯干混悬剂：①0. 125g；②0. 75g；③1. 5g；④3. 0g |
| 用法与用量 | 口服。成人：呼吸道感染，一次 0. 5g，一日 1~2 次；皮肤或皮肤软组织感染，一日 0. 5g，分 1~2 次给药；严重病例，一次 0. 5g，一日 2 次。儿童：①0. 5~12 岁患儿：中耳炎，一次 15mg/kg，一日 2 次；急性鼻窦炎，一次 7. 5mg/kg，一日 2 次；严重感染，一次 15mg/kg，一日 2 次；②2~12 岁患儿：急性扁桃体炎、咽炎，一次 7. 5mg/kg，一日 2 次；皮肤或皮肤软组织感染，一次 20mg/kg，一日 1 次。肾功能不全时，根据肌酐清除率进行剂量调整。肝功能不全患者无需调整剂量 |
| 注意事项 | 1. 有青霉素过敏史者慎用。对青霉素类药物所致过敏性休克或其他严重过敏反应者不宜使用<br>2. 如发生过敏反应，应停止用药<br>3. 长期使用可诱发二重感染，尤其是抗生素相关性肠炎<br>4. 同时服用强利尿药治疗的患者使用头孢菌素应谨慎，因这些药物可能会对肾功能产生有害影响<br>5. 患有胃肠道疾病，尤其是肠炎患者慎用 |
| 禁忌 | 对头孢丙烯及其头孢菌素类药物过敏患者禁用 |

续　表

| | |
|---|---|
| 不良反应 | 1. 胃肠道反应：软便、腹泻、胃部不适、食欲减退、恶心、呕吐、嗳气等<br>2. 过敏反应，常见为皮疹、荨麻疹、嗜酸性粒细胞增多、药物热等。儿童发生过敏反应较成人多见，多在开始治疗后几天内出现，停药后几天内消失 |
| 特殊人群用药 | 儿童：慎用<br>老年人：65 岁以上老人使用本药，与健康成人志愿者对比，药物浓度-时间曲线下面积增高 35%~60%，肌酐清除率下降 40%<br>妊娠与哺乳期妇女：妊娠安全性分级为 B 级。哺乳妇女应慎用或暂停授乳 |
| 药典 | USP |
| 国家处方集 | CNF |
| 其他推荐依据 | |
| ■ 药品名称 | 注射用头孢尼西　Cefonicid for Injection |
| 抗菌谱与适应证 | 适用于敏感菌引起的下列感染：下呼吸道感染、尿路感染、败血症、皮肤软组织感染、骨和关节感染，也可用于手术预防感染。在外科手术前单剂量注射 1g 头孢尼西可以减少由于手术过程中污染或潜在污染而导致的术后感染发生率。在剖宫产手术中使用头孢尼西（剪断脐带后）可以减少某些术后感染发生率 |
| 制剂与规格 | 注射用头孢尼西钠：①0. 5g；②1. 0g |
| 用法与用量 | 肾功能正常患者：<br>1. 一般轻度至中度感染：成人每日剂量为 1g，每 24 小时 1 次；在严重感染或危及生命的感染中，可每日 2g，每 24 小时给药 1 次<br>2. 无并发症的尿路感染：每日 0. 5g，每 24 小时 1 次<br>3. 手术预防感染：手术前 1 小时单剂量给药 1g，术中和术后没有必要再用。必要时如关节成形手术或开胸手术可重复给药 2 天；剖宫产手术中，应脐带结扎后才给予本品。疗程依病情而定<br>肾功能不全患者：对于肾功能损害患者使用本品必须严格依据患者的肾功能损害程度调整剂量。初始剂量为 7. 5mg/kg，维持剂量应根据肌酐清除率进行调整，患者在进行透析之后，无需再追加剂量 |
| 注意事项 | 1. 有青霉素过敏史或其他药物过敏病史者应慎用。对麻醉药过敏患者禁止使用利多卡因作为溶剂<br>2. 本品治疗开始和治疗中可引起肠道紊乱，严重的导致假膜性肠炎，出现腹泻时应引起警惕。一旦出现，轻度停药即可，中、重度患者应给予补充电解质、蛋白质以及适当的抗生素（如万古霉素）治疗<br>3. 重症患者在大剂量给药或合用氨基糖苷类抗生素治疗时，必须经常注意肾功能情况 |
| 禁忌 | 对头孢菌素类抗生素过敏者禁用 |
| 不良反应 | 1. 对青霉素过敏患者也可能对本品过敏<br>2. 长期使用任何广谱抗生素都可能导致其他非敏感菌过度生长，可诱发二重感染 |
| 特殊人群用药 | 肝功能、肾功能不全患者：肾脏或肝脏损害患者在使用该药物时，应加倍小心 |
| 药典 | USP、Eur. P.、Chin. P. |
| 国家处方集 | |

续 表

| | |
|---|---|
| 其他推荐依据 | |
| ■ 药品名称 | 头孢克洛 Cefaclor |
| 抗菌谱与适应证 | 第二代口服头孢菌素。适用于敏感菌所致下列部位的轻、中度感染：<br>1. 呼吸系统感染<br>2. 泌尿生殖系统感染<br>3. 皮肤软组织感染<br>4. 口腔科感染<br>5. 眼科感染 |
| 制剂与规格 | 头孢克洛胶囊[保(乙)]：125mg；250mg<br>头孢克洛缓释胶囊[保(乙)]：187.5mg<br>头孢克洛片[保(乙)]：250mg<br>头孢克洛缓释片[保(乙)]：375mg<br>头孢克洛分散片[保(乙)]：①125mg；②375mg<br>头孢克洛颗粒[保(乙)]：①100mg；②125mg；③250mg<br>头孢克洛混悬液[保(乙)]：①30ml：0.75g；②60ml：1.5g |
| 用法与用量 | 1. 成人：口服，一次250mg，每8小时1次；较重的感染或敏感性较差的细菌引起的感染，剂量可加倍，但一日总量不超过4g<br>2. 儿童：口服，一日20mg/kg，分3次（每8小时1次）给药，宜空腹服用；重症感染可增至一日40mg/kg，但一日总量不超过1g |
| 注意事项 | 1. 对于有胃肠道病史（特别是结肠炎）的患者、使用抗生素（包括头孢菌素）要慎重<br>2. 长期使用的患者应细心观察，如发生二重感染，必须采取适当措施 |
| 禁忌 | 禁用于已知对头孢菌素类过敏者 |
| 不良反应 | 过敏反应（皮疹、瘙痒、荨麻疹等）；腹泻等胃肠道反应 |
| 特殊人群用药 | 肝功能、肾功能不全患者：肾功能轻度不全者可不减量；肾功能中度和重度减退者的剂量应分别减为正常剂量的1/2和1/4<br>儿童：新生儿用药的安全性尚未确定<br>老年人：老年患者除虚弱、营养不良或严重肾功能损害外，一般不需要调整剂量<br>妊娠与哺乳期妇女：妊娠安全性分级为B级；哺乳期妇女应慎用或用药时暂停授乳 |
| 药典 | USP、Eur. P.、Chin. P. |
| 国家处方集 | CNF |
| 其他推荐依据 | |
| ■ 药品名称 | 头孢呋辛酯 Cefuroxime Axetil |
| 抗菌谱与适应证 | 第二代口服头孢菌素。适用于溶血性链球菌、金黄色葡萄球菌（耐甲氧西林株除外）及流感嗜血杆菌、大肠埃希菌、肺炎克雷伯菌、奇异变形杆菌等肠杆菌科细菌敏感菌株所致成人急性咽炎或扁桃体炎、急性中耳炎、上颌窦炎、慢性支气管炎急性发作、急性支气管炎、单纯性尿路感染、皮肤软组织感染及无并发症淋病奈瑟菌性尿道炎和宫颈炎。儿童咽炎或扁桃体炎、急性中耳炎及脓疱病等 |
| 制剂与规格 | 头孢呋辛酯片[基,保(甲)]：①0.125g；②0.25g |

续　表

| | |
|---|---|
| 用法与用量 | 口服。①成人：一般一日 0.5g；下呼吸道感染患者一日 1g；单纯性下尿路感染患者一日 0.25g。均分 2 次服用。单纯性淋病奈瑟菌尿道炎单剂疗法剂量为 1g；②5~12 岁小儿：急性咽炎或急性扁桃体炎，按体重一日 20mg/kg，分 2 次服用，一日不超过 0.5g；急性中耳炎、脓疱病，按体重一日 30mg/kg，分 2 次服用，一日不超过 1g |
| 注意事项 | 1. 有胃肠道疾病史者，特别是溃疡性结肠炎、局限性肠炎或抗生素相关性结肠炎者慎用<br>2. 应于餐后服用，以增加吸收，提高血药浓度，并减少胃肠道反应 |
| 禁忌 | 对本品及其他头孢菌素类过敏者、有青霉素过敏性休克或即刻反应史者及胃肠道吸收障碍者禁用 |
| 不良反应 | 常见腹泻、恶心和呕吐等胃肠反应；少见皮疹、药物热等过敏反应 |
| 特殊人群用药 | 肝功能、肾功能不全患者：肾功能减退及肝功能损害者慎用<br>儿童：5 岁以下小儿禁用胶囊剂、片剂，宜服用头孢呋辛酯干混悬液<br>老年人：85 岁以上的老年患者的血浆消除半衰期可延至约 3.5 小时，因此应在医师指导下根据肾功能情况调整用药剂量或用药间期<br>妊娠与哺乳期妇女：仅在有明确指征时，孕妇方可慎用；哺乳期妇女应慎用或暂停授乳 |
| 药典 | USP、Eur. P.、Chin. P.、Jpn. P. |
| 国家处方集 | CNF |
| 其他推荐依据 | |

## 三、第三代头孢菌素类

| ■ 药品名称 | 注射用头孢唑肟　Ceftizoxime for Injection |
|---|---|
| 抗菌谱与适应证 | 第三代注射用头孢菌素。用于治疗由敏感菌引起的下呼吸道感染、胆道感染、腹腔感染、盆腔感染。尿路感染、脑膜炎、皮肤软组织感染、骨和关节感染、败血症、感染性心内膜炎及创伤、烧伤、烫伤后的严重感染 |
| 制剂与规格 | 注射用头孢唑肟钠[保(乙)]：①0.5g；②1g；③2g |
| 用法与用量 | 静脉滴注。成人：一次 1~2g，每8~12 小时 1 次；严重感染，剂量可增至一次 3~4g，每 8 小时 1 次。治疗非复杂性尿路感染，一次 0.5g，每 12 小时 1 次。儿童：6 个月及 6 个月以上的婴儿和儿童常用量，按体重一次 50mg/kg，每 6~8 小时 1 次。肾功能损害的患者在给予 0.5~1.0g 的首次负荷剂量后，需根据其损害程度调整剂量 |
| 注意事项 | 1. 青霉素类过敏史患者，有指征应用本品时，必须充分权衡利弊后在严密观察下慎用<br>2. 有胃肠道疾病病史者，特别是结肠炎患者慎用 |
| 禁忌 | 对本品及其他头孢菌素类药物过敏者禁用 |
| 不良反应 | 皮疹、瘙痒和药物热等变态反应、腹泻、恶心、呕吐、食欲缺乏等 |
| 特殊人群用药 | 儿童：6 个月以下小儿使用本药的安全性和有效性尚未确定<br>老年人：老年患者常伴有肾功能减退，应适当减少剂量或延长给药时间<br>妊娠与哺乳期妇女：妊娠期妇女仅在有明确指征时应用，妊娠安全性分级为 B 级；哺乳期妇女应用本药时应暂停授乳 |
| 药典 | USP |

续 表

| | |
|---|---|
| 国家处方集 | CNF |
| 其他推荐依据 | |
| ■ 药品名称 | 注射用头孢噻肟 Cefotaxime for Injection |
| 抗菌谱与适应证 | 第三代注射用头孢菌素。用于敏感细菌所致的肺炎及其他下呼吸道感染、尿路感染、脑膜炎、败血症、腹腔感染、盆腔感染、皮肤软组织感染、生殖道感染、骨和关节感染等。头孢噻肟可以作为小儿脑膜炎的选用药物 |
| 制剂与规格 | 注射用头孢噻肟钠[保(甲)]：①0.5g；②1g；③2g |
| 用法与用量 | 肌内注射或静脉给药<br>成人：肌内注射0.5~2g，每8~12小时1次。静脉给药一日2~6g，分2~3次给药；严重感染者，每6~8小时2~3g，一日最高剂量为12g。无并发症的肺炎链球菌肺炎或急性尿路感染，每12小时1g<br>儿童：静脉给药，新生儿一次50mg/kg，7日内新生儿每12小时1次，7~28日新生儿每8小时1次 |
| 注意事项 | 1. 有胃肠道疾病者慎用<br>2. 用药前须确定是否需进行过敏试验<br>3. 本品与氨基糖苷类抗生素不可同瓶滴注 |
| 禁忌 | 对头孢菌素类药物过敏者及有青霉素过敏性休克或即刻反应史者禁用 |
| 不良反应 | 不良反应发生率低，3%~5%。有皮疹和药物热、静脉炎、腹泻、恶心、呕吐、食欲缺乏等 |
| 特殊人群用药 | 肝功能、肾功能不全患者：严重肾功能减退患者应用本药时须根据肌酐清除率调整减量<br>儿童：婴幼儿不宜做肌内注射<br>老年人：老年患者应根据肾功能适当减量<br>妊娠与哺乳期妇女：妊娠安全性分级为B级；哺乳期妇女用药时宜暂停授乳 |
| 药典 | USP、Eur. P.、Chin. P. |
| 国家处方集 | CNF |
| 其他推荐依据 | |
| ■ 药品名称 | 注射用头孢曲松 Ceftriaxone for Injection |
| 抗菌谱与适应证 | 第三代注射用头孢菌素。用于敏感致病菌所致的下呼吸道感染、尿路、胆道感染，以及腹腔感染、盆腔感染、皮肤软组织感染、骨和关节感染、败血症、脑膜炎等及手术期感染预防。本品单剂可治疗单纯性淋病 |
| 制剂与规格 | 注射用头孢曲松钠[保(甲)]：①0.25g[基]；②0.5g[基]；③0.75g；④1g[基]；⑤1.5g；⑥2g[基]；⑦3g；⑧4g |
| 用法与用量 | 成人：肌内注射或静脉给药，每24小时1~2g或每12小时0.5~1g。最高剂量一日4g<br>小儿：静脉给药，常用量一日20~80mg/kg（按体重） |
| 注意事项 | 1. 对青霉素过敏患者应用本品时应根据患者情况充分权衡利弊后决定。有青霉素过敏性休克或即刻反应者，不宜再选用头孢菌素类<br>2. 有胃肠道疾病史者，特别是溃疡性结肠炎、局限性肠炎或抗生素相关性结肠炎（头孢菌素类很少产生抗生素相关性肠炎）者应慎用 |

续　表

| | |
|---|---|
| 禁忌 | 1. 禁用于对本品及其他头孢菌素抗生素过敏的患者。有青霉素过敏性休克史的患者避免应用本品<br>2. 头孢曲松不得用于高胆红素血症的新生儿和早产儿的治疗。体外研究显示头孢曲松可从血清蛋白结合部位取代胆红素，从而引起这些患者的胆红素脑病<br>3. 在新生儿中，不得与补钙治疗同时进行，否则可能导致头孢曲松的钙盐沉降的危险 |
| 不良反应 | 胃肠道反应、过敏反应等 |
| 特殊人群用药 | 儿童：出生体重<2kg的新生儿使用本药的安全性尚未确定。本药可将胆红素从血清白蛋白上置换下来，患有高胆红素血症的新生儿（尤其是早产儿），应避免使用本药<br>老年人：除非患者虚弱、营养不良或有重度肾功能损害时，老年人应用头孢曲松一般不需调整剂量<br>妊娠与哺乳期妇女：妊娠安全性分级为B级；哺乳期妇女应权衡利弊后应用 |
| 药典 | USP、Eur. P.、Chin. P. |
| 国家处方集 | CNF |
| 其他推荐依据 | |
| ■ 药品名称 | 注射用头孢哌酮　Cefoperazone for Injection |
| 抗菌谱与适应证 | 第三代注射用头孢菌素。用于治疗敏感菌所致的呼吸道感染、泌尿道感染、胆道感染、皮肤软组织感染、败血症、脑膜炎、创伤及手术后感染。与抗厌氧菌药联用，用于治疗敏感菌所致的腹膜炎、盆腔感染 |
| 制剂与规格 | 注射用头孢哌酮钠：①0.5g；②1g；③1.5g；④2g |
| 用法与用量 | 肌内注射或静脉给药<br>成人：一般感染，一次1~2g，每12小时1次；严重感染，一次2~3g，每8小时1次。一日剂量不宜超过9g，但免疫缺陷患者伴严重感染时剂量可增至一日12g<br>儿童：一日50~200mg/kg，分2~3次给药 |
| 注意事项 | 1. 肝病、胆道梗阻严重或同时有肾功能减退者，用药剂量应予以适当调整<br>2. 部分患者可引起维生素K缺乏和低凝血酶原血症，用药期间应进行出血时间、凝血酶原时间监测 |
| 禁忌 | 对头孢菌素类药物过敏者及有青霉素过敏性休克史者禁用 |
| 不良反应 | 皮疹较为多见；少数患者尚可发生腹泻、腹痛；嗜酸性粒细胞增多，轻度中性粒细胞减少；暂时性AST（GPT）及ALT（GOT）、碱性磷酸酶、尿素氮或血肌酐升高等 |
| 特殊人群用药 | 儿童：新生儿和早产儿用药须权衡利弊<br>妊娠与哺乳期妇女：妊娠安全性分级为B级；哺乳期妇女用药时宜暂停授乳 |
| 药典 | USP、Eur. P.、Chin. P. |
| 国家处方集 | CNF |
| 其他推荐依据 | |

续 表

| ■ 药品名称 | 注射用头孢他啶 Ceftazidime for Injection |
| --- | --- |
| 抗菌谱与适应证 | 第三代注射用头孢菌素。用于敏感革兰阴性杆菌所致的败血症、下呼吸道感染、腹腔和胆道感染、复杂性尿路感染和严重皮肤软组织感染等。对于由多种耐药革兰阴性杆菌引起的免疫缺陷者感染、医院内感染以及革兰阴性杆菌或铜绿假单胞菌所致中枢神经系统感染尤为适用 |
| 制剂与规格 | 注射用头孢他啶[保(乙)]：①0.25g；②0.5g[基]；③1g[基]；④2g |
| 用法与用量 | 静脉注射或静脉滴注。①败血症、下呼吸道感染、胆道感染等，一日4~6g，分2~3次静脉滴注或静脉注射；②泌尿系统感染和重度皮肤软组织感染等，一日2~4g，分2次静脉滴注或静脉注射；③对于某些危及生命的感染、严重铜绿假单胞菌感染和中枢神经系统感染，可酌情增量至一日0.15~0.20g/kg，分3次静脉滴注或静脉注射；④婴幼儿常用剂量为一日30~100mg/kg，分2~3次静脉滴注 |
| 注意事项 | 在应用头孢他啶治疗前应仔细询问对头孢菌素类、青霉素类或其他药物的过敏反应史 |
| 禁忌 | 禁用于对本品及其他头孢菌素类药物过敏的患者 |
| 不良反应 | 感染和侵袭性疾病，血液和淋巴系统紊乱，免疫系统紊乱等 |
| 特殊人群用药 | 肝功能、肾功能不全患者：肾功能不全患者用药时，剂量需根据肾功能的降低程度而相应减少<br>儿童：早产儿及2个月以内新生儿慎用<br>妊娠与哺乳期妇女：妊娠初期和妊娠早期3个月妇女应慎用，妊娠安全性分级为B级；哺乳期妇女须权衡利弊后用药 |
| 药典 | USP、Eur. P.、Chin. P. |
| 国家处方集 | CNF |
| 其他推荐依据 | |
| ■ 药品名称 | 头孢地尼 Cefdinir |
| 抗菌谱与适应证 | 第三代口服头孢菌素。用于对本品敏感的葡萄球菌、大肠埃希菌、克雷伯菌、奇异变形杆菌等引起的下列感染：<br>1. 咽喉炎、扁桃体炎、支气管炎急性发作、肺炎<br>2. 中耳炎、鼻窦炎<br>3. 肾盂肾炎、膀胱炎、淋菌性尿道炎<br>4. 附件炎、宫内感染、前庭大腺炎<br>5. 乳腺炎、肛门周围脓肿、外伤或手术伤口的继发感染<br>6. 皮肤软组织感染<br>7. 眼睑炎、睑板腺炎、猩红热 |
| 制剂与规格 | 头孢地尼胶囊[保(乙)]：①50mg；②100mg<br>头孢地尼分散片[保(乙)]：①50mg；②100mg |
| 用法与用量 | 口服：成人一次100mg，一日3次。儿童9~18mg/kg，分3次服用。严重肾功能障碍者应酌减剂量及延长给药间隔时间。血液透析患者，建议剂量为一次100mg，一日1次 |
| 注意事项 | 1. 因有出现休克等过敏反应的可能，应详细询问过敏史<br>2. 下列患者应慎重使用：对青霉素类抗生素有过敏史者；本人或亲属中有易发生支气管哮喘、皮疹、荨麻疹等过敏症状体质者；患有严重基础疾病、不能很好进食或非经口摄取营养者、恶病质等患者 |

续　表

| | |
|---|---|
| 禁忌 | 对本品有休克史者禁用；对青霉素或头孢菌素有过敏史者慎用 |
| 不良反应 | 常见腹泻、腹痛、皮疹、瘙痒、AST（GPT）及 ALT（GOT）升高等 |
| 特殊人群用药 | 肝功能、肾功能不全患者：严重的肾功能障碍者慎用<br>儿童：新生儿和小于 6 个月婴儿的安全性和疗效尚未确定；可用于儿童急性上颌鼻窦炎<br>老年人：高龄者慎用；老年患者可能会有出血倾向，应根据对患者的临床观察调整剂量和给药间隔<br>妊娠与哺乳期妇女：妊娠安全性分级为 B 级；哺乳期妇女仅在利大于弊时，才能使用 |
| 药典 | Chin. P. |
| 国家处方集 | CNF |
| 其他推荐依据 | |
| ■ 药品名称 | 头孢克肟　Cefixime |
| 抗菌谱与适应证 | 第三代口服头孢菌素。用于敏感菌所致的咽炎、扁桃体炎、急性支气管炎和慢性支气管炎急性发作、中耳炎、尿路感染、单纯性淋病等 |
| 制剂与规格 | 头孢克肟片[保(乙)]：①0.05g；②0.1g<br>头孢克肟分散片[保(乙)]：0.1g<br>头孢克肟咀嚼片[保(乙)]：①0.05g；②0.1g<br>头孢克肟胶囊[保(乙)]：①0.05g；②0.1g<br>头孢克肟颗粒[保(乙)]：0.05g |
| 用法与用量 | 口服<br>成人：一次 50～100mg，一日 2 次；严重感染时，可增加至一次 200mg，一日 2 次<br>儿童：体重 30kg 以下，一次 1.5～3mg/kg，一日 2 次；严重感染时，一次 6mg/kg，一日 2 次 |
| 注意事项 | 1. 因有出现休克等过敏反应的可能，应详细询问过敏史<br>2. 下列患者应慎重使用：对青霉素类抗生素有过敏史者；本人或亲属中有易发生支气管哮喘、皮疹、荨麻疹等过敏症状体质者；经口给药困难或非经口摄取营养者、恶病质等患者 |
| 禁忌 | 对头孢克肟及其成分或其他头孢菌素类药物过敏者禁用 |
| 不良反应 | 主要不良反应有腹泻等消化道反应、皮疹等皮肤症状、临床检查值异常，包括肝功能指标升高、嗜酸性粒细胞增多等 |
| 特殊人群用药 | 肝功能、肾功能不全患者：严重的肾功能障碍者应根据肾功能状况适当减量，给药间隔应适当增大<br>儿童：6 个月以下儿童使用本药的安全性和有效性尚未确定<br>老年人：老年人使用本药的血药浓度峰值和 AUC 可较年轻人分别高 26% 和 20%，老年患者可以使用本品<br>妊娠与哺乳期妇女：妊娠安全性分级为 B 级；哺乳期妇女使用时应暂停授乳 |
| 药典 | USP、Eur. P. |
| 国家处方集 | CNF |
| 其他推荐依据 | |

续　表

| ■ 药品名称 | 头孢泊肟酯　Cefpodoxime Proxetil |
| --- | --- |
| 抗菌谱与适应证 | 第三代口服头孢菌素。适用于敏感菌引起的下列轻至中度感染：①呼吸系统感染；②泌尿、生殖系统感染；③皮肤及皮肤附件感染：如毛囊炎、疖、痈、丹毒、蜂窝织炎、淋巴管（结）炎、化脓性甲沟（周）炎、皮下脓肿、汗腺炎、感染性粉瘤、肛周脓肿等；④耳鼻喉感染：中耳炎、鼻窦炎等；⑤其他：乳腺炎等 |
| 制剂与规格 | 头孢泊肟酯片：①100mg；②200mg<br>头孢泊肟酯分散片：100mg<br>头孢泊肟酯胶囊：100mg<br>头孢泊肟酯颗粒：40mg<br>头孢泊肟酯干混悬剂：①50mg；②100mg |
| 用法与用量 | 餐后口服<br>成人：上呼吸道感染，一次 0.1g，一日 2 次，疗程 5~10 天；下呼吸道感染：慢性支气管炎急性发作，一次 0.2g，一日 2 次，疗程 10 天；急性社区获得性肺炎，一次 0.2g，一日 2 次，疗程 14 天；单纯性泌尿道感染，一次 0.1g，一日 2 次，疗程 7 天；急性单纯性淋病，单剂 0.2g；皮肤和皮肤软组织感染，一次 0.4g，一日 2 次，疗程 7~14 天<br>儿童：急性中耳炎，每日剂量 10mg/kg，一次 5mg/kg，每 12 小时 1 次，疗程 10 天。每日最大剂量不超过 0.4g。扁桃体炎、鼻窦炎，每日剂量 10mg/kg，一次 5mg/kg，每 12 小时 1 次，疗程 5~10 天。每日最大剂量不超过 0.2g |
| 注意事项 | 1. 避免与抗酸药、$H_2$受体阻断药、质子泵抑制药同时服用<br>2. 下列患者应慎重使用：易引起支气管哮喘、荨麻疹、湿疹等过敏症状体质的患者，全身营养状态不佳者 |
| 禁忌 | 对头孢菌素类药物过敏者及有青霉素过敏性休克或即刻反应史者禁用 |
| 不良反应 | 严重不良反应包括休克、严重肠炎等，其他不良反应包括腹泻等消化道反应、皮疹等过敏反应等 |
| 特殊人群用药 | 肝功能、肾功能不全患者：严重的肾功能损害者应慎用，如必须使用时，应调节给药剂量和给药间隔<br>老年人：老年患者多见生理功能降低，易出现不良反应及维生素 K 缺乏引起的出血倾向，应慎用<br>妊娠与哺乳期妇女：妊娠安全性分级为 B 级；哺乳期妇女使用时应停止授乳或换用其他药物 |
| 药典 | USP、Jpn. P. |
| 国家处方集 | CNF |
| 其他推荐依据 | |

## 四、第四代头孢菌素类

| ■ 药品名称 | 注射用头孢吡肟　Cefepime for Injection |
| --- | --- |
| 抗菌谱与适应证 | 第四代头孢菌素。用于治疗敏感菌所致的下列中、重度感染：<br>1. 下呼吸道感染，如肺炎、支气管炎等<br>2. 泌尿系统感染 |

续　表

| | |
|---|---|
| | 3. 非复杂性皮肤或皮肤软组织感染<br>4. 复杂性腹腔内感染<br>5. 妇产科感染<br>6. 其他，如败血症、儿童脑脊髓膜炎及中性粒细胞减少性发热患者的经验治疗 |
| 制剂与规格 | 注射用盐酸头孢吡肟[保(乙)]：①0.5g；②1g |
| 用法与用量 | 肌内注射或静脉滴注<br>成人：一次 1~2g，每 12 小时 1 次；轻、中度感染，一次 0.5~1g，每 12 小时 1 次；重度泌尿道感染，一次 2g，每 12 小时 1 次；严重感染、中性粒细胞减少性发热的经验治疗，一次 2g，每 8 小时 1 次<br>儿童：对 2 月龄至 12 岁儿童或体重< 40kg 的患儿，最大剂量不可超过成人剂量，一次 40mg/kg（按体重），每 12 小时 1 次，疗程 7~14 日 |
| 注意事项 | 1. 可诱发抗生素相关性肠炎<br>2. 有胃肠道疾患，尤其是肠炎患者慎用 |
| 禁忌 | 禁用于对头孢吡肟或 *L*-精氨酸，头孢菌素类药物，青霉素或其他 β-内酰胺类抗生素有过敏反应的患者 |
| 不良反应 | 常见腹泻，皮疹和注射局部反应，如静脉炎，注射部位疼痛和炎症；其他可见呕吐、恶心、过敏、瘙痒等 |
| 特殊人群用药 | 肝功能、肾功能不全患者：肝功能、肾功能不全患者应监测凝血酶原时间；对肾功能不全的患者，用量应根据肾功能调整<br>儿童：对 13 岁以下儿童的疗效尚不明确，须慎用<br>老年人：老年患者使用本药的半衰期延长，且 65 岁及以上老年患者的药物总清除率下降<br>妊娠与哺乳期妇女：妊娠安全性分级为 B 级；哺乳期妇女应慎用或用药时暂停授乳 |
| 药典 | USP、Jpn. P. |
| 国家处方集 | CNF |
| 其他推荐依据 | |
| ■ 药品名称 | 注射用头孢匹罗　Cefpirome for Injection |
| 抗菌谱与适应证 | 第四代头孢菌素。适用于治疗敏感菌引起的下列严重感染：<br>1. 严重的下呼吸道感染（如大叶性肺炎、肺脓肿、支气管扩张合并感染等）<br>2. 严重的泌尿道感染（如复杂性尿路感染）<br>3. 严重的皮肤及软组织感染<br>4. 中性粒细胞减少患者所患严重感染<br>5. 败血症、化脓性脑膜炎、腹腔内感染、肝胆系统感染、盆腔内感染 |
| 制剂与规格 | 注射用头孢匹罗[保(乙)]：①0.25g；②0.5g；③1g；④2.0g |
| 用法与用量 | 静脉给药。成人：上、下泌尿道合并感染，严重皮肤及软组织感染，一次 1g，每 12 小时 1 次；严重下呼吸道感染，一次 1~2g，每 12 小时 1 次；败血症，一次 2g，每 12 小时 1 次；中性粒细胞减少患者所患严重感染，一次 2g，每 12 小时 1 次。肾功能不全时剂量：先给予 1~2g 负荷剂量，再根据肌酐清除率进行剂量调整。血液透析患者（肌酐清除率< 5ml/min），一次 0.5~1.0g，一日 1 次，透析后再给予 0.25~0.50g 的补充剂量 |

续 表

| | |
|---|---|
| **注意事项** | 1. 本品与氨基糖苷类或袢利尿药合用时应监测肾功能<br>2. 一旦发生假膜性结肠炎，应立即停止用药并开始特异性的抗生素治疗<br>3. 应事先询问患者是否有β-内酰胺抗生素过敏史<br>4. 疗程超过10日，应监测血象 |
| **禁忌** | 对头孢菌素类药物过敏者、儿童、妊娠及哺乳期妇女禁用 |
| **不良反应** | 1. 超敏反应：过敏性皮肤反应如皮疹、荨麻疹、瘙痒、药物热；有可能发生严重的急性过敏反应；血管性水肿、支气管痉挛<br>2. 胃肠道反应：恶心、呕吐、腹泻<br>3. 局部反应：静脉壁炎性刺激及注射部位疼痛 |
| **特殊人群用药** | 儿童：小于12岁儿童用药的有效性及安全性尚未确定。不推荐在该年龄组使用本药<br>妊娠与哺乳期妇女：妊娠期间用药应权衡利弊。哺乳妇女用药应权衡利弊 |
| **药典** | Jpn. P. |
| **国家处方集** | CNF |
| **其他推荐依据** | |

## 第三节 其他β-内酰胺类

| ■ 药品名称 | 注射用头孢美唑 Cefmetazole for Injection |
|---|---|
| **抗菌谱与适应证** | 第二代注射用头霉素类，抗菌活性与第二代头孢菌素相近。适用于葡萄球菌、大肠埃希菌、克雷伯菌、变形杆菌、脆弱拟杆菌、消化球菌等所致的下列感染：①呼吸道感染；②尿路感染；③胆管炎、胆囊炎；④腹膜炎；⑤女性生殖系统感染；⑥败血症；⑦颌骨周围蜂窝织炎、颌炎 |
| **制剂与规格** | 注射用头孢美唑钠[保(乙)]：①1g；②2g |
| **用法与用量** | 静脉给药。成人：一日1~2g，分2次给药；重度感染剂量可至一日4g，分2~4次静脉滴注。儿童：一日25~100mg/kg，分2~4次给药；重度感染一日150mg/kg，分2~4次静脉滴注。肾功能不全者本药血药浓度升高，半衰期延长，应调整用量 |
| **注意事项** | 1. 下述患者慎用：对青霉素类抗生素有过敏史者，或双亲、兄弟姐妹等血缘亲属属于过敏体质者，严重肾损害者（有可能出现血药浓度升高、半衰期延长），经口摄食不足患者或非经口维持营养者、全身状态不良者（通过摄食，可能出现维生素K缺乏）等<br>2. 给药期间及给药后至少1周内避免饮酒 |
| **禁忌** | 对本品有过敏性休克史者禁用 |
| **不良反应** | 过敏反应（如皮疹、瘙痒、荨麻疹、红斑、发热），罕见休克，肝功能异常等 |
| **特殊人群用药** | 儿童：早产儿、新生儿慎用<br>老年人：慎用<br>妊娠与哺乳期妇女：妊娠安全性分级为B级。哺乳期妇女慎用 |

**续 表**

| | |
|---|---|
| **药典** | USP |
| **国家处方集** | CNF |
| **其他推荐依据** | |
| **■ 药品名称** | **注射用头孢西丁 Cefoxitin for Injection** |
| **抗菌谱与适应证** | 第二代注射用头霉素类。适用于治疗敏感菌所致的下呼吸道、泌尿生殖系统、骨、关节、皮肤软组织、心内膜感染以及败血症。尤适用于需氧菌和厌氧菌混合感染导致的吸入性肺炎、糖尿病患者下肢感染及腹腔或盆腔感染 |
| **制剂与规格** | 注射用头孢西丁钠[保(乙)]：①1g；②2g |
| **用法与用量** | 肌内注射或静脉给药。成人，一次 1~2g，每 6~8 小时 1 次。①单纯感染：每 6~8 小时 1g，一日总量3~4g；②中、重度感染：每 4 小时 1g 或每 6~8 小时 2g，一日总量 6~8g；③严重感染：每 4 小时 2g 或每 6 小时 3g，一日总量 12g。肾功能不全者首次剂量为 1~2g，此后按其肌酐清除率制订给药方案 |
| **注意事项** | 1. 青霉素过敏者慎用<br>2. 有胃肠疾病史（特别是结肠炎）者慎用<br>3. 本品与氨基糖苷类抗生素配伍时，会增加肾毒性 |
| **禁忌** | 对本品及头孢菌素类抗生素过敏者禁用 |
| **不良反应** | 最常见的为局部反应，静脉注射后可出现血栓性静脉炎，肌内注射后可有局部硬结压痛；偶见变态反应、低血压、腹泻等 |
| **特殊人群用药** | 肝功能、肾功能不全患者：肾功能损害者慎用<br>儿童：3 个月以内婴儿不宜使用本药<br>妊娠与哺乳期妇女：妊娠安全性分级为 B 级；哺乳妇女应权衡利弊后用药 |
| **药典** | USP、Eur. P. |
| **国家处方集** | CNF |
| **其他推荐依据** | |
| **■ 药品名称** | **注射用头孢米诺 Cefminox for Injection** |
| **抗菌谱与适应证** | 第三代头霉素类，抗菌活性与第三代头孢菌素相近。用于治疗敏感菌所致的下列感染：①呼吸系统感染；②腹腔感染；③泌尿生殖系统感染：肾盂肾炎、膀胱炎、盆腔腹膜炎、子宫附件炎、子宫内感染、子宫旁组织炎；④其他：败血症等 |
| **制剂与规格** | 注射用头孢米诺钠[保(乙)]：①0.5g；②1g；③1.5g；④2g |
| **用法与用量** | 静脉给药<br>成人：一次 1g，一日 2 次。败血症和重症感染，一日 6g，分 3~4 次给药<br>儿童：一次 20mg/kg，一日 3~4 次 |
| **注意事项** | 1. 对 β-内酰胺类抗生素有过敏史的患者慎用<br>2. 本人或双亲、兄弟为支气管哮喘、皮疹、荨麻疹等过敏体质者慎用<br>3. 用药期间及用药后至少 1 周避免饮酒 |
| **禁忌** | 对头孢米诺或头孢烯类抗生素过敏的患者禁用 |

续　表

| | |
|---|---|
| 不良反应 | 严重不良反应包括休克、全血细胞减少症、假膜性肠炎、史-约综合征、中毒性表皮坏死症、急性肾衰竭、溶血性贫血、间质性肺炎、肺嗜酸性粒细胞浸润症、变态反应（如皮疹、发红、瘙痒、发热）等 |
| 特殊人群用药 | 肝功能、肾功能不全患者：肾功能不全者可调整剂量使用，严重肾功能损害患者慎用<br>儿童：新生儿、早产儿的用药安全尚未确定，满月后的小儿可参照体重用药<br>老年人：老年患者有可能出现维生素 K 缺乏引起的出血倾向<br>妊娠与哺乳期妇女：孕妇、哺乳期妇女用药应权衡利弊 |
| 药典 | Jpn. P. |
| 国家处方集 | CNF |
| 其他推荐依据 | |
| ■ 药品名称 | 注射用拉氧头孢　Latamoxef for Injection |
| 抗菌谱与适应证 | 第三代注射用头霉素类，抗菌性能与第三代头孢菌素相近。适用于治疗敏感菌所致的下列感染：<br>1. 呼吸系统感染，如肺炎、支气管炎、支气管扩张症继发感染、肺脓肿、脓胸等<br>2. 消化系统感染，如胆囊炎、胆管炎等<br>3. 腹腔内感染，如肝脓肿、腹膜炎等<br>4. 泌尿生殖系统感染<br>5. 骨、关节、皮肤和软组织感染等<br>6. 其他严重感染，如败血症、脑膜炎等 |
| 制剂与规格 | 注射用拉氧头孢钠[保(乙)]：①1g；②2g |
| 用法与用量 | 静脉给药。成人：一次 0.5~1g，一日 2 次。重度感染，一日剂量可增加至 4g。儿童：一日 60~80mg/kg，分 3~4 次给药。危重病例剂量可递增至一日 150mg/kg |
| 注意事项 | 1. 对青霉素有过敏史者、胆道阻塞患者慎用<br>2. 大量静脉注射应选择合适部位，缓慢注射，以减轻对管壁的刺激及减少静脉炎的发生 |
| 禁忌 | 对本品过敏者禁用 |
| 不良反应 | 常见皮疹、荨麻疹、瘙痒、恶心、呕吐、腹泻、腹痛等；少见过敏性休克，偶见 AST（GPT）及 ALT（GOT）升高，停药后均可自行消失 |
| 特殊人群用药 | 肝功能、肾功能不全患者：严重肾功能不全者慎用<br>儿童：新生儿、早产儿慎用<br>妊娠与哺乳期妇女：妊娠安全性分级为 C 级；哺乳期妇女慎用 |
| 药典 | Jpn. P. |
| 国家处方集 | CNF |
| 其他推荐依据 | |
| ■ 药品名称 | 注射用舒巴坦　Sulbactam for Injection |
| 抗菌谱与适应证 | β-内酰胺酶抑制剂，与青霉素类或头孢菌素类药合用，治疗敏感菌所致的尿路感染、肺部感染、支气管感染、胆道感染、腹腔和盆腔感染、耳鼻喉科感染、皮肤软组织感染、骨和关节感染、周围感染、败血症等 |

续　表

| | |
|---|---|
| 制剂与规格 | 注射用舒巴坦[保(乙)]：①0.25g；②0.5g；③1.0g |
| 用法与用量 | 舒巴坦与氨苄青霉素以1∶2剂量比应用。一般感染，成人剂量为舒巴坦每日1~2g，氨苄西林每日2~4g，一日量分2~3次，静脉滴注或肌内注射；轻度感染可舒巴坦每日0.5g，氨苄青霉素1g，分2次，静脉滴注或肌内注射；重度感染可增大剂量至每日舒巴坦3~4g，氨苄青霉素6~8g，一日量分3~4次，静脉滴注 |
| 注意事项 | 1. 本品必须和β-内酰胺类抗生素联合使用，单独使用无效<br>2. 本品配成溶液后必须及时使用，不宜久置<br>3. 当与青霉素类药物合用时，用药前须做青霉素皮肤试验，阳性者禁用 |
| 禁忌 | 对青霉素类药物过敏者禁用 |
| 不良反应 | 注射部位疼痛、皮疹，静脉炎、腹泻、恶心等反应偶有发生。偶见一过性嗜酸性粒细胞增多，血清ALT（GOT）、AST（GPT）升高等。极个别患者发生剥脱性皮炎、过敏性休克 |
| 特殊人群用药 | 肝功能、肾功能不全患者：肾功能减退者，根据血浆肌酐清除率调整用药<br>老年人：老年患者肾功能减退，须调整剂量<br>妊娠与哺乳期妇女：妊娠及哺乳期妇女应用仍须权衡利弊 |
| 药典 | USP、Eur. P.、Chin. P.、Jpn. P. |
| 国家处方集 | CNF |
| 其他推荐依据 | |
| ■ 药品名称 | 注射用氨曲南　Aztreonam for Injection |
| 抗菌谱与适应证 | 单环β-内酰胺类，适用于治疗敏感需氧革兰阴性菌所致的多种感染，如败血症、下呼吸道感染、尿路感染、腹腔内感染、子宫内膜炎、盆腔炎、术后伤口及烧伤、溃疡等皮肤软组织感染等 |
| 制剂与规格 | 注射用氨曲南[保(乙)]：①0.5g；②1.0g；③2.0g |
| 用法与用量 | 肌内注射或静脉给药。成人：泌尿道感染，一次0.5~1.0g，每8~12小时1次；中度感染，一次1~2g，每8~12小时1次；危重患者或由铜绿假单胞菌所致的严重感染，一次2g，每6~8小时1次，一日最大剂量不宜超过8g。肾功能不全时剂量：应根据肌酐清除率调整剂量；每次血液透析后，除维持量外，应另给予起始量的1/8 |
| 注意事项 | 1. 氨曲南与青霉素之间无交叉过敏反应，但对青霉素、头孢菌素过敏及过敏体质者仍需慎用<br>2. 有不同程度的抗生素相关性肠炎 |
| 禁忌 | 对氨曲南有过敏史者禁用 |
| 不良反应 | 常见为恶心、呕吐、腹泻及皮肤过敏反应等 |
| 特殊人群用药 | 儿童：婴幼儿的安全性尚未确立应慎用<br>老年人：老年人用药剂量应按其肾功能减退情况酌情减量<br>妊娠与哺乳期妇女：妊娠安全性分级为B级，哺乳期妇女使用时应暂停授乳 |
| 药典 | USP、Jpn. P. |
| 国家处方集 | CNF |
| 其他推荐依据 | |

# 第四节 碳青霉烯类

| | |
|---|---|
| ■ 药品名称 | 注射用亚胺培南西司他丁 Imipenem and Cilastatin for Injection |
| 抗菌谱与适应证 | 对大多数革兰阳性、革兰阴性的需氧菌和厌氧菌有抗菌作用。适用于治疗敏感革兰阳性菌及革兰阴性杆菌所致的严重感染（如败血症、感染性心内膜炎、下呼吸道感染、腹腔感染、盆腔感染、皮肤软组织感染、骨和关节感染、尿路感染）以及多种细菌引起的混合感染 |
| 制剂与规格 | 注射用亚胺培南西司他丁钠（1∶1）[保(乙)]：①0.5g；②1g；③2g |
| 用法与用量 | 静脉滴注。成人：轻度感染，每6小时0.25g；中度感染，一次1g，一日2次；严重感染，每8小时1g。日最高剂量不超过4g。儿童：体重＜40kg，一次15mg/kg，每6小时1次。一日总剂量不超过2g。肾功能不全时剂量：肌酐清除率为30～70ml/min者，每6～8小时用0.5g；肌酐清除率为20～30ml/min者，每8～12小时用0.25～0.50g；肌酐清除率＜20ml/min者，每12小时用0.25g。透析时建议血液透析后补充1次用量 |
| 注意事项 | 1. 患过胃肠道疾病尤其是结肠炎的患者，需慎用<br>2. 有癫痫史或中枢神经系统功能障碍者发生痉挛、意识障碍等不良反应增加 |
| 禁忌 | 本品禁用于对本品任何成分过敏的患者 |
| 不良反应 | 局部反应（红斑、局部疼痛和硬结、血栓性静脉炎）；过敏反应/皮肤（皮疹、瘙痒、荨麻疹、多形性红斑、史-约综合征等）；胃肠道反应（恶心、呕吐、腹泻等）等 |
| 特殊人群用药 | 肝功能、肾功能不全患者：严重肾功能不全患者应根据肌酐清除率调节用量<br>儿童：婴儿及肾功能不全的儿童使用本药须权衡利弊<br>妊娠与哺乳期妇女：妊娠安全性分级为C级，哺乳期妇女使用时应暂停授乳 |
| 药典 | USP、Eur. P.、Jpn. P. |
| 国家处方集 | CNF |
| 其他推荐依据 | |
| ■ 药品名称 | 注射用帕尼培南倍他米隆 Panipenem Betamipron for Injection |
| 抗菌谱与适应证 | 用于敏感的金黄色葡萄球菌、表皮葡萄球菌、大肠埃希菌、肺炎杆菌、流感杆菌、阴沟杆菌、变形杆菌、枸橼酸杆菌、类杆菌属、铜绿假单胞菌等所致的下列感染：①呼吸系统感染；②腹腔感染；③泌尿、生殖系统感染；④眼科感染、皮肤、软组织感染；⑤耳、鼻、喉感染；⑥骨、关节感染；⑦其他严重感染，如败血症、感染性心内膜炎等 |
| 制剂与规格 | 注射用帕尼培南倍他米隆（1∶1）：①250mg（以帕尼培南计）；②500mg（以帕尼培南计） |
| 用法与用量 | 静脉滴注<br>成人：一日1g，分2次给药；重症或顽固性感染疾病，剂量可增至一日2g，分2次滴注<br>儿童：一日30～60mg/kg，分3次滴注；重症或顽固性感染疾病，剂量可增至一日100mg/kg，分3～4次滴注。一日总量不超过2g |
| 注意事项 | 1. 既往对碳青霉烯类、青霉素类及头孢菌素类等抗生素有过敏体质者，经口摄食品不足患者或非经口维持营养患者，全身状态不良者需慎用 |

续 表

| | |
|---|---|
| | 2. 推荐使用前需进行皮试<br>3. 本品禁止与丙戊酸钠合并使用 |
| 禁忌 | 既往对本品的成分发生过休克反应或正在使用丙戊酸钠的患者 |
| 不良反应 | 腹泻、恶心、呕吐，肝功能损害，皮疹，抽搐等；临床检验值异常，如 ALT（GOT）及 AST（GPT）上升，嗜酸性粒细胞增多等 |
| 特殊人群用药 | 肝功能、肾功能不全患者：严重肾功能损害患者慎用<br>儿童：用药的安全性尚未确定，早产儿、新生儿不宜使用<br>老年人：慎用<br>妊娠与哺乳期妇女：孕妇用药的安全性尚未确定，用药应权衡利弊；对哺乳的影响尚不明确 |
| 药典 | Jpn. P. |
| 国家处方集 | CNF |
| 其他推荐依据 | |
| ■ 药品名称 | 注射用厄他培南 Ertapenem for Injection |
| 抗菌谱与适应证 | 用于敏感菌引起的下列感染：<br>1. 社区获得性肺炎<br>2. 复杂性皮肤和/或皮下组织感染<br>3. 复杂性腹部感染<br>4. 复杂性泌尿道感染<br>5. 急性盆腔感染 |
| 制剂与规格 | 注射用厄他培南[保(乙)]：1g |
| 用法与用量 | 13 岁及以上患者中的常用剂量为 1g，每日 1 次。3 个月至 12 岁患者中的剂量是 15mg/kg，每日 2 次（每天不超过 1g）。静脉输注给药，最长可使用 14 天；肌内注射给药，最长可使用 7 天 |
| 注意事项 | 1. 治疗以前必须向患者仔细询问有关对青霉素、头孢菌素、其他 β-内酰胺类抗生素及其他过敏原的过敏情况<br>2. 肌内注射本品时应避免误将药物注入血管<br>3. 已知或怀疑中枢神经系统障碍（包括）癫痫病史者慎用 |
| 禁忌 | 1. 对本品中任何成分或对同类的其他药物过敏者<br>2. 由于使用盐酸利多卡因作为稀释剂，所以对酰胺类局麻药过敏的患者、伴有严重休克或心脏传导阻滞的患者禁止肌内注射本品 |
| 不良反应 | 最常见的有腹泻、输药静脉的并发症、恶心和头痛；常见的有头痛、静脉炎、血栓性静脉炎、腹泻、恶心、呕吐、皮疹、阴道炎；偶见的有头晕、嗜睡、失眠、癫痫发作等 |
| 特殊人群用药 | 儿童：不推荐用于儿童脑膜炎患者<br>妊娠与哺乳期妇女：妊娠安全性分级为 B 级；哺乳期妇女使用时应权衡利弊 |
| 药典 | USP、Eur. P.、Jpn. P. |
| 国家处方集 | CNF |

续 表

| | |
|---|---|
| 其他推荐依据 | |
| ■ 药品名称 | 法罗培南 Faropenem |
| 抗菌谱与适应证 | 用于由葡萄球菌、链球菌、肺炎球菌、肠球菌、柠檬酸杆菌、肠杆菌、消化链球菌、拟杆菌等所致的下列感染：①泌尿系统感染；②呼吸系统感染；③子宫附件炎、子宫内感染、前庭大腺炎；④浅表性皮肤感染症、深层皮肤感染症、痤疮；⑤淋巴管炎、淋巴结炎、乳腺炎、肛周脓肿、外伤、烫伤和手术创伤等继发性感染 |
| 制剂与规格 | 法罗培南钠片[保(乙)]：①0.15g；②0.2g<br>法罗培南钠胶囊[保(乙)]：0.1g |
| 用法与用量 | 口服。成人：①浅表性皮肤感染症、深层皮肤感染症等轻度感染，一次150~200mg，一日3次；②肺炎、肺脓肿、肾盂肾炎、膀胱炎、前列腺炎、睾丸炎、中耳炎、鼻窦炎，一次200~300mg，一日3次。老年患者应从一次150mg开始用药 |
| 注意事项 | 1. 对青霉素类、头孢菌素类或碳青霉烯类药有过敏史者慎用<br>2. 本人或血缘亲属为易于发生支气管哮喘、皮疹、荨麻疹等过敏反应体质者慎用<br>3. 经口摄取不良的患者或正接受非口服营养疗法患者、全身状态不良患者（有时会出现维生素K缺乏症）慎用 |
| 禁忌 | 对本品过敏者禁用 |
| 不良反应 | 常见腹泻、腹痛、稀便、皮疹、恶心、ALT（GOT）及AST（GPT）升高、嗜酸性粒细胞增多；偶见休克、过敏样症状、急性肾功能不全、假膜性肠炎、史-约综合征、中毒性表皮坏死症、间质性肺炎、肝功能不全、黄疸、粒细胞缺乏症、横纹肌溶解症 |
| 特殊人群用药 | 儿童：儿童的安全性尚未确立<br>老年人：老年患者用药可能因维生素K缺乏而发生出血倾向，应慎用<br>妊娠与哺乳期妇女：孕妇用药应权衡利弊；哺乳期用药应避免授乳 |
| 药典 | Jpn. P. |
| 国家处方集 | CNF |
| 其他推荐依据 | |

## 第五节 β-内酰胺类复方制剂

| | |
|---|---|
| ■ 药品名称 | 阿莫西林克拉维酸钾 Amoxicillin and Clavulanate Potassium |
| 抗菌谱与适应证 | 1. 上呼吸道感染：鼻窦炎、扁桃体炎、咽炎等<br>2. 下呼吸道感染：急性支气管炎、慢性支气管炎急性发作、肺炎、肺脓肿和支气管合并感染等<br>3. 泌尿系统感染：膀胱炎、尿道炎、肾盂肾炎、前列腺炎、盆腔炎、淋病奈瑟菌尿路感染<br>4. 皮肤和软组织感染：疖、脓肿、蜂窝织炎、伤口感染、腹内脓毒症等<br>5. 其他感染：中耳炎、骨髓炎、败血症、腹膜炎和手术后感染等 |

续　表

| | |
|---|---|
| 制剂与规格 | 阿莫西林克拉维酸钾片[保(甲)]：①375mg；②1g<br>阿莫西林克拉维酸钾分散片[保(甲)]：①156. 25mg；②228. 5mg<br>阿莫西林克拉维酸钾咀嚼片[保(甲)]：228. 5mg<br>阿莫西林克拉维酸钾颗粒[保(甲)]：①156. 25mg；②187. 5mg；③228. 5mg<br>阿莫西林克拉维酸钾干混悬剂[保(甲)]：①1g：156. 25mg；②1. 5g：228. 5mg；③2g：156. 25mg<br>阿莫西林克拉维酸钾混悬液[保(甲)]：①5ml：228mg；②5ml：312. 5mg<br>注射用阿莫西林钠克拉维酸钾[保(乙)]：①0. 6g；②1. 2g |
| 用法与用量 | 1. 口服。成人：轻至中度感染，一次 375mg，每 8 小时 1 次，疗程 7~10 日；肺炎及其他中度严重感染，一次 625mg，每 8 小时 1 次，疗程 7~10 日。3 个月以下婴儿：每 12 小时 15mg/kg。儿童（40kg 以下）：一般感染，每 12 小时 25mg/kg，或每 8 小时 20mg/kg；严重感染，每 12 小时 45mg/kg，或每 8 小时 40mg/kg，疗程 7~10 日。儿童（40kg 以上）：可按成人剂量给药<br>2. 静脉滴注。成人及 12 岁以上儿童：一次 1. 2g，一日2~3 次，疗程 7~14 日；严重感染者可增加至一日 4 次。3 个月以下婴儿：一次 30mg/kg，每 12 小时 1 次，随后加全每 8 小时 1 次。3 个月至 12 岁儿童：一次 30mg/kg，一日 2~3 次，疗程 7~14 日 |
| 注意事项 | 1. 对头孢菌素类药物过敏者及有哮喘、湿疹、花粉症、荨麻疹等过敏性疾病史者慎用<br>2. 长期使用本品，应定期检查肝、肾、造血系统功能和检测血清钾或钠 |
| 禁忌 | 青霉素皮试阳性反应者、对本品及其他青霉素类药物过敏者及传染性单核细胞增多症患者禁用；孕妇禁用 |
| 不良反应 | 少数患者可见恶心、呕吐、腹泻等胃肠道反应；偶见荨麻疹、皮疹；可见过敏性休克、药物热和哮喘等 |
| 特殊人群用药 | 肝功能、肾功能不全患者：严重肝功能障碍者、中度或中度肾功能障碍者慎用，肾功能减退者应根据肌酐清除率调整剂量<br>老年人：老年患者应根据肾功能情况调整剂量<br>妊娠与哺乳期妇女：孕妇禁用；哺乳期妇女慎用或用药期间暂停授乳 |
| 药典 | USP、Eur. P.、Chin. P.、Jpn. P. |
| 国家处方集 | CNF |
| 其他推荐依据 | |
| ■ 药品名称 | 注射用氨苄西林钠舒巴坦钠　Ampicillin Sodium and Sulbactam Sodium for Injection |
| 抗菌谱与适应证 | 1. 用于治疗敏感菌（包括产 β-内酰胺酶菌株）所致的呼吸道感染、肝胆系统感染、泌尿系统感染、皮肤软组织感染<br>2. 用于治疗需氧菌与厌氧菌混合感染（特别是腹腔感染和盆腔感染） |
| 制剂与规格 | 注射用氨苄西林钠舒巴坦钠[保(乙)]：①0. 75g（氨苄西林钠 0. 5g、舒巴坦钠 0. 25g）；②1. 5g（氨苄西林钠 1g、舒巴坦钠 0. 5g）；③2. 25g（氨苄西林 1. 5g、舒巴坦 0. 75g）；④3g（氨苄西林钠 2g、舒巴坦钠 1g） |
| 用法与用量 | 深部肌内注射、静脉注射或静脉滴注。成人一次 1. 5~3. 0g，每 6 小时 1 次。肌内注射一日剂量不超过 6g，静脉用药一日剂量不超过 12g（舒巴坦一日剂量最高不超过 4g）。儿童按体重一日 100~200mg/kg，分次给药 |

续 表

| | |
|---|---|
| 注意事项 | 1. 传染性单核细胞增多症、巨细胞病毒感染、淋巴细胞白血病、淋巴瘤等患者不宜应用<br>2. 下列患者应慎用：有哮喘、湿疹、花粉症、荨麻疹等过敏性疾病史者 |
| 禁忌 | 禁用于对任何青霉素类抗生素有过敏反应史的患者 |
| 不良反应 | 注射部位疼痛，过敏性反应和过敏性休克，胃肠道反应（恶心、呕吐、腹泻等），皮肤反应（瘙痒、皮疹）等 |
| 特殊人群用药 | 肝功能、肾功能不全患者：肾功能减退者应根据血浆肌酐清除率调整剂量<br>老年人：老年患者肾功能减退，须调整剂量<br>妊娠与哺乳期妇女：孕妇及哺乳期妇女应用仍须权衡利弊 |
| 药典 | USP、Eur. P.、Chin. P.、Jpn. P. |
| 国家处方集 | CNF |
| 其他推荐依据 | |
| ■ 药品名称 | 注射用替卡西林钠克拉维酸钾 Ticarcillin Disodium and Clavulanate Potassium for Injection |
| 抗菌谱与适应证 | 适用于治疗敏感菌所致的败血症、腹膜炎、呼吸道感染、胆道感染、泌尿系统感染、骨和关节感染、术后感染、皮肤和软组织感染、耳鼻喉感染等 |
| 制剂与规格 | 注射用替卡西林钠克拉维酸钾[保(乙)]：①1.6g（替卡西林钠 1.5g、克拉维酸钾 0.1g）；②3.2g（替卡西林钠 3g、克拉维酸钾 0.2g） |
| 用法与用量 | 静脉滴注<br>成人：一次 1.6~3.2g，每 6~8 小时 1 次；最大剂量，一次 3.2g，每 4 小时 1 次。肾功能不全时剂量：肌酐清除率>30ml/min 者，每 8 小时 3.2g；肌酐清除率为 10~30ml/min 者，每 8 小时 1.6g；肌酐清除率<10ml/min 者，每 16 小时 1.6g<br>儿童：小儿用量，一次 80mg/kg，每 6~8 小时 1 次。早产儿及足月新生儿，一次 80mg/kg，每 12 小时 1 次 |
| 注意事项 | 1. 对头孢菌素类药物过敏者、凝血功能异常者慎用<br>2. 注射用溶液应随用随配，配制好的注射液应立即使用<br>3. 与氨基糖苷类抗生素合用治疗，两种药物应分别给药 |
| 禁忌 | 对β-内酰胺类抗生素过敏者禁用 |
| 不良反应 | 低钾血症及出血时间延长；皮疹、瘙痒、药物热等过敏反应较多见；可发生胃肠道反应 |
| 特殊人群用药 | 肝功能、肾功能不全患者：严重肝功能、肾功能不全患者慎用<br>老年人：老年患者肾功能减退，须调整剂量<br>妊娠与哺乳期妇女：孕妇用药应权衡利弊；可用于哺乳期妇女 |
| 药典 | USP、Eur. P.、Jpn. P. |
| 国家处方集 | CNF |
| 其他推荐依据 | |

续　表

| ■ 药品名称 | 注射用哌拉西林舒巴坦　Piperacillinand Sulbactam for Injection |
|---|---|
| 抗菌谱与适应证 | 用于对哌拉西林耐药对本品敏感的产 β-内酰胺酶致病菌引起的感染：<br>1. 呼吸系统感染（如急性支气管炎、肺炎、慢性支气管炎急性发作、支气管扩张伴感染等）<br>2. 泌尿生殖系统感染（如单纯型泌尿系感染、复杂型泌尿系感染等） |
| 制剂与规格 | 注射用哌拉西林钠舒巴坦钠[保(乙)]：①1.25g；②2.5g |
| 用法与用量 | 静脉滴注<br>成人：一次 2.5~5g，每 12 小时 1 次；严重或难治性感染时，每 8 小时 1 次。一日最大用量不得超过 20g（舒巴坦最大剂量为一日 4g）。疗程通常为 7~14 日。肾功能不全时应酌情调整剂量。老年患者剂量酌减 |
| 注意事项 | 1. 用前需做青霉素皮肤试验<br>2. 哌拉西林可能引起出血，有出血倾向的患者应检查凝血时间、血小板聚集时间和凝血酶原时间<br>3. 哌拉西林钠与溶栓药合用时可能发生严重出血，不宜同时使用 |
| 禁忌 | 对青霉素类、头孢菌素类或 β-内酰胺酶抑制药过敏或对上述药物有过敏史者禁用 |
| 不良反应 | 仅少数患者可能发生，包括胃肠道反应、皮肤反应、变态反应等 |
| 特殊人群用药 | 肝功能、肾功能不全患者：肾功能不全者慎用<br>老年人：老年患者（＞65 岁）由于肾功能减退，用药剂量宜酌减<br>妊娠与哺乳期妇女：用药应权衡利弊 |
| 药典 | USP、Eur. P.、Chin. P. |
| 国家处方集 | CNF |
| 其他推荐依据 | |
| ■ 药品名称 | 注射用哌拉西林钠他唑巴坦钠　Piperacillin Sodium and Tazobactam Sodium for Injection |
| 抗菌谱与适应证 | 用于对哌拉西林耐药，但对哌拉西林他唑巴坦敏感的产 β-内酰胺酶的细菌引起的中、重度感染：<br>1. 大肠埃希菌和拟杆菌属所致的阑尾炎、腹膜炎<br>2. 金黄色葡萄球菌所致的中、重度医院获得性肺炎、非复杂性和复杂性皮肤软组织感染<br>3. 大肠埃希菌所致的产后子宫内膜炎或盆腔炎性疾病<br>4. 流感嗜血杆菌所致的社区获得性肺炎 |
| 制剂与规格 | 注射用哌拉西林钠他唑巴坦钠：①1.125g（哌拉西林钠 1g、他唑巴坦钠 0.125g）；②2.25g（哌拉西林钠 2g、他唑巴坦钠 0.25g）[基]；③3.375g（哌拉西林钠 3g、他唑巴坦钠 0.375g）；④4.5g（哌拉西林钠 4g、他唑巴坦钠 0.5g）[基] |
| 用法与用量 | 静脉滴注<br>成人：一般感染，一次 3.375g，每 6 小时 1 次，或 4.5g，每 8 小时 1 次，疗程 7~10 日。医院获得性肺炎，起始量 3.375g，每 4 小时 1 次，疗程 7~14 日，也可根据病情及细菌学检查结果进行调整。肾功能不全者应根据肌酐清除率调整剂量。血液透析者一次最大剂量为 2.25g，每 8 小时 1 次，并在每次血液透析后可追加 0.75g |
| 注意事项 | 1. 有出血史，溃疡性结肠炎、克罗恩病或假膜性肠炎慎用<br>2. 用药期间应定期检查血清电解质水平、造血功能等 |

续 表

| | |
|---|---|
| 禁忌 | 对青霉素类、头孢菌素类抗生素或β-内酰胺酶抑制药过敏者禁用 |
| 不良反应 | 皮肤反应（皮疹、瘙痒等）；消化道反应（腹泻、恶心、呕吐等）；过敏反应；局部反应（注射局部刺激反应、疼痛等） |
| 特殊人群用药 | 肝功能、肾功能不全患者：严重肝功能、肾功能障碍者慎用<br>妊娠与哺乳期妇女：妊娠安全性分级为B级；哺乳期妇女慎用 |
| 药典 | USP、Eur. P.、Chin. P. |
| 国家处方集 | CNF |
| 其他推荐依据 | |
| ■ 药品名称 | 注射用头孢哌酮舒巴坦 Cefoperazone and Sulbactam for Injection |
| 抗菌谱与适应证 | 用于治疗敏感细菌所致的下列感染：<br>1. 呼吸系统感染<br>2. 腹内感染，如腹膜炎、胆囊炎、胆管炎<br>3. 泌尿、生殖系统感染，如尿路感染、盆腔炎、子宫内膜炎、淋病等<br>4. 皮肤、软组织感染<br>5. 骨、关节感染<br>6. 其他严重感染，如败血症、脑膜炎等 |
| 制剂与规格 | 注射用头孢哌酮钠舒巴坦钠（1∶1）[保(乙)]：①1g（头孢哌酮钠0.5g、舒巴坦钠0.5g）；②2g（头孢哌酮钠1g、舒巴坦钠1g）<br>注射用头孢哌酮钠舒巴坦钠（2∶1）[保(乙)]：①1.5g（头孢哌酮钠1g、舒巴坦钠0.5g）；②3g（头孢哌酮钠2g、舒巴坦钠1g） |
| 用法与用量 | 静脉滴注<br>1. 成人：一日2~4g，严重或难治性感染可增至一日8g。分等量每12小时静脉滴注1次。舒巴坦每日最高剂量不超过4g<br>2. 儿童：常用量一日40~80mg/kg，等分2~4次滴注。严重或难治性感染可增至一日160mg/kg。等分2~4次滴注。新生儿出生第一周内，应每隔12小时给药1次。舒巴坦每日最高剂量不超过80mg/kg |
| 注意事项 | 接受β-内酰胺类或头孢菌素类抗生素治疗的患者可发生严重的及偶可发生的致死性过敏反应。一旦发生过敏反应，应立即停药并给予适当的治疗 |
| 禁忌 | 已知对青霉素类，舒巴坦、头孢哌酮及其他头孢菌素类抗生素过敏者禁用 |
| 不良反应 | 皮疹较为多见；少数患者尚可发生腹泻、腹痛；一过性嗜酸性粒细胞增多，轻度中性粒细胞减少；暂时性AST（GPT）及ALT（GOT）、碱性磷酸酶、尿素氮或血肌酐升高等 |
| 特殊人群用药 | 肝功能、肾功能不全患者：根据患者情况调整用药剂量<br>儿童：新生儿和早产儿用药需权衡利弊<br>老年人：老年人呈生理性的肝、肾功能减退，因此应慎用本药并需调整剂量<br>妊娠与哺乳期妇女：妊娠安全性分级为B级；哺乳期妇女用药时宜暂停授乳 |
| 药典 | USP、Eur. P.、Chin. P. |
| 国家处方集 | CNF |
| 其他推荐依据 | |

# 第六节　氨基糖苷类

| ■ 药品名称 | 注射用链霉素　Streptomycin for Injection |
|---|---|
| 抗菌谱与适应证 | 1. 与其他抗结核药联合用于治疗结核分枝杆菌所致的各种结核病或其他分枝杆菌感染<br>2. 用于治疗土拉菌病，或与其他抗菌药联合用于治疗鼠疫、腹股沟肉芽肿、布鲁菌病、鼠咬热<br>3. 与青霉素联合用于预防或治疗草绿色链球菌或肠球菌所致的心内膜炎 |
| 制剂与规格 | 注射用硫酸链霉素[保(甲)]：①0.75g（75万U）[基]；②1g（100万U）[基]；③2g（200万U）；④5g（500万U） |
| 用法与用量 | 肌内注射。成人：①结核病：一次0.5g，每12小时1次；或一次0.75g，一日1次；②草绿色链球菌心内膜炎：一次1g，每12小时1次，连续用药1周；然后一次0.5g，每12小时1次，连续用药1周；③肠球菌心内膜炎：一次1g，每12小时1次，连续用药2周；然后一次0.5g，每12小时1次，连续用药4周；④土拉菌病、鼠疫：一次0.5~1.0g，每12小时1次；⑤布鲁菌病：一日1~2g，分2次给药 |
| 注意事项 | 下列情况应慎用链霉素：①脱水，可使血药浓度增高，易产生毒性反应；②第Ⅷ对脑神经损害，因本品可导致前庭神经和听神经损害；③重症肌无力或帕金森病，因本品可引起神经肌肉阻滞作用，导致骨骼肌软弱；④肾功能损害，因本品具有肾毒性 |
| 禁忌 | 对链霉素或其他氨基糖苷类过敏的患者禁用 |
| 不良反应 | 血尿、排尿次数减少或尿量减少、食欲减退、口渴等肾毒性症状，少数可产生血液中尿素氮及肌酐值增高。影响前庭功能时可有步履不稳、眩晕等症状；影响听神经出现听力减退、耳鸣、耳部饱满感 |
| 特殊人群用药 | 肝功能、肾功能不全患者：肾功能不全患者慎用<br>儿童：慎用<br>老年人：老年患者应采用较小治疗量，并且尽可能在疗程中监测血药浓度<br>妊娠与哺乳期妇女：妊娠安全性分级为D级；哺乳期妇女用药期间暂停授乳 |
| 药典 | USP、Eur. P.、Chin. P.、Jpn. P. |
| 国家处方集 | CNF |
| 其他推荐依据 | |

| ■ 药品名称 | 庆大霉素　Gentamicin |
|---|---|
| 抗菌谱与适应证 | 1. 适用于治疗敏感革兰阴性杆菌，如大肠埃希菌、克雷伯菌属、肠杆菌属、铜绿假单胞菌以及甲氧西林敏感的葡萄球菌所致的严重感染，如败血症、下呼吸道感染、肠道感染、盆腔感染、腹腔感染、皮肤软组织感染、复杂性尿路感染等。治疗腹腔感染及盆腔感染应与抗厌氧菌药物合用。与青霉素（或氨苄西林）合用治疗肠球菌属感染<br>2. 用于敏感细菌所致中枢神经系统感染，可鞘内注射作为辅助治疗 |

续 表

| | |
|---|---|
| **制剂与规格** | 硫酸庆大霉素片（每 10mg 相当于 1 万 U）[保(乙)]：①20mg；②40mg<br>硫酸庆大霉素注射液[保(甲)]：①1ml：20mg；②1ml：40mg[基]；③2ml：80mg[基]<br>硫酸庆大霉素颗粒：10mg |
| **用法与用量** | 1. 肌内注射、静脉滴注：①成人，一次 80mg，或按体重一次 1~1.7mg/kg，每 8 小时 1 次；体重< 60kg 者，一日 1 次给药 3mg/kg；体重> 60kg 者，总量不超过 160mg，每 24 小时 1 次。疗程为 7~10 日；②小儿，一次 2.5mg/kg，每 12 小时 1 次；或一次 1.7mg/kg，每 8 小时 1 次。疗程为 7~10 日<br>2. 鞘内及脑室内给药：成人一次 4~8mg，小儿（3 个月以上）一次 1~2mg，每 2~3 日 1 次<br>3. 肾功能减退患者根据肌酐清除率调整剂量 |
| **注意事项** | 1. 下列情况应慎用：①脱水，可使血药浓度增高，易产生毒性反应；②第Ⅷ对脑神经损害，因本品可导致前庭神经和听神经损害；③重症肌无力或帕金森病，因本品可引起神经肌肉阻滞作用，导致骨骼肌软弱；④肾功能损害，因本品具有肾毒性<br>2. 长期应用可能导致耐药菌过度生长<br>3. 不宜用于皮下注射；本品有抑制呼吸作用，不得静脉注射 |
| **禁忌** | 对本品或其他氨基糖苷类过敏者禁用 |
| **不良反应** | 用药过程中可能引起听力减退、耳鸣或耳部饱满感等耳毒性反应，影响前庭功能时可发生步态不稳、眩晕。也可能发生血尿、排尿次数显著减少或尿量减少、食欲减退、极度口渴等肾毒性反应。发生率较低者有因神经肌肉阻滞或肾毒性引起的呼吸困难、嗜睡、软弱无力等。偶有皮疹、恶心、呕吐、肝功能减退、白细胞减少、粒细胞减少、贫血、低血压等 |
| **特殊人群用药** | 肝功能、肾功能不全患者：肾功能不全患者慎用<br>儿童：慎用<br>老年人：应采用较小治疗量且尽可能在疗程中监测血药浓度<br>妊娠与哺乳期妇女：妊娠安全性分级为 D 级；哺乳期妇女用药期间暂停授乳 |
| **药典** | USP、Eur. P. |
| **国家处方集** | CNF |
| **其他推荐依据** | |
| **■ 药品名称** | **妥布霉素　Tobramycin** |
| **抗菌谱与适应证** | 1. 适用于铜绿假单胞菌、大肠埃希菌、克雷伯菌属、沙雷菌属所致的新生儿脓毒血症、败血症、中枢神经系统感染、泌尿生殖系统感染、肺部感染、胆道感染、腹腔感染及腹膜炎、骨骼感染、烧伤感染、皮肤软组织感染、急性及慢性中耳炎、鼻窦炎等<br>2. 与其他抗菌药物联合用于治疗葡萄球菌所致感染（耐甲氧西林菌株感染除外） |
| **制剂与规格** | 硫酸妥布霉素注射液（每 10mg 相当于 1 万 U）[保(乙)]：2ml：80mg |
| **用法与用量** | 肌内注射或静脉滴注。成人：一次 1~1.7mg/kg，每 8 小时 1 次，疗程 7~14 日。儿童：早产儿或 0~7 日小儿，一次 2mg/kg，每 12~24 小时 1 次；大于 7 日小儿，一次 2mg/kg，每 8 小时 1 次 |
| **注意事项** | 1. 前庭功能或听力减退者、脱水、重症肌无力或帕金森病慎用<br>2. 本品不宜皮下注射；不能静脉注射 |

续　表

| | |
|---|---|
| 禁忌 | 对本品或其他氨基糖苷类过敏者、本人或家族中有人因使用链霉素引起耳聋或其他耳聋者禁用；肾衰竭者禁用；孕妇禁用 |
| 不良反应 | 发生率较多者有听力减退、耳鸣或耳部饱满感（耳毒性）、血尿、排尿次数显著减少或尿量减少、食欲减退、极度口渴（肾毒性）、步态不稳、眩晕（耳毒性、影响前庭、肾毒性）。发生率较低者有呼吸困难、嗜睡、极度软弱无力（神经肌肉阻滞或肾毒性）。本品引起肾功能减退的发生率较庆大霉素低 |
| 特殊人群用药 | 肝功能、肾功能不全患者：肾功能不全、肝功能异常患者慎用<br>儿童：儿童慎用<br>老年人：慎用，老年患者应采用较小治疗量且尽可能在疗程中监测血药浓度<br>妊娠与哺乳期妇女：孕妇禁用；哺乳期妇女慎用或用药期间暂停授乳 |
| 药典 | USP |
| 国家处方集 | CNF |
| 其他推荐依据 | |
| ■ 药品名称 | 阿米卡星　Amikacin |
| 抗菌谱与适应证 | 1. 对大肠埃希菌、铜绿假单胞菌及其他假单胞菌、变形杆菌、克雷伯菌、不动杆菌、沙雷杆菌和肠杆菌等敏感革兰阴性杆菌与葡萄球菌属所致严重感染，如下呼吸道感染，腹腔感染，胆道感染，骨、关节、皮肤及软组织感染，泌尿系统感染，细菌性心内膜炎，菌血症或败血症等<br>2. 对庆大霉素、妥布霉素和卡那霉素耐药菌株所致的严重感染 |
| 制剂与规格 | 硫酸阿米卡星注射液[基,保(甲)]：①1ml：100mg（10 万 U）；②2ml：200mg（20 万 U）<br>注射用硫酸阿米卡星[保(甲)]：200mg |
| 用法与用量 | 肌内注射或静脉滴注<br>成人：单纯性尿路感染，每 12 小时 200mg；其他全身感染，每 8 小时 5mg/kg，或每 12 小时 7.5mg/kg，一日不超过 1.5g；烧伤合并感染，一次 5~7.5mg/kg，每 6 小时 1 次。肾功能不全者根据肌酐清除率调整剂量<br>儿童：首剂 10mg/kg，然后每 12 小时 7.5mg/kg |
| 注意事项 | 脱水患者、重症肌无力或帕金森患者慎用。其他见链霉素 |
| 禁忌 | 对阿米卡星或其他氨基糖苷类过敏的患者禁用 |
| 不良反应 | 患者可发生听力减退、耳鸣或耳部饱满感，少数患者亦可发生眩晕、步态不稳等症状。听力减退一般于停药后症状不再加重，但个别在停药后可能继续发展至耳聋 |
| 特殊人群用药 | 肝功能、肾功能不全患者：肾功能损害患者慎用<br>儿童：慎用<br>老年人：老年患者应用本药后较易产生各种毒性反应<br>妊娠与哺乳期妇女：孕妇使用前应充分权衡利弊，妊娠安全性分级为 D 级；哺乳期妇女在用药期间暂停授乳 |
| 药典 | USP、Eur. P.、Chin. P. |
| 国家处方集 | CNF |
| 其他推荐依据 | |

续 表

| ■ 药品名称 | 注射用奈替米星 Netilmicin for Injection |
|---|---|
| 抗菌谱与适应证 | 1. 主要适用于治疗敏感革兰阴性杆菌所致的严重感染。如大肠埃希菌、肠杆菌属、变形杆菌、铜绿假单胞菌等所致的下呼吸道感染、复杂性尿路感染、腹腔感染、胃肠感染、骨及关节感染、皮肤软组织感染、烧伤或创伤感染、手术感染、败血症等<br>2. 与其他抗菌药物联合用于治疗葡萄球菌感染（耐甲氧西林葡萄球菌除外）<br>3. 某些耐庆大霉素菌株所致严重感染 |
| 制剂与规格 | 注射用硫酸奈替米星[保(乙)]：①1ml（5万U）；②2ml（10万U） |
| 用法与用量 | 肌内注射或静脉滴注。成人1.3~2.2mg/(kg·8h) 或2~3.25mg/（kg·12h），疗程7~14日。一日最高剂量不超过7.5mg/kg；复杂性尿路感染：一次1.5~2mg/kg，每12小时1次，疗程7~14日。一日最高剂量不超过7.5mg/kg；肾功能不全者：按照血药浓度进行调整，或根据肌酐清除率计算调整剂量 |
| 注意事项 | 脱水、第Ⅷ对脑神经损害、重症肌无力或帕金森病患者慎用 |
| 禁忌 | 对奈替米星或任何一种氨基糖苷类抗生素过敏或有严重毒性反应者禁用；孕妇和新生儿禁用 |
| 不良反应 | 1. 肾毒性轻微并较少见。常发生于原有肾功能损害者，或应用剂量超过一般常用剂量的感染患者<br>2. 神经系统毒性：可发生第Ⅷ对脑神经的毒性反应，但本品的毒性发生率较低，程度亦较轻，易发生在原有肾功能损害者，或治疗剂量过高、疗程过长的感染患者，表现为前庭及听力受损的症状，如出现头晕、眩晕、听觉异常等<br>3. 其他：偶可出现头痛、全身不适、视觉障碍、心悸、皮疹、发热、呕吐及腹泻等 |
| 特殊人群用药 | 肝功能、肾功能不全患者：肝功能、肾功能损害者慎用<br>儿童：儿童（尤其是早产儿及新生儿）慎用。新生儿禁用<br>老年人：老年患者使用时按轻度肾功能减退者减量用药，且尽可能在疗程中监测血药浓度<br>妊娠与哺乳期妇女：妊娠安全性分级为D级，孕妇禁用；哺乳期妇女在用药期间暂停授乳 |
| 药典 | USP、Eur. P.、Chin. P. |
| 国家处方集 | CNF |
| 其他推荐依据 | |
| ■ 药品名称 | 注射用依替米星 Etimicin for Injection |
| 抗菌谱与适应证 | 用于敏感菌所致的感染：<br>1. 呼吸系统感染：如急性支气管炎、慢性支气管炎急性发作、社区肺部感染、支气管扩张并发肺部感染等<br>2. 泌尿生殖系统感染：如急性肾盂肾炎、膀胱炎、前列腺炎、慢性肾盂肾炎或慢性膀胱炎急性发作等<br>3. 皮肤软组织感染<br>4. 创伤和手术后感染 |
| 制剂与规格 | 注射用硫酸依替米星[保(乙)]：①50mg（5万U）；②100mg（10万U） |

续　表

| | |
|---|---|
| 用法与用量 | 静脉滴注：一次 100~150mg，每 12 小时 1 次，疗程为 5~10 日；肾功能不全者：应调整剂量，并应监测本药血药浓度 |
| 注意事项 | 1. 在用本品治疗过程中应密切观察肾功能和第Ⅷ对脑神经功能的变化，并尽可能进行血药浓度检测<br>2. 本品可能发生神经肌肉阻滞现象<br>3. 大面积烧伤患者、脱水患者慎用 |
| 禁忌 | 对本品及其他氨基糖苷类抗生素过敏者禁用 |
| 不良反应 | 不良反应为耳、肾毒性，发生率和严重程度与奈替米星相似 |
| 特殊人群用药 | 肝功能、肾功能不全患者：肾功能不全患者慎用<br>儿童：用药须权衡利弊<br>老年人：老人需调整给药剂量与用药间期<br>妊娠与哺乳期妇女：孕妇用药须权衡利弊；哺乳期妇女在用药期间暂停授乳 |
| 药典 | |
| 国家处方集 | CNF |
| 其他推荐依据 | |
| ■ 药品名称 | 新霉素　Neomycin |
| 抗菌谱与适应证 | 1. 敏感菌所致肠道感染<br>2. 用于肠道感染和结肠手术前准备 |
| 制剂与规格 | 硫酸新霉素片（以新霉素计）[保(乙)]：①100mg（10 万 U）；②250mg（25 万 U） |
| 用法与用量 | 口服给药。①成人：常用剂量一次 250~500mg，一日 4 次；感染性腹泻，一次 8.75mg/kg，每 6 小时 1 次，疗程 2~3 日；结肠手术前准备，每小时 700mg，用药 4 小时；继以每 4 小时 700mg，共 24 小时；肝性脑病的辅助治疗，一次 500~1000mg，每 6 小时 1 次，疗程 5~6 日；②儿童：一日 25~50mg/kg，分 4 次服用 |
| 注意事项 | 下列情况应慎用：脱水、第Ⅷ对脑神经损害、重症肌无力、帕金森病、溃疡性结肠炎及有口腔牙病患者（新霉素可引起口腔刺激或疼痛） |
| 禁忌 | 对本品及其他氨基糖苷类抗生素过敏者、肠梗阻者禁用 |
| 不良反应 | 1. 可引起食欲减退、恶心、腹泻等<br>2. 较少发现听力缺乏、耳鸣或耳部饱满感；头晕或步态不稳；尿量或排尿次数显著减少或极度口渴<br>3. 偶可引起肠黏膜萎缩而导致吸收不良综合征及脂肪性腹泻，甚至抗生素相关性肠炎 |
| 特殊人群用药 | 肝功能、肾功能不全患者：肾功能损害患者慎用<br>儿童：慎用<br>老年人：应采用较小治疗量且尽可能在疗程中监测血药浓度<br>妊娠与哺乳期妇女：妊娠安全性分级为 D 级；哺乳期妇女用药期间暂停授乳 |
| 药典 | USP、Eur. P.、Chin. P.、Jpn. P. |
| 国家处方集 | CNF |
| 其他推荐依据 | |

续 表

| ■ 药品名称 | 异帕米星 Isepamicin |
|---|---|
| 抗菌谱与适应证 | 用于治疗敏感菌所致肺炎、支气管炎、肾盂肾炎、膀胱炎、腹膜炎、败血症、外伤或烧伤创口感染 |
| 制剂与规格 | 硫酸异帕米星注射液[保(乙)]：①2ml：200mg（20万U）；②2ml：400mg（40万U） |
| 用法与用量 | 肌内注射或静脉滴注。成人：一日400mg，分1~2次注射。静脉滴注时一日400mg，分1~2次滴注 |
| 注意事项 | 1. 前庭功能或听力减退者、脱水、依靠静脉高营养维持生命的体质衰弱者、重症肌无力或帕金森病患者慎用<br>2. 本品不能静脉注射 |
| 禁忌 | 对本品或其他氨基糖苷类及杆菌肽过敏者、本人或家族中有人因使用其他氨基糖苷类抗生素引起耳聋者禁用；肾衰竭者及妊娠期妇女禁用；早产儿、新生儿和婴幼儿禁用 |
| 不良反应 | 常见听力减退、耳鸣或耳部饱满感（耳毒性）、血尿、排尿次数显著减少或尿量减少、食欲减退、极度口渴（肾毒性）、步态不稳、眩晕（耳毒性，影响前庭）、恶心或呕吐（耳毒性，影响前庭；肾毒性） |
| 特殊人群用药 | 肝功能、肾功能不全患者：严重肝功能、肾功能不全者慎用，肾衰竭者禁用<br>儿童：儿童慎用。早产儿、新生儿和婴幼儿禁用<br>老年人：年老体弱者慎用<br>妊娠与哺乳期妇女：孕妇禁用；哺乳期妇女应慎用或暂停授乳 |
| 药典 | Jpn. P. |
| 国家处方集 | CNF |
| 其他推荐依据 | |

# 第七节 四环素类

| ■ 药品名称 | 四环素 Tetracycline |
|---|---|
| 抗菌谱与适应证 | 1. 立克次体病，包括流行性斑疹伤寒、地方性斑疹伤寒、落基山斑疹热、恙虫病和Q热<br>2. 支原体属感染<br>3. 回归热<br>4. 布鲁菌病（与氨基糖苷类联合应用）<br>5. 霍乱<br>6. 鼠疫（与氨基糖苷类联合应用）<br>7. 兔热病 |
| 制剂与规格 | 盐酸四环素片：①0.125g；② 0.25g<br>盐酸四环素胶囊：0.25g<br>注射用盐酸四环素：①0.125g；② 0.25g；③0.5g |

续　表

| | |
|---|---|
| 用法与用量 | 1. 口服：成人，一次0.25~0.50g，每6小时1次；8岁以上小儿，一日25~50mg/kg，分4次服用，疗程一般为7~14日<br>2. 静脉滴注：成人，一日1.0~1.5g，分2~3次给药；8岁以上小儿，一日10~20mg/kg，分2次给药，一日剂量不超过1g。支原体肺炎、布鲁菌病需3周左右 |
| 注意事项 | 长期用药期间应定期随访检查血常规及肾功能 |
| 禁忌 | 有四环素类药物过敏史者禁用 |
| 不良反应 | 胃肠道症状如恶心、呕吐、上腹不适、腹胀、腹泻等，偶可发生胰腺炎等；可致肝毒性；变态反应，多为斑丘疹和红斑等 |
| 特殊人群用药 | 肝功能、肾功能不全患者：肝功能、肾功能不全者慎用<br>儿童：8岁以下儿童不宜使用<br>老年人：慎用<br>妊娠与哺乳期妇女：孕妇应避免使用本药，如确有指征应用时每日静滴剂量以1g为宜，不应超过1.5g，其血药浓度应保持在15μg/ml以下；妊娠安全性分级为D级。哺乳期妇女用药须权衡利弊或暂停授乳 |
| 药典 | USP、Eur. P. |
| 国家处方集 | CNF |
| 其他推荐依据 | |
| ■ 药品名称 | 土霉素　Oxytetracycline |
| 抗菌谱与适应证 | 1. 立克次体病，包括流行性斑疹伤寒、地方性斑疹伤寒、落基山斑疹热、恙虫病和Q热<br>2. 支原体属感染<br>3. 衣原体属感染，包括鹦鹉热、性病淋巴肉芽肿、非特异性尿道炎、输卵管炎、宫颈炎及沙眼<br>4. 回归热<br>5. 布鲁菌病（与氨基糖苷类药联用）<br>6. 霍乱<br>7. 鼠疫（与氨基糖苷类药联用）<br>8. 兔热病<br>9. 软下疳 |
| 制剂与规格 | 土霉素片：0.25g |
| 用法与用量 | 口服<br>成人：一次250~500mg，每6小时1次<br>儿童：8岁以上患儿，一次6.25~12.5mg/kg，每6小时1次 |
| 注意事项 | 1. 长期用药期间应定期随访检查血常规及肝肾功能<br>2. 口服本品时，宜饮用足量水（约240ml）<br>3. 本品宜空腹口服，即餐前1小时或餐后2小时服用 |
| 禁忌 | 有四环素类药物过敏史者禁用；本品可导致恒牙黄染，牙釉质发育不良和骨生长抑制，8岁以下小儿禁用；妊娠及哺乳期妇女禁用 |
| 不良反应 | 胃肠道症状如恶心、呕吐、上腹不适、腹胀、腹泻等，偶可发生胰腺炎等；可致肝毒性；变态反应，多为斑丘疹和红斑等；偶可引起溶血性贫血、血小板减少等 |

续 表

| | |
|---|---|
| 特殊人群用药 | 肝功能、肾功能不全患者：慎用<br>儿童：8岁以下小儿禁用<br>老年人：慎用<br>妊娠与哺乳期妇女：孕妇应避免使用本药，妊娠安全性分级为D级；哺乳期妇女禁用 |
| 药典 | USP、Eur. P. |
| 国家处方集 | CNF |
| 其他推荐依据 | |
| ■ 药品名称 | 多西环素 Doxycycline |
| 抗菌谱与适应证 | 1. 首选药用于：立克次体病、支原体属感染、衣原体属感染、回归热、布鲁菌病（与氨基糖苷类药联用）、霍乱、鼠疫（与氨基糖苷类药联用）、兔热病、软下疳<br>2. 可用于治疗对青霉素类过敏患者的破伤风、气性坏疽、梅毒、淋病和钩端螺旋体病<br>3. 中、重度痤疮患者的辅助治疗 |
| 制剂与规格 | 盐酸多西环素片[基,保(甲)]：①50mg；②100mg<br>盐酸多西环素胶囊[保(甲)]：①250mg；②100mg |
| 用法与用量 | 口服。成人：一般感染，首次200mg，以后一次100mg，一日1~2次，疗程为3~7日；抗寄生虫感染，第1日，一次100mg，每12小时1次；以后一次100~200mg，一日1次（或一次50~100mg，每12小时1次）；淋病奈瑟菌性尿道炎和宫颈炎、沙眼衣原体所致的单纯性尿道炎、宫颈炎或直肠感染，一次100mg，一日2次，疗程至少7日；梅毒，一次150mg，每12小时1次，疗程至少10日 |
| 注意事项 | 1. 应用本品时可能发生耐药菌的过度繁殖。一旦发生二重感染，即停用本品并予以相应治疗<br>2. 长期用药时应定期随访检查血常规及肝功能 |
| 禁忌 | 有四环素类药物过敏史者禁用 |
| 不良反应 | 胃肠道症状如恶心、呕吐、上腹不适、腹胀、腹泻等，偶可发生胰腺炎等；可致肝毒性；变态反应，多为斑丘疹和红斑等；偶可引起溶血性贫血、血小板减少等 |
| 特殊人群用药 | 肝功能、肾功能不全患者：原有肝病患者慎用；肾功能减退患者可以应用，不必调整剂量，应用时通常亦不引起血尿素氮的升高<br>儿童：8岁以下小儿禁用<br>妊娠与哺乳期妇女：孕妇不宜使用本药，妊娠安全性分级为D级；本药可分泌入乳汁，哺乳期妇女应用时应暂停授乳 |
| 药典 | USP、Eur. P. |
| 国家处方集 | CNF |
| 其他推荐依据 | |
| ■ 药品名称 | 米诺环素 Minocycline |
| 抗菌谱与适应证 | 用于对本品敏感的葡萄球菌、链球菌、肺炎球菌、淋病奈瑟菌、大肠埃希菌、克雷伯菌、变形杆菌、衣原体、梅毒螺旋体等引起的感染：<br>1. 浅表性化脓性感染<br>2. 深部化脓性疾病：乳腺炎、淋巴管（结）炎、骨髓炎、骨炎等 |

续　表

| | |
|---|---|
| | 3. 呼吸道感染<br>4. 痢疾、肠炎、感染性食物中毒、胆管炎、胆囊炎等<br>5. 泌尿生殖道感染等<br>6. 败血症、菌血症 |
| **制剂与规格** | 盐酸米诺环素片[保(乙)]：①50mg（5 万 U）[基]；②100mg（10 万 U）<br>盐酸米诺环素胶囊[基,保(乙)]：①50mg（5 万 U）；②100mg（10 万 U） |
| **用法与用量** | 口服<br>成人：每 12 小时 100mg；或每 6 小时 50mg<br>儿童：8 岁以上儿童，每日 2~4mg/kg，分 1~2 次服用，首剂量 4mg/kg |
| **注意事项** | 1. 食管通过障碍者、口服吸收不良或不能进食者及全身状态恶化患者（因易引发维生素 K 缺乏症）慎用<br>2. 用药期间应定期检查肝功能、肾功能 |
| **禁忌** | 对本品及其他四环素类药物过敏者禁用 |
| **不良反应** | 米诺环素引起菌群失调较为多见；消化道反应如食欲减退、恶心、呕吐、腹痛、腹泻、口腔炎、舌炎、肛门周围炎等；影响牙齿和骨发育等 |
| **特殊人群用药** | 肝功能、肾功能不全患者：肝功能、肾功能不全者慎用<br>儿童：8 岁以下小儿禁用<br>老年人：老年患者慎用本药，对有肾功能障碍者，推荐减少给药剂量<br>妊娠与哺乳期妇女：妊娠安全性分级为 D 级；哺乳期妇女须权衡利弊后用药或暂停授乳 |
| **药典** | USP、Eur. P.、Jpn. P. |
| **国家处方集** | CNF |
| **其他推荐依据** | |

## 第八节　大环内酯类

| ■ 药品名称 | 红霉素　Erythromycin |
|---|---|
| **抗菌谱与适应证** | 1. 作为青霉素过敏患者治疗下列感染的替代用药：溶血性链球菌、肺炎链球菌所致的急性扁桃体炎、急性咽炎、鼻窦炎；溶血性链球菌所致的猩红热、蜂窝织炎；白喉及白喉带菌者；气性坏疽、炭疽、破伤风；放线菌病；梅毒；李斯特菌病等<br>2. 肺炎支原体肺炎、肺炎衣原体肺炎<br>3. 军团菌病<br>4. 百日咳<br>5. 泌尿生殖系统感染<br>6. 沙眼衣原体结膜炎<br>7. 空肠弯曲菌肠炎<br>8. 厌氧菌所致口腔感染 |

续　表

| | |
|---|---|
| 制剂与规格 | 红霉素片[基,保(甲)]：①0.125g；②0.25g<br>红霉素软膏[保(甲)]：①1%[基]；②0.5%<br>红霉素栓剂：①0.1g；②0.2g<br>红霉素硬脂酸红霉素片[保(甲)]：①0.05g；②0.125g；③0.25g<br>红霉素硬脂酸红霉素胶囊[保(甲)]：①0.1g；②0.125g<br>红霉素硬脂酸红霉素颗粒：50mg<br>注射用乳糖酸红霉素[基,保(甲)]：①0.25g；②0.3g |
| 用法与用量 | 1. 口服：<br>成人：一日0.75~2g，分3~4次；军团菌病，一日1~4g，分3次服用；风湿热复发的预防，一次250mg，一日2次；感染性心内膜炎的预防，术前1小时口服1g，术后6小时再服用500mg<br>儿童：一日20~40mg/kg，分3~4次服用<br>2. 静脉滴注：<br>成人：一次0.5~1.0g，一日2~3次。军团菌病，一日3~4g，分4次<br>儿童：一日20~30mg/kg，分2~3次<br>3. 栓剂直肠给药：成人，一次0.1g，一日2次；儿童，一日20~30mg/kg |
| 注意事项 | 用药期间定期随访肝功能 |
| 禁忌 | 对红霉素类药物过敏者禁用 |
| 不良反应 | 胃肠道反应多见，有腹泻、恶心、呕吐、中上腹痛、口舌疼痛等；肝毒性少见，偶见黄疸；过敏性反应表现为药物热、皮疹等 |
| 特殊人群用药 | 肝功能、肾功能不全患者：慎用<br>妊娠与哺乳期妇女：孕妇用药应权衡利弊，妊娠安全性分级为B级；哺乳期妇女应慎用 |
| 药典 | USP、Eur. P.、Chin. P.、Jpn. P. |
| 国家处方集 | CNF |
| 其他推荐依据 | |
| ■ 药品名称 | 阿奇霉素　Azithromycin |
| 抗菌谱与适应证 | 1. 用于化脓性链球菌引起的急性咽炎、急性扁桃体炎以及敏感细菌引起的鼻窦炎、急性中耳炎、急性支气管炎、慢性支气管炎急性发作<br>2. 用于肺炎链球菌、流感杆菌以及肺炎支原体所致的肺炎<br>3. 用于衣原体及非多种耐药淋病奈瑟菌所致的尿道炎、宫颈炎及盆腔炎<br>4. 用于敏感菌所致的皮肤软组织感染 |
| 制剂与规格 | 阿奇霉素片（每100mg相当于10万U）[保(甲)]：①250mg[基]；②500mg<br>阿奇霉素分散片[保(甲)]：①125mg；②250mg[基]<br>阿奇霉素胶囊[保(甲)]：①125mg；②250mg[基]<br>阿奇霉素颗粒[保(甲)]：①100mg[基]；②250mg；③500mg<br>阿奇霉素干混悬剂：2g : 0.1g<br>阿奇霉素混悬剂：①0.125g；②0.25g<br>阿奇霉素糖浆[保(乙)]：25ml : 500mg<br>注射用乳糖酸阿奇霉素（以阿奇霉素计）[保(乙)]：①125mg；②250mg；③500mg |

续　表

| | |
|---|---|
| | 阿奇霉素注射液[保(乙)]：①2ml∶125mg；②2ml∶250mg；③5ml∶500mg<br>阿奇霉素葡萄糖注射液[保(乙)]：①100ml（阿奇霉素 125mg、葡萄糖 5g）；②100ml（阿奇霉素 200mg、葡萄糖 5g） |
| 用法与用量 | 1. 口服：饭前 1 小时或餐后 2 小时服用。①成人：沙眼衣原体、杜克嗜血杆菌或敏感淋病奈瑟菌所致的性传播疾病，仅需单次口服 1g；其他感染的治疗，第一日，0.5g 顿服，第 2~5 日，一日 0.25g 顿服；或一日 0.5g 顿服，连服 3 日。②儿童：中耳炎、肺炎，第 1 日 10mg/kg 顿服，一日最大量不超过 500mg；第 2~5 日，一日 5mg/kg 顿服，一日最大量不超过 250mg；咽炎、扁桃体炎，一日 12mg/kg 顿服（一日最大量不超过 0.5g），连用 5 日<br>2. 静脉滴注：成人社区获得性肺炎，静脉滴注至少 2 日后转为口服给药，一次 500mg，一日 1 次，7~10 日为一疗程；盆腔炎，静脉滴注 1~2 日后转为口服给药，一次 250mg，一日 1 次，7 日为一疗程 |
| 注意事项 | 1. 用药期间如果发生过敏反应（如血管神经性水肿、皮肤反应、Stevens-Johnson 综合征及中毒性表皮坏死松解症等），应立即停药，并采取适当措施<br>2. 进食可影响阿奇霉素的吸收，口服用药需在饭前 1 小时或餐后 2 小时服用 |
| 禁忌 | 对阿奇霉素、红霉素或其他任何一种大环内酯类药物过敏者禁用 |
| 不良反应 | 常见反应为胃肠道反应如腹泻、腹痛、稀便、恶心、呕吐等；局部反应如注射部位疼痛、局部炎症等；皮肤反应如皮疹、瘙痒；其他反应如畏食、头晕或呼吸困难等 |
| 特殊人群用药 | 肝功能、肾功能不全患者：严重肝功能不全者、严重肾功能不全者不应使用<br>儿童：用于 6 个月以下幼儿中耳炎或社区获得性肺炎及 2 岁以下小儿咽炎或扁桃体炎的疗效与安全性尚未确定<br>妊娠与哺乳期妇女：孕妇须充分权衡利弊后用药，妊娠安全性分级为 B 级；哺乳期妇女须充分权衡利弊后用药 |
| 药典 | USP、Eur. P.、Chin. P. |
| 国家处方集 | CNF |
| 其他推荐依据 | |
| ■ 药品名称 | 地红霉素　Dirithromycin |
| 抗菌谱与适应证 | 用于 12 岁以上患者，对本品敏感菌所致的轻、中度感染：慢性阻塞性肺疾病急性加重或慢性支气管炎急性发作、急性支气管炎、社区获得性肺炎、咽炎和扁桃体炎、单纯性皮肤和软组织感染 |
| 制剂与规格 | 地红霉素肠溶胶囊：250mg |
| 用法与用量 | 口服<br>1. 慢性支气管炎急性发作：一次 500mg，一日 1 次，疗程5~7 日<br>2. 急性支气管炎：一次 500mg，一日 1 次，疗程 7 日<br>3. 社区获得性肺炎：一次 500mg，一日 1 次，疗程 14 日<br>4. 咽炎和扁桃体炎：一次 500mg，一日 1 次，疗程 10 日<br>5. 单纯性皮肤和软组织感染：一次 500mg，一日 1 次，疗程5~7 日 |
| 注意事项 | 可能产生假膜性结肠炎。轻度者停药即能奏效，对于中度至严重病例，应采取适当的治疗措施 |

续 表

| | |
|---|---|
| 禁忌 | 对地红霉素、红霉素和其他大环内酯类抗生素严重过敏的患者禁用；可疑或潜在菌血症患者禁用 |
| 不良反应 | 常见的有头痛、腹痛、腹泻、恶心、消化不良、眩晕/头晕、皮疹、呕吐等 |
| 特殊人群用药 | 肝功能、肾功能不全患者：轻度肝损伤、肾功能不全者，不必调整剂量。肝功能不全者慎用<br>妊娠与哺乳期妇女：孕妇慎用，妊娠安全性分级为C级；哺乳期妇女用药应权衡利弊后 |
| 药典 | USP、Eur. P. |
| 国家处方集 | CNF |
| 其他推荐依据 | |
| ■ 药品名称 | 琥乙红霉素 Erythromycin Ethylsuccinate |
| 抗菌谱与适应证 | 适用于治疗敏感菌或敏感病原体引起的下列感染性疾病：<br>1. 呼吸系统感染：轻、中度呼吸道感染；肺炎支原体及肺炎衣原体所致的肺炎；白喉（辅助抗毒素作用）；军团菌病；李斯特菌病；百日咳<br>2. 泌尿生殖系统感染：淋球菌引起的急性盆腔炎；梅毒；沙眼衣原体、衣原体引起的孕期泌尿生殖器感染及成人无并发症的尿道、宫颈或直肠感染等<br>3. 轻、中度皮肤和软组织感染<br>4. 其他：肠阿米巴病；空肠弯曲菌肠炎；厌氧菌所致口腔感染；沙眼衣原体结膜炎；放线菌病；猩红热；气性坏疽、炭疽；破伤风。预防风湿热初发或复发；细菌性心内膜炎 |
| 制剂与规格 | 琥乙红霉素片[保(乙)]：①200mg；②400mg |
| 用法与用量 | 口服<br>成人：一般用量，每6小时400mg；预防链球菌感染，一次400mg，一日2次；军团菌，一次400~1000mg，一日4次；沙眼衣原体和解脲脲原体引起的尿道炎，一次800mg，一日3次，连服7日<br>儿童：一般感染，一日30~50mg/kg，分4次服用，每6小时服1次；可每12小时服药1次，一次服日剂量的一半；也可每8小时服药1次，一次服日剂量的1/3；对于更严重的感染，剂量可加倍；百日咳，一次10~12.5mg/kg，一日4次，疗程14日；肠阿米巴，一日40~50mg/kg，分4次服用，连服5~14日 |
| 注意事项 | 用药期间定期检查肝功能 |
| 禁忌 | 对本品或其他红霉素制剂过敏者、慢性肝病患者、肝功能损害者及孕妇禁用 |
| 不良反应 | 服药数日或1~2周后患者可出现乏力、恶心、呕吐、腹痛、皮疹、发热等，有时出现黄疸，停药后常可恢复；胃肠道反应有腹泻、恶心、呕吐、中上腹痛、口舌疼痛、胃纳减退等 |
| 特殊人群用药 | 肝功能、肾功能不全患者：轻度肝功能不全者慎用，严重肝功能不全者禁用<br>妊娠与哺乳期妇女：孕妇用药应权衡利弊，妊娠安全性分级为B级；哺乳期妇女慎用或暂停授乳 |
| 药典 | USP、Eur. P.、Chin. P.、Jpn. P. |
| 国家处方集 | CNF |
| 其他推荐依据 | |

续　表

| ■ 药品名称 | 罗红霉素　Roxithromycin |
|---|---|
| 抗菌谱与适应证 | 1. 呼吸道感染：化脓性链球菌引起的咽炎及扁桃体炎；敏感菌所致的鼻窦炎、中耳炎、急性支气管炎、慢性支气管炎急性发作；肺炎支原体或肺炎衣原体所致的肺炎<br>2. 泌尿生殖系统感染：沙眼衣原体引起的尿道炎和宫颈炎<br>3. 皮肤软组织感染 |
| 制剂与规格 | 罗红霉素片[保(乙)]：150mg<br>罗红霉素胶囊[保(乙)]：50mg；150mg<br>罗红霉素细粒剂[保(乙)]：50mg |
| 用法与用量 | 口服<br>成人：一次 150mg，一日 2 次；或一次 300mg，一日 1 次。疗程一般为 5~12 日。肾功能不全者可发生累计效应，肾功能轻度减退者不需调整剂量，严重肾功能不全者给药时间延长 1 倍（一次 150mg，一日 1 次）。严重肝硬化者的半衰期延长至正常水平 2 倍以上，如确实需要使用，则 150mg 一日 1 次给药<br>儿童：一次 2.5~5mg/kg，一日 2 次 |
| 注意事项 | 1. 进食后服药会减少吸收，与牛奶同服可增加吸收<br>2. 服用本品后可影响驾驶及机械操作 |
| 禁忌 | 对本药过敏者禁用 |
| 不良反应 | 常见腹痛、腹泻、呕吐等胃肠道反应；偶见皮疹、头晕、头痛等 |
| 特殊人群用药 | 肝功能、肾功能不全患者：慎用<br>妊娠与哺乳期妇女：慎用 |
| 药典 | Eur. P.、Chin. P.、Jpn. P. |
| 国家处方集 | CNF |
| 其他推荐依据 | |
| ■ 药品名称 | 乙酰螺旋霉素　Acetylspiramycin |
| 抗菌谱与适应证 | 1. 适用于治疗敏感菌所致的呼吸系统感染和皮肤软组织感染，包括：咽炎、扁桃体炎、急性支气管炎、慢性支气管炎急性发作、肺炎、脓皮病、丹毒和猩红热等<br>2. 适用于治疗敏感菌所致的口腔及耳鼻咽喉科感染，如中耳炎、牙周炎、急性鼻窦炎等<br>3. 可作为治疗隐孢子虫病以及弓形虫病的选用药物 |
| 制剂与规格 | 乙酰螺旋霉素片：100mg（10 万 U） |
| 用法与用量 | 口服<br>成人：一日 800~1200mg，分 3~4 次服；重症一日可用至 1600~2000mg<br>儿童：一日量为 20~30mg/kg，分 2~4 次给药 |
| 注意事项 | 如有变态反应，立即停药 |
| 禁忌 | 对本品、红霉素及其他大环内酯类药物过敏的患者禁用 |
| 不良反应 | 腹痛、恶心、呕吐等胃肠道反应，常发生于大剂量用药时，程度大多轻微，停药后可自行消失。变态反应极少，主要为药疹 |

续 表

| | |
|---|---|
| **特殊人群用药** | 肝功能、肾功能不全患者：严重肝功能、肾功能不全者慎用<br>妊娠与哺乳期妇女：本品可透过胎盘屏障，故孕妇慎用，妊娠安全性分级为 C 级；哺乳期妇女应用时应暂停授乳 |
| **药典** | Eur. P.、Jpn. P. |
| **国家处方集** | CNF |
| **其他推荐依据** | |
| **■ 药品名称** | **克拉霉素 Clarithromycin** |
| **抗菌谱与适应证** | 适用于敏感菌所致下列感染：①耳鼻咽喉感染：急性中耳炎、扁桃体炎、咽炎、鼻窦炎；②下呼吸道感染：急性支气管炎、慢性支气管炎急性发作、肺炎；③皮肤软组织感染：脓疱病、丹毒、蜂窝织炎、毛囊炎、疖及伤口感染；④沙眼衣原体感染的尿道炎及宫颈炎；⑤与其他药物联用，可根除幽门螺杆菌，减低十二指肠溃疡复发率 |
| **制剂与规格** | 克拉霉素片[基,保(乙)]：①125mg；②250mg<br>克拉霉素分散片[保(乙)]：①50mg；②125mg[基]；③250mg[基]<br>克拉霉素缓释片：500mg<br>克拉霉素胶囊[基,保(乙)]：①125mg；②250mg<br>克拉霉素颗粒[保(乙)]：①2g：125mg；②2g：100mg<br>克拉霉素干混悬剂：①1g：125mg；②2g：125mg；③2g：250mg |
| **用法与用量** | 口服<br>成人：轻症一次 250mg，一日 2 次；重症，一次 500mg，一日 2 次。疗程 5~14 日。<br>儿童：6 个月以上的小儿，一般感染可一次 7.5mg/kg，一日 2 次。根据感染的严重程度应连续服用 5~10 日 |
| **注意事项** | 1. 与红霉素及其他大环内酯类药物之间有交叉过敏和交叉耐药性<br>2. 可能出现真菌或耐药细菌导致的严重感染<br>3. 可空腹口服，也可与食物或牛奶同服，与食物同服不影响其吸收 |
| **禁忌** | 对克拉霉素或大环内酯类药物过敏者禁用；孕妇、哺乳期妇女禁用；严重肝功能损害者、水电解质紊乱患者、服用特非那丁者禁用；某些心脏病（包括心律失常、心动过缓、QT 间期延长、缺血性心脏病、充血性心力衰竭等）患者禁用 |
| **不良反应** | 主要有口腔异味，腹痛、腹泻、恶心、呕吐等胃肠道反应，头痛，AST（GPT）及 ALT（GOT）短暂升高 |
| **特殊人群用药** | 肝功能、肾功能不全患者：肝功能不全者、中度至重度肾功能不全者慎用<br>儿童：6 个月以下小儿中的疗效和安全性尚未确定<br>妊娠与哺乳期妇女：妊娠安全性分级为 C 级，孕妇禁用；可分泌入乳汁，哺乳期妇女禁用 |
| **药典** | USP、Eur. P.、Chin. P.、Jpn. P. |
| **国家处方集** | CNF |
| **其他推荐依据** | |

# 第九节　酰胺醇类

| ■ 药品名称 | 氯霉素　Chloramphenicol |
| --- | --- |
| 抗菌谱与适应证 | 1. 用于敏感菌所致伤寒、副伤寒<br>2. 用于沙门菌属感染的胃肠炎合并败血症<br>3. 用于耐氨苄西林的B型流感杆菌脑膜炎、青霉素过敏者的肺炎链球菌脑膜炎、脑膜炎球菌脑膜炎及敏感的革兰阴性杆菌脑膜炎<br>4. 用于需氧菌和厌氧菌混合感染的耳源性脑脓肿<br>5. 可与氨基糖苷类药联用治疗腹腔感染、盆腔感染以及敏感菌所致的其他严重感染，如败血症及肺部感染<br>6. 用于Q热、落基山斑疹热、地方性斑疹伤寒和立克次体病 |
| 制剂与规格 | 氯霉素片：0.25g<br>棕榈氯霉素片：0.05g<br>氯霉素胶囊：0.25g<br>棕榈氯霉素颗粒：0.1g<br>棕榈氯霉素混悬液：1ml∶25mg<br>氯霉素注射液[保(甲)]：①1ml∶0.125g；②2ml∶0.25g<br>注射用琥珀氯霉素：①0.125g；② 0.25g；③ 0.5g<br>氯霉素甘油滴耳液：10ml∶0.25g |
| 用法与用量 | 成人：口服，一日1.5~3.0g，分3~4次给药；静脉静滴，一次0.5~1.0g，一日2次<br>儿童：口服，一日25~50mg/kg，分3~4次给药；新生儿必需用药时，一日不能超过25mg/kg，分4次给药；静脉静滴，一日25~50mg/kg，分次给药 |
| 注意事项 | 1. 可能发生不可逆性骨髓抑制，应避免重复疗程使用<br>2. 体弱患者慎用 |
| 禁忌 | 对本品过敏者禁用；精神病患者禁用；妊娠及哺乳期妇女禁用 |
| 不良反应 | 血液系统反应如贫血、淤点、淤斑、鼻出血等；灰婴综合征；周围神经炎和视神经炎；过敏反应较少见；消化道反应如腹泻、恶心及呕吐等 |
| 特殊人群用药 | 肝功能、肾功能不全患者：肝功能、肾功能损害者慎用<br>儿童：新生儿（尤其早产儿）不宜应用本药，确有指征必须用药时应在监测血药浓度条件下使用<br>老年人：慎用<br>妊娠与哺乳期妇女：妊娠期尤其是妊娠末期或分娩期禁用，妊娠安全性分级为C级；禁用于哺乳期妇女，必须应用时应暂停授乳 |
| 药典 | USP、Eur. P.、Chin. P.、Jpn. P. |
| 国家处方集 | CNF |
| 其他推荐依据 | |

# 第十节　林可霉素类

| ■ 药品名称 | 林可霉素　Lincomycin |
|---|---|
| 抗菌谱与适应证 | 1. 适用于治疗敏感葡萄球菌属、链球菌属、肺炎球菌及厌氧菌所致的呼吸道感染、腹腔感染、女性生殖道感染、盆腔感染、皮肤软组织感染等<br>2. 用于对青霉素过敏的或不适于用青霉素类药物的感染性疾病的治疗 |
| 制剂与规格 | 盐酸林可霉素片：①0.25g；②0.5g<br>盐酸林可霉素胶囊：①0.25g；②0.5g<br>盐酸林可霉素口服溶液：①10ml：0.5g；②100ml：5g<br>盐酸林可霉素注射液：[保(甲)]①1ml：0.2g；②2ml：0.6g |
| 用法与用量 | 成人：口服，一日1.5~2.0g，分3~4次给药；肌内注射，一日0.6~1.2g，分次注射；静脉滴注，严重感染时一次0.6~1.0g，每8~12小时1次<br>儿童：口服，一日30~60mg/kg，分3~4次给药；肌内注射，一日10~20mg/kg，分次注射；静脉滴注，剂量同肌内注射，分2~3次给药 |
| 注意事项 | 肠道疾病或有既往史者（特别如溃疡性结肠炎、局限性肠炎或抗生素相关肠炎）、既往有哮喘或其他过敏史者慎用，白念珠菌阴道炎和鹅口疮患者慎用。用药期间需密切注意抗生素相关性肠炎的可能 |
| 禁忌 | 对林可霉素和克林霉素有过敏史的患者禁用；新生儿、深部真菌感染者禁用 |
| 不良反应 | 消化系统反应如恶心、呕吐、腹痛、腹泻等症状，严重者有腹绞痛、腹部压痛、严重腹泻等；偶可发生白细胞减少、中性粒细胞减低等；过敏反应可见皮疹、瘙痒等；静脉给药可引起血栓性静脉炎，快速滴注可能发生低血压、心电图变化甚至心搏、呼吸停止 |
| 特殊人群用药 | 肝功能、肾功能不全患者：肝功能减退和肾功能严重减退者慎用<br>儿童：新生儿禁用<br>老年人：患有严重基础疾病的老年人用药时需密切观察<br>妊娠与哺乳期妇女：妊娠安全性分级为C级；哺乳期妇女用药时应暂停授乳 |
| 药典 | USP、Eur. P.、Chin. P.、Jpn. P. |
| 国家处方集 | CNF |
| 其他推荐依据 | |
| ■ 药品名称 | 克林霉素　Clindamycin |
| 抗菌谱与适应证 | 用于革兰阳性菌和厌氧菌引起的感染：<br>1. 呼吸系统感染<br>2. 泌尿系统感染<br>3. 厌氧菌所致的妇产科感染如子宫内膜炎、非淋病奈瑟球菌性卵巢-输卵管脓肿、盆腔炎等<br>4. 皮肤软组织感染<br>5. 骨、关节感染，如骨髓炎（是金黄色葡萄球菌性骨髓炎的首选治疗药物）、化脓性关节炎<br>6. 腹腔内感染<br>7. 其他如心内膜炎、败血症、扁桃体炎和口腔感染等 |

续　表

| | |
|---|---|
| 制剂与规格 | 盐酸克林霉素胶囊[基,保(甲)]：①75mg；②150mg<br>注射用盐酸克林霉素[保(甲)]：0.5g<br>盐酸克林霉素注射液[保(甲)]：①2ml：0.3g；②4ml：0.3g；③8ml：0.6g<br>注射用克林霉素磷酸酯[保(甲)]：①0.3g；②0.6g；③1.2g<br>克林霉素磷酸酯注射液[保(甲)]：①2ml：0.3g；②4ml：0.6g；③1ml：0.15g<br>盐酸克林霉素棕榈酸酯颗粒[保(乙)]：①1g：37.5mg；②2g：75mg；③24g：0.9g<br>盐酸克林霉素棕榈酸酯分散片[基,保(甲)]：75mg |
| 用法与用量 | 成人：肌内注射或静脉滴注，一次量不宜超过600mg；中度感染或革兰阳性需氧菌感染，一日0.6~1.2g，分2~4次给药，每12或8或6小时1次；严重感染或厌氧菌感染，一日1.2~2.4g，分2~4次给药，每12或8或6小时1次。轻中度肾功能损害的患者不需调整剂量，无尿及重度肾功能损害患者的剂量应减至正常剂量的一半。中度以上肝功能损害患者应避免使用本药，如确有指征使用时应减量<br>儿童：用于4周及4周以上患儿。静脉滴注，一日15~25mg/kg，分3~4次给药，每8或6小时1次；重度感染，一日25~40mg/kg，分3~4次给药，每8或6小时1次 |
| 注意事项 | 有胃肠疾病或病史者，特别是溃疡性结肠炎、克罗恩病或假膜性肠炎患者，有哮喘或其他过敏史者慎用 |
| 禁忌 | 本品与林可霉素、克林霉素有交叉耐药性，对克林霉素或林可霉素有过敏史者禁用 |
| 不良反应 | 消化系统反应如恶心、呕吐、腹痛、腹泻等症状，严重者有腹绞痛、腹部压痛、严重腹泻等；偶可发生白细胞减少、中性粒细胞减低等；过敏反应可见皮疹、瘙痒等；肝肾功能异常；静脉滴注可能引起静脉炎，肌内注射局部可能出现疼痛、硬结和无菌性脓肿；其他如耳鸣、眩晕、念珠菌感染等 |
| 特殊人群用药 | 肝功能、肾功能不全患者：肝功能不全者、严重肾功能障碍者慎用<br>儿童：新生儿禁用，4岁以内儿童慎用，16岁以内儿童应用时应注意重要器官功能监测<br>老年人：用药时需密切观察<br>妊娠与哺乳期妇女：孕妇用药须充分权衡利弊，妊娠安全性分级为B级；哺乳妇女慎用，用药时宜暂停授乳 |
| 药典 | USP、Eur. P.、Chin. P.、Jpn. P. |
| 国家处方集 | CNF |
| 其他推荐依据 | |

# 第十一节　多肽类抗生素

| ■ 药品名称 | 万古霉素　Vancomycin |
|---|---|
| 抗菌谱与适应证 | 1. 用于耐甲氧西林金黄色葡萄球菌、肠球菌所致严重感染（如心内膜炎、脑膜炎、骨髓炎、肺炎、败血症或软组织感染等）；亦用于对β-内酰胺类抗生素过敏者的上述严重感染 |

续 表

| | |
|---|---|
| | 2. 用于血液透析患者发生葡萄球菌属所致的动静脉分流感染<br>3. 口服适用于对甲硝唑无效的难辨梭状芽胞杆菌相关性肠炎或葡萄球菌性肠炎 |
| **制剂与规格** | 注射用盐酸万古霉素[保(乙)]：①500mg（50万U）；②1000mg（100万U）<br>盐酸万古霉素胶囊：①125mg（12.5万U）；②250mg（25万U） |
| **用法与用量** | 成人：①口服，难辨梭状芽胞杆菌引起的假膜性结肠炎，经甲硝唑治疗无效者一次125~500mg，每6小时1次，治疗5~10日，每日剂量不宜超过4g。②静脉滴注，通常用盐酸万古霉素每天2g（效价），可分为每6小时500mg或每12小时1g，每次静滴在60分钟以上，可根据年龄、体重、症状适量增减。老年人每12小时500mg或每24小时1g，每次静滴在60分钟以上<br>儿童：①口服，肠道感染一次10mg/kg，每6小时1次，治疗5~10日。②静脉滴注，一次10mg/kg，每6小时1次；或一次20mg/kg，每12小时1次 |
| **注意事项** | 1. 听力减退或有耳聋病史者慎用<br>2. 不宜肌内注射，静脉滴注时尽量避免药液外漏，且应经常更换注射部位，滴速不宜过快<br>3. 在治疗过程中应监测血药浓度<br>4. 治疗葡萄球菌性心内膜炎，疗程应不少于4周 |
| **禁忌** | 对万古霉素过敏者，严重肝功能、肾功能不全者，孕妇及哺乳期妇女禁用 |
| **不良反应** | 休克、过敏样症状、急性肾功能不全等 |
| **特殊人群用药** | 肝功能、肾功能不全患者：严重肝功能、肾功能不全者禁用<br>儿童：儿童（尤其是低体重出生儿、新生儿）应监测血药浓度，慎重给药<br>老年人：老年患者确有指征使用时必须调整剂量或调整用药间隔<br>妊娠与哺乳期妇女：应充分权衡利弊 |
| **药典** | USP、Eur. P.、Jpn. P. |
| **国家处方集** | CNF |
| **其他推荐依据** | |
| **■ 药品名称** | **去甲万古霉素　Norvancomycin** |
| **抗菌谱与适应证** | 1. 可用于对青霉素过敏的肠球菌、棒状杆菌属心内膜炎患者的治疗<br>2. 可用于对青霉素类或头孢菌素类药过敏，或经上述抗生素治疗无效的严重葡萄球菌所致心内膜炎、骨髓炎、肺炎、败血症或软组织感染患者的治疗<br>3. 可用于治疗血液透析患者发生葡萄球菌属所致动静脉分流感染 |
| **制剂与规格** | 注射用盐酸去甲万古霉素[保(乙)]：①400mg（40万U）；②800mg（80万U） |
| **用法与用量** | 成人：静脉滴注，一日800~1600mg，分2~3次给药。肾功能减退者需减少维持剂量。可延长给药间期，每次剂量不变，或减少每次剂量，给药间期不变<br>儿童：静脉滴注，一日16~24mg/kg，一次或分次给药 |
| **注意事项** | 1. 听力减退或有耳聋病史者慎用<br>2. 不可肌内注射或静脉注射<br>3. 治疗期间应定期检查听力、尿液中蛋白、管型、细胞数及测定尿相对密度等 |
| **禁忌** | 对万古霉素类抗生素过敏者禁用 |

续　表

| | |
|---|---|
| 不良反应 | 可出现皮疹、恶心、静脉炎等；可引致耳鸣、听力减退，肾功能损害等 |
| 特殊人群用药 | 肝功能、肾功能不全患者：肾功能不全患者慎用，如有应用指征时需在治疗药物浓度监测下，根据肾功能减退程度减量应用<br>儿童：新生儿、婴幼儿用药必须充分权衡利弊<br>老年人：用于老年患者有引起耳毒性与肾毒性的危险（听力减退或丧失）。老年患者即使肾功能测定在正常范围内，使用时应采用较小治疗剂量<br>妊娠与哺乳期妇女：妊娠期患者避免应用；哺乳期妇女慎用 |
| 药典 | Chin. P. |
| 国家处方集 | CNF |
| 其他推荐依据 | |
| ■ 药品名称 | 替考拉宁　Teicoplanin |
| 抗菌谱与适应证 | 1. 用于治疗严重的革兰阳性菌感染，尤其是不能用青霉素类及头孢菌素类抗生素治疗或用上述抗生素治疗失败的严重葡萄球菌感染，或对其他抗生素耐药的葡萄球菌感染。皮肤和软组织感染、泌尿道感染、呼吸道感染、骨和关节感染、败血症、心内膜炎及持续不卧床腹膜透析相关性腹膜炎<br>2. 作为万古霉素和甲硝唑的替代药 |
| 制剂与规格 | 注射用替考拉宁[保(乙)]：200mg |
| 用法与用量 | 1. 成人肌内、静脉滴注或静脉注射：中度感染，负荷量为第 1 日单次给药 400mg；维持量为一次 200mg，一日 1 次；严重感染，负荷量为一次 400mg，每 12 小时 1 次，共给药 3 次；维持量为一次 400mg，一日 1 次；严重烧伤感染或金黄色葡萄球菌心内膜炎，维持量可能需达一日 12mg/kg<br>2. 儿童肌内、静脉滴注或静脉注射：中度感染，推荐前 3 次剂量为 10mg/kg，每 12 小时 1 次，随后剂量为 6mg/kg，一日 1 次；严重感染和中性粒细胞减少的患儿（2 个月以上），推荐前 3 次剂量为 10mg/kg，每 12 小时 1 次，随后维持量为一次 10mg/kg，一日 1 次；严重感染和中性粒细胞减少的新生儿，第 1 日的推荐剂量为 16mg/kg，只用 1 剂；以后维持剂量为一次 8mg/kg，一日 1 次 |
| 注意事项 | 治疗期间定期做血液及肝功能、肾功能的检查 |
| 禁忌 | 对本药过敏者，对万古霉素、去甲万古霉素等糖肽类抗生素过敏者禁用 |
| 不良反应 | 局部反应可见注射部位疼痛、血栓性静脉炎；过敏反应可见皮疹、瘙痒、支气管痉挛、药物热等；胃肠道反应可见恶心、呕吐、腹泻等；神经系统反应可见头痛、嗜睡等 |
| 特殊人群用药 | 肝功能、肾功能不全患者：肾功能不全患者慎用<br>儿童：可用于 2 个月以上儿童的革兰阳性菌感染<br>老年人：除非有肾损害，否则老年患者无需调整剂量<br>妊娠与哺乳期妇女：本药一般不应用于妊娠期或可能妊娠的妇女，除非权衡利弊后必须使用；建议哺乳期妇女用药时暂停授乳 |
| 药典 | Jpn. P. |
| 国家处方集 | CNF |
| 其他推荐依据 | |

续 表

| ■ 药品名称 | 黏菌素 Colistin |
|---|---|
| 抗菌谱与适应证 | 用于肠道手术前准备，用于大肠埃希菌性肠炎和对其他药物耐药的菌痢 |
| 制剂与规格 | 硫酸黏菌素片[保(乙)]：①50 万 U；②100 万 U；③300 万 U<br>硫酸黏菌素颗粒：1g∶100 万 U<br>注射用黏菌素：50mg |
| 用法与用量 | 成人：①口服，一日（100～150）万 U，分 2～3 次服用；②肌内注射或静脉滴注，一日（100～150）万 U<br>儿童：①口服，一日（2～3）万 U/kg，分 2～3 次服用；②肌内注射或静脉滴注，一日（2～3）万 U/kg |
| 注意事项 | 不宜与其他肾毒性药物合用 |
| 禁忌 | 对黏菌素过敏者禁用 |
| 不良反应 | 食欲减退、恶心和呕吐等胃肠道反应和皮疹、瘙痒等过敏反应 |
| 特殊人群用药 | 肝功能、肾功能不全患者：肾功能不全患者慎用<br>妊娠与哺乳期妇女：孕妇用药应权衡利弊，妊娠安全性分级为 B 级 |
| 药典 | USP、Eur. P.、Chin. P.、Jpn. P. |
| 国家处方集 | CNF |
| 其他推荐依据 | |

## 第十二节　其他抗菌药

| ■ 药品名称 | 呋喃妥因 Nitrofurantoin |
|---|---|
| 抗菌谱与适应证 | 1. 用于治疗敏感菌如大肠埃希菌、肠球菌属以及克雷伯菌属、肠杆菌属所致的急性单纯性下尿路感染<br>2. 也可用于尿路感染的预防 |
| 制剂与规格 | 呋喃妥因片[保(甲)]：50mg<br>呋喃妥因肠溶胶囊[保(甲)]：50mg<br>呋喃妥因栓：①50mg；②100mg |
| 用法与用量 | 口服<br>成人：尿路感染，一次 50～100mg，一日 3～4 次；单纯性下尿路感染用低剂量，疗程不低于 1 周，或用至尿培养阴性后至少 3 天，不宜超过 14 天；预防尿路感染，对尿路感染反复发作者，可一日 50～100mg 作预防应用，临睡前服用<br>儿童：尿路感染，1 个月以上儿童，一日 5～7mg/kg，分 4 次服用；疗程不低于 1 周，或用至尿培养阴性后至少 3 天；预防尿路感染，一日 1mg/kg，临睡前服用 |
| 注意事项 | 1. 宜与食物同服，以减少对胃肠道的刺激<br>2. 疗程至少 7 日，或继续用药至尿液中细菌清除 3 日以上<br>3. 葡萄糖-6-磷酸脱氢酶缺乏症患者、周围神经病变者、肺部疾病患者慎用 |

续　表

| | |
|---|---|
| 禁忌 | 新生儿、孕妇、哺乳期妇女、肾功能减退及对硝基呋喃类药过敏者禁用 |
| 不良反应 | 常见恶心、呕吐、食欲减退和腹泻；少见药物热、皮疹、粒细胞减少等变态反应；偶见头痛、头晕、嗜睡、肌痛等 |
| 特殊人群用药 | 肝功能、肾功能不全患者：肾功能减退者禁用<br>儿童：新生儿禁用<br>老年人：慎用，必须使用时宜根据肾功能调整给药剂量。老年患者的前列腺感染不宜使用本药<br>妊娠与哺乳期妇女：孕妇不宜应用，妊娠晚期妇女禁用，妊娠安全性分级为 B 级；哺乳期妇女用药期间应暂停授乳 |
| 药典 | Eur. P.、Chin. P. |
| 国家处方集 | CNF |
| 其他推荐依据 | |
| ■ 药品名称 | 呋喃唑酮　Furazolidone |
| 抗菌谱与适应证 | 主要用于治疗细菌性痢疾、肠炎、霍乱。也可用于治疗伤寒、副伤寒、梨形鞭毛虫病和阴道滴虫病。还可与制酸剂等药物合用于治疗幽门螺杆菌所致的胃窦炎 |
| 制剂与规格 | 呋喃唑酮片[保(甲)]：①10mg；②30mg；③100mg |
| 用法与用量 | 口服：成人，一次 100mg，一日 3~4 次；儿童，一日 5~10mg/kg，分 4 次服用。肠道感染疗程为 5~7 天，梨形鞭毛虫病疗程为 7~10 天 |
| 注意事项 | 1. 不宜用于溃疡病或支气管哮喘患者<br>2. 用药期间和停药后 5 日内禁止饮酒<br>3. 葡萄糖-6-磷酸脱氢酶缺乏症患者、溃疡病患者、支气管哮喘患者慎用 |
| 禁忌 | 对本药或其他硝基呋喃类药过敏者、新生儿、哺乳妇女禁用 |
| 不良反应 | 主要有恶心、呕吐、腹泻、头痛、头晕、药物热、皮疹、肛门瘙痒、哮喘、直立性低血压、低血糖、肺浸润等，偶可出现溶血性贫血、黄疸及多发性神经炎 |
| 特殊人群用药 | 肝功能、肾功能不全患者：肾功能不全者慎用<br>儿童：新生儿禁用<br>妊娠与哺乳期妇女：妊娠安全性分级为 C 级；哺乳期妇女禁用 |
| 药典 | USP、BP、Fr. P. |
| 国家处方集 | CNF |
| 其他推荐依据 | |
| ■ 药品名称 | 甲硝唑　Metronidazole |
| 抗菌谱与适应证 | 1. 用于治疗阴道滴虫病<br>2. 可用于治疗肠道及组织内阿米巴病<br>3. 可用于治疗小袋虫病和皮肤利什曼病、麦地那龙线虫感染、贾第虫病等<br>4. 适用于治疗各种厌氧菌感染 |

续　表

| | |
|---|---|
| 制剂与规格 | 甲硝唑注射液[保(甲)]：①20ml：100mg；②100ml：200mg；③100ml：500mg[基]；④250ml：500mg；⑤250ml：1250mg<br>甲硝唑葡萄糖注射液[保(乙)]：250ml（甲硝唑0.5g、葡萄糖12.5g）<br>甲硝唑片[基,保(甲)]：0.2g<br>甲硝唑胶囊[基,保(甲)]：0.2g<br>甲硝唑阴道泡腾片[保(甲)]：0.5g<br>甲硝唑栓[保(甲)]：①0.5g[基]；②1g<br>甲硝唑口含片[保(甲)]：①2.5mg；②3mg |
| 用法与用量 | 1. 成人口服给药：滴虫病，一次0.2g，一日4次，疗程7天，可同时使用栓剂。厌氧菌感染，一次0.5g，一日3次，疗程不低于7天。一日最大剂量不宜超过4g<br>2. 成人静脉滴注：厌氧菌感染，首次剂量为15mg/kg，继以7.5mg/kg维持，一次最大剂量不超过1g，每6~8小时1次，疗程不低于7天<br>3. 成人阴道栓剂：用于滴虫病，每晚0.5g置入阴道内，连用7~10天<br>4. 儿童口服给药：滴虫病，一日15~25mg/kg，分3次给药，服用7~10天。厌氧菌感染，一日20~50mg/kg<br>5. 儿童静脉滴注剂量同成人 |
| 注意事项 | 1. 出现运动失调或其他中枢神经系统症状时应停药<br>2. 用药期间应戒酒，饮酒后出现腹痛、呕吐、头痛等症状 |
| 禁忌 | 对本药或其他硝基咪唑类药物过敏或有过敏史者、活动性中枢神经系统疾病者、血液病者、孕妇及哺乳期妇女禁用 |
| 不良反应 | 1. 消化系统：恶心、呕吐、食欲缺乏、腹部绞痛，一般不影响治疗<br>2. 神经系统：头痛、眩晕，偶有感觉异常、肢体麻木、共济失调、多发性神经炎等，大剂量可致抽搐<br>3. 少数病例发生荨麻疹、潮红、瘙痒、膀胱炎、排尿困难、口中金属味及白细胞减少等，均属可逆性，停药后自行恢复 |
| 特殊人群用药 | 肝功能、肾功能不全患者：肝功能不全患者慎用<br>老年人：应注意监测血药浓度并调整剂量<br>妊娠与哺乳期妇女：禁用，妊娠安全性分级为B级 |
| 药典 | USP、Eur. P.、Chin. P. |
| 国家处方集 | CNF |
| 其他推荐依据 | |
| ■ 药品名称 | 替硝唑　Tinidazole |
| 抗菌谱与适应证 | 1. 用于治疗多种厌氧菌感染，如败血症、骨髓炎、腹腔感染、盆腔感染、鼻窦炎、支气管感染、肺炎、皮肤蜂窝织炎、口腔感染及术后伤口感染<br>2. 用于结肠或直肠手术、妇产科手术及口腔手术的术前预防用药<br>3. 也可用于肠道及肠道外阿米巴病、阴道滴虫病、贾第鞭毛虫病的治疗<br>4. 还可作为甲硝唑的替代药，用于治疗幽门螺杆菌所致的胃窦炎及消化性溃疡 |

续 表

| | |
|---|---|
| **制剂与规格** | 替硝唑片[基,保(甲)]：0.5g<br>替硝唑注射液[保(乙)]：①100ml：0.4g；②200ml：0.8g<br>替硝唑葡萄糖注射液[保(乙)]：①100ml：0.2g；②100ml：0.4g；③200ml：0.4g<br>替硝唑栓[保(乙)]：0.2g |
| **用法与用量** | 成人：①口服：厌氧菌感染，常用量为一次1g，一日1次，首剂加倍，疗程多为5~6天，口腔感染时疗程3天；外科预防用药，一次2g，术前12小时单次服用。阴道滴虫病、贾第鞭毛虫病，一次2g，单次服用。必要时3~5日可重复1次。滴虫感染时也可一次1g，一日1次，首剂加倍，连服3天。②静脉滴注：厌氧菌感染，一次0.8g，一日1次。疗程为5~6天。外科预防用药，总量为1.6g，分1~2次给药，第一次于术前2小时，第二次于术中或术后12~24小时内给药。③阴道给药：一次0.2g，一日2次 |
| **注意事项** | 1. 如疗程中发生中枢神经系统不良反应，应及时停药<br>2. 用药期间不应饮用含乙醇的饮料，因可引起体内乙醇蓄积，干扰乙醇的氧化过程，导致双硫仑样反应，患者可出现腹部痉挛、恶心、呕吐、头痛、面部潮红等<br>3. 念珠菌感染者应用本品，其症状会加重，需同时抗真菌治疗<br>4. 治疗阴道滴虫病时，需同时治疗其性伴侣 |
| **禁忌** | 1. 对替硝唑或吡咯类药物过敏患者<br>2. 有活动性中枢神经疾病和血液病者 |
| **不良反应** | 1. 不良反应少见而轻微，主要为恶心、呕吐、上腹痛、食欲下降及口腔金属味，可有头痛、眩晕、皮肤瘙痒、皮疹、便秘及全身不适<br>2. 高剂量时也可引起癫痫发作和周围神经病变 |
| **特殊人群用药** | 肝功能、肾功能不全患者：肝功能不全者慎用<br>儿童：12岁以下禁用<br>老年人：用药时应注意监测血药浓度并调整剂量<br>妊娠与哺乳期妇女：妊娠早期禁用本药，妊娠中、晚期应充分权衡利弊后谨慎使用。FDA妊娠安全性分级为C级。哺乳期妇女暂停授乳，治疗结束3天后方可重新授乳 |
| **药典** | USP、Eur. P.、Chin. P. |
| **国家处方集** | CNF |
| **其他推荐依据** | |
| **■ 药品名称** | 奥硝唑 Ornidazole |
| **抗菌谱与适应证** | 1. 用于由厌氧菌感染引起的多种疾病<br>2. 用于男女泌尿生殖道毛滴虫、贾第鞭毛虫感染引起的疾病（如阴道滴虫病）<br>3. 用于肠、肝阿米巴病（如阿米巴痢疾、阿米巴肝脓肿）<br>4. 用于手术前预防感染和手术后厌氧菌感染的治疗<br>5. 阴道栓用于细菌性阴道病、滴虫性阴道炎 |
| **制剂与规格** | 奥硝唑注射液[保(乙)]：5ml：500mg<br>注射用奥硝唑[保(乙)]：250mg<br>奥硝唑氯化钠注射液[保(乙)]：100ml（奥硝唑250mg、氯化钠825mg）<br>奥硝唑葡萄糖注射液[保(乙)]：100ml（奥硝唑500mg、葡萄糖5g） |

续 表

| | |
|---|---|
| **用法与用量** | 成人：①静脉滴注：厌氧菌感染，手术前后预防感染，术前1~2小时滴注1000mg，术后12小时滴注500mg，术后24小时滴注500mg；治疗厌氧菌引起的感染，初始剂量为500~1000mg，然后每12小时滴注500mg，连用3~6天；治疗严重阿米巴病，初始剂量为500~1000mg，以后每12小时滴注500mg，连用3~6天。②阴道给药：一次500mg，每晚1次，连续5~7天<br>儿童：静脉滴注，一日20~30mg/kg，每12小时滴注1次，时间为30分钟 |
| **注意事项** | 中枢神经系统疾病患者、肝脏疾病患者、多毛性硬化症患者、酗酒者慎用 |
| **禁忌** | 对本药或其他硝基咪唑类药物过敏者、各种器官硬化症、造血功能低下、慢性酒精中毒患者、有脑和脊髓病变的患者禁用 |
| **不良反应** | 1. 消化系统：胃部不适、胃痛、口腔异味<br>2. 神经系统：头痛及困倦、眩晕、颤抖、运动失调、周围神经病、癫痫发作、痉挛等<br>3. 过敏反应：皮疹、瘙痒等<br>4. 局部反应：刺感、疼痛等 |
| **特殊人群用药** | 儿童：慎用，建议3岁以下儿童不用<br>妊娠与哺乳期妇女：建议孕妇（特别是妊娠早期）、哺乳期妇女慎用本药 |
| **药典** | USP、Eur. P.、Chin. P. |
| **国家处方集** | CNF |
| **其他推荐依据** | |
| **■ 药品名称** | 磷霉素 Fosfomycin |
| **抗菌谱与适应证** | 1. 口服制剂适用于治疗敏感菌所致的单纯性下尿路感染、肠道感染（包括细菌性痢疾）、呼吸道感染、皮肤软组织感染、眼科感染及妇科感染等<br>2. 注射制剂适用于治疗敏感菌所致的呼吸道感染、尿路感染、皮肤软组织感染等。也可与其他抗菌药联合用于治疗敏感菌所致的严重感染（如败血症、腹膜炎、骨髓炎等） |
| **制剂与规格** | 磷霉素钙片[保(乙)]：①0.1g；②0.2g；③0.5g<br>磷霉素钙胶囊[保(乙)]：0.1g<br>磷霉素钙颗粒：0.5g<br>注射用磷霉素钠[基,保(甲)]：①1.0g；②2.0g；③4.0g |
| **用法与用量** | 成人：①口服，治疗尿路感染等轻症感染，一日2~4g，分3~4次服用；②静脉给药，治疗中度或重度系统感染，一日4~12g，严重感染可增至16g，分2~3次静脉滴注或缓慢静脉推注；③肌内注射，一日2~8g，分3~4次肌内注射<br>儿童：①口服，一日0.05~0.10g/kg，分3~4次服用；②静脉滴注，一日0.1~0.3g/kg，分2~3次静脉滴注；③肌内注射，一日0.05~0.20g/kg，分3~4次肌内注射 |
| **注意事项** | 1. 静脉滴注速度宜缓慢，静脉滴注时间1~2小时<br>2. 应用较大剂量时应监测肝功能 |
| **禁忌** | 对磷霉素过敏者、妊娠及哺乳期妇女、5岁以下儿童 |
| **不良反应** | 主要有恶心、食欲减退、腹部不适、稀便或轻度腹泻；偶见皮疹，嗜酸性粒细胞增多，红细胞、血小板、白细胞降低，头晕、头痛等反应；注射部位静脉炎等 |

续　表

| | |
|---|---|
| 特殊人群用药 | 肝功能、肾功能不全者：肝功能、肾功能减退者慎用<br>儿童：5 岁以上儿童应减量及慎用<br>老年人：应酌减剂量并慎用<br>妊娠与哺乳期妇女：建可透过胎盘屏障，迅速进入胎儿循环，但对胎儿的影响尚无足够和严密的对照观察，妊娠安全性分级为 B 级；哺乳期妇女应避免使用，必须用药时应暂停授乳 |
| 药典 | Eur. P.、Chin. P.、Jpn. P. |
| 国家处方集 | CNF |
| 其他推荐依据 | |
| ■ 药品名称 | 夫西地酸　Fusidic Acid |
| 抗菌谱与适应证 | 1. 用于敏感菌所致的骨髓炎或皮肤、软组织感染<br>2. 用于其他抗菌药治疗失败的深部感染，如败血症、肺炎、心内膜炎等 |
| 制剂与规格 | 夫西地酸片：250mg<br>注射用夫西地酸[保(乙)]：①0. 125g；②0. 5g<br>夫西地酸混悬液：5ml∶250mg<br>夫西地酸乳膏[保(乙)]：15g∶0. 3g |
| 用法与用量 | 1. 口服：成人，一次 500mg，一日 3 次；重症加倍。1 岁以下患儿，一日 50mg/kg，分 3 次给药。1~5 岁患儿，一次 250mg，一日 3 次。5~12 岁患儿，用法与用量同成人<br>2. 局部给药：一日 2~3 次，涂于患处，疗程为 7 天。治疗疥疮时可根据病情需要延长疗程<br>3. 静脉注射：成人，一次 500mg，一日 3 次；儿童及婴儿，一日 20mg/kg（按体重），分 3 次给药 |
| 注意事项 | 1. 早产儿、黄疸、酸中毒及严重病弱的新生儿使用时需留意有无胆红素脑病症状<br>2. 静脉注射时不能与卡那霉素、庆大霉素、万古霉素、头孢噻啶或阿莫西林混合；亦不可与全血、氨基酸溶液或含钙溶液混合 |
| 禁忌 | 对夫西地酸过敏者禁用；妊娠初始 3 个月内禁用 |
| 不良反应 | 静脉滴注可能导致血栓性静脉炎和静脉痉挛等 |
| 特殊人群用药 | 肝功能、肾功能不全者：肝功能不全者慎用<br>儿童：早产儿、严重病弱的新生儿使用时需留意有无胆红素脑病症状<br>妊娠与哺乳期妇女：在动物实验中有致胎仔畸形的报道，但目前尚无临床对照研究；可经皮肤吸收，哺乳期妇女禁止局部用于乳房部位的皮肤感染 |
| 药典 | Eur. P. |
| 国家处方集 | CNF |
| 其他推荐依据 | |
| ■ 药品名称 | 利奈唑胺　Linezolid |
| 抗菌谱与适应证 | 1. 用于由肺炎链球菌（包括多重耐药株）或金黄色葡萄球菌（甲氧西林敏感株）引起的社区获得性肺炎<br>2. 用于由肺炎链球菌（包括多重耐药株）或金黄色葡萄球菌（甲氧西林敏感和耐药株）引起的医院内获得性肺炎<br>3. 用于由金黄色葡萄球菌、化脓性链球菌或无乳链球菌引起的复杂性皮肤和皮肤组织感染 |

续 表

| | |
|---|---|
| | 4. 用于由金黄色葡萄球菌或化脓性链球菌引起的非复杂性皮肤和皮肤组织感染<br>5. 用于耐万古霉素的粪肠球菌感染 |
| **制剂与规格** | 利奈唑胺注射液：①100ml∶200mg；②300ml∶600mg<br>利奈唑胺片[保(乙)]：①200mg；②600mg<br>利奈唑胺口服混悬液：5ml∶100mg |
| **用法与用量** | 口服或静脉滴注。①复杂性皮肤或皮肤软组织感染、社区获得性肺炎，包括伴发的菌血症、院内获得性肺炎、甲氧西林耐药金葡菌感染：成人和青少年（12岁及以上）每12小时600mg；儿童患者（出生至11岁）每8小时10mg/kg；②万古霉素耐药的屎肠球菌感染，包括伴发的菌血症：成人和青少年（12岁及以上）每8小时10mg/kg，儿童患者（出生至11岁）每8小时10mg/kg；③非复杂性皮肤和皮肤软组织感染：成人每12小时400mg，口服；青少年每12小时600mg，口服；＜5岁，每8小时10mg/kg，口服；5~11岁，每12小时10mg/kg，口服 |
| **注意事项** | 有骨髓抑制病史者、苯丙酮尿症患者、类癌综合征患者、未控制的高血压患者、嗜铬细胞瘤患者、未治疗的甲状腺功能亢进患者慎用 |
| **禁忌** | 对本药过敏者禁用 |
| **不良反应** | 常见失眠、头晕、头痛、腹泻、恶心、呕吐、便秘、皮疹、瘙痒、发热、口腔念珠菌病、阴道念珠菌病、真菌感染等 |
| **特殊人群用药** | 肝功能、肾功能不全者：肾功能不全者慎用<br>儿童：不推荐本品经验性用于儿童患者的中枢神经系统感染<br>妊娠与哺乳期妇女：孕妇慎用，妊娠安全性分级为C级；哺乳期妇女慎用 |
| **药典** | |
| **国家处方集** | CNF |
| **其他推荐依据** | |
| **■ 药品名称** | 小檗碱 Berberine |
| **抗菌谱与适应证** | 主要用于治疗敏感病原菌所致的胃肠炎、细菌性痢疾等胃肠道感染 |
| **制剂与规格** | 盐酸小檗碱片[保(甲)]：①50mg；②100mg |
| **用法与用量** | 口服：成人，胃肠道感染，一次0.1~0.3g，一日3次 |
| **注意事项** | 本品静脉注射后可发生严重溶血性贫血和循环障碍，严格禁止静脉给药 |
| **禁忌** | 对本药过敏者禁用；溶血性贫血患者禁用；对葡萄糖-6-磷酸脱氢酶缺乏儿童禁用 |
| **不良反应** | 口服给药时有令人不快的鱼腥味，也偶见皮疹等过敏反应症状，但停药后可自行消退；静脉给药时有出现呼吸困难、过敏性休克的报道 |
| **特殊人群用药** | 妊娠与哺乳期妇女：慎用 |
| **药典** | Chin. P.、Jpn. P. |
| **国家处方集** | CNF |
| **其他推荐依据** | |

续　表

| ■ 药品名称 | 利福昔明　Rifaximin |
|---|---|
| 抗菌谱与适应证 | 治疗由敏感菌所致的肠道感染，包括急慢性肠道感染、腹泻综合征、夏季腹泻、旅行者腹泻和小肠结肠炎等 |
| 制剂与规格 | 利福昔明胶囊[保(乙)]：100mg |
| 用法与用量 | 口服。成人，一次 200mg，一日 3~4 次。儿童：6~12 岁，一次 100~200mg，一日 4 次；12 岁以上儿童，剂量同成人。一般连续用药不宜超过 7 天 |
| 注意事项 | 长期大剂量用药或肠黏膜受损时，会有极少量（<1%）被吸收，导致尿液呈粉红色 |
| 禁忌 | 对本药或其他利福霉素类药过敏者、肠梗阻者、严重的肠道溃疡性病变者禁用 |
| 不良反应 | 常见恶心、呕吐、腹胀、腹痛；少见荨麻疹、足部水肿等 |
| 特殊人群用药 | 儿童：连续服用本药不能超过 7 日；6 岁以下儿童不要服用本药<br>妊娠与哺乳期妇女：妊娠期妇女需权衡利弊后用药；哺乳期妇女可在有适当医疗监测的情况下服用本药 |
| 药典 | USP、Eur. P.、Chin. P.、Jpn. P. |
| 国家处方集 | CNF |
| 其他推荐依据 | |

# 第十三节　磺胺类与甲氧苄啶

| ■ 药品名称 | 磺胺甲噁唑　Sulfamethoxazole |
|---|---|
| 抗菌谱与适应证 | 1. 治疗敏感菌所致的急性单纯性尿路感染<br>2. 与甲氧苄啶联用，治疗对其敏感的流感杆菌、肺炎链球菌和其他链球菌所致的中耳炎<br>3. 与乙胺嘧啶联用，治疗鼠弓形虫引起的弓形虫病<br>4. 治疗星形奴卡菌病<br>5. 作为治疗沙眼衣原体所致宫颈炎、尿道炎、新生儿包含体结膜炎的次选药物<br>6. 作为治疗杜克雷嗜血杆菌所致软下疳的可选药物<br>7. 预防敏感脑膜炎球菌所致的流行性脑脊髓膜炎<br>8. 作为对氯喹耐药的恶性疟疾治疗的辅助用药 |
| 制剂与规格 | 磺胺甲噁唑片：0.5g<br>复方磺胺甲噁唑片[基,保(甲)]：磺胺甲噁唑 0.4g 和甲氧苄啶 80mg |
| 用法与用量 | 口服<br>成人：一般感染，首次剂量为 2g，以后一日 2g，分 2 次服用。治疗尿路感染时疗程至少为 7~10 天。肾功能不全患者用量应调整为常用量的 1/2<br>儿童：2 个月以上患儿的一般感染，首次剂量为 50~60mg/kg（总量不超过 2g），以后一日 50~60mg/kg，分 2 次服用 |

续 表

| | |
|---|---|
| 注意事项 | 1. 葡萄糖-6-磷酸脱氢酶缺乏者、血卟啉病患者、艾滋病患者、休克患者慎用<br>2. 治疗中须注意检查：全血象，尿液，肝功能、肾功能 |
| 禁忌 | 对磺胺类药过敏者、巨幼红细胞性贫血患者、孕妇、哺乳期妇女、小于2个月的婴儿以及重度肝功能、肾功能损害者禁用 |
| 不良反应 | 过敏反应较为常见，可表现为药疹、剥脱性皮炎等；中性粒细胞减少或缺乏症、血小板减少症及再生障碍性贫血等 |
| 特殊人群用药 | 肝功能、肾功能不全患者：肝功能、肾功能损害者慎用<br>儿童：2个月以下婴儿禁用<br>老年人：慎用<br>妊娠与哺乳期妇女：妊娠安全性分级为C级，孕妇、哺乳妇女禁用 |
| 药典 | USP、Eur. P.、Chin. P.、Jpn. P. |
| 国家处方集 | CNF |
| 其他推荐依据 | |
| ■ 药品名称 | 磺胺嘧啶 Sulfadiazine |
| 抗菌谱与适应证 | 1. 用于预防、治疗敏感脑膜炎球菌所致的流行性脑膜炎<br>2. 用于治疗敏感菌所致的急性支气管炎、轻症肺炎、中耳炎及皮肤软组织等感染<br>3. 用于治疗星形诺卡菌病<br>4. 作为治疗沙眼衣原体所致宫颈炎和尿道炎的次选药物<br>5. 作为治疗由沙眼衣原体所致的新生儿包含体结膜炎的次选药物<br>6. 可作为对氯喹耐药的恶性疟疾治疗的辅助用药<br>7. 与乙胺嘧啶联合用药治疗鼠弓形虫引起的弓形虫病 |
| 制剂与规格 | 磺胺嘧啶片[基,保(甲)]：0.5g<br>注射用磺胺嘧啶钠[保(甲)]：①0.4g；②1g<br>磺胺嘧啶混悬液：10%（g/ml） |
| 用法与用量 | 成人：①口服：一般感染，首剂量为2g，以后一次1g，一日2次。治疗流行性脑膜炎，首次量为2g，维持量一次1g，一日4次；②静脉给药：一般感染，一次1~1.5g，一日3次。治疗流行性脑膜炎，首剂量为50mg/kg，维持量一日100mg/kg，分3~4次静脉滴注或缓慢静脉注射<br>儿童：①口服：2个月以上婴儿及儿童的一般感染，首次剂量为50~60mg/kg（总量不超过2g），以后一次25~30mg/kg，一日2次；②静脉给药：一般感染，一日50~75mg/kg，分2次静脉滴注或缓慢静脉注射。流行性脑膜炎，一日100~150mg/kg，分3~4次静脉滴注或缓慢静脉注射 |
| 注意事项 | 葡萄糖-6-磷酸脱氢酶缺乏者、血卟啉病患者、艾滋病患者、休克患者慎用 |
| 禁忌 | 对本药或其他磺胺类药过敏者、严重肝肾功能不全者、孕妇、哺乳期妇女、小于2个月的婴儿禁用 |
| 不良反应 | 过敏反应较为常见，可表现为药疹、剥脱性皮炎等；中性粒细胞减少或缺乏症、血小板减少症及再生障碍性贫血等；溶血性贫血及血红蛋白尿；高胆红素血症和新生儿胆红素脑病 |

续　表

| | |
|---|---|
| 特殊人群用药 | 肝功能、肾功能不全患者：轻、中度肝功能、肾功能损害者慎用<br>儿童：2个月以下婴儿禁用<br>老年人：慎用<br>妊娠与哺乳期妇女：孕妇、哺乳妇女禁用，妊娠安全性分级为B级（妊娠早、中期）、D级（妊娠晚期） |
| 药典 | USP、Eur. P.、Chin. P. |
| 国家处方集 | CNF |
| 其他推荐依据 | |
| ■ 药品名称 | 甲氧苄啶　Trimethoprim |
| 抗菌谱与适应证 | 1. 可单独用于治疗敏感菌所致的急性单纯性尿路感染和细菌性前列腺炎<br>2. 与磺胺甲噁唑或磺胺嘧啶联用，可用于治疗敏感菌所致的败血症、脑膜炎、中耳炎、肺部感染、急慢性支气管炎、菌痢、尿路感染、肾盂肾炎、肠炎、伤寒等<br>3. 与磺胺-2,6-二甲氧嘧啶联用，还可用于治疗对氯喹耐药的疟疾 |
| 制剂与规格 | 甲氧苄啶片[保(乙)]：100mg<br>甲氧苄啶颗粒：1g∶50mg |
| 用法与用量 | 口服<br>成人：治疗急性单纯性尿路感染，一次0.1g，每12小时1次；或一次0.2g，每12小时1次。疗程为7~10日。预防尿路感染，一次0.1g，一日1次。肾功能不全者根据肌酐清除率调整剂量。肌酐清除率< 15ml/min，不宜使用<br>儿童：6个月至5岁患儿，甲氧苄啶颗粒一次1g（含甲氧苄啶50mg），一日2次；6~12岁患儿，甲氧苄啶颗粒一次2g（含甲氧苄啶100mg），一日2次 |
| 注意事项 | 1. 由于叶酸缺乏的巨幼细胞贫血或其他血液系统疾病患者慎用<br>2. 用药期间应定期进行外周血象检查 |
| 禁忌 | 对本药过敏者、早产儿、新生儿、严重肝肾疾病患者、严重血液病患者禁用 |
| 不良反应 | 可出现白细胞减少，血小板减少或高铁血红蛋白性贫血等；过敏反应：可发生瘙痒、皮疹，偶可呈严重的渗出性多形红斑；恶心、呕吐、腹泻等胃肠道反应等 |
| 特殊人群用药 | 肝功能、肾功能不全患者：轻、中度肝功能、肾功能损害者慎用<br>儿童：早产儿、新生儿、2个月以下婴儿禁用<br>老年人：老年患者应减少用量<br>妊娠与哺乳期妇女：妊娠期间应权衡利弊后用药，妊娠安全性分级为C级；哺乳期妇女用药应权衡利弊 |
| 药典 | USP、Eur. P.、Chin. P. |
| 国家处方集 | CNF |
| 其他推荐依据 | |

# 第十四节 氟喹诺酮类

| | |
|---|---|
| ■ 药品名称 | 吡哌酸 Pipemidic Acid |
| 抗菌谱与适应证 | 用于治疗敏感菌所致的尿路感染及肠道感染 |
| 制剂与规格 | 吡哌酸片[保(甲)]：①0.25g；②0.5g<br>吡哌酸胶囊[保(甲)]：0.25g |
| 用法与用量 | 口服：成人，一次0.5g，一日总量1~2g，疗程不宜超过10天 |
| 注意事项 | 1. 本品可与饮食同服，以减少胃肠道反应<br>2. 长期应用，宜定期监测血常规和肝功能、肾功能<br>3. 有中枢神经系统疾病患者慎用 |
| 禁忌 | 禁用于对本品和萘啶酸过敏的患者；孕妇、哺乳期妇女禁用；18岁以下小儿及青少年禁用 |
| 不良反应 | 主要为恶心、嗳气、上腹不适、食欲减退、稀便或便秘等胃肠道反应；皮疹或全身瘙痒少见，偶见眩晕、头痛等。停药后可自行恢复 |
| 特殊人群用药 | 肝功能、肾功能不全患者：严重肝功能、肾功能损害者慎用<br>儿童：婴幼儿及18岁以下青少年不宜使用<br>老年人：应减少用量<br>妊娠与哺乳期妇女：禁用 |
| 药典 | USP、Chin. P.、Jpn. P. |
| 国家处方集 | CNF |
| 其他推荐依据 | |
| ■ 药品名称 | 诺氟沙星 Norfloxacin |
| 抗菌谱与适应证 | 主要用于敏感菌所致的下列感染：泌尿生殖道感染，消化系统感染，呼吸道感染如急性支气管炎、慢性支气管炎急性发作、肺炎，急慢性肾盂肾炎，膀胱炎，伤寒等 |
| 制剂与规格 | 诺氟沙星片[基,保(甲)]：100mg<br>诺氟沙星胶囊[基,保(甲)]：100mg<br>诺氟沙星注射液：100ml：200mg<br>诺氟沙星葡萄糖注射液：100ml（诺氟沙星200mg、葡萄糖5g）<br>诺氟沙星栓：200mg<br>诺氟沙星药膜：20mg |
| 用法与用量 | 1. 口服：①一般用法：成人，一次100~200mg，一日3~4次；②下尿路感染：成人，一次400mg，一日2次；③复杂性尿路感染：剂量同上，疗程10~21天；④单纯性淋菌性尿道炎：成人，单次800~1200mg；⑤急、慢性前列腺炎：成人，一次400mg，一日2次，疗程28天；⑥一般肠道感染：成人，一次300~400mg，一日2次，疗程5~7天<br>2. 静脉滴注：成人，一日200mg，分2次，急性感染7~14天为一疗程，慢性感染14~21天为一疗程 |

**续　表**

| | |
|---|---|
| **注意事项** | 1. 不宜静脉注射，静脉滴注速度不宜过快<br>2. 本类药物可引起中、重度光敏反应，应避免过度暴露于阳光，发生后需停药<br>3. 有癫痫病史者、有胃溃疡史者、重症肌无力患者慎用 |
| **禁忌** | 对本药及其他喹诺酮类药过敏者、糖尿病患者、孕妇、哺乳期妇女、18 岁以下儿童禁用 |
| **不良反应** | 胃肠道反应较为常见，可表现为腹部不适或疼痛、腹泻、恶心或呕吐；中枢神经系统反应可有头晕、头痛、嗜睡或失眠；过敏反应有皮疹、皮肤瘙痒、面部潮红、胸闷等 |
| **特殊人群用药** | 肝功能、肾功能不全患者：肝功能、肾功能减退者慎用<br>儿童：不宜用于 18 岁以下患者。如感染由多重耐药菌引起者，细菌仅对喹诺酮类药呈敏感时，可在充分权衡利弊后应用<br>老年人：老年患者常有肾功能减退，因本品部分经肾排出，需减量应用<br>妊娠与哺乳期妇女：妊娠安全性分级为 C 级；哺乳期妇女应用时应停止哺乳 |
| **药典** | USP、Eur. P.、Chin. P.、Jpn. P. |
| **国家处方集** | CNF |
| **其他推荐依据** | |
| **■ 药品名称** | **氧氟沙星　Ofloxacin** |
| **抗菌谱与适应证** | 用于敏感菌所致的下列感染：<br>1. 泌尿生殖系统感染，包括单纯性及复杂性尿路感染、细菌性前列腺炎、淋病奈瑟菌尿道炎、宫颈炎（包括产酶株所致者）等<br>2. 呼吸系统感染，包括急性支气管炎、慢性支气管炎急性发作、肺炎及其他肺部感染等<br>3. 消化系统感染，包括胃肠道、胆道、腹腔的沙门菌属感染等<br>4. 骨、关节、皮肤软组织感染及败血症<br>5. 结核病，作为抗结核病的二线药物，多与异烟肼、利福平等合用 |
| **制剂与规格** | 氧氟沙星片：0. 1g<br>氧氟沙星颗粒：0. 1g<br>氧氟沙星注射液：100ml：200mg<br>氧氟沙星氯化钠注射液：100ml（氧氟沙星 200mg、氯化钠 900mg） |
| **用法与用量** | 口服或静脉给药。成人：<br>1. 下呼吸道感染：一次 300mg，一日 2 次，疗程 7~14 天<br>2. 急性单纯性下尿路感染：一次 200mg，一日 2 次，疗程 5~7 天<br>3. 复杂性尿路感染：一次 200mg，一日 2 次，疗程 10~14 天。缓释片，一次 400mg，一日 1 次，疗程 10 天<br>4. 细菌性前列腺炎：一次 300mg，一日 2 次，疗程 6 周<br>5. 衣原体宫颈炎或尿道炎：一次 300mg，一日 2 次，疗程 7~14 天<br>6. 单纯性淋病：单次口服 400mg<br>7. 铜绿假单胞菌感染或重度感染：一次 400mg，一日 2 次<br>8. 抗结核：一日 300mg，一日 1 次 |
| **注意事项** | 患有中枢神经系统疾病者（如癫痫、脑动脉硬化者）慎用 |
| **禁忌** | 对本药及其他喹诺酮类药过敏者、妊娠期及哺乳期妇女、18 岁以下儿童禁用 |

续 表

| | |
|---|---|
| 不良反应 | 胃肠道反应较为常见，可表现为腹部不适或疼痛、腹泻、恶心或呕吐；中枢神经系统反应可有头晕、头痛、嗜睡或失眠；过敏反应有皮疹、皮肤瘙痒、面部潮红、胸闷等 |
| 特殊人群用药 | 肝功能、肾功能不全患者：严重肝功能减退者、严重肾功能不全者慎用<br>儿童：18 岁以下患者用药的安全性尚未确立，不宜使用<br>老年人：老年患者多有肾功能减退，应减量给药<br>妊娠与哺乳期妇女：妊娠安全性分级为 C 级；哺乳期妇女全身用药时，应暂停授乳 |
| 药典 | USP、Eur. P.、Chin. P.、Jpn. P. |
| 国家处方集 | CNF |
| 其他推荐依据 | |
| ■ 药品名称 | 环丙沙星 Ciprofloxacin |
| 抗菌谱与适应证 | 可用于敏感菌所致的下列感染：<br>1. 泌尿生殖系统感染：包括单纯性或复杂性尿路感染、细菌性前列腺炎、淋病奈瑟菌尿道炎、肾盂肾炎、宫颈炎（包括产酶株所致者）等<br>2. 呼吸系统感染：包括扁桃体炎、咽炎、急性支气管炎及肺部感染等<br>3. 消化系统感染：包括胃肠道感染、胆囊炎、肛周脓肿等<br>4. 其他：还可用于骨关节感染、皮肤软组织感染及败血症等 |
| 制剂与规格 | 盐酸环丙沙星片[基,保(甲)]：0.25g<br>盐酸环丙沙星胶囊[基,保(甲)]：0.25g<br>乳酸环丙沙星注射液[保(甲)]：①100ml：0.1g；②100ml：0.2g；③250ml：0.25g<br>注射用乳酸环丙沙星[保(甲)]：0.2g<br>盐酸环丙沙星栓：0.2g<br>乳酸环丙沙星阴道泡腾片：0.1g |
| 用法与用量 | 1. 口服：①常用量：成人，一日 0.5~1.5g，分 2~3 次口服；②骨、关节感染：成人，一日 1.0~1.5g，分 2~3 次服，疗程不低于 4~6 周；③肺炎、皮肤软组织感染：成人，一日 1.0~1.5g，分 2~3 次服用，疗程 7~14 天；④肠道感染：成人，一日 1g，分 2 次服用，疗程 5~7 天；⑤伤寒：成人，一日 1.5g，分 2~3 次服，疗程 10~14 天；⑥急性单纯性下尿路感染：成人，一日 0.5g，分 2 次服用，疗程 5~7 天；复杂性尿路感染：成人，一日 1g，分 2 次服用，疗程 7~14 天<br>2. 静脉滴注：成人，一次 0.1~0.2g，每 12 小时 1 次。严重感染或铜绿假单胞菌感染可加大剂量至一次 0.4g，一日 2~3 次 |
| 注意事项 | 1. 宜空腹服用<br>2. 患中枢神经系统疾病者（如癫痫、脑动脉硬化患者）慎用 |
| 禁忌 | 对环丙沙星及任何一种氟喹诺酮类药过敏的患者禁用；孕妇、哺乳期妇女及 18 岁以下者禁用 |
| 不良反应 | 胃肠道反应较为常见，可表现为腹部不适或疼痛、腹泻、恶心或呕吐；中枢神经系统反应可有头晕、头痛、嗜睡或失眠；过敏反应有皮疹、皮肤瘙痒、面部潮红、胸闷等 |
| 特殊人群用药 | 肝功能、肾功能不全患者：肝功能、肾功能不全患者慎用<br>儿童：18 岁以下患者禁用<br>老年人：应减量给药<br>妊娠与哺乳期妇女：禁用 |
| 药典 | USP、Eur. P.、Chin. P. |

续 表

| | |
|---|---|
| 国家处方集 | CNF |
| 其他推荐依据 | |
| ■ 药品名称 | 左氧氟沙星 Levofloxacin |
| 抗菌谱与适应证 | 用于敏感细菌引起的下列中、重度感染：①呼吸系统感染；②泌尿系统感染；③生殖系统感染：急性前列腺炎、急性附睾炎、宫腔感染、子宫附件炎、盆腔炎（疑有厌氧菌感染时可合用甲硝唑）；④皮肤软组织感染；⑤肠道感染；⑥败血症、粒细胞减少及免疫功能低下患者的各种感染；⑦其他感染：乳腺炎、外伤、烧伤及手术后伤口感染、腹腔感染（必要时合用甲硝唑）、胆囊炎、胆管炎、骨与关节感染以及五官科感染等 |
| 制剂与规格 | 左氧氟沙星片[保(甲)]：①0.1g；②0.2g；③0.5g<br>甲磺酸左氧氟沙星片：100mg<br>盐酸左氧氟沙星片：100mg<br>盐酸左氧氟沙星分散片：100mg<br>盐酸左氧氟沙星胶囊：0.1g<br>盐酸左氧氟沙星注射液：①2ml：0.1g；②2ml：0.2g[基]；③3ml：0.3g；④100ml：0.1g；⑤100ml：0.2g；⑥100ml：0.3g<br>左氧氟沙星注射液[保(甲)]：100ml<br>乳酸左氧氟沙星注射液：①100ml：100mg；②100ml：200mg<br>乳酸左氧氟沙星氯化钠注射液：100ml<br>甲磺酸左氧氟沙星注射液 100ml：200mg<br>甲磺酸左氧氟沙星氯化钠注射液：250ml：500mg<br>注射用盐酸左氧氟沙星：①100mg；②200mg |
| 用法与用量 | 1. 口服：成人，一日 300~400mg，分 2~3 次服用，如感染较重或感染病原敏感性较差者剂量可增至一日 600mg，分 3 次服用。①呼吸道感染：成人，一次 200mg，一日 2 次；或一次 100mg，一日 3 次，疗程为 7~14 天；②急性单纯性下尿路感染：成人，一次 100mg，一日 2 次，疗程 5~7 天；③复杂性尿路感染：成人，一次 200mg，一日 2 次；或一次 100mg，一日 3 次，疗程 10~14 天；④细菌性前列腺炎：成人，一次 200mg，一日 2 次，疗程 6 周<br>2. 静脉滴注：成人，一次 100~200mg，一日 2 次。重度感染患者或病原菌对本药敏感性较差者，一日剂量可增至 600mg，分 2 次静脉滴注 |
| 注意事项 | 1. 癫痫史者、低钾血症或心肌病患者避免使用<br>2. 皮肤有药物过敏使者禁用本药软膏<br>3. 有中枢神经系统疾病史者慎用 |
| 禁忌 | 对左氧氟沙星及氟喹诺酮类药过敏者、妊娠及哺乳期妇女、18 岁以下儿童禁用 |
| 不良反应 | 胃肠道反应较为常见，可表现为腹部不适或疼痛、腹泻、恶心或呕吐；中枢神经系统反应可有头晕、头痛、嗜睡或失眠；过敏反应有皮疹、皮肤瘙痒、面部潮红、胸闷等 |
| 特殊人群用药 | 肝功能、肾功能不全患者：肝功能、肾功能受损者慎用<br>儿童：18 岁以下儿童禁用<br>老年人：应减量给药<br>妊娠与哺乳期妇女：禁用，妊娠安全性分级为 C 级 |
| 药典 | USP、Eur. P.、Chin. P. |
| 国家处方集 | CNF |

续 表

| | |
|---|---|
| 其他推荐依据 | |
| ■ 药品名称 | 氟罗沙星 Fleroxacin |
| 抗菌谱与适应证 | 用于敏感菌所致的下列感染：<br>1. 呼吸系统感染：急性支气管炎，慢性支气管炎急性发作及肺炎等<br>2. 泌尿生殖系统感染：膀胱炎、肾盂肾炎、前列腺炎、附睾炎、淋病奈瑟菌性尿道炎等<br>3. 消化系统感染：伤寒沙门菌感染、细菌性痢疾等<br>4. 其他：皮肤软组织、骨、关节、耳鼻喉、腹腔及盆腔感染 |
| 制剂与规格 | 氟罗沙星片：①100mg；②150mg；③200mg |
| 用法与用量 | 口服。成人，一次 200mg，一日 1~2 次，一般疗程为 7~14 天。重症患者一次 300~400mg，3~5 日后剂量减至常用量 |
| 注意事项 | 有中枢神经系统疾病（包括脑动脉硬化或抽搐及癫痫史）者慎用 |
| 禁忌 | 对本品或喹诺酮类药物过敏者禁用；妊娠、哺乳期妇女及 18 岁以下儿童禁用 |
| 不良反应 | 胃肠道反应较为常见，可表现为腹部不适或疼痛、腹泻、恶心呕吐、食欲缺乏等；中枢神经系统反应可有头晕、头痛、兴奋、嗜睡或失眠；变态反应有皮疹、皮肤瘙痒等 |
| 特殊人群用药 | 肝功能、肾功能不全患者：肝功能、肾功能损害者慎用<br>儿童：18 岁以下儿童禁用<br>老年人：高龄患者慎用<br>妊娠与哺乳期妇女：禁用 |
| 药典 | Chin. P. |
| 国家处方集 | CNF |
| 其他推荐依据 | |
| ■ 药品名称 | 吉米沙星 Gemifloxacin |
| 抗菌谱与适应证 | 1. 慢性支气管炎急性发作<br>2. 社区获得性肺炎<br>3. 急性鼻窦炎 |
| 制剂与规格 | 甲磺酸吉米沙星片[保(乙)]：320mg |
| 用法与用量 | 口服。成人：一次 320mg，一日 1 次，慢性支气管炎急性发作、社区获得性肺炎和急性鼻窦炎的疗程分别为 5 天、7 天和 5 天。不应超过推荐的剂量和疗程 |
| 注意事项 | 1. 以下情况慎用：QT 间期延长、心动过缓、急性心肌缺血等心脏疾病患者，葡萄糖-6-磷酸脱氢酶缺乏症患者，患中枢神经系统疾病者，未治疗的电解质紊乱（低血钾或低血镁）者<br>2. 用药前后及用药时应当检查或监测：全血细胞计数及白细胞分类、细菌培养及药敏试验、血药浓度监测、尿液分析 |
| 禁忌 | 对本品或其他氟喹诺酮类抗生素过敏者，妊娠及哺乳期妇女，18 岁以下患者禁用 |
| 不良反应 | 可引起头痛、眩晕等中枢神经系统反应；腹泻、恶心、腹痛、呕吐等胃肠道症状；ALT（GOT）、AST（GPT）升高，皮疹等 |

续　表

| | |
|---|---|
| 特殊人群用药 | 儿童：18 岁以下患者用药的安全性及有效性未确定<br>妊娠与哺乳期妇女：妊娠安全性分级为 C 级；哺乳期妇女用药应权衡利弊 |
| 药典 | USP |
| 国家处方集 | CNF |
| 其他推荐依据 | |
| ■ 药品名称 | 洛美沙星　Lomefloxacin |
| 抗菌谱与适应证 | 用于敏感菌所致的下列感染：<br>1. 泌尿生殖系统感染<br>2. 呼吸系统感染<br>3. 消化系统感染，包括肠炎、胆囊炎、肛周脓肿等<br>4. 如结膜炎、角膜炎、角膜溃疡、泪囊炎等<br>5. 中耳炎、外耳道炎、鼓膜炎<br>6. 其他：伤寒、骨和关节、皮肤软组织感染以及败血症等全身感染 |
| 制剂与规格 | 盐酸洛美沙星片：①0. 1g；②0. 2g；③0. 3g；④0. 4g<br>盐酸洛美沙星胶囊：①0. 1g；②0. 2g<br>盐酸洛美沙星注射液：①2ml∶100mg；②10ml∶100mg；③10ml∶200mg；④100ml∶200mg；⑤250ml∶200mg |
| 用法与用量 | 1. 口服：成人，一次 400mg，一日 1 次；或一次 300mg，一日 2 次。急性单纯性尿路感染，一次 400mg，一日 1 次；单纯性淋病，一次 300mg，一日 2 次<br>2. 静脉滴注：一次 200mg，一日 2 次。尿路感染，一次 100mg，每 12 小时 1 次 |
| 注意事项 | 1. 中枢神经系统疾病患者（包括脑动脉硬化或癫痫病史者）慎用<br>2. 本品每次滴注时间不少于 60 分钟<br>3. 本品可引起光敏反应<br>4. 当出现皮肤灼热、发红、肿胀、水疱、皮疹、瘙痒及皮炎时应停药 |
| 禁忌 | 对本品或其他氟喹诺酮类抗生素过敏者，妊娠及哺乳期妇女，18 岁以下患者 |
| 不良反应 | 口服时个别患者可出现中上腹部不适、食欲缺乏、恶心、口干、轻微头痛、头晕等症状，偶可出现皮疹、皮肤瘙痒等过敏反应和心悸、胸闷等，偶有 ALT（GOT）、AST（GPT）或尿素氮（BUN）值升高 |
| 特殊人群用药 | 肝功能、肾功能不全患者：肝功能不全者、肾功能减退者慎用<br>儿童：18 岁以下患者禁用<br>妊娠与哺乳期妇女：禁用。妊娠安全性分级为 C 级 |
| 药典 | USP、Eur. P.、Chin. P. |
| 国家处方集 | CNF |
| 其他推荐依据 | |
| ■ 药品名称 | 莫西沙星　Moxifloxacin |
| 抗菌谱与适应证 | 用于敏感菌所致的呼吸道感染，如慢性支气管炎急性发作、社区获得性肺炎（包括青霉素耐药的社区获得性肺炎）、急性鼻窦炎等。也可用于皮肤及软组织感染 |

续 表

| | |
|---|---|
| 制剂与规格 | 盐酸莫西沙星片[基,保(乙)]：0.4g<br>盐酸莫西沙星氯化钠注射液[保(乙)]：250ml（莫西沙星 0.4g、氯化钠 2.25g） |
| 用法与用量 | 1. 口服：成人，一次 0.4g，一日 1 次。慢性支气管炎急性发作疗程为 5 天；急性鼻窦炎、皮肤及软组织感染的疗程为 7 天；社区获得性肺炎的疗程为 10 天<br>2. 静脉滴注：成人，推荐剂量为一次 0.4g，一日 1 次，滴注时间为 90 分钟。慢性支气管炎急性发作疗程为 5 天；急性鼻窦炎、皮肤及软组织感染的疗程为 7 天；社区获得性肺炎采用序贯治疗，疗程为7~14 天 |
| 注意事项 | 1. 避免用于 QT 间期延长的患者、患有低钾血症及接受Ⅰa类（如奎尼丁、普鲁卡因胺）或Ⅲ类（如胺碘酮、索托洛尔）抗心律失常药物治疗的患者<br>2. 转氨酶高于正常值上限 5 倍以上者禁用<br>3. 在致心律失常的条件（如严重的心动过缓或急性心肌缺血）存在时慎用<br>4. 有或怀疑有可导致癫痫发作或降低癫痫发作阈值的中枢神经系统疾病的患者慎用 |
| 禁忌 | 对莫西沙星任何成分或其他喹诺酮类或任何辅料过敏者；妊娠和哺乳期妇女；18 岁以下儿童禁用 |
| 不良反应 | 常见腹痛、头痛、恶心、腹泻、呕吐、消化不良、肝功能实验室检查异常、眩晕等；少见乏力、口干、胃肠失调、便秘等 |
| 特殊人群用药 | 肝功能、肾功能不全患者：严重肝功能损害者禁用<br>儿童：18 岁以下儿童禁用<br>妊娠与哺乳期妇女：禁用。妊娠安全性分级为 C 级 |
| 药典 | USP、Eur. P.、Chin. P. |
| 国家处方集 | CNF |
| 其他推荐依据 | |
| ■ 药品名称 | 帕珠沙星　pazufloxacinctam |
| 抗菌谱与适应证 | 本品适用于敏感细菌引起的下列感染：<br>1. 慢性呼吸道疾病继发性感染，如慢性支气管炎、弥漫性细支气管炎、支气管扩张、肺气肿、肺间质纤维化、支气管哮喘、陈旧性肺结核、肺炎、肺脓肿<br>2. 肾盂肾炎、复杂性膀胱炎、前列腺炎<br>3. 烧伤创面感染，外科伤口感染<br>4. 胆囊炎、胆管炎、肝脓肿<br>5. 腹腔内脓肿、腹膜炎<br>6. 生殖器官感染，如子宫附件炎、子宫内膜炎、盆腔炎 |
| 制剂与规格 | 甲磺酸帕珠沙星注射液：①100ml∶0.3g；② 100ml∶0.5g |
| 用法与用量 | 静脉滴注。①（100ml∶0.3g）一次 0.3g，一日 2 次，静脉滴注时间为 30~60 分钟，疗程为 7~14 天。可根据患者的年龄和病情酌情调整剂量；②（100ml∶0.5g）一次 0.5g，一日 2 次，静脉滴注时间为 30~60 分钟。可根据患者的年龄和病情酌情减量，如一次 0.3g，一日 2 次。疗程为 7~14 天 |
| 注意事项 | 下列情况下慎用：支气管哮喘、皮疹、荨麻疹等过敏性疾病家族史的患者，心脏或循环系统功能异常者，有抽搐或癫痫等中枢神经系统疾病的患者，葡萄糖-6-磷酸脱氢酶缺乏患者，有休克病史者 |

续 表

| | |
|---|---|
| 禁忌 | 对帕珠沙星及喹诺酮类药物有过敏史的患者禁用 |
| 不良反应 | 腹泻、皮疹、恶心、呕吐，实验室检查可见 ALT（GOT）、AST（GPT）、ALP、r-GTP 升高，嗜酸性粒细胞增加等 |
| 特殊人群用药 | 肝功能、肾功能不全患者：肾功能不全患者慎用或调整剂量<br>儿童：用药的安全性尚未确立，建议儿童禁用本品<br>老年人：应用本品时应注意剂量<br>妊娠与哺乳期妇女：孕妇及有可能怀孕的妇女禁用；因药物可通过乳汁分泌，哺乳期妇女应用时应停止授乳 |
| 药典 | USP、Eur. P.、Chin. P. |
| 国家处方集 | |
| 其他推荐依据 | |

# 第十五节 抗结核药

| ■ 药品名称 | 利福平 Rifampicin |
|---|---|
| 抗菌谱与适应证 | 1. 与其他抗结核药联用于结核病初治与复治，包括结核性脑膜炎的治疗<br>2. 可与其他药物联合用于麻风、非结核分枝杆菌感染的治疗<br>3. 与万古霉素可联合用于耐甲氧西林金黄色葡萄球菌（MRSA）所致的感染<br>4. 可与红霉素合用治疗军团菌感染<br>5. 可用于无症状脑膜炎球菌带菌者，以消除鼻咽部奈瑟脑膜炎球菌 |
| 制剂与规格 | 利福平片[基,保(甲)]：150mg<br>利福平胶囊[基,保(甲)]：①150mg；②300mg<br>利福平注射液[保(甲)]：5ml∶0.3g<br>注射用利福平[保(甲)]：①0.15g；②0.45g；③0.6g |
| 用法与用量 | 1. 成人口服给药：抗结核，与其他抗结核药合用，一日 450~600mg，早餐前顿服；脑膜炎球菌带菌者（无症状），5mg/kg，每 12 小时 1 次，连续 2 日；其他感染，一日 600~1000mg，分 2~3 次，餐前 1 小时服用<br>2. 肝功能不全：一日不超过 8mg/kg。严重肝功能不全者禁用<br>3. 老年人一日 10mg/kg，顿服<br>4. 儿童口服给药：抗结核，1 个月以上患儿，一日 10~20mg/kg，顿服；新生儿，一次 5mg/kg，一日 2 次；脑膜炎球菌带菌者（无症状），1 个月以上患儿一日 10mg/kg，每 12 小时 1 次，连服 4 次 |
| 注意事项 | 1. 酒精中毒者慎用<br>2. 可能引起白细胞和血小板减少，并导致齿龈出血和感染、伤口愈合延迟等。用药期间应避免拔牙等手术，并注意口腔卫生、刷牙及剔牙。用药期间应定期检查周围血象<br>3. 应于餐前 1 小时或餐后 2 小时服用，最好清晨空腹一次服用，因进食影响吸收 |

续 表

| | |
|---|---|
| 禁忌 | 对本药及其他利福霉素类药物过敏者、严重肝功能不全者、胆道阻塞者、3个月以内孕妇禁用 |
| 不良反应 | 1. 多见消化道反应，如厌食、恶心、呕吐、上腹部不适、腹泻等胃肠道反应，但均能耐受<br>2. 肝毒性为主要不良反应<br>3. 变态反应 |
| 特殊人群用药 | 肝功能、肾功能不全患者：肝功能不全者慎用，肾功能减退者不需减量<br>儿童：婴儿慎用，5岁以下小儿慎用<br>老年人：老年患者肝功能有所减退用药应酌减<br>妊娠与哺乳期妇女：妊娠早期妇女禁用，妊娠中、晚期妇女应慎用，妊娠安全性分级为C级；哺乳期妇女慎用 |
| 药典 | USP、Eur. P.、Chin. P.、Jpn. P. |
| 国家处方集 | CNF |
| 其他推荐依据 | |
| ■ 药品名称 | 异烟肼 Isoniazid |
| 抗菌谱与适应证 | 1. 与其他抗结核药联合用于治疗重症或不能口服给药的多型结核病，包括结核性脑膜炎以及部分非结核分枝杆菌感染<br>2. 单用或与其他抗结核药联合用于预防结核病 |
| 制剂与规格 | 异烟肼片[基,保(甲)]：①50mg；②100mg；③300mg<br>异烟肼注射液[基,保(甲)]：①2ml : 50mg；②2ml : 100mg<br>异福片（胶囊）0.25g<br>异福酰胺片（胶囊）0.45g<br>异烟肼/利福平片[保(甲)]：用于结核病的治疗。①利福平150mg，异烟肼75mg；体重<50kg，一日3片；②利福平300mg，异烟肼150mg |
| 用法与用量 | 成人：①口服治疗，结核病：预防，一日300mg，顿服；治疗，与其他抗结核药合用时，一日5mg/kg，最高日剂量为300mg。或一次15mg/kg，最高900mg，一周2~3次；急性粟粒型肺结核、结核性脑膜炎，适当增加剂量，一日400~600mg；间歇疗法，一日最高剂量为900mg或10~15mg/kg，一周2~3次，用前亦可先用正规剂量1~3个月。②肌内注射，结核病：一日5mg/kg，最高日剂量为300mg；或一日15mg/kg，最高900mg，一周2~3次。③静脉滴注：一日300~400mg，或5~10mg/kg<br>儿童：①口服，一日10~20mg/kg，最高日剂量为300mg，顿服。②肌内注射和静脉滴注，治疗剂量为一日10~20mg/kg，最高日剂量为300mg；某些严重结核病患儿，一日剂量可增加至30mg/kg，但最高日剂量为500mg |
| 注意事项 | 1. 有精神病史者、癫痫病史者、嗜酒者慎用本品或剂量酌减<br>2. 如疗程中出现视神经炎症状，需立即进行眼部检查，并定期复查<br>3. 慢乙酰化患者较易产生不良反应，故宜用较低剂量 |
| 禁忌 | 对本药及乙硫异烟胺、吡嗪酰胺、烟酸及其他化学结构相关的药物过敏者，精神病患者，癫痫患者，有本药引起肝炎病史者禁用 |
| 不良反应 | 常用剂量的不良反应发生率低。剂量加大至6mg/kg时，不良反应发生率显著增加，主要为周围神经炎及肝脏毒性，加用维生素$B_6$虽可减少毒性反应，但也可影响疗效 |

续　表

| | |
|---|---|
| 特殊人群用药 | 肝功能、肾功能不全患者：有严重肾功能损害者慎用<br>儿童：新生儿用药时应密切观察不良反应<br>老年人：50岁以上患者使用本药肝炎的发生率较高<br>妊娠与哺乳期妇女：本品可透过胎盘，导致胎儿血药浓度高于母体血药浓度；孕妇应用时须权衡利弊，妊娠安全性分级为C级。在乳汁中浓度可达12μg/ml，与血药浓度相近，哺乳期妇女用药需权衡利弊，如需使用应暂停授乳 |
| 药典 | USP、Eur. P.、Chin. P.、Jpn. P. |
| 国家处方集 | CNF |
| 其他推荐依据 | |
| ■ 药品名称 | 利福霉素　Rifamycin |
| 抗菌谱与适应证 | 1. 用于治疗结核杆菌感染<br>2. 用于治疗耐甲氧西林的金黄色葡萄球菌、表皮葡萄球菌的重症感染<br>3. 用于难治性军团菌感染的联合治疗 |
| 制剂与规格 | 利福霉素钠注射液[保(乙)]：5ml：0.25g（25万U，以利福霉素计） |
| 用法与用量 | 成人：①静脉滴注：轻度感染，一次500mg，用5%葡萄糖注射液250ml溶解，一日2次；中、重度感染，一次1000mg，一日2次。②静脉注射，一次500mg，一日2~3次<br>儿童：静脉滴注，一日10~30mg/kg，一日2次 |
| 注意事项 | 1. 胆道阻塞者、慢性酒精中毒者慎用<br>2. 用药期间应监测肝功能<br>3. 本品不宜与其他药物混合使用，以免药物析出<br>4. 用药后患者尿液呈红色，属于正常现象 |
| 禁忌 | 对本药过敏者、肝病或严重肝损害者禁用 |
| 不良反应 | 滴注过快时可出现暂时性巩膜或皮肤黄染；少数患者可出现一过性肝脏损害、黄疸及肾损害；其他不良反应有恶心、食欲缺乏及眩晕，偶见耳鸣及听力下降、过敏性皮炎等 |
| 特殊人群用药 | 肝功能、肾功能不全患者：肝功能不全者慎用，肝病或严重肝损害者禁用<br>妊娠与哺乳期妇女：用药应权衡利弊 |
| 药典 | Eur. P. |
| 国家处方集 | CNF |
| 其他推荐依据 | |
| ■ 药品名称 | 乙胺丁醇　Ethambutol |
| 抗菌谱与适应证 | 1. 与其他抗结核药联合治疗结核分枝杆菌所致的肺结核和肺外结核，也适用于不能耐受链霉素注射的患者<br>2. 可用于治疗结核性脑膜炎及非典型结核分枝杆菌感染 |
| 制剂与规格 | 盐酸乙胺丁醇片[基,保(甲)]：0.25g<br>盐酸乙胺丁醇胶囊[基,保(甲)]：0.25g |

续 表

| | |
|---|---|
| **用法与用量** | 口服<br>成人：①结核初治：一次0.015g/kg，一日1次，顿服；一次0.025~0.030g/kg，最高2.5g，一周3次；一次0.05g/kg，最高2.5g，一周2次。②结核复治：一次0.025g/kg，一日1次，连续60日，继以一次0.015g/kg，一日1次，顿服。非结核分枝杆菌感染，一日0.015~0.025g/kg，顿服<br>儿童：13岁以上用量与成人相同，13岁以下不宜应用本药 |
| **注意事项** | 1. 痛风患者、视神经炎患者、糖尿病已发生眼底病变者慎用<br>2. 治疗期间应检查眼部，如视野、视力、红绿鉴别力等，以及血清尿酸浓度<br>3. 单用时可迅速产生耐药性，必须与其他抗结核药联合应用 |
| **禁忌** | 对本药过敏者、已知视神经炎患者、酒精中毒者禁用 |
| **不良反应** | 常见视物模糊、眼痛、红绿色盲或视力减退、视野缩小等；少见畏寒、关节肿痛等 |
| **特殊人群用药** | 肝功能、肾功能不全患者：肝功能、肾功能减退患者慎用<br>儿童：13岁以下儿童禁用<br>老年人：老年患者因生理性肾功能减退，应按肾功能调整用量<br>妊娠与哺乳期妇女：妊娠安全性分级为B级；哺乳期妇女用药时须权衡利弊 |
| **药典** | USP、Eur. P.、Chin. P.、Jpn. P. |
| **国家处方集** | CNF |
| **其他推荐依据** | |
| **■ 药品名称** | **吡嗪酰胺 Pyrazinamide** |
| **抗菌谱与适应证** | 本药对人型结核杆菌有较好的抗菌作用，而对其他非结核分枝杆菌不敏感。与其他抗结核药（如链霉素、异烟肼、利福平及乙胺丁醇）联合用于治疗结核病，也可用于结核性脑膜炎 |
| **制剂与规格** | 吡嗪酰胺片[保(甲)]：①0.25g[基]；②0.5g<br>吡嗪酰胺胶囊[基,保(甲)]：0.25g |
| **用法与用量** | 口服：成人，与其他抗结核药联合，一日15~30mg/kg，顿服，或者一次50~70mg/kg，每周2~3次。每日服用者最大剂量为一日3g，每周服2次者最大剂量为一次4g。亦可采用间歇给药法，一周用药2次，一次50mg/kg |
| **注意事项** | 糖尿病患者、痛风患者、血卟啉病患者、慢性肝病患者慎用 |
| **禁忌** | 对本药及乙硫异烟胺、异烟肼、烟酸或其他与本药化学机构相似的药物过敏者不宜使用，急性痛风患者、高尿酸血症患者、儿童禁用 |
| **不良反应** | 常见肝损害、关节痛，偶见过敏反应 |
| **特殊人群用药** | 肝功能、肾功能不全患者：慢性肝病及严重肝功能减退者、肾功能不全患者慎用<br>儿童：禁用<br>妊娠与哺乳期妇女：妊娠安全性分级为C级 |
| **药典** | USP、Eur. P.、Chin. P.、Jpn. P. |
| **国家处方集** | CNF |
| **其他推荐依据** | |

续 表

| ■ 药品名称 | 利福喷汀 Rifapentine |
|---|---|
| 抗菌谱与适应证 | 1. 与其他抗结核药联合用于治疗各类型、各系统初治与复治的结核病；对骨关节结核疗效较好，但不宜用于治疗结核性脑膜炎<br>2. 可用于治疗非结核性分枝杆菌感染<br>3. 可与其他抗麻风药联合治疗麻风病<br>4. 也可用于对其他抗金黄色葡萄球菌抗生素耐药的重症金黄色葡萄球菌感染 |
| 制剂与规格 | 利福喷汀胶囊[保(甲)]：①100mg；②150mg；③200mg；④300mg |
| 用法与用量 | 口服。抗结核：成人，一次 600mg，一日 1 次，空腹时用水送服（体重< 55kg 者应酌减）；一周服药1~2 次。需与其他抗结核药物联合应用，疗程 6~9 个月 |
| 注意事项 | 1. 嗜酒者及酒精中毒者慎用<br>2. 应用过程中，应经常检查血象和肝功能的变化情况<br>3. 应在空腹时（餐前 1 小时）用水送服；服利福平出现胃肠道刺激症状时患者可改服利福喷汀<br>4. 单独用于治疗结核病可能迅速产生细菌耐药性，必须与其他抗结核药合用 |
| 禁忌 | 对本药或其他利福霉素类抗菌药过敏者、胆道阻塞者、肝病及肝功能异常者（尤其是黄疸患者）、血细胞显著减少者、孕妇禁用 |
| 不良反应 | 少数病例可出现白细胞、血小板减少；AST（GPT）及 ALT（GOT）升高；皮疹、头晕、失眠等。少见胃肠道反应 |
| 特殊人群用药 | 儿童：5 岁以下小儿应用的安全性尚未确定<br>老年人：老年患者肝功能有所减退，用药量应酌减<br>妊娠与哺乳期妇女：孕妇禁用，妊娠安全性分级为 C 级；哺乳期妇女使用时须权衡利弊后决定，用药应暂停授乳 |
| 药典 | |
| 国家处方集 | CNF |
| 其他推荐依据 | |
| ■ 药品名称 | 利福布汀 Rifabutin |
| 抗菌谱与适应证 | 1. 用于耐药、复发性结核病治疗<br>2. 用于鸟复合型分枝杆菌（MAC）感染<br>3. 用于预防及治疗早期 HIV 感染患者中的 MAC 复合体疾病 |
| 制剂与规格 | 利福布汀胶囊[保(乙)]：150mg |
| 用法与用量 | 口服。抗结核：成人，一日 150~300mg，一日 1 次。抗鸟复合型分枝杆菌：成人，一日 300mg，一日 1 次 |
| 注意事项 | 1. 中性粒细胞减少或血小板减少患者，肌炎或眼葡萄膜炎患者慎用<br>2. 胆管梗阻、慢性酒精中毒患者应适当减量 |
| 禁忌 | 对本药或其他利福霉素类药物过敏者、用药后出现过血小板减少性紫癜的患者禁用 |
| 不良反应 | 常见皮疹、胃肠道反应、中性粒细胞减少症等 |

续　表

| | |
|---|---|
| 特殊人群用药 | 肝功能、肾功能不全患者：肝功能不全患者慎用<br>妊娠与哺乳期妇女：慎用。妊娠初始3个月内应避免使用 |
| 药典 | USP、Eur. P. |
| 国家处方集 | CNF |
| 其他推荐依据 | |
| ■ 药品名称 | 对氨基水杨酸钠　Sodium Aminosalicylate |
| 抗菌谱与适应证 | 适用于结核分枝杆菌所致的肺及肺外结核病。静脉滴注可用于治疗结核性脑膜炎及急性血行播散型结核病 |
| 制剂与规格 | 对氨水杨酸钠片[保(甲)]：0.5g<br>对氨水杨酸钠肠溶片[基,保(甲)]：0.5g<br>注射用对氨水杨酸钠[保(甲)]：①2g[基]；②4g |
| 用法与用量 | 成人：①口服，结核病，一日8~12g，分4次服用。②静脉滴注，结核性脑膜炎及急性血行播散型结核病，一日4~12g<br>儿童：①口服，一日0.2~0.3g/kg，分3~4次服用，一日剂量不超过12g。②静脉滴注，一日0.2~0.3g/kg |
| 注意事项 | 充血性心力衰竭患者、消化性溃疡患者、葡萄糖-6-磷酸脱氢酶缺乏者慎用 |
| 禁忌 | 对本药及其他水杨酸类药过敏者禁用 |
| 不良反应 | 常见食欲缺乏、恶心、呕吐、腹痛、腹泻；过敏反应有瘙痒、皮疹、药物热、哮喘、嗜酸性粒细胞增多 |
| 特殊人群用药 | 肝功能、肾功能不全患者：严重肝功能、肾功能损害者慎用<br>妊娠与哺乳期妇女：妊娠安全性分级为C级；哺乳期妇女使用时须权衡利弊 |
| 药典 | USP |
| 国家处方集 | CNF |
| 其他推荐依据 | |
| ■ 药品名称 | 帕司烟肼　Pasiniazid |
| 抗菌谱与适应证 | 1. 常与其他抗结核药合用于治疗结核病<br>2. 可作为与结核相关手术的预防用药 |
| 制剂与规格 | 帕司烟肼片[保(乙)]：①100mg；②140mg<br>帕司烟肼胶囊[保(乙)]：100mg |
| 用法与用量 | 成人：与其他抗结核药合用，一日10~20mg/kg，顿服<br>儿童：一日20~40mg/kg，顿服。预防：一日10~15mg/kg（按体重），顿服 |
| 注意事项 | 1. 精神病及癫痫患者、充血性心力衰竭患者、消化性溃疡患者、葡萄糖-6-磷酸脱氢酶缺乏者慎用<br>2. 用药期间应定期进行肝功能检查<br>3. 如疗程中出现视神经炎症状，需立即进行眼部检查，并定期复查 |

续　表

| | |
|---|---|
| 禁忌 | 对本药过敏者、曾因使用异烟肼而致肝炎的患者禁用 |
| 不良反应 | 偶见头晕、头痛、失眠、发热、皮疹、恶心、乏力、黄疸、周围神经炎、视神经炎及血细胞减少等不良反应发生 |
| 特殊人群用药 | 肝功能、肾功能不全患者：慢性肝病及肾功能不全患者慎用<br>儿童：12 岁以下儿童慎用<br>妊娠与哺乳期妇女：孕妇使用应权衡利弊；哺乳期妇女应暂停授乳 |
| 药典 | |
| 国家处方集 | CNF |
| 其他推荐依据 | |
| ■ 药品名称 | 卷曲霉素　Capreomycin |
| 抗菌谱与适应证 | 主要用于经一线抗结核药（如链霉素、异烟肼、利福平和乙胺丁醇等）治疗失败者，或用于因药物毒性或细菌产生耐药性而不适用上述一线抗结核药者 |
| 制剂与规格 | 注射用硫酸卷曲霉素[保(乙)]：①0.5g（50 万 U）；②0.75g（75 万 U） |
| 用法与用量 | 肌内注射：成人，一日 1g，连用60~120 日，然后改为一次 1g，每周 2~3 次。现多推荐一次 0.75g，一日 1 次 |
| 注意事项 | 1. 脱水患者、听力减退者、重症肌无力患者、帕金森病患者慎用<br>2. 用药期间应注意检查：听力、前庭功能、肝肾功能、血钾浓度<br>3. 卷曲霉素单用时细菌可迅速产生耐药，故只能与其他抗菌药物联合用于结核病的治疗<br>4. 注射时需作深部肌内注射，注射过浅可加重疼痛并发生无菌性脓肿 |
| 禁忌 | 对本药过敏者、孕妇、哺乳期妇女禁用 |
| 不良反应 | 具有肾毒性、对第Ⅷ对脑神经有损害、有一定神经肌肉阻滞作用等 |
| 特殊人群用药 | 肝功能、肾功能不全患者：肾功能不全患者慎用<br>儿童：不推荐在儿童患者中使用<br>老年人：需根据肾功能调整剂量<br>妊娠与哺乳期妇女：禁用 |
| 药典 | USP、Chin. P. |
| 国家处方集 | CNF |
| 其他推荐依据 | |
| ■ 药品名称 | 丙硫异烟胺　Protionamide |
| 抗菌谱与适应证 | 与其他抗结核药联合用于结核病经一线药物（如链霉素、异烟肼、利福平和乙胺丁醇）治疗无效者。本药仅对分枝杆菌有效 |
| 制剂与规格 | 丙硫异烟胺肠溶片[保(乙)]：100mg |
| 用法与用量 | 成人：口服，与其他抗结核药合用，一次 250mg，每 8~12 小时 1 次<br>儿童：口服，与其他抗结核药合用，一次 4~5mg/kg，每 8 小时 1 次 |
| 注意事项 | 1. 糖尿病患者、营养不良者、酗酒者、卟啉病患者慎用 |

续　表

| | |
|---|---|
| | 2. 治疗期间须进行丙氨酸氨基转移酶（谷丙转氨酶）、天冬氨酸氨基转移酶（谷草转氨酶）及眼部检查 |
| 禁忌 | 对本药及异烟肼、吡嗪酰胺、烟酸或其他与本化学结构相近的药物过敏者禁用 |
| 不良反应 | 精神忧郁、步态不稳或麻木、针刺感、烧灼感等 |
| 特殊人群用药 | 肝功能、肾功能不全患者：严重肝功能减退者慎用<br>儿童：12 岁以下儿童不宜服用<br>妊娠与哺乳期妇女：本药可致畸胎，孕妇禁用 |
| 药典 | Jpn. P.、Chin. P. |
| 国家处方集 | CNF |
| 其他推荐依据 | |

# 第十六节　抗病毒药

| ■ 药品名称 | 阿德福韦酯　Adefovir Dipivoxil |
|---|---|
| 适应证 | 用于治疗乙型肝炎病毒活动复制并伴有 ALT（GOT）或 AST（GPT）持续升高的肝功能代偿的成年慢性乙型肝炎患者 |
| 制剂与规格 | 阿德福韦酯片[保(乙)]：10mg |
| 用法与用量 | 口服，饭前或饭后均可。成人（18~65 岁）推荐剂量为每日 1 粒，每粒 10mg |
| 注意事项 | 1. 患者停止治疗会发生急性加重，停止治疗的患者应密切监测肝功能，若必要，应重新进行抗乙肝治疗<br>2. 使用前应进行人类免疫缺陷病毒（HIV）抗体检查。使用药物，可能出现 HIV 耐药<br>3. 单用核苷类似物或合用其他抗逆转录病毒药物会导致乳酸性酸中毒和严重的伴有脂肪变性的肝大，包括致命事件<br>4. 建议用阿德福韦酯治疗的育龄妇女要采取有效的避孕措施 |
| 禁忌 | 对阿德福韦酯过敏者禁用 |
| 不良反应 | 常见虚弱、头痛、恶心、腹痛、腹胀、腹泻和消化不良 |
| 特殊人群用药 | 肝功能、肾功能不全患者：肾功能不全者慎用<br>儿童：不宜使用本药<br>老年人：65 岁以上患者用药的安全及有效性尚未确定<br>妊娠与哺乳期妇女：妊娠安全性分级为 C 级；哺乳妇女用药期间应暂停授乳 |
| 药典 | |
| 国家处方集 | CNF |
| 其他推荐依据 | |

续　表

| ■ 药品名称 | 拉米夫定　Lamivudine |
|---|---|
| 适应证 | 1. 用于乙型肝炎病毒（HBV）感染：治疗伴有 HBV 复制的慢性乙型肝炎；用于慢性肝硬化活动期<br>2. 与其他抗逆转录病毒药联用于治疗人类免疫缺陷病毒（HIV）感染 |
| 制剂与规格 | 拉米夫定片[保(乙)]：100mg |
| 用法与用量 | 用于治疗 HBV：口服。每日 1 次，每次 100mg。儿童剂量每日 3mg/kg。艾滋病患者合并慢性乙型肝炎时剂量需加大至每日 2 次，每次 150mg；并需与其他抗 HIV 药联合应用。拉米夫定-齐多夫定片：齐多夫定 300mg，拉米夫定 150mg。用于治疗 HIV 感染。口服：12 岁以上患者，一次 1 片，一日 2 次 |
| 注意事项 | 1. 治疗期间应对患者的临床情况及病毒学指标进行定期检查<br>2. 少数患者停止使用后，肝炎病情可能加重。因此如果停用，需对患者进行严密观察，若肝炎恶化，应考虑重新使用拉米夫定治疗<br>3. 肌酐清除率< 30ml/min 者，不建议使用。肝脏损害者不影响拉米夫定的药物代谢过程<br>4. 拉米夫定治疗期间不能防止患者感染他人，故应采取适当保护措施 |
| 禁忌 | 对拉米夫定或制剂中任何成分过敏者及妊娠早期 3 个月内的患者禁用 |
| 不良反应 | 常见上呼吸道感染样症状、头痛、恶心、身体不适、腹痛和腹泻，症状一般较轻并可自行缓解 |
| 特殊人群用药 | 肝功能、肾功能不全患者：严重肝大和肝脏脂肪变性者慎用<br>妊娠与哺乳期妇女：妊娠早期 3 个月内禁用；哺乳期妇女用药期间应暂停授乳；妊娠安全性分级为 C 级 |
| 药典 | USP、Eur. P. |
| 国家处方集 | CNF |
| 其他推荐依据 | |
| ■ 药品名称 | 恩夫韦地　Enfuvirtide |
| 适应证 | 本药为 HIV 融合抑制药，为 HIV-1 跨膜融合蛋白 gp41 内高度保守序列衍生而来的一种合成肽类物质，可防止病毒融合及进入细胞内。用于 HIV 感染，常与其他抗逆转录病毒药联用 |
| 制剂与规格 | 注射用恩夫韦地：每瓶内含恩夫韦肽 108mg |
| 用法与用量 | 于上臂、前股部或腹部皮下注射<br>成人：恩夫韦地的推荐剂量为每次 90mg，每日 2 次。每次注射的部位应与前次不同，并且此部位当时没有局部注射反应<br>儿童：对 6~16 岁儿童患者推荐剂量为一次 2mg/kg，最大剂量为一次 90mg，一日 2 次 |
| 注意事项 | 1. 与其他抗逆转录病毒药物一样，本品必须作为联合方案中的一部分使用<br>2. 对非 HIV-1 感染个体（如用于暴露后预防）使用可能会诱导产生抗恩夫韦肽抗体，可能导致抗 HIV ELISA 测试出现假阳性结果 |
| 禁忌 | 已知对本品或所含成分过敏的患者禁用 |
| 不良反应 | 注射部位轻至中度疼痛或不适，不影响日常活动。少量引起的过敏反应，包括皮疹、发热、恶心呕吐、颤抖、僵直、低血压和血清［ALT（GOT）］及 AST（GPT）升高等 |

续 表

| | |
|---|---|
| 特殊人群用药 | 肝功能、肾功能不全患者：慎用<br>儿童：6岁以下儿童用药的安全性及有效性尚未确定<br>妊娠与哺乳期妇女：妊娠安全性分级为B级。正在使用本品者停止母乳喂养 |
| 药典 | |
| 国家处方集 | CNF |
| 其他推荐依据 | |
| ■ 药品名称 | 恩曲他滨 Emtricitabine |
| 适应证 | 1. 用于成人人类免疫缺陷病毒1型（HIV-1）感染，常与其他抗逆转录病毒药联用<br>2. 用于慢性乙型肝炎 |
| 制剂与规格 | 恩曲他滨胶囊[保(乙)]：200mg |
| 用法与用量 | 口服：成人，一次200mg，一日1次或2次，空腹或餐后服用 |
| 注意事项 | 心功能不全者慎用 |
| 禁忌 | 对本品过敏者禁用 |
| 不良反应 | 常见有恶心、呕吐、腹泻、嗜睡、咽炎、疲乏、无力、感染、咳嗽、鼻炎等反应 |
| 特殊人群用药 | 肝功能、肾功能不全患者：肾功能不全者慎用<br>儿童：不推荐使用<br>老年人：慎用<br>妊娠与哺乳期妇女：妊娠安全性分级为B级；哺乳期妇女用药期间应避免授乳 |
| 药典 | |
| 国家处方集 | CNF |
| 其他推荐依据 | |
| ■ 药品名称 | 恩替卡韦 Entecavir |
| 适应证 | 用于治疗病毒复制活跃、血清丙氨酸氨基转移酶［ALT（GOT）］持续升高或肝脏组织学显示有活动性病变的慢性成人乙型肝炎 |
| 制剂与规格 | 恩替卡韦片[基,保(乙)]：0.5mg |
| 用法与用量 | 口服，一次0.5mg，一日1次，餐前或餐后至少2小时空腹服用。拉米夫定治疗时发生病毒血症或出现耐药突变者，一次1mg，一日1次 |
| 注意事项 | 1. 有慢性乙型肝炎患者停止治疗后，出现重度急性肝炎发作的报道。应在医师的指导下改变治疗方法<br>2. 核苷类药物在单独或与其他抗逆转录病毒药物联合使用时，已经有乳酸型酸中毒和重度的脂肪性肝大，包括死亡病例的报道<br>3. 使用恩替卡韦治疗并不能降低经性接触或污染血源传播HBV的危险性。因此，需要采取适当的防护措施 |
| 禁忌 | 对恩替卡韦或制剂中任何成分过敏者禁用 |
| 不良反应 | 常见ALT（GOT）升高、疲乏、眩晕、恶心、腹痛、腹部不适、肝区不适、肌痛、失眠和皮疹 |

续　表

| | |
|---|---|
| 特殊人群用药 | 肝功能、肾功能不全患者：接受肝移植者，脂肪性肝大者，肾功能损害者慎用<br>儿童：16 岁以下患儿用药的安全性和有效性尚未建立<br>妊娠与哺乳期妇女：妊娠安全性分级为 C 级；不推荐哺乳期妇女使用 |
| 药典 | |
| 国家处方集 | CNF |
| 其他推荐依据 | |
| ■ 药品名称 | 替比夫定　Telbivudine |
| 适应证 | 本药用于有病毒复制证据以及有血清氨基转移酶［ALT（GOT）或 AST（GPT）］持续升高或肝组织活动性病变证据的慢性乙型肝炎成人患者 |
| 制剂与规格 | 替比夫定片[保(乙)]：600mg |
| 用法与用量 | 口服给药：推荐剂量为一次 600mg，一日 1 次。本品可用于有肾功能受损的慢性乙型肝炎患者。对于肌酐清除率≥50ml/min 的患者，无须调整推荐剂量。对于肌酐清除率< 50ml/min 的患者及正接受血透治疗的终末期肾病（ESRD）患者需要调整给药间隔。对于终末期肾病患者，应在血透后服用本品<br>替比夫定在肾功能不全患者中的给药间隔调整：肌酐清除率≥50ml/min，600mg，每天 1 次；肌酐清除率 30～49ml/min，600mg，每 48 小时 1 次；肌酐清除率< 30ml/min（无须透析），600mg，每 72 小时 1 次；终末期肾疾病患者，600mg，每 96 小时 1 次 |
| 注意事项 | 1. 停止治疗可能发生肝炎急性加重，停止治疗时应密切监测肝功能，若必要，应重新进行抗乙肝治疗<br>2. 单用核苷类药物或合用其他抗逆转录病毒药物会导致乳酸性酸中毒和严重的伴有脂肪变性的肝大，包括致命事件<br>3. 在治疗过程中可出现肌无力、触痛或疼痛，应及时报告医师<br>4. 使用替比夫定治疗并不能降低经性接触或污染血源传播 HBV 的危险性，需要采取适当的防护措施<br>5. 服用本品期间，应当定期监测乙型肝炎生化指标、病毒学指标和血清标志物，至少每 6 个月 1 次 |
| 禁忌 | 对替比夫定及本品的其他任何成分过敏的患者禁用 |
| 不良反应 | 常见恶心、腹泻、腹胀、消化不良、头晕、头痛、皮疹、血淀粉酶升高、脂肪酶升高、ALT（GOT）升高、CK 升高等 |
| 特殊人群用药 | 肝功能、肾功能不全患者：在肾功能障碍或潜在肾功能障碍风险的患者，使用时应调整给药间隔，并密切监测肾功能<br>儿童：不推荐儿童使用本药<br>老年人：慎用<br>妊娠与哺乳期妇女：妊娠安全性分级为 B 级。对妊娠妇女只有在利益大于风险时，方可使用。建议用药时停止授乳 |
| 药典 | |
| 国家处方集 | CNF |
| 其他推荐依据 | |

续 表

| ■ 药品名称 | 奥司他韦 Oseltamivir |
|---|---|
| 适应证 | 1. 用于治疗成人和1岁及以上儿童的甲型和乙型流行性感冒<br>2. 用于预防成人和13岁及以上青少年的甲型和乙型流行性感冒 |
| 制剂与规格 | 磷酸奥司他韦胶囊[基,保(乙)]：75mg |
| 用法与用量 | 口服<br>成人和青少年（13岁以上）：①预防：推荐用量为一次75mg，一日1次。与感染者密切接触后，预防用药的时间不少于7天，流感流行期间则应为6周。②治疗：推荐用量为一次75mg，一日2次，连用5天<br>儿童（1岁以上）治疗用药：体重≤15kg，一次30ml，一日2次，共5天；体重23~40kg，一次60ml，一日2次，共5天；体重>40kg，一次75mg，一日2次，共5天 |
| 注意事项 | 1. 奥司他韦不能取代流感疫苗；其使用不应影响每年接种流感疫苗；只有在可靠的流行病学资料显示社区出现了流感病毒感染后才考虑用于治疗和预防<br>2. 对肌酐清除率10~30ml/min的患者，用于治疗和预防的推荐剂量应做调整。不推荐用于肌酐清除率<10ml/min的患者和严重肾衰竭需定期进行血液透析和持续腹膜透析的患者<br>3. 应对患者自我伤害和谵妄事件进行密切监测 |
| 禁忌 | 对奥司他韦及其制剂中任何成分过敏者禁用 |
| 不良反应 | 极少见皮肤发红、皮疹、皮炎和大疱疹、肝炎和AST（GPT）及ALT（GOT）升高、胰腺炎、血管性水肿、喉部水肿、支气管痉挛、面部水肿、嗜酸性粒细胞增多、白细胞减少和血尿 |
| 特殊人群用药 | 肝功能、肾功能不全患者：肌酐清除率（Ccr）<10ml/min或严重肾衰竭需定期血液透析或持续腹膜透析者不推荐使用，肾功能不全者（Ccr为10~30ml/min）慎用<br>儿童：慎用<br>妊娠与哺乳期妇女：妊娠安全性分级为C级；哺乳期妇女应权衡利弊后使用 |
| 药典 | |
| 国家处方集 | CNF |
| 其他推荐依据 | |
| ■ 药品名称 | 利巴韦林 Ribavirin |
| 适应证 | 1. 主要用于呼吸道合胞病毒（RSV）引起的病毒性肺炎与支气管炎<br>2. 用于流感病毒感染<br>3. 用于皮肤疱疹病毒感染<br>4. 局部用于单纯疱疹病毒性角膜炎<br>5. 与干扰素α-2b联用，用于治疗慢性丙型肝炎 |
| 制剂与规格 | 利巴韦林片[保(甲)]：①20mg；②50mg；③100mg[基]<br>利巴韦林含片[保(甲)]：①20mg；②100mg[基]<br>利巴韦林分散片[基,保(甲)]：100mg<br>利巴韦林胶囊[保(甲)]：①100mg[基]；②150mg<br>利巴韦林颗粒：①50mg；②100mg；③150mg<br>利巴韦林泡腾颗粒：①50mg；②150mg<br>利巴韦林口服液：5ml：150mg<br>利巴韦林滴眼液[保(甲)]：0.1%（8ml：8mg） |

续　表

| | |
|---|---|
| 用法与用量 | 口服。成人：①体重< 65kg 者，一次 400mg，一日 2 次；②体重 65 ~ 85kg 者早 400mg，晚 600mg；③体重> 85kg 者一次 600mg，一日 2 次 |
| 注意事项 | 长期或大剂量服用对肝功能、血象有不良反应。有严重贫血、肝功能异常者慎用 |
| 禁忌 | 对本药过敏者，有心脏病史或心脏病患者，肌酐清除率< 50ml/min 的患者，有胰腺炎症状或胰腺炎患者，自身免疫性肝炎患者，活动性结核患者，地中海贫血和镰状细胞贫血患者，孕妇和可能妊娠的妇女，计划妊娠妇女的男性配偶禁用 |
| 不良反应 | 常见贫血、乏力等，停药后即消失。少见疲倦、头痛、失眠、食欲减退、恶心、呕吐、轻度腹泻、便秘等 |
| 特殊人群用药 | 肝功能、肾功能不全患者：肝功能、肾功能异常者慎用<br>老年人：不推荐使用<br>妊娠与哺乳期妇女：妊娠安全性分级为 X 级。孕妇及可能妊娠的妇女禁用，不推荐哺乳期妇女使用 |
| 药典 | USP、Eur. P.、Chin. P. |
| 国家处方集 | CNF |
| 其他推荐依据 | |
| ■ 药品名称 | 金刚烷胺　Amantadine |
| 适应证 | 1. 用于原发性帕金森病，脑炎、一氧化碳中毒、老年人合并脑动脉硬化所致的帕金森叠加综合征及药物诱发的锥体外系反应<br>2. 也用于预防或治疗亚洲 A-Ⅱ型流感病毒引起的呼吸道感染 |
| 制剂与规格 | 盐酸金刚烷胺片[基,保(甲)]：100mg<br>盐酸金刚烷胺胶囊[保(甲)]：100mg |
| 用法与用量 | 口服<br>成人：抗帕金森病，一次 100mg，一日 1 ~ 2 次。一日最大剂量为 400mg；抗病毒，一次 200mg，一日 1 次；或一次 100mg，每 12 小时 1 次<br>儿童：①1 ~ 9 岁儿童，抗病毒，每 8 小时用 1.5 ~ 3mg/kg，或每 12 小时用 2.2 ~ 4.4mg/kg，也有推荐每 12 小时用 1.5mg/kg。一日最大量不宜超过 150mg。疗程 3 ~ 5 日，不宜超过 10 日；②9 ~ 12 岁儿童，抗病毒，每 12 小时 100mg；③12 岁或 12 岁以上儿童，抗病毒，同成人用量 |
| 注意事项 | 1. 有癫痫史、精神错乱、幻觉、充血性心力衰竭、肾功能不全、外周血管性水肿或直立性低血压的患者应在严密监护下使用<br>2. 治疗帕金森病时不应突然停药<br>3. 用药期间不宜驾驶车辆、操纵机械或高空作业<br>4. 每日最后一次服药时间应在下午 4 时前，以避免失眠 |
| 禁忌 | 对金刚烷胺过敏、新生儿和 1 岁以下婴儿、哺乳期妇女禁用 |
| 不良反应 | 常见眩晕、失眠和神经质，恶心、呕吐、畏食、口干、便秘 |
| 特殊人群用药 | 肝功能、肾功能不全患者：肾功能不全者，肝脏疾病患者慎用<br>老年人：慎用<br>妊娠与哺乳期妇女：妊娠安全性分级为 C 级；孕妇慎用；哺乳期妇女禁用 |
| 药典 | USP、Eur. P.、Chin. P.、Jpn. P. |

续 表

| | |
|---|---|
| 国家处方集 | CNF |
| 其他推荐依据 | |
| ■ 药品名称 | 金刚乙胺 Rimantadine |
| 适应证 | 1. 本药适用于预防成人 A 型（包括 H1N1、H2N2、H3N2）流感病毒感染<br>2. 本药适用于预防儿童 A 型流感病毒感染 |
| 制剂与规格 | 盐酸金刚乙胺片[保(乙)]：0.1g<br>盐酸金刚乙胺口服颗粒[保(乙)]：2g：50mg |
| 用法与用量 | 口服<br>成人及 10 岁以上儿童：①预防：一次 100mg，一日 2 次；②治疗：一次 100mg，一日 2 次。从症状开始连续治疗约 7 日。肾功能不全时剂量：对于肾衰竭（Ccr≤10ml/min）患者，推荐剂量为一日 100mg。肝功能不全时剂量：对于严重的肝功能不全患者，推荐剂量为一日 100mg<br>老年人剂量：对于中老年家庭护理患者，推荐剂量为一日 100mg<br>儿童（10 岁以下）：口服给药用于预防，5mg/kg，一日 1 次，但总量不超过 150mg |
| 注意事项 | 癫痫患者慎用。金刚烷类药物可改变患者的注意力和反应性 |
| 禁忌 | 对金刚烷类药物过敏者及严重肝功能不全者禁用 |
| 不良反应 | 1. 胃肠道反应：恶心、呕吐、腹痛、食欲缺乏、腹泻<br>2. 神经系统障碍：神经过敏、失眠、集中力差、头晕、头痛、老年人步态失调<br>3. 其他：无力、口干 |
| 特殊人群用药 | 肝功能、肾功能不全者：慎用<br>儿童：本药用于 1 岁以下儿童的有效性和安全性尚不明确<br>老年人：慎用<br>妊娠与哺乳期妇女：妊娠安全性分级为 C 级；哺乳期妇女用药应权衡利弊 |
| 药典 | USP |
| 国家处方集 | CNF |
| 其他推荐依据 | |
| ■ 药品名称 | 伐昔洛韦 Valaciclovir |
| 适应证 | 1. 主要用于带状疱疹<br>2. 用于治疗单纯疱疹病毒感染及预防复发，包括生殖器疱疹的初发和复发 |
| 制剂与规格 | 盐酸伐昔洛韦片[保(乙)]：①150mg；②300mg |
| 用法与用量 | 口服：一次 0.3g，一日 2 次，饭前空腹服用。带状疱疹连续服药 10 日；单纯性疱疹连续服药 7 日 |
| 注意事项 | 1. 严重免疫功能缺陷者长期或多次应用本品治疗后可能引起单纯疱疹和带状疱疹病毒对本品耐药<br>2. 服药期间应给予患者充分的水，防止药物在肾小管内沉淀<br>3. 生殖器复发性疱疹感染以间歇短程疗法给药有效。生殖器复发性疱疹的长期疗法也不应超过 6 个月 |
| 禁忌 | 对本品及阿昔洛韦过敏者禁用 |

续　表

| | |
|---|---|
| 不良反应 | 偶有头晕、头痛、关节痛、恶心、呕吐、腹泻、胃部不适、食欲减退、口渴、白细胞计数减少、蛋白尿及尿素氮轻度升高、皮肤瘙痒等 |
| 特殊人群用药 | 肝功能、肾功能不全患者：慎用<br>儿童：2 岁以下儿童禁用，2 岁以上儿童慎用<br>老年人：老年患者由于生理性肾功能衰退，剂量与用药间期需调整<br>妊娠与哺乳期妇女：孕妇禁用。妊娠安全性分级为 B 级；哺乳妇女应慎用 |
| 药典 | Chin. P. |
| 国家处方集 | CNF |
| 其他推荐依据 | |
| ■ 药品名称 | 沙奎那韦　Saquinavir |
| 适应证 | 与其他抗逆转录病毒药物联用，治疗 HIV-1 感染 |
| 制剂与规格 | 甲磺酸沙奎那韦片：600mg |
| 用法与用量 | 口服：一次 600mg，一日 3 次，饭后服用 |
| 注意事项 | 糖尿病或高血糖症患者，A 型和 B 型血友病患者慎用 |
| 禁忌 | 对本药过敏者，严重肝功能受损者禁用 |
| 不良反应 | 腹泻、恶心和腹部不适 |
| 特殊人群用药 | 肝功能、肾功能不全患者：严重肝功能受损者禁用；中度肝功能受损者，严重肾功能不全者慎用<br>儿童：16 岁以下患者使用本药的安全性及有效性尚不明确<br>老年人：60 岁以上老年患者用药研究尚不充分<br>妊娠与哺乳期妇女：妊娠安全性分级为 B 级；用药妇女应暂停授乳 |
| 药典 | USP |
| 国家处方集 | CNF |
| 其他推荐依据 | |
| ■ 药品名称 | 阿昔洛韦　Aciclovir |
| 适应证 | 1. 单纯疱疹病毒（HSV）感染：①口服用于生殖器疱疹病毒感染初发和复发患者；对反复发作患者可用作预防；②静脉制剂用于免疫缺陷者初发和复发性皮肤黏膜 HSV 感染的治疗以及反复发作患者的预防；也用于单纯疱疹性脑炎的治疗；③外用可用于 HSV 引起的皮肤和黏膜感染<br>2. 带状疱疹病毒（HZV）感染：①口服用于免疫功能正常者带状疱疹和免疫缺陷轻症患者的治疗；②静脉制剂用于免疫缺陷者严重带状疱疹或免疫功能正常者弥散型带状疱疹的治疗；③外用可用于 HZV 引起的皮肤和黏膜感染<br>3. 免疫缺陷者水痘的治疗<br>4. 眼部疾病：①结膜下注射或全身用药（口服或静脉滴注）：用于急性视网膜坏死综合征（ARN）、视网膜脉络膜炎、HSV 性葡萄膜炎；②局部用药：滴眼液或眼膏，用于 HZV 性角膜炎、结膜炎、眼睑皮炎及 HSV 性角膜炎 |

续 表

| | |
|---|---|
| **制剂与规格** | 阿昔洛韦片[保(甲)]：①100mg；②200mg[基]；③400mg<br>阿昔洛韦咀嚼片[保(甲)]：①400mg；②800mg<br>阿昔洛韦胶囊[保(甲)]：①100mg；②200mg[基]<br>注射用阿昔洛韦[保(乙)]：①250mg；②500mg<br>阿昔洛韦氯化钠注射液：①100ml（阿昔洛韦 100mg、氯化钠 900mg）；②250ml（阿昔洛韦 250mg、氯化钠 2.25g）<br>阿昔洛韦眼膏[保(甲)]：2g：60mg<br>阿昔洛韦滴眼液[基,保(甲)]：8ml：8mg |
| **用法与用量** | 1. 口服<br>（1）急性带状疱疹：①片剂、分散片、咀嚼片，一次 200~800mg，每 4 小时 1 次，一日 5 次，连用 7~10 天；②缓释片，一次 1600mg，每 8 小时 1 次，连用 10 天<br>（2）生殖器疱疹：<br>初发：①片剂、分散片、咀嚼片，一次 200mg，每 4 小时 1 次，一日 5 次，连用 10 天；②缓释片、缓释胶囊，一次 400mg，每 8 小时 1 次，连用 10 天<br>慢性复发：①片剂、分散片、咀嚼片，一次 200~400mg，一日 2 次，持续治疗 4~6 个月或 12 个月，然后进行再评价。根据再评价结果，选择一次 200mg，一日 3 次，或一次 200mg、一日 5 次的治疗方案。在症状初期，可及时给予间歇性治疗：一次 200mg，每 4 小时 1 次，一日 5 次，连用 5 天以上；②缓释片、缓释胶囊，一次200~400mg，一日 3 次，持续治疗6~12 个月，然后进行再评价。根据再评价结果，选择适宜的治疗方案<br>（3）水痘：①片剂、分散片、咀嚼片，一次 800mg，一日 4 次，连用 5 天；②缓释片，一次 1600mg，一日 2 次，连用 5 天<br>2. 静脉滴注：一日最大剂量为 30mg/kg<br>（1）重症生殖器疱疹初治：一次 5mg/kg，每 8 小时 1 次，共 5 天<br>（2）免疫缺陷者皮肤黏膜单纯疱疹或严重带状疱疹：一次 5~10mg/kg，每 8 小时 1 次，滴注 1 小时以上，共 7~10 天<br>（3）单纯疱疹性脑炎：一次 10mg/kg，每 8 小时 1 次，共 10 天<br>（4）急性视网膜坏死综合征：一次 5~10mg/kg，每 8 小时 1 次，滴注 1 小时以上，连用 7~10 天，然后改为口服，一次 800mg，一日 5 次，连续用药 6~14 周 |
| **注意事项** | 1. 对本品不能耐受者，精神异常或对细胞毒性药出现精神反应者（因静脉应用本药易产生精神症状），脱水者慎用<br>2. 宜缓慢静脉滴注，以避免本品在肾小管内沉淀，导致肾功能损害，并应防止药液漏至血管外，以免引起疼痛及静脉炎 |
| **禁忌** | 对阿昔洛韦过敏者禁用 |
| **不良反应** | 常见注射部位的炎症或静脉炎、皮肤瘙痒或荨麻疹、皮疹、发热、轻度头痛、恶心、呕吐、腹泻、蛋白尿、血液尿素氮和血清肌酐值升高、肝功能异常如 AST（GPT）、ALT（GOT）、碱性磷酸酶、乳酸脱氢酶、总胆红素轻度升高等 |
| **特殊人群用药** | 肝功能、肾功能不全者：慎用<br>儿童：儿童用药尚未发现特殊不良反应，但仍应慎用<br>老年人：无充分的研究资料表明对 65 岁以上老人用药和年轻人用药有明显不同，但老年人用药仍应谨慎<br>妊娠与哺乳期妇女：能透过胎盘，孕妇用药应权衡利弊，妊娠安全性分级为 B 级；哺乳期妇女用药应权衡利弊 |

续　表

| | |
|---|---|
| 药典 | USP、Eur. P.、Chin. P. |
| 国家处方集 | CNF |
| 其他推荐依据 | |
| ■ 药品名称 | 泛昔洛韦　Famciclovir |
| 适应证 | 用于治疗带状疱疹和原发性生殖器疱疹 |
| 制剂与规格 | 泛昔洛韦片[保(乙)]：①125mg；②250mg<br>泛昔洛韦胶囊[保(乙)]：125mg |
| 用法与用量 | 口服：一次 250mg，每 8 小时 1 次。治疗带状疱疹的疗程为 7 日，治疗急性原发性生殖器疱疹的疗程为 5 日 |
| 注意事项 | 乏昔洛韦不能治愈生殖器疱疹，是否能够防止疾病传播尚不清楚 |
| 禁忌 | 对泛昔洛韦及喷昔洛韦过敏者禁用 |
| 不良反应 | 常见头痛、恶心。此外尚可见头晕、失眠、嗜睡、感觉异常、腹泻、腹痛、消化不良、疲劳、发热、寒战、皮疹、皮肤瘙痒等 |
| 特殊人群用药 | 肝功能、肾功能不全患者：肾功能不全者慎用<br>儿童：不推荐使用<br>老年人：需注意调整剂量<br>妊娠与哺乳期妇女：本药的妊娠安全性分级为 B 级；哺乳期妇女用药时应暂停授乳 |
| 药典 | Chin. P. |
| 国家处方集 | CNF |
| 其他推荐依据 | |
| ■ 药品名称 | 喷昔洛韦　Penciclovir |
| 适应证 | 用于口唇及面部单纯疱疹、生殖器疱疹等 |
| 制剂与规格 | 喷昔洛韦乳膏[保(乙)]：①2g：20mg；②5g：50mg；③10g：100mg<br>注射用喷昔洛韦：250mg |
| 用法与用量 | 1. 局部给药：外涂患处，一日 4~5 次，应尽早（有先兆或损害出现时）开始治疗<br>2. 静脉滴注：一次 5mg/kg，每 12 小时 1 次 |
| 注意事项 | 1. 仅用静脉滴注给药，且应缓慢（1 小时以上），防止局部浓度过高，引起疼痛及炎症<br>2. 溶液配制后应立即使用，不能冷藏，用剩溶液应废弃，稀释药液时出现白色浑浊或结晶则不能使用<br>3. 软膏不用于黏膜，因刺激作用，勿用于眼内及眼周 |
| 禁忌 | 对喷昔洛韦及泛昔洛韦过敏者禁用 |
| 不良反应 | 注射后可见头痛、头晕、肌酐清除率少量增加，血压轻度下降等。外用时偶见头痛、用药局部灼热感、疼痛、瘙痒等 |

续 表

| | |
|---|---|
| 特殊人群用药 | 儿童：12 岁以下儿童用药的安全性和有效性尚未确立<br>妊娠与哺乳期妇女：妊娠安全性分级为 B 级 |
| 药典 | |
| 国家处方集 | CNF |
| 其他推荐依据 | |
| ■ 药品名称 | 更昔洛韦 Ganciclovir |
| 适应证 | 1. 主要用于免疫缺陷患者（包括艾滋病患者）并发巨细胞病毒（CMV）视网膜炎的诱导期和维持期治疗<br>2. 也用于接受器官移植的患者预防 CMV 感染<br>3. 用于单纯疱疹病毒性角膜炎 |
| 制剂与规格 | 更昔洛韦胶囊[保(乙)]：250mg<br>更昔洛韦注射液[保(乙)]：①10ml：500mg；②5ml：250mg<br>注射用更昔洛韦[保(乙)]：①50mg[基]；②150mg[基]；③250mg[基]；④500mg<br>更昔洛韦滴眼液：8ml：8mg<br>更昔洛韦眼膏：2g：20mg<br>更昔洛韦眼用凝胶[保(乙)]：5g：7.5mg |
| 用法与用量 | 1. 静脉滴注<br>（1）治疗 CMV 视网膜炎：初始剂量 5mg/kg，每 12 小时 1 次，连用 14~21 日；②维持剂量 5mg/kg，一日 1 次，一周 5 天；或 6mg/kg，一日 1 次，一周 5 天<br>（2）预防器官移植受者的 CMV 感染：初始剂量 5mg/kg，每 12 小时 1 次，连用 7~14 天；维持剂量 5mg/kg，一日 1 次，一周 7 日；或 6mg/kg，一日 1 次，一周 5 天<br>2. 口服给药<br>（1）CMV 视网膜炎的维持治疗：在诱导治疗后，推荐维持量为一次 1000mg，一日 3 次。也可在非睡眠时一次服 500mg，每 3 小时 1 次，一日 6 次。维持治疗时若 CMV 视网膜炎有发展，则应重新进行诱导治疗<br>（2）晚期 HIV 感染患者 CMV 感染的预防：预防剂量为一次 1000mg，一日 3 次<br>（3）器官移植受者 CMV 感染的预防：预防剂量为一次 1000mg，一日 3 次。用药疗程根据免疫抑制的时间和程度确定。经眼给药：一次 1 滴，一日 4 次，疗程 3 周 |
| 注意事项 | 1. 本品可引起中性粒细胞减少、血小板减少，并易引起出血和感染，用药期间应注意口腔卫生<br>2. 用药期间应每 2 周进行血清肌酐或肌酐清除率的测定 |
| 禁忌 | 对本药或阿昔洛韦过敏者，严重中性粒细胞减少（$<0.5\times10^9/L$）或严重血小板减少（$<25\times10^9/L$）的患者禁用 |
| 不良反应 | 1. 常见的为骨髓抑制<br>2. 可出现中枢神经系统症状，如精神异常、紧张、震颤等<br>3. 可出现皮疹、瘙痒、药物热、头痛、头晕、呼吸困难等 |
| 特殊人群用药 | 儿童：由于本药有致癌和影响生殖能力的远期毒性，在儿童中静脉或口服使用本药应充分权衡利弊后再决定是否用药<br>妊娠与哺乳期妇女：孕妇应充分权衡利弊后再决定是否用药。妊娠安全性分级为 C 级；哺乳妇女在用药期间应停止授乳 |

续 表

| | |
|---|---|
| 药典 | USP、Chin. P. |
| 国家处方集 | CNF |
| 其他推荐依据 | |
| ■ 药品名称 | 碘苷 Idoxuridine |
| 适应证 | 用于治疗带状疱疹病毒感染、单纯疱疹性角膜炎和牛痘病毒性角膜炎 |
| 制剂与规格 | 碘苷滴眼液：①8ml：8mg；②10ml：10mg |
| 用法与用量 | 经眼给药：滴于患侧结膜囊内，一次1~2滴，每1~2小时1次 |
| 注意事项 | 1. 碘苷对单纯疱疹病毒Ⅱ型感染无效<br>2. 可与睫状肌麻痹药、抗生素及肾上腺皮质激素合用。激素能促使病毒感染扩散，故禁用于浅层角膜炎，但可用于基质性角膜炎、角膜水肿或虹膜炎 |
| 禁忌 | 眼外科手术创伤愈合期，对本药及碘制剂过敏的患者禁用 |
| 不良反应 | 有畏光、局部充血、水肿、痒或疼痛等不良反应；也可发生过敏反应眼睑水肿。长期滴用，可引起接触性皮炎、点状角膜病变、滤泡性结膜炎、泪点闭塞等 |
| 特殊人群用药 | 儿童：儿童用药尚缺乏资料，一般不用于婴幼儿<br>妊娠与哺乳期妇女：孕妇不宜使用；哺乳期妇女不宜使用 |
| 药典 | USP、Eur. P.、Chin. P.、Jpn. P. |
| 国家处方集 | CNF |
| 其他推荐依据 | |
| ■ 药品名称 | 阿糖腺苷 Vidarabine |
| 适应证 | 用于治疗疱疹病毒感染所致的口炎、皮疹、脑炎及巨细胞病毒感染 |
| 制剂与规格 | 注射用阿糖腺苷：200mg<br>注射用单磷酸阿糖腺苷：①100mg；②200mg |
| 用法与用量 | 肌内注射或缓慢静脉注射：成人，按体重一次5~10mg/kg，一日1次 |
| 注意事项 | 如注射部位疼痛，必要时可加盐酸利多卡因注射液解除疼痛症状 |
| 禁忌 | 妊娠与哺乳期妇女禁用 |
| 不良反应 | 可见注射部位疼痛 |
| 特殊人群用药 | 肝功能、肾功能不全患者：慎用<br>妊娠与哺乳期妇女：孕妇禁用。妊娠安全性分级为C级；哺乳妇女禁用 |
| 药典 | USP |
| 国家处方集 | CNF |
| 其他推荐依据 | |

续 表

| ■ 药品名称 | 酞丁安 Ftibamzone |
|---|---|
| 适应证 | 1. 用于各型沙眼<br>2. 用于单纯疱疹、带状疱疹<br>3. 用于尖锐湿疣、扁平疣<br>4. 用于浅部真菌感染，如体癣、股癣、手足癣等 |
| 制剂与规格 | 酞丁安滴眼液：0.1%（8ml：8mg）<br>酞丁安搽剂：5ml：25mg<br>酞丁安软膏：①10g：100mg；②10g：300mg |
| 用法与用量 | 1. 经眼给药：摇匀后滴眼，一次1滴，一日2~4次<br>2. 局部给药：①单纯疱疹、带状疱疹：涂于患处，一日3次；②尖锐湿疣、扁平疣：涂于患处，一日3次；③浅部真菌感染：涂于患处，早晚各1次，体癣、股癣连用3周，手足癣连用4周 |
| 注意事项 | 1. 软膏剂、搽剂使用时注意勿入口内和眼内<br>2. 涂布部位有灼烧感、瘙痒、红肿等，应停止用药，洗净 |
| 禁忌 | 对制剂药品中任何成分过敏者禁用 |
| 不良反应 | 少数病例有局部瘙痒刺激反应，如皮肤红斑、丘疹及刺痒感 |
| 特殊人群用药 | 儿童：儿童用药尚缺乏资料，一般不用于婴幼儿<br>妊娠与哺乳期妇女：哺乳期妇女不宜使用；孕妇禁用，育龄妇女慎用 |
| 药典 | |
| 国家处方集 | CNF |
| 其他推荐依据 | |
| ■ 药品名称 | 膦甲酸钠 Foscarnet Sodium |
| 适应证 | 1. 主要用于免疫缺陷者（如艾滋病患者）的巨细胞病毒性视网膜炎<br>2. 免疫功能损害患者耐阿昔洛韦单纯疱疹病毒性皮肤黏膜感染 |
| 制剂与规格 | 膦甲酸钠注射液[保(乙)]：①100ml：2.4g；②250ml：3g；③250m：6g；④500ml：6g<br>膦甲酸钠氯化钠注射液[保(乙)]：①100ml：2.4g；②250ml：3g<br>膦甲酸钠乳膏：①5g：150mg；②10g：300mg |
| 用法与用量 | 静脉滴注：<br>1. 艾滋病患者巨细胞病毒性视网膜炎：①诱导期，推荐初始剂量60mg/kg，每8小时1次，连用2~3周，视治疗后的效果而定，也可每12小时90mg/kg；②维持期，维持剂量一日90~120mg/kg，滴注时间不得少于2小时。如患者在维持期视网膜炎症状加重时，应仍恢复诱导期剂量<br>2. 艾滋病患者巨细胞病毒性鼻炎：初始剂量60mg/kg，每8小时1次，滴注时间至少1小时，连用2~3周。根据患者肾功能和耐受程度调整剂量和给药时间。维持量一日90~120mg/kg，滴注2小时<br>3. 耐阿昔洛韦的皮肤黏膜单纯疱疹病毒感染和带状疱疹病毒感染：推荐剂量一次40mg/kg，每8小时（或12小时）1次，滴注时间不得少于1小时，连用2~3周或直至治愈。外用：耐阿昔洛韦的皮肤黏膜单纯疱疹病毒感染：乳膏，一日3~4次，连用5日为一疗程 |

续　表

| | |
|---|---|
| 注意事项 | 1. 用药期间必须密切监测肾功能，根据肾功能情况调整剂量<br>2. 不能与其他肾毒性药物同时使用，不能与喷他脒联合静脉滴注，以免发生低钙血症<br>3. 注射剂避免与皮肤、眼接触，若不慎接触，应立即用清水洗净<br>4. 乳膏剂严格限用于免疫功能损害患者耐阿昔洛韦的单纯疱疹病毒性皮肤、黏膜感染 |
| 禁忌 | 对膦甲酸钠过敏者禁用 |
| 不良反应 | 肾功能损害、电解质紊乱、惊厥、贫血或血红蛋白降低、注射部位静脉炎、生殖泌尿道刺激症状或溃疡等 |
| 特殊人群用药 | 肝功能、肾功能不全患者：肌酐清除率< 0.4ml/min 者（以 kg 计）禁用。肝肾功能不全者慎用<br>儿童：用药应权衡利弊<br>老年人：老年患者的肾小球滤过率下降，故用药前及用药期间应检查肾功能<br>妊娠与哺乳期妇女：妊娠安全性分级为 C 级；哺乳期妇女用药期间应暂停授乳 |
| 药典 | Eur. P. |
| 国家处方集 | CNF |
| 其他推荐依据 | |

# 第十七节　抗真菌药

| ■ 药品名称 | 两性霉素 B　Amphotericin B |
|---|---|
| 抗菌谱与适应证 | 1. 用于治疗隐球菌病、北美芽生菌病、播散性念珠菌病、球孢子菌病、组织胞质菌病<br>2. 用于治疗由毛霉菌、根霉属、犁头霉菌属、内胞霉属和蛙粪霉属等所致的毛霉病<br>3. 用于治疗由申克孢子丝菌引起的孢子丝菌病<br>4. 用于治疗由烟曲菌所致的曲菌病<br>5. 外用制剂适用于着色真菌病、烧伤后皮肤真菌感染、呼吸道念珠菌、曲菌或隐球菌感染、真菌性角膜溃疡 |
| 制剂与规格 | 注射用两性霉素 B[基,保(甲)]：①5mg（5000U）；②25mg（2.5 万 U）；③50mg（5 万 U）<br>注射用两性霉素 B 脂质体[保(乙)]：①2mg（2000U）；②10mg（1 万 U）；③50mg（5 万 U）；④100mg（10 万 U） |
| 用法与用量 | 1. 静脉滴注：①起始剂量为 1~5mg 或一次 0.02~0.10mg/kg（按体重），以后根据患者耐受情况每日或隔日增加 5mg，当增加至一次 0.6~0.7mg/kg 时即可暂停增加剂量；②最高单次剂量不超过 1mg/kg，每日或隔 1~2 日给药 1 次，总累积量 1.5~3.0g，疗程 1~3 个月，视患者病情也可延长至 6 个月。治疗鼻脑毛霉病时，累积治疗量至少 3~4g，治疗白念珠菌感染，疗程总量约为 1g；治疗隐球菌脑膜炎，疗程总量约为 3g；③对敏感真菌所致的感染宜采用较小剂量，即一次 20~30mg，疗程也宜较长<br>2. 鞘内注射：对隐球菌脑膜炎，除静脉滴注外尚需鞘内给药。首次剂量为 0.05~0.10mg，以后逐渐增至一次 0.5mg，最大量一次不超过 1mg，每周 2~3 次，总量 15mg 左右<br>3. 雾化吸入：5~10mg，一日分 2 次喷雾，疗程 1 个月<br>两性霉素 B 脂质体：静脉注射，起始剂量一日 0.1mg/kg，如无不良反应，第 2 日开始增加一日 0.25~0.50mg/kg，剂量逐日递增至维持剂量一日 1~3mg/kg。输液速度以不大于 0.15mg/ml 为宜 |

续 表

| | |
|---|---|
| **注意事项** | 1. 治疗期间定期严密随访血、尿常规，肝肾功能，血钾，心电图等，如血尿素氮或血肌酐明显升高时，则需减量或暂停治疗，直至肾功能回复<br>2. 为减少不良反应，给药前可给非类固醇抗炎药和抗组胺药<br>3. 本品宜缓慢避光滴注，每剂滴注时间至少 6 小时<br>4. 药液静脉滴注时应避免外漏，因其可致局部刺激 |
| **禁忌** | 对两性霉素 B 过敏及严重肝病患者禁用 |
| **不良反应** | 1. 静脉滴注过程中或静脉滴注后发生寒战、高热、严重头痛、食欲缺乏、恶心、呕吐，有时可出现血压下降、眩晕等<br>2. 几乎所有患者在疗程中均可出现不同程度的肾功能损害，尿中可出现红细胞、白细胞、蛋白和管型、血尿素氮和肌酐增高，肌酐清除率降低，也可引起肾小管性酸中毒<br>3. 低钾血症<br>4. 血液系统毒性反应有正常红细胞性贫血，偶有白细胞或血小板减少 |
| **特殊人群用药** | 肝功能、肾功能不全患者：肝病患者，肾功能损害者慎用。严重肝病患者禁用<br>老年人：减量慎用<br>妊娠与哺乳期妇女：妊娠安全性分级为 B 级。哺乳期妇女应避免应用本药或用药时暂停授乳 |
| **药典** | USP、Eur. P.、Chin. P.、Jpn. P. |
| **国家处方集** | CNF |
| **其他推荐依据** | |
| **■ 药品名称** | **氟康唑　Fluconazol** |
| **抗菌谱与适应证** | 1. 念珠菌病：①全身性念珠菌病：如念珠菌败血症、播散性念珠菌病及其他非浅表性念珠菌感染等，包括腹膜、心内膜、肺部、尿路的感染；②黏膜念珠菌病：包括口咽部及食管感染、非侵入性肺及支气管感染、念珠菌尿症等；③阴道念珠菌病<br>2. 隐球菌病：用于治疗脑膜以外的新型隐球菌病；也用于两性霉素 B 与氟胞嘧啶联用初治后的维持治疗<br>3. 皮肤真菌病：如体癣、手癣、足癣、头癣、指（趾）甲癣、花斑癣等，还可用于皮肤着色真菌病<br>4. 用于真菌感染所引起的睑缘炎、结膜炎、角膜炎等<br>5. 预防真菌感染的发生，常见于恶性肿瘤、免疫抑制、骨髓移植、接受细胞毒类药化疗或放疗等患者<br>6. 球孢子菌病、芽生菌病、组织胞质菌病等 |
| **制剂与规格** | 氟康唑片[保(甲)]：①50mg[基]；②100mg[基]；③150mg；④200mg<br>氟康唑胶囊[保(甲)]：①50mg[基]；②100mg[基]；③150mg<br>氟康唑注射液[保(乙)]：①50ml∶100mg；②100ml∶200mg[基] |
| **用法与用量** | 静脉滴注：<br>1. 念珠菌败血症、播散性念珠菌病及其他非浅表性念珠菌感染：常用剂量为第 1 日 400mg，以后一日 200mg。根据临床症状，可将日剂量增至 400mg<br>2. 口咽部念珠菌病：常用剂量为一次 50mg，一日 1 次，连用 7~14 天<br>3. 食管感染、非侵入性肺及支气管感染、念珠菌尿症等：剂量为一次 50mg，一日 1 次，连用 14~30 天。对异常难以治愈的黏膜念珠菌感染，剂量可增至一次 100mg，一日 1 次<br>4. 阴道念珠菌病：单剂 150mg |

续　表

| | |
|---|---|
| | 5. 隐球菌性脑膜炎及其他部位隐球菌感染：常用剂量为第 1 日 400mg，以后一日 200～400mg，疗程根据临床症状而定，但对隐球菌性脑膜炎，疗程至少为 6～8 周。为防止艾滋病患者的隐球菌性脑膜炎的复发，在完成基本疗程治疗后，可继续给予维持量，一日 200mg<br>6. 预防真菌感染（如恶性肿瘤患者等）：患者在接受化疗或放疗时，一次 50mg，一日 1 次 |
| **注意事项** | 1. 需定期监测肝肾功能，用于肝肾功能减退者需减量应用<br>2. 在免疫缺陷者中的长期预防用药，已导致念珠菌属等对氟康唑等吡咯类抗真菌药耐药性的增加，应避免无指征预防用药<br>3. 与肝毒性药物合用、需服用氟康唑 2 周以上或接受多倍于常用剂量的本品时，可使肝毒性的发生率增高，需严密观察 |
| **禁忌** | 对氟康唑或其他吡咯类药物有过敏史者禁用 |
| **不良反应** | 1. 常见恶心、呕吐、腹痛或腹泻等<br>2. 过敏反应，可表现为皮疹，偶可发生严重的剥脱性皮炎、渗出性多形红斑<br>3. 肝毒性，治疗过程中可发生轻度一过性 AST（GPT）及 ALT（GOT）升高<br>4. 可见头晕、头痛 |
| **特殊人群用药** | 肝功能、肾功能不全患者：肝功能、肾功能损害者慎用<br>儿童：本药对小儿的影响缺乏充足的研究资料，用药需谨慎<br>妊娠与哺乳期妇女：孕妇用药须权衡利弊。妊娠安全性分级为 C 级；不推荐哺乳期妇女使用 |
| **药典** | USP、Chin. P. |
| **国家处方集** | CNF |
| **其他推荐依据** | |
| **■ 药品名称** | **伊曲康唑　Itraconazole** |
| **抗菌谱与适应证** | 1. 注射液：用于全身性真菌感染，如曲霉病、念珠菌病、隐球菌病（包括隐球菌性脑膜炎）、组织胞质菌病、孢子丝菌病、巴西副球孢子菌病、芽生菌病和其他多种少见的全身性或热带真菌病。用于口腔、咽部、食管、阴道念珠菌感染以及真菌性结膜炎、真菌性角膜炎<br>2. 胶囊剂：适用于治疗肺部及肺外芽生菌病；组织胞质菌病，包括慢性空洞性肺部疾病和非脑膜组织胞质菌病，以及不能耐受两性霉素 B 或两性霉素 B 治疗无效的肺部或肺外曲霉病。浅部真菌感染，如手足癣、体癣、股癣、花斑癣等。口腔、咽部、食管、阴道念珠菌感染，以及真菌性结膜炎、真菌性角膜炎。用于皮肤癣菌和/或酵母菌所致甲真菌病<br>3. 口服液：适用于粒细胞缺乏患者怀疑真菌感染的经验治疗，口咽部和食管念珠菌病的治疗<br>4. 静脉注射液：适用于粒细胞缺乏患者怀疑真菌感染的经验治疗，还适用于治疗肺部及肺外芽生菌病；组织胞质菌病，包括慢性空洞性肺部疾病和非脑膜组织胞质菌病；以及不能耐受两性霉素 B 或两性霉素 B 治疗无效的肺部或肺外曲霉病 |
| **制剂与规格** | 伊曲康唑胶囊[基,保(乙)]：100mg<br>伊曲康唑口服液[基,保(乙)]：150ml：1.5g<br>伊曲康唑注射液[基,保(乙)]：25ml：250mg |

续 表

| | |
|---|---|
| 用法与用量 | 口服给药：<br>1. 体癣、股癣：一日 100mg，疗程 15 日；手足癣：一次 200mg，一日 2 次，疗程 7 日，或一日 100mg，疗程 30 日<br>2. 花斑癣：一次 200mg，一日 1 次，疗程 7 日<br>3. 甲真菌病：①冲击疗法：一次 200mg，一日 2 次，连服 1 周。指（趾）甲感染分别需要 2 个和 3 个冲击疗程，每个疗程间隔 3 周。②连续治疗：一次 200mg，一日 1 次，连用 3 个月<br>4. 真菌性角膜炎：一次 200mg，一日 1 次，疗程 21 日<br>5. 曲霉病：一次 200mg，一日 1 次，疗程 2~5 个月；对侵袭性或播散性感染者，可增加剂量至一次 200mg，一日 2 次<br>6. 念珠菌病：①常用量一次 100~200mg，一日 1 次，疗程 3 周至 7 个月；②口腔念珠菌病：一次 100mg，一日 1 次，疗程 15 日；③念珠菌性阴道炎：一次 200mg，一日 1 次，疗程 3 日<br>7. 非隐球菌性脑膜炎：一次 200mg，一日 1 次，疗程 2 个月至 1 年<br>8. 隐球菌性脑膜炎：一次 200mg，一日 2 次，疗程 2 个月至 1 年。维持量一日 1 次 |
| 注意事项 | 1. 对持续用药超过 1 个月者，及治疗过程中出现畏食、恶心、呕吐、疲劳、腹痛或尿色加深的患者，建议检查肝功能。如出现异常，应停止用药<br>2. 发生神经系统症状时应终止治疗<br>3. 对有充血性心力衰竭危险因素的患者，应谨慎用药，并严密监测 |
| 禁忌 | 1. 禁用于已知对伊曲康唑及辅料过敏的患者<br>2. 注射液禁用于不能注射 0.9%氯化钠注射液的患者<br>3. 注射液禁用于肾功能损伤患者肌酐清除率< 30ml/min 者<br>4. 禁止与特非那定、阿司咪唑、咪唑斯汀、西沙比利、多非利特、奎尼丁等合作 |
| 不良反应 | 1. 常见畏食、恶心、腹痛和便秘<br>2. 已有潜在病理改变并同时接受多种药物治疗的大多数患者，长疗程治疗时可见低钾血症、水肿、肝炎和脱发等症状 |
| 特殊人群用药 | 肝功能、肾功能不全患者：肝功能、肾功能不全者，肝酶升高、活动性肝病或有其他药物所致肝毒性史者不宜使用本药<br>儿童：用药应权衡利弊<br>老年人：慎用<br>妊娠与哺乳期妇女：孕妇用药应权衡利弊。本药的妊娠安全性分级为 C 级；哺乳期妇女用药应权衡利弊 |
| 药典 | Eur. P. |
| 国家处方集 | CNF |
| 其他推荐依据 | |
| ■ 药品名称 | 伏立康唑 Voriconazole |
| 抗菌谱与适应证 | 1. 侵袭性曲霉病<br>2. 对氟康唑耐药的念珠菌（包括克柔念珠菌）引起的严重侵袭性感染<br>3. 由足放线病菌属和镰刀菌属引起的严重感染<br>4. 非中性粒细胞减少患者的念珠菌血症<br>5. 应主要用于治疗免疫功能减退患者的进展性、可能威胁生命的感染 |

续　表

| | |
|---|---|
| **制剂与规格** | 伏立康唑薄膜衣片[保(乙)]：①50mg；②200mg<br>伏立康唑干混悬剂：40mg/ml<br>注射用伏立康唑[保(乙)]：200mg |
| **用法与用量** | 1. 口服<br>（1）患者体重≥40kg：①用药第1日给予负荷剂量：一次400mg，每12小时1次；②开始用药24小时后给予维持剂量：一次200mg，一日2次<br>（2）患者体重＜40kg：①用药第1日给予负荷剂量：一次200mg，每12小时1次；②开始用药24小时后给予维持剂量：一次100mg，一日2次<br>2. 静脉给药<br>（1）用药第1日给予负荷剂量：一次6mg/kg，每12小时1次<br>（2）开始用药24小时后给予维持剂量：一次4mg/kg，一日2次<br>（3）如果患者不能耐受维持剂量，可减为一次3mg/kg，一日2次 |
| **注意事项** | 1. 治疗前或治疗期间应监测血电解质，如有电解质紊乱应及时纠正<br>2. 连续治疗超过28日者，需监测视觉功能<br>3. 片剂应在餐后或餐前至少1小时服用，其中含有乳糖成分，先天性的半乳糖不能耐受者、Lapp乳糖酶缺乏或葡萄糖-半乳糖吸收障碍者不宜应用片剂<br>4. 在治疗中患者出现皮疹需严密观察，如皮损进一步加重则需停药。用药期间应避免强烈的、直接的阳光照射 |
| **禁忌** | 已知对伏立康唑或任何一种赋形剂有过敏史者、孕妇禁用 |
| **不良反应** | 常见视觉障碍、发热、皮疹、恶心、呕吐、腹泻、头痛、败血症、周围性水肿、腹痛及呼吸功能紊乱、肝功能试验值增高 |
| **特殊人群用药** | 肝功能、肾功能不全患者：严重肝功能减退患者慎用<br>儿童：12岁以下儿童的用药安全性和有效性尚未建立<br>妊娠与哺乳期妇女：孕妇用药应权衡利弊。妊娠安全性分级为D级。哺乳期妇女用药应权衡利弊 |
| **药典** | |
| **国家处方集** | CNF |
| **其他推荐依据** | |
| **■ 药品名称** | **卡泊芬净　Caspofungin** |
| **抗菌谱与适应证** | 1. 用于对其他药物治疗无效或不能耐受的侵袭性曲霉菌病<br>2. 用于念珠菌所致的食管炎、菌血症、腹腔内脓肿、腹膜炎及胸膜腔感染<br>3. 用于考虑系真菌感染引起的发热、中性粒细胞减少患者的经验治疗 |
| **制剂与规格** | 注射用醋酸卡泊芬净[基,保(乙)]：①50mg；②70mg |
| **用法与用量** | 静脉滴注：首日给予单次70mg的负荷剂量；之后给予一日50mg的维持剂量。对疗效欠佳且对本药耐受较好的患者，可将维持剂量加至一日70mg |
| **注意事项** | 与环孢素同时使用，需权衡利弊 |
| **禁忌** | 对本品任何成分过敏者、哺乳期及妊娠期妇女禁用 |

续 表

| | |
|---|---|
| 不良反应 | 常见发热、头痛、腹痛、疼痛、恶心、腹泻、呕吐、AST（GPT）升高、ALT（GOT）升高、贫血、静脉炎/血栓性静脉炎。静脉输注并发症、皮肤皮疹、瘙痒等 |
| 特殊人群用药 | 肝功能、肾功能不全患者：肝功能不全或肝脏疾病患者，肾功能不全患者慎用<br>儿童：不推荐18岁以下的患者使用本药<br>妊娠与哺乳期妇女：除非必要，孕妇不得使用本药。妊娠安全性分级为C级；用药期间不宜授乳 |
| 药典 | |
| 国家处方集 | CNF |
| 其他推荐依据 | |
| ■ 药品名称 | 米卡芬净 Micafungin |
| 抗菌谱与适应证 | 由曲霉菌和念珠菌引起的下列感染：真菌血症、呼吸道真菌病、胃肠道真菌病 |
| 制剂与规格 | 注射用米卡芬净钠[保(乙)]：50mg |
| 用法与用量 | 静脉给药：成人一次50~150mg，一日1次，严重或难治性患者，可增加至一日300mg。切勿使用注射用水溶解本品。剂量增加至一日300mg用以治疗严重或难治性感染的安全性尚未完全确立。体重为50kg或以下的患者，一日剂量不应超过6mg/kg |
| 注意事项 | 1. 可能出现肝功能异常或黄疸，应严密监测患者的肝功能<br>2. 溶解本品时勿用力摇晃输液袋，因易起泡，且泡沫不易消失<br>3. 本品在光线下可慢慢分解，给药时应避免阳光直射 |
| 禁忌 | 禁用于对本品任何成分有过敏史的患者 |
| 不良反应 | 1. 血液学异常：中性粒细胞减少症、血小板减少或溶血性贫血<br>2. 可能发生休克、过敏样反应<br>3. 可能出现肝功能异常或黄疸<br>4. 可能发生严重的肾功能不全如急性肾衰竭 |
| 特殊人群用药 | 儿童：儿童静脉使用本药的安全性和有效性尚未建立<br>妊娠与哺乳期妇女：妊娠安全性分级为C级；哺乳妇女用药需权衡利弊 |
| 药典 | |
| 国家处方集 | CNF |
| 其他推荐依据 | |
| ■ 药品名称 | 特比萘芬 Terbinafine |
| 抗菌谱与适应证 | 1. 口服给药：①由毛癣菌、小孢子菌和絮状表皮癣菌等所致皮肤、头发和指（趾）甲的感染；由念珠菌所致皮肤酵母菌感染；②多种癣病，如体癣、股癣、手癣、足癣和头癣等；③由丝状真菌引起的甲癣<br>2. 局部给药：由皮肤真菌、酵母菌及其他真菌所致体癣、股癣、手癣、足癣、头癣、花斑癣 |

续　表

| | |
|---|---|
| **制剂与规格** | 盐酸特比萘芬片[保(乙)]：①125mg；②250mg<br>特比萘芬乳膏：①1g∶10mg（1%）；②10g∶100mg（1%）<br>盐酸特比萘芬软膏[保(乙)]：①10g∶100mg；②15g∶150mg<br>特比萘芬溶液剂：30ml∶300mg（1%）<br>盐酸特比萘芬搽剂：15ml∶150mg<br>盐酸特比萘芬喷雾剂：15ml∶150mg<br>盐酸特比萘芬散：10g∶100mg |
| **用法与用量** | 1. 口服：一次125mg~250mg，一日1次。疗程视感染程度及不同的临床应用而定：体、股癣2~4周；手、足癣2~6周；皮肤念珠菌病2~4周；头癣4周；甲癣6~12周<br>2. 局部给药：涂（或喷）于患处及其周围。①乳膏、搽剂、散剂：一日1~2次。一般疗程：体癣、股癣1~2周；花斑癣2周；足癣2~4周；②溶液剂：用于体癣、股癣，一日2次，连用1~2周；用于手癣、足癣、花斑癣，一日2次，连用2~4周；③喷雾剂：一日2~3次，1~2周为一疗程，喷于患处 |
| **注意事项** | 1. 口服对花斑癣无效<br>2. 使用过程中如出现不良反应症状，应停止用药<br>3. 软膏、凝胶及擦剂仅供局部皮肤使用皮肤涂敷后，可不必包扎。不宜用于开放性伤口，不能用于眼内，避免接触鼻、口腔及其他黏膜 |
| **禁忌** | 对特比萘芬或萘替芬及本药制剂中其他成分过敏者禁用 |
| **不良反应** | 1. 最常见胃肠道症状（腹满感、食欲减退、恶心、轻度腹痛及腹泻）或轻型的皮肤反应（皮疹、荨麻疹等）<br>2. 个别严重的有皮肤反应病例，如Stevens-Johnson综合征、中毒性表皮坏死松解症 |
| **特殊人群用药** | 肝功能、肾功能不全患者：肝功能、肾功能不全者慎用；严重肝功能、肾功能不全者禁用<br>儿童：不推荐用于2岁以下的儿童<br>老年人：适当调整给药剂量<br>妊娠与哺乳期妇女：孕妇用药应权衡利弊。本药的妊娠安全性分级为B级；哺乳期妇女用药期间应暂停授乳 |
| **药典** | Eur. P. |
| **国家处方集** | CNF |
| **其他推荐依据** | |
| **■ 药品名称** | 氟胞嘧啶　Flucytosine |
| **抗菌谱与适应证** | 用于治疗念珠菌属心内膜炎、隐球菌属脑膜炎、念珠菌属或隐球菌属真菌败血症、肺部感染和尿路感染 |
| **制剂与规格** | 氟胞嘧啶片[保(乙)]：①250mg；②500mg<br>氟胞嘧啶注射液[保(乙)]：250ml∶2.5g |
| **用法与用量** | 1. 口服：一次1000~1500mg，一日4次，用药疗程为数周至数月。为避免或减少恶心、呕吐，一次服药时间持续15分钟<br>2. 静脉注射：一日50~150mg/kg，分2~3次给药<br>3. 静脉滴注：一日100~150mg/kg，分2~3次给药，滴注速度为4~10ml/min |

续 表

| | |
|---|---|
| **注意事项** | 1. 单用氟胞嘧啶在短期内可产生真菌对本品的耐药菌株。治疗播散性真菌病时通常与两性霉素 B 联合应用<br>2. 骨髓抑制、血液系统疾病或同时接受骨髓移植药物者慎用<br>3. 用药期间应检查周围血象、肝肾功能，肾功能减退者需监测血药浓度 |
| **禁忌** | 对本品过敏者禁用 |
| **不良反应** | 1. 可致恶心、呕吐、畏食、腹痛、腹泻等胃肠道反应<br>2. 皮疹、嗜酸性粒细胞增多等变态反应<br>3. 可发生肝毒性反应，一般表现为 ALT（GOT）及 AST（GPT）一过性升高，偶见血清胆红素升高<br>4. 可致白细胞或血小板减少，偶可发生全血细胞减少，骨髓抑制和再生障碍性贫血 |
| **特殊人群用药** | 肝功能、肾功能不全患者：肝功能、肾功能损害者，尤其是同时应用两性霉素 B 或其他肾毒性药物时慎用；严重肝功能、肾功能不全者禁用<br>儿童：不宜使用<br>老年人：需减量<br>妊娠与哺乳期妇女：孕妇用药应权衡利弊。妊娠安全性分级为 C 级；哺乳期妇女用药应暂停授乳 |
| **药典** | USP、Eur. P.、Chin. P.、Jpn. P. |
| **国家处方集** | CNF |
| **其他推荐依据** | |
| **■ 药品名称** | **制霉菌素　Nystatin** |
| **抗菌谱与适应证** | 用于念珠菌属引起的消化道、口腔、阴道、皮肤等念珠菌感染 |
| **制剂与规格** | 制霉菌素片：①10 万 U；②25 万 U；③50 万 U<br>制霉菌素阴道片：10 万 U<br>制霉菌素阴道泡腾片：10 万 U<br>制霉菌素阴道栓：10 万 U<br>制霉菌素口含片：10 万 U<br>制霉菌素软膏：①1g：10 万 U；②1g：20 万 U |
| **用法与用量** | 1. 口服：①消化道念珠菌病：一次（50~100）万 U，一日 3 次，连用 7~10 天。小儿按体重一日（5~10）万 U/kg；②口腔念珠菌病：取适量糊剂涂抹，2~3 小时一次；口含片一次 1~2 片，一日 3 次。<br>2. 外用：皮肤念珠菌病，应用软膏，一日1~2 次，一次 1~2g 或适量涂抹于患处<br>3. 阴道给药：①阴道片或栓剂：阴道念珠菌病，一次 10 万 U，一日 1~2 次；②阴道泡腾片：一次 10 万 U，一日 1~2 次，置于阴道深处，疗程 2 周或更久 |
| **注意事项** | 1. 本品对全身真菌感染无治疗作用<br>2. 本品混悬剂在室温中不稳定，临用前宜新鲜配制并于短期用完 |
| **禁忌** | 对本品过敏者禁用 |
| **不良反应** | 只服较大剂量时可发生腹泻、恶心、呕吐和上腹疼痛等消化道反应，减量或停药后迅速消失。局部应用可引起过敏性接触性皮炎 |

续　表

| | |
|---|---|
| **特殊人群用药** | 儿童：5 岁以下儿童慎用<br>妊娠与哺乳期妇女：妊娠安全性分级为 C 级。孕妇慎用；哺乳期妇女慎用 |
| **药典** | USP、Eur. P.、Jpn. P. |
| **国家处方集** | CNF |
| **其他推荐依据** | |

# 药品名称索引（汉英对照）

A



B

## C



## D

E



F



G

## H



## J



## K

L



M

## N



## P



## Q

**R**



**S**



**T**

## W



## X



## Y

## Z

# 名词缩略语

| | |
|---|---|
| AKP | 血浆碱性磷酸酶 |
| ALP | 碱性磷酸酶 |
| ALT | 丙氨酸转氨酶 |
| APTT | 活化部分凝血活酶时间 |
| AST | 天冬氨酸转氨酶 |
| BP | 英国药典 |
| CABG | 冠状动脉旁路移植术 |
| Chin. P. | 中国药典 |
| CK | 肌酸激酶 |
| CNF | 中国国家处方集 |
| CSM | 药品安全委员会 |
| CT | 电子计算机 X 射线断层扫描技术 |
| CTA | CT 血管造影 |
| DHFR | 二氢叶酸还原酶 |
| DIC | 弥漫性血管内凝血 |
| DSA | 数字减影血管造影 |
| dTT | 稀释凝血酶时间 |
| ECT | 蛇静脉酶凝结时间 |
| ELT | 优球蛋白溶解时间 |
| Eur. P. | 欧洲药典 |
| FH2 | 二氢叶酸 |
| FH4 | 四氢叶酸 |
| FIM | 功能独立性侧测定 |
| G-6-PD | 葡萄糖-6-磷酸脱氢酶 |
| GCS | 格拉斯哥昏迷量表 |
| GUSS | 吞咽功能评估表 |
| HST | 肝素诱导血小板减少症 |
| ICD | 国际疾病分类 |
| IP | 印度药典 |
| Jpn. P. | 日本药典 |
| KP | 韩国药典 |
| LDH | 乳酸脱氢酶 |
| MIOS | 多中心骨肉瘤协作组 |
| MRA | 磁共振血管成像 |
| MRI | 磁共振成像 |
| NDI | 颈椎功能不良指数 |
| NSAID | 非甾体抗炎药 |
| NSTEMI | 非 ST 段抬高心肌梗死 |
| NYHA | 纽约心脏病协会 |
| PCI | 介入性治疗 |
| PT | 凝血酶原时间 |
| rhEPO | 重组人红细胞生成素 |
| rhG-CSF | 重组人粒细胞集落刺激因子 |
| SAS | 焦虑自评量表 |
| SDS | 抑郁自评量表 |
| SEE | 全身性栓塞 |
| SSRIs | 血清素重吸收抑制剂 |
| STEMI | ST 段抬高心肌梗死 |
| t-PA | 野生型组织型纤溶酶激活剂 |
| TT | 凝血酶时间 |
| UCLA | 加州大学洛杉矶医院 |
| US | 不稳定型心绞痛 |
| VAS | 目测类比法 |
| VTE | 静脉血栓形成 |
| γ-GT | γ-谷氨酰转肽酶 |

# 参考文献


［1］陈仲强，刘忠军，党耕町．脊柱外科学．北京：人民卫生出版社，2013.

［2］顾玉东，王澍寰，侍德．手外科学．3版．北京：人民卫生出版社，2011.

［3］美国骨科医师协会（AAOS）．膝关节骨关节炎循证医学指南．第2版．2013.

［4］牛晓辉，郝林．骨肿瘤标准化手术．北京：北京大学医学出版社，2013.

［5］牛晓辉，王洁，孙燕，等．经典型骨肉瘤临床诊疗专家共识．临床肿瘤学杂志，2012，17（10）：931-933.

［6］牛晓辉，徐海荣．2014年骨肿瘤NCCN指南更新与解读．肿瘤防治研究，2014，41（10）：1156-1158.

［7］邱贵兴．中国骨科大手术静脉血栓栓塞症预防指南．中华关节外科杂志（电子版），2009，3（3）：380-383.

［8］田伟，王满宜．骨折．2版．北京：人民卫生出版社，2013.

［9］田伟．积水潭骨科教程．北京大学医学出版社，2006.

［10］田伟．积水潭实用骨科学．北京：人民卫生出版社，2016.

［11］王正义．足踝外科学．北京：人民卫生出版社，2006.

［12］韦加宁．韦加宁手外科手术图谱．北京：人民卫生出版社，2003.

［13］沃尔夫，等原著，田光磊，等主译．格林手外科手术学（第六版）．北京：人民军医出版社，2012.

［14］吴启秋．脊柱结核的化学治疗．中国脊柱脊髓杂志，2004（12）：58-60.

［15］胥少汀，葛宝丰，徐印坎．实用骨科学．北京：人民军医出版社，2012.

［16］徐万鹏，李佛保．骨与软组织肿瘤学．北京：人民卫生出版社，2008.

［17］赵玉沛．外科学（下册）．北京：人民卫生出版社，2017.

［18］中华医学会．临床诊疗指南·骨科分册．北京：人民卫生出版社，2008.

［19］中华医学会．临床诊疗指南·风湿病分册．北京：人民卫生出版社，2005.

［20］中华医学会骨科学分会．骨科常见疼痛的处理专家建议．中华骨科杂志，2008，28（1）：78-81.

［21］中华医学会骨科学分会骨肿瘤学组．骨转移瘤外科治疗专家共识．中华骨科杂志，2009，29（12）：1177-1184.

［22］Abumi K，Takada T，Shono Y，et al. Posterior occipitocervical reconstruction using cervical pedicle screws and plate-rod systems. Spine，1999，24（14）：1425-1434.

［23］Bracken MB. Steroids for acute spinal cord injury. Cochrane Database Syst Rev，2012，18（1）：CD001046.

［24］Campbell's Operative Orthopaedics. twelfth edition. Elsevier，2013：2887-2890.

［25］Court - Brown CM，Heckman JD，McQueen MM，et al. Rockwood and Green's Frctures in Adult. 8thed. Philadelphia：Wolters Kluwer Health，2015.

［26］Fracture in Adults. seventh edition. Lippincott Williams & Wilkins，2010：882-905.

［27］Handbook of Fracture. fourth edition. Lippincott Williams & Wilkins，2010：257-268.

［28］Handbook of Fracture. fourth edition. Lippincott Williams & Wilkins，2010：11-24.

［29］North American Spine Society. Antibiotic Prophylaxis in Spine Surgery. 2nd，2013.

[30] Peter O. Newton, Michael F. O' Brien, Harry L. Shufflebarger, et al. Idiopathic Scoliosis: The Harms Study Group Treatment Guide. New York: Thieme Medical Publishers Inc., 2011.

[31] Robert F. Heary, Todd J. Albert. Spinal deformities : the essentials. Second edition. New York: Thieme Medical Publishers Inc., 2014.

[32] Skeletal trauma. 4th edition. Saunders, 2008: 197-217.

[33] Zhang XL, Yang J, Yang L, et al. Efficacy and Safety of Zhuanggu Joint Capsules in Combination with Cele coxib in Knee Osteoarthritis: A Multi-center, Randomized, Double-blind, Double-dummy, and Parallel Controlled Trial [J]. 中华医学杂志（英文版), 2016, 129 (8): 891-897.

[34] 中华医学会. 临床技术操作规范·泌尿外科. 北京：人民军医出版社，2008.

[35] 中华医学会. 临床诊疗指南·小儿外科分册. 北京：人民卫生出版社，2004.

[36] 中华人民共和国卫生部医政司，卫生部合理用药专家委员会. 国家抗微生物治疗指南. 北京：人民卫生出版社，2012.

[37] 中华医学会小儿外科学分会内镜外科学组. 腹腔镜肾盂输尿管连接部梗阻手术操作指南（2017版）. 微创泌尿外科杂志，2017，6（3）：129-135.

[38] 吴阶平. 吴阶平泌尿外科学. 济南：山东科学技术出版社，2004.

[39] 郭应禄. 男科学. 北京：人民卫生出版社，2004.

[40] 郭应禄，周利群，主译. 坎贝尔-沃尔什泌尿外科学. 北京：北京大学医学出版社，2009.

[41] 孙颖浩. 临床路径释义·泌尿外科学分册. 北京：中国协和医科大学出版社，2015.

[42] 王晓峰. 中国男科疾病诊断治疗指南（2013版）. 北京：人民卫生出版社，2013.

[43] 叶章群，邓耀良，董诚. 泌尿系结石. 北京：人民卫生出版社，2003.

[44] 那彦群，叶章群，孙颖浩，等. 中国泌尿外科疾病诊断治疗指南（2014版）. 北京：人民卫生出版社，2014.

[45] 陈孝平，汪建平. 外科学. 北京：人民卫生出版社，2013.

[46] 中华医学会泌尿外科学分会，中国前列腺癌联盟. 前列腺穿刺中国专家共识. 中华泌尿外科杂志，2016，37（4）：241-244.

[47] 郭曲练. 普外及泌尿外科手术麻醉. 北京：人民卫生出版社，2011.

[48] 郭振华，那彦群. 实用泌尿外科学. 2版. 北京：人民卫生出版社，2013.

[49] M受体拮抗剂临床应用专家共识专家组. M受体拮抗剂临床应用专家共识. 中华泌尿外科杂志,2014，35（2）：81-86.

[50] Rouprêt M, Babjuk M, Compérat E, et al., European Association of Urology Guidelines on Upper Urinary Tract Urothelial Cell Carcinoma: 2015 Update. Eur Urol, 2015. 68 (5): 868-879.

[51] 国家药典委员会. 中国药典. 北京：中国医药科技出版社，2020.

[52] 津岛雄二. 韩国抗生物质医药品基准（韩抗基）. 东京：厚生省，1990.

[53] 美国药典委员会. 美国药典/国家处方集. 31版. 沪西书店，2013.

[54] 欧洲药典委员会. 欧洲药典（中文版）. 北京：中国医药科技出版社，2010.

[55] 日本抗生物质学术协议会. 日本抗生物质医药品基准（日抗基）. 东京：药业时报社，1998.

[56] 日本要局方编辑委员会. 日本药典. 16版. 东京：日本厚生省，2011.

[57] 世界卫生组织专家委员会. 国际药典. 世界卫生组织，2011.

[58] 希恩. C. 斯威曼（Sean C Sweetman）编. 李大魁，金有豫，汤光，等译. 马丁代尔大药典. 第35版. 北京：化学工业出版社，2008.

[59] 许桓忠，张健. 抗菌药合理临床应用指南. 北京：化学工业出版社，2008.

[60] 中国国家处方集编委会. 中国国家处方集（化学药品与生物制品卷）. 北京：科学出版社，2020.

[61] 中国国家处方集编委会. 中国国家处方集（儿童版）. 北京：人民军医出版社，2013.

# 致读者

本系列图书中介绍的药物剂量和用法是编委专家根据当前医疗观点和临床经验并参考本书附录中的相关文献资料慎重制订的，并与通用标准保持一致，编校人员也尽了最大努力来保证书中所推荐药物剂量的准确性。但是，必须强调的是，临床医生开出的每一个医嘱都必须以自己的理论知识、临床实践为基础，以高度的责任心对患者负责。本书列举的药物用法和用量主要供临床医师作参考，并且主要是针对诊断明确的疾病的典型患者。读者在选用药物时，还应该认真研读药品说明书中所列出的该药品的适应证、禁忌证、用法、用量、不良反应等，并参考《中华人民共和国药典》、《中国国家处方集》等权威著作为据。此书仅为参考，我社不对使用此书所造成的医疗后果负责。

中国协和医科大学出版社

《临床路径治疗药物释义》专家组